脊柱外科微创解剖图谱

An Anatomic Approach to Minimally Invasive Spine Surgery

（第 2 版）
（Second Edition）

主　编　（美）米克·J. 佩雷斯－克鲁特
Mick J. Perez-Cruet，MD，MSc
Vice Chairman and Professor
Department of Neurosurgery
Oakland University William Beaumont School of Medicine
Royal Oak，Michigan
Michigan Head and Spine Institute
Southfield，Michigan

（美）理查德·G. 费斯勒
Richard G. Fessler，MD，PhD
Professor
Department of Neurosurgery
Rush University Medical Center
Chicago，Illinois

（美）迈克尔·Y. 王
Michael Y. Wang，MD，FACS
Professor of Neurological Surgery and Rehab Medicine
Miller School of Medicine
University of Miami
Chief of Neurosurgery
Director，Neurosurgical Spine Fellowship
University of Miami Hospital
Miami，Florida

主　译　高延征　陈书连

北方联合出版传媒（集团）股份有限公司
辽宁科学技术出版社

©2024 辽宁科学技术出版社。
著作权合同登记号：第 06-2019-127 号。

图书在版编目（CIP）数据

脊柱外科微创解剖图谱：第 2 版 /（美）米克·J. 佩雷斯－克鲁特（Mick J. Perez-Cruet），（美）理查德·G. 费斯勒（Richard G. Fessler），（美）迈克尔·Y. 王（Michael Y. Wang）主编；高延征，陈书连主译 . — 沈阳：辽宁科学技术出版社，2024.10
ISBN 978-7-5591-3422-6

Ⅰ.①脊… Ⅱ.①米… ②理… ③迈… ④高… ⑤陈… Ⅲ.①脊柱病—显微外科学—图谱 Ⅳ.①R681.5-64

中国国家版本馆CIP数据核字（2024）第026129号

出版发行：辽宁科学技术出版社
　　　　　（地址：沈阳市和平区十一纬路25号　邮编：110003）
印　刷　者：辽宁新华印务有限公司
经　销　者：各地新华书店
幅面尺寸：210mm×285mm
印　　张：35
插　　页：4
字　　数：760千字
出版时间：2024年10月第1版
印刷时间：2024年10月第1次印刷
责任编辑：吴兰兰
封面设计：顾　娜
版式设计：袁　舒
责任校对：闻　洋

书　　号：ISBN 978-7-5591-3422-6
定　　价：419.00 元

投稿热线：024-23284363
邮购热线：024-23284502
E-mail:2145249267@qq.com
http://www.lnkj.com.cn

译者名单

主　译

高延征　河南省人民医院　　　　　　　　　陈书连　河南省人民医院

副主译

朱卉敏　洛阳正骨医院（河南省骨科医院）　　毛克亚　中国人民解放军总医院

张广泉　河南省人民医院　　　　　　　　　　曹　臣　河南省人民医院

译　者（按姓氏汉语拼音排序）

丁　帅　河南省人民医院　　　　　　　　　　高　坤　河南省人民医院

镐英杰　郑州大学第一附属医院　　　　　　　李玉伟　漯河市中心医院

廖文胜　河南省人民医院　　　　　　　　　　毛克政　河南省人民医院

邵　佳　河南省人民医院　　　　　　　　　　盛伟超　河南省人民医院

施新革　河南省人民医院　　　　　　　　　　苏豫囡　河南省人民医院

王红强　河南省人民医院　　　　　　　　　　王庆德　郑州市骨科医院

吴广银　河南省人民医院　　　　　　　　　　邢　帅　河南省人民医院

杨　光　河南省人民医院　　　　　　　　　　余正红　河南省人民医院

张敬乙　河南省人民医院　　　　　　　　　　张　锴　河南省人民医院

朱　宇　河南省人民医院

主译简介

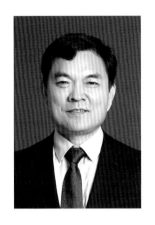

高延征，主任医师，博士研究生导师，二级教授，享受国务院特殊津贴及河南省人民政府特殊津贴。河南省人民医院脊柱脊髓外科主任、学科带头人，河南省脊柱脊髓病诊疗中心主任，河南省科技领军人才"中原名医"。

从事骨科临床与科研工作30年，曾多次赴国外学习深造。在脊柱外科专业领域积累了丰富的临床经验。尤其擅长颈椎病的诊断与治疗，自行研制发明的颈椎记忆钢板（GYZ钢板）获得国家发明专利，并通过国家质量标准检测应用于临床，被评为2014年度河南省十大职工技术创新成果。以众多的发明创造被誉为"河南省医疗卫生战线的一面旗帜""医生发明家"。近年来主要致力于枕颈部畸形，寰枢椎骨折、脱位等方面的临床研究和总结。相继开展了具有代表性的脊柱外科高难度手术：颈人工椎间盘置换术，腰椎非融合术以及枕颈部畸形、肿瘤、寰枢关节不稳和脱位，复杂脊柱畸形等的手术治疗。发表医学论文130余篇，出版医学专著8部，设计或改良手术器械20余件，获国家专利18项。获河南省科技进步奖、河南省医药科技成果奖10余项。承担国家自然科学基金面上项目2项。

主要学术任职：中华医学会骨科分会常委、骨质疏松学组副组长，中国医师协会骨科医师分会常委、脊柱创伤委员会副主委，中华预防医学会脊柱病分会常委、脊柱脊髓损伤学组副组长，河南省医学会骨科分会主任委员，河南省康复医学会脊柱脊髓分会主任委员，SICOT中国数字骨科学会副主任委员。

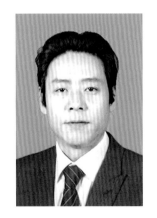

陈书连，河南省人民医院脊柱脊髓外科主任医师，医学博士，留法学者，硕士研究生导师。

从事脊柱外科及脊柱微创外科工作40年。2004年在河南省率先引进开展了治疗骨质疏松性椎体压缩性骨折的微创新技术——椎体后凸成形术。随后经过改良和创新在全省推广应用，取得了丰厚的成果，创新地提出个体化阶梯化治疗不同类型骨质疏松性压缩性骨折的治疗体系和理念，处于国内领先水平。2008年随着椎间孔镜技术的兴起，及时跟进和引进开展该项新的脊柱微创治疗技术，完成了6000余例椎间孔镜手术和UBE治疗技术。通过大宗病例的观察和分析，总结发表了SCI和国内核心期刊论文30余篇，获省部级科技进步奖6项。建立起了具有丰富理论知识和过硬技术的微创治疗团队。

主要学术任职：中国医师协会脊柱内镜专业委员会委员，中国民族医药促进会软组织疼痛委员会副会长，河南省医学会手外科专业委员会主任委员，河南省医学会骨科分会常务委员，中华医药教育学会微创脊柱学会副主任委员，河南省骨科学分会脊柱微创学组副组长。

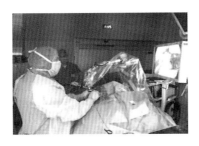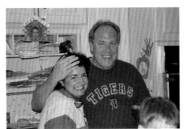

我们将这本书献给……

为了表彰 Daniel Roy Pieper 博士的杰出工作和贡献，直到英年早逝的最后一刻，他都在孜孜不倦地工作。

Daniel 为大家留下了微创颅底内镜手术这笔宝贵的"财产"。

他对内镜下垂体和颅底手术技术的掌握和教学，大大提高了神经外科的水平。

他创立了密歇根头颅和脊柱研究所，并且是微创神经外科学会 (MINS) 的联合创始人。

因为他的同情心、同理心和愿意处理最棘手的病例，他的患者都非常崇拜和喜爱他。

我们真的很怀念他的幽默、指导和领导。

没有比他更好的朋友和同事了。

最重要的是，他的家庭"遗产"在他深爱着的妻子 Donna 和孩子 Stephanie、Lindsey、Brett、John Paul 和 Michelle 身上得以延续。他们是 Daniel 的爱、诚实、正直和善良的永恒传承，同时，他们还继承了 Daniel 乐于奉献他人的优点。

我们感谢那些像 Daniel 一样，喜欢超越自己、帮助他人并过上充实而富有成效的生活的人。

致我的妻子 Donna 和孩子 Kristin、Joshua、Rachel 和 David。

平衡医生临床工作、学术研究和家庭生活是一项巨大的挑战。我感谢他们在我充满挑战的人生中给予我坚定的爱和支持。

感谢我的住院医师、同事、老师和导师，感谢他们对我所获得知识的帮助以及对我工作的启发。

M.J.P.–C.

致我的妻子 Amy 和我的孩子 Patrick、Evan 和 Sarah：感谢你们的爱和支持，这项工作才有可能实现。

M.Y.W.

首先，也是最重要的，我要感谢我的妻子 Carol 和我的孩子 Laura、David 和 Linda，他们多年来的支持、鼓励和牺牲，使我能够追求我的学术爱好。其次，我还想向我的许多朋友道歉，对他们来说，我的编书投入使我成为一个不能经常出席他们活动的朋友。

R.G.F.

前言

微创脊柱（Minimally Invasive Spine，MIS）手术通过各种方法、手术技巧和创新技术，在脊柱手术中保持局部正常解剖结构的完整性，从而降低与手术入路相关并发症的发生率。健康的身体也许是我们得到的最珍贵礼物。人体的解剖结构和其密切相关的功能极其精妙，人类无法完全复制。因此，身体是我们最宝贵的财富。具备创新微创知识的脊柱外科医生对于开发减少对正常解剖结构的损伤、改善患者预后并提供具有成本效益的治疗方法和技术至关重要。外科医生与工业界密切合作，以设计出推广这些新方法的产品，外科医生已经通过开发新手术方法使患者减少疼痛、加快康复，同时能够保持重要的脊柱支撑结构。此外，更小、更有针对性的手术要求外科医生能够正确地诊断病因。这需要对脊柱解剖学及脊柱病理生理学有着深入的认识。希望本书能够增加临床工作者的知识，以便更准确地诊断和治疗各种脊柱疾病，并提供更有针对性的手术方法。这最终会改善脊柱的长期健康状态，降低再手术率，并更快地恢复正常生活方式。这一目标对患者很有吸引力，他们通过医生、互联网、朋友和家人越来越多地了解 MIS 手术的优势，并积极寻求能够提供这些手术和治疗的医生。MIS 技术可用于治疗多种脊柱疾病，是传统开放手术的一个有力替代方法。

当今许多外科领域都采用了微创技术，如腹腔镜、血管内技术和关节镜手术。本书提供了当前安全和有效的 MIS 手术概要。本书的内容由微创脊柱外科领域内的世界著名专家撰写，介绍了当今脊柱外科领域最前沿的技术。编写这本书的目的是指导外科医生掌握这些技术，而不是为了让专家们炫技。尽管在开展这些手术操作时存在一个学习曲线的问题，但本文能够为外科医生掌握 MIS 手术方法和技术提供便利。

本书章节内容安排的目的是提高疾病治疗水平，同时，加深对每种技术的理解。详尽的、外科医生视角的插图，术中图像和手术器械有助于理解手术。外科和解剖学插图大师 Anthony Pazos 在这一过程中起到了至关重要的作用，他精准地描绘了每个外科手术过程中的关键步骤，以便读者能够详细了解该方法。

本书不仅是外科医生微创脊柱手术的图谱，也是教育患者、非外科医疗保健提供者、住院医师、学生和研究人员的有用辅助工具。附加的技术视频展示了一些更常用的 MIS 手术，包含实时手术透视、相关解剖和手术设置的术中视频。

在进行 MIS 手术时，外科医生必须深入了解相关的外科解剖学，仅了解大体解剖学是远远不够的；外科医生在通过小切口或通道观察操作时能够减少对周围组织的损伤，但仅能暴露出部分的脊柱解剖结构。因此，要求操作者对局部解剖学有着深入的了解。这与外科医生进行标准手术是截然不同的，标准手术需切除重要的肌肉、骨骼和韧带结构，以暴露相对较大的脊柱解剖结构。而 MIS 手术目标是在仅暴露脊柱的一小部分（即病变部位）的同时，保留支撑脊柱的结构。这类似于只看到拼图的一部分，但外科医生必须理解并熟知整个拼图的情况。通过掌握这些技术，我们可以通过尽可能小的暴露范围来观察脊柱的精细解剖和手术情况。

我们在脊柱手术中进行这种范式转变，最终将改善患者的预后，更好地了解脊柱解剖学，以及患者潜在症状的病理生理学。此外，还能够降低脊柱治疗的总成本，因为患者治疗的最终目标能够更有效地实现。本书描述的许多技术都是非常新颖的，当正确应用时可以用来治疗最常见的脊柱疾病，在门诊治疗中同样适用。

这本书被分成以下几个部分，以便探索这些主题。第一部分包含微创脊柱手术的历史、解剖学、生物力学、病理生理学、MIS 的原理、克服学习曲线和手术室设置的章节。概述了脊柱解剖学，以及脊柱支撑结构的生物力学。当回顾脊柱简单屈曲所涉及的力学时，我们就可以理解保留这些结构对于维持脊柱的长期健康和防止相邻节段病变的重要性。同时也回顾了导致慢性疼痛的退行性椎间盘疾病的概况。

第二部分包含关于患者教育、商业价值、建立门诊脊柱手术中心、辅助脊柱服务以及将新的 MIS 设备推向市场的章节。一旦掌握了 MIS 技术，融入微创脊柱中心便可实现重要而切实的目标。

第三部分包含关于影像引导和机器人技术、手术监测、非手术技术和立体定向放射外科的章节。这些章节介绍了提高安全性和有效性的神经电生理技术的使用。基于注射操作的章节讨论了该技术在治疗与诊断疾病领域的应用价值。

第四部分"外科手术技术"分为颈段、胸段和腰段。每一节都讨论了脊柱的前、后、侧入路。还回顾了人工椎间盘技术，因为这些手术的目的与 MIS 手术相似：保留功能。其中许多手术可以在更复杂的病例中进行，如脊柱融合内固定，经口、胸腔镜和机器人辅助手术。此外，许多手术可以在门诊中进行，最终能够降低医疗成本，同时改善患者的预后。每一章都有一节专门的病例研究。

第五部分致力于肿瘤的 MIS 手术技术，包括最新进展、良性脊柱肿瘤和椎管内肿瘤的治疗以及射频消融治疗的章节。似乎即使是最复杂的病例也可以使用 MIS 技术安全有效地执行。

第六部分致力于结果分析和避免并发症。关于避免并发症的章节给出了特别的见解。

最后，第七部分介绍了脊柱治疗未来的发展方向，并包含一章回顾基于干细胞的椎间盘修复。作为治疗退行性脊柱疾病的最终目标，基于干细胞的生物功能恢复技术取代椎间盘切除、椎间融合内固定可能是未来的治疗方向。

我们的目标是编写一本教科书，它可以增强外科医生的临床实践能力，同时帮助改善患者的治疗水平。我们要感谢所有作者创造性的工作和创新性的精神。希望他们的贡献将持续地造福我们的医务工作者。

Mick J. Perez-Cruet，*MD*，*MSc*

致谢

我们要感谢所有的作者。如果没有他们的支持和努力，是不可能完成这本书的。除了我们的患者、导师、出版社和贡献者之外，我们还要感谢我们的同事、研究人员、住院医师、学生和家人在这本书编写过程中给予我们的支持和鼓励。他们的支持是我们前进的动力。最后，还要感谢 Kathleen Sartori 和 Thieme 出版社为完成这项工作所做的不懈努力。

我们花了相当多的时间与我们的插图画家 Anthony Pazos 一起回顾锯骨、尸体、视频和术中病例。他捕捉外科手术精髓的能力贯穿于全文。

我们还要特别感谢来自医院、神经外科科室的支持，包括来自密歇根州底特律奥克兰大学头部和脊柱研究所的 William Beaumont，伊利诺伊州芝加哥的 Rush-Presbyterian-St. Luke's 医学中心和佛罗里达的迈阿密大学。

最后，我们希望鼓励所有治疗脊柱疾病的医生坚持不懈、共同努力，以改善患者的生活和护理。

编者名单

A. Karim Ahmed, BS
MD Candidate
Department of Neurosurgery
Johns Hopkins University School of Medicine
Baltimore, Maryland

Rodrigo Amaral, MD
Surgeon
Minimally Invasive Spinal Surgery
Instituto de Patologia da Coluna
São Paulo, São Paulo, Brazil

Neel Anand, MD, MCh Orth
Clinical Professor and Director of Spine Trauma
Spine Center
Cedars-Sinai Medical Center
Los Angeles, California

Eli M. Baron, MD
Associate Professor
Department of Neurosurgery
Cedars-Sinai Medical Center
Los Angeles, California

Stephen W. Bartol, MD, MBA, FRCSC
Assistant Professor
Department of Orthopaedic Surgery
Wayne State University School of Medicine
Division Head
Division of Orthopaedic Spine Surgery
Henry Ford Health System
Director, Michigan Spine Surgery
  Improvement Collaborative
Detroit, Michigan

Rudolf W. Beisse, MD
Adjunct Professor
Department of Neurosurgery
University of Utah
Salt Lake City, Utah
Medical Director and Chief Surgeon
Department of Spine Surgery
Benedictus Hospital Tutzing
Tutzing, Germany

E. Emily Bennett, MD, MS
Resident
Department of Neurosurgery
Neurological Institute
Cleveland Clinic
Cleveland, Ohio

Edward C. Benzel, MD
Emeritus Chair of Neurosurgery
Cleveland Clinic
Cleveland, Ohio

Roman Chornij
Wayne State University
West Bloomfield, Michigan

Moumita S.R. Choudhury, MD, MS
Lecturer
Department of Biomedical Sciences
Oakland University
Rochester, Michigan

Steven H. Cook, MD
Department of Surgery
Duke University Medical Center
Durham, North Carolina

Efrem M. Cox, MD
Resident
Department of Neurological Surgery
University Hospitals Cleveland Medical Center
Case Western Reserve University
Cleveland, Ohio

Fernando G. Diaz, MD, PhD
Professor and Chair
Neurological Surgery Department
Oakland University William Beaumont
  School of Medicine
Neuroscience Clinical Care Program
System Chair
Royal Oak, Michigan

Curtis A. Dickman, MD
Associate Chief, Spine Section
Director, Spinal Research
Department of Neurosurgery
Barrow Neurological Institute
Phoenix, Arizona

Devanand A. Dominique, MB, BCh, BAO
Neurosurgeon
NeuroSpine Associates
Harrisburg, Pennsylvania

David L. Downs, MD, FAAOS
Fullerton Orthopaedic Surgery Medical Group
Fullerton, California

Esam A. Elkhatib, MD, PhD
Neurosurgery Research Fellow
Department of Neurosurgery
William Beaumont Hospital
Oakland University
Royal Oak, Michigan

Daniel K. Fahim, MD, FAANS
Director of Neurosurgical Oncology
Associate Professor of Neurosurgery
Department of Neurosurgery
Oakland University William Beaumont School of Medicine
Royal Oak, Michigan

Michael G. Fehlings, MD, PhD, FRCSC, FACS
Vice Chair of Research
Department of Surgery
Professor of Neurosurgery
University of Toronto
Halbert Chair in Neural Repair and Regeneration
Toronto Western Hospital, University Health Network
Toronto, Ontario, Canada

Richard G. Fessler, MD, PhD
Professor
Department of Neurosurgery
Rush University Medical Center
Chicago, Illinois

Fred H. Geisler, MD, PhD
President
Copernicus Dynamics Group, LP
Chicago, Illinois
Adjunct Professor
Department of Medical Imaging
College of Medicine
University of Saskatchewan
Saskatoon, Saskatchewan, Canada

Carter S. Gerard, MD
Resident
Department of Neurological Surgery
Rush University Medical Center
Chicago, Illinois

Steven L. Gogela, MD
Neurosurgeon
Neurological and Spinal Surgery, LLC
Lincoln, Nebraska

Rory Goodwin, MD, PhD
Assistant Professor
Department of Neurosurgery
Duke University
Durham, North Carolina

David J. Hart, MD
Assistant Professor
Department of Neurological Surgery
Case Western Reserve University
    School of Medicine
Cleveland, Ohio

Jake P. Heiney, MD, MS
President and CEO
Cutting Edge Orthopaedics, LLC
Sylvania, Ohio

Ann T. Hollenbeck, Esq.
Partner
Jones Day
Detroit, Michigan

Robert E. Isaacs, MD
Associate Professor of Neurosurgery
Director, Spine Surgery
Department of Surgery
Duke University Medical Center
Durham, North Carolina

R. Patrick Jacob, MD, FAANS
Dunspaugh Dalton Professor
Chief of Spine Surgery
Department of Neurosurgery
University of Florida
Gainesville, Florida

Maha Saada Jawad, MD
Assistant Professor
Department of Radiation Oncology
Oakland University William Beaumont School of Medicine
Royal Oak, Michigan

Manish K. Kasliwal, MD, MCh
Director, Minimally Invasive Spine Surgery
University Hospitals Cleveland Medical Center
Assistant Professor of Neurological Surgery
Case Western Reserve University School of Medicine
Cleveland, Ohio

Larry T. Khoo, MD
Co–Director
University of Southern California Neuroscience Center
Good Samaritan Hospital
The Spine Clinic of Los Angeles
Los Angeles, California

Michael A. Leonard, MD
Director
Alamo Neurosurgical Institute
San Antonio, Texas

Jonathan B. Lesser, MD
Professor
Department of Anesthesiology
Icahn School of Medicine at Mount Sinai
New York, New York

Luis Marchi, PhD
Researcher
Minimally Invasive Spinal Surgery
Instituto de Patologia da Coluna (IPC)
São Paulo, São Paulo, Brazil

Joshua E. Medow, MD, MS, FAANS, FACS, FNCS, FAHA, FCCM
Tenured Associate Professor of Neurosurgery,
    Pathology, and Biomedical Engineering
Director of Neurocritical Care
University of Wisconsin School of Medicine
    and Public Health
Madison, Wisconsin

Jorge Mendoza-Torres, MD
Neurosurgeon
Brain and Spine Section
Minimally Invasive Spine Surgery
Vallarta Medical Center Hospital
Puerto Vallarta, Jalisco, México

Laura Miller Dyrda
Editor-in-Chief
Becker's ASC Review and Becker's Spine Review
Becker's Healthcare
Chicago, Illinois

Ronnie I. Mimran, MD, MBA
Neurosurgeon
Pacific Brain and Spine Medical Group
Danville, California

James M. Moran, D. Eng.
President
Device Commercialization Consultants, LLC
Sagamore Hills, Ohio

Jeffrey P. Mullin, MD, MBA
Resident
Department of Neurosurgery
Neurological Institute
Cleveland Clinic
Cleveland, Ohio

Hiroshi W. Nakano, MBA
Director, Value Based Care
University of Washington Medicine
Valley Medical Center
Renton, Washington

David R. Nerenz, PhD
Vice-Chair for Research
Department of Neurosurgery
Henry Ford Hospital
Detroit, Michigan

Leonardo Oliveira, BSc
Researcher
Minimally Invasive Spinal Surgery
Instituto de Patologia da Coluna
São Paulo, São Paulo, Brazil

Kevin R. O'Neill, MD, MS
Spine Surgeon
OrthoIndy, Inc.
Indianapolis, Indiana

John E. O'Toole, MD, MS
Professor
Department of Neurosurgery
Rush University Medical Center
Chicago, Illinois

Zachary D. Patterson, BS
DO Candidate
Touro University–California
Vallejo, California

Mick J. Perez-Cruet, MD, MSc
Vice Chairman and Professor
Department of Neurosurgery
Oakland University William Beaumont School of Medicine
Royal Oak, Michigan
Michigan Head and Spine Institute
Southfield, Michigan

Noel I. Perin, MD, FRCS(ed), FAANS
Director, Minimally Invasive Spine
Department of Neurosurgery
New York University Medical Center
New York, New York

George D. Picetti III, MD
Director of Pediatric and Adult Spinal Deformities
Sutter Neuroscience Medical Group
Sacramento, California

Peter F. Picetti, MFA, ABD
Teaching Assistant
University of Nevada–Reno
Reno, Nevada

Daniel Roy Pieper, MD
Professor
Department of Neurosurgery
Oakland University William Beaumont
    School of Medicine
Michigan Head and Spine Institute
Royal Oak, Michigan

Luiz Pimenta, MD, PhD
Assistant Professor
Department of Neurosurgery
University of California San Diego
San Diego, California
Director
Minimally Invasive Spinal Surgery
Instituto de Patologia da Coluna
São Paulo, São Paulo, Brazil

Rick Placide, MD, PT
Spine Surgeon and Orthopaedic Surgeon
OrthoVirginia
Chief of Orthopaedics
Chippenham and Johnston-Willis Medical Centers
Assistant Clinical Professor
Department of Physical Medicine and Rehabilitation
Virginia Commonwealth University
    Medical Center
Richmond, Virginia

Sina Rajamand, DO
Neurosurgery Resident
Michigan State University College of
    Human Medicine
Providence-Providence Park Hospital
Southfield, Michigan

Charles D. Ray, MD, FACS, FRSHS
Past President, American College of
    Spine Surgery;
Past President, International Spine
    Arthroplasty Society;
Past President, North American Spine Society,
Yorktown, Virginia

John A. Redmond
CEO
RSB Spine, LLC and RJR Surgical, Inc.
Cleveland, Ohio

Daniel K. Resnick, MD, MS
Professor and Vice Chairman
Department of Neurosurgery
University of Wisconsin School of Medicine
    and Public Health
Madison, Wisconsin

K. Daniel Riew, MD
Professor of Orthopaedic Surgery
Chief of Cervical Spine Surgery
Director of Spine Fellowship
Department of Orthopaedic Surgery
Columbia University College of Physicians
    and Surgeons
The Daniel and Jane Och Spine Hospital
New York, New York

Matthew L. Rontal, MD
Associate Professor
Department of Surgery
Oakland University William Beaumont
    School of Medicine
Royal Oak, Michigan
Partner
Rontal-Akervall Clinic
Farmington Hills, Michigan

Nima Salari, MD
Orthopedic Spine Surgery
Desert Institute for Spine Care, PC
Phoenix, Arizona

Dino Samartzis, Dip EBHC, MSc, MA(C)
Associate Professor
Director, Clinical Spine Research
Deputy Director, Laboratory and Clinical Research Institute
    for Pain
Li Ka Shing Faculty of Medicine
Hong Kong, China

Zeeshan M. Sardar, MD, MSc, FRCSC
Assistant Professor
Spine and Scoliosis Surgery
Department of Orthopaedic Surgery & Sports Medicine
Temple University, Lewis Katz School of Medicine
Philadelphia, Pennsylvania

Daniel M. Sciubba, MD
Professor of Neurosurgery, Oncology, and
    Orthopaedic Surgery
Department of Neurosurgery
Johns Hopkins University School of Medicine
Baltimore, Maryland

Richard A. Shapack, BS, MBA, JD
Principal
Shapack Law Group PLC
Bloomfield Hills, Michigan

Hyun-Chul Shin, MD, PhD
Fellow
Chicago Institute of Neurosurgery and Neuroresearch
Chicago, Illinois
Department of Neurosurgery
Seoul Kangbuk Samsung Hospital
Sungkyunkwan University College of Medicine
Seoul, Korea

Andrea Simmonds, FRCSC
Clinical Fellow
Department of Spine Surgery
Cedars-Sinai Medical Center
Los Angeles, California

Gabriel A. Smith, MD
Department of Neurological Surgery
University Hospital Cleveland Medical Center
Cleveland, Ohio

Patricia Zadnik Sullivan, MD
Resident
Department of Neurosurgery
University of Pennsylvania
Philadelphia, Pennsylvania

Lee A. Tan, MD
Assistant Professor
Department of Neurological Surgery
University of California–San Francisco Medical Center
San Francisco, California

William D. Tobler, MD
Professor of Neurosurgery
Department of Neurosurgery
University of Cincinnati College of Medicine
Chairman, Mayfield Spine Surgery Center
Director, Mayfield Surgical Innovation Center
Cincinnati, Ohio

Henry Tong, MD, MS
Staff Physician
Michigan Head and Spine Institute
Southfield, Michigan

Trent L. Tredway, MD
Neurosurgeon
NeoSpine
Seattle, Washington

Anthony A. Turk, MD
Department of Surgery
University of California
San Francisco, California

Alexander R. Vaccaro, MD, PhD, MBA
Richard H. Rothman Professor and Chairman
Department of Orthopaedic Surgery
Professor of Neurosurgery and Co-Director
Delaware Valley Spinal Cord Injury Center
Co-Chief of Spine Surgery
Sidney Kimmel Medical Center at
    Thomas Jefferson University
President
Rothman Institute
Philadelphia, Pennsylvania

Francisco Verdú-López, MD
Neurosurgeon
Department of Neurosurgery and Spine Surgery
Hospital General Universitario de Valencia
Teacher Collaborator, University of Valencia
Valencia, Spain

Michael Y. Wang, MD, FACS
Professor of Neurological Surgery and Rehab Medicine
Miller School of Medicine
University of Miami
Chief of Neurosurgery
Director, Neurosurgical Spine Fellowship
University of Miami Hospital
Miami, Florida

Holly Weissman, MS, RN, NP-C, CNRN
Nurse Practitioner
Department of Neurosurgery
Beaumont Health System
Royal Oak, Michigan

Richard N.W. Wohns, MD, JD, MBA
Associate Clinical Professor
Department of Neurosurgery
University of Washington
Seattle, Washington
Founder and Managing Partner
NeoSpine
Puget Sound Region, Washington

Mengqiao Alan Xi, BSc
Medical Student Year III
Oakland University William Beaumont
    School of Medicine
Royal Oak, Michigan

Anthony T. Yeung, MD
Voluntary Professor
Department of Neurosurgery
University of New Mexico School of Medicine
Albuquerque, New Mexico
Affiliate
Orthopedic Spine Surgery
Desert Institute for Spine Care, PC
Phoenix, Arizona

Christopher Yeung, MD
President
Desert Institute for Spine Care, PC
Phoenix, Arizona

Alp Yurter, BS
Yale School of Medicine
New Haven, Connecticut

Hasan A. Zaidi, MD
Department of Neurosurgery
Barrow Neurological Institute
Phoenix, Arizona

目录

第一部分
基础

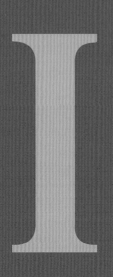

第 1 章　微创脊柱手术的历史

Michael A. Leonard, Dino Samartzis, Mick J. Perez-Cruet

丁　帅 / 译

摘要

自公元 7 世纪以来，已经开发了多种用于脊柱手术治疗的方法和技术。William S. Halsted 的微创手术概念加上经济压力、患者满意度和提高术后效果的愿望，促成了微创脊柱手术的明显优势。本章重点介绍内镜、显微外科和导航在微创脊柱外科领域的历史贡献。

关键词：内镜，显微外科，导航，微创脊柱手术，磁共振成像，计算机断层扫描，颈椎，胸椎，腰椎

1.1 引言

自从最早有记载以来，脊柱就受到了各种疾病的侵扰。公元 7 世纪，埃伊纳岛的 Paulus 提出了脊柱手术治疗的第一个具体描述。他倡导和实施在病理部位直接切除骨组织。从那时起，开发了多种脊柱手术治疗方法和技术。微创手术的概念可以追溯到 William S. Halsted，他指出当应用某些手术原则时可以优化结果。在此之前，人们认为速度是决定患者预后的关键因素。尽管 Halsted 本人是一名重视速度的外科医生，但他强调尽量减少组织破坏、细致止血和正确关闭解剖层的原则对于优化患者预后至关重要。这些是最早强调使手术损伤更小的技术之一，并且仍然是当今微创脊柱（MIS）手术的基础。最近，竞争激烈的医疗环境带来的经济压力以及优化患者满意度的愿望，也有助于推动多个外科学科的发展，减少手术时间和并发症发生率，最大限度地减小术中组织创伤，缩短住院时间，减少术后麻醉剂的使用，并提高术后疗效。随着手术后早期下床活动的成功经验的增加，以及门诊手术对患者、医院和医生带来的优势，微创外科手术具有迅速发展的趋势。

1.2 总体进展

微创脊柱外科领域发展的核心是 3 种基本技术的发展：①内镜；②显微外科手术；③影像导航。尽管促进微创手术发展的技术进步似乎是新的，但事实上，这些创新中有许多在 100 多年前就构思出来了。

内镜的发展起源于 1806 年，当时 Philipp Bozzini 开发了一种内镜设备来进行各种体腔的探索。1853 年，Desormeaux 在内镜上使用透镜和酒精基液体分别用于直射光聚焦和增加强度。Bevan 于 1868 年进行了第一次内镜手术，用来治疗食管疾病。后来，Nitze 研发了一种由工作通道、照明和反射光学透镜组成的膀胱镜。1902 年，进行了第一次腹腔镜手术。1911 年，芝加哥的泌尿科医生 Lespinasse 对 2 例患有脑积水的婴儿的脉络丛进行了电灼，进行了有史以来第一次颅神经内镜手术。1931 年，Burman 首次报道了使用内镜检查脊柱，他称之为脊髓镜检查。1938 年，Pool 报道了他在椎间盘突出症、黄韧带肥厚、良性和恶性肿瘤、蛛网膜炎病例中使用脊髓镜检查神经根和脊髓的经验。随着时间的推移，内镜得到改进并用于各种诊断和治疗。从那时起，内镜器械的爆炸式增长使各种各样的内镜手术成为可能。1997 年，Foley 和 Smith 将内镜连接到管状牵开器系统，显微内镜椎间盘切除术（MED）的概念诞生了。

尽管管状牵开器已在颅神经外科中使用了很长时间，但将其引入脊柱外科将有助于开创微创脊柱手术的新时代。1998 年，引入了 METRx 系统（美敦力 Sofamor Danek），它使用与 MED 相同的管状牵开器，但允许使用内镜或显微镜。

手术显微镜的发展有着同样有趣的历史，在别处有详细的介绍。尽管显微镜的确切起源尚不确定，但据说它是在 1600 年左右在荷兰发明的。1600 年，荷兰科学家 Anton van Leeuwenhoek 通过改进当时的显微镜并进行无数次显微镜观察，推动了显微镜领域的发展。1800 年，德国机械师 Carl Zeiss 开始制造显微镜并能够标准化生产镜头，从而实现显微镜的大规模生产，他还推出了第一台双目显微镜。1921 年，瑞典耳鼻喉科医生 Carl Nylen 第一个在手术中使用显微镜治疗慢性中耳炎的病例。在接下来的几十年里，眼科和耳鼻喉科的许多临床医生继续推进显微外科领域和手术显微镜的发展。

1957 年，Theodore Kurze 进行了第一例显微神经外科手术，切除了第Ⅶ颅神经的神经鞘瘤，并于

1962 年编写了第一部显微神经外科系列图书。1958
年，Raymond Donaghy 在佛蒙特州伯灵顿建立了第一
个显微外科研究实验室。1960 年，早先与 Donaghy
合作过的血管外科医生 Jacobson 与蔡司公司合作开
发了第一台两人显微镜，让助手能够给予帮助。Pool
和 Colton 于 1966 年发表了第一个使用显微镜进行颅
内动脉瘤手术的报告。Mahmut Gazi Yasargil 于 1966
年在 Donaghy 实验室度过了一年，然后返回苏黎世开
始了自己的显微神经外科计划。在接下来的几十年
里，Yasargil 和许多人的工作证明了显微镜的使用为
中枢神经系统手术的开展提供了宝贵的帮助。随着
时间的推移，为颅内手术开发的技术将适用于脊柱
手术。

　　最近，影像导航在推进微创脊柱手术方面发
挥了重要作用。磁共振成像（MRI）的发展允许对
脊柱病变进行非常精确的定位和表征，使外科医生
能够以最直接的方式解决问题。唯一的困难是如何
找到一种方法，根据术前成像更精确地引导外科医
生进行术中操作。在过去的几十年里，术中透视已
被用于确认椎体水平并帮助外科医生进行正确的定
位。这提供了比标准平板射线照相更及时成像的能
力，能实时获取图像，甚至能以连续方式密切监控
器械的放置。近年来，O 臂（美敦力导航）和 Airo
（Brainlab）允许外科医生在手术室中实时完成更完整
的脊柱成像，相当于计算机断层扫描（CT）。通常，
这种成像与手术引导系统配合使用，以帮助放置脊
柱植入物，例如 Brainlab 脊柱导航系统（Brainlab）
或 StealthStation S7（美敦力导航）。尽管这些技术很
有帮助，但主要的缺点是使用这些技术会增加患者
和手术团队的辐射暴露量。2004 年，Mazor Robotics
推出了 SpineAssist 机器人脊柱手术平台，其第二代
平台——Renaissance Guidance System 随后于 2011 年
11 月推出。该系统依然是唯一获得美国食品和药品
监督管理局（FDA）批准用于颈椎、胸椎和腰椎的机
器人引导的脊柱手术平台。该系统使用两个带有基准
标记的透视图像，以类似于 Cyberknife 机器人放射外
科系统使用的技术方式将患者的术前 CT 扫描配准。
然后，将 Renaissance 机器人安装在患者的脊柱上，并
引导脊柱植入物的放置，而无须拍摄重复和过多的
透视图像。迄今为止，估计有 50 000 枚或更多螺钉
使用该系统放置，没有发生永久性神经损伤的报告。

1.3 颈椎、胸椎和腰椎脊柱外科技术的进步

　　尽管内镜和显微外科技术的发展适用于脊柱的

所有区域，但颈椎、胸椎和腰椎区域的特点非常不
同，值得单独讨论这些主题。重点将主要放在椎间
盘突出症和脊柱关节病的治疗上，因为微创脊柱手
术领域的大部分进展是在治疗这些退行性疾病的同
时取得的，与其他疾病相比，有大量患者被诊断为
此类疾病。然而，这些进步很快就适用于治疗涉及
脊柱的几乎所有其他疾病。

1.3.1 颈椎脊柱外科技术

　　Key 于 1838 年首次报道了椎间盘向后突出压迫
脊髓前部。1905 年，Walton 和 Paul 报道了 1 例患有
明显椎间盘突出的患者，他们误诊为颈脊髓肿瘤并
进行了手术。Mixter 和 Barr 在他们的 1934 年具有里
程碑意义的论文中，报道了 4 例颈椎间盘突出症的
患者。Stooke 于 1928 年对颈椎间盘突出症伴神经根
受压（对比中央突出和脊髓受压）进行了初步描述，
Semmes 和 Murphy 于 1943 年对颈椎间盘突出症伴神
经根受压导致颈部疼痛和放射状手臂疼痛进行了进
一步详述。

　　最初，正如 Elsberg 首次描述的那样，后入路仅
用于治疗颈椎间盘疾病，采用经硬膜入路治疗椎间
盘突出症。1928 年，Stookey 介绍了一种侵入性较小
的半椎板切除术来治疗颈椎间盘突出症，Semmes 和
Murphy 通过更小的椎板切开术改进了治疗这些病变
的微创方法。Frykholm、Spurling 和 Segerberg，以及
Scoville 进一步将该方法改进为今天仍在使用的锁孔
椎板切开术（图 1.1）。

　　尽管后路手术已经成功使用了几十年，但患者
经常出现新的术后神经功能缺损，特别是当他们患
有导致脊髓受压的中央型突出时。为了解决这些缺
点，Robinson 和 Smith 在 1955 年首次报道了颈椎前
路治疗椎间盘突出症的方法。这种方法可以直达病
变部位，而不需要干扰神经系统。Cloward 于 1958 年
的报道紧随其后，详细介绍了经验并描述了为该术
式设计的特定器械。经过一段时间后，前入路成为
大多数脊柱外科医生逐渐接受的首选手术方式。1975
年，Hankinson 和 Wilson 首次报道了显微镜在脊柱手
术中的应用，当时他们报道了一组共 51 例行颈椎前
路显微椎间盘切除术的患者。

　　尽管前入路是颈椎手术的重大进步，但临床医生
仍继续努力使该手术尽可能微创。最初，患者长时间
佩戴硬颈托是一种常见的做法。20 世纪 70 年代，引
入了内固定辅助颈椎融合的概念，并在 20 世纪 80 年
代引入了 Caspar 颈椎前路钢板系统。这很快导致了
许多其他类型的颈椎前路钢板系统的开发。随着钢

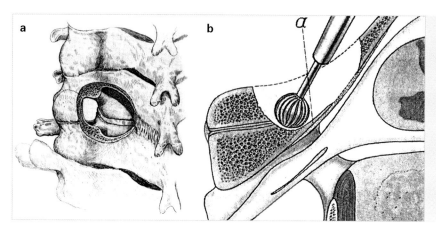

图 1.1 a、b. 图中显示了外侧颈椎间盘突出症经后路椎板切开术的骨切除范围

板多年来的发展，临床医生在单水平融合后逐渐停止常规使用颈托，让患者更快地恢复正常活动。在整个20世纪90年代，使用同种异体移植物进行颈椎融合术得到了普及，这使患者避免了自体髂骨移植。

即使这些新的内固定装置和融合方式提供了更多选择，有一些人仍担心进行融合时颈椎运动节段的丢失和相邻节段脊柱疾病进展的可能性。最初提倡在没有融合的情况下进行颈椎前路减压以解决这个潜在问题；然而，即使是这样也显示出很高的自发融合率和运动节段的最终丢失。为了解决这个问题，Snyder 和 Bernhardt 于 1989 年在 Verbiest 的基础上开发了颈椎前路椎间孔切开术，Jho 于 1996 年对其进行了进一步改进。这允许对受影响的神经根进行减压，但仍能保留运动节段。Jho 接着阐述了该技术如何用于治疗脊髓病患者所需的中央管减压。然而，使用这种方法时对椎动脉、神经根和脊髓的固有风险提高了这些手术的技术要求，并阻止了这种技术的广泛应用。

最近，内镜和其他新技术在脊柱手术中的应用促进了颈椎微创手术的爆炸式发展。MED 系统等已被用于微创手术，从颈椎前路和后路两种入路清除病灶前景广阔，尤其是后入路，这些新技术似乎比传统的开放手术具有显著优势。尽管这些手术与之前的开放手术基本相同，但是尤其是管状牵开器系统的使用，已经朝着使颈椎手术尽可能微创的最终目标取得了重大进展。

在过去的几年中，在进行脊柱手术时越来越强调运动节段的保留，希望避免脊柱融合后相邻节段退变的发展。2007 年，Mummaneni 等首次发表了使用 PRESTIGE ST 颈椎间盘系统（Metronic Sofamor Danek）的研究结果，该系统允许在手术层面上保留人工椎间盘运动，以期消除相邻节段退变的现象，从那时起，许多类型的人工椎间盘逐渐被开发和上市。初步研究表明，人工椎间盘与标准的前路椎间盘切除融合术等效。最近的研究似乎开始显示人工椎间盘优于融合术。在颈椎，标准前路手术的易行性已经得到了外科医生的认可，有助于使颈椎人工椎间盘比腰椎人工椎间盘更容易被接受。

1.3.2 胸椎脊柱外科技术

1779 年，Pott 首次提出了对胸椎疾病进行外科治疗的建议，当时他在治疗截瘫的工作中建议引流结核脓肿。从那时起，各种胸椎疾病的患者经历了各种各样的外科手术，以尽量减少这种手术的发病率。胸椎前路手术带来了颈椎或腰椎区域前所未有的挑战。在胸部或颈部区域进行手术意味着解剖结构会使外科医生的前方暴露复杂化。正是由于这个原因，早期的胸椎手术入路就像颈椎手术入路一样，本质上是后入路，导致同样相对较差的结果，促使外科医生寻求替代入路。然而，与颈椎不同的是，颈椎易于前入路，胸部的内容物使前方入路对胸椎具有挑战性。因此，当外科医生第一次开始设计治疗胸椎病变的替代方法时，他们需要面对脊髓在后方和胸腔内容物在前方的情况。这促进了许多方法的发展，这些方法在如何解决这两个限制方面有所不同，所有这些方法的目的都是使这种性质的手术尽可能微创。胸椎间盘突出症的治疗历史为胸椎外科在过去一个世纪的发展提供了一个极好的例子。

1838 年，Key 报道了第一例胸椎间盘突出症。1911 年，Middleton 和 Teacher 提供了更多的证据，证明胸椎存在椎间盘突出症。1922 年，Adsen 描述了第一例已知的胸椎间盘突出症手术治疗病例，他在椎板切除术后进行了椎间盘切除术。在接下来几十年的大部分时间里选择的都是后路手术，但结果令人沮丧。Menard 于 1894 年首次描述了外侧胸腔外入路来治疗 Pott 病，后来被用于治疗椎间盘突出症。Cauchoix 和 Binet 在 1957 年报道了他们经胸骨入路进入上胸椎的初步经验。1969 年，Perot 和 Munro，以及 Ransohoff 等采用 Hodgson 和 Stock 的经胸技术，同时报道了经胸手术治疗胸椎间盘突出症的方法。1978 年，Patterson 和 Arbit 描述了经椎弓根入路以避免进入胸腔。1998 年，Stillerman 等介绍了保留椎弓根的微创入路。1995 年，McCormick 描述了胸膜后入路，该入路避免了进入胸腔，也避免了对小关节的破坏。1997 年，Jho 采用后路显微内镜手术治疗胸椎间盘突出症。

尽管这些方法的发展详细说明了在使胸椎间盘突出症手术的侵入性大大降低方面取得了重大进展，但这些方法仍然具有一定的侵入性。为了尽量降低手术并发症发生率，胸腔镜视频辅助脊柱手术于 20 世纪 90 年代初由美国的 Mack 等和欧洲的 Rosenthal 和 Dickman 共同开发并首次实施。最初，胸腔镜脊柱手术用于治疗椎间盘突出症或肿瘤活检。然而在随后的几年中，胸腔镜被用于治疗脊柱侧凸、前路椎间融合、椎间盘间隙脓肿引流和椎体肿瘤切除术。

1.3.3 腰椎脊柱外科技术

1857 年，Virchow 描述了创伤性椎间盘破裂，1911 年 Middleton 和 Teacher 首次报道了创伤性椎间盘破裂的尸检结果。此外，在 1911 年，Goldthwaite 推测腰椎间盘突出症与坐骨神经痛有关。1829 年在美国首次报道了腰椎椎板切除术，由 Smith 施行，用于治疗因既往骨折引起的进行性麻痹。1908 年，Oppenheim 和 Krause 以及后来的 Elsberg 采用这种椎板切除术方法切除了很可能是突出的腰椎间盘。1929 年，Dandy 报道了腰椎间盘疾病手术治疗的第一个明确描述，认识到其创伤性起源。1934 年，Mixter 和 Barr 对与腰椎间盘突出症相关的神经功能缺损以及随后通过椎板切除术进行腰椎间盘切除术的治疗进行了有影响力的描述，强调了手术干预解决此类腰椎病变的实用性。1938 年，Love 推进了腰椎间盘手术的实践，他报道了通过通常不需要去除骨组织的微创椎板间入路取出突出椎间盘的经验。这项技术的改进为至今仍在使用的显微内镜腰椎间盘切除术奠定了基础。1973 年，Scoville 和 Corkill 报告了他们对椎间盘切除患者术后早期活动的经验。在此之前，患者通常卧床数天，椎间盘切除术后数周或数月的活动受到严重限制。为了提高术中视野和减少组织损伤，Caspar 和 Yasargil 于 1977 年同时引入了

手术显微镜和显微外科技术，用于治疗腰椎间盘疾病。此外，Caspar 1977 年的论文所描述的仪器和技术，与 20 年后 Foley 和 Smith 所描述的 MED 惊人地相似（图 1.2）。Williams 在 20 世纪 70 年代进一步支持并普及了显微椎间盘切除术，提倡最小化皮肤切口，通过椎板内窗仅切除突出的椎间盘碎片，这与 Love 的技术不同。

20 世纪 90 年代，内镜手术和相关技术在许多领域都蓬勃发展，脊柱外科也不例外。Mayer 和 Brock 于 1993 年介绍了使用内镜进行腰椎间盘切除术。20 世纪中期报道了经椎间孔内镜下显微椎间盘切除术，通过进入椎间盘和上关节突，可以直接显示硬膜外腔。1997 年，Foley 和 Smith 阐述了 MED 系统的开发和应用。此后不久，METRx MD 系统（Medtronic Sofamor Danek）被引入，允许外科医生利用管状牵开器，该牵开器可用于内镜或显微镜。在这些系统成功治疗椎间盘突出的基础上，开发了一种治疗腰椎管狭窄

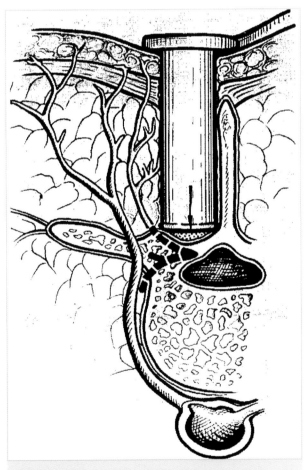

图 1.2 Caspar 于 1977 年引入的牵开器的图纸，与 Foley 和 Smith 于 1997 年引入的显微内镜椎间盘切除术具有惊人的相似性

症的微创技术，避免了传统椎板切除术的许多后果，包括过度瘢痕组织形成、后部骨质破坏、随后的脊柱不稳，以及随之而来的生物力学改变。

为了进一步减少组织损伤和提高术后疗效，人们开发了各种其他微创手术治疗腰椎间盘突出症。1941 年，Jansen 和 Balls 首次分离出凝乳蛋白酶，一种从木瓜胶乳中提取的蛋白水解酶。经过深入的动物试验后，将凝乳蛋白酶注射到人体内，随后 Smith 于1964 年报告了结果。这一过程被恰当地称为化学核溶解，通过黏多糖参与的非胶原蛋白水解释放硫酸软骨素和硫酸角蛋白，从而改变髓核的特性，并导致髓核解聚。在随机前瞻性临床试验中，与开放技术相比，化学核溶解术的疗效仍然存在争议。1975 年，Hijikata 展示了一种经皮髓核切除术，通过关节镜技术经椎间盘内途径切除椎间盘，治疗后侧或后外侧腰椎间盘突出症。自动经皮椎间盘切除术（APD）是由 Onik 等于 1985 年开发的，这需要插入一个 2mm 的探针以快速、安全地取出椎间盘组织。20 世纪 80 年代末，Choy 等引入经皮激光椎间盘切除术，并在进行内镜椎间盘切除术时使用。与 APD 一样，该技术采用经皮椎间盘入路，但随后使用不同强度的激光消融髓核。有些人还建议采用立体定向显微腰椎间盘切除术，以及术中 MRI 进行椎间盘切除术。这些进展是否优于传统的开放手术是一个争论的话题，但每一项都代表着临床医生继续努力使腰椎间盘突出症手术尽可能微创。

除了在治疗腰椎间盘突出症方面取得的进展外，在减少腰椎融合的创伤方面也取得了进展。Cloward 于 1953 年提出后路腰椎间盘融合术（PLIF）治疗退行性椎间盘疾病或腰椎滑脱。从那时起，该术式已被许多其他人修改和提倡，并已被证明在治疗某些需要融合的患者时是有效的，但本质上仍与 Cloward 首次提出时一样具有侵入性。2002 年，Foley 和 Gupta 报道了他们使用 Sextant 椎弓根钉棒器械（Medtronic Sofamor Danek）进行经皮微创 PLIF 的经验。从那时起，已经开发了多种其他 MIS 系统，以允许经皮放置腰椎器械，并采用各种技术放置通道。根据先前关于单侧 PLIF 成功的报告，Isaacs 等报告了他们通过合并单侧、微创方法对 Foley 和 Gupta 技术进行改进的经验。此外，如前所述，透视技术、图像引导计算机系统，以及机器人脊柱手术系统的不断发展极大地促进了仪器的安全和快速应用。

对于需要融合的患者，作为 PLIF 的替代方案，前路腰椎间盘融合术（ALIF）已被描述。自从首次报道 ALIF 以来，首选的途径是通过腹膜后途径进入腰椎前方。近年来，有几位作者对腹膜后入路进行了

改进，使其侵入性更小。1997 年，McAfee 等描述了一种微创内镜腹膜后入路，该入路允许较小的皮肤切口和较少的组织破坏。20 世纪 90 年代初，开始使用腹腔镜手术治疗脊柱的各种疾病，并取得了巨大的进展。1991 年，Obenchain 在描述 L5~S1 腰椎间盘切除术时首次报道了腹腔镜脊柱手术。1993 年，Zucherman 等在腹腔镜下对脊柱进行了器械化椎间融合。从那时起，腹腔镜脊柱手术的经验显著增加。然而与传统的开放手术相比，陡峭的学习曲线、更高的并发症发生率，以及没有明显增加的益处，使得腹腔镜前路椎间融合的吸引力降低。

为了尽量减少 ALIF 手术的风险和困难，Ozgur 等于 2006 年开发并发表了他们通过微创经腰肌入路进入椎间盘间隙的新方法的经验。最初，这种方法被称为 XLIF，用于极外侧椎间融合，使用与 Nuvasive 合作开发的仪器和脊柱器械进行。此外，他们开发了一种专有的电生理监测工具，用于测试和定位腰骶丛神经根，使其靠近腰大肌，以保护其免受意外伤害。该方法允许放置大的椎间融合器，以最大限度地恢复椎间盘高度，或以微创方式帮助恢复矢状面和冠状面平衡。最近，其他人也开发了类似的极外侧方法。

尽管 XLIF 等使得进入腰椎前方进行椎间融合变得更加容易，但由于髂骨嵴的干扰，这些方法对于大多数患者进入 L5~S1 节段是不可行的。为了解决这个问题，Aryan 等于 2008 年首次描述了 AxiaLIF（TranS1），采用经皮尾骨旁入路通过直肠和骶骨之间的间隙进入 L5~S1 椎间盘。虽然直觉上担心由于肛门与入口点非常接近，导致椎间盘间隙的意外细菌种植和术后感染，但 Gundanna 等在 2011 年报告了他们对 9000 多例病例的广泛经验，并发症发生率为1.3%，感染率极低。

为了找到一种治疗椎间盘源性腰背痛的微创方法，Saal 等在 20 世纪 90 年代末开发了椎间盘内电热疗法（IDET）。IDET 是在髓核内放置一个可导航的加热线圈导管。然而，临床结果喜忧参半，而这一手术在很大程度上已经被淘汰。

正如前面提到的颈椎一样，人们也对腰椎的运动保护手术感兴趣。美国首次进入该领域的是2004 年 10 月在美国发布的 Charite 腰椎人工椎间盘，Blumenthal 于 2005 年发布了其早期临床结果。从那时起，许多其他器械已被推广用于腰椎运动保护，作为融合的替代方案。在脊柱外科界最初接受了令人兴奋的治疗后，前路腰椎入路通常需要使用手术通道，并且没有获得医疗保险患者使用的批准，以及许多外科医生在放置假体时经历了陡峭的学习曲

线，无论使用哪种类型的人工椎间盘都降低了人们对腰椎人工椎间盘置换术的热情。

1.4 其他微创发展

脊柱由包裹在坚硬的皮质壳中的松质骨组成的丰富的小梁网格组成。这种松质骨和皮质骨的组合会承受大量的压缩载荷。骨质疏松和肿瘤侵犯椎体可导致松质骨网格和皮质壳的侵蚀，导致椎体压缩性骨折的发生，从而导致严重疼痛、神经功能缺损、脊柱大体不稳定和随后的畸形。最初，这些问题（必要时）通过开放手术进行治疗，这些手术在技术上具有挑战性，且发病率较高。此外，许多仅使用固定和麻醉性镇痛药（以及肿瘤病灶放疗）治疗的患者经常遭受严重的慢性疼痛。针对这些缺点，1984年，法国的 Galibert 和 Déramond 开发了经皮椎体成形术，作为一种微创门诊手术，通过经椎弓根经皮途径向椎体注射聚甲基丙烯酸甲酯（PMMA）骨水泥可立即缓解疼痛。虽然经皮椎体成形术在欧洲很流行，但直到1994年才在美国进行。从那时起，它就越来越流行，现在经常在持续疼痛的患者中使用。然而，为了恢复椎体压缩性骨折造成的高度损失，减少椎体成形术中骨水泥外渗的高发生率，并优化矢状面平衡，后凸成形术被开发出来。椎体后凸成形术使用可膨胀的骨填塞物，通过双侧椎弓根入路插入，在塌陷的椎体中形成空腔，然后注入 PMMA。许多报道都支持它在缓解与压缩性骨折相关疼痛方面的功效。此外，由于在椎体后凸成形术中，骨水泥被注射到预制腔中，因此可以在相对较低的压力下注射，而不是椎体成形术中的高压注射，这可能会降低椎体外扩散的发生率。此外，由于矢状面平衡的恢复，随后椎体骨折的风险可能会降低。尽管 PMMA 已经在许多骨科和脊柱相关手术中使用了一段时间，但各种具有骨传导和骨诱导潜能的生物活性基质作为 PMMA 的替代品正在研究中。

最近发展的一个特别有趣的领域是骨形态发生蛋白（BMP）的研究。这些蛋白质最初由 Urist 于1965年鉴定，是多功能细胞因子通过招募干细胞分化为成骨细胞以帮助骨形成，起到骨诱导剂的作用。重组 BMP 促进和增强骨性融合，避免骨移植相关的发病率，减少对内固定的需求，并可能避免与骨不连或置入失败相关的再次手术。早期结果，尤其是 BMP-2 和 BMP-7，在动物模型和人类受试者中的结果是有希望的。因此，当这些产品上市时，它们的使用量激增。毫无疑问，尽管这些蛋白质在某些病例中会起作用，但在颈椎前路手术中发现明显相关

并发症，如异位骨化、椎前软组织肿胀和吞咽问题，且由于与某些恶性肿瘤的发展关系不明，BMP 的使用热情降低。除了使用 BMP 外，还对基因治疗的潜力进行了研究，初步结果表明，通过长时间表达各种期望的生物活性因子，成功促进了骨生长和椎间盘再生。此外，近年来，几位作者发表了各种形式的细胞介导疗法，这些疗法已被用于治疗各种脊柱疾病。最近，浓缩骨髓抽吸物作为一种增强融合区域附近干细胞数量的方法得到了推广。据报道，增加现有干细胞的数量将使更多的细胞发展成成骨细胞，以帮助骨形成。来自脂肪组织的干细胞也得到了类似的利用。干细胞已被用于动物和人类严重退化关节的独立治疗，并取得了很好的效果，这些用途开始扩大，包括脊柱，重点是治疗椎间盘退变。Attar 及其同事的文献中甚至有一篇报道称，采用病灶内自体骨髓干细胞注射治疗4例美国脊髓损伤协会 A 级（ASIA/a）脊髓损伤患者，其中3例患者在注射后神经功能得到改善。然而，这种治疗形式仍处于研究阶段。

1.5 结论

脊柱外科领域在过去的40年中取得了不可估量的发展。手术技术和治疗方法的发展证明了每位医生寻求为患者提供的最佳治疗质量。正如本章中提到的许多文章所证明的，微创脊柱手术的进步已经显著改善了结果，同时降低了并发症发生率，缩短了住院时间，降低了成本。毫无疑问，未来的发展将继续改善脊柱疾病患者得到的治疗。然而，适当的患者选择和技术执行对于获得最佳临床结果和患者满意度仍然至关重要。

参考文献

[1]　Knoeller SM, Seifried C. Historical perspective: history of spinal surgery. Spine. 2000; 25(21):2838–2843.

[2]　Nichol JM. Surgery of infancy. BMJ. 1909; II:753–756.

[3]　Detmer DE, Buchanan-Davidson DJ. Ambulatory surgery. In Rutkow IM, ed. Socioeconomics of Surgery. St Louis, MO: CV Mosby; 1989:30–50.

[4]　Dubois F, Icard P, Berthelot G, Levard H. Coelioscopic cholecystectomy. Preliminary report of 36 cases. Ann Surg. 1990; 211(1):60–62.

[5]　Durant GD. Ambulatory surgery centers: surviving, thriving into the 1990s. Med Group Manage J. 1989; 36(2):14, 16–18, 20.

[6]　Sulvetta MB. Achieving cost control in the hospital outpatient department. Health Care Financ Rev Annu Suppl. 1991; 12:95–106.

[7]　Bush RB, Leonhardt H, Bush IV, Landes RR. Dr. Bozzini's Lichtleiter. A translation of his original article (1806). Urology. 1974; 3(1):119–123.

[8]　Rosenthal DJ, Dickman CA. The history of thoracoscopic spine surgery. In Dickman CA, Rosenthal DJ, Perin NI, eds. Thoracoscopic Spine Surgery. New York, NY: Thieme; 1999:1–5.

[9]　Smythe WR, Kaiser LR. History of thoracoscopic surgery. In Kaiser LR, Daniel TM, eds. Thoracoscopic Surgery. Boston, MA: Little

Brown; 1993:1–16.

[10] Nitze M. Eine neue Beobachtungs- und Untersuchungsmethode für Harnröhre, Harnblase und Rectum. Wien MedWochenschr. 1879; 24:649–652.

[11] Kelling G. Uberoesophagoskopie, gastroskopie, and kalioskope. Munch Med Wochenschr. 1902; 52:21–24.

[12] Gerzeny M, Cohen AR. Advances in endoscopic neurosurgery. AORN J. 1998; 67(5):957–961, 963–965.

[13] Burman M. Myeloscopy or the direct visualization of the spinal canal and its contents. J Bone Joint Surg Am. 1931; 12:695–696.

[14] Pool JL. Direct visualization of dorsal nerve roots of cauda equina by means of a myeloscope. Arch Neurol Psychiatry. 1938; 39:1308–1312.

[15] Foley KT, Smith MM. Microendoscopic discectomy. Tech Neurosurg. 1997; 3:301–307.

[16] Kelly PJ. State of the art and future directions of minimally invasive stereotactic neurosurgery. Cancer Contr. 1995; 2(4):287–292.

[17] Kriss TC, Kriss VM. History of the operating microscope: from magnifying glass to microneurosurgery. Neurosurgery. 1998; 42(4):899–907, discussion 907–908.

[18] Clay RS, Court TH. The History of the Microscope: Compiled from Original Instruments and Documents, up to the Introduction of the Achromatic Microscope. London: Charles Griffin; 1932.

[19] Ford BJ. Single Lens: The Story of the Simple Microscope. London: Heinemann; 1985.

[20] Nylén CO. The otomicroscope and microsurgery 1921–1971. Acta Otolaryngol. 1972; 73(6):453–454.

[21] Kurze T, Doyle JB, Jr. Extradural intracranial (middle fossa) approach to the internal auditory canal. J Neurosurg. 1962; 19:1033–1037.

[22] Pool JL, Colton RP. The dissecting microscope for intracranial vascular surgery. J Neurosurg. 1966; 25(3):315–318.

[23] Key C. Mr. Aston Key on paraplegia. Guys Hosp Rep. 1838; 3:17–34.

[24] Walton GP, Paul WE. Contribution to the study of spinal surgery: one successful and one unsuccessful operation for the removal of tumor. Boston Med Surg J. 1905; 153:114–117.

[25] Mixter WJ, Barr JS. Rupture of the intervertebral disc with involvement of the spinal canal. N Engl J Med. 1934; 211:210–215.

[26] Stookey B. Compression of the spinal cord due to ventral extradural cervical chondromas: diagnosis and surgical treatment. Arch Neurol Psychiatry. 1928; 20:275–291.

[27] Semmes R, Murphy F. Syndrome of unilateral rupture of the sixth cervical intervertebral disk, with compression of the seventh cervical nerve root: report of 4 cases with symptoms simulating coronary disease. JAMA. 1943; 121:1209–1214.

[28] Elsberg C. Experiences in spinal surgery: observations upon 60 laminectomies for spinal disease. Surg Gynecol Obstet. 1913; 16:117–120.

[29] Frykholm R. Cervical nerve root compression resulting from disc degeneration and root sleeve fibrosis. Acta Chir Scand. 1951; 160:1–149.

[30] Spurling RG, Segerberg LH. Lateral intervertebral disk lesions in the lower cervical region. J Am Med Assoc. 1953; 151(5):354–359.

[31] Scoville W. Cervical spondylosis treated by bilateral facetectomy and laminectomy. J Neurosurg. 1961; 18:423–428.

[32] Robinson R, Smith G. Anterolateral cervical disc removal and interbody fusion for cervical disc syndrome. Bull Johns Hopkins Hosp. 1955; 96:223–224.

[33] Cloward RB. The anterior approach for removal of ruptured cervical disks. J Neurosurg. 1958; 15(6):602–617.

[34] Hankinson HL, Wilson CB. Use of the operating microscope in anterior cervical discectomy without fusion. J Neurosurg. 1975; 43(4):452–456.

[35] Cobey MC. The value of the Wilson plate in spinal fusion. Clin Orthop Relat Res. 1971; 76(76):138–140.

[36] Tippets RH, Apfelbaum RI. Anterior cervical fusion with the Caspar instrumentation system. Neurosurgery. 1988; 22(6, Pt 1):1008–1013.

[37] Martin GJ, Jr, Haid RW, Jr, MacMillan M, Rodts GE, Jr, Berkman R. Anterior cervical discectomy with freeze-dried fibula allograft. Overview of 317 cases and literature review. Spine. 1999; 24(9):852–858, discussion 858–859.

[38] Martins AN. Anterior cervical discectomy with and without interbody bone graft. J Neurosurg. 1976; 44(3):290–295.

[39] Snyder GM, Bernhardt M. Anterior cervical fractional interspace decompression for treatment of cervical radiculopathy. A review of the first 66 cases. Clin Orthop Relat Res. 1989(246):92–99.

[40] Verbiest H. A lateral approach to the cervical spine: technique and indications. J Neurosurg. 1968; 28(3):191–203.

[41] Jho HD. Microsurgical anterior cervical foraminotomy for radiculopathy: a new approach to cervical disc herniation. J Neurosurg. 1996; 84(2):155–160.

[42] Jho HD. Decompression via microsurgical anterior foraminotomy for cervical spondylotic myelopathy. Technical note. J Neurosurg. 1997; 86(2):297–302.

[43] Burke TG, Caputy A. Microendoscopic posterior cervical foraminotomy: a cadaveric model and clinical application for cervical radiculopathy. J Neurosurg. 2000; 93(1) Suppl:126–129.

[44] Yuguchi T, Nishio M, Akiyama C, Ito M, Yoshimine T. Posterior microendoscopic surgical approach for the degenerative cervical spine. Neurol Res. 2003; 25(1):17–21.

[45] Adamson TE. Microendoscopic posterior cervical laminoforaminotomy for unilateral radiculopathy: results of a new technique in 100 cases. J Neurosurg. 2001; 95(1) Suppl:51–57.

[46] Saringer WF, Reddy B, Nöbauer-Huhmann I, et al. Endoscopic anterior cervical foraminotomy for unilateral radiculopathy: anatomical morphometric analysis and preliminary clinical experience. J Neurosurg. 2003; 98(2) Suppl:171–180.

[47] Roh SW, Kim DH, Cardoso AC, Fessler RG. Endoscopic foraminotomy using MED system in cadaveric specimens. Spine. 2000; 25(2):260–264.

[48] Wang MY, Prusmack CJ, Green BA, Gruen JP, Levi AD. Minimally invasive lateral mass screws in the treatment of cervical facet dislocations: technical note. Neurosurgery. 2003; 52(2):444–447, discussion 447–448.

[49] Hashizume H, Kawakami M, Kawai M, Tamaki T. A clinical case of endoscopically assisted anterior screw fixation for the type II odontoid fracture. Spine. 2003; 28(5):E102–E105.

[50] Fontanella A. Endoscopic microsurgery in herniated cervical discs. Neurol Res. 1999; 21(1):31–38.

[51] Mummaneni PV, Burkus JK, Haid RW, Traynelis VC, Zdeblick TA. Clinical and radiographic analysis of cervical disc arthroplasty compared with allograft fusion: a randomized controlled clinical trial. J Neurosurg Spine. 2007; 6 (3):198–209.

[52] Shim CS, Lee SH, Park HJ, Kang HS, Hwang JH. Early clinical and radiologic outcomes of cervical arthroplasty with Bryan Cervical Disc prosthesis. J Spinal Disord Tech. 2006; 19(7):465–470.

[53] Nabhan A, Ahlhelm F, Shariat K, et al. The ProDisc-C prosthesis: clinical and radiological experience 1 year after surgery. Spine. 2007; 32(18):1935–1941.

[54] Sasso RC, Smucker JD, Hacker RJ, Heller JG. Clinical outcomes of BRYAN cervical disc arthroplasty: a prospective, randomized, controlled, multicenter trial with 24-month follow-up. J Spinal Disord Tech. 2007; 20(7):481–491.

[55] Zhang Y, Liang C, Tao Y, et al. Cervical total disc replacement is superior to anterior cervical decompression and fusion: a meta-analysis of prospective randomized controlled trials. PLoS One. 2015; 10(3):e0117826.

[56] Luo J, Gong M, Huang S, Yu T, Zou X. Incidence of adjacent segment degeneration in cervical disc arthroplasty versus anterior cervical decompression and fusion meta-analysis of prospective studies. Arch Orthop Trauma Surg. 2015; 135(2):155–160.

[57] Pott P. Remarks on that kind of palsy of the lower limbs, which is frequently found to accompany a curvature of the spine, to which are added, observations on the necessity and propriety of amputation in certain cases. London: J Johnson; 1779.

[58] Middleton G, Teacher JH. Injury of the spinal cord due to rupture of an intervertebral disc during muscular effort. Glasg Med J. 1911; 6:1–66.

[59] Zeidman SM, Rosner MK, Poffenbarger JG. Thoracic disc disease, spondylosis, and stenosis. In Benzel EC, Stillerman CV, eds. The Thoracic Spine. St Louis, MO: Quality Medical; 1999:297–303.

[60] HawkWA. Spinal compression caused by ecchondrosis of the intervertebral fibrocartilage: with a reviewof the recent literature. Brain. 1936; 59:204–224.

[61] Horwitz NH, Rizzoli HV. Postoperative Complications in Neurosurgical Practice. Baltimore, MD: Williams & Wilkins; 1967.

[62] Logue V. Thoracic intervertebral disc prolapse with spinal cord compression. J Neurol Neurosurg Psychiatry. 1952; 15(4):227–241.

[63] Menard V. Etude Pratique sur le Mal de Pott. Paris: Masson et Cie; 1900.

[64] Maiman DJ, Larson SJ, Luck E, El-Ghatit A. Lateral extracavitary approach to the spine for thoracic disc herniation: report of 23 cases. Neurosurgery. 1984; 14(2):178–182.

[65] Cauchoix J, Binet JP. Anterior surgical approaches to the spine. Ann R Coll Surg Engl. 1957; 21(4):237–243.

[66] Perot PL, Jr, Munro DD. Transthoracic removal of midline thoracic disc protrusions causing spinal cord compression. J Neurosurg. 1969; 31(4):452–458.

[67] Ransohoff J, Spencer F, Siew F, Gage L, Jr. Transthoracic removal of thoracic disc. Report of three cases. J Neurosurg. 1969; 31(4):459–461.

[68] Hodgson AR, Stock FE. Anterior spinal fusion a preliminary communication on the radical treatment of Pott's disease and Pott's paraplegia. Br J Surg. 1956; 44(185):266–275.

[69] Patterson RHJ, Jr, Arbit E. A surgical approach through the pedicle to protruded thoracic discs. J Neurosurg. 1978; 48(5):768–772.

[70] Stillerman CB, Chen TC, Couldwell WT, Zhang W, Weiss MH. Experience in the surgical management of 82 symptomatic herniated thoracic discs and review of the literature. J Neurosurg. 1998; 88(4):623–633.

[71] Stillerman CB, Chen TC, Couldwell WT, et al. Transfacet pedicle-sparing approach. In Benzel EC, Stillerman CB, eds. The Thoracic Spine. St Louis, MO: Quality Medical; 1999:338–345.

[72] McCormick PC. Retropleural approach to the thoracic and thoracolumbar spine. Neurosurgery. 1995; 37(5):908–914.

[73] Jho HD. Endoscopic microscopic transpedicular thoracic discectomy. Technical note. J Neurosurg. 1997; 87(1):125–129.

[74] Mack MJ, Regan JJ, Bobechko WP, Acuff TE. Application of thoracoscopy for diseases of the spine. Ann Thorac Surg. 1993; 56(3):736–738.

[75] Dickman CA, Mican CA. Multilevel anterior thoracic discectomies and anterior interbody fusion using a microsurgical thoracoscopic approach. Case report. J Neurosurg. 1996; 84(1):104–109.

[76] Dickman CA, Rosenthal D, Karahalios DG, et al. Thoracic vertebrectomy and reconstruction using a microsurgical thoracoscopic approach. Neurosurgery. 1996; 38(2):279–293.

[77] Goldstein JA, McAfee PC. Minimally invasive endoscopic surgery of the spine. J South Orthop Assoc. 1996; 5(4):251–262.

[78] McKenna RJ, Jr, Maline D, Pratt G. VATS resection of a mediastinal neurogenic dumbbell tumor. Surg Laparosc Endosc. 1995; 5(6):480–482.

[79] Parker LM, McAfee PC, Fedder IL, Weis JC, Geis WP. Minimally invasive surgical techniques to treat spine infections. Orthop Clin North Am. 1996; 27 (1):183–199.

[80] Rosenthal D, Rosenthal R, de Simone A. Removal of a protruded thoracic disc using microsurgical endoscopy. A new technique. Spine. 1994; 19 (9):1087–1091.

[81] Virchow R. Untersuchungen über die Entwicklung des Schadelgrundes im Gesunden und krankhaften Zustande. Berlin: Reimber; 1857.

[82] Goldthwaite J. The lumbosacral articulation. An explanation of many cases of lumbago, sciatica, and paraplegia. Boston Med Surg J. 1911; 164:365–372.

[83] Keller T, Holland MC. Some notable American spine surgeons of the 19th century. Spine. 1997; 22(12):1413–1417.

[84] Oppenheim H, Krause F. Über Einklemmung und Strangulation der Cauda equina. Dtsch MedWochenschr. 1909; 35:697–700.

[85] Dandy W. Loose cartilage from intervertebral disk stimulating tumor of the spinal cord. Arch Surg. 1929; 19:660–672.

[86] Love J. Protruded intervertebral disks with a note regarding hypertrophy of ligamenta flava. JAMA. 1939; 113:2029–2034.

[87] Scoville WB, Corkill G. Lumbar disc surgery: technique of radical removal and early mobilization. Technical note. J Neurosurg. 1973; 39(2):265–269.

[88] Caspar W. A new surgical procedure for lumbar disc herniation causing less tissue damage through a microsurgical approach. In Wullenweber R, Brock M, Hamer J, et al., eds. Advances in Neurosurgery. Berlin: Springer-Verlag; 1977:74–80.

[89] Yasargil MG. Microsurgical operation of herniated lumbar disc. In Wullenweber R, Brock M, Hamer J, et al., eds. Advances in Neurosurgery. Berlin: Springer-Verlag; 1977:81.

[90] Williams RW. Microlumbar discectomy: a conservative surgical approach to the virgin herniated lumbar disc. Spine. 1978; 3(2):175–182.

[91] Mayer HM, Brock M. Percutaneous endoscopic discectomy: surgical technique and preliminary results compared to microsurgical discectomy. J Neurosurg. 1993; 78(2):216–225.

[92] Mathews HH. Transforaminal endoscopic microdiscectomy. Neurosurg Clin N Am. 1996; 7(1):59–63.

[93] Palmer S. Use of a tubular retractor system in microscopic lumbar discectomy: 1 year prospective results in 135 patients. Neurosurg Focus. 2002; 13(2):E5.

[94] Palmer S, Turner R, Palmer R. Bilateral decompression of lumbar spinal stenosis involving a unilateral approach with microscope and tubular retractor system. J Neurosurg. 2002; 97(2) Suppl:213–217.

[95] Jansen EF, Balls AK. Chymopapain: a new crystalline proteinase from papaya latex. J Biol Chem. 1941; 137:459–460.

[96] Smith L. Enzyme dissolution of the nucleus pulposus in humans. JAMA. 1964; 187:137–140.

[97] Crawshaw C, Frazer AM, Merriam WF, Mulholland RC, Webb JK. A comparison of surgery and chemonucleolysis in the treatment of sciatica. A prospective randomized trial. Spine. 1984; 9(2):195–198.

[98] Ejeskär A, Nachemson A, Herberts P, et al. Surgery versus chemonucleolysis for herniated lumbar discs. A prospective study with random assignment. Clin Orthop Relat Res. 1983(174):236–242.

[99] Muralikuttan KP, Hamilton A, Kernohan WG, Mollan RA, Adair IV. A prospective randomized trial of chemonucleolysis and conventional disc surgery in single level lumbar disc herniation. Spine. 1992; 17(4):381–387.

[100] van Alphen HAM, Braakman R, Bezemer PD, Broere G, Berfelo MW. Chemonucleolysis versus discectomy: a randomized multicenter trial. J Neurosurg. 1989; 70(6):869–875.

[101] Hijikata S. Percutaneous nucleotomy. A new concept technique and 12 years' experience. Clin Orthop Relat Res. 1989(238):9–23.

[102] Onik G, Helms CA, Ginsburg L, Hoaglund FT, Morris J. Percutaneous lumbar diskectomy using a new aspiration probe. AJR Am J Roentgenol. 1985; 6:290.

[103] Choy DS, Case RB, Fielding W, Hughes J, Liebler W, Ascher P. Percutaneous laser nucleolysis of lumbar disks. N Engl J Med. 1987; 317(12):771–772.

[104] Koutrouvelis PG, Lang E. Stereotactic lumbar microdiscectomy. Neurosurg Clin N Am. 1996; 7(1):49–57.

[105] Woodard EJ, Leon SP, Moriarty TM, Quinones A, Zamani AA, Jolesz FA. Initial experience with intraoperative magnetic resonance imaging in spine surgery. Spine. 2001; 26(4):410–417.

[106] Cloward RB. The treatment of ruptured lumbar intervertebral discs by vertebral body fusion. I. Indications, operative technique, after care. J Neurosurg. 1953; 10(2):154–168.

[107] Lin PM. A technical modification of Cloward's posterior lumbar interbody fusion. Neurosurgery. 1977; 1(2):118–124.

[108] Branch CL, Jr. The case for posterior lumbar interbody fusion. Clin Neurosurg. 1996; 43:252–267.

[109] Ma GW. Posterior lumbar interbody fusion with specialized instruments. Clin Orthop Relat Res. 1985(193):57–63.

[110] Steffee AD, Sitkowski DJ. Posterior lumbar interbody fusion and plates. Clin Orthop Relat Res. 1988; 227(227):99–102.

[111] Brantigan JW, Steffee AD. A carbon fiber implant to aid interbody lumbar fusion. Two-year clinical results in the first 26 patients. Spine. 1993; 18 (14):2106–2107.

[112] Suk SI, Lee CK, Kim WJ, Lee JH, Cho KJ, Kim HG. Adding posterior lumbar interbody fusion to pedicle screw fixation and posterolateral fusion after decompression in spondylolytic spondylolisthesis. Spine. 1997; 22(2):210–219, discussion 219–220.

[113] Lowe TG, Tahernia AD, O'Brien MF, Smith DA. Unilateral transforaminal posterior lumbar interbody fusion (TLIF): indications, technique, and 2-year results. J Spinal Disord Tech. 2002; 15(1):31–38.

[114] Foley KT, Gupta SK. Percutaneous pedicle screw fixation of the lumbar spine: preliminary clinical results. J Neurosurg. 2002; 97(1) Suppl:7–12.

[115] Blume HG, Rojas CH. Unilateral lumbar interbody fusion (posterior approach)utilizing dowel grafts: experience in over 200 patients. J Neurol Orthop Surg. 1981; 2:171–175.

[116] Rosenberg WS, Mummaneni PV. Transforaminal lumbar interbody fusion: technique, complications, and early results. Neurosurgery. 2001; 48(3):569–574, discussion 574–575.

[117] Isaacs RE, Khoo LT, Perez-Cruet MJ, et al. Minimally invasive microendoscopic posterior lumbar interbody fusion with instrumentation. Paper presented at: the Annual Meeting of the American Association of Neurological Surgeons; 2002; Chicago, IL.

[118] Sacks S. Anterior interbody fusion of the lumbar spine. J Bone Joint Surg Br. 1965; 47:211–223.

[119] Loguidice VA, Johnson RG, Guyer RD, et al. Anterior lumbar interbody fusion. Spine. 1988; 13(3):366–369.

[120] Knox BD, Chapman TM. Anterior lumbar interbody fusion for discogram concordant pain. J Spinal Disord. 1993; 6(3):242–244.

[121] Dewald CJ, Millikan KW, Hammerberg KW, Doolas A, Dewald RL. An open, minimally invasive approach to the lumbar spine. Am Surg. 1999; 65(1):61–68.

[122] Mayer HM. The ALIF concept. Eur Spine J. 2000; 9 Suppl 1:S35–S43.

[123] Mayer HM. A new microsurgical technique for minimally invasive anterior lumbar interbody fusion. Spine. 1997; 22(6):691–699, discussion 700.

[124] Fraser RD, Gogan WJ. A modified muscle-splitting approach to the lumbosacral spine. Spine. 1992; 17(8):943–948.

[125] McAfee PC, Regan JJ, Geis WP, Fedder IL. Minimally invasive anterior retroperitoneal approach to the lumbar spine. Emphasis on the lateral BAK. Spine. 1998; 23(13):1476–1484.

[126] Obenchain TG. Laparoscopic lumbar discectomy: case report. J Laparoendosc Surg. 1991; 1(3):145–149.

[127] Zucherman JF, Zdeblick TA, Bailey SA, Mahvi D, Hsu KY, Kohrs D. Instrumented laparoscopic spinal fusion. Preliminary results. Spine. 1995; 20(18):2029–2034, discussion 2034–2035.

[128] Cloyd DW, Obenchain TG. Laparoscopic lumbar discectomy. Semin Laparosc Surg. 1996; 3(2):95–102.

[129] Cloyd DW, Obenchain TG, Savin M. Transperitoneal laparoscopic approach to lumbar discectomy. Surg Laparosc Endosc. 1995;

5(2):85–89.

[130] Slotman GJ, Stein SC. Laparoscopic lumbar diskectomy: preliminary report of a minimally invasive anterior approach to the herniated L5-S1 disk. Surg Laparosc Endosc. 1995; 5(5):363–369.

[131] Slotman GJ, Stein SC. Laparoscopic laser lumbar diskectomy. Operative technique and case report. Surg Endosc. 1995; 9(7):826–829.

[132] Slotman GJ, Stein SC. Laparoscopic L5-S1 diskectomy: a cost-effective, minimally invasive general surgery–neurosurgery team alternative to laminectomy. Am Surg. 1996; 62(1):64–68.

[133] Slotman GJ, Stein SC. Laminectomy compared with laparoscopic diskectomy and outpatient laparoscopic diskectomy for herniated L5-S1 intervertebral disks. J Laparoendosc Adv Surg Tech A. 1998; 8(5):261–267.

[134] Stein S, Slotman GJ. Laser-assisted laparoscopic lumbar diskectomy. N J Med. 1994; 91(3):175–176.

[135] Zelko JR, Misko J, Swanstrom L, Pennings J, Kenyon T. Laparoscopic lumbar discectomy. Am J Surg. 1995; 169(5):496–498.

[136] Chung SK, Lee SH, Lim SR, et al. Comparative study of laparoscopic L5-S1 fusion versus open mini-ALIF, with a minimum 2-year follow-up. Eur Spine J. 2003; 12(6):613–617.

[137] Escobar E, Transfeldt E, Garvey T, Ogilvie J, Graber J, Schultz L. Video-assisted versus open anterior lumbar spine fusion surgery: a comparison of four techniques and complications in 135 patients. Spine. 2003; 28(7):729–732.

[138] Kaiser MG, Haid RW, Jr, Subach BR, Miller JS, Smith CD, Rodts GE, Jr. Comparison of the mini-open versus laparoscopic approach for anterior lumbar interbody fusion: a retrospective review. Neurosurgery. 2002; 51(1):97–103, discussion 103–105.

[139] Liu JC, Ondra SL, Angelos P, Ganju A, Landers ML. Is laparoscopic anterior lumbar interbody fusion a useful minimally invasive procedure? Neurosurgery. 2002; 51(5) Suppl:S155–S158.

[140] Sasso RC, Kenneth Burkus J, LeHuec JC. Retrograde ejaculation after anterior lumbar interbody fusion: transperitoneal versus retroperitoneal exposure. Spine. 2003; 28(10):1023–1026.

[141] Ozgur BM, Aryan HE, Pimenta L, Taylor WR. Extreme Lateral Interbody Fusion (XLIF): a novel surgical technique for anterior lumbar interbody fusion. Spine J. 2006; 6(4):435–443.

[142] Heyde CE, Böhm H, el-Saghir H, Kayser R. First experience of intraoperative nerve root monitoring with the INS-1-device on the lumbosacral spine [in German]. Z Orthop Ihre Grenzgeb. 2003; 141(1):79–85.

[143] Aryan HE, Newman CB, Gold JJ, Acosta FL, Jr, Coover C, Ames CP. Percutaneous axial lumbar interbody fusion (AxiaLIF) of the L5-S1 segment: initial clinical and radiographic experience. Minim Invasive Neurosurg. 2008; 51 (4):225–230.

[144] Gundanna MI, Miller LE, Block JE. Complications with axial presacral lumbar interbody fusion: a 5-year postmarketing surveillance experience. SAS J. 2011; 5(3):90–94.

[145] Saal JA, Saal JS. Intradiscal electrothermal treatment for chronic discogenic low back pain: a prospective outcome study with minimum 1-year followup. Spine. 2000; 25(20):2622–2627.

[146] Erçelen O, Bulutçu E, Oktenoglu T, et al. Radiofrequency lesioning using two different time modalities for the treatment of lumbar discogenic pain: a randomized trial. Spine. 2003; 28(17):1922–1927.

[147] Saal JA, Saal JS. Intradiscal electrothermal treatment for chronic discogenic low back pain: prospective outcome study with a minimum 2-year followup. Spine. 2002; 27(9):966–973, discussion 973–974.

[148] Blumenthal S, McAfee PC, Guyer RD, et al. A prospective, randomized, multicenter Food and Drug Administration investigational device exemptions study of lumbar total disc replacement with the CHARITE artificial disc versus lumbar fusion: part I: evaluation of clinical outcomes. Spine. 2005; 30(14):1565–1575, discussion E387–E391.

[149] Galibert P, Deramond H, Rosat P, Le Gars D. Preliminary note on the treatment of vertebral angioma by percutaneous acrylic vertebroplasty [in French]. Neurochirurgie. 1987; 33(2):166–168.

[150] Galibert P, Déramond H. La vertébroplastie acrylique percutanée comme traitement des angiomes vertébraux et des affections dolorigènes et fragilisantes du rachis. Chirurgie. 1990; 116(3):326–334, discussion 335.

[151] Jensen ME, Evans AJ, Mathis JM, Kallmes DF, Cloft HJ, Dion JE. Percutaneous polymethylmethacrylate vertebroplasty in the treatment of osteoporotic vertebral body compression fractures: technical aspects. AJNR Am J Neuroradiol. 1997; 18(10):1897–1904.

[152] Belkoff SM, Mathis JM, Fenton DC, Scribner RM, Reiley ME, Talmadge K. An ex vivo biomechanical evaluation of an inflatable bone tamp used in the treatment of compression fracture. Spine. 2001; 26(2):151–156.

[153] Dudeney S, Lieberman IH, Reinhardt MK, Hussein M. Kyphoplasty in the treatment of osteolytic vertebral compression fractures as a result of multiple myeloma. J Clin Oncol. 2002; 20(9):2382–2387.

[154] Garfin SR, Yuan HA, Reiley MA. New technologies in spine: kyphoplasty and vertebroplasty for the treatment of painful osteoporotic compression fractures. Spine. 2001; 26(14):1511–1515.

[155] Lieberman IH, Dudeney S, Reinhardt MK, Bell G. Initial outcome and efficacy of "kyphoplasty" in the treatment of painful osteoporotic vertebral compression fractures. Spine. 2001; 26(14):1631–1638.

[156] Theodorou DJ, Theodorou SJ, Duncan TD, Garfin SR, Wong WH. Percutaneous balloon kyphoplasty for the correction of spinal deformity in painful vertebral body compression fractures. Clin Imaging. 2002; 26(1):1–5.

[157] Watts NB, Harris ST, Genant HK. Treatment of painful osteoporotic vertebral fractures with percutaneous vertebroplasty or kyphoplasty. Osteoporos Int. 2001; 12(6):429–437.

[158] Phillips FM, Todd Wetzel F, Lieberman I, Campbell-Hupp M. An in vivo comparison of the potential for extravertebral cement leak after vertebroplasty and kyphoplasty. Spine. 2002; 27(19):2173–2178, discussion 2178–2179.

[159] Heaney RP. The natural history of vertebral osteoporosis. Is low bone mass an epiphenomenon? Bone. 1992; 13 Suppl 2:S23–S26.

[160] Riggs BL, Melton LJ, III. The worldwide problem of osteoporosis: insights afforded by epidemiology. Bone. 1995; 17(5) Suppl:505S–511S.

[161] Hitchon PW, Goel V, Drake J, et al. Comparison of the biomechanics of hydroxyapatite and polymethylmethacrylate vertebroplasty in a cadaveric spinal compression fracture model. J Neurosurg. 2001; 95(2) Suppl:215–220.

[162] Lim TH, Brebach GT, Renner SM, et al. Biomechanical evaluation of an injectable calcium phosphate cement for vertebroplasty. Spine. 2002; 27(12):1297–1302.

[163] Heini PF, Berlemann U. Bone substitutes in vertebroplasty. Eur Spine J. 2001; 10 Suppl 2:S205–S213.

[164] Urist MR. Bone: formation by autoinduction. Science. 1965; 150(3698):893–899.

[165] Boden SD. Clinical application of the BMPs. J Bone Joint Surg Am. 2001; 83-A(Pt 2) Suppl 1:S161.

[166] Boden SD, Hair GA, Viggeswarapu M, Liu Y, Titus L. Gene therapy for spine fusion. Clin Orthop Relat Res. 2000(379) Suppl:S225–S233.

[167] Boden SD, Martin GJ, Jr, Horton WC, Truss TL, Sandhu HS. Laparoscopic anterior spinal arthrodesis with rhBMP-2 in a titanium interbody threaded cage. J Spinal Disord. 1998; 11(2):95–101.

[168] Boden SD, Schimandle JH, Hutton WC. 1995 Volvo Award in basic sciences. The use of an osteoinductive growth factor for lumbar spinal fusion. Part II: Study of dose, carrier, and species. Spine. 1995; 20(24):2633–2644.

[169] Burkus JK, Gornet MF, Dickman CA, Zdeblick TA. Anterior lumbar interbody fusion using rhBMP-2 with tapered interbody cages. J Spinal Disord Tech. 2002; 15(5):337–349.

[170] Patel TC, Erulkar JS, Grauer JN, Troiano NW, Panjabi MM, Friedlaender GE. Osteogenic protein-1 overcomes the inhibitory effect of nicotine on posterolateral lumbar fusion. Spine. 2001; 26(15):1656–1661.

[171] Ripamonti U, Ramoshebi LN, Matsaba T, Tasker J, Crooks J, Teare J. Bone induction by BMPs/OPs and related family members in primates. J Bone Joint Surg Am. 2001; 83-A(Pt 2) Suppl 1:S116–S127.

[172] Carragee EJ, Hurwitz EL, Weiner BK. A critical review of recombinant human bone morphogenetic protein-2 trials in spinal surgery: emerging safety concerns and lessons learned. Spine J. 2011; 11(6):471–491.

[173] Carragee EJ, Chu G, Rohatgi R, et al. Cancer risk after use of recombinant bone morphogenetic protein-2 for spinal arthrodesis. J Bone Joint Surg Am. 2013; 95(17):1537–1545.

[174] Devine JG, Dettori JR, France JC, Brodt E, McGuire RA. The use of rhBMP in spine surgery: is there a cancer risk? Evid Based Spine Care J. 2012; 3(2):35–41.

[175] Boden SD. Bioactive factors for bone tissue engineering. Clin Orthop Relat Res. 1999(367) Suppl:S84–S94.

[176] Kang JD, Boden SD. Orthopaedic gene therapy. Spine. Clin Orthop Relat Res. 2000; 379(379) Suppl:S256–S259.

[177] Ripamonti U. Tissue morphogenesis and tissue engineering by bone morphogenetic proteins. SADJ. 1999; 54(6):257–262.

[178] Scaduto AA, Lieberman JR. Gene therapy for osteoinduction. Orthop Clin North Am. 1999; 30(4):625–633.

[179] Guyton GP, Miller SD. Stem cells in bone grafting: Trinity allograft with stem cells and collagen/beta-tricalcium phosphate with concentrated bone marrow aspirate. Foot Ankle Clin. 2010; 15(4):611–619.

[180] Attar A, Ayten M, Ozdemir M, et al. An attempt to treat patients who have injured spinal cords with intralesional implantation of concentrated autologous bone marrow cells. Cytotherapy. 2011;

13(1):54–60.

[181] Vadalà G, Di Martino A, Tirindelli MC, Denaro L, Denaro V. Use of autologous bone marrow cells concentrate enriched with platelet-rich fibrin on corticocancellous bone allograft for posterolateral multilevel cervical fusion. J Tissue Eng Regen Med. 2008; 2(8):515–520.

[182] Schroeder J, Kueper J, Leon K, Liebergall M. Stem cells for spine surgery. World J Stem Cells. 2015; 7(1):186–194.

[183] Smith B, Goldstein T, Ekstein C. Biologic adjuvants and bone: current use in orthopedic surgery. Curr Rev Musculoskelet Med. 2015; 8(2):193–199.

[184] Lee DH, Ryu KJ, Kim JW, Kang KC, Choi YR. Bone marrow aspirate concentrate and platelet-rich plasma enhanced bone healing in distraction osteogenesis of the tibia. Clin Orthop Relat Res. 2014; 472(12):3789–3797.

[185] Jäger M, Herten M, Fochtmann U, et al. Bridging the gap: bone marrow aspiration concentrate reduces autologous bone grafting in osseous defects. J Orthop Res. 2011; 29(2):173–180.

[186] Helder MN, Knippenberg M, Klein-Nulend J, Wuisman PI. Stem cells from adipose tissue allow challenging new concepts for regenerative medicine. Tissue Eng. 2007; 13(8):1799–1808.

[187] Fibel KH, Hillstrom HJ, Halpern BC. State-of-the-art management of knee osteoarthritis. World J Clin Cases. 2015; 3(2):89–101.

[188] Counsel PD, Bates D, Boyd R, Connell DA. Cell therapy in joint disorders. Sports Health. 2015; 7(1):27–37.

[189] Swart JF, Wulffraat NM. Mesenchymal stromal cells for treatment of arthritis. Best Pract Res Clin Rheumatol. 2014; 28(4):589–603.

[190] Wang SZ, Rui YF, Lu J, Wang C. Cell and molecular biology of intervertebral disc degeneration: current understanding and implications for potential therapeutic strategies. Cell Prolif. 2014; 47(5):381–390.

[191] Li Z, Peroglio M, Alini M, Grad S. Potential and limitations of intervertebral disc endogenous repair. Curr Stem Cell Res Ther. 2015; 10(4):329–338.

[192] Richardson SM, Hoyland JA. Stem cell regeneration of degenerated intervertebral discs: current status. Curr Pain Headache Rep. 2008; 12(2):83–88.

[193] Khan SN, Hidaka C, Sandhu HS, Girardi FP, Cammisa FP, Jr, Diwan AD. Gene therapy for spine fusion. Orthop Clin North Am. 2000; 31(3):473–484.

第 2 章 脊柱解剖概述

Joshua E. Medow, Daniel K. Resnick

余正红 / 译

摘要

脊柱由脊椎骨、韧带、肌肉、椎间盘、椎间关节、脊髓和硬脊膜构成。血液供应由椎动脉、根动脉和颈深动脉分支以及甲状腺颈干组成。通常，成人脊柱由 33 块椎骨组成：7 块颈椎、12 块胸椎、5 块腰椎、5 块融合骶骨和 4 块尾骨。它赋予人类直立行走的能力。脊柱和相关组成部分的病变会影响多个器官系统，包括神经系统。

关键词：骨，韧带，肌肉，椎间盘，脊髓，硬脊膜，椎骨，颈椎，胸椎，腰椎，骶椎，尾椎，后凸曲度，前凸曲度，椎板，椎弓根，软骨，颈前三角，颌下三角，下颌下三角，颈动脉三角，肌肉三角，后三角，枕骨和锁骨上三角，枕下三角

2.1 引言

人体脊柱及其相关结构复杂而精密，它保证身体在承受巨大压力时具有相当大的灵活性和支撑力。这种动态的整体是一种非常平衡的结构，对内力和外力都具有显著的适应性。它优雅的设计保证我们能够坚持直立行走，从而将人类与其他脊椎动物区分开来。因此，脊柱或相关肌肉、韧带、椎间盘或血管供应的病变可能累及多个器官系统并产生严重后果，其中最常见的是神经系统。脊柱由以下部分组成：

· 脊椎骨。
· 韧带。
· 肌肉。
· 椎间盘。
· 椎间关节。
· 脊髓和硬脊膜。
· 来自椎动脉、根动脉、颈深动脉分支和甲状腺颈干的血液供应。

正常成人的脊柱通常有 33 块椎骨：7 块颈椎、12 块胸椎、5 块腰椎、5 块融合骶骨和 4 块尾骨。其中，7 块颈椎的总数是固定的，但大约有 5% 的人发生了胸椎、腰椎和骶椎数量的变异，而这不是病理性的。颈胸、腰椎椎体能使脊柱呈现不同程度的弯曲，但受其形状和肌肉、韧带以及 23 块椎间盘的限制。枕骨和寰椎之间以及寰椎和枢椎之间没有椎间盘，增加了这两个水平上的运动潜力。4 块尾椎相对固定，在某些情况下完全融合。脊柱的长度因人而异，但大约 75% 长度来自椎体的高度，25% 来自椎间盘的高度。随着年龄的增长，椎间盘水分逐渐减少，这个比例会发生变化。

人体脊柱有 4 个生理弯曲：2 个后凸和 2 个前凸。后凸位于胸部和骶骨。它们在胚胎发育过程中形成，被称为两个主要生理弯曲。发生这种生理性后凸是由于椎体后壁比椎体前壁相对较高。颈椎和腰椎的弯曲在出生前就开始发展，但直到脊柱承受轴向压力时才会加速发展。当婴儿开始保持头部直立时，颈椎会出现弯曲，而当婴儿开始站立和行走时，腰椎会出现弯曲。因此，这两种弯曲被称为生理性前凸或继发性弯曲。颈曲在屈曲时会暂时消失，而其他曲度在屈伸时会增加或减少，但不会完全消失。因为骶骨是融合的，所以它的曲率不会随着运动而改变。

一般来说，颈椎、胸椎和腰椎是由椎体和椎弓组成的。寰椎是个例外，它呈环状，没有椎体和椎弓根。椎体的大小从 T4 到骶骨逐渐增加，以适应每个尾侧节段增加的负荷。在 T4 以上，椎体棘突有逐渐增大的趋势，但在某些情况下，有棘突的椎骨比尾骨更大（有关更具体的描述，请参阅颈椎部分）。两个椎弓根从椎体的上外侧向后突出形成椎弓。在两个相邻椎骨的关节水平，椎弓根形成椎间孔的头侧和尾侧边界。神经根通过这些孔穿出，背根神经节位于其中。

椎板从椎弓根延伸呈三角状，在脊柱的后正中线形成棘突。封闭的空间称为椎孔，这些孔叠加形成椎管。棘突和横突是肌腱和韧带的起点和止点。颈椎的独特之处在于它们在每个横突中都有一个横突孔。关节突位于椎板和椎弓根连接的地方，其角度在颈椎、胸椎和腰椎区域之间发生变化。关节突的感觉神经支配椎间孔发出的脊神经背支。

2.2 脊柱的发育

在胚胎发育过程中，脊椎和椎间盘由体节产生。

最初它们是软骨结构，但脊椎在第 7 周左右开始骨化。在椎骨内有 3 个主要骨化中心：一个在椎体中（发育成椎体），椎弓的每一半都有一个。骶骨和尾骨直到婴儿期才开始骨化。出生时，每个椎骨由 3 个骨化部分组成，由透明软骨连接。左右侧椎弓在神经中枢关节处与椎体相连，发育成椎弓根。棘突尚未完全形成，由椎弓后部每一半之间的软骨相互连接而成。在出生第 1 年，整个弓形融合最先发生在颈椎区域，并逐渐发展到整个脊柱的其余部分，直到 6 岁左右完全融合。神经中枢关节在 5~8 岁之间融合。在青春期，有 5 个次要骨化中心：一个在棘突尖端；每个横突的尖端有一个；两个骨骺（上和下）各有一个。到 25 岁时，这些骨化中心将消失。骨化失败发生在终末小骨和齿状突骨。

脊柱在胚胎发育的早期，脊髓延伸穿过椎管的整个长度。因此，椎骨和相关的脊髓节段位于同一水平。随着整个生命的发展，椎骨以比脊髓更快的速度延长。出生时，脊髓位于 L2~L3 椎骨。随后的生长导致脊髓通常终止于 L1 椎骨。在颈椎以下的神经根必须下降，然后才能通过适当的椎间孔穿出。它们在穿出前必须下降的距离随着靠近尾椎的水平而增加，并且在马尾最明显。

2.3 椎骨及周围结构

2.3.1 颈椎

颈椎有 7 块，彼此大不相同。寰椎（C1）是一个环状结构，有一个后结节和两个横突，作为肌肉和韧带结构的起点。C1 的外侧块包括横突、横韧带的结节和与枕髁相连的上关节面。前弓和后弓内的区域被横韧带分成两个椎间孔。前孔容纳齿状突。后孔是椎孔。在后弓中，两条椎动脉的凹槽在椎孔的外侧，椎动脉在穿过横突的横突孔后沿着枕骨大孔上升（图 2.1）。

寰椎有 5 个滑膜关节面。4 个通常被描述为关节面。C1 的上关节面是关节凹，允许 C1 上的枕髁屈曲、伸展和有限旋转。C1 的下关节面与枢椎（C2）的上关节面相连，也允许屈曲和伸展，但旋转小于枕髁的旋转，而旋转通常通过平移实现。最大旋转程度在 C1~C2，是由与寰椎前弓后面的齿突凹接触的枢椎齿状突的前关节面构成的，即寰椎的第 5 关节面。C1 在齿突凹上的屈曲、伸展和平移受到限制，因为横突和翼状韧带将齿突凹固定在滑膜垫周围。因为 C1 没有真正的椎体，所以没有相邻的椎间盘。第一个颈椎间盘位于 C2~C3 间隙。

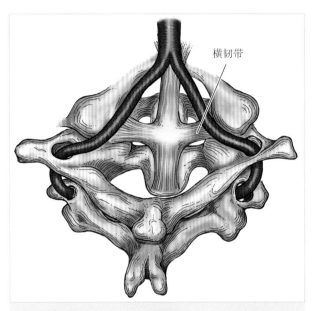

横韧带

图 2.1 C1~C2 解剖结构。颅颈交界处显示横韧带与 C1 外侧块的连接。在韧带的前面，齿突凹被固定在 C1 的前弓上。椎动脉穿过椎孔，然后沿 C1 的延髓向内侧延伸，直到背外侧进入枕骨大孔

颈椎其余部分的形态是连续的，椎骨的尺寸和外形随着椎骨的尾部堆叠而发生微小变化。C7 处的棘突最长，因此被称为隆椎。颈椎体高度在 C3~C6 逐渐降低，其后椎体越靠近尾椎越大。这与胸腰椎不同，在胸腰椎，随着轴向负荷逐渐增加，导致椎骨变大。事实上，C2 是最强壮的颈椎骨。

椎管也在 C5 处逐渐变窄至达到最小值，而颈膨大在此也处于其最大周长处。C5 处的脊髓通常是前后直径 8mm、宽 13mm，该位置的椎管通常是前后直径 14mm、宽 24mm。在这些尺寸中，前后直径与颈椎管狭窄症的临床相关性最大。除非存在肿块，否则神经根管宽度通常绰绰有余。

C2 以下的颈椎各有 4 个关节：2 个上关节面，2 个下关节面。它们与椎体终板大约成 45°角，并且排列成上关节面在上一颈椎的下关节面之前。这些关节突关节允许可变的屈曲和伸展，但唯独旋转最小。它们的角度会阻止椎骨平移。侧块是椎骨上关节面和下关节面之间的骨性区域（图 2.2 和图 2.3）。

颈椎侧块通过椎弓根连接到椎体。由于峡部和椎弓根螺钉技术的盛行，辨别 C2 峡部和椎弓根的区别很重要。C1~C2 和 C2~C3 之间的骨头是 C2 的峡部。将这个结构连接到椎体的是 C2 的椎弓根。在其他层面，区分更容易。C3~C7 的椎弓根宽度约为 6mm，每个层面的高度为 5~10mm。虽然可以在颈椎椎弓根内放置螺钉，但椎弓根纤细且极其靠近椎动

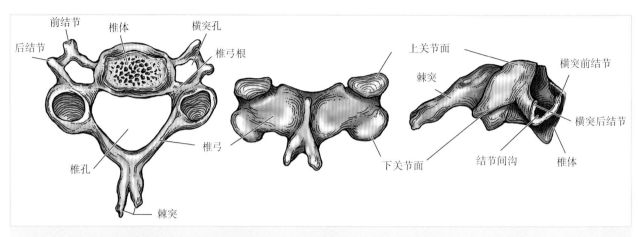

图 2.2 下颈椎的解剖结构。注意小关节的位置和角度（阴影区域）以及颈椎椎弓根与椎管和椎孔的关系

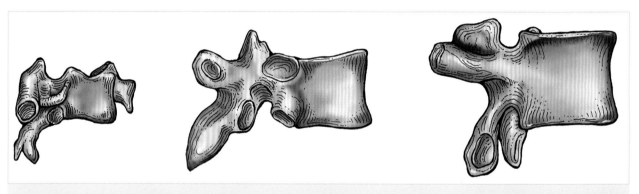

图 2.3 小关节的角度。近端颈椎体（左）的关节面在矢状面约成 45° 角。这有助于防止前后平移，同时允许屈曲和伸展。胸椎关节面（中间）在方向上几乎是冠状的，防止任何平移。肋骨（通过肋椎关节）为脊柱的这一部分增加了显著的强度。腰椎小关节面（右）位于矢状面，允许进行一些旋转、屈曲和伸展

脉（C6 以上）会使螺钉置入危险。

横突从侧块突出并带有一个孔，成对的椎动脉可以通过该孔穿出（表 2.1）。对此的例外是 C7，它包含椎间孔，但椎动脉通常通过横突的前方，然后进入 C6 的椎间孔，它们向枕骨大孔上升（图 2.4）。C6 有一个称为颈动脉结节的突起，从横突向前突出。

2.3.2 胸椎

胸椎在很多方面与颈椎和腰椎不同。然而，T1~T4 具有与颈椎相似的特征，而 T9~T12 也与腰椎类似（图 2.5）。在胸椎椎弓根的上外侧、后下外侧，椎体的侧面和横突的下外侧是其他脊柱不具备的 3 个附加关节面前两个与肋骨头结合，第 3 个与肋骨结节结合形成肋面。肋骨结节指向背部并标志着肋骨颈部和体的连接。它们为双侧肋骨至前 10 个胸椎提供附着点（图 2.6）。第 11 肋骨和第 12 肋骨只通过各自椎骨体上的小关节面进行关节连接。它们只

表 2.1 各节段进入横椎间孔的椎动脉百分比

水平	椎动脉
C3	1%
C4	2%
C5	5%
C6	90%
C7	2%

Sobotta 等提供资料来源

有一个小关节面，没有颈部或结节。T1 的构造有些不同，它在其身体的上外侧有一个完整的肋面，附着第 1 肋骨，在其下外侧边缘有一个半面，附着第 2 肋骨。第 12 肋骨在解剖学上特别重要，因为胸膜从头部外侧 3~4cm 处开始，并沿其轴继续延伸 7~8cm。

整个胸椎的椎弓根变化很大。最初，横向直径在 T1 处约为 8.2mm，但在 T4 处减小到 5.5mm。然后，椎弓根直径再次逐渐增大，在 T12 处达到最大

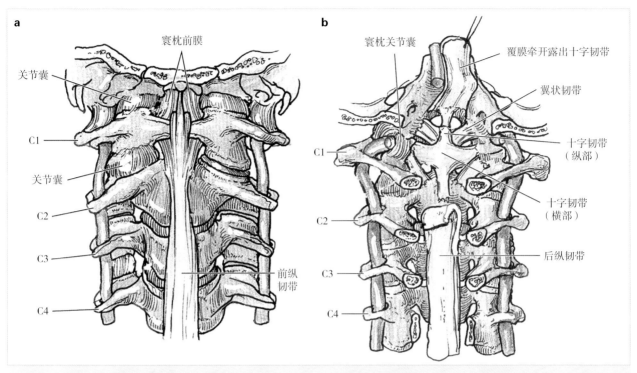

图 2.4 椎动脉和脊柱颈深韧带的走行。a. 颈椎前路解剖。b. 移除椎体的前颈椎解剖结构

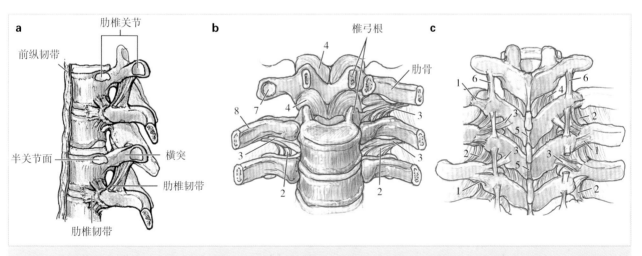

图 2.5 胸椎的骨性结构和深部韧带解剖结构。a. 侧胸椎解剖结构。b. 前胸椎解剖结构。c. 后胸椎解剖结构。1，肋横韧带；2，上肋横韧带；3，外侧肋横韧带；4，黄韧带；5，棘上韧带；6，横向韧带；7，肋横切面；8，肋骨

值，约为 8.8mm。矢状面椎弓根的宽度在 T1~T11 逐渐增加。上关节面和下关节面主要在冠状面内成角度，以防止尾侧的椎体向前平移。关节面的方向在 T9~T12 区域变为更接近腰椎的方向。

2.3.3 腰椎

在解剖学上，腰椎与其他椎体的区别在于椎体宽大、坚固的椎板和棘突之间的间隙。腰椎的椎体呈肾形，并且越靠近尾骨越大。腰椎椎弓根又宽又厚，间距很大，它们的高度通常是相应椎体的一半。典型的椎弓根宽度在 L1 处为 9mm，在 L5 处为 18mm，整个腰椎的椎弓根高度约为 15mm。横向椎弓根角度在 L1~L5 增加 12°~30°，并且横向椎弓根直径也从 9mm 增加到 18mm。矢状椎弓根角从 L1 处的约 3° 减小到 0°（图 2.7）。

上关节突关节面是凹状结构，面向背内侧并与相连椎体的下关节突凸状关节面相连。下关节突关

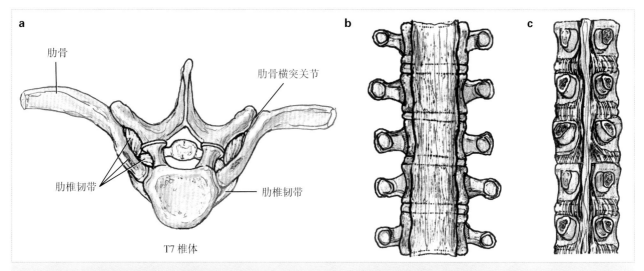

图 2.6 胸椎。胸椎椎体的特征是冠状面和肋骨头关节的存在。椎弓根尺寸高度可变，取决于椎体水平和个体差异。a.该图是由 T7 椎体绘制而成。b.前视图显示前纵韧带。c.椎板切除术后的后视图，显示后纵韧带

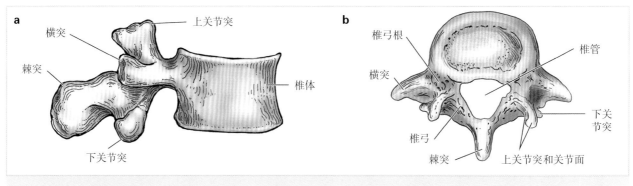

图 2.7 a、b.腰椎椎体的特点是椎弓根较大，关节面呈矢状位（L5~S1 除外），以及连接椎旁肌的大横突

节面是椎板的延伸，面向前内侧。这两个关节面的连接形成了椎间孔的根部。关节突的横切面接近垂直（90°角），从 L1~L2 到 L5~S1 有 15°~70° 的可变外侧角，这显著限制了每个腰椎水平的旋转和平移活动。事实上，腰椎任何特定水平的旋转都被限制在 1°~2°。脊柱的第一个 60° 弯曲发生在腰椎，另外一个 25° 弯曲发生在髋关节，这与伸展相反。屈曲/伸展每增加一个水平，从 L1 的 5°~16° 增加到 S1 的 10°~24°。每个水平的侧屈在 3°~12° 之间变化，而 S1 是在 2°~6° 之间变化。

2.3.4 骶椎和尾椎

骶骨是脊柱中唯一完全融合的部分。由于该区域（骶骨的下半部分）不承重，因此它在尾部的侧块逐渐变细。骶骨的上半部分通过骶髂关节将脊柱

的轴向负荷传递到骨盆。骶骨还起到稳定和加强骨盆带的作用。骶骨的基部实际上是其最前端的部分。它的上关节突与 L5 的下关节突相连，形成腰骶角。L5~S1 关节面的作用是防止骶骨上的腰椎前滑。第一骶椎的前缘形成骶岬，男性的骶骨通常比女性的大。然而，女性骶骨整体的宽度与长度比例通常更大。

在大约 5% 的人群中，L5 椎骨并入骶骨。如果完全融合，则称为 L5 椎骨骶化；如果部分融合，则称为半骶化。反过来也是如此，因为 S1 椎骨有时可以并入腰椎。这被称为骶椎腰化。如果 L5~S1 像骶化的 L5 椎骨那样融合，则会在 L4~L5 间隙施加更大的压力，从而对椎间盘、韧带和小关节造成影响。如果 S1 椎骨被腰椎化，重力负荷将下降到 S1~S2。

骶骨的骨盆面光滑凹陷，后表面粗糙突出。在前表面有 4 条横线，表示骶椎融合的位置。与颈椎、胸椎和腰椎有 1 对向侧面开口的椎间孔不同，骶骨

有 1 对向前表面开口的骶前孔和 1 对向后表面开口的骶后孔。总共有 4 对，它们位于相邻的融合椎骨之间。这允许后骶神经根和前骶神经根的穿出。在后表面上有 5 个纵向脊。2 条外侧脊代表融合的骶骨横突，2 条中间脊代表融合的关节突 / 椎弓根，中央脊代表 S1~S4 的小棘突。S1~S4 椎板的前部是骶管。它包含骶神经根、结缔组织和尾侧鞘囊。因为 S5 没有棘突或椎板，所以形成了背侧开口，称为骶裂孔。骶裂孔的深度通常取决于缺失的 S4 椎板和棘突的数量，因为 S4 椎骨可能不会形成完整的后弓。骶裂孔包含终丝、S5 和尾骨神经以及脂肪结缔组织。在下方的代表 S5。下关节面的骶角，它们从骶骨的顶点延伸并与代表形成骶尾关节的第 1 尾椎骨的上关节面通过尾骨角相连。

尾骨是胚胎尾部的残余部分，持续到发育的第 8 周开始形成。它通常有 4 块椎骨，但在正常人群中可能会有多或者少 1 块椎骨的差异。椎骨是不完整的，前 3 块仅由椎体组成，没有弓形或突起。第 1 尾椎骨通常不与骶骨融合，除了老年人。其余椎骨在生命早期融合，通常发生在 40 岁左右。是骨盆入口的一部分，女性较宽的弯曲有助于分娩过程。它还用作臀大肌和尾骨肌以及尾骨韧带的止点。

2.3.5　椎间盘

椎间盘是纤维软骨结构，在承重和运动中很重要。它们通常是周围椎体高度的 45%。纤维环是一种韧带结构，形成椎间盘的外部边界，而髓核是赋予椎间盘高度和缓冲作用的凝胶状中心。

纤维环由纤维软骨的同心薄片组成，它们在椎体的光滑透明软骨板之间延伸。薄片彼此成直角。与前面或侧面相比，它们在后面更少、更薄且数量更少，这可能有助于解释为什么椎间盘突出通常出现在椎间盘的后表面。纤维环围绕着髓核，髓核是一种形成椎间盘核心的结构。它包含的软骨明显多于纤维组织，并且具有高弹性。髓核在椎间盘复合体中的位置稍靠后。它含有大量的水分（婴儿为88%），随着年龄的增长逐渐降低（老年人为65%），并且必须通过扩散获得营养，因为它是一种无血管结构。

2.4　韧带

将椎骨连接在一起的韧带是坚韧的纤维韧带，主要用途是限制运动。前纵韧带防止过度伸展，而后纵韧带主要负责限制屈曲。所有韧带都参与稳定

脊柱以防止平移运动。寰枕和寰枢椎区域本质上是颈椎最灵活的部分。更灵活的韧带解剖位置是必要的，以限制这些椎骨与枕骨和彼此相关的不必要的运动。

2.4.1　前纵韧带

前纵韧带（ALL）从骶骨前表面形成并延续到C1。像寰枕前膜一样，ALL 延续到枕骨基底部的头端。它是一条坚固的韧带，在椎间盘对面最厚，固定在椎间盘的前表面和椎骨骨膜上。主要限制过度伸展，因此在胸部区域比颈部区域更坚韧（图 2.4）。

2.4.2　后纵韧带

后纵韧带比前纵韧带更窄、更薄弱（图 2.4）。其走行在椎管内，横跨椎体的后部，从骶骨尾端开始。与前纵韧带一样，后纵韧带也固定在椎间盘上。后纵韧带在功能上限制了脊柱过度屈曲并有助于防止椎间盘后退。它从 C2 向头侧延伸，作为附属覆盖膜，这是韧带最宽的部分。覆盖膜将枕骨大孔的前部连接到 C1 弓的后部和 C2 主体，因为它穿过齿状突和十字韧带。它限制了枕骨和 C2 之间的伸展和较小程度的屈曲。然而，这条韧带不限制轴向旋转。

2.4.3　十字韧带

在寰椎和枢椎之间有一个小的滑膜囊，后部被十字韧带包围。十字韧带由上、下纤维和寰椎横韧带组成。上层纤维将齿状突固定在枕骨大孔的前部，而下层纤维则起源于齿状突底部和 C2 体。横韧带是一条 10mm 厚的带，不含弹性纤维，是十字韧带的最大组成部分。它起源于 C1 侧块的内侧，环绕着齿状突，从而限制了前方的寰枢椎半脱位。因此，齿状突的前部和 C1 前弓的后表面紧密结合在一起。

2.4.4　齿突韧带

十字韧带的深处是齿突韧带，由顶端韧带和成对的翼状韧带组成。顶端韧带是一条细带，起源于齿状突的尖端并汇入枕骨大孔的前缘。它在枕骨和 C2 之间几乎没有稳定性。翼状韧带被细分为两部分。后带将齿状突固定在每个枕髁上。如果存在前下带，前下带通常将寰椎固定在每个枕髁上。翼状韧带共同限制轴向旋转。

2.4.5 黄韧带

其余的颈椎、胸椎和腰椎通过它们的椎板在外部通过黄韧带连接到椎管内的下一个前侧椎板。这条极强韧的韧带在腰椎区域更大、更厚，随着脊柱承重的降低，它在靠近头侧逐渐变小。在进入关节面之前，它的一些侧向纤维形成椎间孔的后部。将枕骨固定到寰椎的后寰枕膜是该韧带的延伸。黄韧带的功能是维持脊柱的正常弯曲，并在从弯曲位置直立时带助后部肌肉组织拉直脊柱（图 2.8）。

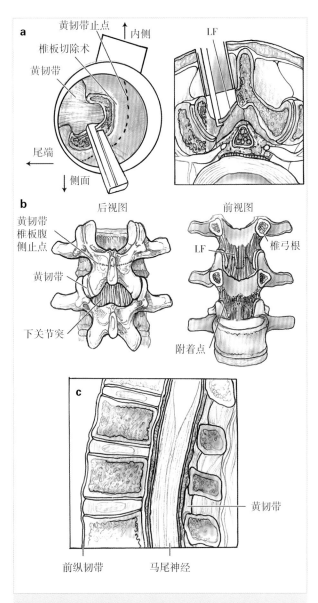

图 2.8 a. 腰椎黄韧带（LF）在去除尾侧椎板后立即出现。它在头侧附着在喙板的腹侧，在尾部附着在尾侧板的头侧边缘。b、c. 解剖图显示黄韧带与椎板的附着

项韧带

颈椎棘突均通过项韧带的致密纤维带相互固定并固定到下项线。该韧带是较弱的棘间韧带和遍布整个脊柱的坚韧的棘上韧带的组合。在胸椎和腰椎区域，随着尾部负荷的增加，棘间韧带变得更大、更强。

韧带关节囊

还有韧带关节囊在各个层面结合小关节面。它们在颈部区域更长且不那么紧，以促进增加的活动性，特别是屈曲。它们允许椎骨之间小关节的关节面滑动。小而弱的横突间韧带连接在整个脊柱的横突之间，但分散并提供最小的支撑，除了在腰部它们是膜状结构，并且更发达。

2.4.6 胸椎韧带

在胸椎中，需要额外的韧带将肋骨连接到脊柱（图 2.5）。肋椎韧带分为 3 组：前肋椎韧带、中肋椎韧带、后肋椎韧带。在每个水平，前肋椎韧带将肋骨颈固定到横突的尾端。中肋椎韧带将肋骨后颈连接到横突的前表面。后肋椎韧带将肋骨颈的喙部连接到横突的尾部。肋横韧带横跨在每个椎骨的横突和肋骨之间。该韧带组细分为上、后和下部分。

2.4.7 腰椎韧带

有 3 条韧带用于将横膈膜的附着点连接到腰椎。内侧弓状韧带的作用是在 T12~L1 椎间盘的水平上将横膈膜左右脚的内侧连接起来。膈脚与脊柱的前纵韧带融合。不要将该韧带与内侧弓状韧带混淆，内侧弓状韧带也是将横膈膜固定到脊柱的 3 个韧带组之一。内侧弓状韧带也称为内侧腰肋弓，形成于腰大肌上部上方的胸腰筋膜前层并增厚。每个韧带都将膈脚连接到腰大肌表面前方的 L1 横突上。外侧弓状韧带或外侧腰肋弓（Henle）形成腰方肌上方胸腰筋膜前层并增厚。它连接 L1 到第 12 肋骨下缘的横突（图 2.9）。

2.4.8 骶骨和尾骨韧带

骶骨和尾骨区域的韧带将脊柱连接到骨盆。髂腰韧带是一条坚固的三角形韧带，将 L5 棘突（偶尔还有 L4 棘突）的尖端连接到髂嵴。该韧带的下层纤维插入骶骨的外侧，形成一条腰骶外侧韧带。该韧带的目的是限制 L5 在 S1 上的滑动和旋转。骶结节韧带将骶骨和尾骨的背面连接到坐骨结节。该韧带

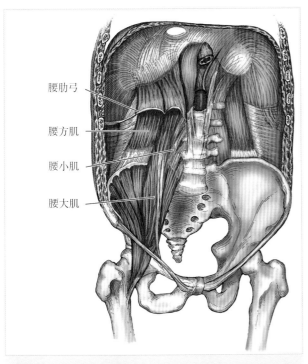

腰肋弓

腰方肌

腰小肌

腰大肌

图 2.9　横膈膜在横突处与腰椎相连。然后腰肋弓穿过腰方肌和腰大肌，并附着在脊椎腹部。在胸腰椎入路手术中经常需要涉及膈肌脚

阻止骶骨尾部向后旋转，但当力量突然变化时可产生一些运动，例如跳跃过程中重量从腿转移到脊柱。骶棘韧带的功能类似于骶结节韧带，但将骶骨和尾骨连接到坐骨棘。髂腰韧带、骶棘韧带和骶结节韧带共同构成骶髂关节的副韧带，有时也称为椎骨盆韧带。

骶髂韧带和骨间韧带位于骶髂关节内（骶骨和髂骨表面之间）。该关节具有不规则的关节面，有助于阻碍运动，并且还充当驻留在此处的 3 种韧带的插入点。骶髂韧带细分为两条韧带：前（腹侧）和后（背）部分。骨间韧带和骶髂后韧带是该区域骨盆稳定性的主要参与者。骨间韧带巨大、短且异常坚固，横跨髂骨和骶髂结节。它们与骶髂后韧带融合。骶髂后韧带有两个组成部分。短横纤维连接髂骨和骶骨外侧嵴的第 1 和第 2 结节。相对较长的垂直纤维将骶骨的第 3 和第 4 横结节连接到髂后上棘。这些纤维连接骶结节韧带。骶髂前韧带更薄且相当宽，覆盖骶髂关节的腹盆表面。它们在 50 岁以后开始骨化，骶骨和尾骨在骶尾关节处相互连接。

尽管许多韧带将这两个结构连接到脊柱和骨盆的其他结构，但两条韧带专门负责这两个区域的关节连接。骶尾韧带对应前纵韧带和后纵韧带，其功能与它们相似。还有角间韧带跨越骶骨和尾骨的关节角部，以帮助这两个近似的骨结构。终丝（脊髓软膜的延伸部分）离开骶骨并与肛门尾骨韧带融合形成脊髓的尾端附着点。

2.5　脊柱肌肉

2.5.1　颈椎肌肉

颈椎肌肉组织不仅可以产生头部和颈部的运动，还可以加强和稳定颈椎。Groh 等 1967 年的一项研究表明，在正常姿势和肌肉张力下，下颈椎间盘的压力为 550kPa。没有完整的肌肉组织，压力增加到 3900kPa。也许，继发于肌肉失衡的压力升高会导致颈椎显著退化，并且可能是颈椎间盘疾病病理生理学的一个组成部分。

颈阔肌、胸锁乳突肌和斜方肌

颈部有 3 块浅表肌肉：
（1）颈阔肌。
（2）胸锁乳突肌前部。
（3）后斜方肌。
颈阔肌没有直接与颈椎相连，对其稳定的影响很小。胸锁乳突肌有两个起源，胸骨小头和锁骨小头。肌肉的两个腹部一起形成一个共同的止点到乳突的外侧部分和上项线的外半部分。它由副神经（CN XI）的脊髓根和第 2、第 3 颈神经的分支支配。胸锁乳突肌的功能是使头部侧向弯曲，将面部向上旋转到对侧。当这些双侧肌肉收缩时，头部向前。

斜方肌也由 CN XI 的脊髓根和 C3、C4 的分支支配，几乎不参与头部的运动，主要作用是伸展 / 抬高肩部。它在内侧附着于上项线、枕外突起、颈韧带和 C7~T12 的棘突，有时还附着于腰椎和骶骨区域的棘突。它在外侧止于锁骨的外侧 1/3、肩峰和肩胛骨。由于其所有的内侧附着，斜方肌确实有助于稳定颈椎。

椎前肌

颈前深部肌肉组织统称为椎前肌。它们的作用是弯曲颈部，由颈神经的前支支配。颈长肌是椎前肌中最长和最内侧的。它从 C1 的前结节、C2~C4 的体部以及 C3~C6 的横突开始延伸，插入 C5~T3 的椎体上。头长肌起源于 C3~C6 横突的前结节，附着于上或前颅底（图 2.10）。头直肌前部是一块短而宽的肌肉，起源于 C1 的外侧块，并在枕髁之前的颅底上方插入。头外直肌也是一块短而宽的肌肉，起源于寰椎横突，插入枕骨颈突。除了弯曲颈部之外，两块前

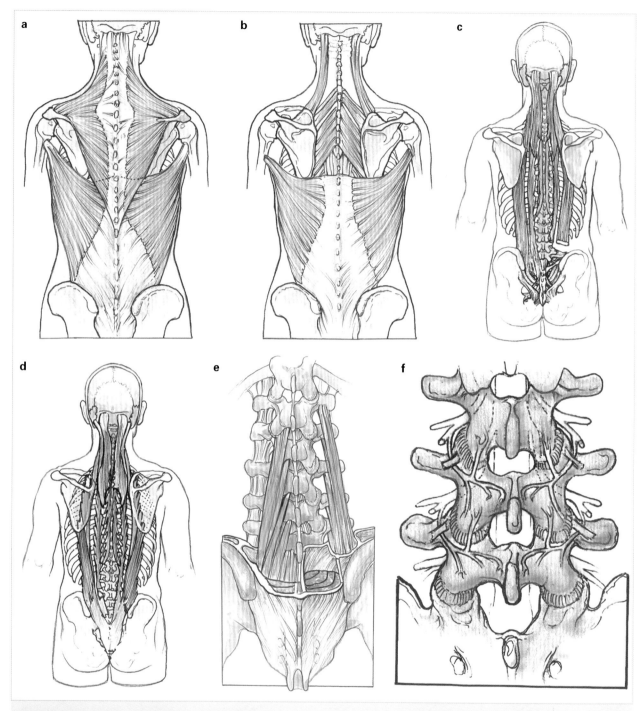

图 2.10 a、b. 颈椎、胸椎和腰椎的浅表脊椎肌肉组织。c、d. 颈椎、胸椎和腰椎的中间脊椎肌肉组织。e、f. 颈椎、胸椎和腰椎的后深部脊椎肌肉组织

直肌对于稳定上颈椎以上的颅骨也很重要。

颈后肌或内在肌

　　形成颈部后三角底部的颈后深部肌肉包括头夹肌、肩胛提肌、后斜角肌和中斜角肌。头夹肌的神经支配来自中颈神经的背支，侧向弯曲并将头部旋转到同侧。如果双侧收缩，这些肌肉会伸展颈部。本质上，头夹肌的作用是对抗胸锁乳突肌。它的起源是项韧带和前 6 个胸椎。它插入乳突的外侧和上项线的外侧 1/3 处。肩胛提肌由肩胛背神经（C5）和 C3、C4 的分支

支配，将肩胛骨抬高和向前倾斜，因此对颈椎的稳定作用很小。它的起源是横突的后结节 C1~C4，止于肩胛骨内侧缘的上侧。后斜角肌由 C7 和 C8 的前支支配。它的作用是使颈部横向弯曲并在用力吸气时抬高第 2 肋骨。后斜角肌起源于 C4 横突的后结节，从 C6 下方通过并插入第 2 肋骨的外缘。中斜角肌是最大的斜角肌，由 C3~C8 的前支支配，并由肩胛背神经和胸长神经的两个上根贯穿。它起源于 4 个位置。C2~C7 横突的外侧结节，止于第 1 肋骨的后表面。像后斜角肌一样，它使颈部横向弯曲，但由于它插入第 1 肋骨，在用力吸气时第 1 肋骨会升高。

浅表内在肌肉

颈椎的深层后部肌肉或内在肌肉分为 3 层：浅层、中层和深层。浅层包括夹肌或"绷带"肌肉。它们分为颅（Capitis）部分和颈（Cervicis）部分。肌肉起源于项韧带的下半部分和 T1~T6 的棘突。头颅部分插入乳突的外侧和上项线的外侧 1/3 处。颈椎部分插入 C1~C4 横突的后结节上。夹肌作为一个整体由颈下神经的神经背支支配。它的功能是侧向弯曲和同侧旋转头部。然而，当与双侧对应物一起动作时，夹肌导致头部和颈部伸展。

中间内在肌肉

内在背部肌肉的中间层由最长肌组成（图 2.10）。肌肉的上部分为两部分，头最长肌和颈最长肌，起源于上胸椎和颈椎横突。颈最长肌插入颈横突，头最长肌插入乳突。它的作用是横向弯曲头部和颈部。

深层内在肌肉

内在背部肌肉的深层由颈椎半棘肌和头肌、椎间肌和横突间肌以及颈旋肌组成，共同构成颈椎横脊肌。颈椎半棘肌起源于颈横肌胸椎和颈椎的突起，并在棘突上插入。头肌起源于 T1~T6 的横突，插入枕骨的上、下项线之间的内侧部分。它是颈部后部最大的肌肉，在单侧收缩时起到横向弯曲和旋转头部的作用。双侧收缩时，半棘肌会导致颈部伸展。

椎间肌是小肌肉，可以连接在连续椎骨的棘突之间。它们在颈椎中特别发达，但遍布所有区域。它们受颈神经背支的支配并起到伸展颈部的作用。横突间肌在横突之间连接，并且在颈部区域也很发达。它们主要由颈神经的前支支配，也接受来自背支的支配。它们单侧收缩使颈部横向弯曲，但当双侧收缩时，这些小肌肉会导致颈部伸展。颈旋肌由跨越整个脊柱的长肌和短肌组成。这些肌肉起源于尾椎的横突并插入下一个连续的椎体。它们受颈神经背支

的支配，起到对侧旋转和稳定下一个上椎骨的作用。

枕下肌

头后大直肌、头后小直肌、头上斜肌和头下斜肌共同构成枕下肌。它们主要是姿势肌，但可以操纵头部位置。该组的所有肌肉都受 C1 神经背支的支配。头后大直肌起自 C2 棘突，止于枕部下颈线下方。头后小直肌起源于 C1 的后结节并在枕骨内侧进入大直肌后大肌。除了稳定头部之外，它们还具有同侧旋转头部的能力。当它们一起作用时，它们会引起头部伸展。头上斜肌起源于 C1 的横突，并插入上颈线和下颈线之间的枕骨上。它起到稳定头部的作用，可以横向弯曲和伸展。头下斜肌起源于 C2 的棘突，止于 C1 的横突。虽然这块肌肉实际上并没有插入颅骨上，但使用头肌一词是因为它通过拉动 C1 将头部旋转到同侧。

2.5.2 颈部肌肉三角

当解剖边界可以定义出感兴趣区域时，颈椎手术入路和颈部其他结构是更容易参考的。一般来说，颈部分为前（腹）面和后（背）面，以胸锁乳突肌为其之间的共同边界（图 2.11）。

前三角

颈前部由一个大三角形定义，该三角形由胸锁乳突肌的前缘、下颌骨的下缘和颈部的中线组成。三角形的底部是咽、喉和甲状腺。顶部由颈椎筋膜形成。这个三角形又细分为 4 个较小的三角形：颏下三角、下颌下三角、颈动脉三角和肌肉三角。

颏下三角

颏下三角包括颈部两侧。其界限为左右二腹肌前腹外侧，顶点在脑联合，下界为舌骨体。三角形的底部由下颌舌骨肌形成，该肌与位于中线对侧的下颌舌骨肌通过正中缝的中线连接。其内容物包括颈前静脉和负责引流口腔与面部下部的颏下淋巴结。

下颌下三角

颈部两侧各有一个下颌下（二腹）三角。它由下颌骨的下缘和二腹肌的前后腹定义。它的底部从前向后由咽部的下颌舌骨肌、舌骨舌肌和咽括约肌中部组成。其内容包括舌下神经、下颌舌骨肌神经（下牙槽神经的一个分支）、部分面静脉和动脉、下颌下淋巴结、下颌下导管和下颌下腺，而下颌下腺占三角形的大部分区域。

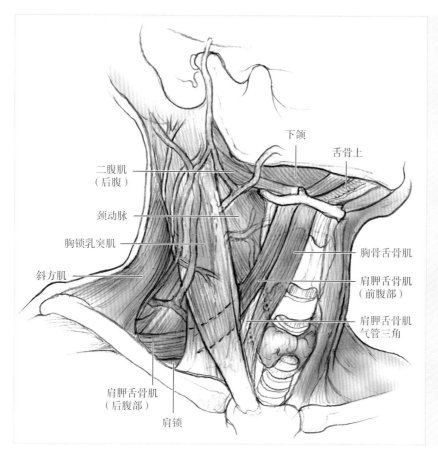

二腹肌
（后腹）

颈动脉

胸锁乳突肌

斜方肌

下颌

舌骨上

胸骨舌骨肌

肩胛舌骨肌
（前腹部）

肩胛舌骨肌
气管三角

肩胛舌骨肌
（后腹部）

肩锁

图 2.11 颈椎解剖视图，展示了用于定义脊柱前三角和后三角的常用肌肉标志

颈动脉三角

颈动脉三角由胸锁乳突肌的前缘、肩胛舌骨的上腹和二腹肌的后腹定义。其内容物包括颈动脉鞘、后交感干，内侧为喉返神经（迷走神经的一个分支）、后部舌咽神经（CN Ⅸ）、外侧副神经（CN Ⅺ）和舌下神经（CN Ⅻ）前部。在颈动脉鞘内有许多结构，包括前部的颈椎（CN Ⅻ 的一个分支）、后部的迷走神经（CN Ⅹ）、外侧的颈内静脉以及内侧的颈点动脉、颈内动脉和颈外动脉。颈动脉分叉通常发生在甲状软骨的上缘水平。

肌肉三角

肌肉三角由肩胛舌骨上腹与颈动脉三角隔开，也由胸锁乳突肌前缘和颈部中线界定。颈部的内容物和舌骨下肌位于这个三角形内。

后三角

颈后三角由前胸锁乳突肌后缘、后斜方肌和锁骨中 1/3 的下界定义。三角形的顶点位于胸锁乳突肌和斜方肌相交的上项线。后三角的顶部由颈深筋膜的包埋层形成。底部由头夹肌、肩胛提肌、中斜角肌和后斜角肌以头尾方向的方式形成。它们被颈深筋膜的椎前层覆盖。它被肩胛舌骨肌的下腹分成两个三角形：枕三角（后三角的大部分以从其顶点离开的颈动脉命名）和锁骨上三角（以锁骨下动脉命名）。

枕三角和锁骨上三角

枕三角包含后三角中提到的大部分结构。外侧副神经上方是枕动脉，它在其顶点留下后三角以供应背侧头皮和枕小神经，该枕小神经分开以支配耳后的头皮。低于此的是颈外动脉、静脉，由耳后静脉和下颌后静脉的后支汇合而成。它走行至胸锁乳突肌表面，与锁骨下静脉吻合。肩胛上动脉和颈横动脉（甲状腺颈干的分支）为肩胛周围肌肉供血，也出现在这个三角形中。

后三角的淋巴系统由伴随颈外静脉的颈部浅表淋巴结组成。它们下降到锁骨下三角并与颈前三角的淋巴系统汇合，流入锁骨上三角的锁骨上淋巴结。

外侧副神经分为脊髓根和颅根。脊髓根支配胸锁乳突肌，然后离开前三角进入后三角，支配斜方肌。颈丛的分支（C2~C4）进入枕三角，深至胸锁乳突肌后缘肌肉。前支将形成这个三角形中的神经。枕小神经（C2，有时是 C3）支配头皮、耳郭（耳朵）的上方和颈部的皮肤，并位于外侧副神经旁边耳大神经（C2，C3）支配颈部皮肤和耳郭下部。颈横神经（C2，C3）位于颈部后缘后方。胸锁乳突肌穿过它以供应颈前三角表面的皮肤。锁骨上神经（C3，C4）作为一个单一的主干出现，分为 3 个分支：内侧、中间和外侧。所有 3 个分支都供应颈部、胸部和肩部的皮肤。内侧分支支配胸锁关节，而外侧分支支配肩锁关节。膈神经（C3~C5）围绕胸锁关节的外侧边缘弯曲。前斜角肌向胸部下降。臂丛神经的 3 个主干（上、中、下）从锁骨的上方出口到前斜角肌和中斜角肌之间的颈后三角深处。臂丛神经源自 C5~C8 和 T1 的前支，负责支配上肢。

枕下三角

后三角的深处是枕下三角，以头后大直肌、上斜肌和下头斜肌为界（图 2.12）。其底由寰枕后膜和 C1 后弓构成，顶由头半棘肌构成。这个三角形很重要，因为它包含来自 C1 背支的椎动脉和枕下神经。这两个结构可以在 C1 后弓表面的凹槽中找到。

交感神经链深入椎前筋膜。颈椎的每侧通常有 3 个神经节。最前端的神经节被称为颈上神经节。它通常与寰枢椎区域并列并支配瞳孔。另外两个神经

节通常位于 C6 和第 1 肋骨的水平。

2.5.3 胸椎肌肉

胸椎肌肉一般可分为 3 层：浅层、中层和深层（图 2.10）。浅层和中层肌肉主要与上肢的运动和呼吸有关，并使用胸椎作为其起源部位的支架。

浅层

浅层肌肉包括背阔肌和斜方肌。中间肌肉包括后锯肌和浅表呼吸肌。因此，它们被称为外在背部肌肉。深层将是主要讨论的内容。

中层

胸椎内在肌的中层由竖脊肌组成，竖脊肌是一组巨大的肌肉，在棘突的两侧形成肌肉隆起。它位于胸腰筋膜的前层和后层之间。它分为 3 列肌肉：髂肋肌、胸最长肌和棘肌。这些肌肉共同起源于骶骨和下腰部区域的棘突、骶髂韧带、骶骨后部和髂嵴。该肌肉群在单侧收缩时会导致外侧屈曲头部和脊柱到同侧。当肌肉双侧收缩时，它们会伸展头部和脊柱。髂肋肌分为 3 段：颈椎、胸椎和腰椎。髂肋胸肌连接所有肋骨。它形成竖脊肌群的最外侧柱。胸最长肌也分为 3 部分：头、颈和胸。胸最长肌进入

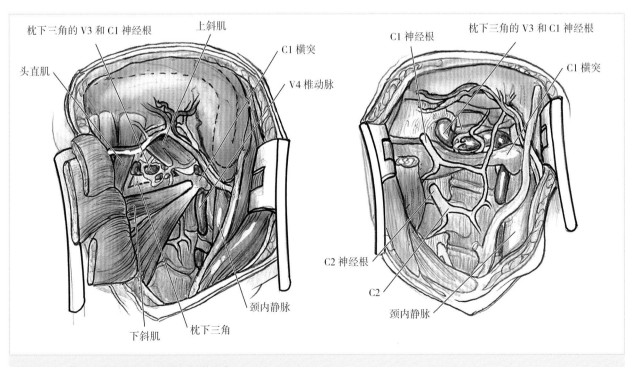

图 2.12 枕下三角的解剖及重要解剖学标志

所有胸椎的横突和第 2~12 肋骨的结节中。它形成竖脊肌的中间柱。棘肌形成竖脊肌的内侧柱，它是一条狭窄的肌纤维带，也细分为 3 部分：头、颈和胸。胸椎止于上胸椎的棘突上。

深层

胸椎深部肌肉倾斜排列，位于脊柱的棘突和横突之间。它们统称为横脊肌群。该群包括半脊肌和多裂肌。分为旋转肌、椎间肌、横突间肌和提肋肌。半脊肌分为 3 个部分：头、颈和胸。胸半棘肌起源于横突，止于胸椎和腰椎的棘突上。单侧收缩时，该肌肉使脊柱向对侧旋转。双侧收缩时，它导致脊柱伸展。多裂肌将棘突连接到下一个椎板或者下 3 个椎板。如果单侧收缩，它会导致脊柱弯曲并旋转到对侧。双侧收缩，这些小肌肉伸展并稳定脊柱。旋转肌是最容易观察到的胸椎肌肉，它们存在于脊柱的每个水平。它们由长肌和短肌组成。这些肌肉起源于尾椎的横突并进入下一个连续的头椎。它们受脊神经背支支配，并起到对侧旋转和稳定下一个椎体上部的作用。椎间肌是附着在连续椎骨棘突之间的小肌肉。它们在颈椎中特别发达，但遍布所有区域。它们受脊神经背支的支配并引起伸展。提肋肌

仅位于胸椎区域，因为它们相互连接横突尖端和比该区域低一个水平的肋骨。肌肉止点位于肋骨结节和角之间。这些肌肉相当于颈椎的横突间肌。它们在吸气时起到抬高肋骨的作用，并由脊神经背支的外侧支支配。

2.5.4 后腹壁肌肉

后腹壁的肌肉起到稳定脊柱和臀部的作用；根据收缩的肌肉不同，它们会导致屈曲或伸展（图 2.13）。后腹壁有 4 块肌肉。后膈肌就是其中之一，但它不会引起脊柱的显著运动。腰大肌群、髂肌和腰方肌是主要负责该区域运动的肌肉。

腰大肌群

腰大肌由两块独立的肌肉组成。腰大肌是一块厚而有力的肌肉，起源于 T12~L5 椎体和椎间盘的前外侧，也起源于腰椎的横突。该肌肉的远端肌腱穿过腹股沟韧带下方并进入股骨小转子。腰大肌的神经支配来自穿入其中的腰丛 L2~L4 的前支。该肌肉自行作用使脊柱侧向弯曲，并在坐下时平衡躯干。当与髂肌（因此称为髂腰肌）一起作用时，它会使

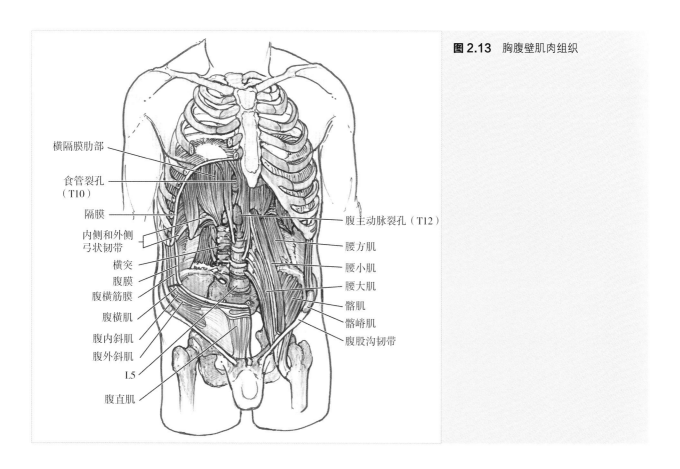

图 2.13 胸腹壁肌肉组织

横隔膜肋部
食管裂孔（T10）
隔膜
内侧和外侧弓状韧带
横突
腹膜
腹横筋膜
腹横肌
腹内斜肌
腹外斜肌
L5
腹直肌

腹主动脉裂孔（T12）
腰方肌
腰小肌
腰大肌
髂肌
髂嵴肌
腹股沟韧带

大腿向上弯曲或躯干向下弯曲。腰小肌是一块短而弱的肌肉，在 40%~50% 的人群中没有长肌腱，如果存在长肌腱，可能只存在于一侧。它起源于 T12~L1 椎体和椎间盘的前外侧。有助于实现其功能。它由 L1 的前支支配。

髂肌

髂肌是一块大的三角形肌肉，起源于髂窝的上 2/3。它延伸穿过骶髂关节，进入股骨的小转子和其下方的一部分骨干。它的作用是弯曲大腿并与腰大肌一起稳定髋部。它接受 L2~L4 节段的股神经支配。

腰方肌

腰方肌起对抗其他两块肌肉的作用。它是一块厚实的方形肌肉，在双侧收缩时伸展脊柱，在单侧收缩时使脊柱侧向弯曲。在吸气时它也固定第 12 肋骨。腰方肌附着在第 12 肋骨的内侧半部和腰椎横突的远侧（图 2.13）。

2.6 微创脊柱手术的注意事项

除了脊柱解剖学的详细知识外，微创切口技术的理想应用还需要对脊柱的解剖通道进行了解。例如，在腰椎的后外侧入路中，竖脊肌之间的组织平面允许进入小关节和内侧横突，而无须切开任何肌肉，除了穿过局部多裂肌。同样地，颈椎前路椎间盘切除的传统显露可以被认为是微创切口，因为它不需要肌肉解剖，除了浅表颈阔肌的分离和颈长肌的抬高。对这些解剖平面的理解和避免广泛的肌肉解剖可以最大限度地发挥微创切口技术的优势。

2.7 结论

解剖学知识是任何外科手术的必需知识，考虑到人体脊柱的复杂性，这是一个不能掉以轻心的主要内容。微创手术的基本原则是尽可能避免组织损伤。这可以通过更小的切口、更少的肌肉损伤以及更少的骨骼和韧带破坏来实现。本章的目的是通过适当的技术数据回顾解剖结构及其功能，以利于成功的手术干预。

参考文献

[1] Bergman R, Thompson S, Afifi A, et al. Compendium of Human Anatomic Variation: Text, Atlas, and World Literature. Baltimore, MD: Urban & Schwarzenberg; 1988.

[2] Moore KL. Clinically Oriented Anatomy. 2nd ed. Baltimore, MD: Williams & Wilkins; 1985.

[3] Benzel EC. Spine Surgery Techniques, Complication Avoidance, and Management. 1st ed. Philadelphia, PA: Churchill Livingstone; 1999.

[4] White AA, Panjabi MM. Clinical Biomechanics of the Spine. 2nd ed. Philadelphia, PA: Lippincott; 1990.

[5] Moore KL. The Developing Human: Clinically Oriented Embryology. 4th ed. Philadelphia, PA: Saunders; 1988.

[6] McRae D. The significance of abnormalities of the cervical spine. AJR Am J Roentgenol. 1960; 84:3–25.

[7] Berry JL, Moran JM, Berg WS, Steffee AD. A morphometric study of human lumbar and selected thoracic vertebrae. Spine. 1987; 12(4):362–367.

[8] Krag MH, Weaver DL, Beynnon BD, Haugh LD. Morphometry of the thoracic and lumbar spine related to transpedicular screw placement for surgical spinal fixation. Spine. 1988; 13(1):27–32.

[9] Panjabi M, Dvorak J, Duranceau J, et al. Three-dimensional movements of the upper cervical spine. Spine. 1988; 13(7):726–730.

[10] Panjabi MM, Takata K, Goel V, et al. Thoracic human vertebrae. Quantitative three-dimensional anatomy. Spine. 1991; 16(8):888–901.

[11] Zindrick MR, Wiltse LL, Doornik A, et al. Analysis of the morphometric characteristics of the thoracic and lumbar pedicles. Spine. 1987; 12(2):160–166.

[12] Sobotta J, Putz R, Pabst R, et al. Sobotta Atlas of Human Anatomy. 12th ed. Baltimore, MD: Williams & Wilkins; 1997.

[13] Cotterill PC, Kostuik JP, D'Angelo G, Fernie GR, Maki BE. An anatomical comparison of the human and bovine thoracolumbar spine. J Orthop Res. 1986; 4(3):298–303.

[14] White AA III, Panjabi M. Physical properties and functional biomechanics of the spine. In: Clinical Biomechanics of the Spine. 2nd ed. Philadelphia, PA: JB Lippincott; 1990:85–125.

[15] White AA III, Panjabi M. Kinematics of the spine. In: Clinical Biomechanics of the Spine. 2nd ed. Philadelphia, PA: JB Lippincott; 1990:277–378.

[16] Farfan HF, Cossette JW, Robertson GH, Wells RV, Kraus H. The effects of torsion on the lumbar intervertebral joints: the role of torsion in the production of disc degeneration. J Bone Joint Surg Am. 1970; 52(3):468–497.

[17] Spence KF, Jr, Decker S, Sell KW. Bursting atlantal fracture associated with rupture of the transverse ligament. J Bone Joint Surg Am. 1970; 52(3):543–549.

[18] Rothman RH, Simeone FA. The Spine. 2nd ed. Philadelphia, PA: WB Saunders; 1982.

[19] Groh H, Thös FR, Baumann W. The static load of the spinal column through the sagittal curvature [in German]. Int Z Angew Physiol. 1967; 24(2):129–149.

第3章　脊柱的骨性、韧带和肌肉结构的生物力学作用

E. Emily Bennett, Jeffrey P. Mullin, Rick Placide, Edward C. Benzel

王红强 / 译

摘要

脊柱的生物力学研究尤其复杂。脊柱的颈、胸、腰和骶部分对支撑脊柱的肌肉、韧带和骨性结构的功能有很大的影响。所有的元素都对身体的稳定性和灵活性起作用。

关键词：稳定性，活动性，生物力学，矢状平衡，冠状平衡，运动学，旋转运动，屈曲，伸展，旋转，侧屈，牵张，压缩，腹侧半脱位，背侧半脱位，内侧半脱位，侧向半脱位，骨，椎骨，胸廓，椎弓，韧带，前纵韧带，后纵韧带，黄韧带，棘间韧带，棘上韧带，横突间韧带，向心肌肉收缩，偏心肌肉收缩，等长肌肉收缩

3.1 引言

涉及人体任何部分的生物力学研究都很复杂，对于脊柱来说尤其如此。颈椎、胸椎、腰椎和骶椎的不均匀解剖部分地改变了支持脊柱的肌肉、韧带和骨性结构的生物力学功能，以及它们在提供稳定性和活动性方面的整体作用。

脊柱的功能效率需要在稳定性和灵活性之间取得适当的平衡。与身体中的大多数关节主要提供活动性或稳定性而牺牲另一个功能不同，脊柱及其附近对稳定性和活动性取得了良好的兼容。这些脊柱韧带、肌肉和骨骼结构的协调作用使身体能够根据正常功能活动的需要保持矢状平衡和冠状平衡。

3.2 基本生物力学原则

要了解脊柱生物力学，还必须掌握其几个物理和运动学特性。脊柱运动学是研究正常生理运动中的脊柱运动。为了更好地研究脊柱运动设计了一个涉及3个正交平面和3个轴的坐标系来描述人体运动。Coordinate坐标系包含为 x、y 和 z 3个轴（图3.1）。这3个平面是矢状面、冠状面（正面）和横断面（轴向面）。矢状面将身体分为左右部分，冠状面将身体分为腹侧和背侧部分，轴向面将身体分为头侧和尾侧部分（图3.2）。

关节的两个表面之间存在两种特定类型的运动：旋转和平移。围绕轴发生旋转，沿平面发生平移。这些运动可以发生在正向和负向。这会产生总共6种旋转运动和6种平移运动（图3.3）。6种旋转运动是屈曲、伸展、左右旋转和左右侧屈。6种平移运动是牵张、压缩、腹侧和背侧半脱位，以及内侧和外侧半脱位。

运动节段或功能性脊柱单元（FSU）的概念有助于研究脊柱的机械特性，并具有与前面提到的脊柱生物力学和运动相关的特性。FSU由两个相邻的椎骨及其间盘、肌肉、韧带和小关节组成。脊柱运动发生在这些FSU内或跨多级脊柱单元。讨论脊柱力学的另一个关键点是瞬时旋转轴（IAR）的概念。IAR是垂直于在特定时刻通过旋转中心的运动平面的轴。施加力臂后脊柱沿该轴旋转。

与冠状平衡和矢状平衡相关的正常脊柱解剖学知识对于理解健康和病理状态下的脊柱力学至关重要。在冠状面上，同一条垂直线应平分所有椎骨。由于胸主动脉或右手习惯占优势，有些人认为胸廓有轻微的右弯曲是正常的。确切地说，骶骨中线用于评估冠状平衡，这是从骶骨中心向上画的一条与髂嵴垂直的线。如果此线经过C7，则表示冠状平衡。当此线在C7的外侧时，可能会发生冠状失衡。虽然

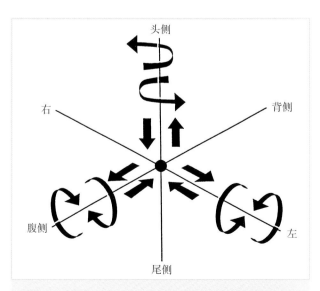

图 3.1　Coordinate 坐标系下的 x 轴、y 轴和 z 轴

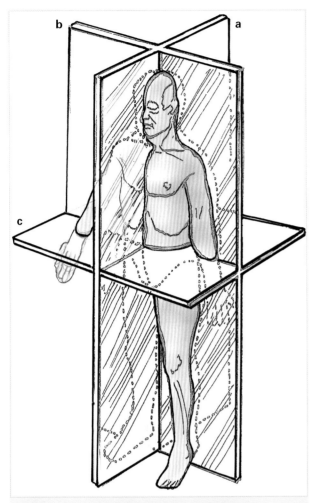

图 3.2　用于描述 Coordinate 坐标系轴运动的 3 个基本平面。矢状面（a）、冠状面（b）和轴向面（c）

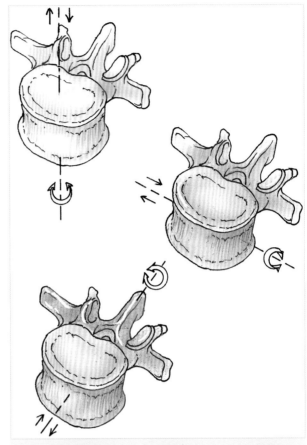

图 3.3　脊柱中可能的 12 种基本平面运动。有 6 种旋转运动和 6 种平移运动

早期的证据表明冠状平衡对患者功能很重要，但最近的研究表明，恢复矢状平衡对改善患者预后更为重要。

　　在矢状面上，会遇到几条正态曲线。初级曲线从胎儿发育时就存在，称为后凸（背凸）。这些曲线最初遍布整个脊柱，但在婴儿期后仅保留在胸椎和骶椎中。在胸部区域，部分原因是椎内高度差异，腹侧高度小于背侧椎体高度，从而导致后凸。正常的胸椎后凸角为 20°~40°。在骶骨中，骶骨倾斜度为 40°~45°，并随骨盆前后倾斜和患者习惯而变化。

　　此外，当婴儿开始抬起头时，会出现颈椎前凸（背侧凹陷）。此外，当孩子开始站立和走动时，腰椎前凸曲线形成。原来的颈椎和腰椎后凸在婴儿期发生逆转，被称为继发性弯曲。在颈椎，椎体高度在腹侧较大，椎间盘呈楔形，导致颈椎整体前凸 15°~20°。在腰椎中发现了类似的椎体和椎间盘特征，导致整体腰椎前凸角为 40°~60°，比胸椎后凸约大 30°。腰椎前凸角不仅受椎体和椎间盘解剖结构的影响，还受骶骨倾斜角度的影响（图 3.4）。肌肉力量和臀部灵活性在很大程度上控制了骨盆倾斜。在矢状面，肌肉力量成对存在，以帮助控制骨盆倾斜，因此，骶骨倾斜和腰椎前凸。这种肌肉力量包括腹直肌和髂腰肌腹侧以及背侧竖脊肌和臀肌/腘绳肌群（图 3.4）。例如，腹部和臀肌/腘绳肌组同时收缩导致骨盆后倾，旋转轴为髋关节。因此，这些肌肉在矢状位脊柱平衡和整体姿势中都很重要，在临床上，如平背综合征中也很重要。在冠状面，腰方肌和对侧臀中肌也存在类似的肌力耦合。保持和恢复矢状平衡与改善患者的预后有关。

　　如前所述，腰椎前凸随着婴儿期双足行走而发展，对于保持直立姿势至关重要。颈椎和腰椎的矢状曲线有助于平衡胸段矢状面，因此头部可以位于骨盆的中心位置。在矢状面，人类的重心刚好在 S2 的腹侧。当然，这取决于个人的比例。腰椎承受最大的脊柱机械负荷，是退行性变化导致背痛的常见部位。随着年龄的增长，腰椎前凸减少和胸椎后凸增加也可能发生，导致矢状面对齐和腰椎变平。对

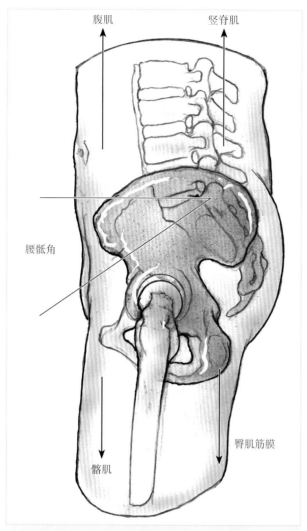

图 3.4 腰骶角。由平行于 S1 上终板的线和水平线形成的角度。注意附着在骨盆上的肌肉如何影响腰骶角，从而影响上侧脊柱曲线

于矢状失衡，可能会发生膝关节屈曲、骨盆后倾和胸椎后凸畸形来代偿。

常使用矢状面垂直轴评估矢状平衡，在良好的站立位全长 X 线片上从 C7 椎骨中心向 S1 椎骨绘制矢状铅垂线。这条线应该穿过 C7~T1 和 T12~L1，并穿过 L5~S1 椎间盘的背侧（图 3.5）。如果铅垂线落在 S1 椎体后面，则患者处于负矢状失衡；并且，如果该线位于 S1 椎体前面，则患者处于正矢状失衡状态。此外，当脊柱的一个区域发生变化时，脊柱的另一个区域必须经历曲率的补偿性变化以保持矢状平衡。如前所述，也可能发生其他代偿改变，例如膝关节屈曲。矢状曲线有助于减震、施加载荷的分布、提高灵活性和稳定性，以及维持正常的软组织长度–张力关系，以提高躯干和四肢的力量和耐力。

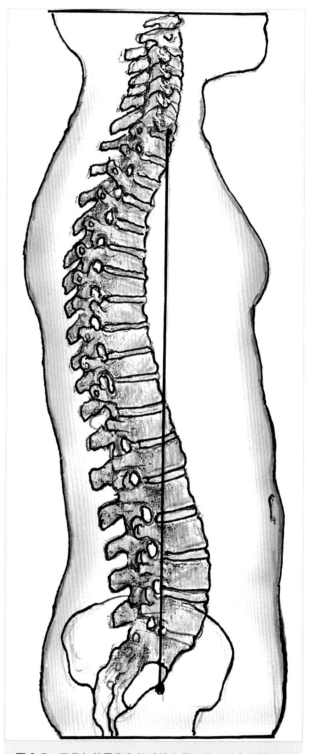

图 3.5 正常矢状平衡和铅垂线应落下的大致位置的图示

最后除了脊柱弯曲外，骨盆参数，包括骨盆入射角（PI）、骨盆倾斜角（PT）和骶骨倾斜角（SS），对于维持矢状平衡也很重要。PI 是骨盆固定的临床测量值，等于 PT 和 SS 之和。SS 是骶骨终板和水平线形成的角度，而 PI 是连接骶骨终板中点到双侧股

骨头中点的线和垂直线之间的角度。腰椎畸形与 PI 和通过 Cobb 角测量的腰椎前凸之间的差异有关。矫正手术干预旨在解决 PI 和腰椎前凸的差异并减少矢状失衡。

3.3　解剖学和力学特性：骨性结构、韧带结构和肌肉结构

胶原蛋白含量相对较高的组织，如骨骼和韧带，具有某些独特的机械性能。它们表现出各向异性和黏弹性。各向异性意味着组织具有随着不同加载方向而不同的机械特性。这主要是由于不均匀的显微解剖结构造成的。黏弹性是一种特性，它允许组织在不同的加载速率下表现出不同的行为。例如，增加特定组织的负荷率会增加其机械强度。

3.3.1　骨性结构

脊柱的骨性结构包括椎骨和胸廓（见本章后面脊柱稳定性方案部分的讨论）。骨性结构提供了韧带和肌肉在其上发挥作用以提供稳定性的支架。当损伤或疾病影响脊柱的骨性结构时，只要骨性损伤不广泛，软组织就能保持稳定。临床上，孤立的骨病理学发生在脊柱转移性疾病或骨质疏松症等骨骼疾病的情况下。在外伤的情况下，很难在不损伤（在一定程度上）支撑韧带和肌肉的情况下单独损伤骨元件。这导致开发了几种模型来描述脊柱稳定性以及潜在的损伤机制和治疗建议，这些将在脊柱稳定性部分详细讨论。

整个脊柱的椎体解剖基本相同，特别是 C3~L5。这些椎骨有一个大致为圆柱形的腹侧体（椎体）。脊椎骨弓（椎弓或神经弓）由椎弓根、横突、上下关节突（关节面）、椎板和棘突组成，保护脊髓 / 马尾，是韧带和肌肉的附着位点。脊柱的头端和尾端有不典型的椎骨，在头端有寰椎和枢椎，在尾端有骶骨和尾骨。

椎体本质上是一块被一层皮质骨覆盖的松质（小梁）骨。皮质层由有助于防止椎体塌陷的垂直和水平小梁"支柱"加强。皮质层延伸到覆盖椎体的头端和尾端表面。该覆盖物的外围在骨骺板区域增厚，中心由透明的软骨覆盖物组成，称为软骨终板。椎体松质骨的内部结构具有各种小梁，对应于施加在骨骼上的压缩、拉伸和扭转应力（图 3.6）。当检查这种小梁模式时，很明显身体的腹侧比较薄弱。这在临床上表现为压缩性骨折。在轴向压缩负荷期间，松质骨对 40 岁以下人群的椎体强度贡献了 25%~55%。随着年龄的增长，骨密度下降会导致通过松质骨的负重减少，因为皮质骨承担更大比例的负荷。大约 25% 的椎体骨组织损失会导致超过 50% 的椎体强度损失。最近的一项研究表明，生物力学随年龄的变化会降低腹侧负荷，导致本已相对较弱的腹侧椎体骨质流失增加。

椎弓在解剖学上有点复杂。在横突、关节突和椎弓根交汇的区域，骨骼表现出一种加强的、交叉的小梁模式，这种模式继发于施加于该区域的应力。除了提供韧带附着部位外，横突和棘突也是竖脊肌的附着部位。这些是相对较长的杠杆，作用在这些杠杆上的肌肉力被传递到椎板。因为这些肌肉是脊柱稳定性的重要组成部分，所以椎板的任何损害（损伤或手术）都会反过来破坏稳定性。这对于颈椎椎板切除术后后凸畸形尤为明显。然而，尸体研究表明，胸椎在椎板切除术后保持稳定性。

作为背侧椎弓的一部分，关节突以及小关节（关节突）在脊柱力学中发挥着重要作用。小关节有两个特别重要的作用：首先，引导和限制运动的方向和范围（ROM）；其次，承担负重的作用。尽管大部分脊柱轴向载荷是通过椎体和椎间盘承受的，但关节突关节分担轴向载荷的分布。根据所研究的脊柱

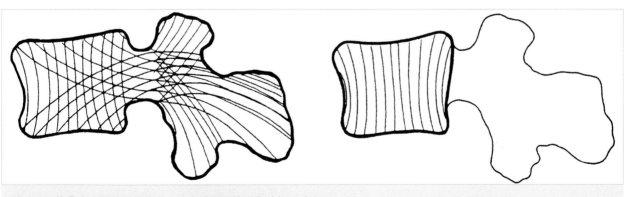

图 3.6　椎骨内小梁的图解表示。注意腹侧椎体强化的相对减少

区域以及脊柱是处于弯曲、伸展还是中立姿势，文献提供了关节突关节的广泛整体承载力。此外，负荷量因先前的手术而异；例如，已显示在髓核切开术后小关节负荷加倍。小关节倾向于在伸展时加载而在屈曲时卸载。颈椎、胸椎和腰椎关节突关节的方向是不同的，在同一水平面上可以左右不同（图3.7）。该方向主要负责确定在特定运动节段上可用的运动平面。因此，关节突关节面引导下一个椎骨的运动，但它们也参与限制ROM（参见第3.5.2关节突关节）。此外，存在从颈椎到胸椎、胸椎到腰椎、腰椎到骶椎的关节面方向的过渡区域，其中关节面方向在几个节段上逐渐变化。

3.3.2 韧带结构

脊柱的六大韧带如下：
（1）前纵韧带（ALL）。
（2）后纵韧带（PLL）。
（3）黄韧带。
（4）棘间韧带。
（5）棘上韧带。
（6）横韧带。

当然，这不包括脊髓和神经根相关韧带。ALL、PLL和棘上韧带在节间，其他在节内。这些韧带通过限制FSU的运动和吸收能量来保护脊髓及其神经根。

除了主要由弹性蛋白组成的黄韧带外，大多数脊柱韧带都是由胶原蛋白组成的。韧带强度因脊柱区域和韧带类型而异。要了解特定韧带在提供脊柱稳定性方面的作用，必须考虑韧带的材料特性或强度以及它发挥作用的力臂长度。力臂定义为从IAR到施加力的垂直距离（图3.8）。具有较长力臂的韧带可能比具有较短力臂的较强韧带具有机械优势。此

外，IAR腹侧的结构在伸展时收紧，在屈曲时缩短，而IAR背侧的结构在伸展时缩短，在屈曲时收紧。

前纵韧带

ALL沿着脊柱的腹侧和腹外侧表面从C2（枢椎）延伸到骶骨。它继续延展为寰枕韧带。ALL与椎体和椎间盘相连。有跨越几个椎骨节段的浅层纤维和在相邻椎骨之间延伸的深层纤维。深层纤维与椎间盘的腹侧纤维环混合，起到加强椎间盘的作用。ALL在上颈椎、下胸椎和腰椎区域表现出最大的强度，在腰椎区域具有最大的拉伸强度。一般来说，ALL的强度大约是PLL的两倍。ALL通常位于IAR的腹侧，因此可以抵抗伸展力量。

后纵韧带

PLL在椎管内沿着椎体的背面走行。它从C2延伸到尾骨，并从C2延伸为盖膜。韧带附着在椎体和背侧纤维环上，为椎间盘提供额外的支撑。然而，在腰椎中韧带变窄，提供较少的背侧强化。在这个水平上，PLL的抗拉强度只有ALL的1/6左右。由于缺乏强度和相对较小的力臂，该区域的PLL对屈曲的阻力较小。事实上在某些病理状态下，IAR会向背侧迁移，从而使PLL在控制运动方面的作用降低。

棘上韧带

棘上韧带沿着胸椎和腰椎棘突的尖端延伸到骶骨。在颈椎中，它作为项韧带继续向头侧延伸。由于其位于IAR背侧，它具有最大的抗屈力臂。在腰椎中，棘上韧带比在胸椎区域更弱。

棘间韧带

棘间韧带，像棘上韧带一样，有一个相对较大

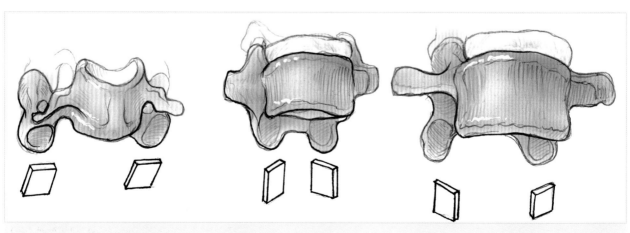

图3.7 颈椎、胸椎和腰椎的小关节方向

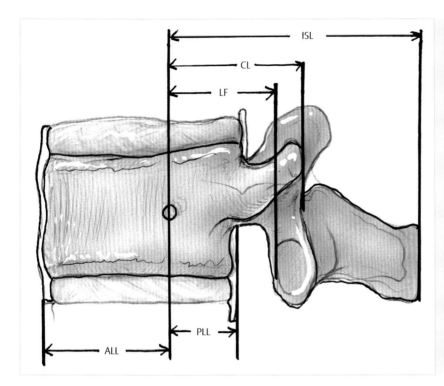

图 3.8　不同节段内和节段间脊柱韧带的相对力矩臂及其与瞬时旋转轴的关系。ALL，前纵韧带；PLL，后纵韧带；LF，黄韧带；CL，棘间韧带；ISL，棘上韧带

的力矩臂，用来抵抗脊柱的屈曲。它在腰椎区发育最好，但在 L5~S1 间隙经常不存在。与其他的脊柱韧带相比，棘间韧带的强度是最弱的。然而，相对较大的力矩臂为棘间韧带提供了抵抗屈曲的能力。

黄韧带

黄韧带沿着椎管的背侧从 C2 到骶骨具有不连续的路线，连接相邻椎骨的椎板。一些纤维横向延伸以附着在小关节囊上，并且在中线处不完整。黄韧带在腰部最强，在颈部最弱。它提供对屈曲的抵抗力。如前所述，这条韧带含有大量的弹性纤维，并且处于恒定的张力下，即使在中立姿势下也是如此。弹性蛋白允许韧带缩短回到中立位置，而不会屈曲到椎管中。这种特性可以被称为"预紧"，可以为椎间盘提供一些压力，增加椎间盘内压力，使椎间盘更强韧，更能在中立姿势时为脊柱提供稳定性。但是，由于退行性改变导致椎间盘高度和轴向下沉的损失，预紧力消失，韧带可以随着延伸而进入椎管并导致椎管狭窄的症状。黄韧带的这些变化是多因素的，包括纤维化增加、钙化率增加、胶原纤维增加和弹性纤维损失。

横突间韧带

横突间韧带是成对的，在相邻横突之间活动，仅在腰椎区域发育良好。它们的定位是提供对侧弯

曲的阻力，但其意义尚不清楚。除了前面提到的贯穿整个脊柱的韧带外，脊柱的某些区域还有额外的韧带，这些韧带对其局部功能很重要。上颈椎和腰骶椎是两个特别值得注意的部位。

十字韧带

上颈椎有几个重要的独特韧带。十字韧带和翼状韧带在枕骨、C1（寰椎）和 C2 之间的活动性和稳定性方面发挥着重要作用。十字韧带，顾名思义，呈十字形，横向部分（寰枢横韧带）是更坚固、更重要的部分。它从寰椎的一个髁突跨越到另一个，并将寰椎的环分为一个大的脊髓背侧空间和一个较小的齿状突腹侧空间。这条韧带的横向部分有一层很薄的软骨，与齿状突的背侧连接，它使齿状突与寰椎腹弓的背侧非常接近。这条韧带对于防止 C1 在 C2 上的腹侧移位很重要，并且这种结构的不足或破坏会导致不稳定和神经损伤。这种韧带损伤的一种机制可能发生在 C1 的 Jefferson 型骨折中。当从枕骨通过 C1 施加轴向载荷时，C1 的外侧块被枕髁和 C2 的外侧块夹住而被驱动分开，横韧带可能在张力下失效。通过测量 C1 侧块在 C2 上的突出量，并评估左侧和右侧对称性，可以在高质量的前后位 X 线片上推断该韧带的损伤。根据尸体研究，大于 6.9mm 的测量值表明横韧带失效或从髁上某个附着部位发生骨性撕脱。这被称为 Spence 规则，通常大于 7mm 的突出量表明韧带损伤。这条韧带还有一条上带附

着在枕骨大孔的前边缘和一条下带附着在 C2 处。

翼状韧带

成对的翼状韧带附着在齿状突的尖端，并沿头侧斜向延伸以附着于枕髁的内侧表面。右翼状韧带限制头部向左旋转，左翼状韧带限制头部向右旋转；它们也参与抵抗侧屈，双侧翼状韧带在屈曲时绷紧，伸展时松弛。它们的位置也可以抵抗枕部和 C2 部之间的移位。单侧或双侧翼状韧带受损可导致枕部 / C1~C2 复合体旋转不稳定。

髂腰韧带

成对的髂腰韧带对于腰盆连接处的稳定性很重要。髂腰韧带将 L5（一些研究者认为是 L4）横突的尖端连接到同侧髂嵴。这些韧带被描述为具有多个不同的部分，主要是腹侧和背侧带以及骶骨部分，为参与抑制骶髂运动提供了证据。它们有助于将中轴骨骼固定在骨盆上，同时也有助于稳固 L5 和 S1 之间的椎间盘。因此，这些韧带在抵抗腰骶交界处的运动中起重要作用，有证据表明这些韧带的形态可能与 L4/L5 和 L5/S1 椎间盘退变有关。一项尸体生物力学研究表明，切开髂腰韧带可增加腰骶部运动。特别是，韧带切片后屈曲、伸展、旋转和外侧屈曲均增加，其中外侧屈曲受影响最大。

3.3.3 肌肉结构

肌肉系统对脊柱的生物力学作用包括提供动态稳定性和灵活性。肌肉系统与神经系统密切相关。然而，神经运动控制的讨论超出了本章的范围。可以说肌肉系统在提供脊柱稳定性和活动性方面具有重要的本体感受作用。

骨骼充当杠杆系统，肌肉通过杠杆系统施加力量以产生运动。从根本上说，存在 3 种类型的肌肉收缩：①向心收缩；②离心收缩；③等长收缩。向心意味着肌肉在收缩时缩短，离心意味着肌肉在收缩时拉长，等长意味着肌肉在收缩过程中长度不变。例如，当一个人从站立位置向前屈曲（躯干屈曲）时，躯干屈肌可能会启动运动，但当一个人继续弯曲时，脊柱伸肌（竖脊肌）控制躯干的下降。在这种情况下，竖脊肌是收缩的，但随着它们的头端和尾端附着点越来越远，它们逐渐被拉长。从弯曲位置恢复直立姿势时，竖脊肌缩短以使躯干恢复直立位置时同心收缩。为了脊柱的最佳功能效率，肌肉系统必须具备力量、耐力和协调性。肌肉协调与神经运动控制和神经系统功能有关，此处不再赘述。但是请记住，神经运动疾病有可能显著阻碍肌肉功能。

力量是产生活动的能力；这种产生力量的能力受许多因素的影响。肌肉的横截面积与其力量有关，粗细肌丝交叉桥接的数量和肌肉所围绕的力臂也同样如此。肌动蛋白和肌球蛋白之间存在最佳重叠量，以使特定肌肉纤维产生最大的力。这可以被认为是一种长度 – 张力关系。虽然长度 – 张力关系可能与产生力的能力有关，但它不能直接应用于身体。在身体中，肌肉通过引起围绕轴的运动来产生运动，并且可能（并且经常）具有在整个 ROM 中变化的力臂。例如，如果两块肌肉产生相同的力但通过不同的力臂起作用，它们会产生不同的扭矩。扭矩等于力乘以垂直距离（力矩臂）。因此，在讨论身体的肌肉功能时，扭矩是一个更合适的术语。这可以在临床上使用等速测力计进行测量，以生成可与标准值进行比较的扭矩与角度曲线（图 3.9）。

肌肉耐力是抵抗疲劳的能力，是正常脊柱肌肉功能的一个极其重要的组成部分。日常生活中许多职业和活动需要长时间保持各种姿势。已经证明，与没有腰痛的患者相比，腰痛患者的躯干伸肌耐力降低。此外，疲劳的躯干肌肉组织会导致受试者失去控制运动平面的能力，并且运动速度总体下降，ROM 减少。当身体失去矢状或冠状平衡时，肌肉有助于平衡发生的离心负荷。如果肌肉耐力较差，那么被动约束会承受更大的压力，并可能导致组织损伤、功能障碍和疼痛。力量和耐力每天都在发挥作用。骨骼的张力往往比受压的弱，并且脊柱后侧肌肉可以帮助减少后骨元件上的张力，例如，当颈椎弯曲时，被动约束（韧带和小关节囊）在其骨附着处施加张力。颈椎后部肌肉组织可以通过收缩来限制拉伸应力并施加压缩应力。即使面对韧带不稳定，机械模拟的颈椎肌肉组织也已被证明可以在尸体标本中强烈稳定脊柱。

除了肌肉力量和耐力，柔韧性也很重要。这不仅包括轴向骨骼肌，也包括那些连接胸带和骨盆带与脊柱的骨骼肌。特定肌肉群灵活性的降低或某一方向活动受限会对邻近结构和关节施加额外的压力，这与融合手术的情况非常相似。例如，由于关节炎导致的腘绳肌柔韧性受限或髋关节 ROM 减小可能会限制前屈。一般来说，50° ~60° 的躯干向前屈曲是通过腰椎发生的，然后是骨盆围绕臀部倾斜的其余运动。如果患者的职业或娱乐需要前屈，而患者受到髋关节炎的限制，那么他将通过增加对相邻结构的需求（例如增加腰椎屈曲）来完成任务。

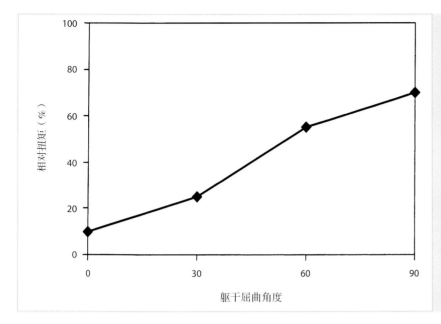

图 3.9　任意扭矩曲线示例，*y* 轴为相对扭矩，*x* 轴为运动角度或范围。注意扭矩如何随着躯干屈曲角度的变化而变化。这部分与改变长度 – 张力关系和肌肉力臂有关

3.4 脊柱稳定性方案

脊柱的稳定性是通过 3 个不同但相互关联的系统的协同努力实现的：①骨骼系统；②韧带系统；③肌肉系统。神经系统输入同样重要。当损伤危及其他系统的稳定效果时，上述任何系统都具有补偿能力。然而，这种补偿能力是有限的，一旦超过，就会导致临床不稳定。已经提出了几种模型来帮助临床医生描述和区分脊柱稳定性和不稳定性。3 个最常引用的方案是：① Denis 的三柱概念；② White 和 Panjabi 的临床不稳定性检查表；③ Benzel 的不稳定性分类方案。本节还将回顾胸腔对脊柱的稳定作用。

3.4.1 Denis 的三柱概念

三柱脊柱的概念是由 Denis 提出的，旨在更好地理解、分类和治疗急性胸腰椎损伤。有些人已经应用了从下颈椎到腰椎的三柱概念。这个想法源于观察到基于两柱脊柱的分类不足以解释基于计算机断层扫描（CT）的出现所看到的损伤，这使得脊柱损伤可以更好地可视化。三柱是前柱、中柱和后柱。前柱包括 ALL、前环和椎体前 2/3。中柱由 PLL、后环和椎体后 1/3 组成。后柱由背侧骨弓（椎弓根、椎板、横突、棘突）、小关节、黄韧带、棘间韧带和棘上韧带组成。Denis 和其他人在临床和试验上都认为，仅后韧带复合体的完全断裂不足以造成脊柱不稳定。然而，随着 PLL 和后环（中间柱结构）的进一步破坏，可能会导致不稳定。Denis 发表了一份涉及急性

胸腰椎损伤的分类方案，主要有 4 种损伤类型：压缩性骨折、爆裂性骨折、安全带型骨折和骨折脱位。他还将他的分类与不稳定性联系起来。稳定损伤一词应保留用于后柱保持完整的轻度或中度压缩性骨折。一度不稳定性或机械不稳定性描述了脊柱可能成角度或弯曲的损伤。机械不稳定性的一个例子是严重的压缩性骨折，导致后韧带断裂，并使脊柱围绕中柱成角度，就好像它是一个铰链一样。二度不稳定性或神经系统不稳定性可以表现为爆裂性骨折。根据定义，中柱由于轴向载荷而被破坏。根据 Denis 的说法，大多数神经损伤发生在最初的创伤中。然而，后期的神经损伤来自从中柱反冲的骨碎片持续或进行性神经元件压缩。如果允许轴向载荷穿过损伤部位，则允许发生这种情况。三度不稳定性也称为机械和神经系统不稳定性。这种损伤模式见于严重的爆裂性骨折和骨折脱位。这些损伤可能会导致进行性畸形和神经功能衰退。

3.4.2 White 和 Panjabi 的临床不稳定性检查表

White 和 Panjabi 将临床不稳定性定义为"脊柱在生理负荷下失去维持其移位模式的能力，因此没有初始或额外的神经功能缺损，没有严重的畸形，也没有致残性疼痛"。他们的脊柱不稳定方案将脊柱分为以下几部分：

（1）枕寰枢复合体。
（2）中、下颈椎。
（3）胸椎和胸腰椎。

（4）腰椎和腰骶椎。

（5）骶髂关节和耻骨。

每个部分都有自己独特的临床和影像学标准检查表，以帮助确定不稳定性。这些标准主要基于临床和尸体研究，不打算作为严格的标准；它们的目的是作为指南，用于整体临床情况。有兴趣的读者可以参考 White 和 Panjabi 的脊柱生物力学教科书。

最近，胸腰椎损伤分级严重程度评分（TLICS）和下轴位损伤分级（SLIC）量表被提出作为进一步指导颈、胸腰椎损伤后决策过程的新模式。TLICS 是在对脊柱创伤领域的领先专家进行调查的基础上开发的，以更好地描述识别和治疗常见胸腰椎损伤的算法，并结合磁共振成像（MRI）中更详细的发现。TLICS 根据 3 个主要类别对损伤进行分类：损伤形态、后韧带复合体和患者神经状态。每个类别的严重程度增加都会获得积分；分数的总和用于指导患者的管理，4 分或更高的分数可能受益于手术干预，但显然在决策过程中必须考虑其他因素，例如患者的并发症。与 TLICS 类似，SLIC 量表由脊柱创伤领域的权威专家开发，并根据损伤形态、椎间盘韧带复合体状态和神经学检查对损伤进行分类评分，也会根据每个类别的严重程度和等级来计算，总分在 4 分或 4 分以上通常是手术干预的阈值。最后，脊柱水平、骨损伤描述和混杂特征也是必须考虑的子类别。

3.4.3 Benzel 的不稳定性分类方案

Benzel 对不稳定性的分类部分源于无法指定严格的标准来以临床有用的方式区分脊柱稳定性和不稳定性。不稳定性分为两类：急性和慢性。急性类别被细分为明显的不稳定性和有限的不稳定性。明显的不稳定性被定义为脊柱在正常活动期间无法支撑躯干。有限的不稳定性是指失去了腹侧或背侧脊柱的完整性，而保留了另一侧。这种情况足以支持某些正常活动。慢性类型分为冰川不稳定性和功能失调的节段性运动。冰川不稳定是不明显的脊柱不稳定，不构成快速畸形进展的显著风险。然而，就像冰川一样，畸形确实会逐渐发展。功能失调的节段性运动是一种与椎间盘间隙或椎体退行性或破坏性变化相关的不稳定性，可能导致脊柱源性疼痛。在该方案中，不稳定性是特定临床情况所特有的，并不打算在全球范围内应用。如果不存在上述类别，包括有限或明显的不稳定性、冰川不稳定性或功能失调的节段性运动，则脊柱是稳定的。但是，如果在一个或多个子类别中存在不稳定性，则必须确定不稳定的程度和类别，并且必须考虑症状和神经系统损害以及患者在治疗决策过程中的顾虑。

3.4.4 胸腔

胸椎与胸腔紧密相连，因此也与横膈膜和腹腔紧密相连。胸骨的组成部分包括胸椎、肋骨、胸骨、柄和剑突，所有这些都有助于使脊柱的胸椎区域成为脊柱中最稳定和最不容易移动的部分。在颈胸椎和胸腰椎交界处，从相对僵硬的胸椎到更灵活和更不稳定的颈椎和腰椎的过渡导致这些区域的压力显著增加。此外，这些交界区是从胸椎后凸向颈椎和腰椎前凸过渡的地方。第 1~10 肋骨背侧连接到椎骨和椎间盘，以及腹侧连接到胸骨，因此形成了与胸廓功能相关的闭合运动链。这对胸椎和肋骨之间的耦合运动有影响。

胸廓中的关节包括作为软骨结合的胸锁关节和剑胸关节，以及作为滑膜关节的肋椎关节和肋横关节。这些关节已被证明对胸椎稳定性很重要。其他关节包括肋软骨、软骨胸骨和软骨间关节。肋椎关节和肋横关节运动的运动轴并不完全一致；然而，胸椎－肋骨相互作用的几个方面更容易被接受。例如，在脊柱力学正常的呼吸过程中，吸气会导致颈椎、胸椎和腰椎的正常矢状曲线轻微变直，而呼气会夸大正常的矢状曲线。此外，第 2~10 肋骨在肋椎关节和肋横关节处的运动轴方向从上胸椎变为下胸椎。这些运动被描述为泵柄运动和桶柄运动，并允许胸腔在吸气时向腹侧、头侧和侧方向扩张，从而使肺容量最大化。

如前所述，胸椎的稳定性和有限的运动因胸腔的骨质限制而得到增强。最近的数据表明，胸腔对胸椎稳定性的贡献比以前认为的要大。据估计，超过 75% 的胸椎稳定性归因于完整的胸腔。除了胸腔之外，还有一些胸椎特有的韧带与稳定性有关。与将肋骨稳定到胸椎有关的韧带是肋骨头的放射韧带以及上和外侧肋横韧带。

肋骨也间接地有助于腰椎的稳定性。因为胸腔是腹肌的附件，所以需要一个稳定的胸腔来获得最佳的腹肌功能。已经证明，腹内压是腰椎的重要稳定因素。

3.5 脊柱活动度

正常的脊柱运动发生在椎间关节和关节突关节。椎间关节由相邻椎体的上、下端终板和椎间盘组成。它是一种纤维软骨关节，属于联合关节，是脊柱的主要运动节段。小关节突关节是由邻近椎骨的上、下关节突形成的，属于动关节。任何特定脊柱运动节段可获得的 ROM 部分由椎间盘高度决定，而可获得的运动方向部分由关节突关节的方向决定。

3.5.1 椎间盘

典型的人类脊柱有 23 个椎间盘（6 个颈椎间盘，12 个胸椎间盘，5 个腰椎间盘）；一般情况下，C1 和 C2 之间、骶骨和尾骨均无椎间盘。正常情况下椎体由颈椎、胸椎、腰椎下降时，它们的高度和直径会增加。例如，颈椎间盘的平均厚度为 3mm，而腰椎间盘的平均厚度为 9mm。椎间盘的大小会影响运动，尤其当椎间盘的厚度与椎体的高度相比较时，这个比值（椎间盘的厚度与椎体高度的比值）越大，可以进行的运动就越大。与胸椎相比，颈椎和腰椎的这一比例更大，这是导致脊柱不同区域运动差异的一个因素。

正常椎间盘可分为 3 个主要部分：①纤维环；②中央髓核；③头尾部的软骨终板。纤维环可进一步分为内外两部分。纤维环的最外层是一圈密集排列的 Ⅰ 型胶原。内环由密度较小的 Ⅱ 型胶原组成。环状胶原纤维呈层状排列，称为片层。环的同心环具有其纤维从一层到下一层的相反方向定向 120°，有助于抗扭。此外，已经证明具有破坏的环的椎间盘抵抗旋转或扭转载荷的能力较差。纤维环还具有附着在头端和尾端椎体上的纤维，从而连接相邻的椎骨。因此，外环适用于抵抗高拉伸应力并最大限度地减少椎间盘突出。椎间盘最里面的部分是髓核。与含有相对较高比例的胶原蛋白的环状层不同，细胞核含有相对较高比例的蛋白聚糖。这些蛋白聚糖带负电荷；因此，蛋白聚糖分子之间的排斥及其亲水性通过将水拉入细胞核使椎间盘加压和水合，从而提供对轴向载荷或压缩的抵抗力终板通过钙化软骨与椎体牢固结合，具有压缩变形的能力。这有助于在轴向载荷时椎间盘和椎体之间的力分布。在屈伸等旋转负荷过程中，椎间盘会发生偏心变形。圆盘在凸起和压缩处承受拉应力，圆盘在凹处凸起（图 3.10）。一些研究评估了不同体位下腰椎的椎间盘内压力。一般来说，卧位的椎间盘内压力最小。当一个人上升到站立位置时，椎间盘承受身体的轴向载荷增加，这会提高椎间盘压力，但低于坐姿，尤其是当坐姿包括向前倾斜时。

3.5.2 关节突关节

关节突关节是平面滑动关节。关节表面被透明软骨覆盖，关节被滑膜内衬的关节囊包裹。因此，

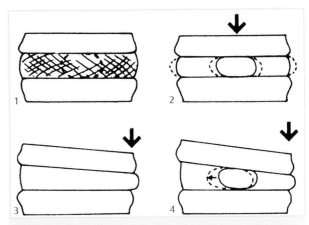

图 3.10　椎间盘承受轴向载荷和偏心载荷，髓核远离压缩侧

它们容易发生滑膜关节的任何疾病，例如退行性关节炎、类风湿性关节炎、痛风等。关节面空间定位和关节囊约束的结合使关节突关节在脊柱运动的抑制和引导中发挥重要作用。它们在抵抗平动力和扭转力方面特别重要。因为这些关节本质上是平面的，所以所提供的运动是平移。关节突方向和韧带与肌肉影响的组合产生了所谓的耦合运动。耦合运动是指沿着或围绕一个基本轴的运动与沿另一个基本轴或围绕另一个基本轴的必然运动共存，是一种正常现象。例如，在下颈椎，轴向旋转（绕 y 轴旋转）伴随着侧屈（绕 z 轴旋转）。例如，在颈椎（C3~C7）和通常的上胸椎，旋转伴随同侧侧屈，而在腰椎和腰骶关节中，旋转伴随对侧侧屈（图 3.11）。此外，枕寰关节与腰椎相似，寰枢关节主要包括轴向旋转，并伴有吻侧和尾侧定向平移。最后，胸椎表现为轴向旋转和侧屈，可出现在同侧或对侧。产生这种差异的原因包括个体差异、所测试的胸椎水平、与后凸顶点的接近程度以及是先引入旋转还是侧屈。

3.6　结论

脊柱具有独特的特性，以身体其他部位无法比拟的方式提供灵活性和稳定性。这取决于骨、韧带和肌肉系统之间的相互协调。然而，只有当所有组件都处于健康状态时，才可能实现最佳效率。伤害或损害这 3 个组成部分中的一个或多个将限制效率，无论轻微或灾难性的。作为脊柱医护专业人员，我们的职责是了解不同的脊柱系统是如何相互作用的，以及当这些相互作用不是最佳的时候如何进行干预。扎实的脊柱生物力学基础知识对于为脊柱疾病患者提供高质量的治疗至关重要。

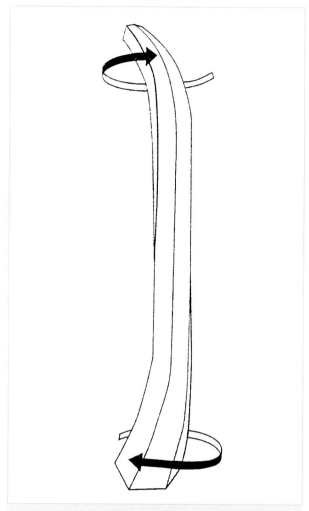

图 3.11 颈椎和腰椎耦合运动的示意图。注意旋转和侧屈是如何发生在颈椎的同一侧和腰椎的相反侧的

参考文献

[1] Benzel EC. Biomechanics of Spine Stabilization. Rolling Meadows, IL: American Association of Neurological Surgeons; 2001.

[2] White AA, Panjabi MM. Clinical Biomechanics of the Spine. 2nd ed. Philadelphia, PA: Lippincott; 1990.

[3] Norkin CC, Levangie PK, eds. Joint Structure and Function. 2nd ed. Philadelphia, PA: FA Davis; 1992.

[4] Daubs MD, Lenke LG, Bridwell KH, et al. Does correction of preoperative coronal imbalance make a difference in outcomes of adult patients with deformity? Spine. 2013; 38(6):476–483.

[5] Sparrey CJ, Bailey JF, Safaee M, et al. Etiology of lumbar lordosis and its pathophysiology: a review of the evolution of lumbar lordosis, and the mechanics and biology of lumbar degeneration. Neurosurg Focus. 2014; 36(5):E1.

[6] Buckwalter JA, Einhorn TA, Simon SR. Orthopaedic Basic Science, Biology and Biomechanics of the Musculoskeletal System. 2nd ed. Rosemont, IL: American Academy of Orthopaedic Surgeons; 2000.

[7] Moskovich R. Biomechanics of the cervical spine. In: Nordin M, Frankel VH, eds. Basic Biomechanics of the Musculoskeletal System. 3rd ed. Baltimore, MD: Lippincott Williams & Wilkins; 2001

[8] Giambini H, Salman Roghani R, Thoreson AR, Melton LJ, III, An KN, Gay RE. Lumbar trabecular bone mineral density distribution in patients with and without vertebral fractures: a case-control study. Eur Spine J. 2014; 23(6):1346–1353.

[9] Subramaniam V, Chamberlain RH, Theodore N, et al. Biomechanical effects of laminoplasty versus laminectomy: stenosis and stability. Spine. 2009; 34 (16):E573–E578.

[10] Healy AT, Lubelski D, Mageswaran P, et al. Biomechanical analysis of the upper thoracic spine after decompressive procedures. Spine J. 2014; 14(6):1010–1016.

[11] Sham ML, Zander T, Rohlmann A, Bergmann G. Effects of the rib cage on thoracic spine flexibility. Biomed Tech (Berl). 2005; 50(11):361–365.

[12] Ivicsics MF, Bishop NE, Püschel K, Morlock MM, Huber G. Increase in facet joint loading after nucleotomy in the human lumbar spine. J Biomech. 2014; 47(7):1712–1717.

[13] Spence KF, Jr, Decker S, Sell KW. Bursting atlantal fracture associated with rupture of the transverse ligament. J Bone Joint Surg Am. 1970; 52(3):543–549.

[14] Pool-Goudzwaard AL, Kleinrensink GJ, Snijders CJ, Entius C, Stoeckart R. The sacroiliac part of the iliolumbar ligament. J Anat. 2001; 199(Pt 4):457–463.

[15] Aihara T, Takahashi K, Ono Y, Moriya H. Does the morphology of the iliolumbar ligament affect lumbosacral disc degeneration? Spine. 2002; 27(14):1499–1503.

[16] Yamamoto I, Panjabi MM, Oxland TR, Crisco JJ. The role of the iliolumbar ligament in the lumbosacral junction. Spine. 1990; 15(11):1138–1141.

[17] McGill SM, Hughson RL, Parks K. Changes in lumbar lordosis modify the role of the extensor muscles. Clin Biomech (Bristol, Avon). 2000; 15(10):777–780.

[18] Biering-Sørensen F. Physical measurements as risk indicators for low-back trouble over a one-year period. Spine. 1984; 9(2):106–119.

[19] Claude LN, Solomonow M, Zhou BH, Baratta RV, Zhu MP. Neuromuscular dysfunction elicited by cyclic lumbar flexion. Muscle Nerve. 2003; 27(3):348–358.

[20] Taimela S, Kankaanpää M, Luoto S. The effect of lumbar fatigue on the ability to sense a change in lumbar position. A controlled study. Spine. 1999; 24 (13):1322–1327.

[21] Kettler A, Hartwig E, Schultheiss M, Claes L, Wilke HJ. Mechanically simulated muscle forces strongly stabilize intact and injured upper cervical spine specimens. J Biomech. 2002; 35(3):339–346.

[22] Denis F. The three column spine and its significance in the classification of acute thoracolumbar spinal injuries. Spine. 1983; 8(8):817–831.

[23] Lee JY, Vaccaro AR, Lim MR, et al. Thoracolumbar injury classification and severity score: a new paradigm for the treatment of thoracolumbar spine trauma. J Orthop Sci. 2005; 10(6):671–675.

[24] Whang PG, Patel AA, Vaccaro AR. The development and evaluation of the subaxial injury classification scoring system for cervical spine trauma. Clin Orthop Relat Res. 2011; 469(3):723–731.

[25] Oda I, Abumi K, Lü D, Shono Y, Kaneda K. Biomechanical role of the posterior elements, costovertebral joints, and rib cage in the stability of the thoracic spine. Spine. 1996; 21(12):1423–1429.

[26] Takeuchi T, Abumi K, Shono Y, Oda I, Kaneda K. Biomechanical role of the intervertebral disc and costovertebral joint in stability of the thoracic spine. A canine model study. Spine. 1999; 24(14):1414–1420.

[27] Oda I, Abumi K, Cunningham BW, Kaneda K, McAfee PC. An in vitro human cadaveric study investigating the biomechanical properties of the thoracic spine. Spine. 2002; 27(3):E64–E70.

[28] Brasiliense LB, Lazaro BC, Reyes PM, Dogan S, Theodore N, Crawford NR. Biomechanical contribution of the rib cage to thoracic stability. Spine. 2011; 36 (26):E1686–E1693.

[29] Hodges PW, Cresswell AG, Daggfeldt K, Thorstensson A. In vivo measurement of the effect of intra-abdominal pressure on the human spine. J Biomech. 2001; 34(3):347–353.

[30] Essendrop M, Andersen TB, Schibye B. Increase in spinal stability obtained at levels of intra-abdominal pressure and back muscle activity realistic to work situations. Appl Ergon. 2002; 33(5):471–476.

[31] Kramer J. Intervertebral Disc Disease: Causes, Diagnosis, Treatment, and Prophylaxis. 3rd ed. New York, NY: Georg Thieme Verlag; 2008:15–32, 43–54.

[32] Nachemson A. Towards a better understanding of low-back pain: a review of the mechanics of the lumbar disc. Rheumatol Rehabil. 1975; 14 (3):129–143.

[33] Wilke HJ, Neef P, Caimi M, Hoogland T, Claes LE. New in vivo measurements of pressures in the intervertebral disc in daily life. Spine. 1999; 24(8):755–762.

第 4 章　椎间盘源性腰痛的病理生理学及手术治疗

Mick J. Perez-Cruet, Charles D. Ray, Michael Y. Wang

王红强　李　昂 / 译

摘要

　　为了充分治疗慢性腰痛患者，了解腰痛的病理生理学至关重要。尽管需要进行进一步的基础科学和临床研究，但最近发现从退化椎间盘释放的炎症性神经刺激物质起着关键作用。本章将讨论椎间盘的解剖结构以及导致慢性背部和（或）腿部疼痛的椎间盘退变的病理生理学。

　　关键词：椎间盘退变，腰痛，椎间盘源性腰痛，炎症介质

4.1 引言

　　椎间盘是一个活跃的器官，其正常和病理解剖学是众所周知的，但正常和病理生理学还不太清楚。每个可移动节段之间的弹性盘允许脊椎动物以各种运动形式进行运动。椎间盘是一个高压系统，主要由可吸收水的、坚固、柔韧但基本上无弹性的胶原纤维的外部多层圆周带和被称为髓核的水凝胶内核组成。所含水凝胶的膨胀会产生高压，从而收紧环状纤维并保持椎间盘高度和弹性，就像轮胎中的空气收紧轮胎一样。椎间盘退变是一个缓慢而复杂的过程，涉及多个机械和生理因素。椎间盘源性腰痛由任何一种成分引起，但主要是由于化学反应的改变。当这种疼痛严重致残时，目前首选的治疗方法主要是手术，即融合术或全椎间盘置换术。

椎间盘生理学

　　椎间盘的胚胎学、发育解剖学和生理学是复杂的。椎间盘的纤维环与肌肉、骨骼和结缔组织一样起源于间充质。然而，髓核是从脊索发育而来的。椎间盘允许中轴骨的每个椎骨节段的动态运动。椎间盘主要由可吸收水的、柔性非弹性 I 型长胶原纤维（类似于韧带中的纤维）的多层环和凝胶状核心组成。纤维环提供了椎间盘连接到椎骨的方式。环状胶原纤维排列成环形带或叠片，以右向和左向成角的方式切向插入每个相邻的椎体（图 4.1）。纤维环内含有多聚蛋白聚糖、糖胺聚糖，这是一种蛋白质 - 糖复合凝胶，具有很强的吸湿性（即保水）。髓核凝胶膨胀的压力维持椎间盘内的压力，迫使每节椎骨分开并收紧外层环状纤维。这种作用为脊柱的每个椎间盘节段提供了主要的机械稳定性和灵活性。此外，纤维的成角度排列还可以保证运动节段在多个

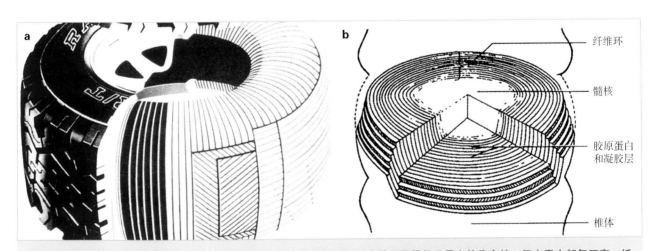

图 4.1　a. 多带束子午线轮胎示意图，显示周向、径向和切向纤维。这种配置提供了最大的稳定性，但由于内部气压高，纤维必须保持紧密。随着内部压力的损失，纤维环层片膨胀、脱黏、分层和解体。在每层纤维环层片之间有一层薄薄的柔性橡胶。b. 椎间盘示意图，显示多层环。I 型长胶原纤维牢固地附着在相邻的椎体上。纤维环通过髓核内部的膨胀而收紧，每层纤维环以右向或左向成角的方式切向随机构建，在所有自由度上提供节段的最大稳定性。凝胶的这种膨胀类似于轮胎内部的空气

平面中的分段稳定性和灵活性，使运动节段可以在 6 个自由度下发生。在分隔环形层状结构的薄层中也发现了相同的凝胶，凝胶保证了明显的弹性模量并分隔每层纤维环，减少了每层纤维环的扭转磨损。随着衰老或退化，髓核凝胶减少，而胶原蛋白含量，包括纤维化相对增加。

髓核内压力根据负荷不同为 2~10 个大气压，显然远高于正常动脉压，因此正常纤维环或髓核内不可能有内在的血管供应。腰椎间盘是人体最大的无血管结构。这个半密封的椎间盘室是厌氧的，氧饱和度约为 5%。只有最外部的 6 个纤维环环形层具有直接的小动脉供应，以及位于终板外侧的细小动脉供应。通常，小动脉总是伴随着小的游离神经末梢或 C 纤维，它们是痛觉的介质。这些直径为 2~6μm 的微小神经是多觉型感受器，可以对化学、热或机械刺激做出反应（图 4.2）。C 纤维对疼痛刺激反应剧烈且高度保守化，并作为预警系统，触发保护性反射，如局部肌肉收缩。正常完整的椎间盘是无痛的，即使细胞产生的无氧代谢物可以刺激外纤维环中的游离神经末梢或一些敏感结构。慢性腰背痛的一个

潜在原因可能是纤维环的破坏和这些神经末梢被源自髓核的突出物的刺激。此外，背根神经节（疼痛感觉的主要来源）与破裂的纤维环相对较近，也可能导致腰痛症状。

在日常活动中，椎间盘通常会因外界施加的载荷、躯干肌肉的收缩和重力而膨胀和收缩，导致高度上有 1~1.5mm 的变化或体积有约 15% 的变化。这种微弱的变化可以冲洗掉髓核凝胶中松散结合的游离水以及某些营养物质和副产物。髓核凝胶内牢固结合的水不会波动。纤维环内可以发生水和小分子物质的交换，但营养物质和代谢废物不会通过完整的纤维环；相反，这些物质的流动是通过终板薄而完整的软骨以及终板的微小（0.5mm）孔隙。物质的流动由终板内外的压力梯度和渗透压力梯度调节。通过这些孔隙的管状通道，只允许小分子进入细胞核和内环，而潜在有毒的厌氧副产物则从中排出。在这些通道的外端是小动脉组织团块，像原始的肾小球结构（图 4.3）。因此，物质进出髓核的通道受到严格控制，使分子量 < 200 000Da 的物质通过。由于体内酶会破坏髓核凝胶的吸湿性，因此该

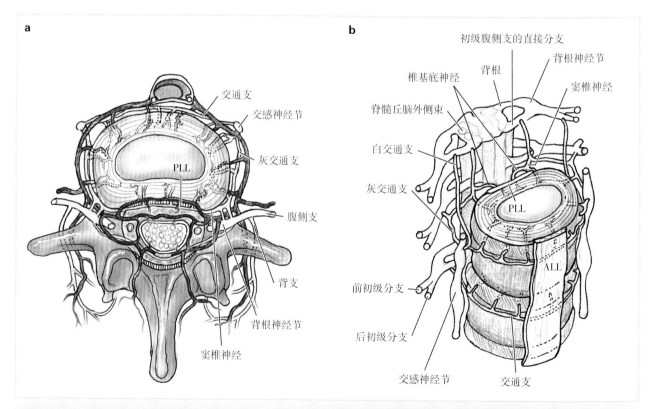

图 4.2 a、b. 纤维环外部的神经支配和伴随血管分布图，两者在纤维环周围伴随分布。灰支和伴随的体感神经一起从感觉神经节到自主神经节。小的游离神经末梢和小动脉以直角穿透纤维环的外层，然后在 6 个外环层内分支。ALL，前纵韧带；PLL，后纵韧带

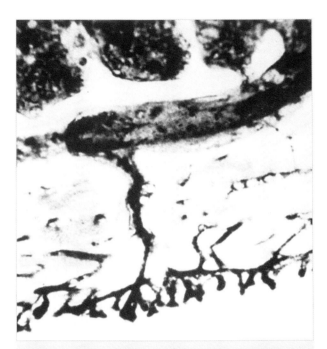

图 4.3　兔椎间盘终板的横截面显微照片，显示椎骨海绵体的大静脉通道和终板外的薄小动脉层。下行通道起源的小动脉组织块是等效的动脉微球体。下行管状通道穿过骨和软骨终板，营养物质和废物可以双向通过

进出通道可作为抑制酶通过的保护屏障。终板的这些微球体渗透性的变化将导致髓核凝胶的结构和行为发生变化，进而导致其机械行为和纤维环紧密的变化，从而改变整个节段的稳定性。潜在地保护和补充髓核凝胶可以保持脊柱稳定性并防止椎间盘源性腰痛。

随着年龄的增长，髓核内的水分逐渐流失，导致椎间盘退变和椎间盘间隙塌陷。该过程可以采用 Thompson 系统分级（图 4.4）。椎间盘退变的过程可以通过针刺兔纤维环的动物模型来模拟，从而模仿人类纤维环撕裂的情况（图 4.5）。

细胞核和纤维环内积累的厌氧代谢产物具有潜在的神经毒性。乳酸在这种厌氧环境中积聚特别多。当内部 pH 低于 6.2 时，髓核凝胶和内部纤维环的再生停止。这是椎间盘退行性级联反应的主要因素。其他代谢产物，如金属蛋白酶、溶基质素和磷脂酶 A2，会逐渐积聚并且也具有神经毒性。因此，当椎间盘像汽车轮胎一样失去其内部膨胀压力并且其侧壁发生膨胀时，就可能会发生撕裂。这个过程很像轮胎失去内部气压和变平。在椎间盘中，如果全层纤维环发生径向撕裂，神经毒素可能会逸出，并可能到达并刺激纤维环外层中的游离神经末梢，导致腰背部疼痛，通常是根性腿痛（图 4.4）。

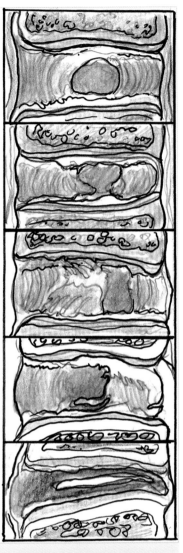

1 级
正常

2 级
纤维组织延伸到髓核

3 级
纤维环内软骨样分层及髓核内大量纤维组织

4 级
核裂和局灶性环状破裂

5 级
裂隙通过髓核和纤维环全层

图 4.4　随着椎间盘老化观察到的髓核完整性逐渐丧失，并使用 Thompson 系统进行分级。插图从上到下显示了 1~5 级，椎间盘退化逐渐严重

植物和动物细胞壁都含有磷脂，有助于调节细胞水分的丢失。当细胞死亡、破裂或磨损时，必须溶解剩余的细胞壁脂质碎片，以便通过循环将其清除。作为对细胞壁破坏的响应，一种限速磷脂酶 A2 被释放，将不溶性细胞壁脂质转化为可溶性花生四烯酸，但同时也会释放前列腺素和白三烯，这两者都是炎症和疼痛的驱动因素。磷脂酶 A2 水平与组织损伤程度有关。由于椎间盘髓核基本上是封闭的，磷脂酶 A2 的积累水平高于任何其他组织。在加州大学圣地亚哥分校的一项试验中，对正常和退化的椎间盘注射生理盐水进行椎间盘造影。将相同患者经过椎间盘造影后的生理盐水注射到大鼠的双侧坐骨神经中。将生理盐水注射到具有正常椎

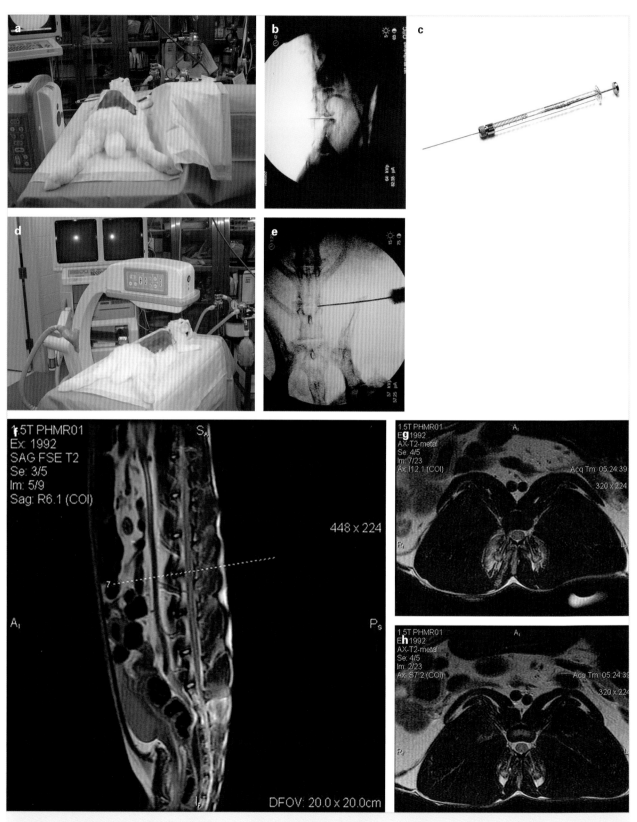

图 4.5　在透视引导下细针穿刺兔纤维环（a~f），以诱导椎间盘退变（g、h）

间盘形态来源的坐骨神经仅产生轻度炎症，而注射到退行性椎间盘则严重破坏坐骨神经，使动物部分瘫痪。因此，退化椎间盘中的有毒物质，即使是亚微观含量，也可以通过运动在椎间盘环状撕裂处泵出，并导致严重的致残性腰背痛。此外，如果附近的神经节也被触及，可能会出现永久性损伤、肢体感觉改变。在一些具有微小环状放射状撕裂的患者中注射少于 0.5mL 的生理盐水或 X 线可见的对比染料后，再现一致的致残性腰部或腿部疼痛印证了这一点。

4.2 椎间盘的结构和生理学

Urban 和 McMullin 在牛津大学研究了椎间盘退变的生理学。以下对椎间盘成分的分析和描述部分来自他们的工作。与前面的讨论一致，他们强调"椎间盘支撑压缩载荷并允许屈曲、弯曲和扭转的能力取决于构成该组织的主要大分子的组织和组成"。胶原纤维在体内很常见，但构成细胞核凝胶的蛋白聚糖以及环形纤维层之间的薄柔性层是独一无二的。蛋白聚糖的分子结构类似于羽毛，其中心是透明质酸，一种强大的吸水性材料。糖胺聚糖的延伸叶状体通过氨基连接到透明质酸核心。相当松散的羽毛状布局允许大量的游离水被自由地捕获。这是唯一一个在外力变化下水可以进出的髓核。然而，被透明质酸结合的水不能自由移动。

椎间盘内存在多种胶原亚型。椎间盘胶原蛋白的主要成分是 I 型和 II 型胶原蛋白。最近，已经发现 IX 型胶原蛋白突变与加速的早期椎间盘退化和脊椎滑脱有关。IX 型胶原蛋白在 II、IX 和 XI 型胶原蛋白的交联中至关重要，并且还参与椎间盘和椎骨终板之间的黏附。具体而言，在流行病学和双胞胎研究中，编码 COL9A2 和 COL9A3 的基因的色氨酸突变与同时伴有该遗传风险因素的从事某些职业的人等产生的机械压力发生协同作用。在 IX 型胶原蛋白异常的 Stickler 综合征患者中发现了许多骨骼异常，包括早期椎间盘退变。

髓核内还有某些较短的胶原纤维。它们更精细且分布比较松散，为原本可自由移动的髓核凝胶提供最小的结构附着点，保证其结构完整性。脊柱负荷的变化会改变椎间盘内的水分及其高度；事实上，在没有外加载荷的情况下，例如在反重力空间，宇航员的椎间盘高度会急剧增加。溶质、营养物和废物进出蛋白聚糖的运动也与其离子电荷有关。椎间盘内的活细胞仅占其体积的 1%，参与受损细胞、蛋白聚糖、胶原纤维、各种酶和平衡抑制剂的合成

与复制。椎间盘的退行性级联反应不仅与终板和渗透性变化有关，而且与椎间盘内这些活细胞无法产生、维持、修复椎间盘组织和复杂的椎间盘基质有关。

4.3 代谢变化、椎间盘退变和椎间盘源性疼痛

椎间盘内细胞的代谢受多种因素影响。尼古丁是一种强血管收缩剂，因此节段动脉的粥样硬化和吸烟会加剧对血管床损害。椎间盘终板的硬化也导致局部血管通路受阻。椎间盘总是受到外界力的作用，在可承受的力范围内，椎间盘细胞以及椎骨通过细胞增殖和强化来应对增加的负荷，然而，在过度和长时间力量的作用下，可能会出现椎体、终板、椎间盘和椎间盘内细胞的变性。椎间盘负荷的重大变化，即使只有 20s 或更短的时间，也可能改变椎间盘内的代谢活动长达数小时，具有血管供应的纤维环外层不容易受到影响。除了改变椎间盘高度外，静态负荷还会改变局部体液和营养平衡，进而可能影响蛋白多糖的产生和局部渗透平衡。因此，椎间盘更适合四足爬行姿势而不是双足站立姿势。

根据 Wolff 定律，两足动物正常的晶状体形状的椎间盘内腔主要是富含水的髓核。椎间盘髓核因失去结合水的能力和收缩导致退化（这一过程称为失水），进而导致终板变窄、更平坦。同时，椎间盘内细胞也可以通过产生代谢生长因子和细胞因子来刺激椎间盘生长和再生，尽管这些细胞的能力尚不完全清楚。总之，椎间盘退化涉及胶原蛋白和蛋白聚糖等基质，通常始于纤维环撕裂或终板营养途径受阻，然后经过一系列机械或病理生理方式的改变，最终椎间盘会失去作用。

椎间盘的渐进性损伤和老化通常发生在晚年，异常损害常发生在外伤或某些代谢变化之后。除了对游离神经末梢的化学刺激作用为椎间盘源性疼痛的来源之外，其他因素也可能导致慢性腰背痛。当椎间盘退变和隆起引起纤维环发生拉伸时，外层纤维中的游离神经末梢也会受到刺激。尽管如此，绝大多数退化的椎间盘本质上是无痛的，这可能与外层纤维环中游离神经末梢的位置、浓度和分布的变化有关。当然，除了椎间盘之外，腰背痛还有许多潜在的来源。小关节、骶髂关节和背部肌肉组织等结构也可能是疼痛产生的来源。

当椎间盘源性疼痛变得严重致残时，令人满意的治疗方式主要是通过椎间融合或用人工椎间盘置换来去除退变的椎间盘。

4.4 椎间盘源性腰痛的手术治疗

有大量文献支持椎间盘源性腰痛的手术治疗。然而，缺乏一个相对清楚的证据能够明确那些椎间盘源性腰痛患者可能受益于手术干预。一项研究表明，通过椎间盘造影和 CT 来识别难治性椎间盘源性腰痛患者可能受益于椎间融合手术。椎间融合用骨移植材料代替退化的髓核，可能对这些患者有益，因为髓核近乎代表了疼痛发生的来源。43 例连续出现顽固性慢性腰痛且对常规治疗无反应的患者接受了腰椎间盘造影术，随后对注射的椎间盘节段进行了 CT 研究。一致性疼痛被定义为具有相似特征和位置的腰痛，强度 > 8 分（满分 10 分）。潜在的椎间融合患者是那些不超过两个连续水平的纤维环撕裂并且在 CT 上显示椎间盘造影阳性，以及至少一个节段阴性对照（椎间盘具有完整的纤维环）的人群。总共检查了 129 个椎间盘，其中 126 个椎间盘造影是阳性，其余 3 个以前融合过（表 4.1）。结果显示，伴随相应节段疼痛的患者注射药物的剂量 [（1.91 ± 1.19）mL] 显著高于那些没有相应节段疼痛的患者 [（1.58 ± 1.05）mL，$P < 0.05$]。此外，纤维环撕裂患者 [（2.01 ± 1.28）mL] 的注射药物量显著高于无纤维环撕裂患者 [（1.25 ± 0.54）mL，$P < 0.001$]（图 4.6）。

进行腰椎间盘造影和椎间盘造影后 CT 检查的目的是确定患者椎间盘源性疼痛的来源并确定进行椎间融合术的节段（图 4.7）。通过微创 TLIF、极外侧或 ALIF 方法进行的椎间融合治疗是针对具有一级或二级纤维环撕裂和相应节段疼痛的患者进行的，但是他们同时得具有至少一个节段阴性对照（图 4.8）。

那些在所有注射节段均出现纤维环撕裂并且在椎间盘造影中出现一致或不一致疼痛的患者不认为是理想的手术候选者，这些患者可接受一些疼痛保守治疗，包括硬膜外类固醇注射、小关节阻滞、物理治疗、脊神经根切断术等（图 4.9）。

以这种方式评估和治疗的患者具有良好的治疗结局，术后视觉模拟量表（VAS）评分、Oswestry 残疾指数（ODI）以及身体和心理 36 项简式量表（SF-36）分数均明显改善。表 4.2 显示出通过腰椎间盘造影术评估椎间盘源性疼痛并指导进行椎间融合手术后患者临床评价指标显著改善（VAS、SF-36 和 ODI）。

该研究表明，通过椎间盘造影术和术后 CT，相应节段的椎间盘源性疼痛和环状撕裂之间存在显著关联。椎间盘造影结合 CT 可以成为确定病理性椎间盘源性腰痛位置的可靠诊断工具。因此，基于阳性椎间盘造影术和阳性纤维环撕裂与椎间盘造影阴性对照的融合手术可以明显改善症状和功能。

表 4.1 研究结果

	腰椎水平		
	L3~L4	L4~L5	L5~S1
疼痛评分	4.84 ± 4.10	7.36 ± 4.97	9.30 ± 3.98
相应节段疼痛	9（20.9%）	21（50.0%）	33（80.5%）
纤维环撕裂	20（43.9%）	33（78.6%）	34（79.1%）
被推荐融合	6	18	30

注意：共检查了 129 个椎间盘节段，其中 126 个椎间盘处于危险中，其余 3 个先前已融合

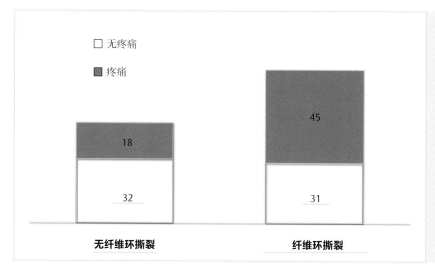

图 4.6 显示有相应节段疼痛患者的注射药物量 [（1.91 ± 1.19）mL] 显著高于无相应节段疼痛患者的注射药物量 [（1.58 ± 1.05）mL，$P < 0.05$]。此外，纤维环撕裂患者的注射药物量 [（2.01 ± 1.28）mL] 显著高于无纤维环撕裂患者 [（1.25 ± 0.54）mL，$P < 0.001$]

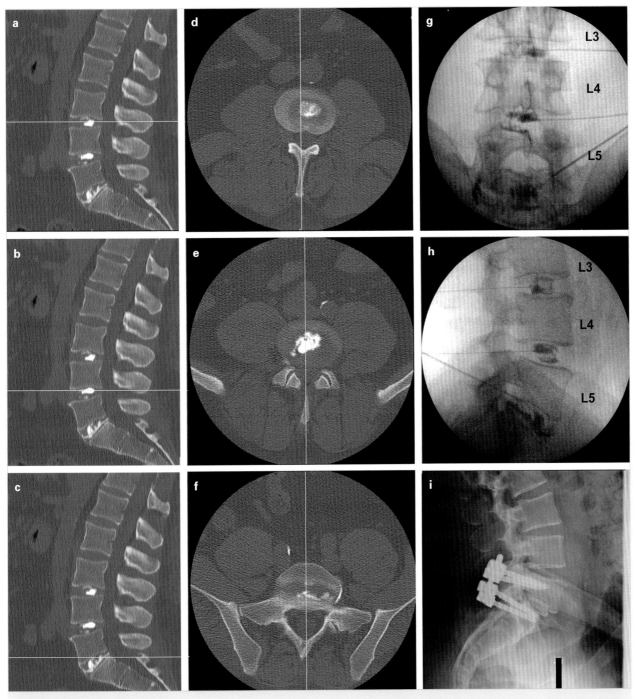

图 4.7　腰椎间盘造影。矢状位 CT（a~c）、相应的轴位 CT（d~f）。正位（g）和侧位（h）X 线片显示 L3~L4 和 L4~L5 水平处完整的纤维环和 L5~S1 水平纤维环撕裂。患者在 L5~S1 水平注射时有相应的疼痛，在 L3~L4 和 L4~L5 水平注射时出现不一致或轻微的疼痛。L5~S1 微创 TLIF 术后侧位 X 线片（i）。患者的临床结果极好

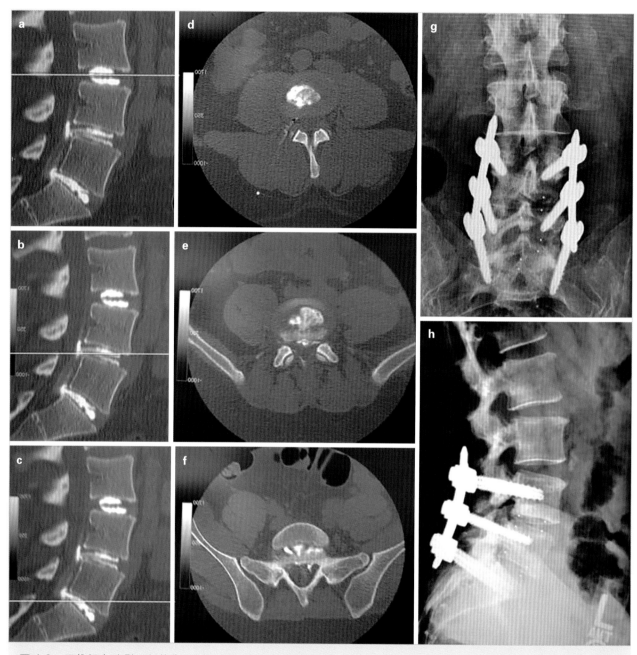

图4.8 腰椎间盘造影。矢状位CT（a~c），相应的轴位CT（d~f），显示L3~L4水平的完整纤维环（AF）和L4~L5与L5~S1处纤维环撕裂。患者在L4~L5和L5~S1水平注射时有一致的疼痛，在L3~L4水平注射时出现不一致或轻微的疼痛。术后正位（g）和侧位（h）X线片，其中进行L4~L5和L5~S1微创TLIF。患者具有较好的临床结果，腰部疼痛得到缓解，并恢复了全职工作

4.5 结论

通过组织移植、注射细胞因子和生长因子或椎间盘来替换受损髓核必须考虑到椎间盘退变后局部不利的微环境。在置入新细胞或组织之前，可能需要首先改变不利的微环境；否则，移植物将难逃原始椎间盘相同的命运。如前所述，退行性椎间盘疾病不仅涉及所包含的组织，还涉及终板及其微血管，目前无法更换或修复。因此，未来对椎间盘置换疗法的研究将需要一种多模态的方法。目前，正在进行研究以干细胞再生椎间盘的可行性。未来的生物椎间盘修复研究为临床医生和患者提供了令人兴奋的选择，但对脊柱外科这个不断发展的领域的研究需要仔细的、客观的和前瞻性的多中心临床试验。

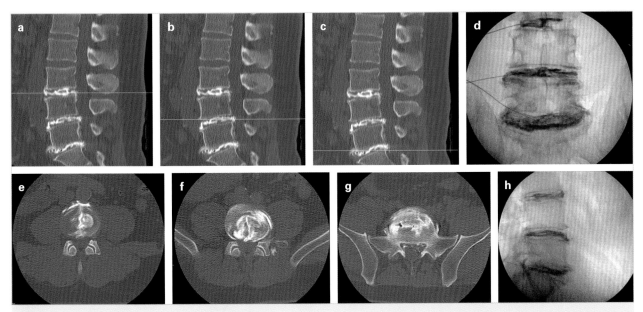

图 4.9　腰椎间盘造影。矢状位 CT（a~c），相应的轴位 CT（e~g），显示所有注射水平的纤维环（AF）撕裂和相应的正位（d）与侧位（h）X 线片。患者在所有注射水平均有一致或不一致的疼痛。该患者没有接受手术干预，而是接受了非手术疼痛管理

表 4.2　术后结果

	术前	2 周	6 个月	≥ 12 个月
VAS	7.9 ± 2.8	4.8 ± 2.4	4.5 ± 3.1	4.0 ± 2.7
P 值		0.018	0.025	0.013
SF-36	39.8 ± 9.3	43.6 ± 8.4	53.6 ± 9.7	52.0 ± 8.5
P 值		0.239	0.009	0.018
ODI	52.5 ± 9.3	36.6 ± 11.5	32.2 ± 18.3	28.3 ± 16.9
P 值		0.010	0.020	0.009

注意：椎间盘源性腰痛患者术后通过 VAS、SF-36 和 ODI 评分，术前通过椎间盘造影术进行评估

参考文献

[1]　Adams MA, Hutton WC. Gradual disc prolapse. Spine. 1985; 10(6):524–531.

[2]　Butler WF. Comparative anatomy and development of the mammalian disc. In: Ghosh P, ed. The Biology of the Intervertebral Disc. Boca Raton, FL: CRC Press; 1989:84–108.

[3]　Cassidy JD, Yong-Hing K, Kirkaldy-Willis WH, Wilkinson AA. A study of the effects of bipedism and upright posture on the lumbosacral spine and paravertebral muscles of the Wistar rat. Spine. 1988; 13(3):301–308.

[4]　Holm S, Maroudas A, Urban JP, Selstam G, Nachemson A. Nutrition of the intervertebral disc: solute transport and metabolism. Connect Tissue Res. 1981; 8(2):101–119.

[5]　Keller TS, Hansson TH, Holm SH, Pope MM, Spengler DM. In vivo creep behavior of the normal and degenerated porcine intervertebral disk: a preliminary report. J Spinal Disord. 1988; 1(4):267–278.

[6]　Oegema TR, Jr. Biochemistry of the intervertebral disc. Clin Sports Med. 1993; 12(3):419–439.

[7]　Thompson JP, Oegema TR, Jr, Bradford DS. Stimulation of mature canine intervertebral disc by growth factors. Spine. 1991; 16(3):253–260.

[8]　Oki S, Matsuda Y, Itoh T, Shibata T, Okumura H, Desaki J. Scanning electron microscopic observations of the vascular structure of vertebral end-plates in rabbits. J Orthop Res. 1994; 12(3):447–449.

[9]　Urban JPG, McMullin JF. Swelling pressure of the inervertebral disc: influence of proteoglycan and collagen contents. Biorheology. 1985; 22(2):145–157.

[10]　Boos N, Wallin A, Gbedegbegnon T, Aebi M, Boesch C. Quantitative MR imaging of lumbar intervertebral disks and vertebral bodies: influence of diurnal water content variations. Radiology. 1993; 188(2):351–354.

[11]　Paajanen H, Lehto I, Alanen A, Erkintalo M, Komu M. Diurnal fluid changes of lumbar discs measured indirectly by magnetic resonance imaging. J Orthop Res. 1994; 12(4):509–514.

[12]　Matsumoto T, Kawakami M, Kuribayashi K, Takenaka T, Tamaki T. Cyclic mechanical stretch stress increases the growth rate and collagen synthesis of nucleus pulposus cells in vitro. Spine. 1999; 24(4):315–319.

[13]　Sztrolovics R, Alini M, Roughley PJ, Mort JS. Aggrecan degradation in human intervertebral disc and articular cartilage. Biochem J. 1997; 326(Pt 1):235–241.

[14]　Whalen JL, Parke WW, Mazur JM, Stauffer ES. The intrinsic vasculature of developing vertebral end plates and its nutritive significance to the intervertebral discs. J Pediatr Orthop. 1985; 5(4):403–410.

[15]　Bartels EM, Fairbank JC, Winlove CP, Urban JP. Oxygen and lactate concentrations measured in vivo in the intervertebral discs of patients with scoliosis and back pain. Spine. 1998; 23(1):1–7, discussion 8.

[16]　Ohshima H, Urban JP. The effect of lactate and pH on proteoglycan and protein synthesis rates in the intervertebral disc. Spine. 1992;

17(9):1079–1082.

[17] Bogduk N, Tynan W, Wilson AS. The nerve supply to the human lumbar intervertebral discs. J Anat. 1981; 132(Pt 1):39–56.

[18] Goupille P, Jayson MI, Valat JP, Freemont AJ. Matrix metalloproteinases: the clue to intervertebral disc degeneration? Spine. 1998; 23(14):1612–1626.

[19] Saal JS, Franson RC, Dobrow R, Saal JA, White AH, Goldthwaite N. High levels of inflammatory phospholipase A2 activity in lumbar disc herniations. Spine. 1990; 15(7):674–678.

[20] Oki S, Matsuda Y, Itoh T, Shibata T, Okumura H, Desaki J. Scanning electron microscopic observations of the vascular structure of vertebral end-plates in rabbits. J Orthop Res. 1994; 12(3):447–449.

[21] Brown JW. Crew height measurement. The Apollo-Soyuz test project: Medical report. NASA SP411, 1977.

[22] Hutton WC, Elmer WA, Boden SD, et al. The effect of hydrostatic pressure on intervertebral disc metabolism. Spine. 1999; 24(15):1507–1515.

[23] Roberts S, Menage J, Urban JP. Biochemical and structural properties of the cartilage end-plate and its relation to the intervertebral disc. Spine. 1989; 14 (2):166–174.

[24] Ishihara H, McNally DS, Urban JP, Hall AC. Effects of hydrostatic pressure on matrix synthesis in different regions of the intervertebral disk. J Appl Physiol (1985). 1996; 80(3):839–846.

[25] Wilke HJ, Neef P, Caimi M, Hoogland T, Claes LE. New in vivo measurements of pressures in the intervertebral disc in daily life. Spine. 1999; 24(8):755–762.

[26] Sheikh H, Zakharian K, De La Torre RP, et al. In vivo intervertebral disc regeneration using stem cell-derived chondroprogenitors. J Neurosurg Spine. 2009; 10(3):265–272.

[27] Ray CD. The artificial disc: introduction, history, and socioeconomics. In: Weinstein JN, ed. Clinical Efficacy and Outcome in the Diagnosis and Treatment of Low Back Pain. New York, NY: Raven Press; 1992:205–225.

[28] Anderson MW. Lumbar discography: an update. Semin Roentgenol. 2004; 39(1):52–67.

[29] Bachmeier B, Nerlich A, Weiler C, Paesold G, Jochum M, Boos N. Analysis of tissue distribution of TNF-alpha, TNF-alpha-receptors, and the activating TNF-alpha-converting enzyme suggests activation of the TNF-alpha system in the aging intervertebral disc. Ann N Y Acad Sci. 2007; 1096:44–54.

[30] Block AR, Vanharanta H, Ohnmeiss DD, Guyer RD. Discographic pain report. Influence of psychological factors. Spine. 1996; 21(3):334–338.

[31] Boden SD, Davis DO, Dina TS, Patronas NJ, Wiesel SW. Abnormal magneticresonance scans of the lumbar spine in asymptomatic subjects. A prospective investigation. J Bone Joint Surg Am. 1990; 72(3):403–408.

[32] Borthakur A, Maurer PM, Fenty M, et al. T1ρ magnetic resonance imaging and discography pressure as novel biomarkers for disc degeneration and low back pain. Spine. 2011; 36(25):2190–2196.

[33] Chen JY, Ding Y, Lv RY, et al. Correlation between MR imaging and discography with provocative concordant pain in patients with low back pain. Clin J Pain. 2011; 27(2):125–130.

[34] Derby R, Kim BJ, Lee SH, Chen Y, Seo KS, Aprill C. Comparison of discographic findings in asymptomatic subject discs and the negative discs of chronic LBP patients: can discography distinguish asymptomatic discs among morphologically abnormal discs? Spine J. 2005; 5(4):389–394.

[35] Deyo RA, Weinstein JN. Low back pain. N Engl J Med. 2001; 344(5):363–370.

[36] Eck JC, Sharan A, Resnick DK, et al. Guideline update for the performance of fusion procedures for degenerative disease of the lumbar spine. Part 6: discography for patient selection. J Neurosurg Spine. 2014; 21(1):37–41.

[37] Gill K, Blumenthal SL. Functional results after anterior lumbar fusion at L5-S1 in patients with normal and abnormal MRI scans. Spine. 1992; 17(8):940–942.

[38] Lim CH, Jee WH, Son BC, Kim DH, Ha KY, Park CK. Discogenic lumbar pain: association with MR imaging and CT discography. Eur J Radiol. 2005; 54(3):431–437.

[39] Margetic P, Pavic R, Stancic MF. Provocative discography screening improves surgical outcome. Wien KlinWochenschr. 2013; 125(19–20):600–610.

[40] McCarron RF, Wimpee MW, Hudkins PG, Laros GS. The inflammatory effect of nucleus pulposus. A possible element in the pathogenesis of low-back pain. Spine. 1987; 12(8):760–764.

[41] Mummaneni PV, Dhall SS, Eck JC, et al. Guideline update for the performance of fusion procedures for degenerative disease of the lumbar spine. Part 11: interbody techniques for lumbar fusion. J Neurosurg Spine. 2014; 21(1):67–74.

[42] Nachemson A, Elfström G. Intravital dynamic pressure measurements in lumbar discs. A study of common movements, maneuvers and exercises. Scand J Rehabil Med Suppl. 1970; 1:1–40.

[43] Nesson S, Yu M, Zhang X, Hsieh AH. Miniature fiber optic pressure sensor with composite polymer-metal diaphragm for intradiscal pressure measurements. J Biomed Opt. 2008; 13(4):044040.

[44] Ohtori S, Inoue G, Miyagi M, Takahashi K. Pathomechanisms of discogenic low back pain in humans and animal models. Spine J. 2015; 15(6):1347–1355.

[45] Perez-Cruet M, Beisse R, Pimenta L, Kim D. Minimally Invasive Spine Fusion: Techniques and Operative Nuances. London: CRC Press; 2011.

[46] Simmons JW, Emery SF, McMillin JN, Landa D, Kimmich SJ. Awake discography. A comparison study with magnetic resonance imaging. Spine. 1991; 16 (6) Suppl:S216–S221.

[47] Sivan SS, Merkher Y, Wachtel E, Urban JP, Lazary A, Maroudas A. A needle micro-osmometer for determination of glycosaminoglycan concentration in excised nucleus pulposus tissue. Eur Spine J. 2013; 22(8):1765–1773.

[48] Tong H, Carson J, Haig A, Quint D, Choksi V, Yamakawa K. Magnetic resonance imaging of the lumbar spine in asymptomatic older adults. J Back Musculoskelet Rehabil. 2006; 19:1–6.

[49] Weishaupt D, Zanetti M, Hodler J, Boos N. MR imaging of the lumbar spine: prevalence of intervertebral disk extrusion and sequestration, nerve root compression, end plate abnormalities, and osteoarthritis of the facet joints in asymptomatic volunteers. Radiology. 1998; 209(3):661–666.

[50] Wiesel SW, Tsourmas N, Feffer HL, Citrin CM, Patronas N. A study of computer-assisted tomography. I. The incidence of positive CAT scans in an asymptomatic group of patients. Spine. 1984; 9(6):549–551.

[51] Zuo J, Joseph GB, Li X, et al. In vivo intervertebral disc characterization using magnetic resonance spectroscopy and T1ρ imaging: association with discography and Oswestry Disability Index and Short Form-36 Health Survey. Spine. 2012; 37(3):214–221.

[52] Xi MA, Tong HC, Fahim DK, Perez-Cruet M. Using provocative discography and computed tomography to select patients with refractory discogenic low back pain for lumbar fusion surgery. Cureus. 2016; 8(2):e514.

[53] Beeravolu N, Brougham J, Khan I, McKee C, Perez-Cruet M, Chaudhry GR. Human umbilical cord derivatives regenerate intervertebral disc. J Tissue Eng Regen Med. 2016.

第 5 章　腰痛的病理生理学

Jorge Mendoza-Torres, Mick J. Perez-Cruet

王红强 / 译

摘要

本章回顾了腰痛的定义以及导致腰痛的一些病理生理因素。腰痛有多种来源，包括神经根、椎间盘、韧带、关节面、骶髂关节、骨骼和肌肉组织。微创脊柱外科医生的目标是确定疼痛的来源，以便可以通过微创手术而彻底解决疼痛。治疗那些与患者症状无关的脊柱节段或区域可能会导致医源性组织损伤并导致患者预后不佳。因此，了解腰痛疾病的病理生理学对于患者的成功治疗至关重要。

关键词：腰痛，病理生理学，病因学，重点治疗，伤害感受器，解剖学

5.1 引言

腰痛仍然是一个主要的全球健康问题，也是导致残疾的主要原因。为了更好地了解腰痛的复杂性并确定潜在的治疗目标，之前的研究已经调查了与腰痛的病程和严重程度以及残疾相关的患者特征。迄今为止确定的因素包括高基线水平的疼痛和残疾、高龄、肥胖、吸烟、失业、一般健康状况不佳、抑郁、焦虑和广泛的疼痛。

5.2 腰痛的定义

国际疼痛研究协会将腰椎疼痛定义为在最后一个胸椎棘突、第一个骶骨棘突和竖脊肌外侧缘所界定的区域内任何地方感觉到的疼痛（图 5.1a、b）。他们将骶椎疼痛定义为疼痛在第一骶椎棘突、骶尾关节和髂后上棘以内区域的疼痛。

根据这些定义，腰痛可以定义为腰椎疼痛或骶椎疼痛或两者的任意组合。这个定义的意义与其说是确定什么是腰痛，不如说是确定什么不是腰痛。

后胸痛不是腰痛，而是胸椎痛（图 5.1c）。对于胸椎痛，鉴别诊断与腰痛不同，并且适用不同的证据基础。

臀部区域的疼痛，不包括腰椎或骶骨，不构成腰痛（图 5.1d）。这种类型的疼痛可能起源于髋关节和周围结构（例如，骶髂关节）。腰部疼痛不是腰痛，可能是由泌尿系统或其他内脏引起的（图 5.1d）。

5.3 外周疼痛机制

疼痛已按持续时间（急性与慢性）、部位（浅表、深部、骨骼、肌肉或内脏）和原因或类型（炎症、神经性、癌症）进行分类。一般来说，无论如何进行分类，伤害感受器活动的激活是疼痛体验的基础。

伤害感受器的解剖

伤害感受器是理解疼痛机制和管理疼痛的关键角色。

伤害感受器是感觉神经元，其细胞体位于背根、三叉神经或结节神经节。从这些神经节产生的所有感觉神经元都是假单极神经元，其中枢突终止于中枢神经系统（CNS，脊髓背角），外周突终止于周边目标，例如皮肤、肌肉或内脏（表 5.1）。据说伤害感受器具有"自由"（未封装）神经末梢，因为这些传入神经的外周末梢似乎与任何特定的细胞类型无关。

伤害感受器需要 4 个不同的过程来向中枢神经系统传达有关影响外周组织的有害刺激的信息：

（1）来自刺激（机械、热或化学）的"能量"必须转换为电信号。该过程称为信号转导，导致外围端子产生电位或去极化。

（2）发生器电位必须启动动作电位，即构成神经系统电活动基本单位的膜电位的快速"全有或全无"变化。

（3）动作电位必须成功地从外围终端传播到中央终端。

（4）侵入中央末端的传播动作电位必须驱动细胞内钙离子的充分增加，以释放足够的递质，从而在二级神经元中再次启动整个过程。

不同的蛋白质组是这些过程的基础，因此这是各种治疗干预的目标。

位于脊髓背角的初级传入神经突触前神经末梢代表了治疗干预的部位。初级传入纤维将疼痛信号传递到脊髓并拥有许多受体系统，这些受体系统可以通过减少递质释放来减少这种传递，例如 α2- 肾上腺素能、甘氨酸能、5- 羟色胺能、阿片能和 GABA

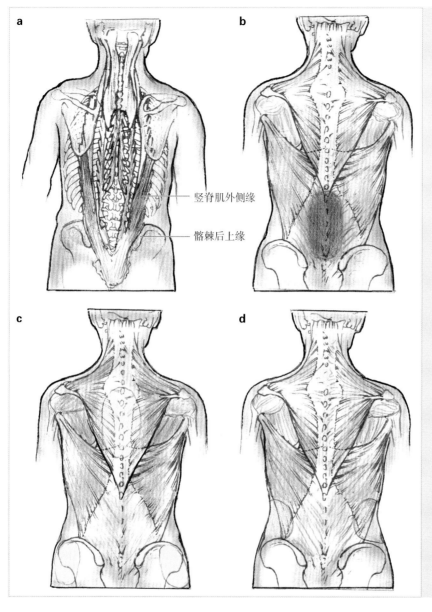

竖脊肌外侧缘

髂棘后上缘

图5.1　a、b.腰痛的位置。c、d.什么不是腰痛

能受体以及对局部麻醉剂敏感的离子通道和抗惊厥药，包括电压门控钙、钠和钾通道。

5.4　脊髓和脊髓上结构

Aδ 和 C 纤维神经元主要分布于脊髓背角的Ⅰ、Ⅱ和Ⅴ层内突触。这些初级传入神经释放激活脊髓二级投射神经元的神经递质和神经肽。通过脊髓的疼痛传递可能受到内源性下行疼痛抑制系统的调节，并可能受到外源性药物的影响。这种下行疼痛抑制系统的主要组成部分是以下"三联征"：

（1）中脑导水管周围灰质（PAG）。

（2）延脑头端腹内侧区（RVM）。

（3）背侧脑桥被盖（DLPT），包括蓝斑（LC）和A7核。

PAG 是阿片类药物全身给药后产生镇痛作用的重要部位。内源性阿片样物质（Met5）-脑啡肽存在于该细胞核内，并且每个亚型的阿片样物质受体存在于该区域中。PAG 为 RVM 和脑干去甲肾上腺素能核 LC 和 A7 提供密集的投射。尽管这些区域中的每一个神经元都有到脊髓的直接投射，但有人认为它们到 RVM 的投射是这些区域调节疼痛的重要组成部分。RVM 可以作为中继核，通过更多的中脑头端结构产生抗伤害感受，但它在脊髓水平抑制伤害感受传递中也起主要作用。伤害性反射行为的抑制被认为是由 RVM 神经元的轴突介导的，这些轴突

表 5.1　腰痛发生器

椎间盘	骨	神经根	脊柱肌肉
纤维环外侧 1/3 由不同的疼痛神经纤维支配	疼痛可能是由正常骨骼环境中的外伤性骨折引起的	次要压缩： ·椎间盘突出 ·侧隐窝狭窄	疼痛可由机械压力或拉伸引起，休息后可缓解
髓核内的软骨细胞产生磷脂酶 A2，它调节花生四烯酸级联反应并在炎症部位从细胞膜释放花生四烯酸	病理性骨折可能由以下原因引起： ·骨质疏松症 ·多发性骨髓瘤 ·Paget 病 ·原发性脊柱肿瘤 ·转移性脊柱肿瘤 ·骨髓炎	神经根炎可能表现为周围神经根运动和感觉异常	无氧运动导致潜在有毒代谢物的积累
磷脂酶 A2 产生膜不稳定产物（不饱和脂肪酸），导致膜损伤和水肿			缺血导致间歇性跛行
脊柱韧带	小关节	骶髂关节	内脏来源
长期提升可能会对脊柱韧带复合体（冈上肌、棘间肌、后纵韧带、前纵韧带和黄韧带）造成压力	造成 15%~40% 的慢性腰痛症状	5%~10% 的腰痛原因	腹膜后炎症
黄韧带含有神经末梢	解剖结构包括衬有滑膜的成对滑膜关节、覆盖有透明软骨的关节表面、纤维囊和机械敏感的伤害感受纤维	触诊髂后下棘、臀部、大腿或腹股沟区可引起疼痛	胆囊、胰腺、肾脏和胃功能障碍
后纵韧带有大量游离神经末梢，由椎间盘神经（躯体腹侧支和自主灰交通支的一个分支）支配	小关节连接上椎体下关节突和下椎体上关节突	骶髂关节功能障碍可能导致轴性和下肢牵涉性疼痛	盆腔内病理学
前纵韧带接受来自灰交通支和腹侧支的神经支配			

位于背外侧索内，并在脊髓Ⅰ、Ⅱ、Ⅴ、Ⅵ和Ⅶ层的双侧终止。解剖学研究表明，这些轴突终止于与疼痛传递有关的脊髓丘脑束细胞和背角中间神经元。生理学研究表明，与 RVM 轴突的解剖终止相一致，RVM 的刺激会导致背角内的痛觉特异性神经元群体受到抑制。投射到 RVM 的脊髓神经元具有多种神经递质，包括血清素、脑啡肽、GABA、谷氨酸和 p 物质。DLPT 包含投射到 RVM 和脊髓的所有去甲肾上腺素能神经元。在动物模型中，电刺激 DLPT 位点产生镇痛作用，这些核的激活产生的镇痛作用是由肾上腺素能受体介导的。医生可以通过药物控制这些神经递质系统来调节整个中枢神经系统的疼痛传递。

5.5 中枢神经系统的下行通路

大脑皮层有调节感觉冲动的下行通道。例如，从丘脑、脑干和脊髓的 S1 末端组织发出的纤维，选择性地调节促进和抑制来自身体特定受体和（或）区域的感觉信号。抑制作用是最常见的，通常通过中间神经元抑制剂传递。感受系统的设计是为了对环境的动态特性做出反应。因此，感觉信号在神经

系统的多个层面受到高度监控。

来自 PAG 的侧支纤维调节下行和上行疼痛通路。PAG 已被实验证明刺激时产生镇痛，在调节痛觉背角的水平以及上级 CNS 中发挥重要作用。PAG 接收来自肢体和皮质层的信号，参与疼痛的情感成分。来自 PAG 的下行信号通过髓质中缝大核（NRM）以及髓质网状结构传播。具有 5- 羟色胺能的 NRM 纤维下降，抑制Ⅰ和Ⅱ层背角的外周痛觉感受器。在临床上，这个下行系统阻断了背角水平的脊髓收缩反射。PAG 有上行连接，可以调节丘脑水平的感觉信号。PAG 还提供负责唤醒疼痛刺激的网状激活系统。值得注意的是，中枢神经系统中还有许多其他途径，它们调节疼痛感觉和对伤害性输入的反应。

5.6 背痛的生理学

多达 85% 的患者无法明确背痛的生理原因。然而，疼痛具有多种性质，并通过许多不同类型的感觉神经支配产生。深部躯体疼痛起源于脊柱、由椎间神经支配的肌肉、肌腱、韧带和筋膜，以及脊神经后初级支的无髓疼痛纤维。神经源性疼痛是由于周围神经的感觉部分受累导致的股神经病变和牵涉

痛，这可能是由于与腰骶椎共享神经节段支配的内脏引起的。

腰痛的一个潜在来源是压迫出行神经根和背根神经节。这种严重的疼痛经常发生于脊椎滑脱的患者，其中一个椎体相对于另一个椎体存在半脱位。这种解剖结构导致出行神经根和背根神经节在穿过神经孔时受到压迫。这个过程还可能导致神经周围血管鞘充血，并进一步导致神经根的相对充血。这些症状往往会因轴向负荷而恶化，如站立、行走和活动增加时。因此，对这种情况的有效治疗是通过椎体间融合和使用椎弓根螺钉复位以恢复椎间孔高度和椎间盘高度，恢复椎体矢状对齐和椎间孔直径（图 5.2 和图 5.3）。

神经根性疼痛是椎间盘突出或椎管狭窄的特征，由神经炎症或任何减少流向近端脊髓神经的血流的过程引起。不同的临床特征描述见表 5.2，并且这些标志在表 5.3 中。这病理生理机制说明见图 5.4。临床上 98% 的椎间盘突出发生在 L4~L5 和 L5~S1。

最后，中枢疼痛在大脑皮层水平被感知。这种类型疼痛的患者通常描述疼痛未能遵循解剖模式并且可能有黄色标志（例如，慢性标志）（表 5.2）。

5.7 结论

腰痛是影响大多数人一生的常见疾病。了解腰痛的病因可以进行有针对性的治疗，从而改善疗效。微创减压和经椎间孔腰椎间融合术（TLIF）等手术治疗可以终生治愈腰椎滑脱等慢性背痛。进一步了

解腰痛病症的病理生理学的其他研究可以为腰痛疾病患者带来更有效的治疗及护理。

临床注意事项

· 84% 的人在其一生中至少经历过一次腰痛。

· 总共有 26.4% 的人在过去 3 个月中经历了至少一整天的背痛。

· 腰痛是一种常见的、经常复发的疾病，通常有非特异性原因。

· 病史采集和体格检查应侧重于评估全身或病理原因的证据。

· 仅当有神经功能缺损或危险信号时提示骨折、恶性肿瘤、感染或其他全身性疾病，或 4~6 周后症状没有改善时，才需要进行影像学检查。

· 大多数非特异性腰痛会在几周内得到改善，无论是否接受治疗。

· 放射至下肢的背痛，在行走或直立时偶发性发生，并通过坐姿或向前脊柱屈曲缓解，这是典型的神经性跛行，提示中央椎管狭窄。

· 应建议所有急性或慢性腰痛患者保持活动。

· 慢性非特异性腰痛的治疗涉及多学科方法，旨在保持功能和预防残疾。

· 在存在严重或进行性神经功能缺损或马尾神经综合征的体征和症状时需要手术。

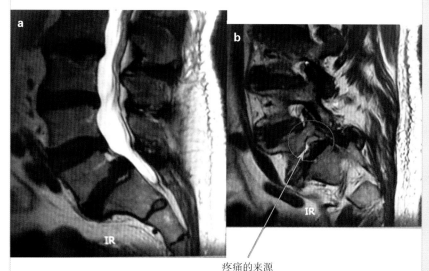

作者的理论：双侧椎间孔狭窄伴背根神经节受压和神经周围静脉血管充盈引起的腰椎滑脱患者的病理生理学疼痛

疼痛的来源

图 5.2 腰痛的病因包括：脊椎滑脱（a）导致出行神经根和背根神经节在离开神经孔时受压（b）

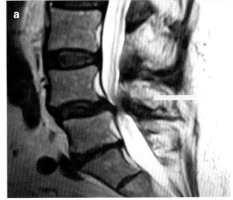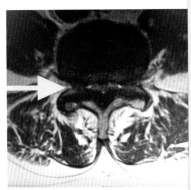

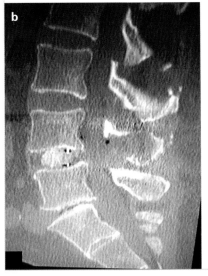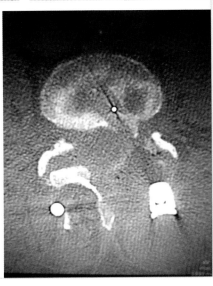

图 5.3　a. 矢状位和轴位 T2 加权 MRI 显示 1 级脊椎滑脱伴相对狭窄。b. 术后矢状位和轴位 CT 显示矢状位对线恢复与充分神经减压

表 5.2　神经根性疼痛的临床特征

单纯背痛	神经根痛	炎症性疼痛	腰痛严重的原因（危险信号）
90% 的急性腰痛	5% 的急性腰痛	1% 的急性腰痛	＜ 1% 的急性腰痛
年龄：20~55 岁	单侧腿痛比腰痛更严重	晨僵病史超过 30min，持续 6 周或更长时间	＜ 20 岁或＞ 55 岁
疼痛部位：腰部、臀部、大腿机械痛	辐射到脚或脚趾同一分布的麻木或感觉异常	运动会改善疼痛但休息不能交替臀部疼痛	无机械痛胸痛
慢性标志物（黄旗）	直腿抬高再现疼痛	银屑病、炎症性肠病、葡萄膜炎、脊柱关节病的病史	脊柱骨折的危险信号
恐惧回避行为和活动水平降低	局部神经体征		骨质疏松症患者的重大意外或轻微创伤
情绪低落和退出社交互动的倾向			癌症、感染的危险信号
认为背痛有害或可能严重致残的信念			癌症史、应用类固醇、HIV 感染、免疫抑制、静脉药物滥用、近期感染
期望被动治疗，而不是相信积极参与会有所帮助			体重减轻，身体不适
工作时不适感			马尾压迫的危险信号
索赔、赔偿或休假问题			鞍区麻木、膀胱功能障碍、大便失禁

表 5.3 神经根性疼痛的迹象

神经根	L4	L5	S1
疼痛辐射	大腿外侧、前侧	侧腿	后腿
麻木	前部	小腿外侧	小腿后侧和足底，足外侧缘
运动无力	膝关节伸展	大脚趾和足背屈	跖屈：脚趾、脚
反射	膝反射减弱	不可靠	踝反射减弱

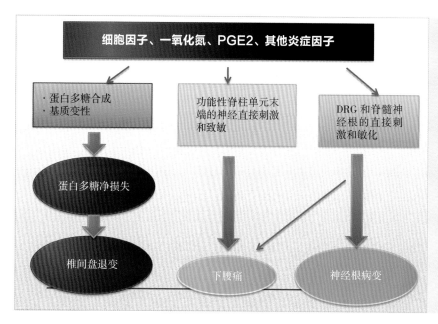

图 5.4 腰痛机制：炎症因子引起神经的致敏、刺激和退化，从而引发机械性、伤害性、神经性和中枢性疼痛

5.8 致谢

感谢医学博士 Reynoso-Tapia Dania 为本章节提供的插图。

参考文献

[1] Vos T, Flaxman AD, Naghavi M, et al. Years lived with disability (YLDs) for 1160 sequelae of 289 diseases and injuries 1990–2010: a systematic analysis for the Global Burden of Disease Study 2010. Lancet. 2012; 380(9859):2163–2196.

[2] Grotle M, Foster NE, Dunn KM, Croft P. Are prognostic indicators for poor outcome different for acute and chronic low back pain consulters in primary care? Pain. 2010; 151(3):790–797.

[3] Australian Acute Musculoskeletal Pain Guidelines Group. Evidence-Based Management of Acute Musculoskeletal Pain. Brisbane: Australian Academic Press; 2003.

[4] Vanegas H, Schaible HG. Descending control of persistent pain: inhibitory or facilitatory? Brain Res Brain Res Rev. 2004; 46(3):295–309.

[5] Tasker R. Central pain states. In: Loeser JD, ed. Bonica's Management of Pain. 3rd ed. Philadelphia, PA: Lippincott Williams & Wilkins; 2001:433–457.

[6] Deyo RA, Rainville J, Kent DL. What can the history and physical examination tell us about low back pain? JAMA. 1992; 268(6):760–765.

[7] Borenstein DG. Low back pain. In: Klippel JH, Dieppe PA, eds. Preface to Rheumatology. 2nd ed. London: Mosby; 1998.

[8] Perez-Cruet MJ, Hussain NS, White GZ, et al. Quality-of-life outcomes with minimally invasive transforaminal lumbar interbody fusion based on longterm analysis of 304 consecutive patients. Spine. 2014; 39(3):E191–E198.

[9] Bigos S, Bowyer O, Braen G, Brown K, Deyo R, Haldeman S, et al. Acute Low Back Problems in Adults. Clinical Practice Guideline 14. Rockville, MD: AHCPR Publication No. 95-0642. Agency for Health Care Policy and Research, Public Health Service, US Department of Health and Human Services; December 1994.

[10] Golob AL, Wipf JE. Low back pain. Med Clin North Am. 2014; 98(3):405–428.

[11] Merskey H, Bogduk N, eds. Classification of Chronic Pain: Descriptions of Chronic Pain Syndromes and Definitions of Pain Terms. 2nd ed. Seattle, WA: IASP Press; 1994.

第 6 章　微创脊柱外科的基本原理

Manish K. Kasliwal, Mick J. Perez-Cruet, Lee A. Tan, Richard G. Fessler, Larry T. Khoo, Moumita S.R. Choudhury
朱卉敏 / 译

摘要

　　本章主要讨论微创手术治疗脊柱疾病的基本原理。以微创的方式有效地解决颈椎、胸椎和腰椎的脊柱病变，可以带给患者更好的预后，并通过使患者更快地康复以及恢复日常活动和高质量生活方式的活动，显著降低护理成本。这些目标代表了脊柱外科治疗各种脊柱疾病的发展。那些精通微创脊柱手术的医生备受患者欢迎。

　　关键词：基本原理，脊柱解剖，颈椎，胸椎，腰椎

6.1 引言

　　微创脊柱手术（Minimally Invasive Spinal Surgery，MISS）在过去 10 年中经历了指数增长。越来越多的脊柱外科医生现在常规使用 MISS 技术来治疗各种各样的传统上需要大切口和广泛组织剥离的脊柱疾病。随着微创器械和技术的不断创新和改进，MISS 正在改变整个脊柱外科领域的治疗规范。如图 6.1 所示，与当代脊柱手术相比，在内固定技术出现之前，脊柱疾病的治疗已经发生了革命性的变化。

6.2 MISS 的目的和益处

　　MISS 的主要目的是减少与入路相关的组织损伤和并发症，在达到相同临床效果的同时减少术后疼痛、出血和康复时间。临床前组织学、血清学、放射学和临床结果数据表明，标准的脊柱开放后路手术存在广泛的医源性组织损伤。进一步的证据表明，与开放腰椎融合术相比，MISS 技术显著减少了肌肉损伤、疼痛和功能障碍。在传统的开放后路腰椎减压术中，椎旁软组织广泛损伤很常见，并且在显露时中线韧带常常被切除。对患者自身解剖结构的这些破坏会导致严重的疼痛和肌肉萎缩。一些研究已经证明，椎旁肌损伤的后果包括无力、功能障碍和疼痛。MISS 技术对椎旁肌的破坏较小，有利于获得更好的临床预后（图 6.2）。

　　虽然 MISS 最初的应用仅限于椎间盘切除术和减压等情况，但现在已经扩展到各种更复杂的疾病，包括创伤性脊柱骨折、脊柱和脊髓肿瘤、脊柱畸形等。鉴于当前的医疗环境强调"循证医学"和"成本效益"，了解 MISS 在各种病变中优势的有效证据和基本原理很重要。本章将概括各种 MISS 技术在颈

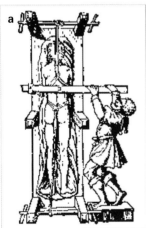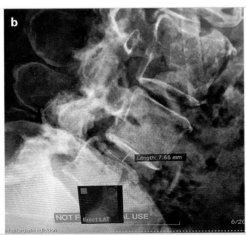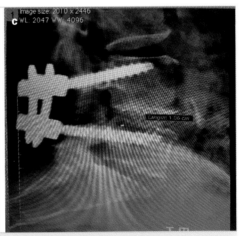

图 6.1　a. 古代对畸形的治疗是通过嵌入牵引装置来治疗多节段畸形。b. 目前脊柱滑脱矫正术的微创治疗。c. 微创技术

椎、胸椎和腰椎病变中应用的基本原理。MISS 的优点如下。

微创脊柱手术的优点

- 减少了软组织和肌肉损伤。
- 减少了术中出血。
- 减少了术后疼痛及对疼痛药物的需求。

- 快速恢复，缩短住院时间，减少康复需要。
- 更小的皮肤切口及更好的美容效果。
- 降低术后感染风险。
- 降低总体医疗费用，更早回归工作。
- 最大限度地减少韧带和肌肉组织的破坏，更少引起邻近节段疾病。

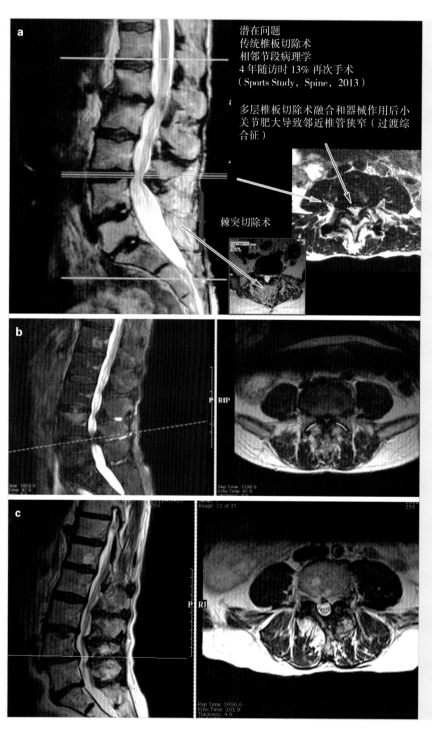

潜在问题
传统椎板切除术
相邻节段病理学
4 年随访时 13% 再次手术
（Sports Study，Spine，2013）

多层椎板切除术融合和器械作用后小关节肥大导致邻近椎管狭窄（过渡综合征）

棘突切除术

图 6.2 a. 术后矢状位磁共振成像（MRI）（左图轴向图）显示广泛的后部瘢痕组织和（右图轴向图）相邻水平狭窄，这是由于传统的椎板切除术广泛切除椎板和棘突造成的椎管狭窄。比较腰椎管狭窄经微创椎板切除术术前矢状位和轴位 T2 加权 MRI（b）与术后矢状位和轴位 MRI（c）证明减压充分，保留棘突，瘢痕形成和组织损伤最小

6.3 颈椎的微创手术

6.3.1 前路手术

　　颈椎前路微创椎间孔切开术和内镜辅助的颈椎前路椎间盘切除术和融合术是两种最常用的颈椎前路 MISS。颈椎前路微创椎间孔切开术于 1968 年由 Verbiest 首次提出，用于治疗椎动脉供血不足。从本质上讲，Verbiest 入路是由 Cloward、Robinson 和 Smith 所描述的标准前入路的单侧性改良。然而，由于担心椎动脉和椎间盘复合体的损伤，该方法治疗神经根性颈椎病的普及程度有限。最近，该方法在 Jho 的文献中得到推广，他成功地将现代显微外科技术和仪器应用于手术中。然而，有优良的临床结果和已经具有的"微创"性质的传统颈椎前路手术，加上 Jho 报道的前路内镜手术的结果缺乏可重复性，阻碍了颈椎前路微创的广泛接受和应用。

6.3.2 后路手术

　　后路减压术可有效治疗多种颈椎病变。颈椎后路避免了许多与前路相关的并发症，包括食管损伤、喉返神经麻痹、吞咽困难和邻近节段疾病。尽管标准颈椎开放后入路可以很好地实现侧隐窝和神经孔减压，但显露常需要广泛剥离椎旁肌，这会导致术后明显的疼痛、肌肉痉挛和功能障碍。此外，韧带和后张力带的断裂可导致术后后凸畸形的发生；对这种并发症的恐惧促使许多脊柱外科医生施行脊柱减压融合或椎板成形术代替（图 6.3）。

　　微创手术已被开发以避免开放手术的这些缺陷。经皮外科手术、高倍内镜光学技术、神经麻醉技术

和无创成像技术的发展，使后路椎间孔切开术进入了脊柱外科的新阶段。2002 年，资深作者在一项病例对照队列研究中报告了颈椎后路内镜椎间孔切开术（CMEF）的初步经验，将 25 例 CMEF 治疗的因椎间孔狭窄或椎间盘突出而导致神经根受压的患者与另外 26 例经开放颈椎椎间孔切开治疗的患者进行了比较。CMEF 患者失血更少（138mL/ 节段：246mL/ 节段），恢复更快，术后住院时间更短（20h：68h），需要的麻醉药更少（11 当量：40 当量）。CMEF 后有 2 例硬脊膜撕裂。总的来说，CMEF 治疗在 87%~92% 的患者中症状获得改善，这取决于所分析的症状。CMEF 后，神经根病患者的症状消失占 54%，改善率为 38%，8% 的患者无变化。在开放手术中，神经根病消失占 48%，改善 40%，保持不变 12%。对于颈部疼痛，CMEF 组 40% 消失，47% 改善，13% 不变。而开放手术组的结果为 33% 消失，56% 改善，11% 不变。总的来说，后路 CMEF 技术获得的临床结果与开放手术组相当；然而，CMEF 患者失血更少，住院时间更短，术后止痛药需求量更低。

　　其他几项研究也报告了良好的临床结果，并证实了微创颈椎椎间孔切开术的临床疗效和优势。虽然许多研究使用管状牵开器和显微镜代替了最初报道的内镜，但整体技术仍然相同。除了椎间孔切开术，颈椎后路内镜技术和经皮技术也被广泛用于其他手术，包括椎板切除术。

6.4 胸椎的微创手术

6.4.1 胸椎间盘突出症

　　随着脊柱外科技术的发展，症状性胸椎间盘突

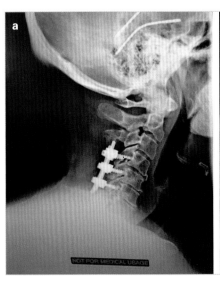
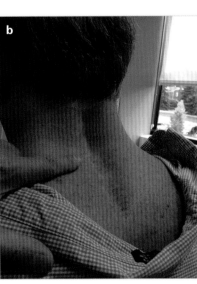

图 6.3　a、b. 多节段颈椎椎板切除术、椎板融合术和内固定后的 X 线片和椎旁肌萎缩。然而，与腰椎相比，颈椎对这种情况的耐受性更好，这很可能是由于载荷力更小

出症（Thoracic Disc Herniation，TDH）的治疗有了显著的进展。与开放后入路和经胸入路相比，对病理学更好的理解和最小通道技术演化提供了新的治疗选择并降低了发病率。在过去的10年中，已经设计开发了几种微创后外侧和前外侧入路来治疗各种TDH，最佳入路的选择取决于椎间盘突出的解剖定位、是否存在钙化、患者的健康状况和外科医生的经验。目前尚无随机对照研究来比较微创入路和开放入路治疗TDH，大多数证据仅限于Ⅲ级研究。后路手术可用于任何节段，其效用在很大程度上取决于椎间盘突出的位置。侧方椎间盘突出更容易通过后路进入。后路手术对有内科并发症的患者耐受性好得多，特别是有肺部疾病的患者。Chi等比较了使用管状牵开器的微创经椎弓根入路与开放后外侧入路。结果表明，与开放后外侧入路相比，小切口开放经椎弓根入路的胸椎间盘切除术可以在术后早期获得更好的改良Prolo评分，并减少术中出血量。

然而，中央型伴巨大钙化的TDH最好通过前路治疗，以最大限度地扩大视野和减少脊髓干扰。Bartels和Peul比较了小切口开胸术（Mini-TTA）和胸腔镜治疗钙化性胸椎间盘突出症的疗效。7例患者行胸腔镜手术，21例患者行Mini-TTA。两组患者在手术时间、需要胸腔引流的时间、术中出血量、术后重症监护病房（ICU）的时间上均无统计学差异。作者认为，尽管这两种技术有相似的临床结果，但Mini-TTA比胸腔镜有一些理论优势，就是允许经典的显微外科双手操作技术（图6.4）。

微创前路或侧路治疗TDH的关键驱动因素是有明显的与开胸手术相关的并发症，这可能包括约50%的患者开胸术后出现疼痛，并且有30%的患者能持续至术后4~5年。胸腔镜手术是替代开胸手术治疗伴较大钙化的胸椎间盘突出的最初选择，大部分成功地获得了与开胸手术相似的结果，但失血更少，入路相关的并发症发生率更低，更短的恢复时间并最终转化为与显露相关的并发症发生率的降低。然而，胸腔镜技术的实施是有挑战性的，因为它需要3D病理学的2D可视化、较高的设备成本、训练有素的工作人员、术中并发症管理以及较长的学习曲线。

对于治疗前方较大的症状性TDH来说，小切口侧入路是介于内镜和开放手术之间的选择，为TDH提供了直接可见的和足够的工作区域，并且不需要单

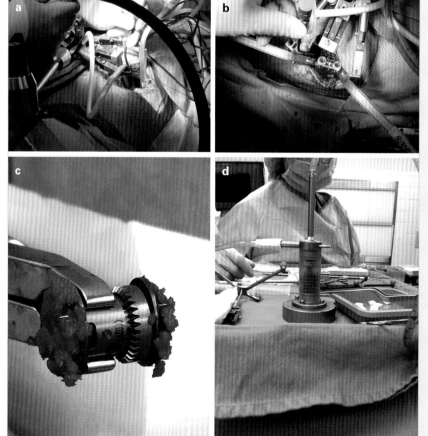

图6.4 术中照片显示了Mini-TTA（a、b）和从手术部位取骨进行可扩张Cage的重建（c），用于治疗伴有脊髓压迫的较大钙化的胸椎间盘突出症。椎体切除术时自体骨用单步扩张器（Thompson MIS，Salem，NH）收集并被用作融合材料（d）

肺插管。事实上，胸膜后微创入路是我们首选的治疗中央型 TDH 的入路（图 6.5）。我们发表了 7 例中央型 TDH 患者（年龄：30~70 岁）的临床经验，体格检查时所有患者均表现为胸椎脊髓病。平均住院时间为 2.6 天（范围：1~4 天）。7 例患者中有 3 例 Nurick 评分提高了 1 分。均无手术并发症发生。Uribe 等的一项研究包括来自 5 家机构的 60 例患者，采用小切口外侧入路治疗 75 例有或没有钙化的 TDH。中位手术时间、出血量和住院时间分别为 182min、290mL 和 5.0 天。有 4 例主要并发症（6.7%）：肺炎 1 例（1.7%）；胸腔外游离空气 1 例（1.7%），置胸管治疗；新发下肢无力 1 例（1.7%）；后路内固定发生伤口感染 1 例（1.7%）。80% 的患者达到了优秀或良好的整体结果，15% 的患者达到了一般或不变的结果，5% 的患者出现了不良结果。这两项研究都证实了这种

技术的有效性，它是一种比传统手术侵入性更小的选择，为 TDH 提供了微创治疗的基本原理。

6.4.2　稳定胸腰椎骨折的 MISS

胸腰椎骨折是脊柱外科医生遇到的常见问题，在美国每年有超过 16 万例病例发生。许多作者都报道了内镜技术在胸腰椎创伤中的应用，具有良好的临床效果和较少的入路相关并发症。2002 年，Khoo 等发表了一篇系列文章，包括 371 例胸腔镜辅助治疗胸腰椎骨折的患者。有 5 例（1.3%）患者出现严重并发症：主动脉损伤、脾挫伤、神经症状加重、脑脊液漏、严重伤口感染。与对照组 30 例开胸手术患者相比，胸腔镜组术后疼痛所需麻醉药物减少42%。其他几个临床系列研究已经证明了各种内镜

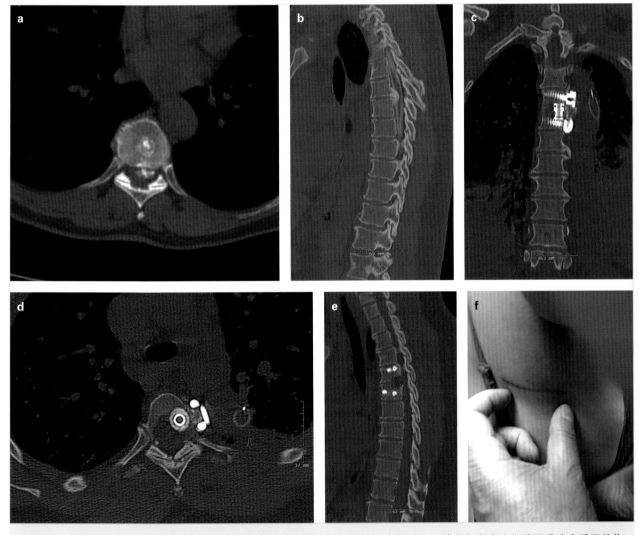

图 6.5　术前轴位（a）和矢状位（b）CT/ 脊髓造影显示较大的钙化的中央型 TDH。胸椎间盘突出切除及重建术后冠状位（c、d）CT 和矢状位（e）CT。微创开胸的切口照片（f）

治疗胸腰椎骨折的可行性，并且并发症的发生率很低。Koreckij等最近的一篇综述文章表明，脊柱标准切开入路的总体并发症发生率为11.5%，包括死亡率0.33%、截瘫0.16%和开胸术后疼痛综合征9.17%。因此，内镜辅助微创手术在入路相关并发症方面具有优势。然而，目前利用微创方法治疗创伤性胸腰椎爆裂骨折的证据水平较低，缺乏高质量的前瞻性对照试验。

6.5 腰椎的微创手术

6.5.1 腰椎显微椎间盘切除术

腰椎间盘突出症是脊柱外科医生最常见的病症之一。据估计，仅在美国每年就进行了30万例椎间盘切除术，这一事实也说明了这一点。尽管使用或不使用显微镜手术进行开放椎间盘切除术（OD）仍然是腰椎间盘突出症的标准和高效治疗方法，但微创椎间盘切除术（MID）通过管状牵开器系统，使用显微镜或内镜，可获得一些益处，可减少肌肉损伤，减轻疼痛，以及术后恢复更快。此外，在肥胖患者中，使用管状扩张器的微创方法可以更快地进入椎间盘间隙，切口更小，切口并发症的风险更低。随着保留肌肉技术的进步，已不再需要克氏针和逐级扩张器（图6.6）。

最近一些前瞻性随机对照研究比较了OD和微创显微椎间盘切除术后的临床结果。Righesso等进行了一项前瞻性随机对照研究，研究对象为40例腰椎间盘突出导致的坐骨神经痛患者，保守治疗失败，随后行OD或内镜椎间盘切除术（MED），随访24个月。研究发现OD组和MED组的最终临床结果和神

经病学结果都令人满意，但MED组的切口更小、住院时间更短。考虑到椎间盘切除术的目的是去除压迫神经的椎间盘碎片，无论采用何种方法，这个结果应该是不足为奇的。MISS的优点是切口小、组织损伤少、恢复快、住院时间短，这些都得到了本研究结果的证实。

其他已发表的研究也印证了这些结论。Huang等的一项随机试验证明，与开放腰椎间盘切除术相比，内镜下患者的全身细胞因子反应更少。全身细胞因子反应的差异支持MED创伤小、炎症反应少的观点。Teli等研究了240例18~65岁腰椎间盘突出症的患者，保守治疗6周失败。这些患者被随机分为内镜治疗组、显微椎间盘切除术组和OD组。他们报道腰椎MED出现硬膜撕裂和复发的风险更高。

Dasenbrock等进行了一项Meta分析，分析了6个随机试验，其中包括837例患者（其中388例被随机分配到MID组，449例被随机分配到OD组）。结果发现，与OD相比，MID没有任何优势，MID患者的术中并发症（硬脊膜及神经根损伤）更常见（相对风险RR，2.01；95% CI，1.07~3.77）。无论是短期还是长期随访，两种方法在腿痛缓解方面均无显著差异。虽然大多数研究认为，MISS和开放显微椎间盘切除术对腿部疼痛的改善效果相当，但这些研究的规模相对较小（n=22~200例患者），它们不足以检测两种手术之间的一些潜在的临床相关差异。最终，在一个已经具有低并发症发生率、低发病率和快速恢复率的手术中，MISS技术的真正益处不太可能被实现，这导致在技术水平不同的外科医生中不同应用技术的研究结果不一致。

要发现MID的真正益处，需要了解外科医生的经验、患者特定因素（如肥胖或并发症）以及手术

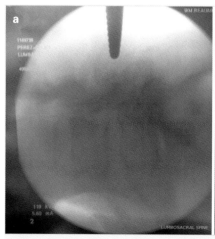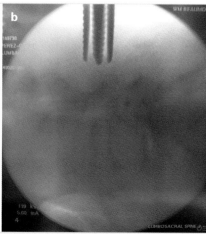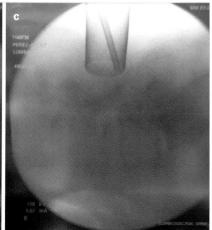

图6.6 a~c. 采用单步扩张器（Thompson MIS），通过肌肉分离的方式进行脊柱手术，无须克氏针和逐级扩张器

类型和手术大小所起的作用。只有这样，才能设计合适的研究来解决最迫切的临床问题。另一点需要记住的是 MISS 是一种相对较新的技术，具有显著的学习曲线。因此，在学习曲线的早期，并发症的发生率可能略高。McLoughlin 和 Fourney 认为，随着经验的增加，MID 相关的手术时间和并发症发生率都在减少。

6.5.2　微创减压 / 椎板切除

腰椎管狭窄症常见于老年和脊柱退变者。幸运的是，手术治疗可以有效缓解腰椎管狭窄症的症状。尽管微创腰椎管减压术最早是由资深作者和 Palmer 等在十多年前独立描述的，但目前还没有一项大型的前瞻性随机研究来比较开放入路与 MISS 方法在腰椎管减压术中的临床效果。开放腰椎管减压与微创腰椎管减压结果的比较，证据大多为 Ⅱ 级或 Ⅲ 级。然而，单侧椎板切开 / 椎板切除双侧减压已成为许多脊柱外科医生治疗腰椎管狭窄的微创手术选择。

许多有中远期结果的前瞻性和回顾性研究表明，与开放椎板切除术相比，这种方法具有更高的总体临床成功率。2002 年，Khoo 等发表了一系列文章，包括 25 例接受 MED 治疗的患者，并与 25 例接受开放椎板切除术的历史对照组进行回顾性比较。术中出血量（68mL：193mL）、术后需要麻醉药品（31.8eq：73.7eq）和住院时间（42h：94h）均显著减少。在 1 年的随访中，MED 组中 90% 的患者疼痛症状改善或完全消除。Mobbs 等最近的一项前瞻性随机临床研究，比较了微创单侧椎板切除术双侧减压（ULBD）与开放椎板切除术。他们发现显微 ULBD 在改善功能（ODI 评分）方面与开放减压一样有效，而 ULBD 有更好的疼痛缓解（VAS 评分）、更短的术后恢复时间和运动恢复时间、更少的阿片类药物使用。Komp 等的研究也证实了这些发现。

另一项研究中，Asgarzadie 和 Khoo 对 48 例 MED 患者和 32 例开放椎板切除术患者进行了比较，随访时间为 4 年。MED 组的平均 EBL 为 25mL，开放椎板切除术组的平均 EBL 为 193mL。MED 组术前 ODI 评分为 46 分，3 年后改善至 26 分。MED 组的平均住院时间为 36h，开放椎板切除术组为 94h。MED 组硬膜损伤率为 4%。

由于开放椎板切除术具有良好的手术效果，而且几十年来一直是治疗标准，因此，各种研究比较开放椎板切除术和微创椎板切除术的长期结果可能没有太大的不同，这也就不足为奇了。MISS 的直接优势转化为术后早期较好的满意度，这是不能忽视的。

术后脊柱不稳定也是腰椎管狭窄行椎板切除术的一个问题，特别是在术前有一定程度椎体滑脱的患者中。MISS 保留后方张力带和关节突关节，可将术后脊柱不稳的风险降至最低。这在尸体的腰椎生物力学研究中得到了证实，其中，如果在任何一个节段切除的关节突关节面积大于 50%，则有腰椎滑脱进展的影像学证据。其他各种研究也表明，在屈曲时，棘上韧带和棘间韧带吸收了显著的载荷力。因此，为了减少退行性椎体滑脱（DS）继发狭窄患者的滑脱进展风险，在 MED 期间保留这些韧带具有生物力学意义。这一点在一项生物力学研究中也得到了证明，与关节突完全切除的双侧减压相比，保持关节突完整的单侧 MISS 双侧减压可保持高达 80% 的固有解剖 "刚度"。

Yagi 等的一项包括 41 例患者的随机试验证实了，与开放椎板切除术相比 MED 的有效性和安全性。术前动力位 X 线片显示无不稳定的 Ⅰ 级腰椎滑脱患者行单节段减压。通过术前和术后成像、VAS、JOA、椎旁肌横截面积和术后 CPK-MM 水平来评估肌肉破坏程度。MED 组与开放椎板切除术组的平均手术时间分别为 71.1min 和 63.6min，EBL 为 37mL 和 71mL。此外，MED 组术后镇痛药用量减少，CPK-MM 水平较低，椎旁肌萎缩较少，1 年随访时功能预后评分改善。MED 组患者术后无一例发生脊柱不稳，而开放椎板切除术组有 2 例患者出现腰椎滑脱进展。

Pao 等对 60 例多节段腰椎管狭窄接受 MED 的患者进行了为期 2 年的随访。结果表明，MED 可用于治疗椎体滑脱或脊柱侧凸，没有产生额外的脊柱不稳定或减压后需要融合。Müslüman 等报道了对退变性腰椎滑脱行单侧显微外科双侧减压术的中期结果。术后临床结果及影像学表现均表明单侧入路治疗单节段及多节段腰椎管狭窄伴退行性滑脱是一种安全、有效、微创的方法，减少了对稳定性的需要。Sasai 等的研究也得出了类似的结果。

Park 等回顾性比较了单纯减压和减压融合治疗退行性椎体滑脱的疗效。本研究提供了 Ⅲ 级治疗证据，在稳定的退变性腰椎滑脱患者中，微创单侧椎板切开和双侧减压组的功能结局和下肢疼痛评分与减压内固定融合组相似。事实上，北美洲脊柱学会的最新指南对症状性单节段、无侧椎间孔狭窄、低分级（< 20%）DS 患者的推荐为 B 级，与减压融合手术相比，仅保留中线结构的减压可提供同等的效果。

另一个可从微创治疗中获益的患者亚群是老年人、体弱多病者或肥胖患者。Jansson 等报道，80 岁以上因腰椎管狭窄而行开放椎板切除术的患者，围术期死亡率是其他患者的 4 倍。相比之下，Rosen 等报道了他们成功地用 MED 治疗腰椎管狭窄的老年患者，并发症较少。他们评估了 57 例平均年龄为 80.8 岁有多种并发症的患者。老年人群的 VAS、ODI 和 SF-36 评分得到改善，且具有统计学意义。Rosen 等的结果显示没有手术并发症，总体轻微并发症发生率为 2%。同样，肥胖患者的手术时间更长，出血量增加，切口更大，暴露时软组织剥离，围术期并发症发生率增加。与 BMI 正常患者相比，与肥胖相关的并发症发生率增加 36%~67%。

Kalanithi 等报道了接受脊柱手术的肥胖患者住院时间绝对增加（多 2 天）和围术期并发症发生率增加（6.7%）。他们的并发症主要是伤口感染和肺部疾病。相比之下，MISS 切口更小，创伤暴露更小，软组织损伤更少。理论上，手术创伤总体减少，感染的"潜在空间"也会减小。与非肥胖患者相比，采用显微通道手术，肥胖患者经历了相同或同等有益的结果，而与开放手术相比，切口长度、失血、手术时间和住院时间却更少。其他并发症和年龄对围术期并发症和临床结果无显著影响。

经椎间孔腰椎间融合术

30 年来，经椎间孔腰椎间融合术（TLIF）已被用于治疗各种退行性腰椎疾病。虽然传统的开放 TLIF 的疗效在文献中得到了证实，但开放 TLIF 存在住院时间长、失血过多、术后并发症多等缺点。许多研究已经证明 MI-TLIF（微创经椎间孔腰椎间融合术）具有相似的长期疼痛缓解、功能改善、融合率和更少的术后疼痛、失血量和住院时间。

Dhall 等对 42 例实施了小切口 TLIF 与开放 TLIF 的患者进行了长期随访。与 TLIF 相比，MI-TLIF 在平均 EBL（194mL : 505mL，$P < 0.01$）和住院时间（3 天 : 5.5 天，$P < 0.01$）方面更有利。

Archavlis 和 Carviy Nievas 比较了 MI-TLIF 和开放 TLIF 治疗严重狭窄性退变性椎体滑脱的疗效。49 名患者使用 MI-TLIF 或开放 TLIF 治疗。结果发现，MI-TLIF 组失血更少，输血需求更少（$P=0.02$），术后 6 周内随访中背部疼痛的改善更快，住院时间更短。MI-TLIF 和开放 TLIF 的比较也是许多 Meta 分析和系统综述的主题。

Goldstein 等对微创和开放后路腰椎融合术的疗效进行了系统的比较。26 项低质量或极低质量研究（GRADE 评估）符合作者的纳入标准。结果发现，患者报告的结果，包括 VAS 疼痛评分和 ODI 值，在术后 12~36 个月，MIS 组和开放组之间的临床疗效相同。然而，MIS 融合组的失血量更少，住院时间更

短、手术 / 药物不良事件发生率更低。另一篇 Habib 等的文献综述比较了 MI-TLIF 和开放 TLIF，显示了两种方法之间的重要差异。EBL 和住院时间在微创组中始终较低（282mL : 693mL；5.6 天 : 8.1 天）；但两组手术时间相似。并发症的发生率也不同，在开放组中，手术部位感染（SSI）、尿路感染和其他未分类的并发症的发生率更高，而在微创组中，新发短暂神经功能损伤、非预期硬膜损伤和内固定并发症的发生率更高。后一项发现强调了与微创相关的初始学习曲线随着手术经验的增加逐渐变缓。尽管存在早期学习曲线，但研究结果令人信服，与开放 TLIF 相比，MI-TLIF 在 2 年期间降低了成本，同时在生活质量调整后的生存年限方面产生了同等的改善。

Parker 等研究了微创技术对 TLIF 术后返回工作和麻醉使用的影响。虽然很少有人直接描述回归工作的时间或术后麻醉药使用的时间，或两者同时进行，但文献综述表明，MI-TLIF 与开放 TLIF 相比，可能与缩短药物停用和回归工作的时间有关。MISS 与 SSI 的降低率显著相关，而与手术类型无关。Parker 等进行了一项文献回顾，以确定 MI-TLIF 和开放 TLIF 的术后感染率。结果发现，MI-TLIF 组的平均感染率为 0.6%，而开放 TLIF 组的平均感染率为 4.0%。在一个 120 例患者的队列研究中有类似的结果，开放 TLIF 术后 SSI 的发生率为 5%，TLIF 后的 SSI 护理费用为 29 110 美元（1 美元 ≈ 7.24 元人民币）。

对肥胖患者进行脊柱手术是一项挑战。据报道，肥胖患者腰椎减压融合术后并发症的发生率可高达 44%。Rosen 等研究了肥胖和微创腰椎融合术后的报告结果。平均 BMI 为 28.7kg/m²；31% 的患者超重（BMI 为 25~29.9kg/m²），32% 的患者肥胖（BMI > 30kg/m²）。线性回归分析没有发现体重或 BMI 与手术前后任何结局指标的变化存在相关性。

尽管越来越多的证据表明，在某些特定的技术和临床情况下，MISS 可能优于开放手术，但总体的证据基础严重依赖于回顾性研究，这些研究涉及的患者和外科医生数量相对较少，缺乏 I 类证据。尽管还需要高质量的研究提供更高水平的证据，但我们也应该认识到，脊柱外科的研究设计是高度复杂的，传统研究"金标准"RCT 的实施有很大的局限性。由于脊柱外科手术过程、遇到的病症以及研究人群的内在异质性，严格执行标准的 RCT 不现实，而最终缺乏外部有效性。然而，大量的回顾性研究一致证明了这一点，两组间在 VAS 评分、ODI 评分和骨融合率的长期改善方面统计结果相似，可在数年内持续地临床改善。此外，许多研究表明，MI-TLIF 围

术期预后似乎优于开放 TLIF，其住院时间、术中出血量和围术期麻醉药物使用均减少。与传统的开放手术相比，老年和肥胖患者似乎受益于 MI-TLIF 较低的并发症。

6.6　MISS 治疗成人脊柱畸形

成人脊柱侧凸手术的主要目标是实现脊柱的矢状平衡和冠状平衡。选择合适的有症状的脊柱畸形患者进行手术矫正，可获得实质性的临床改善并提高生活质量。然而，诸如高龄、并发症、骨质疏松症和脊柱僵硬等因素可导致较高的手术并发症发生率，特别是在 75 岁以上的患者中。MIS 被应用于这个患者群体是为了减少与成人畸形手术相关的并发症发生率。然而，MISS 脊柱侧凸矫正的临床和影像学结果需要与开放手术相比较，以证明其在成人脊柱侧凸中的应用。

Anand 等的初步经验证明微创技术治疗成人脊柱畸形的方法和可行性，其他几项已发表的研究也证明了 MISS 在成人脊柱畸形中的疗效。

Acosta 及其同事回顾了 36 例因腰椎退行性疾病而行腰椎间盘切除术和椎间融合术患者的影像学记录。他们发现椎间融合术显著改善了这些患者的节段、局部和整体的冠状平衡。然而，在这些患者中，局部腰椎前凸和整体矢状平衡没有得到改善。

Isaacs 等在一项前瞻性多中心非随机研究中评估了极外侧椎间融合术（XLIF）治疗成人退行性脊柱侧凸的疗效。107 例患者被前瞻性研究，通过 XLIF 伴有或不伴有后路融合来治疗退行性脊柱侧凸。本研究中主要并发症的发生率为 12.1%，远低于传统开放畸形手术。

Dakwar 等报道了微创、侧腹膜后入路治疗成人退行性脊柱侧凸的早期结果和安全性。围术期并发症包括 1 例患者横纹肌溶解，需要暂时血液透析，1 例患者融合器下沉，1 例患者内固定失败。3 例（12%）患者术后发生入路同侧一过性大腿前麻木。Caputo 等评估了 XLIF 治疗成人退行性腰椎侧凸的临床效果。研究表明，XLIF 在多个临床结果评分方面获得改善。共有 6 例轻微并发症（20%），2 例（6.7%）需要额外手术。

在另一项回顾性研究中，Wang 和 Mummaneni 研究了 23 例接受 MIS 治疗成人胸腰椎畸形的患者的临床结果和影像学结果。本研究再次证明了 MISS 在降低感染率和失血方面的优势，令人满意的影像学结果和临床结果再次显示了降低手术并发症的作用。

Tormenti 等采用微创 XLIF 和开放后路节段椎弓根螺钉固定联合 TLIF 矫正冠状位畸形。本研究的并发症很明显，1 例 XLIF 患者出现术中肠损伤，需要开腹手术和节段性肠切除术，2 例 XLIF 患者出现持续的运动神经根病，8 例患者中有 6 例（75%）出现术后大腿感觉异常或感觉障碍。

Haque 等最近报道了一项多中心研究，比较了前瞻性开放手术数据库和回顾性 MIS 与混合手术数据库中成人脊柱畸形微创、混合和开放手术后的影像学结果。共有 184 例患者接受了术前和术后的 X 线检查，因此被纳入研究（MIS，n=42；混合，n=33；开放，n=109）。随访 1 年，术前和术后组间 ODI、VAS 评分均无显著差异。然而，与混合或开放组相比，MIS 组患者的 EBL 和输血率要低得多（$P < 0.001$）。主要并发症发生率，MIS 组 14%，混合组 14%，开放组 45%（$P=0.032$）。该研究表明，在 1 年内，微创手术的临床结果可与混合组和开放组相媲美。

Uribe 等的最近一项研究，来自国际脊柱研究学组，比较了不同入路治疗成人脊柱畸形的并发症。总共有 60 例匹配的患者可供分析（MIS 组 20 例，混合组 20 例，开放组 20 例）。MIS 组的出血量低于混合组和开放组，但只有 MIS 组和开放组之间存在显著差异（669mL：2322mL，$P=0.001$）。在资料完整的患者中，总体并发症发生率为 45.5%（25/55）。MIS 组、混合组和开放组的并发症发生率无显著差异（分别为 30%、47% 和 63%，$P=0.147$）。据报道，混合组的术中并发症发生率为 5.3%，开放组为 25%（$P < 0.03$），MIS 组无术中并发症。MIS 组、混合组和开放组术后并发症发生率分别为 30%、47% 和 50%（$P=0.40$）。尽管 MIS 组腿部疼痛没有明显改善，但所有患者术后 ODI 和 VAS 评分均有显著改善（$P < 0.001$）。本研究提示手术入路可能影响并发症。MIS 组的术中并发症明显少于混合组或开放组。

尽管多项研究表明，微创入路在成人脊柱畸形矫正中的可行性和有效性，但仍存在各种局限性。最近的数据表明，Cobb 角和 SVA 的矫正有天花板效应，可以使用圆周 MISS 技术（结合侧入路技术）矫正成人脊柱畸形，Cobb 角矫正上限 40°，SVA 矫正上限 10cm。因为矢状平衡是治疗 SVA 失衡或 PI/LL 不匹配的 ASD 患者的关键参数，它们可以被用来更好地衡量合适的截骨或其他开放手术而不是单纯依赖 MISS 技术来矫正矢状面畸形。随着微创技术的不断创新，用于脊柱侧凸的 MISS 将继续发展。MISS 的显著优势包括减少失血量、潜在减少并发症发生率和减少组织创伤。虽然目前可用的技术在矫正畸形的程度上有一定的上限，但较新的技术，如前纵韧带松解术、微创截骨术和混合技术可能会消除一些限制。更重要的是，长期随访研究表明，与开放手术相比，微创脊柱侧凸手术在低并发症发生率（如近端交界后凸）的情况下仍能维持临床疗效，这将为微创脊柱侧凸手术的益处提供进一步的数据支持。

6.7 MISS 治疗脊柱恶性肿瘤 / 硬膜外肿瘤

脊柱转移存在于 70% 的癌症患者中，是最常见的脊柱肿瘤。虽然手术在转移性硬膜外脊髓压迫（MESCC）患者的生活质量维持中发挥着关键作用，由于持续化疗、营养不良和并发症导致免疫功能低下，这些患者不能耐受传统的手术方法。尽量减少这些患者的手术并发症是至关重要的。

MISS 技术有可能在很大程度上限制开放椎体切除术和 Cage 置入所需的大量暴露相关的并发症发生率，因此使其成为不能耐受标准开放手术的病情较重的患者的一种选择。一些尸体研究成功证明了微创椎体切除术的可行性，各种小型临床研究也证明了 MISS 治疗脊柱转移患者的结果。

在 2008—2009 年的 8 例小切口经椎弓根椎体切除术的初步技术探索中，Lau 和 Chou 发现平均 EBL 为 1250mL，并且发症发生率较低。后路小切口经椎弓根椎体切除术提供环形减压和从一个中线切口完成转移性肿瘤切除。虽然缺乏前瞻性和大样本研究，但初步数据表明，神经系统改善率与开放手术相当，并发症发生率低。

Mühlbauer 等在 2000 年首次描述了 MISS 治疗转移性脊柱疾病。在随访中，所有患者都获得了神经系统症状的改善，其特征是从拄着拐杖行走到无人辅助行走，或从不能行走到拄着拐杖行走。

Huang 等回顾性分析了 46 例转移性脊柱疾病患者，比较了微创脊柱手术（MISS，29 例）和标准开胸手术（ST，17 例）的疗效。两组患者的平均手术时间、出血量、神经功能改善及并发症发生率无显著差异。MISS 组的平均手术时间为 179min，ST 组为 180min（P=0.54）。MISS 组平均失血量为 1100mL，ST 组为 1162mL（P=0.63）。然而，作者发现，当 MASS 和 ST 比较时，需要术后至少 2 天进入 ICU 的患者的百分比有显著差异，MISS 组的百分比显著减少（MISS 6.9%：ST 88%，P ≤ 0.001）。

Kan 和 Schmidt 发表了一篇回顾性病例分析，共 5 例胸椎转移性疾病患者经 MISS 行腹侧减压术。所有出现神经功障碍的患者在 6 个月随访时神经功能完好，所有患者的疼痛都有一定程度的缓解。

Deutsch 等回顾性分析了 8 例接受 MISS 后外侧椎体切除和减压治疗的症状性胸廓 MESCC 患者。患者群体由年龄（平均 74 岁）、预期寿命有限和（或）全身转移等因素导致的非传统开胸手术的候选者组成。所有患者均表现出严重的神经功能障碍（Nurick 评分，4.35 分）和疼痛（NPS 评分，5.5 分）。5 例患者神经功能术后得到改善，所有患者的平均 Nurick 评分降至 3.13 分。5 例患者疼痛缓解，平均 NPS 降至 3.10 分。

使用可扩张撑开器直接经外侧进入前柱已被报道。微创外侧入路可实现更小的切口和更小的肋骨切除量。微创手术使出血、术后疼痛、活动时间和住院时间均减少。Uribe 等报道了连续 21 例经 MIS 侧入路治疗胸椎肿瘤的患者，其中 13 例行椎体切除术。在平均 21 个月的随访期间，有 1 例围术期肺炎，是该研究中唯一的并发症。

经皮椎体增强术（PVA）是另一种微创姑息性手术，用于治疗脊柱转移，适用于预期寿命有限（小于 3 个月）或并发症风险高而不适合传统开放手术的患者。良性（如血管瘤、嗜酸性肉芽肿）或恶性（如骨髓瘤、转移瘤）肿瘤相关的疼痛性椎体骨折和严重骨溶解是其主要指征。PVA 给这些患者提供了即时的稳定和疼痛缓解，并显著提高了患者的生活质量。各种回顾性和前瞻性研究表明，约 90% 的患者中，椎体成形术（VP）和后凸成形术（KP）都能显著减轻脊柱疼痛。

Fourney 等回顾性分析了 97 例经手术（65 例 VP 和 32 例 KP）治疗的癌症（21 例骨髓瘤患者和 35 例其他恶性肿瘤患者）患者。49 例患者术后疼痛明显或完全缓解（84%），其余无变化。在长达 1 年的时间里，VAS 疼痛评分仍然显著下降。癌症患者骨折评估（CAFE）研究是一项多中心 RCT 研究，比较了球囊 KP 和非手术治疗癌症患者疼痛的椎体压缩性骨折的疗效。主要终点为 1 个月时 RDQ（Roland-Morris Disability Questionnaire）评分的背部特定功能状态。共有 134 例患者被纳入并被随机分配到 KP 组（70 例）或非手术治疗组（64 例）。1 个月时，KP 组 65 例和对照组 52 例有可用资料。KP 组的平均 RDQ 评分从基线时的 17.6 分降到 1 个月时的 9.1 分 [平均差值 –8.5（–10.2~–6.4），P < 0.0001]。对照组的平均分从 18.2 分降至 18.0 分 [平均差值 –0.2（–1.0~ –0.8），P=0.83]。本研究清楚地表明，对于癌症患者疼痛性椎体压缩性骨折（VCF），KP 是一种快速减轻疼痛和改善功能的有效的、安全的治疗方法。

6.8 硬膜内病变的微创切除

脊柱肿瘤的切除传统上需要双侧骨膜下肌肉剥离、广泛椎板切除术，如果是椎间孔扩张，则需要部分或根治性面切除术。为了防止畸形、疼痛和神经功能恶化，关节突切除的病例通常需要融合。随着外科技术的进步，MISS 技术可以直接修复硬膜，因此其可以应用于切除硬膜内肿瘤，包括髓外肿瘤（如神经鞘瘤和脑膜瘤）、髓内肿瘤和各种其他病变。与开放手术相比，MISS 切除脊柱肿瘤可减少出血和术后疼痛，并可在术后数周和数月内改善功能。由于 MISS 治疗硬膜内病变是最近才出现的，所以目前还缺乏硬膜内肿瘤开放切除与微创切除比较的研究。

Nzokou 等报道了使用固定撑开器微创切除胸椎和腰椎肿瘤的临床经验。12 例患者全部切除，无重大手术相关并发症。平均住院时间为 66h（24~144h）。在最后的随访中，92% 的患者疼痛得到改善或缓解，VAS 评分从 7.8 分降至 1.2 分。与小切口技术相比，这种方法可能与更少的组织破坏相关，转化为更快的功能恢复。Haji 等展示了 MISS 在各种硬膜外、硬膜内和髓内肿瘤切除中的应用，进一步支持了微创技术在硬膜内肿瘤治疗中的安全性和有效性。

Tredway 等回顾性分析了 6 例微创切除脊髓硬膜内髓外肿瘤的患者。所有患者均成功、完整地切除了硬膜内髓外肿瘤。此手术技术无并发症。在有经验的外科医生的操作下，该技术可以减少出血、住院时间和局部组织的破坏，这可能是传统开放肿瘤切除术的另一种选择。微创髓内肿瘤切除术对神经外科医生来说是一种相对较新的技术，因此迄今为止，文献中临床结果仍较少。Ogden 和 Fessler 报道了 1 例髓内室管膜瘤的切除，取得了良好的临床效果，最近还描述了微创治疗硬脊膜动静脉瘘。可以肯定的是，随着微创技术的进步，将会有更多关于微创技术应用的报道和研究结果。目前，研究人员正在使用手术机器人帮助切除胸椎难以触及部位的肿瘤。

6.9 结论

MISS 技术的发展在脊柱外科领域产生了巨大的影响。虽然最初的热情产生了巨大的技术创新，但变化的速度可能会放缓，重点将转向解决现有 MISS 仪器和技术的缺点。各种研究和病理学的结果非常一致地表明 MISS 与降低感染率、减少失血量和缩短住院时间有关。虽然 RCT 是非常可取的，但外科 RCT 非常复杂，并不是没有限制的。在缺乏 I 类证据的

情况下，国家神经外科质量和结果数据库等各种前瞻性国家数据登记处可能会提供大型数据库，从而得出更可靠和可推广的研究结论。微创脊柱外科的建立、维持和发展还需要进一步的研究。

参考文献

[1] Smith ZA, Fessler RG. Paradigm changes in spine surgery: evolution of minimally invasive techniques. Nat Rev Neurol. 2012; 8(8):443–450.

[2] Khoo LT, Fessler RG. Microendoscopic decompressive laminotomy for the treatment of lumbar stenosis. Neurosurgery. 2002; 51(5) Suppl:S146–S154.

[3] O'Toole JE, Eichholz KM, Fessler RG. Surgical site infection rates after minimally invasive spinal surgery. J Neurosurg Spine. 2009; 11(4):471–476.

[4] Kim CW. Scientific basis of minimally invasive spine surgery: prevention of multifidus muscle injury during posterior lumbar surgery. Spine. 2010; 35(26) Suppl:S281–S286.

[5] Fan S, Hu Z, Zhao F, Zhao X, Huang Y, Fang X. Multifidus muscle changes and clinical effects of one-level posterior lumbar interbody fusion: minimally invasive procedure versus conventional open approach. Eur Spine J. 2010; 19(2):316–324.

[6] Bresnahan L, Fessler RG, Natarajan RN. Evaluation of change in muscle activity as a result of posterior lumbar spine surgery using a dynamic modeling system. Spine. 2010; 35(16):E761–E767.

[7] Bresnahan LE, Smith JS, Ogden AT, et al. Assessment of paraspinal muscle cross-sectional area after lumbar decompression: minimally invasive versus open approaches. Clin Spine Surg. 2010; 30(3):E162–E168.

[8] Arts MP, Brand R, van den Akker ME, Koes BW, Bartels RH, Peul WC, Leiden-The Hague Spine Intervention Prognostic Study Group (SIPS). Tubular diskectomy vs conventional microdiskectomy for sciatica: a randomized controlled trial. JAMA. 2009; 302(2):149–158.

[9] Anand N, Baron EM, Khandehroo B, Kahwaty S. Long-term 2- to 5-year clinical and functional outcomes of minimally invasive surgery for adult scoliosis. Spine. 2013; 38(18):1566–1575.

[10] Dahdaleh NS, Smith ZA, Hitchon PW. Percutaneous pedicle screw fixation for thoracolumbar fractures. Neurosurg Clin N Am. 2014; 25(2):337–346.

[11] Ogden AT, Fessler RG. Minimally invasive resection of intramedullary ependymoma: case report. Neurosurgery. 2009; 65(6):E1203–E1204, discussion E1204.

[12] Tredway TL, Santiago P, Hrubes MR, Song JK, Christie SD, Fessler RG. Minimally invasive resection of intradural-extramedullary spinal neoplasms. Neurosurgery. 2006; 58(1) Suppl:ONS52–ONS58, discussion ONS52–ONS58.

[13] Uribe JS, Dakwar E, Le TV, Christian G, Serrano S, Smith WD. Minimally invasive surgery treatment for thoracic spine tumor removal: a mini-open, lateral approach. Spine. 2010; 35(26) Suppl:S347–S354.

[14] Adogwa O, Parker SL, Bydon A, Cheng J, McGirt MJ. Comparative effectiveness of minimally invasive versus open transforaminal lumbar interbody fusion: 2-year assessment of narcotic use, return to work, disability, and quality of life. J Spinal Disord Tech. 2011; 24(8):479–484.

[15] Bresnahan L, Ogden AT, Natarajan RN, Fessler RG. A biomechanical evaluation of graded posterior element removal for treatment of lumbar stenosis: comparison of a minimally invasive approach with two standard laminectomy techniques. Spine. 2009; 34(1):17–23.

[16] Parker SL, Adogwa O, Bydon A, Cheng J, McGirt MJ. Cost-effectiveness of minimally invasive versus open transforaminal lumbar interbody fusion for degenerative spondylolisthesis associated low-back and leg pain over two years.World Neurosurg. 2012; 78(1–2):178–184.

[17] Verbiest H. A lateral approach to the cervical spine: technique and indications. J Neurosurg. 1968; 28(3):191–203.

[18] Cloward RB. The anterior approach for removal of ruptured cervical disks. J Neurosurg. 1958; 15(6):602–617.

[19] Jho HD. Microsurgical anterior cervical foraminotomy for radiculopathy: a new approach to cervical disc herniation. J Neurosurg. 1996; 84(2):155–160.

[20] Jho HD. Decompression via microsurgical anterior foraminotomy for cervical spondylotic myelopathy. Technical note. J Neurosurg. 1997; 86(2):297–302.

[21] Fountas KN, Kapsalaki EZ, Nikolakakos LG, et al. Anterior cervical

discectomy and fusion associated complications. Spine. 2007; 32(21):2310–2317.

[22] Gerard CS, O'Toole JE. Current techniques in the management of cervical myelopathy and radiculopathy. Neurosurg Clin N Am. 2014; 25(2):261–270.

[23] Fessler RG, Khoo LT. Minimally invasive cervical microendoscopic foraminotomy: an initial clinical experience. Neurosurgery. 2002; 51(5) Suppl:S37–S45.

[24] Dahdaleh NS, Wong AP, Smith ZA, Wong RH, Lam SK, Fessler RG. Microendoscopic decompression for cervical spondylotic myelopathy. Neurosurg Focus. 2013; 35(1):E8.

[25] Lawton CD, Smith ZA, Lam SK, Habib A, Wong RH, Fessler RG. Clinical outcomes of microendoscopic foraminotomy and decompression in the cervical spine. World Neurosurg. 2014; 81(2):422–427.

[26] Minamide A, Yoshida M, Yamada H, et al. Clinical outcomes of microendoscopic decompression surgery for cervical myelopathy. Eur Spine J. 2010; 19 (3):487–493.

[27] Wang MY, Levi AD. Minimally invasive lateral mass screw fixation in the cervical spine: initial clinical experience with long-term follow-up. Neurosurgery. 2006; 58(5):907–912, discussion 907–912.

[28] Yoshihara H, Yoneoka D. Comparison of in-hospital morbidity and mortality rates between anterior and nonanterior approach procedures for thoracic disc herniation. Spine. 2014; 39(12):E728–E733.

[29] Chi JH, Dhall SS, Kanter AS, Mummaneni PV. The mini-open transpedicular thoracic discectomy: surgical technique and assessment. Neurosurg Focus. 2008; 25(2):E5.

[30] Quraishi NA, Khurana A, Tsegaye MM, Boszczyk BM, Mehdian SM. Calcified giant thoracic disc herniations: considerations and treatment strategies. Eur Spine J. 2014; 23 Suppl 1:S76–S83.

[31] Bartels RH, Peul WC. Mini-thoracotomy or thoracoscopic treatment for medially located thoracic herniated disc? Spine. 2007; 32(20):E581–E584.

[32] Karmakar MK, Ho AM. Postthoracotomy pain syndrome. Thorac Surg Clin. 2004; 14(3):345–352.

[33] Johnson JP, Filler AG, Mc Bride DQ. Endoscopic thoracic discectomy. Neurosurg Focus. 2000; 9(4):e11.

[34] Uribe JS, Smith WD, Pimenta L, et al. Minimally invasive lateral approach for symptomatic thoracic disc herniation: initial multicenter clinical experience. J Neurosurg Spine. 2012; 16(3):264–279.

[35] Kasliwal MK, Deutsch H. Minimally invasive retropleural approach for central thoracic disc herniation. Minim Invasive Neurosurg. 2011; 54(4):167–171.

[36] Wood KB, Li W, Lebl DR, Ploumis A. Management of thoracolumbar spine fractures. Spine J. 2014; 14(1):145–164.

[37] Khoo LT, Beisse R, Potulski M. Thoracoscopic-assisted treatment of thoracic and lumbar fractures: a series of 371 consecutive cases. Neurosurgery. 2002; 51(5) Suppl:S104–S117.

[38] Beisse R, Mückley T, Schmidt MH, Hauschild M, Bühren V. Surgical technique and results of endoscopic anterior spinal canal decompression. J Neurosurg Spine. 2005; 2(2):128–136.

[39] Keel MJ, Lustenberger T, Puippe G, Benneker LM, Bastian JD. Table-mounted ring retractor for consistent visualization in endoscopy-assisted anterior reconstruction of burst fractures of the thoracolumbar junction. Acta Orthop Belg. 2013; 79(1):90–96.

[40] Kim DH, Jahng TA, Balabhadra RS, Potulski M, Beisse R. Thoracoscopic transdiaphragmatic approach to thoracolumbar junction fractures. Spine J. 2004; 4(3):317–328.

[41] Ringel F, Stoffel M, Stüer C, Totzek S, Meyer B. Endoscopy-assisted approaches for anterior column reconstruction after pedicle screw fixation of acute traumatic thoracic and lumbar fractures. Neurosurgery. 2008; 62(5) Suppl 2:ONS445–ONS452, discussion ONS452–ONS453.

[42] Koreckij T, Park DK, Fischgrund J. Minimally invasive spine surgery in the treatment of thoracolumbar and lumbar spine trauma. Neurosurg Focus. 2014; 37(1):E11.

[43] Oh T, Scheer JK, Fakurnejad S, Dahdaleh NS, Smith ZA. Minimally invasive spinal surgery for the treatment of traumatic thoracolumbar burst fractures. J Clin Neurosci. 2015; 22(1):42–47.

[44] Ambrossi GL, McGirt MJ, Sciubba DM, et al. Recurrent lumbar disc herniation after single-level lumbar discectomy: incidence and health care cost analysis. Neurosurgery. 2009; 65(3):574–578, discussion 578.

[45] Anderson PA, McCormick PC, Angevine PD. Randomized controlled trials of the treatment of lumbar disk herniation: 1983–2007. J Am Acad Orthop Surg. 2008; 16(10):566–573.

[46] Weinstein JN, Tosteson TD, Lurie JD, et al. Surgical vs nonoperative treatment for lumbar disk herniation: the Spine Patient Outcomes Research Trial (SPORT): a randomized trial. JAMA. 2006; 296(20):2441–2450.

[47] Arts MP, Peul WC, Brand R, Koes BW, Thomeer RT. Cost-effectiveness of microendoscopic discectomy versus conventional open discectomy in the treatment of lumbar disc herniation: a prospective randomised controlled trial [ISRCTN51857546]. BMC Musculoskelet Disord. 2006; 7:42.

[48] Freudenstein D, Duffner F, Bauer T. Novel retractor for endoscopic and microsurgical spinal interventions. Minim Invasive Neurosurg. 2004; 47(3):190–195.

[49] Harrington JF, French P. Open versus minimally invasive lumbar microdiscectomy: comparison of operative times, length of hospital stay, narcotic use and complications. Minim Invasive Neurosurg. 2008; 51(1):30–35.

[50] Kotil K, Tunckale T, Tatar Z, Koldas M, Kural A, Bilge T. Serum creatine phosphokinase activity and histological changes in the multifidus muscle: a prospective randomized controlled comparative study of discectomy with or without retraction. J Neurosurg Spine. 2007; 6(2):121–125.

[51] Dasenbrock HH, Juraschek SP, Schultz LR, et al. The efficacy of minimally invasive discectomy compared with open discectomy: a meta-analysis of prospective randomized controlled trials. J Neurosurg Spine. 2012; 16(5):452–462.

[52] Righesso O, Falavigna A, Avanzi O. Comparison of open discectomy with microendoscopic discectomy in lumbar disc herniations: results of a randomized controlled trial. Neurosurgery. 2007; 61(3):545–549, discussion 549.

[53] Ruetten S, Komp M, Merk H, Godolias G. Full-endoscopic interlaminar and transforaminal lumbar discectomy versus conventional microsurgical technique: a prospective, randomized, controlled study. Spine. 2008; 33(9):931–939.

[54] Ryang YM, Oertel MF, Mayfrank L, Gilsbach JM, Rohde V. Standard open microdiscectomy versus minimal access trocar microdiscectomy: results of a prospective randomized study. Neurosurgery. 2008; 62(1):174–181, discussion 181–182.

[55] Huang TJ, Hsu RW, Li YY, Cheng CC. Less systemic cytokine response in patients following microendoscopic versus open lumbar discectomy. J Orthop Res. 2005; 23(2):406–411.

[56] Teli M, Lovi A, Brayda-Bruno M, et al. Higher risk of dural tears and recurrent herniation with lumbar micro-endoscopic discectomy. Eur Spine J. 2010; 19(3):443–450.

[57] McLoughlin GS, Fourney DR. The learning curve of minimally-invasive lumbar microdiscectomy. Can J Neurol Sci. 2008; 35(1):75–78.

[58] Atlas SJ, Deyo RA, Keller RB, et al. The Maine Lumbar Spine Study, Part III. 1-year outcomes of surgical and nonsurgical management of lumbar spinal stenosis. Spine. 1996; 21(15):1787–1794, discussion 1794–1795.

[59] Weinstein JN, Tosteson TD, Lurie JD, et al. Surgical versus nonoperative treatment for lumbar spinal stenosis four-year results of the Spine Patient Outcomes Research Trial. Spine. 2010; 35(14):1329–1338.

[60] Palmer S, Turner R, Palmer R. Bilateral decompression of lumbar spinal stenosis involving a unilateral approach with microscope and tubular retractor system. J Neurosurg. 2002; 97(2) Suppl:213–217.

[61] Mobbs RJ, Li J, Sivabalan P, Raley D, Rao PJ. Outcomes after decompressive laminectomy for lumbar spinal stenosis: comparison between minimally invasive unilateral laminectomy for bilateral decompression and open laminectomy: clinical article. J Neurosurg Spine. 2014; 21(2):179–186.

[62] Komp M, Hahn P, Merk H, Godolias G, Ruetten S. Bilateral operation of lumbar degenerative central spinal stenosis in full-endoscopic interlaminar technique with unilateral approach: prospective 2-year results of 74 patients. J Spinal Disord Tech. 2011; 24(5):281–287.

[63] Asgarzadie F, Khoo LT. Minimally invasive operative management for lumbar spinal stenosis: overview of early and long-term outcomes. Orthop Clin North Am. 2007; 38(3):387–399, abstract vi–vii.

[64] Ang CL, Phak-Boon Tow B, Fook S, et al. Minimally invasive compared with open lumbar laminotomy: no functional benefits at 6 or 24 months after surgery. Spine J. 2015; 15(8):1705–1712.

[65] Abumi K, Panjabi MM, Kramer KM, Duranceau J, Oxland T, Crisco JJ. Biomechanical evaluation of lumbar spinal stability after graded facetectomies. Spine. 1990; 15(11):1142–1147.

[66] Goel VK, Fromknecht SJ, Nishiyama K, Weinstein J, Liu YK. The role of lumbar spinal elements in flexion. Spine. 1985; 10(6):516–523.

[67] Hindle RJ, Pearcy MJ, Cross A. Mechanical function of the human lumbar interspinous and supraspinous ligaments. J Biomed Eng. 1990; 12(4):340–344.

[68] Hamasaki T, Tanaka N, Kim J, Okada M, Ochi M, Hutton WC. Biomechanical assessment of minimally invasive decompression for lumbar spinal canal stenosis: a cadaver study. J Spinal Disord Tech. 2009; 22(7):486–491.

[69] Yagi M, Okada E, Ninomiya K, Kihara M. Postoperative outcome

after modified unilateral-approach microendoscopic midline decompression for degenerative spinal stenosis. J Neurosurg Spine. 2009; 10(4):293–299.

[70] Pao JL, Chen WC, Chen PQ. Clinical outcomes of microendoscopic decompressive laminotomy for degenerative lumbar spinal stenosis. Eur Spine J. 2009; 18(5):672–678.

[71] Müslüman AM, Cansever T, Yilmaz A, Çavuşoğlu H, Yüce İ, Aydın Y. Midterm outcome after a microsurgical unilateral approach for bilateral decompression of lumbar degenerative spondylolisthesis. J Neurosurg Spine. 2012; 16(1):68–76.

[72] Sasai K, Umeda M, Maruyama T, Wakabayashi E, Iida H. Microsurgical bilateral decompression via a unilateral approach for lumbar spinal canal stenosis including degenerative spondylolisthesis. J Neurosurg Spine. 2008; 9(6):554–559.

[73] Park JH, Hyun SJ, Roh SW, Rhim SC. A comparison of unilateral laminectomy with bilateral decompression and fusion surgery in the treatment of grade I lumbar degenerative spondylolisthesis. Acta Neurochir (Wien). 2012; 154(7):1205–1212.

[74] Jansson KA, Blomqvist P, Granath F, Németh G. Spinal stenosis surgery in Sweden 1987–1999. Eur Spine J. 2003; 12(5):535–541.

[75] Rosen DS, O'Toole JE, Eichholz KM, et al. Minimally invasive lumbar spinal decompression in the elderly: outcomes of 50 patients aged 75 years and older. Neurosurgery. 2007; 60(3):503–509, discussion 509–510.

[76] Yadla S, Malone J, Campbell PG, et al. Obesity and spine surgery: reassessment based on a prospective evaluation of perioperative complications in elective degenerative thoracolumbar procedures. Spine J. 2010; 10(7):581–587.

[77] Kalanithi PS, Patil CG, Boakye M. National complication rates and disposition after posterior lumbar fusion for acquired spondylolisthesis. Spine (Phila Pa 1976). 2009; 34(18):1963–1969.

[78] Tomasino A, Parikh K, Steinberger J, Knopman J, Boockvar J, Härtl R. Tubular microsurgery for lumbar discectomies and laminectomies in obese patients: operative results and outcome. Spine. 2009; 34(18):E664–E672.

[79] Archavlis E, Carvi y Nievas M. Comparison of minimally invasive fusion and instrumentation versus open surgery for severe stenotic spondylolisthesis with high-grade facet joint osteoarthritis. Eur Spine J. 2013; 22(8):1731–1740.

[80] Dhall SS, Wang MY, Mummaneni PV. Clinical and radiographic comparison of mini-open transforaminal lumbar interbody fusion with open transforaminal lumbar interbody fusion in 42 patients with long-term follow-up. J Neurosurg Spine. 2008; 9(6):560–565.

[81] Foley KT, Holly LT, Schwender JD. Minimally invasive lumbar fusion. Spine. 2003; 28(15) Suppl:S26–S35.

[82] Goldstein CL, Macwan K, Sundararajan K, Rampersaud YR. Comparative outcomes of minimally invasive surgery for posterior lumbar fusion: a systematic review. Clin Orthop Relat Res. 2014; 472(6):1727–1737.

[83] Habib A, Smith ZA, Lawton CD, Fessler RG. Minimally invasive transforaminal lumbar interbody fusion: a perspective on current evidence and clinical knowledge. Minim Invasive Surg. 2012; 2012:657342.

[84] Parker SL, Lerner J, McGirt MJ. Effect of minimally invasive technique on return to work and narcotic use following transforaminal lumbar inter-body fusion: a review. Prof Case Manag. 2012; 17(5):229–235.

[85] Parker SL, Adogwa O, Witham TF, Aaronson OS, Cheng J, McGirt MJ. Post-operative infection after minimally invasive versus open transforaminal lumbar interbody fusion (TLIF): literature review and cost analysis. Minim Invasive Neurosurg. 2011; 54(1):33–37.

[86] Carreon LY, Puno RM, Dimar JR, II, Glassman SD, Johnson JR. Perioperative complications of posterior lumbar decompression and arthrodesis in older adults. J Bone Joint Surg Am. 2003; 85-A(11):2089–2092.

[87] Rosen DS, Ferguson SD, Ogden AT, Huo D, Fessler RG. Obesity and self-reported outcome after minimally invasive lumbar spinal fusion surgery. Neurosurgery. 2008; 63(5):956–960, discussion 960.

[88] Lee DY, Jung TG, Lee SH. Single-level instrumented mini-open transforaminal lumbar interbody fusion in elderly patients. J Neurosurg Spine. 2008; 9(2):137–144.

[89] Terman SW, Yee TJ, Lau D, Khan AA, LaMarca F, Park P.Minimally invasive versus open transforaminal lumbar interbody fusion: comparison of clinical outcomes among obese patients. J Neurosurg Spine. 2014; 20(6):644–652.

[90] Schwab F, Lafage V, Patel A, Farcy JP. Sagittal plane considerations and the pelvis in the adult patient. Spine. 2009; 34(17):1828–1833.

[91] Acosta FL, Jr, McClendon J, Jr, O'Shaughnessy BA, et al. Morbidity and mortality after spinal deformity surgery in patients 75 years and older: complications and predictive factors. J Neurosurg Spine. 2011; 15(6):667–674.

[92] Anand N, Baron EM, Thaiyananthan G, Khalsa K, Goldstein TB.

Minimally invasive multilevel percutaneous correction and fusion for adult lumbar degenerative scoliosis: a technique and feasibility study. J Spinal Disord Tech. 2008; 21(7):459–467.

[93] Isaacs RE, Hyde J, Goodrich JA, Rodgers WB, Phillips FM. A prospective, nonrandomized, multicenter evaluation of extreme lateral interbody fusion for the treatment of adult degenerative scoliosis: perioperative outcomes and complications. Spine. 2010; 35(26) Suppl:S322–S330.

[94] Uribe JS, Deukmedjian AR, Mummaneni PV, et al. International Spine Study Group. Complications in adult spinal deformity surgery: an analysis of minimally invasive, hybrid, and open surgical techniques. Neurosurg Focus. 2014; 36(5):E15.

[95] Acosta FL, Liu J, Slimack N, Moller D, Fessler R, Koski T. Changes in coronal and sagittal plane alignment following minimally invasive direct lateral interbody fusion for the treatment of degenerative lumbar disease in adults: a radiographic study. J Neurosurg Spine. 2011; 15(1):92–96.

[96] Dakwar E, Cardona RF, Smith DA, Uribe JS. Early outcomes and safety of the minimally invasive, lateral retroperitoneal transpsoas approach for adult degenerative scoliosis. Neurosurg Focus. 2010; 28(3):E8.

[97] Caputo AM, Michael KW, Chapman TM, Jr, et al. Clinical outcomes of extreme lateral interbody fusion in the treatment of adult degenerative scoliosis. Sci World J. 2012; 2012:680643.

[98] Wang MY, Mummaneni PV. Minimally invasive surgery for thoracolumbar spinal deformity: initial clinical experience with clinical and radiographic outcomes. Neurosurg Focus. 2010; 28(3):E9.

[99] Tormenti MJ, Maserati MB, Bonfield CM, Okonkwo DO, Kanter AS. Complications and radiographic correction in adult scoliosis following combined transpsoas extreme lateral interbody fusion and posterior pedicle screw instrumentation. Neurosurg Focus. 2010; 28(3):E7.

[100] Haque RM, Mundis GM, Jr, Ahmed Y, et al. International Spine Study Group. Comparison of radiographic results after minimally invasive, hybrid, and open surgery for adult spinal deformity: a multicenter study of 184 patients. Neurosurg Focus. 2014; 36(5):E13.

[101] Wang MY, Mummaneni PV, Fu KM, et al. Minimally Invasive Surgery Section of the International Spine Study Group. Less invasive surgery for treating adult spinal deformities: ceiling effects for deformity correction with 3 different techniques. Neurosurg Focus. 2014; 36(5):E12.

[102] Cole JS, Patchell RA. Metastatic epidural spinal cord compression. Lancet Neurol. 2008; 7(5):459–466.

[103] Patchell RA, Tibbs PA, Regine WF, et al. Direct decompressive surgical resection in the treatment of spinal cord compression caused by metastatic cancer: a randomised trial. Lancet. 2005; 366(9486):643–648.

[104] Kim DH, O'Toole JE, Ogden AT, et al. Minimally invasive posterolateral thoracic corpectomy: cadaveric feasibility study and report of four clinical cases. Neurosurgery. 2009; 64(4):746–752, discussion 752–753.

[105] Smith ZA, Li Z, Chen NF, Raphael D, Khoo LT. Minimally invasive lateral extracavitary corpectomy: cadaveric evaluation model and report of 3 clinical cases. J Neurosurg Spine. 2012; 16(5):463–470.

[106] Arts MP, Brand R, van den Akker ME, et al. Tubular diskectomy vs conventional microdiskectomy for the treatment of lumbar disk herniation: 2-year results of a double-blind randomized controlled trial. Neurosurgery. 2011; 69(1):135–144, discussion 144.

[107] Deutsch H, Boco T, Lobel J. Minimally invasive transpedicular vertebrectomy for metastatic disease to the thoracic spine. J Spinal Disord Tech. 2008; 21(2):101–105.

[108] Huang TJ, Hsu RW, Li YY, Cheng CC. Minimal access spinal surgery (MASS) in treating thoracic spine metastasis. Spine. 2006; 31(16):1860–1863.

[109] Mühlbauer M, Pfisterer W, Eyb R, Knosp E. Minimally invasive retroperitoneal approach for lumbar corpectomy and anterior reconstruction. Technical note. J Neurosurg. 2000; 93(1) Suppl:161–167.

[110] Payer M, Sottas C. Mini-open anterior approach for corpectomy in the thoracolumbar spine. Surg Neurol. 2008; 69(1):25–31, discussion 31–32.

[111] Lau D, Chou D. Posterior thoracic corpectomy with cage reconstruction for metastatic spinal tumors: comparing the mini-open approach to the open approach. J Neurosurg Spine. 2015; 23(2):217–227.

[112] Kan P, Schmidt MH. Minimally invasive thoracoscopic approach for anterior decompression and stabilization of metastatic spine disease. Neurosurg Focus. 2008; 25(2):E8.

[113] Ofluoglu O. Minimally invasive management of spinal metastases. Orthop Clin North Am. 2009; 40(1):155–168, viii.

[114] Fourney DR, Schomer DF, Nader R, et al. Percutaneous

vertebroplasty and kyphoplasty for painful vertebral body fractures in cancer patients. J Neurosurg. 2003; 98(1) Suppl:21–30.

[115] Ferroli P, Franzini A, Messina G, Tringali G, Broggi G. Use of self-closing Uclips for dural repair in mini-invasive surgery for herniated disc. Acta Neurochir (Wien). 2008; 150(10):1103–1105.

[116] Fontes RB, Tan LA, O'Toole JE. Minimally invasive treatment of spinal dural arteriovenous fistula with the use of intraoperative indocyanine green angiography. Neurosurg Focus. 2013; 35(2) Suppl:5.

[117] Nzokou A, Weil AG, Shedid D. Minimally invasive removal of thoracic and lumbar spinal tumors using a nonexpandable tubular retractor. J Neurosurg Spine. 2013; 19(6):708–715.

[118] Haji FA, Cenic A, Crevier L, Murty N, Reddy K. Minimally invasive approach for the resection of spinal neoplasm. Spine. 2011; 36(15): E1018–E1026.

[119] Perez-Cruet MJ, Welsh RJ, Hussain NS, Begun EM, Lin J, Park P. Use of the da Vinci minimally invasive robotic system for resection of a complicated paraspinal schwannoma with thoracic extension: case report. Neurosurgery. 2012; 71(1) Suppl Operative:209–214.

第 7 章　克服学习曲线

Efrem M. Cox, David J. Hart, Mick J. Perez-Cruet

朱卉敏 / 译

摘要

安全有效地掌握微创脊柱手术的入路、技术和设备是一条学习曲线。这可以通过与一个成功的微创脊柱外科医生的课堂学习、尸体实践、访问和经验交流而达到。然而，仔细的患者检查和选择也是保证微创脊柱手术治疗效果的关键。本章不仅将讨论微创脊柱外科的发展，还将讨论用于教授外科医生如何安全有效地实施这些手术的各种模式。在学习这些技术时，我们建议从简单的病例（如腰椎显微椎间盘切除术）开始，随着每个步骤和技术的掌握，逐步推进到更复杂的病例。

关键词：微创，入路，技术，设备，安全，避免并发症，尸体训练，手术经验

7.1 引言

微创脊柱手术（MISS）包括技术和手术的改良，以降低显露和解剖造成的并发症发生率，以及治疗脊柱疾病的新技术。最近，MISS 的数量和广度有了显著的增加。一些人认为，MISS 应用的增加代表了脊柱外科领域顺应时代的发展。患者通过广告和推荐了解到更多 MISS 的信息，未来还会有更多的需求，要求执业医生掌握这些新技术。MISS 代表了需要较大显露的传统手术模式的转变，可改善结果、降低并发症发生率、缩短手术时间和住院时间以及最终降低成本的预期收益。MISS 技术的目标是达到开放手术的效果，同时减少相关并发症发生率和住院时间。MISS 结合较新的术中导航也可以潜在地减少辐射暴露并更准确地置入内植物。

MISS 通常要求使用特制的或改良的工具，以获得新技能。微创外科在手术视角和解剖方法方面与传统外科有很大的不同。因此，与传统手术相比，手术时间最初可能会增加。对那些在微创技术方面有经验的医生来说，在获得 MISS 的好处之前，外科医生需要大量的投资，因为学习曲线是陡峭的。正确理解 MISS 与传统手术的基本异同，是克服学习曲线的基础。对 MISS 新方向的关注，可以在获得更短的手术时间、住院时间和更少的术后镇痛需求的情况下同时获得相似或更好的手术效果。

7.2 MISS 的演变

虽然 MISS 被许多人认为是相当新的，但微创脊柱手术的尝试可以追溯到 20 世纪中期，当时 Smith 医生经皮注射蛋白酶治疗坐骨神经痛。20 世纪 60 年代，Gazi Yasargil 与 R. Peardon Donaghy 合作开发了著名的影响大脑显微外科手术的显微外科手术器械和技术。这些原则后来被应用于脊柱外科。20 世纪 70 年代末，Yasargil、Williams 和 Caspar 使用显微镜进行外科手术奠定了 MISS 的基础。1978 年首次发表了显微椎间盘切除术。Williams 描述了 532 例患者的结果并以此推广了该手术。其在减少切口尺寸和美容、减少失血量和降低并发症发生率方面的结果在后续的许多研究中得到证实。随后便发展了经皮手术。经皮椎间盘切除术和经皮激光椎间盘切除术，在 20 世纪 80 年代进行了尝试，随后 1993 年 Mayer 和 Brock 的论文中详细介绍了内镜在脊柱外科手术中的使用。此后不久，Smith、Foley、Fessler 和 PerezCruet 设计了改良的脊柱手术器械用于管状通道内镜椎间盘切除术并扩大了"管状学"的应用。结合其他外科学改良的内镜技术，进一步扩大了 MISS 的范围。

在过去的 10 年中，MISS 治疗方案有了进一步的发展，包括器械（如管状和可扩张的撑开器）、术中成像和神经导航。许多 MISS 的进展都集中在改善手术入路显露的目标上，同时尽量减少软组织破坏和后方棘突旁肌肉韧带复合体的损伤。管状撑开器系统经过了各种改良，扩大了 MISS 入路在完成腰椎融合中的作用（如 TLIF），用于治疗椎体滑脱、退行性椎间盘疾病、脊柱畸形和创伤。与开放手术相比，MISS 具有与开放手术可比性的临床结果，而且可减少并发症发生率、失血量、麻醉镇痛药物使用，以及缩短恢复工作的时间和住院时间。术中成像通常用于脊柱内固定；然而，螺钉错位的并发症在文献中有不同的报道。一些外科医生使用开放入路徒手置钉来限制辐射暴露。相反，MISS 依赖术中成像来正确定位手术部位和放置器械。然而，这确实给外科医生、患者和手术室人员带来了一定程度的辐射暴露。最近，术中成像 / 导航和机器人〔例如透视、2D、3D 和术中计算机断层扫描（CT）引导机器人〕

的发展目的是提高脊柱器械放置的准确性和减少辐射暴露（图7.1）。

然而，微创技术的普及和团队形成一直是个缓慢的过程。蛋白酶髓核溶解和自动经皮腰椎间盘切除术是MISS成长过程中的一部分。蛋白酶的研究为进一步开发微创治疗提供平台的同时，也引起了人们对这些新手术相关学习曲线的关注。蛋白酶的支持者认为，对蛋白酶缺乏熟悉和训练，应用的适应证不佳是导致并发症发生率高的重要因素。事实上，鞘内注射引起的偏瘫和截瘫等严重并发症以及鞘内注射而导致死亡的过敏反应都是可以避免的。从许多21世纪以来发表的研究看，MISS的发展已与临床研究的改善相结合，并且关注外科技术的差异，需要适当的培训来克服学习曲线。

MISS与传统脊柱手术不同，包括术中成像的引导、内镜和显微镜下的手眼分离、工作距离的增加、不同的手术视野以及改良器械后狭窄的工作通道。注意MISS的这些独特方面及其优点和局限性对克服学习曲线至关重要。

对执业医生来说，从开放手术过渡时，不同器

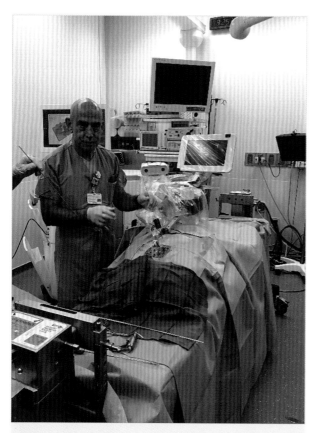

图7.1 外科医生学习Mazor X机器人（Mazor Robotics Inc.，Orlando，FL）系统用于置入经皮椎弓根螺钉

械的新奇性和通过狭窄通道进行手术可能给人带来一些不适。在一项系统综述里，Sclafani和Kim的报告显示，在连续30例手术中，可以克服MISS手术的学习曲线。不同的MISS手术（如椎板切除术、显微椎间盘切除术、经皮内固定、TLIF、后路颈椎减压）的难度水平有相当大的差异。对MISS技术的熟练程度将随着人们对仪器和操作通道的熟悉程度而提高。

7.2.1 尸体培训

在微创脊柱外科专家的指导下进行尸体培训仍然是学习微创脊柱手术的标准。这些尸体实验室可以用来模拟手术环境，提高对各种脊柱微创技术的掌握（图7.2）。这些实验室由不同的行业领袖引导、国家和州外科组织，以及较小的专业组织，如美国微创神经外科学会（MINS）（图7.3）。这些实验室为专家提供了一个极好的小组或一对一培训的场所，包括有针对性的教学会议。

7.2.2 手术训练

在手术室培训外科医生是学习微创脊柱手术的宝贵方法。手术室的培训能有效地向外科医生展示如何设置手术场地、定位患者和执行手术。这种接触是关键的，可以作为访问学者、医学生、住院医师或研究人员实现。脊柱微创技术的住院医师和科研培训仍然是改善患者护理和临床结果的关键学习程序。此外，参与这些患者的术前临床评估和检查，以及术后随访，可以帮助掌握这些技术。

随着这些技术的不断发展，机器人模拟训练将扮演越来越重要的角色（图7.4）。这些技术可以改善那些复杂脊柱疾病患者的预后，如难以显露的胸椎近端肿瘤（图7.5）。

7.3 适应证和禁忌证

不能夸大彻底了解适应证和禁忌证的必要性。虽然个别微创技术的适应证和禁忌证在其他章节中已详细描述，但我们想在本章中谈一些基本原则。

选择患者

每个患者都应该接受全面的病史采集和体格检查。应始终考虑可用的非手术治疗方案并与患者讨论。应获得相关的影像学检查。外科医生应该考虑那些可治疗患者疾病的传统手术方案和微创手术方案。

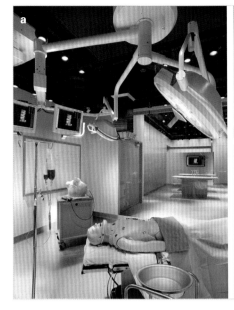
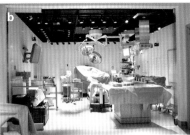
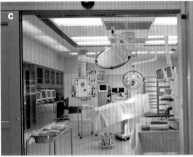

图 7.2 a~c. 模拟外科医生手术环境的手术室，可以促进学习和掌握脊柱微创技术

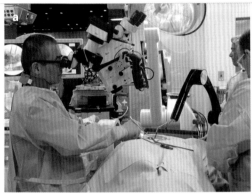
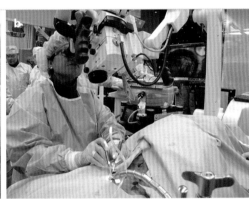
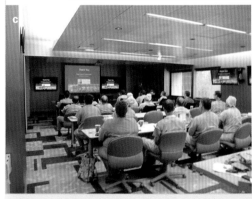
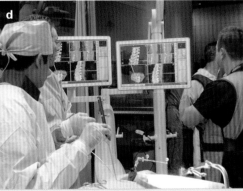
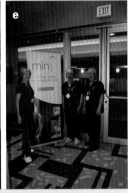

图 7.3 由美国微创神经外科学会（MINS，Royal Oak，MI）主办，博蒙特模拟学习中心（Beaumont Simulation Learning Center，Royal Oak，MI）创建的尸体微创实验室。a、b. 课程注册者通过最先进的手术室进行尸体训练学习。c. MIS 专家讲授的教学课程。d. 学习经皮椎弓根螺钉置入的图像引导实验室。e. MINS 组织者 Mick Perez-Cruet（总裁和创始人，中间）、管理者 Jennifer Harris（左）和 Joe Edwards（右）

一般来说，不适合开放手术的患者也不适合 MISS。严重骨质疏松症的患者可能不适合内固定融合手术，无论是开放手术还是 MISS。在病态肥胖或严重退行性变［特别是腰椎和（或）解剖变异，如关节面肥大影响暴露］的患者中，MISS 入路的优势变得非常明显，这些患者可能需要大面积的肌肉收缩和切断才能达到足够的显露。相比之下，MISS 技术减少了显露的面积，从而减少了切口的长度以及切口内的

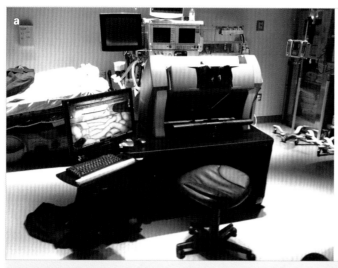
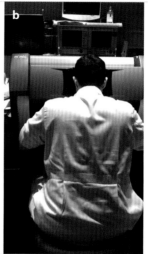
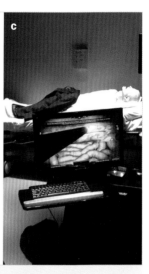

图7.4 a.模拟训练站。b、c.微创辅助机器人脊柱手术（MARSS）的教学

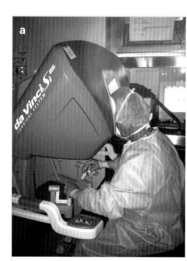
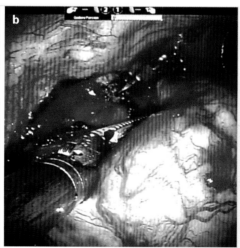
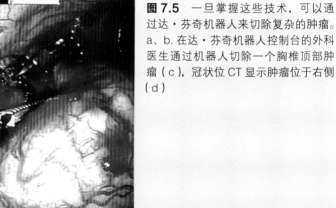

图7.5 一旦掌握这些技术，可以通过达·芬奇机器人来切除复杂的肿瘤。a、b.在达·芬奇机器人控制台的外科医生通过机器人切除一个胸椎顶部肿瘤（c），冠状位CT显示肿瘤位于右侧（d）

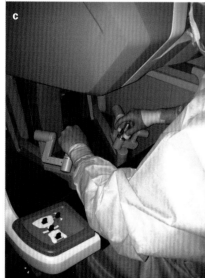
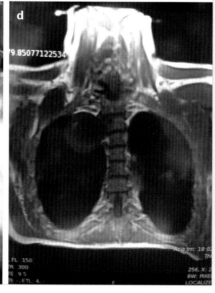

"无效腔"。这对那些有伤口愈合不良危险因素的患者特别有益，如糖尿病患者、肥胖患者和营养不良患者。

外科医生必须权衡所有选择的风险和收益，并应考虑到自己的舒适度和手术经验。例如，一个年老体弱的多节段（＞2个）腰椎管狭窄症的患者，通常采用传统的开放手术。对于该患者，MISS 有切口小、软组织损伤轻等优点，这可能不如被需要 MISS 治疗 3 个及以上节段所增加的手术时间重要，这将增加全麻时间和围术期并发症的风险。在这种情况下，我们会选择开放手术来治疗患者。因此，无论是开放手术还是 MISS，选择患者在手术决策中至关重要。

MISS 治疗退行性脊柱疾病可能存在重大争议，那么 MISS 治疗脊柱畸形则更成问题。一些研究和许多脊柱畸形外科专家认为，采用 MISS 治疗脊柱畸形可能会使脊柱矢状面参数的矫正不足而导致不良结果。一些原则已经被提出。最近，由国际脊柱研究学组开发的微创脊柱畸形（MISDEF）原则提出了 3 个分级。该原则根据影像学参数对患者进行分类，如矢状椎轴、骨盆倾斜、PI/LL 不匹配、滑脱程度、胸部后凸和冠状面 Cobb 角。根据这些标准，Ⅰ 级和 Ⅱ 级符合 MISS 的要求。Ⅲ 级患者矢状椎轴＞6mm，骨盆倾斜＞25mm，PI/LL 不匹配＞30°，胸段后凸＞60°，更适合开放手术，需要截骨才能达到适当的畸形矫正。然而，许多作者目前正在开发和测试 MISS 策略，以完成截骨和主要曲线参数修正，预计这些技术的数据将在本文撰写后不久发布。

7.4　术前计划

术前检查应包括常规的实验室检查和进一步的影像学检查。应对任何和所有的并发症进行评估和适当的检查。如果可能，应在麻醉前审查手术计划，并注意各种 MISS 所需的特殊考虑。例如，需要主支气管插管和单肺通气的胸腔镜手术可能需要术前肺功能检查和心脏检查。

7.4.1　仪器

必要的工具和设备的获取应提前由手术室人员安排。特别是必要的成像工具，如 X 线、透视设备或 CT，应予以保留。此外，内镜的影像学系统和光源或显微镜应预先测试和保留。如果需要电生理监测，应提前与相关技术人员联系并安排。另外，选择合适的微创器械和合适的止血药物。

7.4.2　患者体位

患者体位在 MISS 中至关重要。应仔细将患者置于计划手术的理想位置，并应提前预留所需的任何特殊的床或定位设备。

一旦患者处于合适的位置，手术进行前必须确保解剖学定位准确。应检查棘突与椎弓根的关系，以及用透视法（C 臂）检查终板的方向。如果要使用导航工具，一旦获得 3D 成像，应确保患者或参考仪器不移动。

不同器械类型、神经导航和术中成像的具体细节将在本书的其他章节详细介绍。

7.5　手术入路

我们将延后对个别 MISS 技术的具体讨论，因为这些技术在本书的其他章节有详细介绍，但总的来说，筋膜切开几乎是所有手术的关键。对于瘦的患者，可以用 Kelly 钳和电刀进行显露，用纱布分离脂肪，以直接看到筋膜切口。在肥胖患者中，我们通常依靠手术刀来实现对筋膜的触觉，避免切得很深——容易肌肉出血。手术前用手指触诊以确保切口足够长（不应短于皮肤切口）。

7.5.1　外科技术

个别步骤的操作技术在其他章节中进行了讨论。在本节中，我们将阐明 MISS 的独特方面，与传统手术之间的差异是 MISS 的基础。微创手术对外科医生提出了几个独特和新颖的挑战。独特的手术视野减少了整体显露，这是大多数外科医生在首次使用 MISS 时所注意到的第一个主要区别。通常中线以外一个较小的切口或几个小切口代表了与传统的中线切口不同的后路颈椎或腰椎手术。手眼分离、深度感知不足、手术视野的距离增加、仪器的改进、术中导航成像的增加以及狭窄的工作通道构成了其他主要挑战。然而，这些方面中的每一个都可以通过适当的努力加以掌握。

切口

对于外科医生和患者来说，最明显的区别是一个更小的切口或一组小切口（图 7.6）。

几乎所有 MISS 技术，注意切口的位置都是至关重要的。对于经皮手术和那些使用狭窄管状通道的手术，到达预期位置的轨迹是至关重要的。因此，增加术中图像导航的使用是必需的。对于大多数微创后路手术，在手术场地准备和无菌铺巾之前，我们放置 C 臂（或双平面透视的手术需要两台，如经皮椎弓根螺钉或后凸成形术），使用 Kelly 钳或克氏针来标记手术节段（图 7.7）。

CT 引导置钉的方法也有介绍。根据所要进行的手术，在棘突外侧对应节段的不同距离进行切口。例如，使用 16mm 通道的内镜椎板切除术将需要在棘突外侧约 2cm 处做一个 1.8cm 的切口。切口的确切位置将根据半椎板切除术还是全椎板切除术以及患者的身体状况进行轻微调整。后凸成形术需要从更外侧的位置进行穿刺。经皮椎弓根螺钉内固定需要稍长的切口，切口位置大致与后凸成形术相同。合

适的切口位置是很重要的，经验不足常需要额外时间来反复检查切口位置和相关标志。由于工作通道非常狭窄，与理想位置的小偏差可能会导致大量时间花费在调整和倾斜工作通道上，以获得充足的视野。对于胸腔镜或腹腔镜手术，必须彻底了解相关的解剖结构，以防止胸腹脏器的意外损伤。在这些操作中，患者的体位（特别是胸腔镜操作）和端口的放置对于获得满意的手术视野和足够的空间来放置必要的器械至关重要。在腹腔镜手术中特别重要的是熟悉初始套管针。第一次套管针的插入是在没有直接观察的情况下进行的，过度用力和（或）错误的位置选择可能会导致内脏损伤。

工作通道

置入工作通道也代表了与以前外科技术的不同，并被认为是 MISS 益处的一个主要原因（图 7.8）。

这就是"分离肌肉"的过程。在进行微创减压时，必须确保克氏针固定在椎板表面，并通过成像进行确认。随后，通过克氏针插入初级撑开器，再次建议影像学反复确认。然后取出克氏针，依次插入撑开器。在这一步骤中，必须注意将克氏针和撑开器牢牢地固定在椎板上，以防止肌肉侵入。如果撑开器移位，建议更换初级撑开器，并逐步插入其他撑开器。随后，工作通道被放在撑开器外面。应该选择合适长度的通道。如果通道太短，肌肉和软组织就会从下方侵入，很难看清。当连接撑开臂时，一条不必要的长通道会增加运动和成角的可能性，并指数级增加通过管道操作的难度。

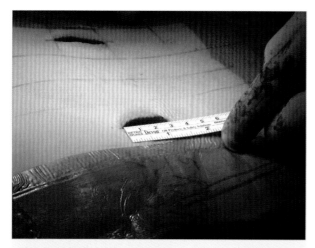

图 7.6 微创 TLIF 小切口实例

图 7.7 应用克氏针和 C 臂透视来进行腰椎术前标记的实例

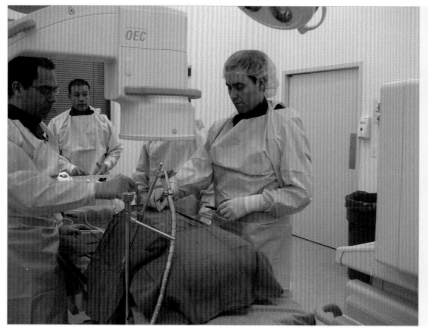

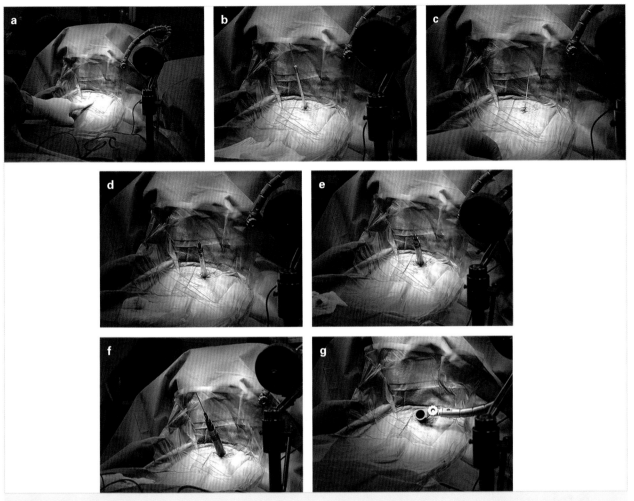

图 7.8　工作通道的置入序列。a. 初始切口。b. 克氏针的置入。c~f. 逐级撑开器的置入。g. C7/T1 颈椎后路椎间孔成形术中撑开器的最终定位

视野

对 MISS 有保留的医生来说，与标准外科手术相比，有限的手术视野是最令人担心的差异。尽管不如开放手术的可视化程度，但工作通道的狭窄视野依然提供了足够的路径到达病变位置以及骨性标志的可视化定位（图 7.9）。对局部解剖进行彻底的探查可以帮助外科医生避免迷失方向。

缺乏深度感知也是内镜与胸腔镜 / 腹腔镜手术的一个区别。然而，精细的技术和对局部解剖的透彻理解将有助于防止意外的发生。目前，对深度的感知可以通过使用显微镜或手术放大镜在工作通道内实现，尽管后者常常无法获得足够的视野照明而存在问题。

对不熟悉狭窄通道的外科医生来说，这种技术是不舒服的。由于操作空间有限，常需要改变器械的放置和到达操作区的路径。随着微创手术器械的改良，有限空间的利用变得更加有效。更长的带齿器械和更长的弯曲钻头可以让外科医生看到器械周围，但是安全地使用这些器械需要不断地练习。尤其让许多外科医生担心的是在有限的深度感觉情况下经狭窄的通道使用高速气钻或电钻。然而，合适的定位，注意标志和频繁地冲洗，可以安全快速地进行骨性切除。除了改进钻头，其他的进步，如超声骨刀，也让一些外科医生在 MISS 时更舒适地进行骨性切除。

由于对图像引导的增加，在准备和铺单之前，必须对患者和设备进行适当的定位，以便 C 臂可以放在合适的位置。对于使用工作通道的微创手术，通常只需要在工作通道插入时进行图像引导，使解剖学标志得到可视化确认。对于经皮手术，成像在整个手术过程中是必不可少的。为了安全置入经皮椎弓根钉、椎间撑开器以及其他技术，必须熟悉前

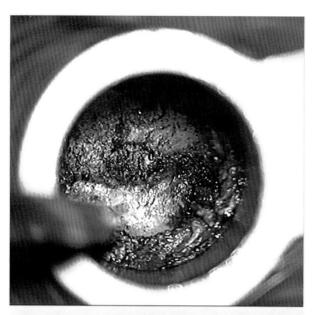

图 7.9 放置管状通道后左侧 C6/C7 关节突关节视图。注意，很容易显示两个关节突和内侧椎板（右边）

后侧解剖。在整个手术过程中，应注意初始进钉点及定位针、丝攻或螺钉的位置，如不使用术中导航，应使用双平面成像反复确认。

胸腔镜和腹腔镜手术需要熟悉套管针的放置和选择合适的位置。此外，除非脊柱外科医生之前有内镜方面的训练和经验，否则完全的手眼分离可能需要一段时间的练习才能适应内镜检查的"视频游戏"方位。虽然在设计上与腹腔镜普通外科使用的器械相似，但对于不熟悉 MISS 的脊柱外科医生来说，所使用的器械通常是新的。尸体模型和模拟的实践对达到舒适的操作是非常有用的。

一般来说，可以忍受上面所述的单个变化，但 MISS 在给定的手术过程中经常同时涉及多种变化，这可能会使外科医生感到沮丧。充分的准备将使外科医生能够安全地进行 MISS，而实践和经验将不可避免地减少手术时间，增加操作人员的舒适度，正如我们所描述的经验那样。

7.5.2 术后护理

与开放手术关注住院时间相比，MISS 的术后护理有所不同，通常与术后疼痛有关。对于门诊手术（例如微创腰椎间盘切除术，颈椎间孔成形术），患者很少有明显的疼痛，当确定能进流食、活动和排便后，通常可以从围术期麻醉护理病房出院。对于其他方面，提供给患者的一般护理并没有太大的不同，但我们注意到使用肌松剂和患者自控镇痛泵的

需求减少了。患者能够实现早期活动，更快出院回家。这在最近的许多文献中得到了支持，包括许多文章和关于开放与 MIS–TLIF 比较的系统综述。

术后早期，通常建议患者遵循常规的术后预防措施，包括避免搬运重物、弯腰和剧烈活动。鼓励早期步行。关于融合，一些外科医生可能更喜欢使用矫形器；然而，除非患者骨质很差或存在其他可能导致固定失败的情况，或者选择非固定融合术，否则我们不会常规使用。

7.5.3 并发症的处理

微创脊柱手术的并发症在本质上与脊柱传统手术相似，但发生率往往低于传统手术。根据我们的经验和文献，在学习曲线的早期一些并发症的风险可能会稍高一些，但总的来说，与开放手术相比，许多 MISS 的并发症发生率相似甚至更低。大多认为，与降低医源性并发症发生率、降低感染率、减少伤口裂开等有关。然而，由于 MISS 的特殊限制，并发症的处理可能略有不同。

硬脊膜撕裂

硬脊膜撕裂是可能的，而且大部分是以与传统手术相同的方式遇到的。值得注意的是，不当的克氏针放置也可能导致硬脊膜撕裂。硬脊膜撕裂在狭窄的通道中很难修复，因为狭窄通道的直径和深度限制了硬脊膜撕裂的初步修复，除非术者非常有经验和（或）手工操作灵活。特别改装的持针器也能有所帮助。小的、背侧或背外侧硬脊膜撕裂通常可以通过使用或不使用化学密封胶的一期修复来处理。腋下、外侧或腹侧硬脊膜撕裂可通过脂肪或肌肉覆盖处理，随后放置化学黏合剂。患者一般平躺 24h，然后让其慢慢活动。我们一般不放置腰椎引流管，但对于非常大的、不规则的、不可修复的硬脊膜撕裂，可以考虑放置引流管。许多权威机构报告，在治疗 MISS 的脊髓液漏时，很少或没有活动限制，没有特殊的术中修复，也没有延长住院时间，在随访中也没有延迟性假性脊膜膨出或脑脊液漏。并将这种不同的临床表现归因于硬膜外腔没有无效腔。

出血

出血需要特别关注。在有限的操作空间和放大率下，快速的骨性出血或硬膜外出血可显著影响可视性。双极烧灼无法控制的出血，一般可以通过局部包扎、局部止血剂（如明胶和凝血酶粉的混合物，甚至纤维蛋白胶）来控制。动脉损伤导致的大出血

不能被直接控制，可能需要转换为开放手术。在我们的经验中，腰椎管狭窄双侧椎板切除术后，硬膜外血肿需要再次手术。

在一个受限的通道内操作时，可能会发生不稳的并发症，可能需要融合和器械（也可能使用最小侵入性技术）。

根据我们的经验，在患者改善和症状缓解方面，微创手术的结果与标准的外科手术相当。很少需要再次手术。另一方面，在我们团队，几次开放手术后的再次手术使用了微创技术。

7.6 结论

微创脊柱外科是一个不断发展的领域。它在许多方面与传统的脊柱手术不同，并且与陡峭的学习曲线有关。与传统脊柱手术的主要不同有，触觉反馈的缺乏，手眼分离，不同的手术角度，手术视野的减小，加上狭窄的通道和新的器械，正是这些变化的同时出现，使得学习曲线变得陡峭。然而，只要对这些变量给予适当的关注、严格的评估和适度的耐心，就可以掌握学习曲线，实现微创手术的益处（表 7.1）。随着外科医生不断掌握这些技术，以及微创技术的潜力被逐步实现，微创手术在整个脊柱手术中的占比越来越大。

表 7.1 MISS 的挑战和益处

挑战	益处
更小的旁中央切口	肌肉分离与剥离
可选择的手术视野	韧带的保存
显露减少	减少瘢痕，减少去神经损伤
图像引导增加	减少住院
手眼分离	早期活动
深度知觉缺损	减少术后疼痛和镇痛需求
改良的工具/新器械	美观
狭窄的工作通道	
有限的触觉反馈	

临床注意事项

· 从开放手术到 MISS 的初始过渡具有挑战性。狭窄的通道，有限的触觉反馈，以及对透视图像引导的严重依赖，使得学习曲线变得陡峭。

· 连续进行 MISS 手术，熟悉新的器械，可以减少手术时间，减少并发症，提高复杂手术操作的舒适度。

· 有许多系统可供外科医生使用，其中任何一种，如果对外科医生来说是舒适的，都可以帮助其过渡到 MISS 手术。

· 选择患者、术前检查和术中定位是 MISS 手术的必要条件。了解特定手术的理想候选人，将给外科医生和患者带来更好的结果和更少的并发症。

参考文献

[1] Kim TT, Drazin D, Shweikeh F, Pashman R, Johnson JP. Clinical and radiographic outcomes of minimally invasive percutaneous pedicle screw placement with intraoperative CT (O-arm) image guidance navigation. Neurosurg Focus. 2014; 36(3):E1.
[2] Perez-Cruet MJ, Fessler RG, Perin NI. Review: complications of minimally invasive spinal surgery. Neurosurgery. 2002; 51(5) Suppl:S26–S36.
[3] Smith L, Garvin PJ, Gesler RM, Jennings RB. Enzyme dissolution of the nucleus pulposus. Nature. 1963; 198:1311–1312.
[4] Yaşargil MG. Intracranial microsurgery. Proc R Soc Med. 1972; 65(1):15–16.
[5] Yasargil MG. Significance of microsurgery in brain surgery [in German]. Dtsch MedWochenschr. 1969; 94(29):1496–1497.
[6] Yasargil MG, Vise WM, Bader DC. Technical adjuncts in neurosurgery. Surg Neurol. 1977; 8(5):331–336.
[7] Caspar W. A new surgical procedure for lumbar disc herniation causing less tissue damage through a microsurgical approach. In: Wüllenweber R, Brock M, Hamer J, Klinger M, Spoerri O, eds. Lumbar Disc Adult Hydrocephalus. Advances in Neurosurgery, vol 4. Berlin: Springer; 1977:74–80.
[8] Yasargil MG. Microsurgical operation of herniated lumbar disc. In: Wüllenweber R, Brock M, Hamer J, Klinger M, Spoerri O, eds. Lumbar Disc Adult Hydrocephalus. Advances in Neurosurgery, vol 4. Berlin: Springer; 1977:81.
[9] Williams RW. Microlumbar discectomy: a conservative surgical approach to the virgin herniated lumbar disc. Spine. 1978; 3(2):175–182.
[10] Mayer HM, Brock M. Percutaneous endoscopic discectomy: surgical technique and preliminary results compared to microsurgical discectomy. J Neurosurg. 1993; 78(2):216–225.
[11] Perez-Cruet MJ, Foley KT, Isaacs RE, et al. Microendoscopic lumbar discectomy: technical note. Neurosurgery. 2002; 51(5) Suppl:S129–S136.
[12] Al-Khouja LT, Baron EM, Johnson JP, Kim TT, Drazin D. Cost-effectiveness analysis in minimally invasive spine surgery. Neurosurg Focus. 2014; 36(6):E4.
[13] Brodano GB, Martikos K, Lolli F, et al. Transforaminal lumbar interbody fusion in degenerative disk disease and spondylolisthesis grade I: minimally invasive versus open surgery. J Spinal Disord Tech. 2015; 28(10):E559–E564.
[14] Goldstein CL, Macwan K, Sundararajan K, Rampersaud YR. Comparative outcomes of minimally invasive surgery for posterior lumbar fusion: a systematic review. Clin Orthop Relat Res. 2014; 472(6):1727–1737.
[15] Karikari IO, Isaacs RE.Minimally invasive transforaminal lumbar interbody fusion: a reviewof techniques and outcomes. Spine. 2010; 35(26) Suppl:S294–S301.
[16] Lau D, Khan A, Terman SW, Yee T, La Marca F, Park P. Comparison of perioperative outcomes following open versus minimally invasive transforaminal lumbar interbody fusion in obese patients. Neurosurg Focus. 2013; 35(2):E10.
[17] Parker SL, Adogwa O, Witham TF, Aaronson OS, Cheng J, McGirt MJ. Post-operative infection after minimally invasive versus open transforaminal lumbar interbody fusion (TLIF): literature review and cost analysis. Minim Invasive Neurosurg. 2011; 54(1):33–37.
[18] Parker SL, Mendenhall SK, Shau DN, et al. Minimally invasive versus open transforaminal lumbar interbody fusion for degenerative spondylolisthesis: comparative effectiveness and cost-utility analysis. World Neurosurg. 2014; 82(1–2):230–238.
[19] Seng C, Siddiqui MA, Wong KP, et al. Five-year outcomes of minimally invasive versus open transforaminal lumbar interbody fusion: a matched-pair comparison study. Spine. 2013; 38(23):2049–2055.
[20] Singh K, Nandyala SV, Marquez-Lara A, et al. A perioperative cost analysis comparing single-level minimally invasive and

open transforaminal lumbar interbody fusion. Spine J. 2014; 14(8):1694–1701.

[21] Terman SW, Yee TJ, Lau D, Khan AA, La Marca F, Park P. Minimally invasive versus open transforaminal lumbar interbody fusion: comparison of clinical outcomes among obese patients. J Neurosurg Spine. 2014; 20(6):644–652.

[22] Wong AP, Shih P, Smith TR, et al. Comparison of symptomatic cerebral spinal fluid leak between patients undergoing minimally invasive versus open lumbar foraminotomy, discectomy, or laminectomy. World Neurosurg. 2014; 81(3–4):634–640.

[23] CastroWH, Halm H, Jerosch J, Malms J, Steinbeck J, Blasius S. Accuracy of pedicle screw placement in lumbar vertebrae. Spine. 1996; 21(11):1320–1324.

[24] Farber GL, Place HM, Mazur RA, Jones DE, Damiano TR. Accuracy of pedicle screw placement in lumbar fusions by plain radiographs and computed tomography. Spine. 1995; 20(13):1494–1499.

[25] Vaccaro AR, Rizzolo SJ, Balderston RA, et al. Placement of pedicle screws in the thoracic spine. Part II: An anatomical and radiographic assessment. J Bone Joint Surg Am. 1995; 77(8):1200–1206.

[26] Holly LT, Foley KT. Intraoperative spinal navigation. Spine. 2003; 28(15) Suppl:S54–S61.

[27] Ughwanogho E, Patel NM, Baldwin KD, Sampson NR, Flynn JM. Computed tomography-guided navigation of thoracic pedicle screws for adolescent idiopathic scoliosis results in more accurate placement and less screw removal. Spine. 2012; 37(8):E473–E478.

[28] Sclafani JA, Kim CW. Complications associated with the initial learning curve of minimally invasive spine surgery: a systematic review. Clin Orthop Relat Res. 2014; 472(6):1711–1717.

[29] Anand N, Rosemann R, Khalsa B, Baron EM. Mid-term to long-term clinical and functional outcomes of minimally invasive correction and fusion for adults with scoliosis. Neurosurg Focus. 2010; 28(3):E6.

[30] Dakwar E, Cardona RF, Smith DA, Uribe JS. Early outcomes and safety of the minimally invasive, lateral retroperitoneal transpsoas approach for adult degenerative scoliosis. Neurosurg Focus. 2010; 28(3):E8.

[31] Tormenti MJ, Maserati MB, Bonfield CM, Okonkwo DO, Kanter AS. Complications and radiographic correction in adult scoliosis following combined transpsoas extreme lateral interbody fusion and posterior pedicle screw instrumentation. Neurosurg Focus. 2010; 28(3):E7.

[32] Wang MY, Mummaneni PV. Minimally invasive surgery for thoracolumbar spinal deformity: initial clinical experience with clinical and radiographic outcomes. Neurosurg Focus. 2010; 28(3):E9.

[33] Mummaneni PV, Shaffrey CI, Lenke LG, et al. Minimally Invasive Surgery Section of the International Spine Study Group. The minimally invasive spinal deformity surgery algorithm: a reproducible rational framework for decision making in minimally invasive spinal deformity surgery. Neurosurg Focus. 2014; 36(5):E6.

第 8 章　手术室设置

Lee A. Tan, Mick J. Perez-Cruet, Manish K. Kasliwal, Richard G. Fessler

张昌盛　朱卉敏 / 译

摘要

本章回顾了与 MISS 相关的概念，手术室布局、设备、设备的放置、辐射安全、监护和患者体位摆放，以确保流畅的工作流程并提高操作效率。

关键词：手术室，内镜，微创，脊柱，外科，设置

8.1　引言

微创脊柱手术（MISS）在过去 10 年中取得了惊人的进步，并且被越来越多的脊柱外科医生采用。学习和掌握微创技术的一个重要方面是深入了解手术室（OR）设置的基本概念，并熟悉可用于 MISS 的各种成像工具和导航系统。尽管 MISS 的手术室（OR）设置在许多方面类似于传统的开放手术，但其他设备（如显微镜、内镜、视频台车、C 臂和 O 臂）需要额外的空间，并且必须以优化操作流程的方式进行摆放。因此，为了优化 MISS 期间工作流程的工效，无论怎样强调标准化的设置和手术室条件的重要性都不为过。本章回顾了与 MISS 相关的概念，手术室布局、设备、设备的放置、辐射安全、监护和患者体位摆放，以确保流畅的工作流程并提高操作效率。

8.2　设备

8.2.1　设备摆放

首先，用于微创脊柱手术的手术室应具有足够大的空间，以容纳透视机［和（或）O 臂］、显微镜或内镜和各种视频显示器，常用的手术台、托盘架、麻醉装置等设备，以及神经电生理监测人员。术中有足够的空间操作 C 臂或 O 臂也很重要。手术室内整个设备的放置应标准化，以便于外科医生和整个团队发挥最大效能。一般来说，麻醉装置位于患者头部，手术医生位于脊柱病变的一侧，为了便于观察，内镜监视器或手术显微镜底座位于外科医生的对侧，C 臂位于手术区域的头部或尾部，透视监视器要么在患者脚边，要么在外科医生的对侧（图 8.1）。

手术显微镜的位置也至关重要。如果横臂足够

长，将显微镜放在外科医生后面就可以轻松操作。显微镜悬吊臂的关节应弯曲，物镜朝着患者的中线，使主刀医生和助手有一个舒适的工作姿势，特别是头颈部的姿势。所有设备的放置方式必须确保外科医生在手术过程中具有最大的灵活性和舒适性。将视频监视器放置在洗手护士也可以完全看到屏幕的地方，以便了解手术进程。例如微创显微椎间盘切除术的手术室装置如图 8.2 所示。

8.2.2　基本设备

除常规 OR 设置外，根据手术相关的需求可能需要各种附加设备，比如，透视或 O 臂导航定位时需要一张透 X 线的手术台。我们更喜欢 Jackson 手术台，它允许图像引导或透视装置自由进出手术区域。进行经皮器械操作时这个尤其重要，因为它可以无阻碍地透视查看脊柱解剖结构（图 8.3）。

为了更好地暴露可选用各种管状撑开器，从 14mm 管状通道到 X 形通道（可从 25mm 扩张到 40mm），当然，各种厂商也提供微创器械。对于术中可视化，可根据病变情况和手术计划使用内镜、显微镜或头戴式放大镜。为优化术中图像质量应正确设置内镜并保持白平衡（图 8.4）。

各种 MISS 手术过程中所需的典型设备清单如下：

- 透光床（Wilson 框架体位垫，Jackson 手术台）。
- 管状撑开器系统或脊柱穿刺系统（图 8.5）。
- 微创器械。
- 透视机（C 臂）或 O 臂（图 8.6）。
- 显微镜。
- 内镜和视频台车。

8.3　患者体位

患者正确体位摆放对于微创脊柱手术是至关重要的，通常类似于开放手术。对于椎间盘切除术或椎板切除术等减压手术，使用 Wilson 体位垫有助于扩大椎板间间隙，以便于减压（图 8.7）。对于融合手术，优选 Jackson 手术台，它可以使腹部在重力作

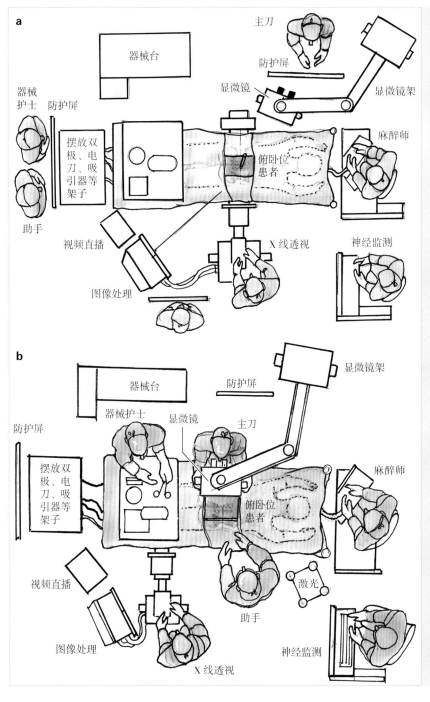

图 8.1 显示微创脊柱手术的手术室的一般布局图。a. 医生和工作人员站在辐射防护罩后，将透视设备推进术野确定节段。b. 将透视机移动到脚，放置好显微镜以便观察术野

用下悬空，并使脊柱处于自然状态。

经腰肌间隙侧方入路手术，摆放患者体位时应将髂嵴放置于手术台可折弯处，弯曲手术台增加髂嵴到胸腔的距离。通过侧位透视定位病变椎间盘，并直接标记在椎间隙的外侧。X 线透视检查和确保手术过程中预期的可视化的重要性无论怎样强调都不为过。术前应使用固定带和布胶带妥善固定患者（图 8.8）。

患者所有受压点必须仔细垫好，特别注意眼睛。手臂应与肘部成 90° 角，将臂丛神经损伤的风险降至最低。通道支架可固定在手术台的侧面，确保其位置不妨碍术中透视。

8.4 辐射安全

辐射安全是脊柱手术的一个重要方面，特别是

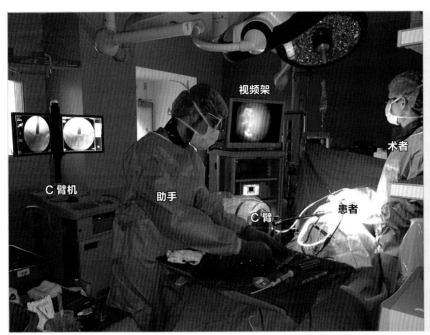

图 8.2 照片显示内镜椎间盘切除术的手术室设置

视频架

术者

C 臂机

助手

C 臂

患者

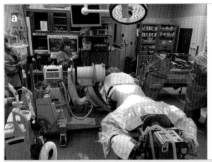
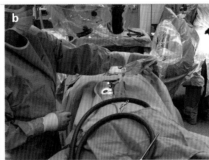
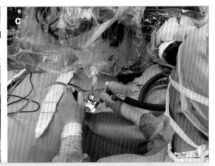

图 8.3 术中照片显示：患者在 Jackson 手术台上透视设备摆放的位置（a）、气动臂保持管状撑开器位置（b）和管状撑开器放置到位（c）

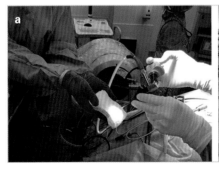
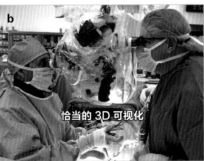

恰当的 3D 可视化

图 8.4 a. 照片显示术前白平衡内镜，以确保良好的视频质量。b. 可以使用在大多数手术室都有配备的手术显微镜，以提供良好的可视化三维解剖学

在 MISS 中当透视用于经皮手术时。透视机和 O 臂以 X 线的形式发射电离辐射（频率在 $3 \times 10^{16} \sim 3 \times 10^{19}$ Hz 之间的电磁波）。根据国际辐射防护委员会（ICRP）规定，5 年内的年辐射剂量限值为 20mSv/ 年，任何一年的最大剂量为 50mSv。

应始终穿戴适当的辐射防护装备，以尽量减少辐射暴露。甲状腺防护罩、铅眼镜和铅袍对于减少辐射照射至关重要（图 8.9）。通常情况下，厚度为 0.25in（1in=2.54cm）的铅袍可以减少 90% 的辐射，而厚度为 0.50in 的铅袍可以减少 99% 的辐射。还可以佩戴防护眼镜和手套，以减少眼睛和手的辐射暴露。所有非必要人员应离开手术室或在手术室允许的范围内远离荧光镜的铅盾后面。此外，已经开发了在进行经皮手术时持手术器械的设备，以便外科医生在进行透视时可以离开手术台。

此外，医生和手术室人员在透视时应尽可能远离放射源，并将头部与患者成90°角，以减少对眼睛的散射。由于辐射量遵循平方反比定律，并且随着距离的增加而显著下降，站在离辐射源约1m远的地方的人所受到的辐射将是站在1.83m远的人的4倍，是站在2.74m远的人的9倍（图8.9）。与脉冲荧光透视相比，连续荧光透视具有更高的辐射剂量；因此，如果可能应避免连续透视。在O臂旋转期间，手术室工作人员应走出房间，以尽量减少辐射暴露。在侧位透视期间，最好站在X线源对面（靠近图像增强器），并将X线源放置在患者下方以减少散射。此外，图像增强器应尽可能靠近患者，以减少对房间其他部分的散射。

8.5 手术器械和撑开器

微创手术的器械是专门设计的，便于通过可视通道。管状牵开器和刺刀样式的器械以及长锥形钻在管状撑开器内操作更容易（图8.10）。

8.6 电生理监测

植入物的发展可以保留组织经皮应用，不需要暴露脊柱解剖结构。尽管这些技术的主要优点之一是减少组织剥离和创伤，但术中电刺激会使其应用更加安全。在放置经皮椎弓根螺钉之前，可以刺激导丝，保证内植物置入更安全。此外，术中为确保内植物置入安全可以使用肌电图（EMG）监测刺激设备（图8.11）。

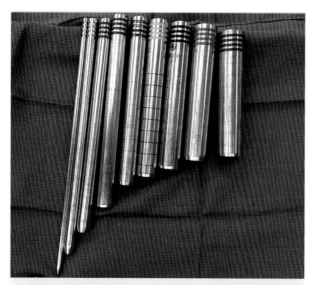

图8.5 术中照片显示了各种微创手术中使用的逐级扩张管

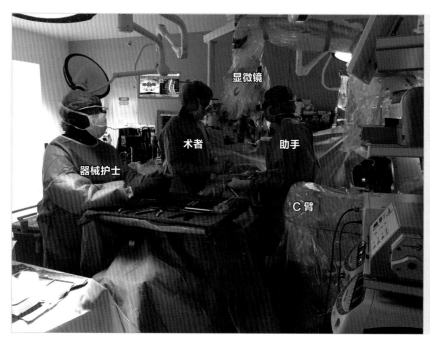

图8.6 照片显示了微创内镜椎间盘切除术的手术室设置，包括患者、术者、助手、内镜、视频台车、C臂和透视显示器的位置

显微镜

术者　　助手

器械护士

C臂

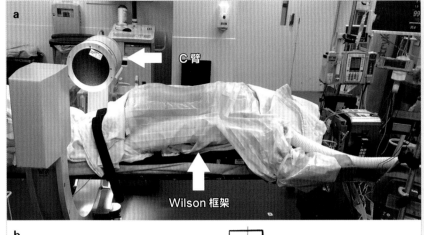

图 8.7　a. 术中照片显示，一名患者在 Wilson 框架体位垫上俯卧位进行腰椎微创显微椎间盘切除术。所有的受压点都被小心地垫好，特别要注意眼睛。b. Jackson 手术台在经皮器械置入时脊柱前后位可透视

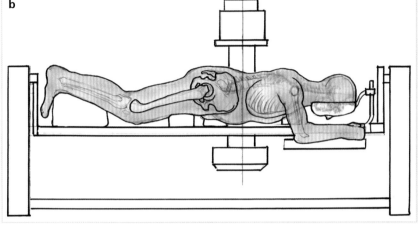

图 8.8　照片显示患者侧卧位入路。髂嵴位于手术台可折弯处，患者用固定带和布胶带适当固定

8.7　结论

了解基本布局和设备的放置对于确保微创手术中的工作流程顺利至关重要。鉴于过度辐射对健康的长期影响，脊柱外科医生还应特别注意辐射安全。

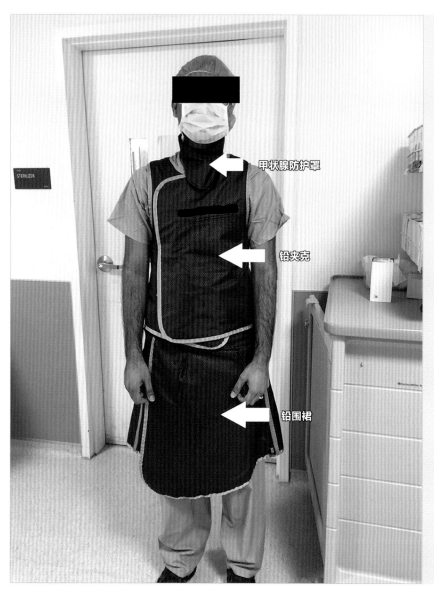

甲状腺防护罩

铅夹克

铅围裙

图 8.9 辐射防护装置，包括甲状腺防护罩和铅围裙

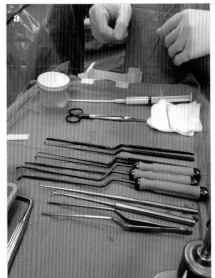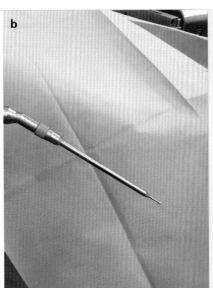

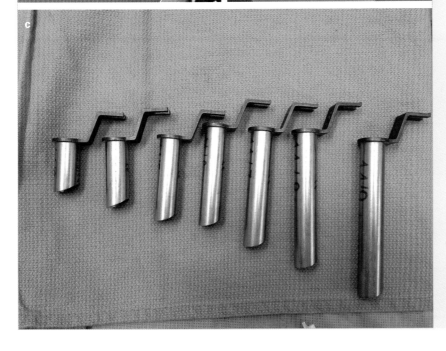

图 8.10 卡口器械（a）和长锥形钻（b），此设计易于管状撑开器（c）内的手术操作

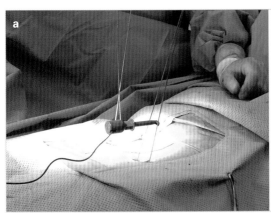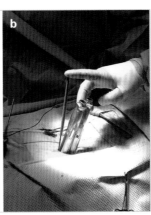

图 8.11 术中刺激导丝（a）和经皮椎弓根螺钉（b），有助于确保安全置钉和减少翻修

参考文献

[1]　Snyder LA, O'Toole J, Eichholz KM, Perez-Cruet MJ, Fessler R. The technological development of minimally invasive spine surgery. BioMed Res Int. 2014; 2014:293582.

[2]　Smith ZA, Fessler RG. Paradigm changes in spine surgery: evolution of minimally invasive techniques. Nat Rev Neurol. 2012; 8(8):443–450.

[3]　Wrixon AD. New ICRP recommendations. J Radiol Prot. 2008; 28(2):161–168.

[4]　Yu E, Khan SN. Does less invasive spine surgery result in increased radiation exposure? A systematic review. Clin Orthop Relat Res. 2014; 472(6):1738–1748.

[5]　Singer G. Occupational radiation exposure to the surgeon. J Am Acad Orthop Surg. 2005; 13(1):69–76.

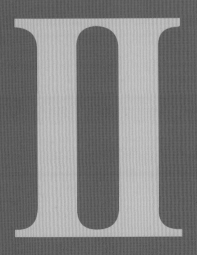

第二部分
患者教育与
基础配置

II

第 9 章　患者教育

Holly Weissman

张敬乙 / 译

摘要

　　证据表明，微创脊柱手术前适当的患者教育对患者满意度和临床效果是非常有益的。在过去，手术前患者教育通常是在初始术前办公室咨询的期间由外科医生或其助理在办公室对患者进行的一个简短、快速的谈话。多数由于谈话的匆忙及患者对问题的恐惧，患者往往不能发现这对其是非常有用的。本章阐述术前教育方案相比传统"外科医生的办公室"教育的优势。具体来说，我们研究了一个患者可以按照自己的进度在计算机上查看片子，以及在将要进行手术的医院提供的术前教育课程的计算机辅助教育方案。讨论了每种方法的优点，并回顾性分析了为什么这些方案对患者、患者家属、医院工作人员和外科医生是有益的。在我们的方案中，由于实施了术前患者教育方案，我们发现在患者住院时间和患者满意度调查方面都有明显改善。

　　关键词：脊柱手术前，患者教育

9.1　引言

　　过去的观点认为，脊柱手术的患者意味着长达数周恢复时间和活动受限。微创脊柱手术可以为患者带来一种模式转变，让患者的恢复周期缩短，恢复正常活动的速度更快。此外，由于大多数患者对脊柱手术以及相关的风险、益处、恢复时间和长期影响有先入为主的观念，因此外科医生及其支持人员必须适当地教育患者，以帮助使患者的期望与新的现实相一致。

　　2008 年，Keulers 等证实，外科医生经常低估患者在手术前获得广泛信息的愿望。该研究还发现，外科医生和患者对教育优先事项有不同的看法。正如人们可能预测的那样，外科医生倾向于关注手术的细节，而患者更感兴趣的是麻醉、术后治疗过程和自我护理的细节。患者认为这些问题比外科医生关注的问题重要约25%。换句话说，每一方都是对他们认为最重要的事情最感兴趣。

　　此外，Keulers 等发现，女性对信息的需求明显大于男性。与男性相比，女性更频繁地去看医生，需要更多的情感支持，经常问更多的问题，并且与医疗保健提供者进行更多的交流。

　　多年来，医学文献证实改善患者教育可以提高临床治疗效果。骨科领域已经证实参加关节置换术前教育课程能缩短关节置换患者的住院时间。尽管采取了支持措施，但患者从最初的咨询中获得的对疾病的认识水平仍可能很低，这表明在手术前需要一个全面的脊柱手术术前教育。

9.2　患者教育的方法

　　首要任务是患者教育提供的方法。传统上，外科医生与办公室工作人员在办公室患者咨询时为患者提供大部分术前教育。不幸的是，患者在手术时似乎只记得几个基本点。这种"传统"患者教育的短暂性，加上当时患者高度焦虑，显然效果并不理想。

9.2.1　传统患者教育

　　传统上，外科医生会就术前、术中和术后可能的并发症和风险、疼痛管理以及愈合和恢复正常活动需要多长时间以一个简单讨论的形式为患者提供基础教育。一些外科医生采用在他们的办公室里以 5~10min 的教学演讲的形式；有些人利用护士、中层服务人员或其他办公室员工；有些依靠印刷文献和小册子；并且大部分人使用上述几种形式的某种组合。问题是所有的传统患者教育形式都需要患者的被动学习，要么有人在讲课，要么要求患者阅读或观看一些东西，这都无法确定患者对材料的理解程度。此外，有趣的是，患者表示，他们经常很害怕打断医生问"一个愚蠢的问题"，或者害怕医生时间紧迫，不想打扰他更多的时间解释。相比之下，由患者控制的计算机程序将有助于标准化教育材料并确保涵盖所有主题，并且患者最终能控制学习的节奏。

9.2.2　计算机辅助教育

　　Keulers 等的一项试验将医生进行的患者教育与患者参与的计算机程序教育相比较，并得出结论，计算机程序教育至少可以与医生教育一样有效，甚至可能更有效。有趣的是，患者实际上通过使用计算机程序学到了更多东西，且对他们所接受的教育也同样满意。对于许多患者来说，交互式计算机程序将不那么令人生畏，并允许患者自己控制他们学习的速度。先入为主的医生主导的教育观念可能会让患者认为如果他们有疑问或需要减缓教育速度，医生的耐心将会降低。

一个精心设计的具有适当的视听指导，以及患者互动功能的计算机程序，在时间和成本方面可以更有效果，当然效率也更高。这样的程序将允许患者按照自己的节奏学习、做笔记和拷贝记录一些片段，以便以后再次查看，并可提供一定程度的评估患者对手术前收到的信息的理解的互动（例如测验）。

9.2.3　术前教育课程

另一种选择是提供一种由中级提供者或办公室护士教授的术前脊柱课程。我们目前在密歇根州皇家橡树市的博蒙特医院每周为所有计划进行神经外科和骨科脊柱手术的患者及其家属提供这样的课程。该课程受到患者的好评，因为它由经验丰富的中级提供者教授，他描述了脊柱手术的每一步，从手术当天停车的地方开始，到出院后的期望结束。该课程出乎意料地成为一些患者的"同伴支持小组"，因为过去经常有曾经做过脊柱手术的患者和（或）家庭成员参加该课程，这些人经常给第一次脊柱手术的患者带来安慰，因为人们遇到其他接受过相同手术的人总是令人欣慰的。事实上，有时有脊柱手术经验的患者可能比医疗保健专业人员更有帮助。

该术前脊柱课程是使用多学科方法开发的，并听取了脊柱外科医生、麻醉师、护士、中层服务人员、物理治疗师和出院计划护士的意见。根据先前的患者满意度调查，该小组能够确定脊柱患者最常见的抱怨和担忧，包括疼痛控制，对麻醉的恐惧，对导尿管的恐惧，对手术后活动的恐惧以及对过早回家的恐惧。该课程的基础是建立在这些抱怨和担忧之上的。以满足所有患者的问题和疑虑，该课程持续约 1.5h。

9.2.4　入门教育

在课程开始时，使用幻灯片以及正常和病理性脊柱的模型来回顾脊柱解剖结构。值得注意的是，患者真的很喜欢和欣赏脊柱模型，因为它们允许动手、互动体验。该课程还有其他互动道具，包括激励性肺活量计、顺序压缩装置、Jackson Pratt（JP）和 He-Movac 引流管、颈托和背部支具。医院区域的图片以及医院刷手程序指南都包含在课程中。患者表示，课堂上的照片和动手道具降低了他们在脊柱手术前的焦虑程度，因为他们对预期有了更好的了解。

疼痛管理

该课程的大部分内容致力于疼痛控制以及药理学和非药理学方法的回顾，比较静脉注射止痛药与口服止痛药的持续时间以及尽快过渡到口服药物的重要性。患者被教导说，手术后他们不会"无痛"，因为他们会有切口疼痛。最有可能的是，他们的术前神经性疼痛将在手术后立即消退。此外，患者可以放心，切口疼痛是正常的，护士将与他们密切合作，以帮助控制他们的疼痛。他们被指示在疼痛中度时通知护士，不要等到疼痛无法忍受。还提醒患者，与传统的开放脊柱技术相比，微创脊柱技术的术后疼痛会更少。

术后教育

早期活动在课堂上也受到高度重视，因为微创脊柱手术允许患者比传统的开放脊柱技术更快地恢复活动。患者被告知他们将在手术当天下床，这反过来又减少了肌肉痉挛和疼痛，并缩短了住院时间。患者经常感到惊讶，但很高兴听到他们将在手术当天下床。在整个课程中多次详细解释脊柱预防措施，以提醒患者避免屈曲、扭转、推动和提拉等，直到脊柱外科医生允许他们这么做。还提醒患者考虑手术后照顾宠物的替代措施，因为宠物的体重通常超过 10lb（1lb ≈ 0.45kg）。

在课堂上也会讨论便秘和适当的营养。指导患者保持健康的高蛋白饮食有助于伤口愈合，并建议高纤维和足够的水摄入量以防止便秘。还指示患者在手术前开始排便方案，如粪便软化剂或聚乙二醇 3350，因为脊柱手术后的便秘会引起大量疼痛和潜在的手术问题。还指示患者在手术后继续某种排便方案，并注意排便，因为一旦他们在家里就可能发生便秘。具体而言，告知患者阿片类止痛药、麻醉药、活动减少以及液体或纤维摄入量减少如何导致便秘。

课程结束时的问答环节一直是患者在课堂上最喜欢的部分之一。许多患者表示，他们从听取其他患者的问题和随后的答案中受益匪浅。一些常见问题包括：

·我什么时候会睡着，手术室里会听到什么声音吗？

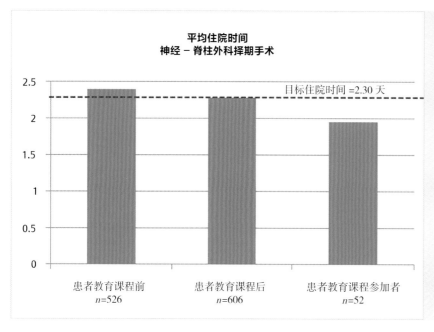

平均住院时间
神经－脊柱外科择期手术

目标住院时间 =2.30 天

患者教育课程前
n=526

患者教育课程后
n=606

患者教育课程参加者
n=52

图 9.1 比较课前和课后患者的平均住院时间

·我必须被推到大厅里多远才能进入手术室？

·放置导尿管时，我会睡着吗？

·我会穿什么进入手术室？

作为术前办公室咨询期间提供的传统教育的一部分，这些只是脊柱外科医生很可能不会解决的信息的几个例子。该课程乐于解答许多患者可能会感到不方便询问他们的外科医生的任何问题。

9.3 结论

每个参加课程的患者都会以 1~5 的等级完成对课程的评估，其中 1 表示"无用"，5 表示"非常有用"。大多数参加课程的患者将课程评为 5，没有一名参加课程者将其评为 1 或 2。

对参加该课程的选择性微创脊柱患者进行了回顾性分析。与未参加课程的患者相比，参加该课程的患者的平均住院时间缩短。目标住院时间为 2.3 天。对于参加该课程的患者，平均住院时间仅为 1.8 天。此外，在开始该课程后，所有患者的总住院时间从 2.4 天减少到 2.3 天。这证明了该课程的影响，

尽管绝大多数患者甚至没有参加（图 9.1）。

展望未来，位于密歇根州皇家橡树市的博蒙特医院正在开发可以在脊柱手术前分发给所有患者的 DVD 版本。这将使我们能够为每个人提供相同的患者教育，而不仅仅是提供给参加课程的少数患者。预计通过提供更彻底的以患者为中心的术前教育，我们将能够有效地提高患者满意度，减少平均住院时间，并最终提高临床疗效。

参考文献

[1] Keulers BJ, Scheltinga MRM, Houterman S, Van Der Wilt GJ, Spauwen PH. Surgeons underestimate their patients' desire for preoperative information. World J Surg. 2008; 32(6):964–970.

[2] Pederson LL. Compliance with physician advice to quit smoking: a review of the literature. Prev Med. 1982; 11(1):71–84.

[3] Mullen PD, Mains DA, Velez R. A meta-analysis of controlled trials of cardiac patient education. Patient Educ Couns. 1992; 19(2):143–162.

[4] Krishna S, Balas EA, Spencer DC, Griffin JZ, Boren SA. Clinical trials of interactive computerized patient education: implications for family practice. J Fam Pract. 1997; 45(1):25–33.

[5] Keulers BJ, Welters CFM, Spauwen PHM, Houpt P. Can face-to-face patient education be replaced by computer-based patient education? A randomised trial. Patient Educ Couns. 2007; 67(1–2):176–182.

第 10 章　建立门诊脊柱手术中心

Richard N.W. Wohns, Hiroshi W. Nakano, Laura Miller Dyrda

邵富强 / 译

摘要

门诊脊柱手术允许脊柱外科医生严格控制成本和质量，不仅为了满足外科医生和患者的需要，也为了满足保险公司的需要。门诊脊柱手术的费用比在医院完成同样手术的费用低 50%~70%。微创脊柱手术费用比传统开放手术低 30%~60%。除了成本较低外，它还具有恢复时间短、复发率低的显著优点。在这个成本控制的时代，特别是考虑到婴儿潮一代人对健康脊柱的需求越来越大，门诊和微创脊柱手术的频率将持续增加。

我的预测是，我们将看到越来越多的脊柱外科手术转移到门诊手术中心。因此，脊柱外科医生了解如何建立一个门诊脊柱手术中心是至关重要的。

关键词：门诊脊柱手术，门诊脊柱手术中心，微创脊柱手术，日间脊柱手术

10.1 引言

在过去的 20 年里，越来越多的脊柱手术，从住院部转移到门诊。这是由多种因素造成的，包括微创脊柱手术的发展、麻醉方案的改进、门诊患者满意度高且感染率低，以及市场推动。医疗改革的新时代为小型、市场响应型门诊脊柱手术中心提供了机会，通过在小范围的特定领域提供高质量的医疗服务来占领细分市场。门诊脊柱手术中心本质上是在一个高度集中领域提供世界一流护理的精品店，比如 Regina Herzlinger 的"专业工厂"。加拿大的 Shouldice 疝气医院是最初的专业工厂。Shouldice 模式证明，同一批供应商及医护人员完成大量的步骤有限的程序时效果更好、费用更低、患者更满意。

门诊脊柱手术使脊柱外科医生能够严格控制成本和质量，不仅满足外科医生和患者的需求，还满足保险公司的需求。门诊脊柱手术的费用比在医院完成同样手术的费用低 50%~70%。微创脊柱手术费用比传统手术低 30%~60%。除了成本较低外，它还具有恢复时间短、复发率低的显著优点。在这个成本控制的时代，特别是考虑到婴儿潮一代人对健康脊柱的需求越来越大，门诊和微创脊柱手术的概率将持续增加。

目前，经常在门诊开展的脊柱手术范围包括以下术式：

· 颈椎前路椎间盘切除植骨融合内固定术（1~3 节段）。

· 颈椎间盘置换术（1~2 节段）。

· 颈椎后路椎板切除及椎间孔扩大成形术。

· 显微腰椎间盘切除术。

· 腰椎间孔扩大成形术。

· 腰椎椎板切除术。

· 微创腰椎融合术包括 Xlifs、Tlifs 和棘突间融合。

颈椎间盘置换术或全椎间置换术（TDR）是门诊脊柱外科领域一个相当新且非常成功的例子。基于已证实的颈前路椎间盘切除融合术（ACDF）的安全性、成本效益、临床疗效和患者满意度，下一步自然是进行门诊颈椎间盘置换术。与 ACDF 相比，间盘置换术恢复得更快，颈部运动得以保留，并且邻椎病发生的可能性较小。5 年内椎间盘置换术与椎间盘置换融合术数据相比表明，接受 TDR 的患者不需二次手术的概率为 97.1%，而接受 ACDF 的患者不需二次手术的概率为 85.5%；其中不包括因内植物断裂或固定失败而行二次手术的患者。总体而言，2.9% 的 TDR 患者在初次手术后 5 年内需要再次手术，而 ACDF 患者为 14.5%。最近报告了 2009—2013 年 4 月连续进行的 132 例门诊颈椎间盘置换术，症状改善率为 92%，单节段平均手术时间为 60min，双节段为 80min，平均出院时间为 3h。没有显著的发病率和死亡率。没有转院，没有术后急诊室就诊，也没有晚期住院。门诊颈椎间盘置换术的费用低于 ACDF，不到医院相同手术费用的 50%。

我的预测是，我们将看到越来越多的脊柱手术过渡到门诊手术中心。因此，脊柱外科医生了解如何建立门诊脊柱手术中心尤为重要。

10.2 门诊脊柱手术中心

20 世纪 90 年代中期引入的卫生保健和健康管理新时代为市场响应型组织和门诊手术中心创造了机会，通过提供高质量的专科诊疗来占领新的细分市场。门诊脊柱手术中心现已成为美国许多社区的标

准举措。这些精品医疗卫生提供场所被设计为"卓越中心"，在高度集中的医疗或外科领域提供世界一流的诊疗。哈佛商学院的 Regina Herzlinger 将她的"市场驱动医疗卫生"又称为"专业工厂"。

在门诊脊柱手术中心完成的手术费用约为传统医院相同手术费用的 30%~60%；这将是未来门诊脊柱手术发展的关键驱动力。

专为门诊脊柱手术设计的非附属或独立门诊脊柱手术中心（ASC）使经验丰富的神经外科医生和骨科脊柱外科医生能够在严格控制成本、满足医生及其患者需求的同时完成高质量的脊柱手术。从患者、外科医生和保险公司（付款人）的角度来看，ASC 为脊柱手术提供了一个出色的场所。这一概念的成功标准如下：

·保险公司认可门诊脊柱手术中心的成本节约机会。

·每间手术室利用率高。

·患者和外科医生对手术经验和结果的满意度。

·充足的投资回报。

随着保险公司和政府评估临床结果、患者满意度以及花费来确定合适的脊柱手术地点时，ASC 将有能力为解决方案做出贡献。

最终，全世界椎间盘突出症、椎管狭窄和脊柱滑脱（导致大多数脊柱疾病）的患者将意识到门诊脊柱手术中心提供的机会和优势，他们将要求这种治疗。这一概念的真实世界先例是加拿大多伦多的 Shouldice 医院，该医院以其疝气外科专业而闻名于世。Shouldice 声名远扬，全世界的疝气患者都渴望在这家机构进行手术，这些疝气患者甚至会返回 Shouldice 医院重聚，以比较他们的瘢痕。

然而，并非所有背痛患者都适合手术。将介入性疼痛治疗计划纳入门诊脊柱手术中心将促进更高的设施利用率、与保险公司达成更广泛的协议，并通过医疗和患者群体的口碑认可来扩大门诊脊柱手术设施的声誉。

10.2.1 住院与门诊手术服务对比：管健康理式医疗对设施和外科医生的影响

医疗卫生市场正逐渐发展为不同程度的健康管理式医疗。保险公司可能有一份经批准的外科医生名单，用以指导其成员完成外科手术。通常，保险公司会与这些预先批准的外科医生协商费用，这些外科医生会为这些保险公司所承保的患者提供大幅折扣（标准费用的 30%~50%）。

保险公司使用数据跟踪来获取一个区域内的所有执业医生完成指定外科手术的成本（包括手术费用和住院费用），以制定针对医生的个人档案，并引导其承保患者至花费较低的医生。外科医生对这种成本分析感到担忧，因为它可能会对单个外科医生的患者流量产生重大影响。尽管保险公司尚未大量使用个人资料来选择外科医生，但外科界深切担心这种情况最终会发生。因此，外科医生已经敏锐地意识到手术费用的重要意义。

门诊脊柱手术中心通过低成本对外科医生的档案产生积极影响。在这些专业门诊机构中完成的手术成本更低，并且比在医院完成类似手术具有更好的结果。因此，选择在门诊脊柱手术中心手术的外科医生将拥有更好的保险成本档案，而保险公司、转诊医生和患者将把他们视为首选的医疗人员。

显然，日间或门诊手术的趋势不仅仅是一种时尚。相反，它是手术实践中的一个重大变化，并将继续存在。根据美国国家卫生统计数据，2010 年 2860 万次外科门诊就诊期间进行了 4830 万次外科手术和非外科手术。其中约 2250 万次就诊发生在 ASC。

根据 2017 年 2 月公布的美国国家卫生统计报告修订版，2010 年门诊手术数量见表 10.1。

微创手术比传统手术成本更低。2012 年发表在《风险管理和医疗卫生政策杂志》上的一项研究发现，微创后路腰椎间融合术的平均成本比医院传统开放手术低 2825 美元。与住院手术相比，在门诊脊柱手术中心完成同样的手术时，费用估计可节省 30%~60%。

即使不比较原始成本，微创手术在更快恢复工作、降低复发率、更高的设施利用率和提高医生生产力等领域也具有巨大优势。表 10.2 展示了微创或门诊脊柱手术的益处。

许多害怕传统侵入性手术并默默承受着痛苦的

表 10.1 根据国家卫生统计报告在美国进行的门诊手术数量

手术类别	数量（万）
大肠内镜检查	400
小肠内镜检查	220
晶状体摘除	290
人工晶状体置入	260
椎管内注射药剂	290
消化系统	1000
表皮系统	430
神经系统	420
骨骼肌肉手术	790
眼科手术	790

患者更愿意接受微创手术，这将提高他们的工作能力和生活质量。许多国家认证的外科医生已经开始在门诊进行这些手术，结果非常好，患者满意度高，并且降低了患者和保险公司的成本。

10.2.2 微创脊柱手术设施的优化

微创脊柱手术设施与传统手术的设备需求不同，因此最佳手术间要适当大一些。外科医生经常使用透视以尽量减少组织分离。有时，需要两个透视装置，例如外科医生进行椎体成形术或后凸成形术时。

视频成像设备也是必不可少的。门诊脊柱外科医生发现高清视频显示器可提供最佳图像质量且通常很容易获得。内镜、照相机和光源在视频图像质量中起着至关重要的作用。门诊脊柱外科医生还发现三芯片摄像头可提供最佳图像。可以调整视频图像的对比度和颜色，以实现充分的手术区域可视化。另外，许多手术可以在放大镜或显微镜下完成，这

些设备同时还可以提供 3D 可视化图像。然而，内镜的角度允许人们"超越工作通道的范围限制"，并且在完成对侧减压时特别有用，例如在内镜下腰椎椎板切除术中。

此外，腹腔镜和胸腔镜设备可以使用类似的光源、摄像头和显示器。标准管状扩张器系统配有不同尺寸的扩张管。较大的管径（即 22mm 和 24mm）有利于手术操作。最近，可膨胀扩张管系统允许在管的深部获得更广泛的术野暴露。

患者应放置在射线可穿透的手术台上，特别是需要正位透视成像时，例如在经皮椎弓根螺钉置入或椎体成形术中。手术台的底座应不影响正侧位透视图像。因此，固定底座在中心且较大的手术台通常不适合，特别是在需要正位透视图像时。手术室应为外科医生提供视野清晰的视频显示器和透视显示器（图 10.1）。通常需要两台显示器，分别放置于患者两侧：一台在医生对面，另一台在助手对面。正确放置和固定电缆以减少混乱。

微创手术需要专门制造的仪器。这些仪器通常是长的、锥形的和尖刺状的，以减少视野遮挡并利于解剖分离（图 10.2）。精密仪器，如 1 号 /2 号 Kerrison 枪钳、微型椎板咬骨钳、精细的 1mm/2mm 刮匙有利于手术进程。手术中还需要使用长锥形平滑运行的磨钻配备 1mm/2mm 磨头。脚踏板减轻了手部运动，避免了手按动开关引起的磨钻异常摆动，提高了在神经附近操作时的安全性。吸引器也很有用，一个器械可以执行两种功能，从而减少了手术区域中器械的数量。

表 10.2　微创或门诊手术费用示例

	住院患者	门诊患者
单节段微创后路腰椎融合术		
总账单费用	$75 663	$42 500
平均保险费	$26 711	$23 208
单节段经椎间孔微创腰椎间融合术		
总账单费用	$160 606	$45 499
平均保险费	$59 251	$25 000

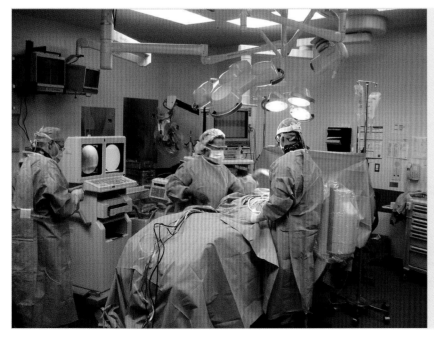

图 10.1　配备视频显示器和 C 臂的手术室

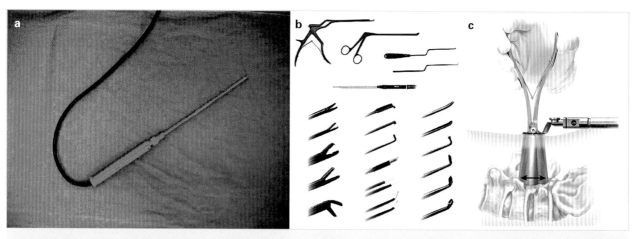

图 10.2 微创脊柱手术常用手术设备。a. 长锥形磨钻。b. 尖刺状显微外科器械。c. 可膨胀管状撑开器

电生理监测也很关键。我们经常使用体感诱发电位和肌电图，这些监测技术需要一个专门的电生理团队来做出正确的诊断。一些系统允许外科医生在某些特定情况下轻松诊断，比如在置钉期间刺激椎弓根螺钉。

手术室工作人员应查阅设备须知，从而熟悉设备需求和设置，为手术操作做准备。如有必要，执行"试运行"以确保电缆、摄像头和其他设备处于正常工作状态。工作人员还可以在训练期间发现增加手术操作时间的潜在问题。

门诊脊柱手术中心首先应该在美国的主要城市地区开展。2012 年，美国完成的脊柱手术数量达到 600 000 例。最初，每个门诊脊柱手术中心都应该配备有两个设备齐全的手术室。手术室的设计应能够实现快速高效的患者周转，并允许医生专注于需要其专业技能的手术操作。随着需求的增加，应规划额外的两个手术室空间以适应未来的扩展。具有 2~4 个手术室的门诊脊柱手术中心规模可以承受其固定成本支出，但仍然足够小并且快速响应患者的需求。此外，这种规模可以确保较高的设施利用率。

10.2.3 门诊脊柱手术服务市场

市场规模

据报道，2011 年全美国实施了超过 370 000 例椎间盘切除术。这些数据由"美国骨骼肌肉疾病负担"联合项目报告，该项目包括美国骨科医师学会、美国物理医学与康复学会、美国风湿病学会、美国骨与矿物学会、关节炎基金会、美国卫生科学大学、骨科研究协会、脊柱侧凸研究协会和美国骨与关节倡议机构。

据估计，门诊脊柱手术中心占据了目前微创脊柱手术 20% 的市场份额，在全美范围内约有 38 400 例腰椎间盘切除术和 27 850 例颈椎间盘切除术在 ASC 中完成。

根据以上数据，2007 年华盛顿金郡 1187 诊断为腰椎间盘疾病的患者接受了腰椎间盘切除术。同样，估计有 860 名确诊为颈椎间盘疾病的患者接受了颈椎间盘切除术。根据金郡年度增长报告，2007 年金县的人口约为 1 861 300 人。

门诊手术的趋势

医院得出的结论是，将所有类型的门诊手术转移到 ASC 中会更有利。目前 ASC 正在寻求增加新的和有收益的服务。与新法规相关的低报销和高间接成本使单一专业的医生团队陷入困境，他们发现 ASC 所有权是私人医疗行业最后的盈利手段之一。

ASC 依赖于医生带来他们的患者以求生存，而增加患者数量的关键是用高效的设施"取悦"外科医生。神经外科医生将能够利用他们在医学界的关系直接影响进入门诊脊柱手术中心的患者量。目标客户是需要"高科技"微创手术的患者，例如显微或显微内镜椎间盘切除术。门诊脊柱手术中心应以医疗卫生计划为目标，从而提供足够的保险金以确保足够的回报；保险公司应该进一步把目标放在那些好 ASC 并愿意发展持续关系的健康计划。这些健康计划甚至可以用于共享推广促销、结果研究、健康计划雇主数据和信息报告。

外科医生在选择手术设施时会考虑多种因素。最重要的是服务质量，包括麻醉和护理。对于外科医生来说，质量的一个重要方面是能够创造一个允许他们最好地工作的环境。这包括聘用熟悉其风格和偏好的员工（即运作流畅的团队），并提供高科技设备。另一个不言而喻但十分重要的标准是工作人员与外科医生互动的方式。外科医生不太喜欢在工作人员冷酷、没有人情味、充满敌意或缺乏经验的环境中工作。外科医生的"设施组合"包括与以下方面的关联：

- 一家或多家医院。
- 一个或两个门诊手术中心，很可能是附属于医院而不是独立的。
- 一个人的医生办公室。
- 一个或多个卫星办公室。

骨科医生团队可能拥有自己的手术中心，而且越来越多的神经外科医生团队也将拥有自己的手术中心。

为了吸引新业务，门诊脊柱手术中心的所有者和经营者必须对 ASC 管理人员、外科医生、保险公司和患者进行宣教：门诊脊柱手术、其他相关的疼痛管理和外科手术可以达到与住院患者相同的质量水平，并且更经济划算。目前，大多数神经外科医生在门诊完成的手术约占 5%，但可以想象，这一比例在门诊脊柱手术中心可能会增加到 50%。该中心应筛选和聘用享有高质量、高效门诊手术管理盛誉的麻醉师、护士和技术人员。对于外科医生来说，将患者带到 ASC 完成手术很有吸引力，因为距离办公室很近，转运速度很快，而且从开始到结束的手术时间很短。

能够在方便的时间安排手术对外科医生和患者来说也很重要。当外科医生频繁地使用设施时，大块的时间被保留供他们单独使用。该设施允许特殊需求的能力，例如下午晚些时候的额外病例，也将影响外科医生对手术设施的看法。门诊脊柱手术中心应该能够满足并超越这些需求。

10.2.4　医生福利

大多数外科医生都有专门的保险人员来处理报销问题并与付款人单独协商每项报销明细。这种方法对外科医生来说既昂贵又令人沮丧。事实上，与保险公司打交道经常被认为是导致外科医生工作满意度下降的因素之一。

为了解决这个问题，门诊脊柱手术中心应该向保险公司提供"打包"式费用，其中包括门诊脊柱手术中心费、手术费和麻醉费。这种打包式费用对保险公司很有吸引力，特别是当捆绑费用远低于各部分费用的总和时。这是一种"双赢"的局面，因为保险公司支付的费用较低，ASC 更积极地控制成本，而且患者的可免赔费用也较低。

采用打包式费用，门诊脊柱手术中心在必要时有更多空间与付款人协商报销计划。为了支持成本控制，门诊脊柱手术中心应建立一个数据库用于结果分析，这正逐渐成为管理式医疗合同的要求。除了未来的成本控制之外，预计还会更加强调问责制。

外科医生的另一个需求是兼职办公室。一些外科医生有 2 个或 3 个办公室，每个办公室都有相应的开销。外科医生可能希望在某区域市场中占有一席之地，但无法全职使用办公室。门诊脊柱手术中心应提供可以按小时租用的办公室供外科医生使用。这样外科医生能够在一天中的部分时间进行手术，并在剩余时间里看患者，而无须前往不同的办公室。因此，外科医生可以以较少的费用维持一个额外的办公室。这个办公空间可视为一个虚拟的、无纸化的办公室，并配备一名接待员和护士；由于该办公室是共享的，所以每位外科医生的管理费用相应较低。为接受脊柱门诊手术的患者生成标准化的术前（图 10.3）和术后（图 10.4）医嘱表格，可以进一步提高效率。

门诊脊柱手术中心应简化和精简病历，减轻外科医生的文书工作。手术完成后，外科医生通常会口述一份详细的手术记录，并向转诊医生发送一封信函。口述可以简化这个过程。在可能的情况下，应将口述模板用于由特定外科医生完成的特定手术。然后外科医生填写必要的空白以完成听写，并向转诊医生生成一封信。外科医生会发现这种方法很有吸引力，因为它可以让他们腾出更多时间完成手术，并且满意的外科医生会在当地外科界产生积极的口碑推荐。

门诊脊柱手术中心的另一个好处是减少了工作人员的文书工作。在大多数医院，手术室中的巡回护士花费大量时间填写文书工作。在门诊脊柱手术中心，这些文书工作将以电子方式完成，为护士节省大量时间。

10.2.5　患者福利

患者最重要的需求是手术成功，且尽可能不影响日常生活。

设施的本质通常不是患者表达的需要，超出了某些最低限度的期望。然而，如果一切顺利，设施及其功能就变得很重要。患者将获得愉快、准时、舒适的体验，为患者及其家人提供便利。明确的术前指导（图 10.5）和出院指导（图 10.6）有助于消除疑惑并改善患者护理。

基本原则
脊柱外科门诊患者 术前医嘱（可选）

诊断 —— 门诊入院

术前和术中
手术前的午夜后

同意书 —— 全血细胞计数　　—— 血尿氨
　　　　　—— 凝血酶原时间　　—— 电解质
　　　　　—— 部分凝血活酶时间　—— 血糖
　　　　　—— 心电图　　　　　—— 胸部 X 线片
外科医生　—— 人绒毛膜促性腺激素
　　　　　—— 开始 IV–LR @ TKO 率
　　　　　（如果有糖尿病 0.9 NaCl）
　　　　　—— SCD 和 TED 软管

术前药物
　初级保健医生　　肌肉松弛剂
　　　　　—— 地西泮，10mg 口服，喝一小口水

　　　　　—— 环苯扎林，10mg 口服，喝一小口水

　　　　　抗生素
　　　　　—— 头孢唑林，2g 静脉注射
　　　　　—— 克林霉素，600mg 静脉注射（青霉素过敏）
　　　　　—— 万古霉素，1g 缓慢静脉注射

　　　　　类固醇
　　　　　—— 地卡德隆，8mg 静脉注射

图 10.3　标准术前医嘱表格

10.3 建立成功的微创脊柱中心的关键

10.3.1 医疗理念

运营成功的关键要素包括：实践过程中能够推动所有决定的明确的医疗理念；知识渊博且个性和个人目标支持事业的员工；方便患者、医生、工作人员和转诊医疗机构有效沟通的系统。

尽管大多数创业者从个人角度为患者医疗定义了广泛的理念，但很少有人正式地向员工和周围的人表达他们的患者医疗理念。根据医学研究所，以下原则适用于护理理念：

·安全：避免旨在帮助患者的医疗对患者造成伤害。

·有效：基于科学知识，向所有可能受益的人提供服务，而不向那些可能不会受益的人提供服务。

·以患者为中心：提供尊重并满足患者个人偏好、需求和价值观的医疗，并确保患者价值观引导所有临床决策。

·及时：减少患者和护理人员的等待时间以及不

利的延误。

·高效：避免浪费，包括设备、物资、创意和能源的浪费。

·公平：提供的护理质量不会因性别、种族、地理位置和社会经济地位等个人特征而有所差异。

领导者的责任是清楚地定义并沟通机构的目的，并将实践团队的工作确立为具有最高战略重要性的工作。领导者必须负责创建和阐明组织的前景和目标；倾听一线工作人员的需求和愿望；提供方向；创造变革的动力；调整和整合改进工作；创造一个可以鼓励、督促成功的持续提升的文化环境。

领导力对于创建和维持高效医疗护理团队至关重要。医生（无论是正式的还是非正式的）在确定其组织的发展方向方面发挥着关键作用。医疗护理团队的护理理念、使命、宗旨、目标应该经过深思熟虑并向所有团队成员阐明。虽然建立这类文件时非常积极，但是之后就会被归档，再也不会被看到；然而高效的团队会将这些蓝图纳入他们的日常决策中，用于人员选择、绩效评估、质量改进流程、结

脊柱外科门诊
术后医嘱（可选）

药物
　镇痛药
　　——　氢可酮，疼痛必要时每 4~6h 口服 1~2 片
　　——　Roxicet 5/500，疼痛必要时每 6h 口服 1~2 片
　　——　Darvocet N-100，疼痛必要时每 4~6h 口服 1~2 片
　　——　对乙酰氨基酚和可待因 #3，疼痛必要时每 4~6h 口服 1~2 片

　肌肉松弛剂
　　——　安定，肌肉痉挛必要时每天 3 次每次口服 5mg
　　——　巴氯芬，肌肉痉挛必要时每 8h 口服 10mg
　　——　环苯扎林，肌肉痉挛必要时每天 3 次每次口服 10mg

　抗生素
　　——　头孢唑林，2mg 静脉注射，术后 8h 给药
　　——　克林霉素，600mg 静脉注射，术后 8h 给药
　　——　万古霉素，1g 静脉注射，术后 12h 给药

活动
　——　在允许范围内

咨询
　——　物理治疗师 / 职业治疗师在出院前为患者进行评估和治疗

治疗 / 护理
　——　生命体征前 2h，每 30min 一次，然后每小时一次，直至出院
　——　肺活量测定每小时 10 次
　——　外科敷料覆盖，污染后更换

营养
　——　完全清醒前禁食水，然后喝清水直到一般情况允许进食

出院计划
　——　出院时，给患者开处方（图表前面）
　——　向患者 / 家属提供出院说明书
　——　如果患者能够独立行走、排空并耐受口服食物或液体，并且符合门诊出院标准，则可以出院

预约日期和时间
_____　医生　_____

图 10.4　标准术后医嘱表格

脊柱外科门诊
手术前说明（可选）

你计划做 _____ 手术 _____ 医生 _____

手术细节
1. 请在手术前联系您的初级保健医生进行医学评估。
2. 请确保与您的保险公司联系并告知您的手术日期。
手术步骤 _____

术前准备
1. 戒烟。
2. 至少在手术前 10 天停止服用非甾体类抗炎药（布洛芬、Anaprox、阿司匹林、婴儿阿司匹林、西乐葆、奥沙普秦、布洛芬、吲哚美辛、依托度酸、依诺肝素、美林、萘普生、奈普林、瑞力芬、酮咯酸、万络、扶他林）。
3. 手术前一晚或手术前一天早上淋浴和洗头。
4. 只服用所需药物（降压药等），并在手术当天早上喝一口水。
5. 手术前一晚午夜后不要进食或饮水。
6. 如果您在手术前感冒、发热、感染或新发疾病，可能会增加您的手术风险，请通知我们。
7. 医院将在手术前几天与您联系，确定检测日期和时间，并与麻醉师会面。
8. 如果您的 X 线片是在与您将要进行手术的不同机构拍摄的，请记得在手术当天随身携带。

如有任何进一步的问题，请随时致电我们。

图 10.5　术前指导

脊柱外科门诊
出院指导（可选）

您正在与 _____ 医生进行关于 _____ 的后续预约

手术后

1. 按照指示使用处方止痛药、肌肉松弛剂和泻药。
2. 您不需要拆线。手术后一周内不要在浴缸里泡澡。
   —— 使用黏合剂密封切口。您可以在第二天早上洗澡，然后拍干你的伤口。
   —— 免缝胶带被用来闭合您的切口。手术后可以淋浴，但要保持切口干燥，直到术后第 4 天。浅的伤口敷料可在 2 天后取出。7 天后，如果免缝胶带开始剥落，可以将其去除。
3. 手术后 2 周内，不要弯曲、扭曲或举起任何重物，并将体重提升至 8lb（约 3.63kg）以下。鼓励步行。
4. 随着舒适感的增加，逐渐提高您的活动水平。根据您的工作类型，您可以在手术后 1~3 周恢复工作活动。请咨询您的医生。
5. 在您感觉舒服之前，或者在您的后续预约之后，并且您有全方位的运动之前，不要开车。
6. 如果您有任何伤口感染的迹象（见下文），请立即致电我们的办公室。
7. 您可以在舒服的时候开始性行为。

如果您遇到以下任何情况，请联系您的医生。

1. 发热。
2. 寒战。
3. 手术部位发热或发红。
4. 切口渗出。
5. 持续性头痛。
6. 小腿或大腿肿胀或压痛。

如有任何进一步的问题，请随时致电我们。

图 10.6 出院指导

果评估和流程开发。无论团队是由单独的医生还是多位医生组织组成，医疗理念都应推动团队的所有决策（图 10.7）。

虽然医疗理念和使命是机构中相对固定的元素，但宗旨和目标应该是流动的，并根据市场变化、新技术和其他外部力量进行调整。清晰的理念、使命、宗旨和目标取决于执行它们的人。单个成员团队的理念和目标需要与组织的理念和目标保持一致。

10.3.2 顾问委员会和战略合作伙伴

门诊脊柱手术中心应与多家公司建立战略合作关系。与主要的脊柱手术器械制造商和外科显微镜制造商建立合作伙伴关系是门诊脊柱手术中心成功的关键，因为这些关系将确保该中心能够随时获得高质量的手术设备。

10.3.3 门诊脊柱手术中心工作人员

公司层面的主要职责包括管理和监督诊所的运

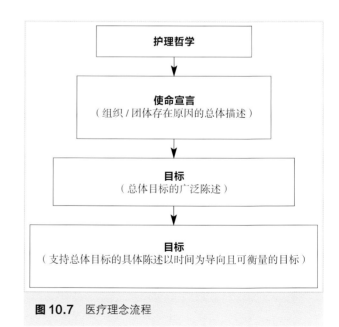

图 10.7 医疗理念流程

营；处理保险公司、医院、患者和医生的关系；处理诊所业务活动所产生的信息。门诊脊柱手术中心应拥有一支由专门的外科和行政人员组成的核心团队，以及一组来自周边地区的精选的神经外科医生团队。随着特定位置患者数量的增加，应开展更多的手术室并增加更多的护理人员。表 10.3 显示了一个具有代表性的门诊脊柱手术中心的相关专业人员和全职员工的典型人员配置。

医疗护理团队可以由任意数量的护理人员类型组成，具体取决于组织的规模、需要护理的患者类型、患者的敏锐度水平和医生的数量。临床团队可能由各种护理人员组成。

助理医生

典型的助理医生（PA）课程为期 24~25 个月，在入学前需要至少 2 年的大学学历和一些医疗护理经验。超过一半的课程会授予硕士学位。助理医生接受过医学模式培训，被视为医生的延伸，而不是不同类型的从业者。助理医生由国家医生助理认证委员会认证（PA–C）。为了保持认证，助理医生每 2 年必须参加 100h 的继续医学教育，每 6 年参加重新认证考试。助理医生可以询问病史、完成体格检查、协助手术并执行某些操作。他们可能在所有 50 个州具有处方权。助理医生必须在医生的监督下才能执业。2015 年，助理医生的平均年薪为每年 99 270 美元，即每小时 47.73 美元；但是，会因专业特长、经验年限和地理位置而异。

执业护士

执业护士是在医疗护理专业领域接受过高等教育（通常是护理硕士学位）和临床培训的注册护士。大多数护士在获得高级护理硕士学位之前已经作为注册护士执业了几年。硕士 / 执业护士学位通常需要 2~3 年才能完成，并且大多数执业护士都在其专业范围内获得认证。在神经科学领域，通过笔试后才能获得神经科学注册护士资格，并且要参加继续教育

以保持该认证。执业护士根据该州的《护士执业法》执业。执业护士可以询问病史、进行体格检查、诊断、处理健康问题、开展和解释辅助检查、协助手术、执行某些操作以及使用他们自己的 DEA（缉毒署）编号开药。他们专注于预防、健康、患者教育以及患者的医疗状况。大多数执业护士在与医生或医生组的合作关系中执业。然而，在超过一半的州，允许他们在没有医生监督的情况下独立执业。这在缺乏医生的农村地区尤其常见。2015 年执业护士的年薪中位数为 101 260 美元，即每小时 48.68 美元；差异主要与执业经验和执业环境相关。

注册护士

成为注册护士有 3 种途径：①两年制副学士学位；②三年制文凭；③四年制学士学位。所有 3 种途径的毕业生都参加相同的执照考试，即 NCLEX–RN。一些人认为学士学位课程是进入护理专业的最低要求。然而，由于护理人员严重短缺，要求所有注册护士都持有学士学位可能是不切实际的。注册护士协调患者护理、评估患者、协助手术、提供患者教育和"接听"电话。注册护士不得开药或治疗。注册护士可以获得其专业的认证，例如，神经科学注册护士认证。2015 年在医生办公室工作的注册护士的年薪中位数为每年 65 350 美元，即每小时 31.42 美元。

执业实习护士

执业实习护士完成了为期 1 年的培训课程并通过了该州的执照考试。执业实习护士提供基本的患者护理，例如测量生命体征或协助手术。一些州允许他们管理处方药和静脉输液。2015 年执业实习护士的年收入中位数为每年 43 170 美元，即每小时 20.76 美元。

表10.3 门诊脊柱手术中心的典型人员配备

人员配备关系	名称	数目
相关人员	骨科医生 / 神经外科医生	10
	麻醉师	2
长期 / 全职员工	接诊人员	1
	外科护理人员	2
	技术人员	2
	行政管理人员	1
	设备管理员	1
	康复室护士 [a]	3

a：康复室每天 24h/ 三班倒，可过夜

医疗和护理助理

尽管医疗或护理助理不需要正式培训，但大多数人完成了职业技术高中或中学后职业学校提供的 1 年证书课程。课程包括解剖学和生理学、医学术语、病历保存、实验室技术和一些临床与诊断程序，例如测量心电图。他们的临床职责因各州法律而异，但可能包括记录病史和生命体征、给药房打电话传递处方、拆线和更换敷料。2015 年医疗助理的年收入中位数为每年 30 590 美元，即每小时 14.71 美元。

门诊脊柱手术中心应提供"外科医生友好"环境。尽管由 10 名全职护理和行政人员、10 名附属神经外科医生和 2 名麻醉师组成的核心员工团队是最佳选择，但小型诊所可能只雇用一名护士或医疗助理来协助护送患者进出检查室，给药房打电话传递处方并协助处理琐碎流程。较大的门诊通常包括至少一名执业护士和（或）助理医生、诊所注册护士以及医疗 / 护理助理。

尽管执业护士和助理医生可能比注册护士和医疗 / 护理助理更昂贵，但他们拥有更广泛的技能，并且通常由保险公司报销以协助手术和进行体格检查。此外，一些研究报告称，在增加一名执业护士后，生产力提高了 20%~90%。

绩效管理

办公室人员流失不仅代价高昂，而且往往会导致士气低落和工作效率下降。据估计，替换一名全职注册护士（包括招聘和入职培训）花费可能高达 15 000 美元。这个数字还没有考虑生产力损失和员工士气下降。虽然不能完全避免，但仔细筛选申请人和全面的入职培训对于减少员工流动是必不可少的。应根据个人技能、团队协作能力、可靠性、响应速度和与他人沟通的能力来选择和培训人员。建议医生在他们工作中关键职位的面试和筛选过程中发挥积极作用。护理理念、使命和目标应决定面试期间提出的问题。后续问题应进一步探究申请人的回答。例如，面试可能会如下所示进行：

> 面试官："作为护士你喜欢什么？"
> 申请人："我真的很喜欢和人一起工作。"
> 在这一点上，面试官通常会接受回答，然后继续下一个问题。然而，如果面试官以下方式调查申请人的回答，他或她可以获得更多的信息：

> 面试官："你最喜欢和什么类型的人一起工作？"或"你不喜欢和什么样的人一起共事？"或是"举一个你在护理生涯中感到特别满意的例子。"
> 面试官应继续调查回答，以便尽可能多地了解个人的个性、动机和在实践中的潜在"契合度"。

应仔细筛选个人简介。尽管简介检查通常由行政或人力资源人员完成，但值得医生花时间亲自检查将与他密切合作的工作人员的简介。与他们的配偶和家人相比，医生通常花更多的时间在患者身上。因此，投入必要的时间来选择合适的候选人可能会避免将来出现问题。此外，向应聘者索要其他简介信息可能会有意外收获。

无论工作人员多么繁忙或人手不足，彻底坚持既定方案都是至关重要的。员工将时间花在额外的患者护理区域可能会有所帮助。例如，诊所护士应该花一些时间去观察手术室或重症监护室，以便全面了解患者的体验。

10.3.4 需要了解的 100 个外科中心基准和统计数据

在 Becker 的 ASC 综述中，有 100 个 ASC 的基准和统计数据，这些数字来源于门诊医疗护理认证协会、美国门诊手术中心、门诊手术中心协会、医疗护理评估师、Provista、RemitData、MedPAC、客观健康和 VMG 健康。此列表中的所有基准和统计数据都是收集来自多个 ASC 的数据的平均值。

100 个外科中心的基准和统计数据

运营基准
1. 行政人员的薪金为 109 184 美元。
2. 西部的行政人员薪水最高，为 114 109 美元，而中西部的行政人员工资最低，为 104 317 美元。
3. ASC 每个病例的工作时间为 14.5h。
4. 每个病例的管理时间为 4.5h。
5. 每个病例的护理时间为 7h。
6. 1~2 个手术室中心的管理时间为 3.8h。
7. 3~4 个手术室的 ASC 的护士工作时间为 6.3 h。
8. 3~4 个手术室中心的 ASC 的管理时间为

4.1 h。

9. 美国门诊外科中心（ASCOA）的每间手术室目标是每天 10 例，以鼓励压缩时间表。

10. 胃肠道（GI）和疼痛驱动中心的临床工作时间少于 5h，每个病例的工作时间总计约为 8h。

11. 有更复杂病例的中心，如矫形外科和脊柱外科，每个病例的临床工作时间为 7~8h，而每个病例的工作人员总时间为 10~12h。

12. ASCOA 手术中心的平均房间周转时间目标为 7~10min，具体取决于病例组合。

13. 53% 的 ASC 保持纸质记录，23% 的 ASC 在电子表格上跟踪其供应链。

14. 典型的手术中心每天有 19 个病例。

15. 74% 的病例由 ASC 排名前 5 的医生进行。

16. ASC 每个手术室每天有 3 个手术病例。

17. 每个手术室的手术费用总额为 120 万美元。

18. 每个手术室的雇员工资为 421 820 美元。

19. 每个手术室的医疗和外科费用为 375.37 美元。

20. 每个手术室的一般和行政费用为 259.38 美元。

21. 每个中心每年的病例总数为 4714 例。

22. 平均每年非手术病例数为 1146 例。

23. 每个手术室每年共进行 765 例手术，每天 4.6 例。

24. ASC 手术室每年每个房间就诊约 1144 例非手术病例，每天 4.6 例。

25. 排名前 5 的医生完成了 ASC 54% 的病例数。

26. 拥有 4 个以上手术室的手术中心每天 24 例，而那些有 1~2 个手术室的手术中心每天 12 例。

27. 拥有 1~2 个手术室的手术中心的手术率，最高每个手术室的年手术病例为 782 例，而那些 4 个以上的手术室平均每年每个手术室接待 744 例病例。

28. 1~2 个机构每年的非手术病例数为每个手术室 1017 例。

29. 有 3~4 个手术室的手术中心报告了每年每个手术室的非手术病例数为 769 例，而有 4 个以上手术室的手术中心每年每个手术室的非手术病例数降到 705 例。

30. 在拥有 4 个以上手术室的手术中心，只有 22% 的病例由前两名医生进行，62% 的病例

由手术排名前 10 的医生进行。

31. 每位患者的手术室时间中位数：50.2min。

32. 每次患者就诊的手术室时间：34.2min。

33. 计划外直接转账的中位率：0.6‰。

34. 34% 的 ASC 领导人计划将产品标准化在他们的中心使用。

35. 24% 的人计划评估其集团采购组织（GPO）。

36. 19% 的人计划实施订单管理系统。

37. 6% 的人计划更改或加入 GPO。收入周期基准。

38. 6% 的人计划更换经销商。收入周期基准。

39. 共有 79.9% 的 ASC 从服务日期到检查日期在 0~30 天内。

40. 总的来说，13.3% 的 ASC 从服务日期到检查日期为 31~60 天。

41. 20% 的 ASC 索赔未收集超过 30 天。

42. ASC 程序收到意外拒绝是指“索赔或服务缺乏所需的信息裁决”。第二个最常见的原因是“重复索赔或服务‘遵循’程序或治疗被视为实验性的或由付款人进行调查。”

43. 商业保险公司有 12% 的意外否认当前十大手术术语（CPT）TM 的评分。代码在 ASC 有出乎意料的否认。

44. 前 10 名 CPT 的医疗保险意外拒绝率为 6% 在 ASC 中具有意外拒绝的代码。

45. 医疗补助对前 10 个 CPT 代码的拒绝率为 26% 在 ASC 有出乎意料的否认。

46. 在 3000 例以下的 ASC 中，约 47% 的患者的 A/R 为 0~30 天，31~60 天占 18.7%。

47. 大多数每年至少有 6000 例病例的 ASC 的 A/R 为 0~30 天。

48. 在所有 ASC 中，约 15.9% 的患者的 A/R 天数超过 120 天。

49. 对于有 3~4 个手术室的 ASC，耳鼻喉科每个病例的平均收入为 1734 美元。

50. 中型 ASC 每个病例的平均胃肠道 / 内镜检查收入为 776 美元。

51. 3~4 个手术室 ASC 每个病例的骨科收入为 2617 美元。

52. 中型 ASC 每个病例的普通外科手术的平均收入为 1721 美元。

53. 对于有 3~4 个手术室的 ASC，每个病例的眼科平均收入为 1249 美元。

54. 中型 ASC 每个病例的整形手术平均收入

为 1516 美元。

55. 3~4 个手术室 ASC 每个病例的足病收入为 2021 美元。

56. 对于中型 ASC，妇产科平均收入每箱 1958 美元。

57. 3~4 个手术室 ASC 每个病例的平均疼痛管理收入为 890 美元。

58. 中型 ASC 每个病例的泌尿外科手术收入为 1476 美元。

59. ASCOA 中心的目标是 A/R 天数为 30s 左右。临床基准。

60. 77% 的患者在计划手术之后，至少等待一个月才能安排白内障手术。

61. 96% 的患者能够在 ASC 的期望时间安排白内障手术。

62. 95% 的患者在接受白内障手术的一周内恢复日常生活。

63. 在 ASC 中，94% 的患者报告白内障手术后视力有所改善。

64. 99% 的患者表示在 ASC 接受白内障手术时感到舒适，99% 的患者出院后感到舒适。

65. 99% 的患者表示，在 ASC 接受白内障手术后，他们会建议进行白内障手术。

66. 白内障手术的术前时间为 81min。

67. ASC 白内障手术的手术时间为 13min。

68. 白内障手术的出院时间为 20min。

69. 71% 的结肠镜检查患者报告在肠道准备过程中很少或没有不适。

70. 76% 的结肠镜检查患者在安排结肠镜检查和进行手术之间等待不到一个月。

71. 98% 的结肠镜检查患者报告出院后感到舒适。

72. 99% 的结肠镜检查患者报告在手术过程中很少或没有不适，并会向其他人推荐。

73. 100% 的结肠镜检查患者了解程序。

74. 结肠镜检查时间为 9~27min。

75. 结肠镜检查的术前时间为 11~98 min，包括患者登记和插入镜检。

76. ASC 的结肠镜检查出院时间为 6~80min。

77. 膝关节镜检查的术前时间为 81min，时间最短的组织将结果归因于前一天给患者致电，提醒他们预约和术前要求。

78. 在 ASC 中，膝关节镜手术时间为 20min。

79. 在 ASC 中，膝关节镜检查的出院时间为 67min，出院时间短的组织将结果归因于患

者在醒来时离开手术室，以尽快评估他们的舒适度。

80. 83% 的膝关节镜患者在安排手术后等待手术的时间不到一个月。

81. 89% 的膝关节镜患者能够在 ASC 中根据自己的意愿尽快安排手术。

82. 99% 的膝关节镜检查患者表示他们在 ASC 出院后感觉舒适。

83. 腰背注射的术前时间为 42min，出院时间最短的组织将结果归因于未使用或使用低水平的镇静药物或控制用药类型和数量。

84. 在手术中心进行下背部注射的手术时间为 7min。

85. ASC 中的下背部注射后的出院时间为 22min，范围为 1~42 min。

86. 92% 的患者从安排下背部注射到在 ASC 接受手术，等待时间不到一个月。

87. 93% 的患者表示，他们能够在"合理"的时间内安排 ASC 的下背部注射。

88. 85% 的患者报告说，在接受 ASC 的腰痛注射后恢复了日常活动。

89. 77% 的患者表示，他们在下背部注射后疼痛减轻，51% 的患者在手术后疼痛药物减少。增长基准。

90. 在医疗保健评估师 2013 年 ASC 评估调查中，100% 的手术中心管理公司认为矫形外科 / 运动医学科是一个理想的专业。

91. 在 2013 年，94% 的 ASC 管理公司认为脊柱矫形科是一个理想的专业。

92. 在 2013 年，94% 的 ASC 管理公司认为 ENT 是可取的。

93. 在 2013 年，88% 的 ASC 管理公司认为普通外科手术是可取的。

94. 在 2013 年，88% 的 ASC 管理公司认为疼痛管理是可取的。

95. 82% 的 ASC 管理公司发现，2013 年胃肠病学成为一门理想的专业。

96. 2000—2015 年，医疗保险认证的 ASC 数量增加了 81%。2015 年，ASC 中有超过 16 000 个手术室，平均每个中心有 3 个手术室。

97. 2015 年，联邦医疗保险向 ASC 支付了 41 亿美元，用于 340 万服务费联邦医疗保险受益人。

98. 2015 年有 5500 名医疗保险认证的 ASC。

99. 2011 年，60% 的医院在离其设施不到 5min 的时间内出现 ASC。

100. 作为医院门诊部门诊外科护理的替代方案，ASC 每年可以为商业保险提供商及其受益人节省 380 亿美元。ASC 每年为医疗保险节省 23 亿美元，由于自付额较低，可以为医疗保险受益人个人节省 15 亿美元。

（来自 Dyrda）

10.3.5 通信系统：电子病历

通信系统对于有效和高效的工作也是必不可少的。通信结构可以包括任何类型的交互，从基本的日常通信到员工会议、电子邮件或语音邮件系统，以及高科技电子病历（EMR）系统。贯穿这些系统的主线应符合机构的宗旨和目标。例如，通过员工会议可以审查和收集有关团队目标和目的的状态更新情况。

医疗记录的数字化是出了名的困难，提供完整、集成解决方案的系统目前正在开发中。幸运的是，手术记录更容易简化为电子形式。应与使用该设施超过最低限度的每位外科医生的办公室建立电子数据链接。手术的安排和患者信息的传输可以通过计算机来完成，并且将记录丢失的风险降到最低。安排手术时，还应安排外科医生所需的设备和器械，以便在手术当天可用。每个外科医生都应该能够定制他的偏好并在办公室进行更改。如果患者有其他医疗问题，可以标注并解决。

EMR 是一种复杂的通信和信息结构，用于临床医生、患者和管理人员之间的信息流传输。美国国家医学院和 Leapfrog 集团（财富 500 强公司的财团）等团体已经确认医疗护理组织需要增加对 EMR 的使用，以改善患者护理并减少医疗差错。尽管许多医疗护理机构供应商的目标是实现 EMR，但具体实施过程具有挑战性，并且可能需要数月（甚至数年）才能实现其全部优势。在关于 EMR 实施最佳案例的文献回顾中，研究人员确定了成功实施的最重要因素包括：让多个利益相关者（医生、护士、行政人员）参与并获得其支持；培训员工；EMR 实施过程中为不可避免出现的问题做好准备并主动解决。

尽管在实施过程中存在障碍，但 EMR 可以为医生的执业带来巨大的好处，包括：

· 降低与纸质病历相关的人工和时间成本。
· 记录所提供的服务并验证适当的计费代码。
· 多个记录人不同步更新病历并交换笔记。
· 通过提醒、警报和电子邮件促进工作流程。
· 提醒临床医生注意药物相互作用、过敏，建立

临床推荐方案，以防止错误。
· 临床医生能在任何时候远程访问病历。
· 患者可以访问他们的病历、给他们的临床医生发送电子邮件。
· 开发用于质量改进过程和结果分析的离散数据库。

尽管完全无纸化是 EMR 的终极目标，但分阶段实施 EMR 可能更适当且易于管理。例如，药物和过敏信息、医嘱和电子收费单可以在记录病程和体格检查的更复杂的电子文档之前实施。一些单位通过扫描或创建报告界面、检查信息界面和听写界面来解决这个问题。EMR 简化了工作流程，并营造高效的临床环境。集成的软件组件允许实时交换患者信息。患者基本信息和工作状态信息会自动传输到临床病历中。

以下方框中介绍了一个成功的神经外科门诊 EMR 实施示例。该系统中每个界面都是可以定制的，以满足特定的客户需求。该系统还具有留痕功能。

成功的电子病历的要素

· 患者的病史。
· 体格检查。
· 药物。
· 过敏史。
· 医嘱。
· 诊断。
· 手术。
· 护理计划。
· 患教材料。
· 健康状况。

工作流程程序将员工的日程安排、电子邮件地址和任务整合到桌面上的一个视图中。在预约视图中单击患者姓名，员工可以直接访问患者的 EMR。可以将任务发送给组织内的其他医生和工作人员，以完成处方补充、订单或临床试验协议。患者询问检验结果、药物补充、建议和其他信息的电话会被记录并转递到合适的资源中。因此，办公室工作人员能够查看患者的询问记录，并能高效、智能地回应他们的询问。模板还可以为办公室工作人员提供电话分类协议。将流程的特定部分以电子方式发送给员工，使之能够以准确和完整的信息迅速做出响应。

数据可以简明扼要地汇总显示，也可以更详细地分开显示（图 10.8）。可以自定义摘要模板以汇总任何类型的数据元素，包括特定的检查信息或标准

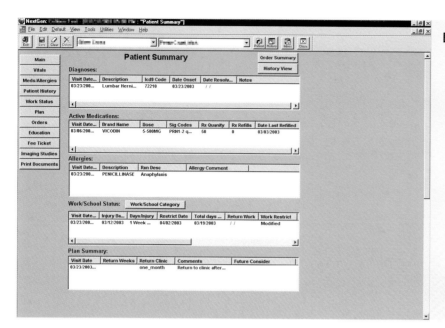

图 10.8　电子病历上的患者摘要显示

化评估工具，例如 Oswestry 量表、视觉模拟疼痛量表或 SF-36。

各位临床医生可以汇总和访问工伤信息。定制的保险表格记录了工作状态和限制级别，供案例经理、雇主和推荐人使用。当前信息将在就诊完成后立即传真。药物订单输入和补充过程也以电子方式完成。

自动生成药物和过敏相互作用以及有关剂量的信息、患者的首选药房信息可以在线存储，处方可直接传真至附有电子签名的药房。

命令直接输入系统中，会以警报的方式通知或提醒工作人员潜在的冲突，例如为服用血液稀释剂的患者预约脊髓造影。可以定制命令输入模板以反映特定的员工协议。诊断和 ICD-10 编码自动包含在每个医嘱中。为执行服务的设施生成一个文档，其中包含准确清晰的说明、诊断、ICD-10 编码和电子签名。通过传真或印刷，可以与医院和其他员工轻松交换信息，以实现高效的命令处理。

EMR 集成还促进了信息的共享，这对高效工作流程至关重要。就诊结束时，详细的流程和诊断信息会被捕获并立即发布到患者的账单上。员工可以手动输入诊断代码和服务水平，或者系统可以计算建议的评估和管理（E 和 M）代码。当患者就诊结束时，费用会被清楚地标明并立即发布到患者的电子账户中。电子病历保留所有当前和历史操作记录和相关诊断，以供随时参考。

所有输入系统的信息都可以包含在定制的文档中，以取代传统的口述笔记。在患者离开办公室之前，可以将信件传真给转诊医生。此外，患者可以收到他们的访问摘要，其中包括他们的药物、订单、说明和护理计划。

临床医生还可以在 EMR 中定制患者教育材料，并为每名患者和员工打印特定的小册子、药物信息表和特殊外科手术视频。患者使用密码登录安全网站，并查看针对其诊断的教育材料。提供给患者的所有信息都可以轻松记录，为知情同意提供支持文件。

轻松收集和管理数据的能力支持持续的质量改进、循证实践和结果分析。临床医生可以通过电子方式标准化工具和量表，收集和测量各种结果。患者可以直接在电话亭输入数据并在检查室中继续输入，或者患者可以使用个人计算机登录到一个安全的网站并完成数据收集。可以自动提醒研究人员根据指定的数据收集协议收集患者数据，或者可以通过安全站点向患者发送电子邮件，提醒他们在线完成。凭借创造性思维和为患者提供最佳护理的动力，EMR 的机会和潜力是无限的。

10.4　门诊脊柱手术中心的特点和服务

10.4.1　特点

专注于门诊手术

该设施应专为门诊脊柱手术而设计。等候区应该是舒适和有品位的，而不是像诊所或医院那样。最重要的设计概念包括以下内容。

单向患者流动

设施的设计应使患者的流动是单向的——患者进门、进入候诊区、进行手术、进行康复治疗，然后离开，始终不会与其他患者交叉。这种设计可以防止等待的患者看到未清醒的或术后患者。

手术室

为了实现最大的灵活性，门诊脊柱手术设施应该有 2~4 个手术室，这个规模可以覆盖固定成本，同时保留患者私密性并及时做出反应。此外，这种规模可以确保设施的高利用率。最初，每个设施将开设 2 个手术室。另外的手术室最多 4 个，可以根据需要上线。

多间办公室套房

应该提供几个办公室供外科医生租用，以便接诊患者，这样外科医生就可以在一天中的部分时间进行手术，而在剩余时间里看患者。因此，外科医生可以以较少的费用维持一个额外的办公室，并且不需要前往另一个办公室去看诊患者。

10.4.2 服务

每个设施都应该有足够的外科和护理人员来值夜班，这将增加 ASC 可以提供的微创脊柱手术的复杂多样性。希望建立门诊脊柱手术计划的外科医生应以现有的门诊手术设施为目标。然后，需要以下服务：
- 协助完成门诊脊柱手术。
- 脊柱外科专业人员和工作人员的招聘、选拔和培训。
- 协助保险公司、公司的关系和谈判。
- 协助建立有效的患者满意度和临床疗效数据库。

据估计，一名医生助手每年至少需要完成 25 次手术才能保持熟练度。主刀的医生每年应该能够轻松完成 100~125 例门诊脊柱手术，而不会对其他医疗实践活动产生不利影响。

门诊脊柱手术中心应提供额外的特殊服务，如下所示：

设施开发
- 资本设备采购的选择和协调。
- 资本设备采购的选择和协调。
- 项目启动阶段的监督和管理。

手术
- 管理门诊脊柱手术设施。

- 结合制订介入性疼痛计划脊柱门诊服务。
- 建立脊柱康复和物理治疗服务。
- 通过与包括医生和患者在内的相关方进行内部审计和外部调查，确保提供具有成本效益的高质量护理。

培训和许可
- 招聘和交叉培训手术室与文书人员。
- 关键途径和临床指南的制定、建立和监督。
- 有资质的神经外科医生和矫形外科医生。
- 与脊柱疾病相关的综合（社区、工作人员和医生）教育计划。

信息技术
- 临床结果的计算机数据库。
- 用于患者满意度的计算机数据库。
- 与公司网站、内部网和外部网集成。

营销与推广
- 制订脊柱外科门诊项目的营销计划。
- 为保险公司和其他付款人开发媒体演示和专业演示。

业务发展
- 与包括保险在内的付款人谈判和签订合同公司与管理型护理公司。
- 脊柱外科门诊项目的战略规划。
- 预算和形式上的财务发展。

10.4.3 医疗项目

门诊脊柱手术中心首先应只关注门诊可行的手术项目，包括以下内容：
- 颈椎前路显微椎间盘切除融合术。
- 颈椎后路显微椎间盘切除术。
- 显微腰椎间盘切除术。
- 单节段腰椎椎板切除术。
- 显微内镜腰椎间盘切除术。
- 适当的附加项目（颈椎关节成形术、微创腰椎融合术等）。

根据特定社区的患者基础和手术技能基础，可以将以下一项或多项项目添加到门诊脊柱手术中心：
- 疼痛管理。
- 疼痛管理的咨询和治疗。
- 透视引导下硬膜外类固醇注射（颈椎、胸椎、腰椎或尾椎）治疗神经根性疼痛。

· 交感神经阻滞（蝶腭、星状、腹腔和腰部）。

· 透视引导下小关节（关节突关节），选择性神经根注射。

· 诊断背侧神经根鞘囊肿和正中分支阻滞。

· 椎间盘造影（颈椎、腰椎）。

· 射频损毁（背侧神经根鞘囊肿和正中分支阻滞的消融诊断）。

· 癌性疼痛管理。

· 神经调节技术（脊髓刺激、置入和管理）。

· 鞘内和硬膜外可编程融合泵（阿片类药物或巴氯芬）的手术置入。

· 头颈部疼痛的介入治疗。

10.4.4 简化与保险公司的支付关系

门诊脊柱手术中心应帮助外科医生简化与保险公司的沟通和支付关系。保险公司偏爱成本较低的手术选项。鉴于该中心可以为特定脊柱手术提供最低成本的手术选择，保险公司将有兴趣与门诊脊柱手术中心建立正式关系，以确保获得这些低成本手术。

另一个驱动因素是，患者通常更喜欢门诊脊柱手术体验而不是住院手术方案，原因是方便、更快更完全的恢复、更少的工作时间损失、更低的复发率和更少的自付费用。这种方法的低成本和高患者满意度将引起保险公司的极大兴趣，且可以转化为多种替代方案。

手术程序的预先批准

可能与保险公司建立关系，以便在预定的时间批准相当大比例的手术病例。

捆绑费用

通常，保险公司将分别向外科医生、麻醉师和设施支付费用，这意味着每次手术必须进行3笔单独的交易。如果门诊脊柱手术中心可以为特定的手术制定单一的价格或全球病例率，然后在外科医生、麻醉师和设施之间分摊费用，则该过程可以简化，对包括保险公司在内的各方都有好处。最终，医生摆脱了很大的烦恼，保险公司的费用也可以预见，谈判和办公室工作也更少。

此外，根据他们的保险范围，患者还可以节省成本。最终结果是外科医生和保险公司都更喜欢在门诊脊柱手术机构工作。门诊脊柱手术中心将提供评估、管理和CPT编码方面的专业知识。

有竞争力的定价

门诊脊柱手术的一个关键方面是价格竞争力。与类似的住院手术相比，门诊脊柱手术中心应向保险公司提供更低的价格。门诊脊柱手术中心的一个独特之处在于它能够在不牺牲高质量护理的情况下提供更低的价格。在开发小型门诊脊柱手术中心时，可以采取以下措施来避免医院的高成本结构：

· 简化管理和简单的设施可以降低间接费用。

· 选择灵活的员工、交叉培训员工使之承担更多的任务来降低劳动力成本。

· 限制流程数量以削减专业人员、减少库存和缩减专用设备。

· 通过与外科医生合作，提高日程安排、医生利用率和设施利用率。

· 专注于已流程化的外科医生和手术，以将研究和培训支出降至最低。

· 只选择高素质的外科医生，以减少单个手术的时间并保持较高的设施使用报酬（基于每个病例的使用）。

人们可以通过他们使用该设施的频率来衡量外科医生和患者的有效性。每月病例数、运行时间和设施利用率是中心应跟踪的主要指标。通过收入、利润和投资回报来衡量经济有效性。与付款人的有效性应通过中心能够谈判的合同的数量、期限和质量来衡量。

付款人的付款方式

随着低成本和高质量成为主要的焦点，回顾过去和现在的保险公司支付方法至关重要。直到最近，在ASC保险公司报销服务是基于零售费用的折扣，为65%~95%。但是，医疗卫生融资管理局（现为医疗保险和医疗补助服务中心）、HCFA与DRG代码，开发了一个可预测每个门诊手术病例的支付率，称为门诊服务类别。一些商业付款人已经采用了门诊服务类别方法，而且将来还会有更多。

HCFA和商业支付方已做出多项努力，对所有医院和医生的服务进行打包定价，以应对器官移植和心脏手术等成本较高的DRG。医疗机构同意进一步打折以换取被选为具有区域排他性的卓越中心。

保险公司现在不愿意偿还提供者对技术的投资，而且很少为医学教育支付费用。患者已经对医疗卫生有了更多的了解，并且不会让他们的费用分摊继续飙升。保险公司已经成功地将财务和医疗管理转移给员工和家属的提供者，而不仅仅是患者，通过共享风险管理方法，如按人头、每个参保者每月的固定支付率以及账单保费的百分比。随着对低成本和高质量的持续强调，任何医疗保健服务的支付率都将下降。此外，制药公司拥有资本并继续投资于研发以发现非手术治疗方式。

在支付方法方面，历史确实会重演。在未来 5 年内，所有门诊手术将通过与门诊服务类别相似的病例率进行报销。一些全国连锁的门诊脊柱手术中心和医院中心将按人头或百分比设置保险费。随着治疗传统上需要手术的疾病的新方法出现，门诊手术中心将越来越多，定价将变得非常有竞争力。保险公司将一如既往地使用这种杠杆来获得最低报销率。

10.5　监管考虑

医疗卫生行业受联邦、州和地方政府的监管。不同级别的监管活动通过控制其增长、要求设施许可或认证、监管财产使用和控制报销来影响门诊脊柱手术中心的业务活动。

10.5.1　执照、认证和需求证明书

州监管机构可能会根据法定计划（需求证明计划）审查床位增加情况或现有设施购买情况。拥有需求证明计划的州对医疗卫生设施的建设和购置以及现有设施和服务的扩展进行了限制。在这些州，涉及住院康复设施或服务或门诊脊柱手术中心的资本支出超过一定数额需要获得批准。在大多数州，门诊康复、职业健康和诊断设施以及服务不需要此类批准。

州的需求证明法规一般规定，在增加新床位、建造新设施或引入新服务之前，州卫生规划指定机构，州卫生规划发展局（SHPDA）必须确定确实需要这些床位、设施或服务。需求证明流程旨在促进全面的医疗卫生系统均衡发展，利于以尽可能低的成本提供高质量医疗卫生，并避免不必要的重复。

通常，服务提供者向相应的 SHPDA 提交申请，其中包含服务的区域和人口、预期的设施或服务需求、资本支出金额、预计年度运营成本、拟议设施或服务与整个州健康计划的关系，以及预期护理类型的每位患者每天的费用。是否授予需求证明取决于 SHPDA 根据需求证明法规以及州和地区卫生设施计划中规定的标准对需求的判决。如果 SHPDA 认为拟议的设施或服务是必要的，并且申请人是适当的提供者，它将签发一份需要证明书，其中包含最大支出金额和需要证明书持有人实施批准项目的具体时间段。

执照和认证是独立但相关的监管活动。前者通常是州或地方的要求，后者是联邦的要求。在几乎所有情况下，许可和认证都将遵循现有公共文件中规定的特定标准和要求。各政府机构的代表每年都会进行现场检查，以监测遵守要求的情况。基本上，所有门诊脊柱手术中心都需要执照。

10.5.2　其他监管和许可注意事项

各州和联邦法律监管医疗卫生服务提供者之间的关系，包括聘用合同或服务合同以及投资关系。这些限制包括联邦刑法禁止①个人或实体提供、支付、索取或收取报酬，诱导患者转诊以获得医疗报销，或②租赁、购买、订购、安排或推荐租赁、购买或订购《欺诈和滥用法》涵盖的任何物品、商品、设施或服务。除了联邦刑事制裁外，违反《欺诈和滥用法》的人可能会受到重大民事制裁，包括罚款和（或）被排除在医疗保险和（或）医疗补助计划之外。

1991 年，美国卫生与公众服务部监察长办公室（OIG）公布了，根据《欺诈和滥用法》（安全港条款），不被视为非法报销的补偿方案。安全港条款为已确定类型的补偿方案制定了某些标准（安全港条款），如果完全遵守该标准，则监察长办公室不会将此类行为视为违反《欺诈和滥用法》的刑事犯罪或作为排除在医疗保险和医疗补助计划之外的依据或实施民事制裁。OIG 密切审查涉及医生和其他转诊来源的医疗保健合资企业。1989 年，监察长办公室发布了一份欺诈警报，概述了"可疑"合资企业的可疑特征（见第 11 章）。

1992 年，《联邦公报》公布了的法规，宣布实施 OIG 制裁和《欺诈和滥用法》中规定的民事罚款规定。该法规（排除法规）规定，如果违反了《欺诈和滥用法》，OIG 可以将医疗保险提供者排除在医疗保险计划之外，为期 5 年。该法规明确纳入了 3 个联邦巡回法院采用的一项测试——如果提供、支付、索取或接受报酬的目的之一是诱导转诊，则该行为是违法的。法规还规定，在 OIG 发现证据并将医疗服务提供方排除在报销项目之外后，医疗机构需要拿出证据以证明没有违反《欺诈和滥用法》。

门诊脊柱手术设施可以与第三方投资者建立有限合伙企业或有限责任公司（统称为"合伙企业"）。整个投资者群体可能包括与特定地点、医院、现有门诊机构或经营者相关的医生。一些医生有限合伙人最终可能会将患者转诊至各自的机构。那些在医疗保险计划下提供服务的合作伙伴及其有限合伙人，均受《欺诈和滥用法》的约束。门诊脊柱手术中心与医生和其他医疗卫生提供者建立的许多关系可能

不适合任何安全港条款。安全港条款并未扩大《欺诈和滥用法》禁止的活动范围，也未规定不属于安全港条款即构成违反《欺诈和滥用法》的行为；然而，OIG已非正式地表示，不属于安全港条款的安排可能会受到更严格的审查。

大多数门诊脊柱手术中心将由合作伙伴拥有，其中包括在此中心进行外科手术的医生。在1991年颁布《安全港条款》之后，卫生与公众服务部发布了额外的安全港条款提议以征询公众意见，其中一项专门针对外科医生在ASC中的所有权权益（"门诊脊柱手术中心安全港条款提议"）。如提议的那样，如果除其他条件外，所有投资者都是能够将患者直接转诊至中心并为此类转诊患者进行手术的外科医生，则安全港条款将保护向外科医生支付的款项作为对手术中心投资的利益回报。

1993年综合预算调节法案中所谓的Stark II条款修订了联邦医疗保险法，禁止医生向与其有投资利益或其他财务关系的实体推荐"指定医疗服务"（包括物理治疗、职业治疗、放射科服务或放射治疗），但某些例外情况除外。此类禁令于1995年1月1日生效，并将适用于所有门诊脊柱手术中心的医生合作伙伴。1998年1月9日，卫生与公共服务部公布了Stark II法规下的拟议法规（拟议Stark法规）并征求意见。拟议的Stark法规将实施、扩大和澄清Stark II法规。此外，许多州已经通过或正在考虑禁止/限制医生将患者转诊到他们有投资权益的设施的法规。

根据Stark II，门诊手术未被确定为"指定医疗服务"，并且该法规也不旨在涵盖门诊手术服务。拟议Stark法规明确阐明，如果此类指定医疗服务的付款包含在ASC支付率中，则在ASC中提供指定医疗服务将免于Stark II的转诊禁令。

10.6 营销、广告和促销策略

10.6.1 营销预算

门诊脊柱手术中心第一年营销预算额应设置为100 000美元，以提高知名度并促进社区内医生和患者使用。这些资金可用于购买当地和地区出版物上的广告，以及赞助相关的脊柱医疗研讨会/活动。除了这些活动外，还应进行大量其他的营销和促销策略，例如：

- 关于腰背部损伤的预防与治疗的书籍。
- 企业网站。
- 腰背部医疗研讨会。

- 聘请积极有效的公关公司，在新闻和媒体界为门诊脊柱手术中心创造高知名度。
- 聘请经验丰富的广告公司协助开发复合信息，将门诊脊柱手术的有效性传达给所有相关人员——患者、潜在参与的医生、医院、现有的ASC以及保险公司。这种营销可以采取在大众媒体中投放广告的形式，而医疗和保险行业出版物中的定向广告使医生和保险公司意识到门诊脊柱手术中心也是可供选择的。

愉悦的门诊手术体验也是一种宝贵的营销工具，可以在当前和未来的患者中提升该中心的声誉。

患者愉悦体验的核心概念

- 平静、安静的环境。
- 提前详细告知患者手术期望。
- 效率。
- 患者和家属与外科医生的会面。
- 告知手术结果。
- 可以最大限度地减少术后影响的麻醉和手术技术。

工作人员时刻关注患者的需求，并努力减少不愉快的体验，比如疼痛、恶心和呕吐。总体而言，期望在门诊脊柱手术中心接受手术的患者为其他潜在患者提供强有力的、积极的口碑推荐，这些真实的推荐将有助于加强品牌形象。

除了间接营销外，门诊脊柱手术中心的业务开发人员将直接联系付款人以宣传该中心，因为有必要与每个主要付款人就门诊脊柱手术的合同方面进行谈判。中心应将合同谈判视为长期关系的开始。应当使保险公司了解到既有数据表明，使用门诊脊柱手术中心可以提供经济划算、高质量医疗的目标和历史结果。

10.6.2 向目标受众投放广告

门诊脊柱手术中心的长期目标应该是开发一个高质量、令人愉快的门诊手术机构，以便在非医院环境中完成经济划算的神经外科和脊柱手术。在初始阶段，可以向以下5个主要群体中的任何一个或多个推广门诊脊柱手术中心：

（1）医院：脊柱门诊组可以向希望拥有门诊脊柱手术项目作为利润中心，并进一步腾出主要手术室用于高精度病例比如心脏直视手术的医院进行营销。出于这个原因，手术室接近或已经满负荷运行的医院将成为一个选定的目标市场。

（2）现有的门诊脊柱手术中心：门诊脊柱组可以向希望病例量增加、希望病例组合反映更高报销额的 ASC 进行营销。

（3）专科医生组：门诊脊柱组可以向希望将部分业务转移到全资门诊设施的专业医生组进行营销。外科医生最关心的是高质量的手术体验和结果。此外，外科医生希望能够以他们自己喜欢的方式毫不拖延地完成工作。为此，外科医生不希望与不熟悉他们的工作方式、偏爱器械、手术节奏等的外科工作人员一起工作。他们希望患者拥有良好的体验，因为患者经常要求外科医生对各方面的体验负责。最后，外科医生的费用已显著降低，许多人希望尽可能利用设施费用提高收入。

（4）患者：患者希望手术后没有并发症，希望恢复健康，希望等待时间尽可能短、不适体检尽可能少、环境尽可能舒适，希望自己的自付费用尽可能低。

（5）保险公司：保险公司希望以最经济划算的方式完成必要的手术，并获得高质量的结果和可接受的患者满意度。

门诊脊柱手术中心应该是成本和服务的领先者。门诊脊柱手术中心不应提供研究和教学；因为重点将放在效率上，开发新式式不应成为重点。一旦新术式被开发且外科医生接受过培训，就可以在门诊脊柱手术中心提供此类新术式。换言之，门诊脊柱手术中心不应开发新式式，而应在它们被接受为标准做法时迅速采用。

由于产品有限的小型设施可以获得较高的效率，成本领先将成为可能。由于体积小并且能够提供更亲密和个性化的氛围，服务领先将成为可能。由于外科医生和工作人员一遍又一遍地执行相同的流程，因此很容易识别和执行流程改进机会，从而提高质量并降低成本。

10.7 财务预算

门诊脊柱手术中心应制定 5 年财务预算。最早应该在第二个财政年度看到正的净收入，并在第三个财政年度看到正的期末现金余额。当前手术中心的预算收入包括在门诊脊柱手术中心进行脊柱手术的费用以及向外科医生租用办公室的租金收入。

10.7.1 竞争

门诊脊柱手术中心主要与医院竞争，比如吸引医生和患者方面，又比如与保险公司和大公司发展关系方面。门诊手术业务的主要竞争因素是便利性、成本、服务质量、医生忠诚度和声誉。医院在吸引医生和患者方面具有许多竞争优势，包括在社区中建立的地位、既往患者对医生的忠诚度以及医生在查房或实施住院手术时的便利性。

门诊脊柱手术中心在启动需求证明项目或寻找收购现有设施或需求证明的任何时候都可能面临竞争。这种竞争可能来自具有竞争关系的全国性或区域性公司，也可能来自提交竞争申请或反对需求证明项目的当地医院或其他供应商。这些文件批准的必要性是入场的障碍，并有可能通过创建特许经营权来限制竞争，并为特定区域提供服务。

10.7.2 风险

门诊手术作为替代方案引起了各方面的兴趣，尤其是几个主要利益相关者：医生、患者、保险公司和医院。因此，新加入成员、包含门诊手术医疗业务的现有公司，以及可能决定将服务范围扩大到门诊脊柱手术的医院等现有参与者之间都存在竞争风险。门诊脊柱手术中心应该为其患者、医生和签约保险公司创造重大价值。

然而，不能保证客户会始终如一地接受此类价值。门诊脊柱手术中心依赖于第三方付款人的报销。不能保证门诊外科手术的报销将保持在当前水平，或者门诊脊柱手术中心将能够收取所有应得的报销。门诊脊柱手术中心的运营受到联邦、州和地方层面的广泛监管，包括《认证许可法》《医生自荐转诊法》《医疗保险欺诈和滥用法》《需求认证法》以及医疗卫生服务供应商之间与财务关系相关的法律。门诊脊柱手术中心的运营和医疗卫生服务的供应受联邦、州以及地方认证许可法的约束。作为该法规的一部分，这些机构需要接受定期检查，以确保符合相关规定。

此外，对于扩展业务，一些州还要求提供需求证明。门诊脊柱手术中心在正常业务运营过程中不能保证遵守所有的适用法规。大量医疗保险 / 医疗补助欺诈和滥用条款将适用于门诊脊柱手术中心的运营，并且门诊脊柱手术中心在医疗卫生提供者之间的财务关系、医生自荐转诊，以及其他欺诈和滥用问题方面还将遵守一些联邦和州法规。违反联邦和州法律的处罚包括禁止纳入医疗保险 / 医疗补助计划、民事和刑事处罚以及资产没收。医疗卫生改革法可能会对门诊脊柱手术中心的业务产生不利影响。

10.8 结论：医疗结构典范

椎间盘突出症的显微神经外科手术对于 ASC 来说是一个非常有益的专业技术。如前所述，2007 年华盛顿金郡被诊断为腰椎间盘突出症并接受了显微腰椎间盘切除术的患者约为 1187 例；同样地，诊断为颈椎间盘突出症并接受了颈椎前路显微椎间盘切除术患者约为 860 例。腰椎手术的设备费用约为每例 5000 美元，颈椎手术的费用约为每例 5500 美元。保守估计 2007 年的实际津贴为 50%。具有显微椎间盘切除术核心竞争力的神经外科医生或脊柱外科医生平均每年可完成 125 例腰椎手术和 75 例颈椎手术。对于这些显微切除术，ASC 将收取 518 750 美元设备费。保守估计，如果 3 位神经外科医生或脊柱外科医生将他们所有的显微椎间盘切除术患者转诊到门诊脊柱手术中心，该中心将为金郡提供约 30% 的潜在市场并收取 1 256 250 美元门诊脊柱手术费用。因此，建立微创脊柱中心可以显著促进诊所的财务健康。

参考文献

[1] Herzlinger RE. Market-Driven Health Care: Who Wins, Who Loses in the Transformation of America's Largest Service Industry. Reading, MA: Addison Wesley; 1997.

[2] Zigler JE, Delamarter RB. Does 360° lumbar spinal fusion improve long-term clinical outcomes after failure of conservative treatment in patients with functionally disabling single-level degenerative lumbar disc disease? Results of 5-year follow-up in 75 postoperative patients. Int J Spine Surg. 2013; 7:e1–e7.

[3] Hall MJ, Schwartzman A, Zhang J, Liu X. Ambulatory Surgery Data From Hospitals and Ambulatory Surgery Centers: United States, 2010. Natl Health Stat Report. 2017;(102):1–15.

[4] Lucio JC, Vanconia RB, Deluzio KJ, Lehmen JA, Rodgers JA, Rodgers W. Economics of less invasive spinal surgery: an analysis of hospital cost differences between open and minimally invasive instrumented spinal fusion procedures during the perioperative period. Risk Manag Healthc Policy. 2012; 5:65–74.

[5] Dyrda L. ASCs vs. hospital: how spine surgery reimbursement compares. Becker's ASC Review, 2012.

[6] Costello T. "The Today Show." The Today Show (ep. 9–11–2012) NBC. New York, n.d. Television. Available at: http://www.today.com/video/today/48985429#48985429.

[7] Andersson G, Watkins-Castillo SI. United States Bone and Joint Initiative: The Burden of Musculoskeletal Diseases in the United States. 3rd ed. Rosemont, IL: United States Bone and Joint Initiative; 2014. Available at: http://www.boneandjointburden.org. Accessed January 28, 2015.

[8] King County Office of Management and Budget: The 2007 Annual Growth Report, January 2008, King County, WA.

[9] Becker S, Wood M. The growth of outpatient spine–9 key points. Becker's Spine Review. Available at: http://www.beckersspine.com/spine/item/29474-thegrowth-of-outpatient-spine-9-key-points.html. Accessed September 2017.

[10] Institute of Medicine. Crossing the quality chasm: a new health system for the 21st century. Copyright ©2000 by the National Academy of Sciences. Available at: http://www.iom.edu/~/media/Files/Report%20Files/2001/Crossing-the-Quality-Chasm/Quality%20Chasm%202001%20%20report%20brief. pdf. Accessed September 2017.

[11] American Academy of Physician Assistants. Facts at a Glance. February 10, 2003. Retrieved March 16, 2003 from: http://www.aapa.org/glance.

[12] United States Department of Labor. Bureau of Labor Statistics. (n.d.). 2002–03 Occupational Outlook Handbook. Retrieved March 17, 2003 from: http://www.bls.gov/oco/.

[13] Central NP. NP Salary Summary. April 9, 2002. Retrieved March 17, 2003 from: http://www.nurse.net/cgi-bin/start.cgi/salary/index.html.

[14] LeRoy L, Solkowitz S. The Costs and Effectiveness of Nurse Practitioners: Health Technology Case Study #16 (prepared for the Office of Technology Assessment, U.S. Congress, OTA-HCS-16). Washington, DC: U.S. Government Printing Office; 1980.

[15] Dyrda L. 100 Surgery Center Benchmarks and Statistics to Know, 2016 Becker's ASC Review, October 2013, ASC Communications, 2017. Available at: http://www.beckersasc.com/asc-turnarounds-ideas-to-improve-performance/110-asc-benchmarks-statistics-to-know-2016.html. Accessed September 2015.

[16] Medicare Payment Advisory Commission. Report to the Congress: Medicare Payment Policy. Medpac. Washington, DC. March 2017. Available at: http://medpac.gov/docs/default-source/reports/mar17_entirereport.pdf?sfvrsn=0. Accessed September 2017.

[17] Ambulatory Surgery Center Association and Ambulatory Surgery Foundation. Study: Commercial Insurance Cost Savings in Ambulatory Surgery Centers. ASCA. Available at: http://www.ascassociation.org/advancingsurgicalcare/reducinghealthcarecosts/costsavings/healthcarebluebookstudy. Accessed September 2017.

[18] Shane R. Computerized physician order entry: challenges and opportunities. Am J Health Syst Pharm. 2002; 59(3):286–288.

[19] Berkowitz L. Clinical informatics tools in physician practice. Healthcare Informatics Online. April 2002. Available at: http://www.healthcare-informatics. com/issues/2002/04_02/berkowitz.htm. Accessed March 19, 2003.

[20] Keshavjee K, Troyan S, Holbrook A, et al. Successful computerization in small care practices: a report on 3 years of implementation experiences. May 27, 2001. Available at: http://www.competestudy.com/PDF/Successful_Computerization_in_Small_Primary_Care_Pracises.pdf. Accessed March 19, 2003.

[21] Ware JE, Jr, Davies-Avery A, Stewart AL. The measurement and meaning of patient satisfaction. Health Med Care Serv Rev. 1978; 1(1):1, 3–15.

[22] Kusserow, RP: Inspector General, Department of Health and Human Services. Medicare and State Health Care Programs: Fraud and Abuse; OIG Anti-Kickback Approved: July 22, 1991. Department of Health and Human Services.

[23] Brown, JG: Medicare and State Health Care Programs: Fraud and Abuse; OIG Anti-Kickback, Dec. 1994, Department of Health and Human Services.

[24] Federal Register Volume 59, Number 119 (Wednesday, June 22, 1994, Office of Inspector General, Department of Health and Human Services).

[25] Bills C. 103rd Congress, H.R. 2264 Public Print, 6/29/1993, From the U.S. Government Printing Office.

[26] Min DeParle, NA Administrator, Health Care Financing Administration. Federal Register / Vol. 63, No. 6 / Friday, January 9, 1998 / Proposed Rules.

第 11 章　建立辅助服务和医疗保健监管的意义

Ann T. Hollenbeck, Richard A. Shapack

丁　帅 / 译

摘要

许多医生通过办公室和医院环境扩大了他们传统的医生服务。在决定纳入辅助服务之前，必须仔细考虑以下因素，如提供补充您的业务的服务、评估现有竞争对手以及考虑投资、员工时间、培训、空间和计费方面的成本。强烈建议制订一份全面的商业计划，其中包含现实的预计交易量数据、应急计划和退出策略。本章涵盖了这些方面，同时介绍了可能不仅损害辅助服务企业，而且也损害初始实践的相关危险。

关键词：辅助服务，Stark 法，反回扣法，门诊脊柱手术中心（ASC），安全港条例，指定医疗服务，医生自有设备公司（POD）

11.1 引言

在过去几十年中，许多医生通过办公室和医院环境扩展了他们传统的医生服务。事实上，21%~33%的神经病学和骨科诊所为患者提供辅助服务，使患者受益，并提高诊所收入和盈利能力。然而，有一些至关重要的方面；辅助服务的提供必须合法，符合护理质量标准，并适合患者的需要。与任何业务或投资决策类似，必须仔细考虑以下因素，如提供与您的业务相补充的服务、评估现有竞争对手以及在投资、员工时间、培训、空间和计费方面所涉及的成本。而且，与任何投资一样，一份全面的商业计划，包括现实的预计交易量数据、应急计划和退出战略是一个先决条件。如下文所述，了解潜在的严重危险，绝对必要的是在开始时和之后获得专家建议并采取一切必要行动，以确保实践，包括辅助服务，完全遵守 Stark 法规和反回扣法规。非医疗保健法合著者的明智建议是，一位知识渊博的医疗保健律师的持续参与是绝对必要的。

如今，医生作为门诊脊柱手术中心（ASC）的所有者定期参与，在该环境下提供手术服务，并扩大了其办公室提供的护理范围，以包括传统上在医院环境中执行的各种服务（例如，高级成像）（见"辅助服务"框）。最近的一个趋势是医生在设备分销中的所有权。这些活动中的每一项都是围绕医生自我

转诊及其相关财务激励的争议。这些事项受联邦和州法律法规管辖。本章的重点仅限于《联邦反回扣法》和《联邦 Stark 法》，下文对这两部法律进行了概述。对于任何寻求扩大其执业范围或在任何医疗风险中寻求所有权的医生来说，咨询在这些医疗监管问题上有经验的律师是至关重要的。不断变化的适用法律和法规以及不断演变的州和联邦执法活动要求医生及其团队以及相关会计师和法律顾问进行仔细规划和持续的合规工作。

> **辅助服务**
>
> - X 线
> - 磁共振成像（MRI）
> - 计算机断层扫描（CT）
> - 物理疗法
> - 门诊脊柱手术中心
> - 诊断测试
> - 医疗器械的销售
> - 配药发药
> - 实验室

11.2 门诊脊柱手术中心的反回扣法规

可能适用于本协议各方的主要联邦反回扣和滥用法规是《医疗保险和医疗补助反回扣法规》。在相关部分，反回扣法禁止直接或间接提供、索取、支付或收取任何报酬，以诱使某人转诊患者或订购、安排或建议订购任何商品、设施、服务，或由医疗保险或医疗补助计划（或其他联邦医疗保健计划，但为便于参考，本内容指的是医疗保险和医疗补助）支付全部或部分费用的项目。反回扣法的语言非常宽泛，可能适用于任何薪酬在有能力相互转诊的供应商之间相互传递。在 ASC 的背景下，主要关注的是 ASC 投资的回报实际上是否是对转诊的变相支付。在这方面，如果投资于 ASC 的医生以低于公平市场价值（FMV）的价格获得其投资权益，

执法机构可能会将"折扣"视为旨在诱导医生投资者向 ASC 转诊的报酬。因此，为了支持 ASC 安排的有效性，参与者必须记录交易的 FMV，例如通过聘请经验丰富的独立评估顾问来确定所有权单位的价值。

反回扣法规定的民事和刑事处罚适用于违反反回扣法的交易双方。每一项违反反回扣法令的行为都是重罪，可处以不超过 25 000 美元的罚款、不超过 5 年的监禁，或两者兼而有之。违反反回扣法规的行为也可能导致根据《社会保障法》第 1128（a）节被排除在医疗保险和医疗补助计划之外，并根据《社会保障法》第 1128（a）节被处以重大民事罚款，并有可能为认为自己受到不当行为伤害的竞争对手和（或）患者提起民事诉讼提供依据。此类行为还可能使双方受到其他联邦法规的民事和刑事制裁，包括但不限于《受贿者影响和腐败组织法》和《邮件欺诈法》。违反反回扣法的行为也可能成为私人或政府诉讼的依据，并根据《州或联邦虚假索赔法》受到重大处罚。

11.3 安全港条例

由于反回扣法实际禁止的内容存在很大的不确定性，国会指示监察长办公室（OIG）在条例中具体说明那些可以被解释为属于反回扣法禁止范围的做法，不会成为医疗保险和医疗补助计划中民事排斥的基础，也不会导致刑事起诉。为了响应这一要求，OIG 于 1991 年 7 月 29 日和 1999 年 11 月 19 日在《联邦公报》上公布了一系列最终安全港条例（统称为"最终安全港条例"）。安全港规定了具体条件，如果满足这些条件，可确保交易各方不会因符合安全港保护条件的安排而受到起诉。然而，只有当协议完全满足安全港中规定的所有条件时，协议才有资格获得安全港保护。然而，未能进入特定安全港并不意味着该安排本身违反了该法令。

如果特定安排不符合安全港保护的条件（例如，因为医院参与者可能被视为能够通过其雇佣或附属医生向 ASC 咨询），这本身并不意味着该安排必然违反反回扣法规。相反，在这种情况下，对反回扣法规定的安排风险的分析是对事实和情况的调查，特别是对执法机构可能推断交易各方有违反反回扣法的必要意图的因素的调查。此外，尽管在任何程度上未能满足安全港任何条件的安排将不会得到保护，但在捍卫该安排时，确定其结构基本上符合安全港的要求是有建设性的。

门诊脊柱手术中心安全港要求

ASC 安全港规定，反回扣法项下的"报酬"不包括任何投资权益回报（如股息）支付，只要：

· 投资实体是一家经认证的 ASC（即，根据医疗保险计划），其手术室和康复室空间专用于 ASC（例如，该空间不能由医院用于治疗医院的住院患者或门诊患者）。

· 投资者转诊给投资实体的患者完全了解投资者的投资利益。

· 医院和医生拥有的 ASC 满足以下所有标准：

－ 医生投资者类别必须仅包括：①不能向实体或其任何投资者提供项目或服务的投资者，并且不能直接或间接地将患者转诊给实体或其任何投资者。②满足"1/3 测试"，这意味着每个外科医生投资者在上一财年或前 12 个月期间从所有来源获得的医疗实践收入中，至少有 1/3 必须来自外科医生的收入执行程序（即，医疗保险覆盖的 ASC 程序清单上的任何程序，包括需要 ASC 或医院外科设置的服务）。因此，在实践中，为了使 ASC 符合安全港的要求，外科医生应该有资格对实体进行投资，前提是他们满足 1/3 测试。

－ 向投资者提供投资权益的条款不得与先前或预期的转诊量相关；医院和实体均不得贷款获取投资利息；作为投资回报向投资者支付的金额必须与资本投资的金额成正比。

－ ASC 和所有投资者（即医院和医生投资者）必须以非歧视的方式对待联邦医疗保健计划受益人（如医疗保险和医疗补助患者）。

－ 在 ASC 为医疗保险/医疗补助患者提供的所有辅助服务必须直接且完整地与在该机构执行的主要程序相关，并且不得向医疗保险或其他联邦医疗保健计划单独收费。

－ 医院不得将与 ASC 相关的任何费用包括在其成本报告或联邦医疗保健计划的任何付款申请中（除非联邦医疗保健计划要求包括此类费用）。

－ 医院可能无法直接或间接向任何投资者或实体进行或影响转诊。正如评论中所指出的，"当医院雇佣医生进行转诊时，它可能会影响转诊"。实际上，在缺乏额外指导的情况下，这一要求可能会妨碍许多医院/医生 ASC 合资企业获得安全港保护的资格。

在两份咨询意见（OIG Adv. Op. 01-17 和 01-21）中，OIG 确定由医院和医生拥有并共同运营的 ASC（即，由于"医院非收费要求"而不符合安全港条件的 ASC）没有违反反回扣法规，该决定基于：在很大程度上，医院投资者同意实施某些保障措施，以限制其控制向 ASC 和医生投资者转诊的能力：

· 医院雇佣的医生不会直接向 ASC 转诊，尽管他们可以将患者转诊给医生。

· 医院不会采取任何行动要求或鼓励医院附属医生将患者转诊给 ASC 或任何医生投资者。

· 医院不会跟踪医院附属医生向 ASC 或任何医生投资者的转诊。

· 医院向医院附属医生支付的补偿与①此类医生向 ASC 或任何医生投资者转诊的数量或价值，或②此类医生以其他方式产生的业务的数量或价值不直接或间接相关。

因此，可以说，如果医院采取上述保障措施，很可能会大大降低拟议的合资企业 ASC 违反反回扣法的风险。

11.4　影像中心：Stark 法

这些法律于 20 世纪 90 年代实施，旨在消除临床实验室测试（Stark Ⅰ）和包括影像学（Stark Ⅱ）在内的各种其他辅助服务的医生决策中的财务利益冲突。然而，为了保持合法商业安排的潜在效率优势，制定了许多例外情况。其中最常被引用的是"办公室内辅助服务例外情况"，该例外情况允许在办公室内执行的某些服务自行转诊给医生拥有的实体。尽管基于办公室的护理最初是为简单的服务而设计的，如实验室检查和胸部 X 线检查，但这种护理环境已经发展到包括昂贵的高端服务，如 MRI、CT 和心脏压力成像。

11.4.1　Stark 法

Stark 法及其相应法规禁止医生向指定医疗服务（DHS）（见文本框 3）实体（见文本框 1）进行转诊（见文本框 2），否则将根据医疗保险或医疗补助计划支付，如果医生（或医生直系亲属）（见文本框 4）与该实体有"财务关系"（如 Stark 法所定义）。财务关系包括直接和间接的所有权和报酬关系。Stark 法还禁止提供 DHS 的实体为根据禁止转诊安排提供的任何 DHS 计费。根据禁止转诊执行的 DHS 收取款项的实体必须及时退还收取的款项。与联邦反欺诈和虐待法不同，Stark 法并不关注当事人诱导转诊的意图，因此，无论当事人的意图如何，都可能禁止转诊。

Stark 法和安全港条例中规定的 Stark 法转诊禁令有许多例外情况。如果某项安排属于上述例外情况之一，则不会违反 Stark 法。另一方面，如果一项安排未能满足至少一项 Stark 法例外的所有要求，则根据该安排进行的转诊将被 Stark 法禁止。

违反 Stark 法的处罚可能会很严厉。所有不当收取的款项必须退还，因禁止转诊而产生的每次服务都将受到最高 15 000 美元的民事罚款。此外，某些转诊安排和计划可能会被处以高达 100 000 美元的罚款。最后，医生和提供 DHS 的实体都可能被排除在医疗保险和医疗补助计划之外。

文本框

1. "转诊"是指医生请求、订购、证明或重新证明需要根据医疗保险 B 部分支付的任何 DHS，包括请求咨询另一位医生，以及由该医生命令或将由该医生执行（或在其监督下）的任何测试或程序，但不包括由转诊医生亲自执行或提供的任何 DHS。请注意，转诊可以是任何形式，包括但不限于书面、口头或电子形式。

2. "实体"是指医生的唯一执业或执业医生或任何其他人，独资、公营或私营机构或信托、公司，合伙企业，有限责任公司，基金会，非营利公司，或非法人团体提供 DHS。实体不包括转诊医生本人，但包括其医疗实践。

3. Stark 法律法规将"指定卫生服务"定义为以下项目或服务：临床实验室服务；物理治疗、职业治疗和语言病理学服务；放射学和某些其他成像服务；放射治疗服务和用品；耐用医疗设备和用品；肠外和肠内营养素、设备和用品；假肢、矫形器、假肢装置和用品；家庭健康服务；门诊处方药；以及住院及门诊医院服务。第二阶段最终法规包括用于描述这些 DHS 的 CPT 代码列表。CPT 代码列表每年更新一次，并在 CMS 医生费用表中公布。

4. "直系亲属"一词的广义定义是指丈夫或妻子；亲生或养父母、子女或兄弟姐妹；继父母、继子女、继兄弟或继姐妹；岳父、岳母、女婿、儿媳、姐夫、嫂子；祖父母或孙辈；以及祖父母或孙子女的配偶。

11.4.2　适用于办公室辅助服务的 Stark 法例外

在职辅助例外。根据 Stark 法的办公室辅助服务例外情况，如果满足以下要求，则根据 Stark 法，某些辅助于医生服务的 DHS 的转诊不受禁止：

提供服务的个人的身份。DHS必须由以下人员之一亲自提供：

· 转诊医生。

· 与转诊医生属于同一团体执业的医生。

· 在满足适用的医疗保险监管和覆盖要求的情况下，由转诊医生或集团机构中的其他医生监管的个人。

提供服务的地点。DHS必须设在Stark法规定的"同一建筑"内。此外，医生小组在"同一建筑"内执业时必须满足3项执业要求之一。

为服务付费。服务必须由下列人员之一开具账单：①执行或监督服务的医生；②执行或监督医生是集团机构成员的集团机构，其账单编号分配给集团机构；③如果监管医生是"集团内的医生"，且其账单编号分配给集团机构，则为集团机构；④由执行或监督医生或该医生的集团机构根据其自身的账单编号或分配给该医生或集团机构的账单编号全资拥有的实体；⑤独立的第三方账单公司，作为医生、集团机构或实体的代理人，按照分配给医生、集团机构或实体的账单编号行事，前提是账单安排符合适用的医疗保险要求。

团体实践要求。在多个医生共同执业的情况下，还必须满足"团体执业"的定义。

单一法人实体。每个集团机构必须由一个单一的法律实体组成，其主要目的是以其成立所在国认可的任何组织形式作为医生集团机构。

医生。每个集团机构必须至少有两名作为集团成员的医生。集团成员被定义为包括集团机构的直接或间接医生所有者、集团机构的医生雇员、临时医生或为集团成员提供随叫随到服务的值班医生。独立承包商或租赁员工不被视为集团成员（除非租赁员工符合Stark法对员工的定义）。集团成员也被视为"集团内的医生"，其中还包括独立承包商医生，同时根据与集团的合同为集团机构提供服务。

护理范围。作为"集团成员"的每位医生必须通过共同使用共享的办公空间、设施、设备和人员，提供其常规提供的全面患者护理服务，包括医疗护理、咨询、诊断或治疗。

集团成员提供的服务。实质上，作为集团成员医生的所有服务必须通过集团提供，并根据分配给集团的账单编号进行计费，收到的金额必须视为集团的收据。为此，条例明确规定，"基本上全部"是指集团机构成员提供的至少75%的总患者护理服务，"患者护理服务"是指集团机构成员执行的满足特定患者医疗需求的任何任务，无论是否涉及直接与患者接触。患者护理服务可以包括，例如，不

治疗患者的医生的服务、医生咨询其他医生所花费的时间、检查实验室测试所花费的时间、培训员工或执行行政或管理任务所花费的时间。各集团必须维护数据和支持文件，以证明符合此"基本上所有"要求。

"患者护理服务"通常由每个成员在这些服务上花费的患者护理总时间来衡量。例如，如果一名医生每周执业40h，其中32h用于团体执业的患者护理服务，则该医生已将其80%的时间用于根据Stark法提供患者护理服务。

医生 – 患者会面。集团机构的成员必须亲自进行至少75%的集团机构医生 – 患者会面。

费用和收入的分配。根据下文所述规定，集团机构的管理费用和收入必须按照收到产生费用或收入的付款前确定的方法进行分配。

统一业务。这些规定对集团惯例适用"统一业务测试"。在CMS看来，统一的业务要求是必要的，以防止主要为了从自我推荐中获利而成立的虚假团体的发展。相应地，条例规定，为了符合集团惯例的资格，集团必须是一家统一的企业，至少具有以下特征：

（1）由代表集团业务的机构进行集中决策，以保持对集团资产和负债（包括但不限于预算、薪酬和工资）的有效控制。

（2）合并账单、会计和财务报告。统一的业务要求允许对非DHS产生的收入采取基于地点和专业的薪酬做法，并可能允许DHS产生的此类做法，这些做法符合Stark法关于集团机构医生的生产力奖金和利润分享的要求。

推荐的数量或价值。除非下文另有规定，否则作为集团执业机构成员的任何医生均不得直接或间接根据其DHS转诊的数量或价值获得补偿。

利润分配和生产力奖金。根据规定，集团机构的医生可根据其个人提供的服务获得集团整体利润的一部分或生产力奖金，前提是利润或奖金份额的确定方式与医生转诊DHS的数量或价值没有直接关系。换言之，任何直接或间接成为集团机构成员的医生都不得根据成员为"指定健康服务"转诊的数量或价值获得补偿，由于集团机构必须以某种方式将其DHS利润分配给集团，且每位医生的DHS转诊至少会间接影响其DHS利润的分配，因此以下是可接受的向集团机构成员分配或贷记或分配DHS利润的方法：

· 集团执业医生可获得集团总利润的一部分，前提是该部分利润的确定方式与医生转诊DHS的数量或价值没有直接关系。团体执业医生可根据其个人

提供的服务获得生产力奖金。

·该集团可以将其 DHS 收入集中起来，并以任何合理且可验证的方式将其分配给医生，而不直接考虑医生 DHS 转诊的数量或价值。两种被认为不直接考虑 DHS 转诊数量或价值的方法是：①平均分布；②基于每位医生的相对临床生产力的分配（不包括医生的 DHS 或辅助生产、政府或商业薪酬）。例如，如果该组中的一名医生的工作效率是该组中另一名医生的 2 倍（基于他们的相关临床非门诊服务），则一名医生可以获得 2 倍于另一名医生的 DHS 份额。

请注意，仔细分析医生报酬，特别是奖金和激励，是至关重要的。

"同一建筑"的定义是：由美国邮政局指定的共用一个街道地址的结构或结构组合，不包括所有外部空间（例如草坪、庭院、车道、停车场）以及内部装货码头或停车场。就本节而言，"同一建筑"不包括移动车辆、厢式货车或拖车。

如果集团机构位于 CMS 定义的"卫生专业人员短缺区域"，则适用更宽松的规则。

11.5　医生拥有的经销权

2013 年 3 月 26 日，OIG 发布了一份特别欺诈警报，宣布根据反回扣法，医生拥有的设备公司（POD）本质上是可疑的。OIG 将 POD 定义为销售或安排销售其医生所有者订购的医疗设备的实体，并提及其长期立场，即转诊医生从其转诊中赚取利润的机会可能构成反回扣法规下的非法报酬。

OIG 承认，特定 POD 是否违反反回扣法将取决于各方的意图，证据以不同方式显示，例如：POD 的法律结构、其运营保障措施和实际运营以及医生所有者的行为。然而，该警告明确指出，向患者披露医生在 POD 中的经济利益不足以防止 POD 违反反回扣法规。

OIG 提供了其认为特别相关的可疑特征列表。这些特征包括：

·提供给每位医生的投资规模因医生将使用的设备的预期或实际体积或价值而异。

·医生为其所有权权益支付不同的价格，由于医生使用的设备的预期或实际数量或价值，分配不与医生的所有权权益成比例。

·POD 是一个"外壳"实体，不执行经销商预期的任何常规服务，如产品评估、库存维护、人员雇佣。

考虑购买 POD 所有权投资的医生应该明白，联

邦政府对 POD 的看法是有偏见的。根据反回扣法，投资 POD 的医生将面临重大风险，因此，他必须寻求知识渊博、经验丰富的医疗保健律师，就这些风险和可疑特征向他提供建议。

医生考虑辅助服务的建议

1. 鉴于对 Stark 法和反回扣法的严重关注，一位知识渊博的医疗保健律师的参与至关重要。

2. 这是一项业务，必须根据收入和成本进行全面评估，包括医生和员工的时间、设备、培训、空间、账单等。

11.6　结论

在医生的医疗实践中增加辅助服务几乎总能增加收入和盈利能力。然而，由于法律危险和潜在的严重相关结果，存在强烈的警示性；必须非常严格地注意严格的法律法规以及反回扣法规（以及任何其他未来法律或对当前限制的修改）。虽然无意恐吓一个人不考虑增加辅助服务，但这一潜在的雷区是这样的，如果不给予严格的注意和有知识的建议，可能会产生灾难性的后果。除此之外，辅助服务的运营应以与任何其他投资相同的方式进行，即具有实际预测量数据的综合业务计划、应急计划，退出战略是一个先决条件，再加上仔细分析和考虑各种因素，如提供补充实践的服务、评估现有竞争、核算投资、医生和工作人员时间、培训、空间和账单等方面的成本。在辅助服务运营的业务分析和确保这些运营 100% 符合所有联邦和州法律方面，持续关注细节是该合资企业成功的必要条件。

参考文献

[1]　Kane L, Peckham C. Medscape Physician Compensation Report, 2014.WebMD LLC; 2014.
[2]　The Public Health and Welfare, Criminal Penalties for Acts Involving Federal Health Care Programs, 42 U.S.C. § 1320a-7b(b).
[3]　Social Security Act 42 U.S.C. Ch 7. §§ 301–1397.
[4]　Racketeer Influenced and Corrupt Organizations. 18 U.S.C Ch 96. §§ 1961–1968; Mail Fraud and Other Fraud Offenses 18 U.S.C Ch 6. §§ 1341–1351.
[5]　Office of Inspector General, Medicare and State Health Care Programs: Fraud and Abuse; OIG Anti-Kickback, Provisions in Federal Register, Monday, July 29, 1991/Rules and Regulations (56 FR 35952); Office of Inspector General, Federal Health Care Programs: Fraud and Abuse; Statutory Exception to the Anti-Kickback Statute for Shared Risk Arrangements; Final Rule in Federal Register, Friday, November 19, 1999/Rules and Regulations (64 FR 63518).
[6]　42 C.F.R. §1001.952(a)(2).

[7]   Office of Inspector General, Dept. of Health and Human Services), OIG Advisory Opinion No. 01–17. Issued October 10, 2001; Office of Inspector General, Dept. of Health and Human Services, OIG Advisory Opinion No. 01–21. Issued November 16, 2001.

[8]   Centers for Medicare & Medicaid Services. Physician self-referral overview. Available at: http://www.cms.gov/physicianselfreferral. Accessed January 25, 2017. Updated January 5, 2015.

[9]   Exclusions from Medicare and Medicare Limitations on Medicare Payment 42 C.F.R, §411.353 and Conditions for Medicare Payment 42 CFR Part 424.

[10] 42 U.S.C. §1395nn(b)(2); 42 C.F.R. §411.355(b).

[11] Prohibition of Reassignment of Claims by Suppliers 42 U.S.C. § 424.80(b)(6).

[12] 42 C.F.R. § 411.352 for definition of a "Group Practice" under the Stark Law.

[13] 42 C.F.R. §411.352(d).

[14] 42 C.F.R. §411.352(i).

[15] United States ex rel. Drakeford v. Tuomey Healthcare Sys., Inc., 675 F.3d 394 (4th Cir. 2012); United States ex rel. Baklid-Kunz v. Halifax Hosp. Med. Ctr., No. 6:09-cv-1002-Orl-31TBS, 2012 WL 5415108 (M.D. Fla. Nov. 6, 2012).

[16] 42 C.F.R. §411.351.

[17] Department of Health and Human Services. Office of Inspector General: Special Fraud Alert: Physician-Owned Entities, March 26, 2013. (https://oig.hhs.gov/fraud/docs/alertsandbulletins/2013/pod_special_fraud_alert.pdf). Accessed 9/17.

第 12 章　将新型脊柱设备推向市场

John A. Redmond, Mick J. Perez-Cruet, James M. Moran

侯志强 / 译

摘要

因现有技术及器械的局限性所导致的手术效果不满意和挫败感常促使外科医生改进和开发新的解决方案。接下来如何进行则是医生要面临的难题。除了与任何新产品相关的典型的知识产权、生产和分销问题外，在开发新医疗技术时还必须考虑其独特的监管、营销和报销问题。本章讨论了在整个产品实现过程中需要考虑的要点。关键的第一步需要外科医生的自省，必须衡量自己对成为一名企业家的兴趣程度。一个企业家必须愿意在时间和金钱上进行大量投资，以使项目成功。另一种选择是与公司合作。还必须有一定的依据，以证明新技术是有价值的。这包括从市场的角度评估成本 / 收益，而不是受开发者个人信仰和偏好的影响。本章涉及的其他主题包括确定技术所有权、创造和保护知识产权、资金来源、设计和开发（包括质量管理）、监管考虑、制造选择和分销。虽然这些主题是分开处理的，但必须记住这些因素是相互关联的。用户需求中的单一变化可能会产生波及开发程序的所有方面的连锁反应。

关键词：企业家，商业化，医疗设备，产品开发，医疗技术，产品实现

12.1 引言

自手术被用来治疗人类疾病以来，新型医疗设备的发明和开发一直是外科技术改良和患者预后改善的关键组成部分。外科医生 / 发明家在这一过程中的作用不可低估。在早期脊柱外科手中如此，在今天更是如此，特别是当微创脊柱（MIS）手术流程、设备和植入物复杂时。一些外科医生满足于在"餐巾纸"上勾画出一个最初的概念，并依靠一家公司来进行开发。其他一些人则承担了整个项目，从设计最初的概念到申请专利、原型制造、美国食品和药品监督管理局（FDA）的批准、成立公司、销售和营销，以及中间的一切。如果你已经开发了一些产品并进行了商业化，这个简短的章节可能不会有很大的价值，它更倾向于新发明家。

无论你决定如何将你的概念推向市场，你都需要采取一些关键步骤来保护你的想法，使患者受益最大化，并确保你的财务回报与你所花费的时间和金钱相称。即使对最有商业头脑的外科医生来说，将一种新型设备或植入物推向市场也是一项复杂、昂贵和艰巨的任务。根据设备和处理方式的不同，这个过程可能相当简单，也可能非常复杂和昂贵。尽早做出正确的决定可以确保整个过程顺利进行。

我们主要关注可以通过 FDA 510（k）流程上市的产品，该流程允许批准与之前上市的设备相同的设备。任何其他流程，如 PMA（Investigational Device Exemption，上市前批准）和 IDE（Investigational Device Exemption，研究性设备豁免），都需要耗时且昂贵的临床研究，在许多情况下，单个外科医生很难完成。本章的目的是给您一个概述、建议和工具，来避免犯代价高昂的错误。但这并不意味着是一本详尽的、按部就班的手册。我们计划讨论一些关键的主题，以帮助您在复杂的产品开发过程中进行最佳抉择。

12.2 第一步

也许对于任何想要将他们的概念设备转化为商业产品的外科医生来说，最好的建议就是"了解你自己"。将一款设备推向市场需要数百个小时，各方面经验丰富的人员，通常还需要很多钱。诚实地回答一些基本问题将有助于决定你是想单干，还是雇人创办公司，或是与一家成熟的公司合作。你厌恶风险吗？你到底要在这个项目上投入多少时间和金钱？你在商业 / 工程方面有实践经验和专业知识吗？你的动机是什么？一个很好的类比是你对脊柱外科实践的整体方法。你最感兴趣的是成为一名医疗中心的员工，这样你可以更专注于患者诊疗和手术，还是你觉得有必要自己开创一个手术中心？将你的产品推向市场的最佳方式取决于你是谁。

12.2.1 价值主张

首先要考虑的事情之一就是你的产品理念将如何改良手术流程并最终改善患者预后。决定一个设

备或植入物如何改善患者的预后一直是将新产品推向市场的最重要的因素。它总是最好的开始，应该是你的思想的首要部分。例如，如果你发明了一种手术器械，可以让自己和同事更容易更快地完成特定的手术，那么你就间接地改善了患者的预后，尽管可能无法立即量化它。这同样适用于新型植入物。

一旦确定你的想法有潜力改善患者的预后，下一步就是调查你的设备是否有市场。这个过程有时被称为确定价值主张，是客户购买你设备原因的集合。它是否满足了某种需求？是否有足够的手术或用途，花费时间和金钱将设备推向市场是否划算？是否有手术和设备的报销编码？谁来为此买单？产品能否以具有竞争力的价格生产并交付给终端用户？你如何保护自己的地位？外科手术器械，如新的微创手术牵开器，通常是由医院的资本支付，当该器械是公司专有并构成其内植物系统的一部分时，就会被公司引入。

12.2.2 合法性

还有一些法律方面的问题，取决于你是在私人诊所工作还是在公立机构工作，比如医院、大学。确保完全理解雇佣合同，因为合作伙伴或机构可能会主张对你发明的所有权。另一个重要问题是你想要实现的财务结果。你是想围绕自己的发明创建一家公司，还是想在适当的时候卖掉它。

如果这是一种新的植入物，对报销编码进行简单的调查是相当容易的。当前程序术语（Current Procedural Terminology，CPT）和医疗保健通用程序编码系统（Healthcare Common Procedure Coding System，HCPCS）的最佳来源是 www.cms，后者对产品进行编码。大多数公司也为他们的产品提供编码建议或服务。拥有下一代植入物并期望获得额外报酬的日子已经过去了。即使是真正新颖的设备和植入物也需要证明其成本 / 效益，以避免商品定价，所以这是一个重要的考虑因素。最后，调查专利情况，看看你的设备是否真的独一无二，以及在实际设计和制造时可能存在哪些障碍。

12.2.3 专利

你必须采取所有必要的步骤来保护你的新想法，而最好的开始便是记录所有内容。当你开始考虑一个新设备时，应写下任何东西、日期和签名，即使它可能会随着思考出现更多细节而发展。显而易见的原因是，你要尽可能早地提交你的专利申请，并

在你第一次想到这个想法时就把它记录下来。专利和商标信息最好的来源实际上是我们的政府，它可以在网上免费获得。

美国专利和商标局（U.S. Patent and Trademark Office，USPTO）网站（www.uspto.gov）易于使用，提供了所有基本知识并能搜索其他专利。搜索与你的发明相同类别的专利，可能会找到许多看起来相似的设备，但不要过快地气馁。关键在于细节，专利需要非常仔细的解释。

即使你的想法可能是真正新颖的和独特的，你也肯定会找到具有相似特征的设备。你会从中学到很多，而且自己做最初的搜索花费会更少。最后，需要一个好的专利律师，他将帮助保护你的业务，并确保实践的自由。然而要知道，专利只有在你有意愿和资源保护它的情况下才有效。

选择合适的专利律师是关键，你应该征求具有医疗方向专业人士的建议。你的专利律师需要非常熟悉其他相似设备，这将减少学习曲线，并节省时间和金钱。专利有不同的类型，你可以在 USPTO 网站上找到详细信息。然而，在大多数情况下，对于首次发明人，会考虑临时专利或非临时专利，通常是实用专利。申请临时专利的好处是确定申请的第一发明人。临时专利的有效期仅为一年，而非临时专利则需要提交申请，否则将在未公布的情况下到期。临时专利的其他好处是不受 USPTO 的审查，不需要披露任何现有技术或提出权利要求。当你还没有完成发明的所有细节，但已经思考了足够长的时间，想要进行保护和提前申请时，临时专利是特别有益的。它们的申请成本也低得多，你甚至可以自己完成。

你还需要决定是只在美国申请还是同时在其他国家申请，后者花费可能会很贵。如果你的发明有很大的市场，你至少应该考虑在主要的欧盟国家以及亚洲和南美洲的关键国家申请。

如果你已经有了一个设计，自由实施意见是很重要的。这是一份由你的专利律师准备的法律意见书，它提供了一个关于你的设备是否侵犯了其他专利的合理决定。不能保证你不会被起诉，但如果你被起诉，可以提供一些保护（图 12.1）。

12.3 合伙、单干、筹资

12.3.1 合伙

无论专利是已发布还是正在申请，在向任何人透露你的专利信息之前，一定要让他们签署保密协

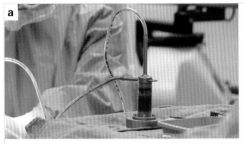
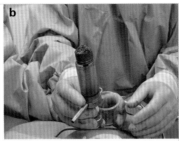
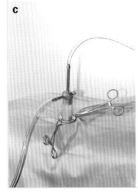
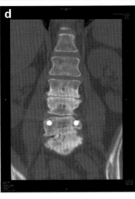
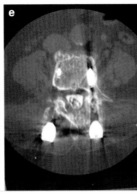

图 12.1 a~c. 由 MI4Spine LLC（Bloom_field，MI）发明和设计的专利 BoneBac Press 设备，用于从手术部位收集钻孔自体骨，进而实现脊柱融合。d、e. 目前正在研究多种其他用途

议（NDA）。它们都是相当标准的，并且大多数都有基本相同的格式。然而，我们也看到了一些片面的协议，在重要问题上留下了太多的回旋余地。在签署或披露任何事情之前确保律师审查过。如果可能的话，让信息的接收者在保密协议上签字，或者在签署保密协议之前请律师审查。

管理期望值是很重要的。商业关注的是赚钱，没有人会因为一个"餐巾上的概念"而给你很高的投资，不管它有多好。然而，他们会慷慨地投资一个经过深思熟虑的、新颖的、有专利权的或正在申请专利的产品创意，从而可以出售，或者更好的是已经产生了收入。如果你没有时间、金钱，或把产品从概念转化到市场的倾向，那么与一个成熟的公司合作是一个很好的选择。选择范围小到本地初创公司，大到数十亿美元的国际公司。

大公司有资金、人员和技术将产品推向市场。它们也为财务成功、国内和国际分配提供了非常关键的组成部分。缺点是你的想法可能得不到应有的关注，你可能会因为缓慢的进度而感到沮丧。你可能还会从工程师和其他医疗顾问外科医生那里得到建议，这些人可能不受欢迎，或者与你的观点不一致。大公司会提供许可和版税协议，或者直接购买你的产品。你的设备概念可能被接受并搁置，这只是为了防止竞争，任何分歧都是一个真实的"大卫和歌利亚"的处境。

和中小型公司合作也是很好的选择，但你需要进行详细调查。他们有以往业绩记录吗？他们打算如何销售你们的最终产品？谁是负责人，他们有良好的声誉吗？你确信他们有持久的能力和足够的资金来完成你的项目吗？在与任何大公司或小公司的任何合同谈判中，确保有一个条款，如果出现违约，将退还产品的所有权利和所有权，包括任何制造工具、图纸等。违约可以有多种形式，如未能完成项目、未能完成销售目标，或任何你和你的律师认为可以保护你的利益的事情（图 12.2）。

假设你的想法真的很新颖，它的价值就会增加。在开发过程中，选择合作伙伴是很重要的。大公司不愿承担风险，所以你消除的风险越多，你的设备就越有价值。事实上，我们认为最好的办法是在经济上尽可能地开发你的产品，但至少要申请专利。

12.3.2 单干

独立开发产品既能获得经济回报，又能满足个人需求。如果你决定单干，可以寻求专业顾问的帮助。如果你打算创办自己的公司，你需要监管方面的建议，包括准备监管文件和建立质量体系。质量管理体系控制着公司的各个方面，包括设计和开发过程，所以要确保你得到最好的专业帮助。你的公司必须在 FDA 注册，这并不难，而且可以在网上注册。FDA 的网址是 www.fda.gov。更有可能的是，你不会在公司内部生产产品，所以你可能属于"规格开发人员"的范畴，尽管如此，FDA 还是认为你是生产商。2017 年，注册公司的年费为 3382 美元。

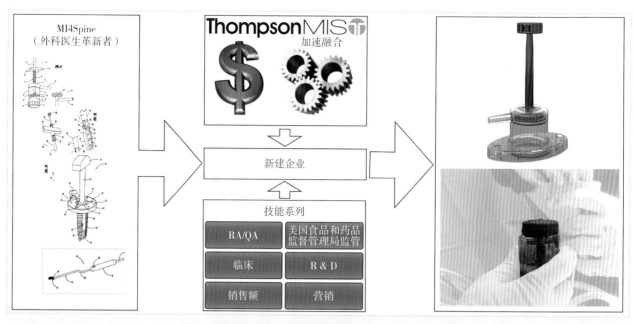

图 12.2 基于 MI4Spine LLC 公司，产品理念、专利、工程和原型得以开发，与中型医疗公司 Thompson 外科仪器合作创建 Thompson MIS。这家新公司提供监管支持、制造和产品分销，将技术带入市场

你可以在不向 FDA 注册的情况下完成很多开发工作，这将延迟支付注册费。当你确定你拥有一个具有商业价值的可行设备并希望继续开发时，你将在所谓的设计控制下进行操作。简单地说，这个文档记录了围绕产品开发过程、测试和设备制造的所有活动，即"设计历史文件"（Design History File），它基本上包含从头到尾的所有内容。这是 FDA 在进行审计时除产品投诉文件外，首先要考虑的事情之一。

建立在 FDA 注册的公司和质量管理体系的所有细节足以构成一本完整的教科书。把事情做好，不要走捷径，这是非常重要的。FDA 的宗旨是确保设备安全有效，不要试图站在 FDA 的对立面。

12.3.3 筹资

筹资可以采取多种形式，包括自筹资金和寻求外部投资。在许多城市都有天使投资或团体，有时这可能是一个很好的初始资金来源，并能够对你的商业计划进行批判性审查。你也可以寻求政府资助或与小型设备公司合作。无论你选择何种方式，你几乎肯定需要比预期更多的资金。

12.3.4 设计和开发

尽管本章被分成了几个部分，但请记住，商业

化过程的所有组成部分都是相互关联的。以椎间融合器为例。FDA 使用 3 个字母的产品代码来追踪设备，帮助将设备组织成技术和适应证组。产品有一个或多个不同的代码。设备的产品代码应该与业务目标、目标适应证，以及如何对设备进行编码报销紧密相关。试图宣传与产品代码不相关的适应证的行为将被判为标签外推广。这些适应证需符合适用的美国试验和材料协会（ASTM）试验标准。这些适应证也可以引导你走上一条需要临床试验的道路，这通常会导致成本和上市时间的显著增加。开发人员需要意识到这些相互关系，并仔细留意技术、法规和业务变化，以防止意外的后果。

制造一个部件或置入体组件相对容易，特别是随着 3D 打印技术的出现，可以用类似医用级钛合金的材料制造设备。拿着一个看起来像植入物的原型，有时会使发明者相信已经接近商业化，但其实还为时尚早。目前的挑战是要制造出成千上万个符合规格的部件，能够与其他组件及手术器械很好地连接配合。从库存中取出的每一个植入物每次都必须与从库存中取出的相适配设备共同正常工作，所以精度要很高，而且适当的检查至关重要。

大家通常没有充分认识到质量保证问题和法规事务（QA/RA）对运营的影响，如果做得不正确，可能会导致产品投诉或更糟。这不仅仅是"文书工作"。顾问可以协助编制框架，但除非公司管理层深入参与，否则业务操作和目标很可能不匹配。创新

者可能是医学或学术精英，但在 QA/RA、开发和内部管理或外包生产方面，没有商业经验的他们通常是新手。

开发过程中最关键的一步是完全且正确地识别用户需求、用户规范或市场规范的内容。这些需求通常分为 3 个主要类别：技术、监管和业务。产品的每一个特征都必须被识别出来。有时发明者认为他们代表了所有外科医生的意见，而实际上市场研究导致了各种各样的意见，这些意见必须在设定用户需求之前得到解决。

在列出用户需求时，提供设计解决方案是不必要的，也是不可取的。重点应该是设备需要满足什么要求，而不是如何满足要求。"谁""什么""什么时候""什么地方"和"为什么"是一个很好的起点。谁是该产品的典型用户？这个设备的功能是什么？为什么要使用这个设备？这个设备将在哪里使用？什么时候使用？一些具体问题如下：基于投诉和 FDA 总产品生命周期报告的已知风险、影响报销的经济和政治前景、仪器设置内容、预期适应证、国内和国际分销计划、生产成本、销售价格、竞争设备、市场趋势、竞争对手专利、用户调查，以及医学协会会议中的临床趋势。

整个开发过程通常被描述为一个"瀑布"。用户需求导致可量化的产品规范；产品按规范设计，测试以确保符合规范和用户的需求确实得到满足。显示规范已被满足称为验证。它回答了一个问题："我们的设备造得对吗？"显示用户需求已经得到满足被称为确认，回答了"我们是否在制造对的设备？"

追踪这一过程的一种常见方法称为可追溯性矩阵。矩阵的第一列为用户需求；第二列是将需求转换成完整的、可测试的、理想的可量化的规范；第三列指示需求是强制性的还是可选的；第四列是可接受的结果；最后是验证和确认的结论。从左到右移动一行表明用户的需求已经得到满足，从右到左移动表明完成的设备为什么具有某种特性，以应对针对该特性的更改被提出的问题。追溯矩阵也有助于 FDA 对设计控制的审计，这是肯定的。质量文档应该总是以易于审核的方式进行汇编。请记住，在进行验证和确认之前，必须先冻结设计。对设备的任何改变都很可能使结果无效，部分或全部的测试、验证和确认将不得不重复进行。

关于通过 510（k）流程获得批准的设备的初始成本，根据我们的经验，一个典型的植入物（钢板、垫片、椎弓根螺钉）的成本应该在 20 万 ~30 万美元之间，这取决于系统的复杂性。当然，这是假设有内部人员完成前面描述的大部分工作。如果你不得

不聘请外部公司来做大部分工作，或者需要进行临床试验，那么价格就会上升。这并不包括库存费用或成立公司、雇佣人员相关的费用。

牢记墨菲定律对于产品开发是很重要的。你应该完成一份预算，然后把它翻倍。选择一个你认为会完成的日期，加上 6 个月。设定第一年的销售目标，然后将目标减半。如果你这样做，你可能会很接近成功。

12.3.5　生产

在美国和国际上有许多优秀的设备和置入设备制造商，无论大小。选择一个合适的伙伴可以节省很多钱，减少很多头痛的问题，但这并不总是容易的。无论你选择的是谁，它都应该已经在用与你发明相同的材料制造公差小的医疗设备和植入物了。有一些贸易组织，如医疗设备制造商协会（MDMA）和其他组织，是很好的开始寻找伙伴的地方。然而，从行业专家那里得到建议总是最好的方法。在商业化最初的阶段，你可能不会接到大量的产品订购，在低数量下获得最低成本从来都不是一件容易的事情。一些制造商会让一个公司发出一个更大的批量采购订单，但按照时间表交货。如果你在前 6 个月左右有准确的销售预测，这是一个很好的折中办法。

如果你的发明是一个植入物，它几乎肯定会附带相关的设备和消毒托盘，这些是最昂贵的部分。这就是为什么用户需求、规范和营销规范在设计和开发阶段如此关键的原因。由于需要的设备被遗漏而需要订购新的托盘，将是非常昂贵的（图 12.3）。

12.3.6　销售和市场推广

假设你自己开发了一款设备，并希望将其推向市场，你将需要决定分销方式。你有 3 个主要的选择：独立的分销商，直接的销售团队，或者与一家成熟的公司签订协议。除非你的设备非常独特，市场上没有类似的产品，否则很难找到好的分销商来专注于销售你的设备。因此，产品单一的公司处于非常不利的地位。然而，如果你的设备真的是独一无二的，你可以自己筹集资金并进行营销。市场营销意味着销售网络的开发，至少要参加医疗大会，向潜在用户和经销商介绍你的产品（图 12.4）。战略收购方通常根据销售额与息税折旧摊销前利润（EBITDA）的倍数对一家公司进行估值，因此销售额越多估值越高，即使你一开始没有盈利。

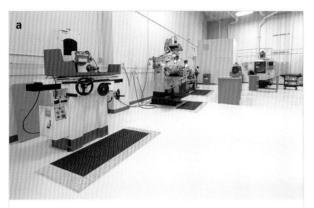

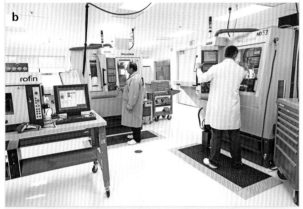

图 12.3　医疗设备（a）原型机（b）皇家橡树工业 MD 公司（Royal Oak Industries MD，ROIMD）的聚醚醚酮（PEEK）制造设施

12.4　结论

正如我们在本章中所讨论的，在决定如何将你的新想法推向市场时，你必须考虑许多因素。这可能是一个有益的经验，能够使你的患者和其他外科医生受益。如果你能够开发出一种新产品，并经营一家精益盈利的公司，那么无论该公司是否被收购或授权，你都将是成功的。如果没有这些有创新的和创业精神的外科医生发明家，脊柱市场就不会是今天的样子。值得庆幸的是，许多人认为值得冒险去开发一种新型设备（图 12.5 和图 12.6）。

要点

·将一种新的设备或植入物推向市场可能是一项复杂、昂贵和艰巨的任务，即使是对于最精明的外科医生来说也是如此。

·对于任何想要将他们的设备概念转化为商业产品的外科医生来说，最好的建议可能是"了解你自己"。要知道，利用你想要投入的时间、你拥有的专业知识，以及你需要的财政资源来将项目推向市场。

·问问自己：你是一个爱冒险的人吗？你愿意投入多少时间和金钱？你有商业头脑吗？你有

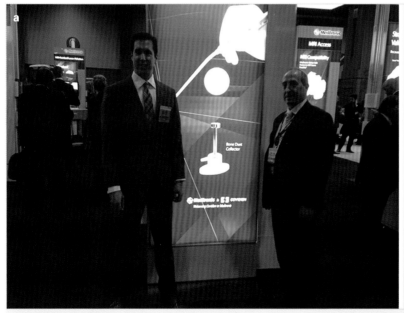

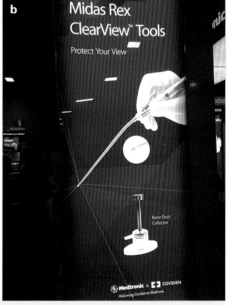

图 12.4　a. 美敦力营销人员与产品发明人。b. BoneBac Press 产品由美敦力全球分销，并在 2015 年华盛顿美国神经外科医生协会会议上首次亮相

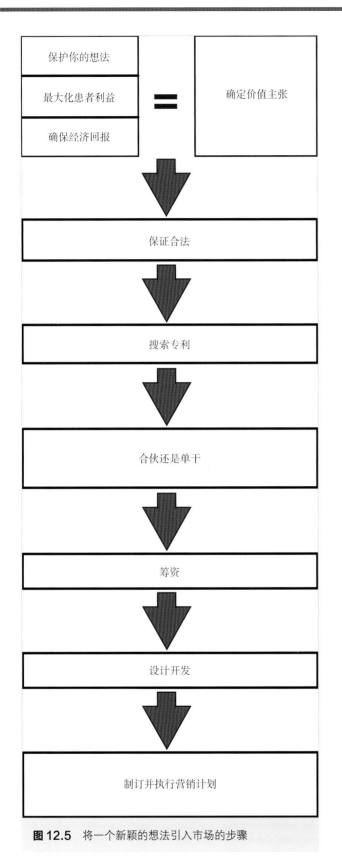

图 12.5　将一个新颖的想法引入市场的步骤

必要的工程技能吗？你的动力因素是什么？

·确定设备或植入物如何改善患者的预后一直是将新产品推向市场的最重要因素。

·确保你完全理解你的雇佣合同，因为你的合作伙伴或机构可能主张你发明的所有权。

·调查专利情况，看看你的设备是否真的独特，以及在实际设计和制造它时可能存在哪些障碍。

·选择合适的专利代理人。

·让专利律师准备一份自由实施意见。

·在向任何人透露专利信息之前，一定要让他们签署保密协议。

·大公司有足够的资金、人员和技术将产品推向市场。

·中小型公司在尝试将设备推向市场时，需要进行详尽调查。

·如果打算单干，设计和开发产品前，请咨询顾问。

·在 FDA 注册公司或建立质量管理体系时，要正确行事，不要走捷径。

·筹资可以采取多种形式，从自筹资金到寻求外部投资。

·了解质量保证问题和法规事务（QA/RA）对所有运营的全面影响。

·完整且正确地识别用户需求、需求标准或市场需求。

·为了切合实际地了解开支和付款日期，先估算预算，然后将预算翻倍；设定一个完成日期，然后加 6 个月。

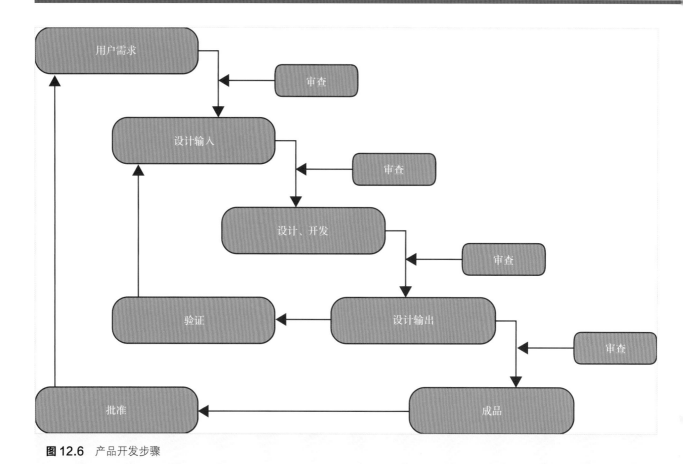

图 12.6 产品开发步骤

建议阅读

[1]   CMS.gov. HCPCS - General information. Available at: https://www.cms.gov/Medicare/Coding/MedHCPCSGenInfo/index.html?redirect=/medhcpcsgeninfo. Accessed April 23, 2017.

[2]   United States Patent and Trademark Office. Available at: https://www.uspto. gov/. Accessed April 23, 2017.

[3]   Device Registration and Listing. Available at: https://www.fda.gov/Medical-Devices/DeviceRegulationandGuidance/HowtoMarketYourDevice/RegistrationandListing/. Accessed April 23, 2017.

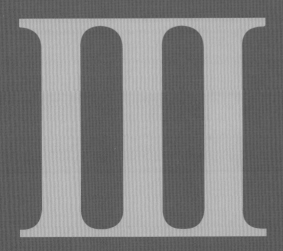

第三部分
影像导航、操作与
非手术技术

III

第13章 计算机导航在脊柱外科中的应用

Fernando G. Diaz, Mick J. Perez-Cruet

张敬乙 丁 帅 / 译

摘要

计算机导航允许外科医生使用微创技术，通过导航精确定位病变位置和引导器械。本章回顾了计算机导航在脊柱手术中的各种应用，包括术前和术中图像采集、计算机辅助导航和各种手术流程。

关键词：三维成像，计算机导航，导航空间，X线成像，透视成像，CT成像，动态参考阵列，置入式设备

13.1 引言

计算机导航引导已用于神经外科的多种手术，主要用于颅脑外科。计算机导航允许外科医生使用微创外科技术，明确要处理的外科病变位置，并将外科医生引导至外科手术的精确位置。在颅脑手术中，该技术受到大脑结构相对不稳定的限制，导致精度可能低于预期。在脊柱手术中，骨骼结构的硬性和脊柱的更大稳定性使外科医生在三维环境中对脊柱的位置具有更大的可预测性。本章将回顾计算机导航技术在脊柱外科中的应用：该技术的优点和局限性以及在多种脊柱手术中的潜在应用。

13.2 导航概念

任何外科手术的成功取决于外科医生了解和理解外科解剖学的能力，并将其应用于外科的目的。外科技术要求以安全、便捷的方式执行手术，充分暴露和显示该区域，对周围结构的损伤最小，失血量有限或最小。开放式外科手术允许外科医生暴露和可视化待手术的组织和结构，但需要大量暴露、周围结构受损，偶尔还会大量失血。外科手术中的计算机导航以对手术结构的解剖学理解为前提，转换为计算机软件，并用于将各种器械引导到安全位置，使外科医生能够完成预期的手术。计算机导航允许外科医生通过小的或有限的途径进入各种结构，减少周围组织的显露，并使光线传输进入该区域。这要求专用仪器配备传感器，使计算机系统能够捕捉仪器在三维空间中的位置，并将该位置与正在操作的区域进行计算机解剖绘制相结合。还需要各种放大和照明系统，使外科医生能够充分观察手术区域。

计算机导航被引入颅脑外科，通过有限的显露，允许进入大脑的困难区域或颅底。外科医生使用系统确定的计算机化轨迹准备手术入路，并沿着路径穿过小而狭窄的空间，到达病变所在的目标。在计算机化地图上绘制的轨迹有助于规划和执行手术通道，使其有限暴露，对周围结构的损伤最小。深部脑肿瘤、动静脉畸形、脑室内病变、烧蚀性病变或刺激电极的放置都可以通过三维颅骨导航技术检测到。颅骨导航的成功基于颅腔内的小空间、所有颅内结构的相对接近性、颅骨的刚性以及将颅骨固定在刚性支撑架上的能力。用于导航目的的定位参考点需要一个固定的参考架或固定的解剖结构，计算机软件可以对其进行定位和记忆。颅骨导航技术的局限性在于颅内结构柔软、不固定，当开颅手术本身改变颅内的动态平衡时，常常改变位置。切除脑组织或脑脊液将导致颅内结构的改变，并在颅内病变的精细识别中产生错误。

脊柱导航也需要参考点，这些参考点通常固定在手术区域中一个椎骨的棘突、颅骨或骨盆上，并且可以与固定的解剖骨结构相关联，以进行确认或重新排列。单个脊柱节段的活动性以及椎间隙的撑开、器械的放置或椎体部分切除后发生的变化会导致原始导航图像的失真，在手术过程中需要技巧和理解来纠正。

13.2.1 导航空间

退行性疾病、脊柱重建和脊柱创伤的脊柱手术需要密集的影像学监测和成像。手术重建的最初方法都是在正位或侧位拍摄多张简单的X线片，这需要相当长的时间，并且患者和手术团队受射线辐射。放射学成像技术的进步使透视成像技术得以引入，外科医生能够实时看到术野的操作和内植物的放置。脊柱透视允许在透视屏幕上立即显示有问题的区域，但要求外科医生和团队穿戴防护装备，包括围裙、甲状腺护罩、手套和护目镜，这使得操作相当不舒适。复杂脊柱重建所需的辐射剂量可迅速增加到大剂量。

外科医生和助手都可能因长期重复使用累积而受到大量辐射剂量的影响。计算机导航指导为外科医生和团队外科在手术开始时提供所需所有图像的机会，并在虚拟计算机环境中以实时 X 线透视获得的相同精度进行导航操作。

　　导航空间可以定义为计算机在三维环境中基于图像采集和图像重建识别的手术区域。图像采集成为外科医生确定手术区域的基本要素。可使用 X 线透视系统获得图像，该系统直接在 X 线透视装置上包含参考阵列，并将位于脊柱上参考架的位置与计算机在三维空间中重建的 X 线图像相关联。可使用外科计算机断层扫描（CT）直接获得相似图像，该扫描仪允许在 CT 扫描采集期间识别固定的解剖骨骼标志，该标志与固定在脊柱上的刚性框架相关。通过任意系统获取的图像都由计算机软件进行重建，以在轴向、冠状面和矢状面上创建三维环境，以及真实的三维模型，通过该模型，外科医生将能够在手术过程中导航不同的器械。

13.2.2　导航参考点

　　目前需要一个刚性框架作为计算机的主要参考源，以将通过 X 线检查技术获得的解剖图像与用于完成外科手术的实际器械合并。参考架配有位于其内 4 个或 5 个不同位置（无源阵列）的反射球（图13.1a）。光电摄像机跟踪器中发光二极管（LED；主动阵列）发出激光，被动阵列对其进行反射，并允许计算机在脊柱的特定解剖位置确定参考架或动态参考阵列的固定点位置。当来自成像系统输入随后与光学相机跟踪器注册，并通过计算机软件合并程序集成的动态帧参考输入相关联时，脊柱结构的解剖注册在此过程中完成（图 13.1b、c）。该过程将允许系统识别手术导航空间中手术器械的位置。每个手术器械都配备了一个被动阵列框架，该框架反射来自 LED 摄像机的光线，允许系统跟踪器记录每个器械的特定物理特征，这些特征已在计算机软件中预先编程，然后允许精确识别手术空间中的每个仪器。该软件能够重建外科医生手中仪器尖端显示的解剖结构，从而使外科医生能够在计算机屏幕上的虚拟三维空间中看到器械。较新的软件计算机程序和设备允许外科医生使用适合外科领域的表面覆盖物获得刚性结构的三维重建，并通过将其直接连接到患者皮肤固定到位。其他系统使用正常解剖骨骼标志作为计算机的参考点，因为它们永久固定在患者身上，除非外科医生将其移除，否则不会移动位置，并且如果系统失去其跟踪安排，可以重复使用。

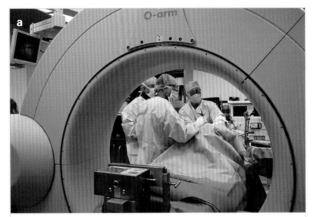

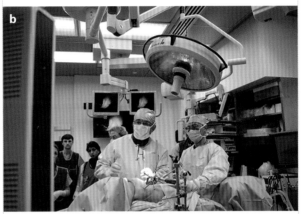

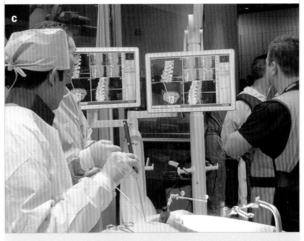

图 13.1　微创神经外科学会（MINS）（Royal Oak，MI）尸体训练实验室的照片显示外科医生在 O 臂影像引导导航系统上（a、b）进行经皮椎弓根螺钉置入训练（c）

小型置入式电子射频发射装置已在儿科手术中用作参考点，因为儿童的骨骼解剖结构可能太弱，无法维持可能损坏正常儿童骨骼的大型动态参考阵列。这些射频发射装置在外科导航空间中提供正交电磁场，允许外科医生在器械穿过磁场时跟踪它们。它们的大小和尺寸限制了它们目前在小型手术领域的应用，如小儿颅骨。

计算机导航允许外科医生在实时环境中可视化手术空间，而无须额外的辐射。图像给出了各种手术器械移动的手术空间的三维表示。在手术过程中的任何时候，当使用配备被动反射阵列的仪器时，外科医生可以查看仪器在轴位、冠状位和矢状位上的精确定位，并预测仪器将遵循的轨迹。配备被动反射阵列的导航仪器可用于识别患者身上的解剖点，精确放置穿透仪器的接入点，绘制置入装置（如椎弓根螺钉和椎弓根保持架）的轨迹，确定外科医生想要留在原位的任何器械的最终静止位置。在手术过程中的任何时候，当使用导航引导时，从仪器精确位置的信息中获得的安全性和便利性使外科医生能够预测手术的位置、切除的范围和可置入设备的放置，所有这些都是通过有限的通道实现的，即微创入路。

13.3 图像采集

脊柱外科的影像学检查包括平片、脊柱全长片、MRI 和 CT 扫描。并非所有成像模式都适用于每位患者，外科医生将评估选择部分或全部成像模式。有时，需要对骨骼进行放射性同位素检查，以记录是否存在肿瘤或感染性病变。术前检查与术中影像学的相关性允许精确定位病变和矫正相关畸形。与颅脑手术中的计算机导航不同，脊柱手术主要通过术前或术中获取的 CT 图像来完成。使用计算机导航进行脊柱手术的图像采集需要在脊柱、颅骨或骨盆的固定点上放置参考架。最常见的情况是选择一个相邻椎骨的棘突，这是因为它靠近手术区，并且易于暴露。选择棘突过程时，必须确保参考架的方向和位置不在光电摄像机的视野范围内，以防止在识别导航仪器中的被动反射阵列时受到干扰。棘突固定装置是一种简单的夹子，必须完全固定在棘突长轴上的整个棘突上，并且必须牢固固定，以防止其在手术过程中移动，从而破坏导航系统的准确性。第二个最常见的部位是在髂后上棘或髂嵴上方放置刚性棒，确保当棒放置在髂嵴区域时，放置是双皮质的，以防止手术期间移位。参考架通过棘轮装置安装在任意装置上，该棘轮装置可以调整参考架相对于患者位置、所用成像和导航系统的方向。对于颈椎手术，可将参考架放置在 C7 棘突或颅骨上。放置部位的选择取决于外科医生。以固定和稳定的方式放置参考架之后，然后为操作区域获取图像。可复制真实 CT 扫描的三维重建能力的透视设备，如 O 臂或 Brainlab 系统，可提供脊柱区域的成

像，通常限于 4 个或 5 个紧邻的脊柱节段。如果需要在 4 个节段以上进行手术，则需要在手术前进行第二次运行以完成图像采集。术中电动三维 C 臂在一次旋转过程中可获得 190 张二维投影图像。多平面重建算法从投影图像集中创建自动注册的高分辨率三维重建。可以使用多平面重新格式化（MPR）计算机程序重新格式化生成的体积，以显示类似 CT 的术中图像。真正的术中 CT 扫描仪能够沿着整个脊柱的长轴进行扫描，并且可以在一次运行中完成整个脊柱的重建，从而减少患者的辐射剂量和完成检查所需的时间。通过这两种方法获得的脊柱三维重建提供了在冠状位、轴位和矢状位上手术区域内器械位置的实时视图，使外科医生具有极高的精确度（图 13.2）。

13.4 计算机导航手术流程

脊柱手术的术前准备是成功完成任何手术的基础。彻底了解患者的临床表现和体格检查，再加上对适当影像学和诊断检查的全面评估，可为外科医生提供实施导航外科手术的理想环境。脊柱外科手术中的计算机导航为外科医生进行任何脊柱重建手术提供了更高的准确性和安全性。外科医生仍需完全精通以下内容：

- 手术区域的外科解剖。
- 遇到的病变。
- 手术技术。
- 所需设备。
- 面临的潜在并发症，以及出现时如何解决这些并发症。

计算机导航有助于外科医生以更高的精度和准确度对脊柱区域进行可视化，这些区域在手术中不容易可视化，但不能替代合适患者的选择，或对解剖和技术的全面理解，或者如何解决手术过程中出现的潜在并发症。

根据不同手术室的外科医生可用的系统，可以描述计算机导航在脊柱外科中应用的一些一般情况。这项技术对开放手术和微创手术都很有用。由于使用计算机导航的大多数手术是在腰椎中进行的，因此对腰椎手术过程中 L4-L5-S1 椎弓根螺钉置入的描述将有助于说明在脊柱手术中实施计算机导航所遵循的步骤。在我们机构中，可用的导航系统是 Medtronic O 臂和 Stealthstation 系统（图 13.3）。所有患者均在电动 Misuho OSI Jackson Spine 四柱手术台上进行手术，患者头部由 Misuho OSI 俯视支架支撑，患者面部、眼睛和气道均不受压迫。

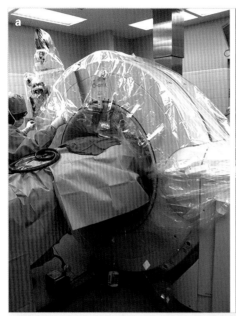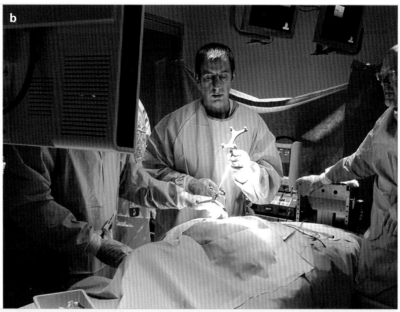

图 13.2　a. 术中照片显示给 O 臂铺无菌单。b. 为导航手术注册手术器械

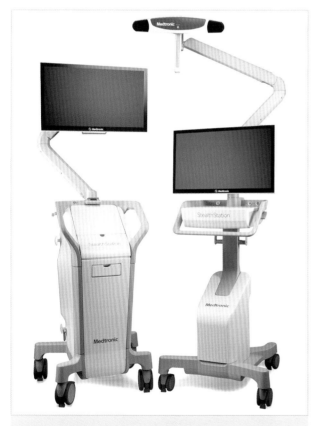

图 13.3　Stealthstation S8 导航系统

13.4.1　系统布局

导航系统的光电摄像机跟踪器位于手术台头部，

其位置应确保电线杆、顶灯和监控设备不会阻挡 LED 灯轨迹（图 13.1 和图 13.2）。计算机导航装置和监视器位于患者右侧，监视器位于计算机正对面，以便外科医生和助手在使用导航过程时能够清楚地看到导航过程。洗手护士通常位于患者的左侧，外科医生可位于患者的两侧，具体取决于手术的性质。

13.4.2　患者体位

患者处于全身麻醉状态并俯卧在 Jackson 手术台上，手术区域按常规方式准备和铺单。将 O 臂放置在患者周围，作为无菌区域的一部分，放置在手术台尾部时可直至手术结束。采集图像后，将 O 臂移到手术区，一旦图像符合要求，O 臂将返回其静止位置，从而最大限度地减少将仪器移入或移出手术区所需的时间。如果团队可在手术区域内舒服地使用 O 臂，其进出手术区域和图像采集所需的总时间为 13min。

13.4.3　成像程序

在手术节段上方的一节段或两节段的位置沿棘突中线做小切口。腰背筋膜在棘突两侧切开，将椎旁肌从棘突上轻轻剥离，将参考架的固定夹放置于棘突，确保夹子的整个长度都位于棘突上，并且夹紧以防止其在手术过程中移位。由于光电摄像机跟踪器位于手术台的头部，因此，参考架必须以符合人体工程学的方式朝向头部倾斜，以减少与手术器械的碰撞或阻碍（图 13.1 和图 13.2）。当动态参考架放置在髂骨嵴上时，手术室设置必须与位于床尾的光电摄像头相反，参考架朝向床脚，O 臂位于胸部上方。一旦动态阵列安全定位，获得初始前后位和横向图像，以使视野位于 O 臂图像采集边缘内的中心。手术小组出手术室，进入邻近的洁净区，随后获得导航图像。小组重新进入房间，验证所采集图像的质量和正确性。然后，在手术过程中使用的手术器械由计算机使用动态参考架作为公共注册位置进行单独注册。对于大多数需要导航的脊柱手术，各种系统都提供了定向探头——Jamshidi 针、椎弓根探头、椎弓根丝锥、椎弓根螺丝刀和椎间融合器插入器械，所有这些都配备了被动参考阵列来引导其位置。

13.4.4 椎弓根螺钉放置

一旦完成图像采集、图像和仪器注册，外科医生就会在患者的皮肤表面上确定手术区域。目标探头可以在计算机屏幕上识别探头相对于目标脊柱区域的准确位置。外科医生标记手术切口的准确位置，然后继续显露该区域。然后将 Jamshidi 针定位在腰背筋膜上，并在导航引导下通过椎弓根进入椎体（图 13.4）。移除带有被动阵列的针头的刚性部分，将导丝放置在针头中，一旦移除针头套管，将导丝尖端穿过椎体的前壁以固定其位置。然后，将带被动阵列的空心椎弓根丝锥通过椎弓根导航至椎体后部，通常使用比所用椎弓根螺钉直径小 1mm 或 2mm 的直径。直径可以在计算机屏幕上确定，显示轴向和冠状截面，估计最小的可用空间。椎弓根螺钉最好比椎弓根最小直径小 1mm。空心椎弓根丝锥可用于计算椎弓根螺钉的长度，方法是在计算机屏幕上添加颜色延伸，以模拟椎弓根螺钉从小关节背表面到椎体前壁的整个长度。然后取下椎弓根丝锥，用带被动阵列的空心椎弓根螺钉替换。将椎弓根螺钉导航至其最终静止位置，使其与椎体后壁平齐，或使其尖端穿过椎体前壁，以获得双皮质螺钉。一旦椎弓根螺钉全部就位，小关节和椎板通过微创牵开器暴露，移除以实现减压。切除黄韧带，可以看到椎间盘间隙上存在和穿过的神经根。通过视觉或导航探头对椎间盘进行识别并切除。撑开椎弓根螺钉，扩大间隙从而取出软骨终板，刮露骨性终板。通过术前或术中扫描图像在计算机屏幕上测量椎间盘间隙的大小，并选择合适的椎间融合器。融合器安装在配备被动阵列的导航插入器上，并在椎间隙中导航（图 13.5）。最后一次 O 臂扫描验证，在切口闭合前

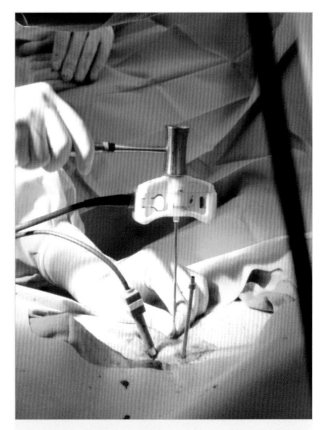

图 13.4 导航 Jamshidi 针

验证椎弓根螺钉和融合器放置的准确性（图 13.5）。如果外科医生发现器械位置不当，可以在切口闭合前和患者离开手术室之前立即纠正。

13.5 脊柱外科中的导航应用

只要能够建立令人满意的动态参考源，导航技术就适用于任何级别的脊柱手术。大多数导航程序已用于后路入路，但最近脊柱前路手术的扩展促进了设备的发展，该设备将允许为脊柱前路手术注册稳定的动态参考源和导航器械。

13.5.1 颈椎

由于椎弓根的大小、椎弓根与颈椎神经根的密切关系及其与椎动脉的接近，颈椎椎弓根螺钉的置入需要极高的精度。C1 侧块与椎动脉存在类似的关系，椎动脉经椎动脉孔到达并停留在 C1 后弓的上部。此外，颈内动脉在进入颞骨颈动脉管时，C1 侧块的前表面与颈内动脉远端直接相邻。颈椎手术中，导航成为在颈椎和 C1 侧块中放置螺钉的理想方法，因为实时

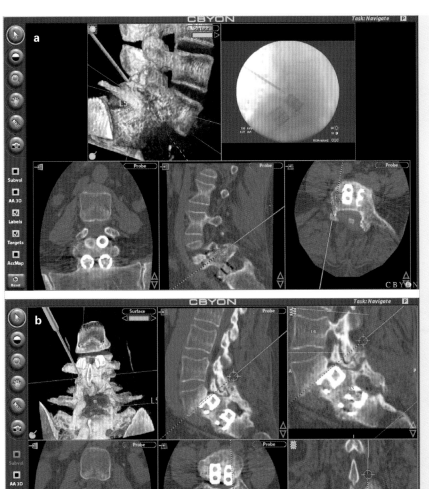

图 13.5 a、b. 使用图像引导脊柱导航的复杂翻修手术,先前已放置椎间融合器。图像指导有助于确定相关的脊柱解剖,确定椎弓根螺钉的置入,并通过以前的瘢痕组织确定融合器位置

显示的颈椎关键解剖结构可使外科医生能够避免穿破骨质的潜在陷阱。精确置入颈椎椎弓根螺钉存在显著的局限性。颈椎椎弓根的垂直或水平直径很小,有时也可能存在差异。因此,利于导航引导颈椎椎弓根螺钉的置入对于准确性和安全性非常必要。

颈椎计算机导航的一个重要的潜在应用是在未移位的 2 型齿状突骨折中经前路置入齿状突螺钉。传统的在透视下置入齿状突螺钉存在巨大技术困难,包括:穿透齿状突骨块后壁侵犯颈髓的前部,螺钉穿过齿状突骨块的通道不足,或骨折复位不完全。然而,由于在齿状突周围放置动态参考架存在困难,使得计算机导航下的齿状突螺钉置入受到了限制。电磁参考阵列可能在这些手术中具有潜在用途,因为它可以在置入螺钉之前插入 C2 或 C3 椎体。或者,可以选用 CT 扫描的表面参考点与无框架系统一并使

用。后路置入 C1~C2 经关节螺钉治疗 2 型齿状突骨折是影像学引导的一个良好应用,尤其对于老年人患者(图 13.6)。

对于上颈椎的退行性病变、颅底凹陷或类风湿性关节炎,以及颈椎任何部位的椎体肿瘤切除,可以使用导航技术安全地完成。导航具有确定术中骨性或肿瘤是否完整切除的能力,这使外科医生在离开手术室前能够确信手术计划已经得到安全实施。

13.5.2 胸椎

胸椎椎弓根螺钉置入可以在计算机导航引导下进行,这与在腰椎的应用有着相同的原理。手术范围可能要求手术团队多次进行 O 臂扫描,以包括所有需要手术的节段,但基于 CT 的导航可通过术前

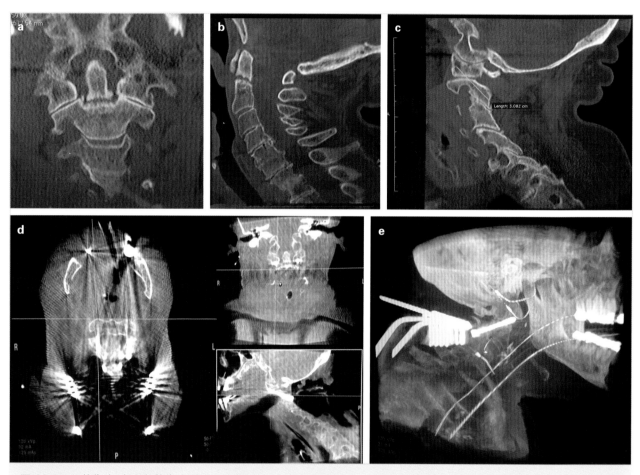

图 13.6 冠状位（a）和矢状位（b）CT 图像显示 2 型齿状突骨折。c.术前计划确定 C1~C2 经关节螺钉的长度，并评估椎动脉的位置确保入路安全。d. O 臂生成的 CT 导航下双侧 C1~C2 关节螺钉置入。e.显示螺钉放置的最终侧位透视图

CT 图像的单次自动匹配就能获得整个手术的节段。可将动态参考架放置在待手术的一个椎骨的棘突上，优先选择在视野中心，以保持手术导航区域两端之间距离的相等。当进行长节段操作时，多个节段与动态参考架的距离相近，从而可减少因与参考架距离太远而产生的手术误差。由于胸椎椎弓根的垂直直径狭窄，在没有导航引导的情况下，胸椎椎弓根螺钉的置入是困难的。胸椎椎弓根螺钉穿破椎弓根内侧是危险的，因为脊髓靠近椎管内壁（图 13.7）。对外侧壁破裂的耐受性较好，螺钉不会对结构的稳定性造成重大影响。各种文献指出，不使用导航技术时胸椎椎弓根螺钉错误置入的发生率高达 41%；当使用导航置入胸椎椎弓根时，穿破椎弓根的发生率降低到 1.8%。

胸椎前路手术需要精确定位要操作的节段，尤其是在透视图像上看不清病变时。前路手术时，手术团队难以精准定位突出的间盘、椎管狭窄或肿瘤病变。由于手术区域邻近大血管，以及心脏和肺，胸

椎前柱放置内植物可能会导致潜在的严重危险。计算机导航有助于术中定位，并允许安全放置内植物，患者的潜在风险较小。使用脊柱导航技术可能有助于放置前方的椎间融合器，以便于矫正退行性或先天性脊柱侧凸。

13.5.3 腰椎

计算机导航已广泛应用于多种腰椎病变，包括后路 L1~S1 融合内固定治疗退行性脊柱侧凸、腰椎滑脱、后天性脊柱后凸、退行性椎间盘疾病、前后联合入路椎管内肿瘤切除重建，以及前后联合入路脊柱重建治疗脊柱骨折。计算机导航引导在微创腰椎手术中特别有用，如腰椎间盘侧方融合治疗退行性椎间盘疾病、原发性或复发性椎间盘突出症；椎管狭窄减压、椎管内滑膜囊肿切除、小的椎管内肿瘤切除可能会造成使脊柱不稳，需要融合固定才能稳定。当使用非导航下的置入技术时，高达 30% 的

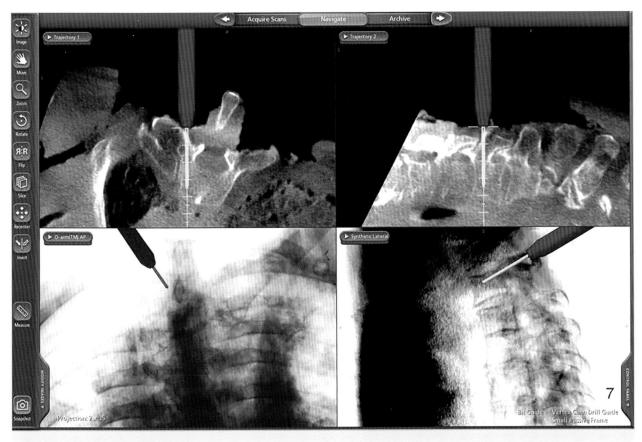

图 13.7　导航胸椎椎弓根螺钉置入

患者腰椎椎弓根螺钉存在误置。使用计算机导航引导椎弓根螺钉置入时，其准确性可将螺钉误置的数量控制在 1% 以下。

13.6 结论

　　脊柱手术中的计算机导航引导为患者和外科医生提供了更高水平的安全性、精确性和准确性。手术可以在显著降低患者和手术团队的辐射剂量的情况下来完成。这些手术步骤可以通过传统的开放或微创的方法完成，并不会影响手术的效果。一旦掌握了这项技术，并且成功地完成了学习过程，手术时间就会大大缩短，因为使用智能设备可以轻松并准确地置入内植物。只要在术中确认了内植物的位置，便可及时纠正误置的内植物，从而减少了术后的影像学检查，并且降低了返回手术室进行手术翻修的发生率。通过缩短手术时间，从而降低了感染率、组织损伤和失血量。缩短手术时间和更精确的手术可以使患者早期活动、减少住院时间、不进行额外的术后检查或翻修手术，从而降低了成本。

　　然而，计算机导航并不能取代对外科解剖学和传统外科技术的全面了解。外科医生首先必须完全熟悉脊柱解剖，接受常规全面的脊柱外科技术培训，了解和理解如何处理与常规外科技术相关的并发症，并且能够解决常规脊柱手术过程中可能出现的任何问题。计算机导航并不能取代脊柱手术中优秀的基本外科原则，而是一种额外的工具，它可以使手术更加精确和可靠，并为患者和手术团队带来更大程度的安全。

> **临床注意事项**
>
> ·脊柱手术期间使用计算机导航可以减少外科医生和手术室人员的辐射。
>
> ·确保参考架的固定夹牢固地固定于棘突的整个长度，以防止其在手术过程中移位。
>
> ·对脊柱解剖的透彻理解有助于提高导航下进行内植物置入的准确性和安全性。
>
> ·内植物置入后进行最后一次 CT 扫描，在患者离开手术室前确认正确放置内植物。

参考文献

[1] Glaser DA, Doan J, Newton PO. Comparison of 3-dimensional spinal reconstruction accuracy: biplanar radiographs with EOS versus computed tomography. Spine. 2012; 37(16):1391–1397.

[2] Foley KT, Simon DA, Rampersaud YR. Virtual fluoroscopy: computer-assisted fluoroscopic navigation. Spine. 2001; 26(4):347–351.

[3] Fernandez PM, Zamorano L, Nolte L, Jiang Z, Kadi AM, Diaz F. Interactive image guidance in skull base surgery using an opto-electronic device. Skull Base Surg. 1997; 7(1):15–21.

[4] Vinas FC, Holdener H, Zamorano L, et al. Use of interactive-intraoperative guidance during vertebrectomy and anterior spinal fusion with instrumental fixation: technical note. Minim Invasive Neurosurg. 1998; 41(3):166–171.

[5] Guppy KH, Chakrabarti I, Banerjee A. The use of intraoperative navigation for complex upper cervical spine surgery. Neurosurg Focus. 2014; 36(3):E5.

[6] Acosta FL, Jr, Quinones-Hinojosa A, Gadkary CA, et al. Frameless stereotactic image-guided C1-C2 transarticular screw fixation for atlantoaxial instability: review of 20 patients. J Spinal Disord Tech. 2005; 18(5):385–391.

[7] Konstantinou DLA. Barrow Quarterly. March 1997. Available at: www.thebarrow. org/education_And_Resources/Barrow_Quarterly/: www.thebarrow.org/education_And_Resources/Barrow_Quarterly/204832. Accessed February 21, 2015.

[8] Ugur HC, Kahilogullari G, Attar A, Caglar S, Savas A, Egemen N. Neuronavigation-assisted transoral-transpharyngeal approach for basilar invagination–two case reports. Neurol Med Chir (Tokyo). 2006; 46(6):306–308.

[9] Tjardes T, Shafizadeh S, Rixen D, et al. Image-guided spine surgery: state of the art and future directions. Eur Spine J. 2010; 19(1):25–45.

[10] Kothe R, Matthias Strauss J, Deuretzbacher G, et al. Computer navigation of parapedicular screw fixation in the thoracic spine: a cadaver study. Spine(Phila Pa 1976). 2001; 26(21):E496–E501.

[11] Rajasekaran S, Kamath V, Shetty AP. Intraoperative Iso-C three-dimensional navigation in excision of spinal osteoid osteomas. Spine. 2008; 33:25–29.

[12] Vaccaro AR, Yuan PS, Smith HE, Hott J, Sasso R, Papadopoulos S. An evaluation of image-guided technologies in the placement of anterior thoracic vertebral body screws in spinal trauma: a cadaver study. J Spinal Cord Med. 2005; 28(4):308–313.

第 14 章　术中监护

Stephen W. Bartol

张敬乙　丁　帅 / 译

摘要

　　微创脊柱手术增加了神经损伤的固有风险，使用神经反应和监测技术可降低这些风险。在本章中，我们回顾了脊柱手术中神经定位和监测的最新技术、术中神经监测的历史，并讨论每种方式的基本原理。分步概述了体感诱发电位、运动诱发电位、肌电图和机械肌描记术。对每种技术的术中麻醉问题和并发症也进行了综述。讨论了每种技术的优缺点，旨在帮助微创脊柱外科医生为每种手术选择最合适的监测方案。作者还提供了自己的偏好和特定流程的建议。

　　关键词：术中神经电生理监测，体感诱发电位，运动诱发电位，肌电图，机械肌描记术

14.1 引言

　　在过去 20 年中，术中神经电生理监测（IONM）在脊柱手术中的应用迅速扩展，微创技术在脊柱手术领域的引入使人们对神经监测和定位的使用产生了更大的兴趣。神经结构的损伤是微创脊柱手术的固有风险，通过多种机制发生，包括：

　　·直接创伤，多因在组织分离或器械置入过程中无法直接观察到神经。

　　·牵拉性损伤，例如脊柱畸形的矫正或牵拉（例如，腰椎滑脱复位或股神经过度牵拉）。

　　·缺血。

　　脊柱手术过程中神经损伤的风险总体较小，但随着公众意识的提高和对安全的日益重视，即使是相对较低的损伤风险也引起了人们的高度关注。公众期望在任何可能的情况下都能对风险进行管理，因此增加神经监测技术的使用，导致能用则用。据文献报道，脊柱侧凸手术后主要神经并发症（如截瘫）的发生率为 0.55%~1.6%。椎弓根螺钉的置入与骨皮质破裂的发生率有关，尽管大多数破裂与神经症状无关，仍有报道约 1% 的患者出现了永久性损伤或需要翻修手术的神经症状。外侧经腰大肌入路的普及提高了对神经并发症的关注。据报道，这种入路一过性神经症状的发生率高达 30%。

　　复杂解剖强调需要神经鉴别和定位技术，以降低神经并发症的风险。大量研究表明，各种形式的术中监测可能有助于减少神经并发症。现代手术应常用针对特定手术相关风险量身定制的技术。在本章中，我们将回顾术中监测领域的历史和最新发展，并讨论其临床应用。我们希望外科医生理解这些不同的监测技术，并做出适当选择，以最大限度地降低手术期间神经损伤的风险。

14.2 历史回顾

　　最初的脊柱手术术中监测形式包括脊柱侧凸手术中的唤醒试验：在手术过程中，唤醒手术台上的患者以评估神经功能。这通常在脊柱畸形（脊柱侧凸常见）矫正后立即进行，此时告知患者活动脚踝和脚趾。成功活动表明脊髓的运动功能得以保留，然后对患者再进行麻醉继续手术。现在被称为 Stagnara 唤醒测试，该测试仍在使用中，尽管它有明显的局限性，包括术中难以控制患者活动，以及对一些能够回忆起术中经历的患者会有术后焦虑的症状。

　　一项对骨科医生的调查显示，唤醒试验的结果与术后结果之间的一致性较差，反映了此试验相关的固有问题。

　　随着体感诱发电位（SSEP）的发展，唤醒试验仅作为一种选择（或补充）。这种电生理监测允许检测从周围神经到中央皮质的神经轴。在正常受试者中，外周神经的电刺激会导致患者对侧感觉皮层的脑电图发生变化，这可以通过对一段时间内的多个信号进行平均来研究。脑电图的这种变化可以用头颅上的脑电图电极来监测。SSEP 首次用于脊柱侧凸手术监测脊髓功能。SSEP 成功的应用结果很早就得到了报告，并且逐渐被认为是脊柱手术唤醒试验的替代或辅助手段。

　　然而，人们很快认识到 SSEP 监测有很大的局限性。将运动指令信号从大脑传导到脊髓的神经纤维不参与 SSEP，脊髓运动神经元也不参与 SSEP。SSEP 对脊神经根（下运动神经元）和周围神经的损伤既不敏感也不特异，而这是最常见腰椎手术的主要问题。由于认识到 SSEP 的这些局限性，在过去 20 年中，IONM 领域得到了极大的扩展。运动诱发电位（MEP）和肌电图（EMG）被引入以更好地监

测运动神经轴。这是相当大的进步，并改变了脊柱手术中神经监测的前景。外科手术的需求正日益推动这些技术的发展。外科医生需要更快速地实时反馈以安全地进行微创手术，这也推动了外科医生驱动的即时反馈系统（NuVasive，DePuy Synthes）（图 14.1）。

对 IONM 信号的解释，高可变性仍然是一个严重的问题。这个问题的核心是在使用 EEG 型电极检测时信号中的电噪声在起作用。这些电极接收到的电噪声会引起信号的巨大变化和更复杂化。鉴于微创外科手术中需要更高的神经定位精度，这促使了对更新的智能传感器技术的推动，该技术可在复杂电气环境（如手术室）中提供比使用简单电极时更高的一致性。机械肌描记术（MMG）智能传感器系统（SenitommG、DePuy Synthes）的发展主要是为了满足这些需求。

由于这些多种技术的发展，今天的 IONM 领域为外科医生提供了多种选择。选项中的每个项目都有其优点和缺点，具体选择取决于具体的手术类别。外科医生若要避免损伤神经，特别是具有挑战性不能直接显露神经的微创手术，为特定手术选择正确的神经监测技术是至关重要的。

14.3 体感诱发电位

SSEP 用于评估脊髓背柱的功能。具体而言，它们能监测感觉系统较大纤维的完整性，该系统负责准确感知振动觉和关节位置觉。SSEP 通过刺激周围神经（通常是下肢胫前神经和上肢尺神经或正中神经）获得。可在沿神经轴的不同点（臂丛或腰丛、颈椎、顶叶体感皮层）进行记录，评估通路的完整性。

SSEP 监测固有的困难在于所产生信号的低振幅（0.1~20 μV）以及大量生物信号和手术室中普遍存在的电气设备所产生的强烈背景噪声。因此，单独 SSEP 信号监测需要使用信号平均技术。平均的信号包括提取感兴趣的信号，将其放大，与刺激锁定一起，并通过执行数百次连续试验来平均随机背景噪声。平均下来，从背景噪声中提取基线 SSEP 信号需要几百个刺激（高达 1000 个）。

14.3.1 技术

通常，基线信号在手术开始时记录。在该过程中，干扰该感觉神经传导的任何事件都将通过干扰局部记录电极反应的振幅减小或潜伏期增加来反映。对于涉及 C6 或以上神经节段的手术，通常使用正中神经或尺神经进行刺激；正常情况下，与尺神经介导的 SSEP 相比，正中神经刺激将产生更大的皮层电位。对于 C6 以下的手术，通常使用 SSEP 刺激踝部的胫后神经。如果该神经不可用（例如，骨折、截肢或严重周围神经病变），则可以通过刺激膝关节处的腓总神经获得满意的记录。阴极（–导线）置于

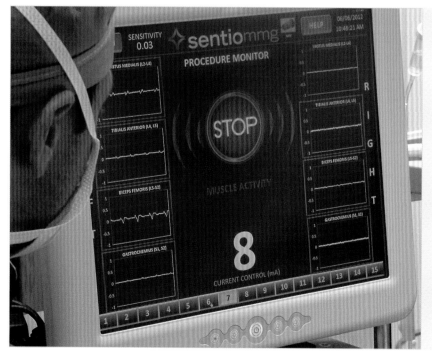

图 14.1 外科医生驱动系统提供了一个用户友好的反馈系统，可以直接向外科医生提供实时信息

最易接近神经的部位，阳极（＋导线）置于神经远端。所使用的刺激是一个方波信号，脉冲持续时间为 100~200μs，频率不均匀划分为 60Hz（60Hz 是背景电噪声中最常见的频率）。正常神经恢复的时间表明信号强度在 5Hz 以上减弱。因此，我们通常使用低于 5Hz 的非整数，如 3.17Hz。平均需要 500~1000 个刺激反应才能获得强波形。因此，信号平均需要 2~4min 才能产生令人满意的波形，这种情况并不少见，这意味着启动 SSEP 测试并获得结果时几乎总是存在延迟。由于这种延迟，SSEP 不能被视为"实时"监测模式。

如果患者没有神经肌肉阻滞，刺激应导致刺激电极附近相邻肌肉出现清晰可见的痉挛。在手部可观察到拇指痉挛，在脚部脚趾会痉挛。良好运动痉挛的出现是达到足够电流水平的良好指示。在上肢，通常在 15~20mA 时达到，在下肢，通常在 30~60mA 时达到。我们很少将电流增加到 75mA。

单独刺激左侧和右侧神经均可获得最佳效果。现代诱发电位仪器允许用户自动交替左右两侧的刺激，两个 SSEP 信号同时显示。若同时监测上肢和下肢，则可以调整刺激间隔，以允许同时显示 4 个信号。

如果设备允许，上肢和下肢 SSEP 监测不仅可用于颈椎手术，也可用于胸腰椎手术。上肢 SSEP 数据可能有助于预防因不良体位或在长时间操作造成的臂丛神经麻痹和（或）其他上肢麻痹。当出现振幅降低或下肢反应丢失又怀疑刺激失灵或麻醉效应时，上肢 SSEP 监测也可用作比较检查。

虽然 SSEP 记录可以多站点进行，但大多数用于商业的系统只能容纳总共 16 个或 32 个通道。这些通道中的大多数都需要同时进行 EMG/MEP 监测，实际上，限制 SSEP 监测的通道数量是合理的。当选择使用 SSEP 时，例如在脊柱手术期间，我们通常只使用 4 个部位进行 SSEP 监测，为其他方式留下大量

通道。我们使用 C2（用于胫骨后部刺激）、C3、C4（分别用于上肢右侧和左侧刺激）和颈椎（颈椎后路手术除外，这是我们去除了该导联）（图 14.2）。我们放弃这种入路是由于"行波"的信息。例如，在下肢，我们失去了通常由腘窝记录点提供的刺激传递的确认，而在上肢，我们失去了臂丛中的行波信号。然而，只要没有神经肌肉阻滞，刺激总是可以通过 MMG 传感器或通过感觉刺激部位的肌肉抽搐来确认。

术中基线应在患者麻醉后确定，此时患者已在生理上适应麻醉。术中 SSEP 记录的关键参数是反应的潜伏期和振幅。潜伏期延长和振幅衰减应视为脊髓功能受损的迹象。不幸的是，对于监测小组何时应通知外科医生患者的电生理状态发生变化，目前尚无公认的标准。不同的中心可以使用以下任何一项来提示患者情况的显著变化：

- 电位振幅降低 30%~50%。
- 反应潜伏期增加 2.5μs。
- 反应潜伏期增加 5%~10%。
- 存在上述各项的任意组合。

对于 SSEP 变化我们通常采用以下报警标准：反应幅度降低 50% 以上，或反应潜伏期增加 10% 以上，或诱发电位突然丧失。当这些情况发生时应立即告知外科医生这些变化，并在适当的时候制定手术对策。如果在手术平面的远端丢失，外科医生通常会撤销 SSEP 改变前的任何机械操作。或者，如果丢失是意外的并且与手术平面无关，则考虑其他解释。例如，在胸椎手术期间，单个上肢的孤立性缺失可能表明存在体位问题（导致血液循环变化）。

麻醉作用可能导致四肢信号丢失。高水平吸入麻醉剂可抑制皮质功能，进而降低 SSEP 波形的振幅并延长潜伏期。这些变化可以模拟出脊髓损伤的效应。当然，皮质下反应比皮质反应更能对抗麻醉变

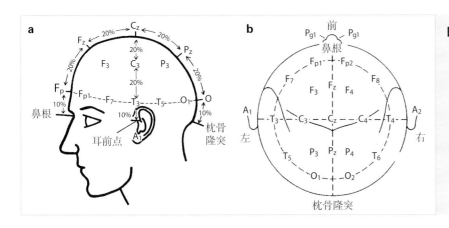

图 14.2　a、b. 放置电极的国际系统

化，而外周反应对麻醉效果具有高度抵抗。全身静脉麻醉能完全避免吸入药物，对 SSEP 的影响最小，但需要有经验的麻醉师并增加花费。手术团队在手术前向麻醉团队告知其使用 SSEP 监测的目的至关重要。

SSEP 还受生理变量（如温度和血压）的影响。四肢或躯体温度的降低可导致 SSEP 反应的潜伏期增加和振幅降低。低血压伴脑灌注不足和（或）脊髓缺血也可导致振幅衰减或潜伏期延长。

倘若肢体的血供存在长时间的受压，体位也可能会影响 SSEP 的读取。由此产生的血管受累将导致 SSEP 信号减少。Brau 等证明，前路腰椎手术牵开器引起的髂血管受压可同样导致 SSEP 的改变。如果血管受压被移除，这些变化是可逆的。SSEP 信号未能恢复可能提示持续的血管受压。

14.3.2 适应证

任何有损伤脊髓危险的外科手术，如畸形矫正、脊髓肿块切除、胸椎椎间盘切除术和脊柱侧凸矫正手术，从逻辑上讲是 SSEP 监测的良好指征。在这些病例中，在手术开始时获得基线 SSEP，然后在整个手术过程中定期重复。如果 SSEP 波形因手术团队的操作（例如，放置内植物；棒的撑开）而发生变化，则可以将此变化告知手术团队，允许这些步骤"撤销"，希望信号恢复到基线水平。

在 SSEP 信号没有变化的情况下，人们通常希望刚刚进行的任何手术操作都不会损伤脊髓。不幸的是，事实并不总是这样。有许多病例报告显示，SSEP 在基线检查和最终检查之间没有变化，但患者麻醉醒来时仍出现瘫痪。有证据表明，自主运动功能的指令信号在皮质脊髓束（CST）轴突中传递。这些轴突不仅在生理上与背柱轴突分离，而且比背柱轴突（通过脊髓后动脉灌注）更依赖于脊髓前动脉灌注。根据外伤性脊髓损伤后的尸检结果，CST 的大型有髓轴突也比背柱内的轴突更容易受到物理创伤。因此，也毫不奇怪，SSEP 监测并不总是脊髓损伤的良好指标，特别对运动功能。CST（运动）功能最好使用 MEP 监测（见运动诱发电位一节）。

在手术室，SSEP 监测也存在一些基本困难。首先，记录的 SSEP 信号振幅非常小（通常 $< 1 \mu V$），因此需要对信号进行平均。这种平均会引入以分钟为单位的潜伏期。因此，SSEP 不是"实时"测试。其次，SSEP 容易受到在手术室环境中常有的多种电气噪声源的电气干扰，包括灯光、手术床、收音机、麻醉机、显微镜、血液加热器、吸引器、电凝器、导

航工具和 X 线透视机。这些电噪声使得解读小信号非常困难。再次，在许多先前存在周围神经感觉传导异常（如糖尿病）的患者中很难获得 SSEP 记录。此类患者在接受脊柱手术的成年患者人群中很常见。

SSEP 的另一个缺点是，它是感觉通路状态的一般测试，而不是特定测试。感觉信号通过多个神经根进入脊髓。这意味着 SSEP 既没有特异性，也没有足够的敏感性来检测单个神经根或孤立的周围神经损伤，这也导致了其在大多数腰椎手术中都有风险。对于这些病例，更合适的术中监测技术包括肌电图和 MMG。Gundanna 等评估了 186 例患者使用 SSEP 连续置入 888 枚椎弓根螺钉的情况。没有患者在手术期间表现出 SSEP 的变化，然而仍有 5 例患者在术后出现了新的神经根症状。通过 CT 成像确认为误置，并移除或更改螺钉。作者得出结论，使用 SSEP 评估腰椎椎弓根螺钉置入的价值有限。

最后，SSEP 追踪显示振幅和（或）潜伏期比基线值明显变化，但患者醒来时感觉状态没有明显变化，这种情况也是相对常见的。此类假阳性结果限制了对手术 SSEP 监测的依赖。SSEP 监测的这些缺点导致了不断要求针对中央和外围运动传导监测的开发，致使在脊柱手术中使用 MEP、EMG 和 MMG 的增加。

14.4 运动诱发电位

下行的运动通路的完整性可以通过经颅（Tc）刺激去极化皮质脊髓系统，然后测量手术平面远端产生的 MEP 来监测。下行束负责自主运动的主要是 CST。该束位于脊髓外侧部，支配位于腹侧角的下运动神经元细胞（前角细胞）。CST 和前角细胞的血液供应主要来自脊髓前动脉。当头颅受到刺激时，所有到达肌肉远端的信号必须经过整个脊髓运动通路。因此，经颅触发 MEP（TcMEP）有助于评估 CST 的完整性，间接评估脊髓氧合和血供（通过脊髓前动脉）的完整性。Calancie 等指出，CST 大的有髓轴突对机械损伤非常敏感，前角细胞对缺血变化非常敏感。MEP 监测对涉及前角细胞的缺血特别敏感。

14.4.1 技术

为了实现皮质的 Tc 刺激，需要非常高的刺激幅度来克服颅骨阻抗。在大多数情况下，使用单螺旋电极，提供可靠的头皮附着。最初尝试使用 TcMEP 主要集中在单个高强度脉冲（高达 1000V）。之后人们意识到，使用短的、非常高频的脉冲序列激活上

运动神经元比单脉冲更可能成功。刺激应用于皮质部位，与脑电图记录电极所用部位大致相当。阳极（正极导线）和阴极（负极导线）之间的刺激位于 C3 和 C4 正前方（图 14.2），这是刺激一侧手部区域的常见配置；相反的刺激极性激活对侧的手部区域。同样的配置也足以刺激腿部区域，尽管需要更强的刺激。

MEP 监测通过记录与肌肉收缩相关的肌电描记来完成。显然，这需要避免神经肌肉的阻滞。神经支配位于手术区域尾部的肌肉作为靶向肌肉。例如，胫骨前肌可作为胸椎侧凸畸形矫正的靶向肌肉。然而，在使用 MEP 的大多数情况下，我们尝试从至少一个接受手术层面以上神经支配的肌肉监测 MEP。这块肌肉起到控制作用，告诉我们器械工作正常，麻醉合适。

成对的电极放置在目标肌肉上。无论脊柱平面如何，我们通常使用手部和足部肌肉，手部使用拇短展肌 – 小指展肌（APB–ADM），脚部使用足拇展肌（AH）。这是因为手和脚的运动区域在皮层中有很好的代表性，更容易刺激。即使肌肉很小，触发的反应也有很高的振幅，并且非常可靠。我们使用一对 0.5in 的针状电极，置于感兴趣肌肉的皮肤下。电极间距离通常为 2~4cm。所有肌电记录通道均使用 50~2500Hz 范围内的滤波，初始屏幕灵敏度为每分区 100μV。大多数使用 TcMEP 的技术人员依靠非常强（即超最大）的刺激来激发最大的运动反应，然后观察反应幅度的降低。该技术使用从 300~600V 开始的一系列刺激（通常为 4~6，< 20）。如果需要电压可增加至 1000V 以获得强烈反应。在诱导麻醉和体位摆放后获得基线读数，然后在整个过程中定期重复，重点是在危险事件（如脊髓操作）后重新测试。进行 MEP 测试既耗时又会破坏手术流程，因此，大多数外科医生不希望进行超出必要范围的测试。

与 SSEP 一样，报警标准差异很大。大多数报告使用振幅降低 50%~80% 的标准，但一些报告使用完全丧失反应或形态学改变。除了完全丧失标准外，其他每一个标准都与较高的警报数量和较低的真实神经变化百分比相关。最近，Kobayashi 等试图通过检查 48 例真阳性 MEP 信号变化来解决这一矛盾。他们得出结论，信号振幅降低 70% 是理想的报警点。该标准的敏感性为 95%，特异性为 91%。

Calancie 等描述了一种替代的测试 MEP 的"阈值水平方法"，该方法可避免最大刺激。为了获得对 TcMEP 的最大运动反应，需要此量的刺激以刺激周围神经，因此增加了以下风险：

· 患者体位的改变。

· 咬伤引起的舌头、嘴唇、牙齿或下巴的损伤。

· 手术器械造成的组织损伤。

出于这些原因，Calancie 等建议对 TcMEP 使用阈值水平方法。从 100V 刺激强度下的 3 或 4 个脉冲序列开始，施加的电压以 25V 或 50V 的增量增加，直到目标肌肉对刺激做出反应。该阈值反映了产生最小 MEP 反应所需的最小电压。如果手术期间发生的事件导致脊髓部分传导阻滞，则介导初始阈值水平反应的一些轴突可能不再能够在阻滞区域传导动作电位。为了诱导反应，有必要补充更多的轴突未被阻断的上运动神经元群体。这种额外的补充发生在更高的刺激水平。阈值的增加是该方法的主要结果度量。Calancie 等表明，手术过程中 50V 的阈值变化是常见的，并不能反映神经传导的潜在损害。在没有全身血压下降或麻醉剂用量增加的情况下，100V 或以上的变化与神经传导受损有关。因此，当给定肌肉的阈值增加 100V 或以上时应警告手术团队。

14.4.2 适应证

任何有脊髓和（或）其血供损伤风险的外科手术都可使用 MEP 监测。换句话说，任何使用 SSEP 的外科手术也是 MEP 监测的指征。SSEP 和 MEP 均有价值。每一个都被设计为在脊髓和大脑的不同区域提供关于传导的反馈。每个测试都能很好地预测术后感觉（通过 SSEP）或运动（通过 MEP）功能的变化。当 SSEP 记录不可能时（如多发性神经病），MEP 更可靠，并且 MEP 可能对缺血变化更敏感。然而，这两种形式的监测应被视为相辅相成，而不是相互竞争。

TcMEP 的使用并非没有缺点，包括敏感性和特异性都不够完美。如果观察到的 MEP 变化没有逆转，一些外科医生使用唤醒测试来确认测试的准确性。另一些医生干脆放弃矫正操作，依靠术后检查来确定是否应该进一步尝试继续进行更多的矫正。

TcMEP 还具有受伤的固有风险，包括咬伤的相关损伤，还有癫痫发作和抽搐相关的手术器械损伤的远期风险。通过使用适当的咬合块，严格遵守最小刺激能量的使用，并提醒手术团队进行测试，以便在刺激过程中现场撤离危险器械，将这些风险降至最低。在应用 Tc 刺激的同时，我们常规要求手术团队将手从手术区域移开。最后，TcMEP 是非特异性的。它们在测试单个神经根或周围神经的功能方面没有价值。当这些结构处于危险中时（例如大多数腰椎手术和许多颈椎手术中），替代性的监测技术，如肌电图和 MMG 是必要的。

14.5 肌电图

自发肌电图是通过细胞体远端轴突的机械激活或者作为持续的中枢或周围神经病变的结果发生的。肌电图活动通常见于神经根牵拉，当神经根因慢性压迫或刺激而出现炎症时，肌电图活动尤为显著，并可（间接）协助解剖定位神经根。肌电活动是通过将电极置于感兴趣的肌肉内或直接置于其上来测量的（图14.3）。

首次报道使用自发肌电图指导脆弱的神经根周围的手术是在颅后窝减压术中，以保护面神经功能。这种方法后来被用于脊神经。当肌电信号链接到外科医生指导的用户界面时，即时的反馈相对于通常与SSEP监测相关的延迟有明显优势，从而建立了实时测试模式。

自发肌电放电的频率和幅度通常随神经根操作程度的增加而增加。尽管有此观察，研究人员仍无法证明自发肌电图的数量与术后脊髓神经运动缺失之间的定量关系。这与面部肌肉肌电图形成鲜明对比，在面部肌肉肌电图中，手术期间过度活动几乎总是预示着术后严重的面部神经功能障碍。

自发肌电信号的存在通常用于提示神经根的接近。当解剖的扭曲或放置器械（如牵开器）时，这可能有用。自发肌电图也可在持续的神经根刺激（如急性压迫）时观察到。一般来说，外科医生试图

尽量减少自发肌电图活动，合理预期这些活动将有助于降低术后新发神经症状的发生率。

14.6 刺激诱发肌电图

自发肌电信号的缺失在确定神经完整性方面没有价值。事实上，依赖自发肌电图活动的固有缺陷在于，没有自发肌电图并不一定是一个好的迹象，脊神经的锐性切断可以发生在完全没有肌电放电的情况下。更好的方法是依靠受控刺激（刺激肌电图）来定位分离过程中可能存在风险的神经。

通过使用微弱的电刺激强度（仅在刺激探头靠近时刺激神经纤维），可以快速区分功能性运动神经和非神经组织，如肿瘤、瘢痕组织或终丝一类的结缔组织。同样，这种脊柱手术中刺激肌电图的方法是在脑干手术中首次使用的。刺激肌电图也用于协助放置椎弓根螺钉。要放置椎弓根螺钉，首先使用钻头或椎弓根探针通过触觉反馈在椎弓根上钻一个孔（在或不在影像学的引导下）。在一种技术中，在椎弓根钉道中放置一个球头触探，感触骨皮质壁。研究表明，这种仅依靠感触的技术是不可靠的，尤其是经验较少的医生。测试螺钉放置的操作最初是在20世纪90年代早期开发的，使用直接应用于螺钉的刺激源。尽管早期报道取得了成功，但许多研究表明直接刺激椎弓根螺钉存在问题。首先，在潜在神经损伤发生后（螺钉置入后）刺激螺钉会有潜在神经损伤的不良后果。其次，直接刺激螺钉的技术存在根本性缺陷，因为在现代固定装置中，可能存在与可变导电性相关的潜在问题。Anderson等的研究表明，多轴椎弓根螺钉的电阻变化很大。Donohue等的一项研究表明，常用的钛合金螺钉导电性能较差。今天使用的大多数钛螺钉都经过阳极氧化处理，使得导电性比无涂层螺钉更差。羟基磷灰石涂层进一步影响导电性，其他研究表明，螺钉的尺寸、长度和套管都会改变螺钉的电阻。

椎弓根螺钉测试技术的改进包括使用球头探针作为刺激源，目的是在螺钉插入前检测椎弓根壁的破裂。使用低强度脉冲，这样如果皮质壁完整，神经根就不会受到电刺激。椎弓根壁的裂口会在探头和神经根之间形成一个低阻抗通路，因此刺激脉冲会引起受刺激神经根支配肌肉的活动。因此，当探查椎弓根螺钉放置的部位时，肌电图的存在可能会提醒外科医生特别注意可能导致神经根受压的骨破裂。如果探针测试为阴性，则在该位置放置螺钉。如果测试呈阳性，外科医生可以选择重新改变椎弓根螺钉的方向。一般来说，假设在阈值低于6~8mA

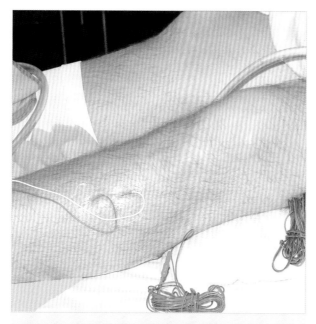

图14.3 将成对电极直接放置在肌肉或皮下组织，记录肌电图

时出现肌电动作电位，就可以评估螺钉放置和改向的可能性。

许多作者声称使用这种刺激肌电图技术可以提高椎弓根螺钉放置的准确性。当在低电流（＜6mA）下产生积极响应时，毫无疑问重新改向螺钉是可取的。Raynor 等表明，在低电流水平下，阳性反应的特异性显著增加，在阈值＜3mA 时达到 100%。然而，在较高的阈值下，特异性显著降低。困难来源于测试的低灵敏度。阈值越低，灵敏度越低，并且没有灵敏度达到 100% 的阈值。Raynor 等根据他们的观察，认为低于 8mA 的刺激灵敏度太低，因此建议将阈值设置为 8mA。Samdani 等证实该试验的阳性预测值非常低，Wang 等表明，评估经皮放置螺钉的结果不可靠。他们指出，通常使用的电流水平（＜12mA）的预测值较差（图 14.4）。

由于肌电信号的振幅量是随机的，并且本质上是不稳定的，所以肌电反应的幅度会发生相应程度的变化。肌电信号本质上很小，需要放大，并且会受到许多电噪声源的影响。滤波器是去除噪声和伪刺激的关键。所有这些因素都会导致敏感性降低，尤其是在椎弓根螺钉试验所需的低电流水平下。在临床应用中，尝试使用肌电图检测来确定神经是否离螺钉通道 1mm 左右是不切实际的。

近年来，随着直接外侧入路的发展，肌电图在神经定位中的应用已得到推广。在这种入路中，腰大肌被分类或牵开，使股丛神经处于危险之中。手术技术将在后面的章节中详细讨论。一个指导外科医生的神经监测流程已经被开发出来，以方便这种入路，可在外科医生穿腰大肌时为他们提供即时、实时的反馈。目前有两种指导外科医生的神经反应系统。这两种系统的优点是提供了一个简单易读、用户友好的计算机界面，允许外科医生实时做出自己的决定，而不是依赖神经生理学家的解读。一个系统使用 MMG 监控（Sentiomg，DePuy Synthes），将在下一节中讨论。另一种（NVM5，NuVasive）使用搜索算法确定激发肌电反应的最低阈值。这两种系统提供了一种比使用传统肌电设备更快速的确定刺激阈值的方法。

两种系统（MMG 和 EMG）的手术技术相似。刺激时，探针插入腰大肌。安全工作空间通过低于阈值的反应不足来确定。每个系统都会找到产生反应的最低电流，反之，找到不产生反应的最高电流。EMG 系统使用＞10mA 作为切断，并定义了介于 5~10mA 之间的警戒区，而 MMG 系统更敏感，使用＞6mA 作为安全切断。一旦确定了安全通道，牵开器即被定位。用受激球形探头扫描术野，以确保术野没有神经。一旦确定，外科医生可以安全地进行椎间盘切除和融合。大多数外科医生报告说，这种实时反馈技术比传统的 IONM 方法更快速地显露脊柱。

指导外科医生的肌电图系统的应用困难主要是设置问题。虽然已经使用了表面电极，但其成功率仍低于肌电针电极。如果手术室里没有神经生理学技术人员，这就成了问题，因为大多数医生或工作人员不愿意学习将针头插入肌电图记录部位的过程。

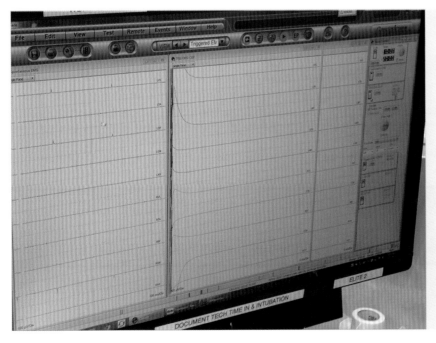

图 14.4　术中肌电图追踪

外科医生也报告了使用肌电图系统的假阳性和假阴性。电气噪音似乎是罪魁祸首，应尽一切努力确保房间内的其他设备得到适当屏蔽（如有可能，应关闭），以尽量减少此问题。

所有利用刺激肌电图的程序都依赖于这样一个原理，即神经离刺激源越近，诱发反应的阈值越低。这允许通过确定运动动作电位产生的阈值进行神经映射。虽然这看起来很直观，但在临床外科实践中很少有数据支持这一结论。我们知道一些运动纤维比其他纤维更容易刺激：轴突传导速度与轴突的大小成正比。我们也知道，刺激电流随着与刺激源的距离增加而减少。因此，如果刺激源更靠近神经或刺激电流更高，更多轴突将达到去极化阈值水平。然而，当电噪声干扰运动反应的记录掩盖低阈值反应并使解释困难时，肌电图就会出现问题，导致需要以高于真实阈值的水平进行刺激，以引发大于背景噪声水平的反应。正是这个问题导致了新的、外科医生驱动的 MMG 监测技术的发展。

14.7 机械肌描记术

MMG 于 1938 年被首次描述。它涉及肌肉纤维对运动动作电位机械反应的测量。因此，MMG 监测的生理事件与 EMG 相同，但监测方式不同。它不是检测膜电位的电变化，而是检测肌动蛋白和肌球蛋白纤维在收缩过程中肌纤维滑动时的正交扩张。这些机械和电气事件同时发生，可以使用加速计在皮肤表面精确测量。MMG 记录不易受干扰，因此，MMG 在量化神经肌肉阻滞方面优于 EMG。因此，MMG 是痉挛试验的基础，痉挛试验是所有脊柱外科医生都应该熟悉的、最简单的 MMG 临床形式。

虽然 MMG 在研究应用中已经使用了几十年，但在脊柱外科中的临床应用需要开发一种商业上可行的系统。这就需要在生产低成本、易于使用、能够记录 MMG 响应的传感器方面取得技术进步。美国食品和药物管理局批准的系统（Sentio MMG，DePuy Synthes）于 2012 年首次用于常规使用。该系统采用基于加速度计的微机电传感器（MEMS）。独立研究表明，该技术不太容易受到在诸如手术室等环境中发现的电噪声的影响。该 MEMS 系统是一个"智能传感器"系统，能够区分肌肉收缩和其他类型的运动。它是通过测量肌肉收缩所特有的肌肉加速度变化来实现的。

由于这项技术相对较新，很少有关于其临床应用的研究发表。在编写本书时，MMG 已成功用于约 4000 个案例（个人交流，2014）。主要应用于需要进行神经定位的情况，如外侧经腰大肌入路，或靠近神经使神经处于危险状态，如椎弓根螺钉置入或瘢痕组织分离期间。

由于电干扰在 MMG 信号中所起的作用最小，因此可以测量真实刺激阈值，并且仅在理论上与 EMG 有关的电流 – 距离关系在 MMG 中变得真实且具有临床实用性。较大的有髓运动纤维比较小的纤维更容易刺激，运动神经由大小不同的运动纤维组成。由于刺激电流水平随着与刺激源的距离增加而降低，因此，如果刺激源更靠近神经或刺激电流更高，则更多轴突将达到去极化的阈值水平。我们的研究表明，随着刺激幅度的增加，MMG 反应信号也随之增加。当刺激探针靠近神经时，MMG 反应的振幅增加。这两个因素允许在感觉神经存在但无法可视化的情况下（例如在经腰肌入路或瘢痕组织干扰可视化的翻修手术中），使用 MMG 进行精确的神经定位。由于 MMG 信号测量的是肌肉组织中的机械事件，而不是电事件，因此当无法使用 EMG 时，使用 MMG 可以实现精确的神经映射。机械信号不受电噪声的影响，无须复杂的滤波器，无须在高于阈值的水平上进行刺激。由于反应是在最低阈值下测量的，只有邻近的大轴突去极化，因此刺激电流可能非常低。这增加了临床观察到的 MMG 对近距离神经检测的敏感性。

14.7.1 技术

黏附 MMG 传感器贴片应用于受监测神经支配肌肉上方的皮肤（图 14.5）。由于机械波能很好地通过肌肉和脂肪组织传播，因此 MMG 对组织的抑制作用比 EMG 小。传感器连接到计算机接口，该接口向外科医生提供即时反馈。扩张器探头或球形探头用于向手术区域提供刺激，就像刺激肌电图一样。MMG 使用的电流水平通常低于 EMG，因为无须过滤电噪声。对于侧方经腰大肌入路，扩张器探头的刺激电流通常为 6mA。如果该水平面附近有神经，则可将探头向前移动，以定位无神经区。当附近没有神经时，反馈系统将向外科医生发出绿色信号。一旦找到一个令人满意的无神经进入点，就插入扩张器和牵开器。或者，可以使用 15mA 的启动电流和向下倾斜信号插入探头，用于快速找到有绿色信号的最低电流（表示没有 MMG 响应）。6mA 或更大的绿色响应表示扩张器插入的安全区。牵开器就位后，使用球形探头扫过牵开器内的区域，再次在 6mA 下进行刺激。如果局部没有神经，外科医生可以继续手术。我推荐的做法是通过打开电流（6~8mA）并将探头固定在后刀片后面，进一步验证神经位置。红灯将确认神经安全位于牵开器后面。

对于椎弓根螺钉放置，使用标准技术开口。用球头刺激探针感触椎弓根骨壁（图 14.6）。我们从 8mA 的电流开始。如果诱发 MMG 反应，我们建议将探头保持在椎弓根壁上诱发最强信号的点，并降低电流以找到阈值。阈值 ≥ 6mA 表明神经足够远，可以放置螺钉。如果阈值 < 6mA，我们建议重新定向螺孔并重新测试（图 14.7）。虽然这项技术的发展还为时过早，无法报告已发表的研究结果，但我们使用这项技术放置了超过 1000 枚螺钉，没有发生意外（未发表的结果）。

在 MIS 手术中使用椎弓根螺钉技术时，必须使用绝缘护套将刺激探针与周围软组织隔离。或者，可以使用绝缘 Jamshidi 针创建椎弓根螺钉孔，在插入过程中刺激针。我更喜欢后者。使用绝缘 Jamshidi 针以确保电流不会泄漏到周围的软组织中是很重要的。

MMG 在分离过程中也用于定位不太可见的神经。由于使用针状电极时，正常周围神经的最低阈值约为 0.5mA，因此当使用稍大的尖端球形探针时，1mA 刺激可作为最低阈值的合理替代物。如果 MMG 反应在 1mA 时激发，则可以假设探针与神经直接接触（图 14.1）。刺激神经所需的电流水平越高，与神经的距离就越大。这种神经定位技术在神经被埋入瘢痕组织的情况下非常有用（翻修手术），我在非常肥胖的患者中进行微创减压时常规使用，因为照明和可视都很困难。

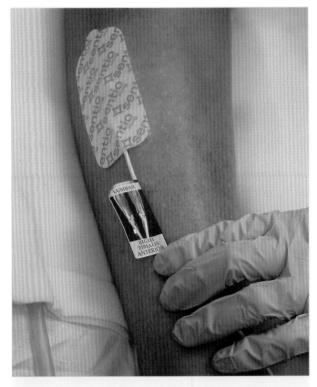

图 14.5 在感兴趣肌肉上方的皮肤上放置传感器来记录 MMG

14.7.2 适应证

MMG 监测和定位适用于神经根或周围神经处于危险的所有手术。这适用于大多数腰椎和许多颈椎手术，以及必须导航的复杂神经解剖（臂丛神经、腰丛神经）的手术。早期报告也证明了脊柱肿瘤分离、骶髂螺钉置入、盆底手术和颅神经手术（面神经、脊柱副神经）的有效性。

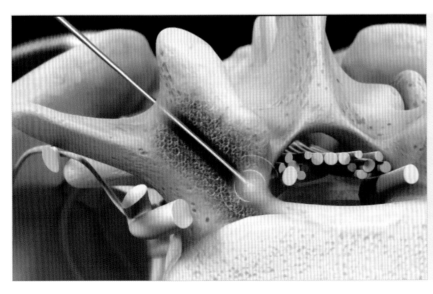

图 14.6 探测椎弓根确定神经是否在附近

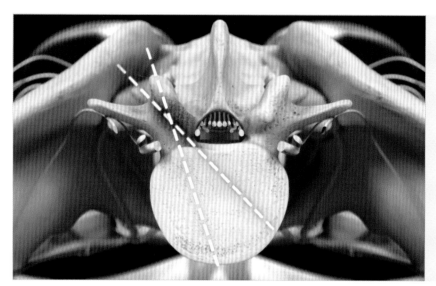

图14.7 如果经椎弓根壁电极刺激显示有神经靠近椎弓根螺钉开孔处，则远离该神经重新定位开孔

麻醉的要求与肌电图监测类似。必须避免运动阻滞，任何在诱导期间使用的短效麻痹剂，我们建议外科医生要求麻醉师在依赖肌电图或MMG反应之前证明阻滞逆转。

所有刺激神经定位技术，无论是使用肌电图还是MMG，都依赖于运动单位动作电位（MUAP）的产生来检测神经。如果术前神经受到损害，则可能需要更高的电流水平来诱发MUAP。当术前存在临床上显著的运动功能障碍时，外科医生必须认识到这一事实，并认识到肌电图和MMG反应可能会降低。必须采用更高的电流进行刺激，并采用更高的安全阈值。

14.8 术中监护的麻醉

现代术中监护离不开麻醉团队的支持与合作。虽然神经麻醉的实践超出了本章的范围，但文献中有一些已发表的评论，在这方面提供了很好的建议。沟通的重要性无论怎样强调都不过分，因为IONM的麻醉要求随所用监测类型的不同而不同。最简单的是肌电图和MMG的要求。两者都需要对神经刺激做出正常的肌肉收缩反应。要做到这一点，必须避免神经肌肉阻滞。这一点必须在诱导前告知麻醉团队，因为大多数麻醉师会在诱导期间常规麻痹患者。短效药物如琥珀酰胆碱通常不是问题，但较新的去极化药物如罗库溴铵已在很大程度上取代了这些非去极化药物。罗库溴铵的阻断持续时间取决于剂量，与麻醉师沟通需要监测肌肉活动的时间非常重要。在大多数微创操作中，监测的需求迫在眉睫，因此肌肉阻滞的时间必须尽可能短。

4次痉挛试验是神经肌肉阻滞逆转的良好指标。该测试可由麻醉师执行，也可使用肌电图或MMG传感器测量反应幅度。4个脉冲序列以2Hz的频率作为4个0.2m脉冲发送。注意到电机反应。在最简单的形式中，麻醉师观察患者反应，寻找4个"强烈"的抽搐。也可以使用肌电图或MMG监测对反应进行客观测量。大于第一次抽搐幅度90%的第四次抽搐表明运动阻滞逆转。

麻醉剂对SSEP和TcMEP都有深远的影响，在手术前向麻醉团队传达使用这些监测的目的非常重要，以便麻醉师可以据此制定计划。在监测SSEP和TcMEP时，当考虑信号变化来源时，同时考虑麻醉效应和生理效应也是至关重要的。

对于SSEP监测，一般应避免使用挥发性麻醉剂，因为它们确实会增加SSEP潜伏期并降低SSEP振幅。一些麻醉师会在诱导时使用短时间异氟醚给药。如果要使用SSEP，必须在患者摆好体位后停止。氧化亚氮也降低SSEP振幅，但不影响潜伏期。巴比妥类、苯二氮䓬类和阿片类药物可能干扰SSEP，但干扰程度远低于挥发性麻醉剂。所有这些药物均可用于实现平衡麻醉，但在使用时，必须始终如一地使用，以便在整个过程的关键部分效果相对稳定。

TcMEP监测更容易受到全身麻醉剂的影响。吸入剂如异氟醚、安氟醚和七氟醚会导致TcMEP反应显著减弱或完全丧失。因此，在依赖TcMEP监测脊髓状态时，建议采用全静脉麻醉。诱导通常由诱导剂完成，如硫喷妥钠或异丙酚，短效非去极化神经肌肉阻断剂可用于插管。一些外科医生在诱导过程中允许短暂的异氟醚释放，特别是如果需要长时间的体位摆放和准备的话。在建立基线读数之前，必须停止使用异氟醚，因为在此阶段即使低水平的异氟醚也可能干扰 TcMEP 阈值的建立。一旦诱导完成，稳定状态麻醉可依赖于持续内泊酚输注与麻醉输注相结合。

在没有肌电图或 MMG 监测的情况下，单独的 TcMEP 监测可耐受部分神经肌肉阻滞（1~2 次抽搐），因为诱发运动反应的绝对振幅并不重要。然而，在进行 TcMEP 时，我们仍然要求不使用阻滞剂，因为很难保持一致的阻滞水平。完全避免神经肌肉阻滞会有更大的一致性。脊柱手术期间成功的麻醉管理关键如下所示。

麻醉管理成功的关键

· 向外科和麻醉团队传达 IONM 计划。

· 当使用 SSEP 和 TcMEP 时，避免使用卤化剂，除非其使用适合于诱导和体位摆放。

· 当使用 SSEP 和 TcMEP 时，尽量减少麻醉剂的大波动。

· 如果 IONM 计划包括 TcMEP、EMG 或 MMG 监测，则完全避免神经肌肉阻滞或仅在插管时使用短暂、可逆的阻滞。

麻醉团队的生理监测在手术过程中至关重要。温度、血压、PaO_2 和 $PaCO_2$ 对 SSEP 和 MEP 都有影响，必须在手术期间加以控制。保持稳定状态是最关键的。

14.9 微创脊柱手术术中监护的推荐使用

实施微创脊柱手术的外科医生可用的 IONM 选项的基本菜单包括 SSEP、TcMEP、EMG 和 MMG。无意识地为既定操作选择所有选项毫无意义，会增加操作的时间、复杂性和成本，在当今费用有限的治疗世界中不合适。建议外科医生了解这些监测选项是如何工作的，以及它们在哪里得到最佳应用。在本节中，我将概述我的个人偏好，这些偏好列在表 14.1 中。

对于涉及操作脊髓的手术，或者当手术技术（如胸廓畸形手术）可能危及脊髓血液供应时，我建议使用脊髓监测技术。我同时使用 SSEP 和 MEP，因为每种技术都监测脊髓的一个单独部分，并且它们彼此很好地互补。任何同时使用 SSEP 和 MEP 的手术都有必要的延迟。设置需要时间，记录结果会增加延迟。分析结果进行解释需要额外的时间。这些延误可能是外科医生的一个主要问题，他们执行大量的微创，会非常快。使用这些技术会产生专业费用，从而增加了手术治疗的成本。SSEP 和 MEP 监测的特殊麻醉要求也增加了额外的时间和费用。出于所有这些原因，我谨慎地选择 SSEP 和 MEP 监测，仅当脊髓处于重大风险时。

对于腰椎手术和骶髂融合，最小限度的通道和安全的内植物放置是一个挑战，要完成这些任务，需要准确定位神经根和周围神经。我使用刺激技术进行神经定位，选择肌电图或 MMG。我更喜欢 MMG，因为它易于安装，速度快，可靠性高（误报和漏报更少），这是因为它的信噪比提高了。使用 MMG 外科医生驱动的系统，可以更快地进行侧位、经腰大肌手术，并通过减少技术人员和神经生理学专家，提供降低成本的额外好处。

对于椎弓根螺钉测试，我通常使用插入前 MMG 测试。对于开放式螺钉置入，在插入螺钉之前，使用受刺激的球形探头感触椎弓根孔骨壁。使用 6mA

表 14.1 作者在微创脊柱外科手术中对 IONM（术中神经电生理监测）的偏好

	SSEP	TcMEP	EMG	MMG
颈前路椎间盘切除融合 / 颈前路椎间盘置换	× 不推荐	× 不推荐	× 不推荐	× 不推荐
颈椎间孔切开 / 成形 [a]	× 不推荐 [a]	× 不推荐 [a]	× 不推荐	√ 推荐
后路颈椎融合	√ 推荐	√ 推荐	× 不推荐	√ 推荐
胸椎手术	√ 推荐	√ 推荐	√ 推荐	√ 推荐 [b]
腰椎减压	× 不推荐	× 不推荐	× 不推荐	√ 推荐 [c]
腰椎内固定	× 不推荐	× 不推荐	× 不推荐	√ 推荐
骶髂融合	× 不推荐	× 不推荐	× 不推荐	√ 推荐

a：对于脊髓型颈椎病开放性减压，我会增加 SSEP 和 TcMEP 监测脊髓功能
b：EMG 和 / 或 MMG 是可选择的，但可以增加螺钉放置过程的监测价值
c：MMG 在术中视觉受损时是有用的，如翻修手术瘢痕组织剥离，病态肥胖，从内向外进行椎间孔切开成形术或 Kambin 三角区手术操作

作为 MMG 阈值。我更喜欢这一点而不是刺激肌电图，因为缺少电噪声会使 MMG 在较低阈值下更敏感。我使用 MMG 测试和屏蔽刺激 Jamshidi 针进行微创经皮螺钉置入。同样，使用 6mA 的阈值。

对于骶髂融合，我使用 MMG 监测 L5 和 S1 神经根。通过绝缘套管对钻头和（或）导线施加刺激。一旦植入物就位，就使用一个受刺激的球形探针来测试植入物本身，当球形探针穿过植入物时会受到刺激。对于 4mm 的植入物，我使用 5mA 作为阈值，对于 7mm 的植入物，我使用 8mA 作为刺激阈值。因为腰椎手术和腰骶融合不会使脊髓或上运动神经元处于危险之中，所以我不会对这些病例常规增加 SSEP 或 TcMEP 监测。跳线监测技术的增加带来的好处微乎其微，但成本、时间和风险显著增加。同样，我也没有对颈椎前路手术进行任何监测。在常规颈椎前路手术中，脊髓不存在风险，颈椎前路放置植入物不会显著增加神经损伤的风险。在这些程序中增加监测会增加成本和时间，但没有实际好处。

我对所有翻修使用 MMG 定位。使用刺激探针作为分离工具可以快速定位神经，无须通过瘢痕进行长时间分离。我通常用 4mA 的刺激探索瘢痕组织。如果定位了一根神经，我将通过降低电流并找到引起反应的最低阈值来进一步定位它。如果神经在临床上受损，但术前完好，我会将电流提高到 15mA，以便对其进行定位。一项新的研究表明，在手术期间使用 MMG 测量和监测神经具有潜力。在这项研究中，MMG 反应的即时变化与神经受压程度的变化相关。关于这项技术的有效性和应用的进一步研究正在进行中。虽然现在就认为诊断能力在手术室中变得重要还为时过早，但这项技术确实为未来开发测量手术期间神经受压和收缩影响的工具打开了大门。

14.10 结论

脊柱手术中的 IONM 为管理神经损伤风险提供了多种选择，使用的技术是针对与计划手术相关的特定风险量身定制的。不加区分地使用多种方式只会增加很少的价值和巨大的成本。因此，我建议仔细考虑手术风险，并从可用的最佳 IONM 选项菜单中进行选择。适当的选择将以经济高效的方式将手术期间神经损伤的风险降至最低。

参考文献

[1] Dindo D, Demartines N, Clavien PA. Classification of surgical complications: a new proposal with evaluation in a cohort of 6336 patients and results of a survey. Ann Surg. 2004; 240(2):205–213.

[2] Uribe JS, Vale FL, Dakwar E. Electromyographic monitoring and its anatomical implications in minimally invasive spine surgery. Spine. 2010; 35(26) Suppl:S368–S374.

[3] Deyo RA, Hickam D, Duckart JP, Piedra M. Complications after surgery for lumbar stenosis in a veteran population. Spine. 2013; 38(19):1695–1702.

[4] Angelos P. Recurrent laryngeal nerve monitoring: state of the art, ethical and legal issues. Surg Clin North Am. 2009; 89(5):1157–1169.

[5] Malhotra NR, Shaffrey CI. Intraoperative electrophysiological monitoring in spine surgery. Spine. 2010; 35(25):2167–2179.

[6] Been HD, Kalkman CJ, Traast HS, Ongerboer de Visser BW. Neurologic injury after insertion of laminar hooks during Cotrel-Dubousset instrumentation. Spine. 1994; 19(12):1402–1405.

[7] Dawson EG, Sherman JE, Kanim LEA, Nuwer MR. Spinal cord monitoring. Results of the Scoliosis Research Society and the European Spinal Deformity Society survey. Spine. 1991; 16(8) Suppl:S361–S364.

[8] Nuwer MR, Dawson EG, Carlson LG, Kanim LE, Sherman JE. Somatosensory evoked potential spinal cord monitoring reduces neurologic deficits after scoliosis surgery: results of a large multicenter survey. Electroencephalogr Clin Neurophysiol. 1995; 96(1):6–11.

[9] Horowitch A, Peek RD, Thomas JCJ, Jr, et al. The Wiltse pedicle screw fixation system. Early clinical results. Spine. 1989; 14(4):461–467.

[10] West JL, III, Ogilvie JW, Bradford DS. Complications of the variable screw plate pedicle screw fixation. Spine. 1991; 16(5):576–579.

[11] Matsuzaki H, Tokuhashi Y, Matsumoto F, Hoshino M, Kiuchi T, Toriyama S. Problems and solutions of pedicle screw plate fixation of lumbar spine. Spine. 1990; 15(11):1159–1165.

[12] Lonstein JE, Denis F, Perra JH, Pinto MR, Smith MD, Winter RB. Complications associated with pedicle screws. J Bone Joint Surg Am. 1999; 81(11):1519–1528.

[13] Gundanna M, Eskenazi M, Bendo J, Spivak J, Moskovich R.

Somatosensory evoked potential monitoring of lumbar pedicle screw placement for in situ posterior spinal fusion. Spine J. 2003; 3(5):370–376.

[14] Wang MY, Pineiro G, Mummaneni PV. Stimulus-evoked electromyography testing of percutaneous pedicle screws for the detection of pedicle breaches: a clinical study of 409 screws in 93 patients. J Neurosurg Spine. 2010; 13(5):600–605.

[15] Gautschi OP, Schatlo B, Schaller K, Tessitore E. Clinically relevant complications related to pedicle screw placement in thoracolumbar surgery and their management: a literature review of 35,630 pedicle screws. Neurosurg Focus. 2011; 31(4):E8.

[16] Cummock MD, Vanni S, Levi AD, Yu Y, Wang MY. An analysis of postoperative thigh symptoms after minimally invasive transpsoas lumbar interbody fusion. J Neurosurg Spine. 2011; 15(1):11–18.

[17] Cahill KS, Martinez JL, Wang MY, Vanni S, Levi AD. Motor nerve injuries following the minimally invasive lateral transpsoas approach. J Neurosurg Spine. 2012; 17(3):227–231.

[18] Le TV, Burkett CJ, Deukmedjian AR, Uribe JS. Postoperative lumbar plexus injury after lumbar retroperitoneal transpsoas minimally invasive lateral interbody fusion. Spine. 2013; 38(1):E13–E20.

[19] Lykissas MG, Aichmair A, Hughes AP, et al. Nerve injury after lateral lumbar interbody fusion: a review of 919 treated levels with identification of risk factors. Spine J. 2014; 14(5):749–758.

[20] Park DK, Lee MJ, Lin EL, Singh K, An HS, Phillips FM. The relationship of intrapsoas nerves during a transpsoas approach to the lumbar spine: anatomic study. J Spinal Disord Tech. 2010; 23(4):223–228.

[21] Benglis DM, Vanni S, Levi AD. An anatomical study of the lumbosacral plexus as related to the minimally invasive transpsoas approach to the lumbar spine. J Neurosurg Spine. 2009; 10(2):139–144.

[22] Vauzelle C, Stagnara P, Jouvinroux P. Functional monitoring of spinal cord activity during spinal surgery. Clin Orthop Relat Res. 1973(93):173–178.

[23] Calancie B, Ayyar DR, Eismont FJ. Myokymic discharges: prompt cessation following nerve root decompression during spine surgery. Electromyogr Clin Neurophysiol. 1992; 32(9):443–447.

[24] Winter RB. Neurologic safety in spinal deformity surgery. Spine. 1997; 22(13):1527–1533.

[25] Bradshaw K, Webb JK, Fraser AM. Clinical evaluation of spinal cord monitoring in scoliosis surgery. Spine. 1984; 9(6):636–643.

[26] Brown RH, Nash CL, Jr, Berilla JA, Amaddio MD. Cortical evoked potential monitoring. A system for intraoperative monitoring of spinal cord function. Spine. 1984; 9(3):256–261.

[27] Bunch WH, Scarff TB, Trimble J. Spinal cord monitoring. J Bone Joint Surg Am. 1983; 65(5):707–710.

[28] Grundy BL. Intraoperative monitoring of sensory-evoked potentials. Anesthesiology. 1983; 58(1):72–87.

[29] Jones SJ, Edgar MA, Ransford AO, Thomas NP. A system for the electrophysiological monitoring of the spinal cord during operations for scoliosis. J Bone Joint Surg Br. 1983; 65(2):134–139.

[30] LaMont RL, Wasson SL, Green MA. Spinal cord monitoring during spinal surgery using somatosensory spinal evoked potentials. J Pediatr Orthop. 1983; 3(1):31–36.

[31] Lueders H, Gurd A, Hahn J, Andrish J, Weiker G, Klem G. A new technique for intraoperative monitoring of spinal cord function: multichannel recording of spinal cord and subcortical evoked potentials. Spine. 1982; 7(2):110–115.

[32] Nash CL, Jr, Brown RH. The intraoperative monitoring of spinal cord function: its growth and current status. Orthop Clin North Am. 1979; 10(4):919–926.

[33] Wilber RG, Thompson GH, Shaffer JW, Brown RH, Nash CL, Jr. Postoperative neurological deficits in segmental spinal instrumentation. A study using spinal cord monitoring. J Bone Joint Surg Am. 1984; 66(8):1178–1187.

[34] Dormans JP. Establishing a standard of care for neuromonitoring during spinal deformity surgery. Spine. 2010; 35(25):2180–2185.

[35] Tarata MT. Mechanomyography versus electromyography, in monitoring the muscular fatigue. Biomed Eng Online. 2003; 2(3):3.

[36] Raez MB, Hussain MS, Mohd-Yasin F. Techniques of EMG signal analysis: detection, processing, classification and applications. Biol Proced Online. 2006; 8(1):11–35.

[37] Yadav J, Singh A, Kumar M. Comparative study of various techniques for elimination of noise in EMG signal. Int J Sci Eng Res. 2012; 3(11).

[38] Nuwer MR, Dawson EC. Intraoperative evoked potential monitoring of the spinal cord. A restricted filter, scalp method during

Harrington instrumentation for scoliosis. Clin Orthop Relat Res. 1984(183):42–50.

[39] Chung I, Glow JA, Dimopoulos V, et al. Upper-limb somatosensory evoked potential monitoring in lumbosacral spine surgery: a prognostic marker for position-related ulnar nerve injury. Spine J. 2009; 9(4):287–295.

[40] Mochida K, Komori H, Okawa A, Shinomiya K. Evaluation of motor function during thoracic and thoracolumbar spinal surgery based on motor-evoked potentials using train spinal stimulation. Spine. 1997; 22(12):1385–1393.

[41] More RC, Nuwer MR, Dawson EG. Cortical evoked potential monitoring during spinal surgery: sensitivity, specificity, reliability, and criteria for alarm. J Spinal Disord. 1988; 1(1):75–80.

[42] Veilleux M, Daube JR, Cucchiara RF. Monitoring of cortical evoked potentials during surgical procedures on the cervical spine. Mayo Clin Proc. 1987; 62(4):256–264.

[43] Brau SA, Spoonamore MJ, Snyder L, et al. Nerve monitoring changes related to iliac artery compression during anterior lumbar spine surgery. Spine J. 2003; 3(5):351–355.

[44] Chatrian GE, Berger MS, Wirch AL. Discrepancy between intraoperative SSEP's and postoperative function. Case report. J Neurosurg. 1988; 69(3):450–454.

[45] Calancie B, Harris W, Broton JG, Alexeeva N, Green BA. "Threshold-level" multipulse transcranial electrical stimulation of motor cortex for intraoperative monitoring of spinal motor tracts: description of method and comparison to somatosensory evoked potential monitoring. J Neurosurg. 1998; 88(3):457–470.

[46] Ginsburg HH, Shetter AG, Raudzens PA. Postoperative paraplegia with preserved intraoperative somatosensory evoked potentials. Case report. J Neurosurg. 1985; 63(2):296–300.

[47] Lesser RP, Raudzens P, Lüders H, et al. Postoperative neurological deficits may occur despite unchanged intraoperative somatosensory evoked potentials. Ann Neurol. 1986; 19(1):22–25.

[48] Pelosi L, Jardine A, Webb JK. Neurological complications of anterior spinal surgery for kyphosis with normal somatosensory evoked potentials (SEPs). J Neurol Neurosurg Psychiatry. 1999; 66(5):662–664.

[49] Lemon RN. Cortical control of skilled movements. In Cody FWJ, ed. Studies in Physiology: Neural Control of Skilled Human Movement. 3rd ed. London: Portland Press, 1995:1–11.

[50] Nathan PW. Effects on movement of surgical incisions into the human spinal cord. Brain. 1994; 117(Pt 2):337–346.

[51] Nathan PW, Smith MC, Deacon P. The corticospinal tracts in man. Course and location of fibres at different segmental levels. Brain. 1990; 113(Pt 2):303–324.

[52] Pierrot-Deseilligny E. Transmission of the cortical command for human voluntary movement through cervical propriospinal premotoneurons. Prog Neurobiol. 1996; 48(4–5):489–517.

[53] Ferner H, Staubesand J, Sobotta J. Atlas of Human Anatomy. 1st ed. Baltimore, MD: Urban & Schwarzenberg; 1983:1–386.

[54] Tator CH, Koyanagi I. Vascular mechanisms in the pathophysiology of human spinal cord injury. J Neurosurg. 1997; 86(3):483–492.

[55] Quencer RM, Bunge RP, Egnor M, et al. Acute traumatic central cord syndrome: MRI-pathological correlations. Neuroradiology. 1992; 34(2):85–94.

[56] Allen A, Starr A, Nudleman K. Assessment of sensory function in the operating room utilizing cerebral evoked potentials: a study of fifty-six surgically anesthetized patients. Clin Neurosurg. 1981; 28:457–481.

[57] McPherson RW, Mahla M, Johnson R, Traystman RJ. Effects of enflurane, isoflurane, and nitrous oxide on somatosensory evoked potentials during fentanyl anesthesia. Anesthesiology. 1985; 62(5):626–633.

[58] Szalay EA, Carollo JJ, Roach JW. Sensitivity of spinal cord monitoring to intraoperative events. J Pediatr Orthop. 1986; 6(4):437–441.

[59] Leppanen RE. Intraoperative monitoring of segmental spinal nerve root function with free-run and electrically-triggered electromyography and spinal cord function with reflexes and F-responses. A position statement by the American Society of Neurophysiological Monitoring. J Clin Monit Comput. 2005; 19(6):437–461.

[60] Deutsch H, Arginteanu M, Manhart K, et al. Somatosensory evoked potential monitoring in anterior thoracic vertebrectomy. J Neurosurg. 2000; 92(2) Suppl:155–161.

[61] Gelber DA. Intraoperative monitoring is of limited use in routine practice. Muscle Nerve. 1999; 22(8):1154–1156.

[62] Gokaslan ZL, Samudrala S, Deletis V, Wildrick DM, Cooper PR. Intraoperative monitoring of spinal cord function using motor evoked potentials via transcutaneous epidural electrode during anterior cervical spinal surgery. J Spinal Disord. 1997; 10(4):299–303.

[63] Loder RT, Thomson GJ, LaMont RL. Spinal cord monitoring in patients with nonidiopathic spinal deformities using somatosensory evoked potentials. Spine. 1991; 16(12):1359–1364.

[64] May DM, Jones SJ, Crockard HA. Somatosensory evoked potential monitoring in cervical surgery: identification of pre- and intraoperative risk factors associated with neurological deterioration. J Neurosurg. 1996; 85(4):566–573.

[65] Nash CLJ, Jr, Brown RH. Spinal cord monitoring. J Bone Joint Surg Am. 1989; 71(4):627–630.

[66] Legatt AD, Emerson RG. Motor evoked potential monitoring–it's about time. J Clin Neurophysiol. 2002; 19(5):383–386.

[67] Nuwer MR. Spinal cord monitoring. Muscle Nerve. 1999; 22(12):1620–1630.

[68] Lemon RN. The G. L. Brown Prize Lecture. Cortical control of the primate hand. Exp Physiol. 1993; 78(3):263–301.

[69] Phillips CG, Porter R. Corticospinal Neurons: Their Role in Movement. London: Academic Press; 1977.

[70] de Haan P, Kalkman CJ, Ubags LH, Jacobs MJ, Drummond JC. A comparison of the sensitivity of epidural and myogenic transcranial motor-evoked responses in the detection of acute spinal cord ischemia in the rabbit. Anesth Analg. 1996; 83(5):1022–1027.

[71] Schoenen J, Faull RLM. Spinal cord: cytoarchitectural, dendroarchitectural, and myeloarchitectural organization. In: Paxinos G, ed. The Human Nervous System. San Diego, CA: Academic Press; 1990:19–53.

[72] Berardelli A, Inghilleri M, Cruccu G, Manfredi M. Descending volley after electrical and magnetic transcranial stimulation in man. Neurosci Lett. 1990; 112(1):54–58.

[73] Boyd SG, Rothwell JC, Cowan JMA, et al. A method of monitoring function in corticospinal pathways during scoliosis surgery with a note on motor conduction velocities. J Neurol Neurosurg Psychiatry. 1986; 49(3):251–257.

[74] Burke D, Hicks RG, Stephen JPH. Corticospinal volleys evoked by anodal and cathodal stimulation of the human motor cortex. J Physiol. 1990; 425:283–299.

[75] Calancie B, Klose KJ, Baier S, Green BA. Isoflurane-induced attenuation of motor evoked potentials caused by electrical motor cortex stimulation during surgery. J Neurosurg. 1991; 74(6):897–904.

[76] Kalkman CJ, Drummond JC, Ribberink AA. Low concentrations of isoflurane abolishmotor evoked responses to transcranial electrical stimulation during nitrous oxide/opioid anesthesia in humans. Anesth Analg. 1991; 73(4):410–415.

[77] Katayama Y, Tsubokawa T, Maejima S, Hirayama T, Yamamoto T. Corticospinal direct response in humans: identification of the motor cortex during intracranial surgery under general anaesthesia. J Neurol Neurosurg Psychiatry. 1988; 51(1):50–59.

[78] Zentner J, Kiss I, Ebner A. Influence of anesthetics–nitrous oxide in particular–on electromyographic response evoked by transcranial electrical stimulation of the cortex. Neurosurgery. 1989; 24(2):253–256.

[79] Marsden CD, Merton PA, Morton HB. Percutaneous stimulation of spinal cord and brain: pyramidal tract conduction velocities in man. J Physiol. 1982; 328:6P.

[80] Merton PA, Morton HB. Electrical stimulation of human motor and visual cortex through the scalp. J Physiol. 1980; 305:9P.

[81] Jones SJ, Harrison R, Koh KF, Mendoza N, Crockard HA. Motor evoked potential monitoring during spinal surgery: responses of distal limb muscles to transcranial cortical stimulation with pulse trains. Electroencephalogr Clin Neurophysiol. 1996; 100(5):375–383.

[82] Kothbauer K, Deletis V, Epstein FJ. Intraoperative spinal cordmonitoring for intramedullary surgery: an essential adjunct. Pediatr Neurosurg. 1997; 26(5):247–254.

[83] Pechstein U, Cedzich C, Nadstawek J, Schramm J. Transcranial high-frequency repetitive electrical stimulation for recording myogenic motor evoked potentials with the patient under general anesthesia. Neurosurgery. 1996; 39(2):335–343, discussion 343–344.

[84] Bartley K, Woodforth IJ, Stephen JP, Burke D. Corticospinal volleys and compound muscle action potentials produced by repetitive transcranial stimulation during spinal surgery. Clin Neurophysiol. 2002; 113(1):78–90.

[85] Cioni B, Meglio M, Rossi GF. Intraoperative motor evoked potentials monitoring in spinal neurosurgery. Arch Ital Biol. 1999; 137(2–3):115–126.

[86] Kawaguchi M, Inoue S, Kakimoto M, et al. The effect of sevoflurane on myogenic motor-evoked potentials induced by single and paired transcranial electrical stimulation of the motor cortex during nitrous oxide/ketamine/ fentanyl anesthesia. J Neurosurg Anesthesiol. 1998; 10(3):131–136.

[87] Kothbauer KF, Deletis V, Epstein FJ. Motor-evoked potential monitoring for intramedullary spinal cord tumor surgery: correlation of clinical and neurophysiological data in a series of 100 consecutive procedures. Neurosurg Focus. 1998; 4(5):e1.

[88] MacDonald DB, Al Zayed Z, Khoudeir I, Stigsby B. Monitoring scoliosis surgery with combined multiple pulse transcranial electric motor and cortical somatosensory-evoked potentials from the lower and upper extremities. Spine. 2003; 28(2):194–203.

[89] Meylaerts SA, Jacobs MJ, van Iterson V, De Haan P, Kalkman CJ. Comparison of transcranial motor evoked potentials and somatosensory evoked potentials during thoracoabdominal aortic aneurysmrepair. Ann Surg. 1999; 230(6):742–749.

[90] Pelosi L, Lamb J, Grevitt M, Mehdian SM, Webb JK, Blumhardt LD. Combined monitoring of motor and somatosensory evoked potentials in orthopaedic spinal surgery. Clin Neurophysiol. 2002; 113(7):1082–1091.

[91] van Dongen EP, ter Beek HT, Aarts LP, et al. The effect of two low-dose propofol infusions on the relationship between six-pulse transcranial electrical stimulation and the evoked lower extremity muscle response. Acta Anaesthesiol Scand. 2000; 44(7):799–803.

[92] Langeloo DD, Lelivelt A, Louis Journée H, Slappendel R, de Kleuver M. Transcranial electrical motor-evoked potential monitoring during surgery for spinal deformity: a study of 145 patients. Spine. 2003; 28(10):1043–1050.

[93] Lee JY, Hilibrand AS, Lim MR, et al. Characterization of neurophysiologic alerts during anterior cervical spine surgery. Spine. 2006; 31(17):1916–1922.

[94] Park P, Wang AC, Sangala JR, et al. Impact of multimodal intraoperative monitoring during correction of symptomatic cervical or cervicothoracic kyphosis. J Neurosurg Spine. 2011; 14(1):99–105.

[95] Raynor BL, Bright JD, Lenke LG, et al. Significant change or loss of intraoperative monitoring data: a 25-year experience in 12,375 spinal surgeries. Spine. 2013; 38(2):E101–E108.

[96] Quiñones-Hinojosa A, Lyon R, Zada G, et al. Changes in transcranial motor evoked potentials during intramedullary spinal cord tumor resection correlate with postoperative motor function. Neurosurgery. 2005; 56(5):982–993, discussion 982–993.

[97] Matsumoto M, Toyama Y, Chikuda H, et al. Outcomes of fusion surgery for ossification of the posterior longitudinal ligament of the thoracic spine: a multicenter retrospective survey: clinical article. J Neurosurg Spine. 2011; 15(4):380–385.

[98] Kobayashi S, Matsuyama Y, Shinomiya K, et al. A new alarm point of transcranial electrical stimulation motor evoked potentials for intraoperative spinal cord monitoring: a prospective multicenter study from the Spinal Cord Monitoring Working Group of the Japanese Society for Spine Surgery and Related Research. J Neurosurg Spine. 2014; 20(1):102–107.

[99] MacDonald DB. Safety of intraoperative transcranial electrical stimulation motor evoked potentialmonitoring. J Clin Neurophysiol. 2002; 19(5):416–429.

[100] Calancie B, Molano MR. Alarm criteria for motor-evoked potentials: what's wrong with the "presence-or-absence" approach? Spine. 2008; 33(4):406–414.

[101] Møller AR, Jannetta PJ. Preservation of facial function during removal of acoustic neuromas. Use of monopolar constant-voltage stimulation and EMG. J Neurosurg. 1984; 61(4):757–760.

[102] Nuwer MR, Daube J, Fischer C, Schramm J, Yingling CD. Neuromonitoring during surgery. Report of an IFCN Committee. Electroencephalogr Clin Neurophysiol. 1993; 87(5):263–276.

[103] Beatty RM, McGuire P, Moroney JM, Holladay FP. Continuous intraoperative electromyographic recording during spinal surgery. J Neurosurg. 1995; 82(3):401–405.

[104] Herdmann J, Deletis V, Edmonds HL, Jr, Morota N. Spinal cord and nerve root monitoring in spine surgery and related procedures. Spine. 1996; 21(7):879–885.

[105] Holland NR, Kostuik JP. Continuous electromyographic monitoring to detect nerve root injury during thoracolumbar scoliosis surgery. Spine. 1997; 22(21):2547–2550.

[106] Lebwohl NH, Calancie B. Perioperative neurologic deficit: surgical practices and intraoperative monitoring. Spine State of the Art Rev. 1992; 6:403–428.

[107] Gertzbein SD, Robbins SE. Accuracy of pedicular screw placement

in vivo. Spine. 1990; 15(1):11–14.

[108] Lehman RA, Potter BK, Kuklo TR, et al. Probing for thoracic pedicle screw tract violation(s): is it valid? J Spinal Disord Tech. 2004; 17(4):277–283.

[109] Watanabe K, Matsumoto M, Tsuji T, et al. Ball tip technique for thoracic pedicle screw placement in patients with adolescent idiopathic scoliosis. J Neurosurg Spine. 2010; 13(2):246–252.

[110] Sedory DM, Crawford JJ, Topp RF. The reliability of the ball-tipped probe for detecting pedicle screw tract violations prior to instrumenting the thoracic and lumbar spine. Spine. 2011; 36(6):E447–E453.

[111] Calancie B, Lebwohl N, Madsen P, Klose KJ. Intraoperative evoked EMG monitoring in an animal model. A new technique for evaluating pedicle screw placement. Spine. 1992; 17(10):1229–1235.

[112] Calancie B, Madsen P, Lebwohl N. Stimulus-evoked EMG monitoring during transpedicular lumbosacral spine instrumentation. Initial clinical results. Spine. 1994; 19(24):2780–2786.

[113] Anderson DG, Wierzbowski LR, Schwartz DM, Hilibrand AS, Vaccaro AR, Albert TJ. Pedicle screws with high electrical resistance: a potential source of error with stimulus-evoked EMG. Spine. 2002; 27(14):1577–1581.

[114] Donohue ML, Swaminathan V, Gilbert JL, et al. Intraoperative neuromonitoring: can the results of direct stimulation of titanium-alloy pedicle screws in the thoracic spine be trusted? J Clin Neurophysiol. 2012; 29(6):502–508.

[115] Wang H, Liao X, Ma X, Li C, Han J, Zhou Y. Solid and hollow pedicle screws affect the electrical resistance: a potential source of error with stimulusevoked electromyography. Indian J Orthop. 2013; 47(4):352–356.

[116] Maguire J,Wallace S, Madiga R, Leppanen R, Draper V. Evaluation of intrapedicular screw position using intraoperative evoked electromyography. Spine. 1995; 20(9):1068–1074.

[117] Toleikis JR, Skelly JP, Carlvin AO, et al. The usefulness of electrical stimulation for assessing pedicle screw placements. J Spinal Disord. 2000; 13(4):283–289.

[118] Shi YB, Binette M, Martin WH, Pearson JM, Hart RA. Electrical stimulation for intraoperative evaluation of thoracic pedicle screw placement. Spine. 2003; 28(6):595–601.

[119] Djurasovic M, Dimar JR, II, Glassman SD, Edmonds HL, Carreon LY. A prospective analysis of intraoperative electromyographic monitoring of posterior cervical screw fixation. J Spinal Disord Tech. 2005; 18(6):515–518.

[120] Ozgur BM, Berta S, Khiatani V, Taylor WR. Automated intraoperative EMG testing during percutaneous pedicle screw placement. Spine J. 2006; 6(6):708–713.

[121] Duffy MF, Phillips JH, Knapp DR, Herrera-Soto JA. Usefulness of electromyography compared to computed tomography scans in pedicle screw placement. Spine. 2010; 35(2):E43–E48.

[122] Raynor BL, Lenke LG, Bridwell KH, Taylor BA, Padberg AM. Correlation between low triggered electromyographic thresholds and lumbar pedicle screw malposition: analysis of 4857 screws. Spine. 2007; 32(24):2673–2678.

[123] Samdani AF, Tantorski M, Cahill PJ, et al. Triggered electromyography for placement of thoracic pedicle screws: is it reliable? Eur Spine J. 2011; 20(6):869–874.

[124] Merletti R, Farina D. Analysis of intramuscular electromyogram signals. Philos Trans A Math Phys Eng Sci. 2009; 367(1887):357–368.

[125] Kreifeldt JG. Signal versus noise characteristics of filtered EMG used as a control source. IEEE Trans Biomed Eng. 1971; 18(1):16–22.

[126] Hogan N. A review of the methods of processing EMG for use as a proportional control signal. Biomed Eng. 1976; 11(3):81–86.

[127] Clancy EA, Morin EL, Merletti R. Sampling, noise-reduction and amplitude estimation issues in surface electromyography. J Electromyogr Kinesiol. 2002; 12(1):1–16.

[128] Winter DA, Fuglevand AJ, Archer SE. Crosstalk in surface electromyography: theoretical and practical estimates. J Electromyogr Kinesiol. 1994; 4(1):15–26.

[129] Farina D, Merletti R, Indino B, Graven-Nielsen T. Surface EMG crosstalk evaluated from experimental recordings and simulated signals. Reflections on crosstalk interpretation, quantification and reduction. Methods Inf Med. 2004; 43(1):30–35.

[130] Chowdhury RH, Reaz MBI, Ali MA, Bakar AAA, Chellappan K, Chang TG. Surface electromyography signal processing and classification techniques. Sensors (Basel). 2013; 13(9):12431–12466.

[131] Day S. 2002. Important Factors in Surface EMG Measurement. Calgary: Bortech Biomedical Ltd.

[132] Türker KS. Electromyography: some methodological problems and issues. Phys Ther. 1993; 73(10):698–710.

[133] Basmajian JV, De Luca CJ. Muscles Alive. Their Function Revealed by Electromyography. Baltimore, MD: Williams & Wilkens; 1985.

[134] Lindström LH, Magnusson RI. Interpretation of myoelectric power spectra: a model and its applications. Proc IEEE. 1977; 65:653–662.

[135] Mathiassen SE, Winkel J, Hägg GM. Normalization of surface EMG amplitude from the upper trapezius muscle in ergonomic studies - A review. J Electromyogr Kinesiol. 1995; 5(4):197–226.

[136] Merletti R, Gulisashvili A, Lo Conte LR. Estimation of shape characteristics of surface muscle signal spectra from time domain data. IEEE Trans Biomed Eng. 1995; 42(8):769–776.

[137] Merletti R, Migliorini M. Surface EMG electrode noise and contact impedance. In: Hermens HJ, Rau G, Disselhorst-Klug C, Freriks B, eds. Surface electromyography application areas and parameters: proceedings of the third general SENIAM workshop Aachen, Germany, May 1998. Roessingh Research and Development; 1998:S40–44.

[138] Bergey DL, Villavicencio AT, Goldstein T, Regan JJ. Endoscopic lateral transpsoas approach to the lumbar spine. Spine. 2004; 29(15):1681–1688.

[139] Pimenta LLH, Da Silva MM, Bellera AF, Parra ML, Schaffa DT. Abordaje endoscópico retroperitoneal transpsoas de la columna lumbar. Acta Ortop Mex. 2004; 18(3):91–95.

[140] Ozgur BM, Aryan HE, Pimenta L, Taylor WR. Extreme Lateral Interbody Fusion (XLIF): a novel surgical technique for anterior lumbar interbody fusion. Spine J. 2006; 6(4):435–443.

[141] Anderson E, Wybo C, Bartol S. An analysis of agreement between MMG vs. EMG systems for identification of nerve location during spinal procedures. Spine J. 2010; 10:93S–94S.

[142] Hursh JB. Conduction velocity and diameter of nerve fibers. Am J Physiol. 1939; 127:131–139.

[143] Moritani T, Kimura T, Hamada T, Nagai N. Electrophysiology and kinesiology for health and disease. J Electromyogr Kinesiol. 2005; 15(3):240–255.

[144] Hemmerling TM, Le N. Brief review: neuromuscular monitoring: an update for the clinician. Can J Anaesth. 2007; 54(1):58–72.

[145] Murphy C, Campbell N, Caulfield B, Ward T, Deegan C. Micro electro mechanical systems based sensor for mechanomyography. In: 19th international conference BIOSIGNAL; 2008; Brno, Czech Republic.

[146] Kaiser L. A small contribution to the knowledge of muscle sound in man. Arch Neerl Physiol Homme Anim. 1938; 23:27.

[147] Gordon G, Holbourn AHS. The mechanical activity of single motor units in reflex contractions of skeletal muscle. J Physiol. 1949; 110(1–2):26–35.

[148] Barry DT. Vibrations and sounds from evoked muscle twitches. Electromyogr Clin Neurophysiol. 1992; 32(1–2):35–40.

[149] Watakabe M, Itoh Y, Mita K, Akataki K. Technical aspects of mechnomyography recording with piezoelectric contact sensor. Med Biol Eng Comput. 1998; 36(5):557–561.

[150] Pugh ND, Kay B, Healy TE. Electromyography in anaesthesia. A comparison between two methods. Anaesthesia. 1984; 39(6):574–577.

[151] Tammisto T, Wirtavuori K, Linko K. Assessment of neuromuscular block: comparison of three clinical methods and evoked electromyography. Eur J Anaesthesiol. 1988; 5(1):1–8.

[152] Mellinghoff H, Diefenbach C, Arhelger S, Buzello W. Mechanomyography and electromyography–2 competing methods of relaxometry using vecuronium [in German]. Anasth Intensivther Notfallmed. 1989; 24(1):57–59.

[153] Donati F, Meistelman C, Plaud B. Vecuronium neuromuscular blockade at the diaphragm, the orbicularis oculi, and adductor pollicis muscles. Anesthesiology. 1990; 73(5):870–875.

[154] Nakata Y, Goto T, Saito H, et al. Comparison of acceleromyography and electromyography in vecuronium-induced neuromuscular blockade with xenon or sevoflurane anesthesia. J Clin Anesth. 1998; 10(3):200–203.

[155] Hofmockel VR, Benad G, Pohl B, Brahmstedt R. Measuring muscle relaxation with mivacurium in comparison with mechano- and electromyography [in German]. Anaesthesiol Reanim. 1998; 23(3):72–80.

[156] Bartol S, Wybo C. Relating current to distance in the detection of motor nerves. Paper presented at: the American Academy of Orthopaedic Surgeons Annual Meeting; San Diego, CA; 2011.

[157] Rattay F. Ways to approximate current-distance relations for electrically stimulated fibers. J Theor Biol. 1987; 125(3):339–349.

[158] Tsui B, Chan V, Finucane B, Grau Th, Walji A, eds. Atlas of Ultrasound- and Nerve Stimulation-Guided Regional Anesthesia. New York, NY: Springer; 2008.

[159] Guérit JM. Neuromonitoring in the operating room: why, when, and how to monitor? Electroencephalogr Clin Neurophysiol. 1998; 106(1):1–21.

[160] Sloan TB, Heyer EJ. Anesthesia for intraoperative neurophysiologic monitoring of the spinal cord. J Clin Neurophysiol. 2002; 19(5):430–443.

[161] Banoub M, Tetzlaff JE, Schubert A. Pharmacologic and physiologic influences affecting sensory evoked potentials: implications for perioperative monitoring. Anesthesiology 2003;99(3):716–737.

[162] Burke D, Hicks R, Stephen J,Woodforth I, Crawford M. Assessment of corticospinal and somatosensory conduction simultaneously during scoliosis surgery. Electroencephalogr Clin Neurophysiol. 1992; 85(6):388–396.

[163] Antognini JF, Carstens E, Buzin V. Isoflurane depresses motoneuron excitability by a direct spinal action: an F-wave study. Anesth Analg. 1999; 88(3):681–685.

[164] Haghighi SS, Madsen R, Green KD, Oro JJ, Kracke GR. Suppression of motor evoked potentials by inhalation anesthetics. J Neurosurg Anesthesiol. 1990; 2(2):73–78.

[165] Pechstein U, Nadstawek J, Zentner J, Schramm J. Isoflurane plus nitrous oxide versus propofol for recording of motor evoked potentials after high frequency repetitive electrical stimulation. Electroencephalogr Clin Neurophysiol. 1998; 108(2):175–181.

[166] Pelosi L, Stevenson M, Hobbs GJ, Jardine A, Webb JK. Intraoperative motor evoked potentials to transcranial electrical stimulation during two anaesthetic regimens. Clin Neurophysiol. 2001; 112(6):1076–1087.

[167] Ubags LH, Kalkman CJ, Been HD. Influence of isoflurane on myogenic motor evoked potentials to single and multiple transcranial stimuli during nitrous oxide/opioid anesthesia. Neurosurgery. 1998; 43(1):90–94, discussion 94–95.

[168] Sihle-Wissel M, Scholz M, Cunitz G. Transcranial magnetic-evoked potentials under total intravenous anaesthesia and nitrous oxide. Br J Anaesth. 2000; 85(3):465–467.

[169] Godil S, Zuckerman S, Parker S, Aaronson O, Devin C, McGirt M. Comparative Effectiveness, Cost Utility and Cost Benefit Analysis of Intra-Operative Neuromonitoring in Cervical Spine Surgery: Where is the Value? Presented at the American Association of Neurological Surgeons (AANS) 81st Annual Scientific Meeting. Abstract 616. Presented April 29, 2013.

[170] Khalil J, Anderson E, Bartol S. Assessment of nerve root decompression by mechanomyography (MMG). Paper presented at: the American Orthopaedic Association Annual Meeting; Montreal; 2014.

第15章 脊柱基本注射治疗和诊断性操作

Henry Tong, Mick J. Perez-Cruet

张敬乙 丁 帅 / 译

摘要

本章介绍每一位操作脊柱注射的临床医生需要了解的基本信息。我们首先回顾注射的常用药物。然后，回顾有关透视、皮肤准备和并发症的基本知识。下一节回顾穿刺针控制技术，包括使用弯头穿刺针针尖行脊柱注射的优点。最后，回顾了进行骶管注射、椎板间注射、经椎间孔注射、小关节注射、脊神经内侧支阻滞、内侧支射频神经切断术和腰椎间盘造影术。

关键词：脊柱注射，骶管注射，椎板间注射，经椎间孔注射，小关节注射，内侧支阻滞，内侧支射频神经切断术，腰椎间盘造影术

15.1 脊柱注射治疗的基本原理

15.1.1 脊柱注射药物的药理学

临床医生了解脊柱注射中使用的药物非常重要。本节将简要概述每个类别中的一些药物，但绝不是一个全面的列表。临床医生应参考每种药物的正式处方信息。这些信息可在已发布的制造商产品信息以及医生参考手册中找到。

局部麻醉剂

局部麻醉剂可逆地阻断神经钠通道以中断神经冲动传导。两种最常用的局部麻醉剂，利多卡因和布比卡因，都是氨基化合物。利多卡因起效更快，作用时间更短（表15.1）。布比卡因的脂溶性更强，因此比利多卡因更有效，作用时间更长。两者均由肝细胞色素 P450 系统及衍生物代谢。因此，肝功能不全的患者应谨慎使用。由于血管内注射血管收缩剂（如肾上腺素）或神经周围注射防腐剂（如对羟基苯甲酸甲酯）可能产生不良反应，因此通常建议使用无防腐剂和无血管收缩剂的药物进行脊柱注射。由于局部麻醉剂呈微酸性以增强稳定性，首次注射到皮肤和皮下组织时会引起灼烧感，因此可向局部麻醉药中添加少量 8.4% 的碳酸氢钠（1:20 体积比），以减少初始灼烧感。必须小心操作，添加过多碳酸氢钠会导致药物沉淀。

皮质类固醇

糖皮质激素通过减少炎症介质如前列腺素、白三烯、白细胞介素 –1、白细胞介素 –6 和肿瘤坏死因子 α 的局部生成来产生抗炎作用。糖皮质激素由肝脏代谢并在尿液中排泄。它们也会暂时升高血糖水平，因此糖尿病患者必须谨慎使用。

选择使用类固醇取决于要进行的注射要求。常用的皮质类固醇包括醋酸甲泼尼龙（Depo–Medrol）、曲安奈德（Kenalog）和地塞米松钠。一般来说，非颗粒状激素已被证明能迅速消散，其作用持续时间有限。因此，尽管没有随机对照试验证实这一点，但人们认为颗粒状皮质类固醇的作用时间更长。因此，如果没有大脑或脊髓梗死的主要风险，一般会考虑使用颗粒状皮质类固醇。

然而，在颈椎和胸椎节段进行硬膜外注射时，若颗粒状皮质类固醇进入椎体动脉或椎间孔动脉可能导致脑和脊髓梗死。越小的颗粒发生临床显著梗死的风险越低。地塞米松磷酸钠的粒径小于红细胞，且颗粒没有聚集。曲安奈德和倍他米松磷酸钠的大小不一。它们聚集在一起，一些颗粒比红细胞大。醋酸甲泼尼龙没有颗粒聚集，并且大多数小于红细胞。同时，在猪的椎动脉注射皮质类固醇的一项动物研究中证实了这一点。将醋酸甲泼尼龙注射到 4 头猪身上，导致了严重的中风和通气障碍；将地塞米松注射到 4 头猪身上，没有引起症状或引起了 2h 内消失的短暂症状，泼尼松龙没有引起任何症状。因此，

表 15.1 常用局部麻醉药的比较

药物	有效浓度（%）	起效速度	持续时间（h）	酸度系数（25℃）	溶液 pH 值	推荐的单次最大剂量（mg），不含肾上腺素
利多卡因		快	1~2	7.7	6.5	300
布比卡因	0.25，0.5，0.75	慢	2~4	8.1	4.5~6	175

在颈段和胸段硬膜外使用非颗粒状皮质类固醇需要十分谨慎。由于向皮肤局部注射皮质类固醇会导致皮肤色素减退，因此注射皮质类固醇时，在将针头退出皮肤之前，应使用少量局部麻醉剂或造影剂冲洗针头。或者，如果采用了良好的无菌技术，不用担心感染问题的情况下，可以在拔出针头之前将针芯重新插入针头中。

造影剂

造影剂与透视图像同时使用，可以帮助确认针尖的位置。行关节注射时，它有助于确定尖端是否在关节内。对于硬膜外和脊神经内侧支阻滞，它也有助于辨别尖端是否在血管内。非离子水溶性碘基造影剂比离子碘基造影剂的刺激性和过敏性更小。两种常用的药物是碘海醇（Omnipaque）和碘酰胺醇（Isovue）。这些药物由肾脏排出。潜在的副作用包括头痛、恶心、呕吐和中枢神经系统紊乱。

对碘化造影剂有过敏反应的患者，可以考虑使用钆造影剂。这种造影剂不像碘化造影剂那样不透射线，比碘化造影剂更难显像。此外，钆对神经组织有刺激性，高剂量可导致癫痫发作，不应在鞘内注射钆。然而，有报道显示，注射少量（0.5mL）钆的并发症风险较低。

15.1.2 透视引导

透视引导对于穿刺针精准定位在正确的解剖位置非常重要。研究表明，没有透视引导的盲法椎板间硬膜外穿刺，20%~30%的患者存在穿刺针位置不当。对于盲法骶管穿刺，年轻临床医生穿刺针位置不理想的发生率有48%，经验丰富的临床医生仍有38%的发生率。骶髂关节注射，盲法非关节内注射的比率高达78%。透视引导不仅有助于提高放置穿刺针的准确性，而且有助于降低造影剂进入血管和硬膜囊的风险。

透视引导也有助于确保针尖不在血管内。即使将针头正确放置在远端硬膜外的椎管内，针头上有血液也不是静脉穿刺成功的可靠标志，因此使用盲法远端硬膜外进行静脉注射的占比为9.2%。最近的研究表明，对于腰椎经椎间孔硬膜外注射，实时荧光成像能更好地检测血管内针头的放置，即使在造影剂注射后1s进行间歇性荧光成像，也错过了注射的57%的血管造影剂。为了帮助减少手部的辐射暴露，建议使用6~12in的延长管，以便注射时手不在透视范围内。不建议使用佩戴辐射手套将手放在透视范围内，因为机器可能会增加透视射线量的输出，

而使患者和临床医生暴露在更多辐射中。

此外，辐射暴露应保持在"合理可行的最低水平"（ALARA）。注射造影剂时需要2~3s的实时荧光成像来确定是否有血管内摄取。同样，需要最少的造影剂来确定关节注射时针尖的位置，以便有更多的空间注射药物。如果造影剂显示针尖的位置错误，注射的造影剂量会比较少，透视图像也会比较模糊，这样需要向正确的目标调整注射针的位置。

15.1.3 皮肤准备

皮肤准备的目的是去除暂住性和致病性菌群。理想的药剂应安全有效、快速起效且价格低廉。最常用的药剂是酒精、聚维酮碘和葡萄糖酸、氯己定。70%的异丙醇在2min后可杀死皮肤上90%的细菌。一些评论认为氯己定比碘更有效。然而，其他更严格标准的回顾分析认为，无法得出使用聚维酮碘与氯己定减少手术部位感染哪个更优的结论。所有脊柱手术都应使用良好的皮肤消毒、无菌手术巾和无菌技术。

15.2 术前和术后注意事项

基本控针技术

针尖斜面对针方向的影响

大多数脊柱注射都是用斜角针头完成的。如果针的口径较大（22G或更小），针在手术过程中不太可能弯曲，临床医生可以用压力将针直接放在组织中。这对于内侧支阻滞、椎板间硬膜外注射或髋关节注射等手术很好，因为到达目标位置的路径相当直，针尖到达目标的方向并不重要。使用较小口径（23G或更大）的锥尖针，当针前进时，通常会直接远离斜面。这种效应在阻力较小的组织如脂肪组织中不太明显，而在密度较高的组织如肌肉组织和结缔组织中更为明显。

实现针尖单向推进的技术

随着针的推进，根据组织的密度针尖会以一定角度远离斜面。如果需要将针更多地指向该方向，则可以将针的外露部分弯曲成弧形，并从所需的运动方向移开。如果希望针继续沿该方向前进，则针插入位置处的皮肤可以在所需运动方向的相反方向上被牵引。

关节注射时针的注意事项

关节内小关节和骶髂关节注射时，使用小口径

针头能更好地进入关节囊，因为它们的关节间隙很小。对于许多关节，尤其是关节炎关节，弯曲针尖有利于将针尖引导到关节内位置。这是因为，即使关节在透视图像上显示良好，当针尖触及关节时，它可能距离关节间隙仍有 1~2mm，或者由于关节炎的变化，没有朝向正确的方向以成功进入关节间隙。将针远端从针尖弯曲 3~5mm、10°~15°将使针尖从其原始位置侧方移动 1~2mm。这对于关节内小关节注射很有用，当针尖在透视下似乎碰到关节时，感觉针尖只触及骨组织而不是较软的关节囊；可将针拉出 2~3mm，旋转约 30°，然后再次轻轻推进以尝试进入关节囊。在将针重新移到另一个关节位置之前，可以重复此操作，直到尝试了 360°。

弯曲针尖和其他脊柱注射

经椎间孔硬膜外穿刺和椎间盘造影等手术，尤其是 L5/S1 水平，弯曲针尖对能够将针头引导到骨组织周围，并成功地将针尖引导到目标部位是非常有用的。在这些情况下，使用可以弯曲尖端的小口径针（例如 23G 或 25G）很有帮助（图 15.1）。根据作者的经验，使用直径 25G、长度 3.5in 的斜面穿刺针是大多数手术的最佳选择。有些人使用直径 27G 针

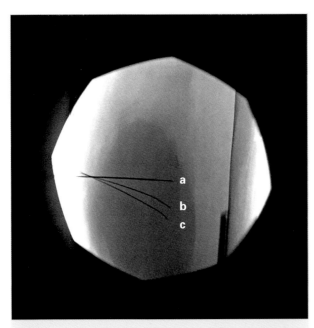

图 15.1　针尖弯曲对针轨迹的影响。以腌牛肉的侧翼为媒介，所有 3 个 25G 针从同一角度开始，然后直针前进 1in。a. 弯曲一点，针尖弯曲 10mm。b. 再弯曲一点，针尖弯曲 4mm。c. 弯曲最大。在致密的组织中，针头会弯曲得更厉害。在疏松组织（如脂肪组织）中，所有 3 根针可能不会弯曲太多

头，但这些针头的硬度要小得多，因此即使弯曲针头，针头也只能沿着患者的组织方向前进，从而更难转向所需的目标部位。如果需要使用较长的穿刺针，最好使用直径 25G、长度 5~6in 或直径 23G、长度 6in 的穿刺针。后路融合术后患者进行经椎间孔硬膜外注射时，其椎旁肌中的瘢痕组织非常密集，针尖容易指向错误的方向，最好能选择 22G Quincke 针。在硬膜外、内侧支阻滞和内侧支射频神经切断术中，只要针尖位于目标位置，弯曲针尖就很有用，因为如果注射造影剂显示其在血管内流动，则可以拔出几毫米轻松地将针头重新调整 1~2mm，然后旋转针头并重新推进到目标深度，以避开血管。

弯曲针尖

一般来说，斜面位于轮毂槽口的同一侧。进针时，为了增加针尖通常倾向于移动的方向，可弯曲针尖使其远离斜面（远离轮毂槽口）。有几种方法可以弯曲针尖。一种方法是将针尖夹在一只手的拇指和第二个手指之间，然后用另一只手握住针头的轮毂，弯曲针头（图 15.2a）。第二种方法是用一只手握住针的远端，拇指在一边，第二和第三个手指在另一边。然后拇指向针施加压力，弯曲针尖（图 15.2b）。使用这两种技术，弯曲通常发生在距尖端约 10mm 处。如果需要更精确地控制穿刺针，最好从距针尖 4~5mm 处弯曲。这可以通过使用持针器轻轻地抓住后弯曲针尖来实现。有些人使用持针器或其他硬的无菌金属器械将针尖平推到手术托盘上，然后用另一只手将针头向上弯曲。但是，作者没有这样做，因为将针向下推到手术托盘上可能会刺穿无菌巾并污染针尖。另一种技术是将针尖插入大口径针尖 3~4mm，如 18G 针，然后弯曲尖端（图 15.2c）。弯曲针尖时使用最后 3 种技术，针在一个位置只能弯曲 10°~15°，因为进一步弯曲会导致针卡住针芯。如果需要更大的角度，可以在第一个折弯处更靠近针尖 1~2mm 的位置再次折弯。图 15.3 显示了一些常用的脊柱注射针。22G 针较难用手弯曲，可能需要使用上述后面的方法进行弯曲。

用弯曲的针尖进针

对于大多数手术，临床医生首先希望针头在透视引导下直接到达目标。由于弯曲的针尖将使针尖向远离斜面（远离轮毂槽口）的方向移动，因此，如果临床医生希望穿刺针沿直线前进，一种技术是在针向前推进时旋转穿刺针。另一种方法是将针向前移动 5~10mm，然后将针旋转 180°，再次向前移动。使用这两种技术时，应使用实时荧光透视图像

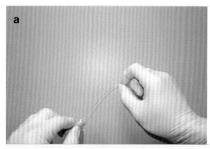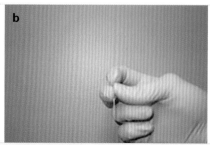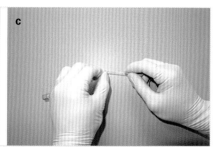

图15.2 a. 用双手弯曲针尖。一只手将针尖放在拇指和食指之间。另一只握住轮毂的手被拉动，使针尖弯曲远离斜面。b. 用一只手弯曲针尖。一只手握住针尖，第二个和第三个手指在斜面一侧，拇指在另一侧。拇指施加压力，使针尖弯离斜面。c. 将针尖插入大口径针尖3~4mm。然后弯曲针尖，使针尖远离斜面。尖端只能在一个位置弯曲10°~15°。在一个位置将针弯曲超过15°会卡住针芯，使其难以取出和重新插入

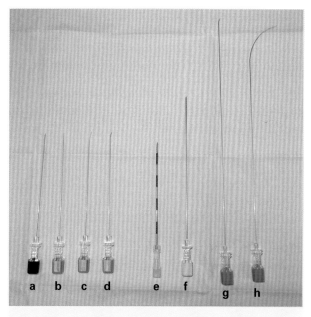

图15.3 脊柱注射治疗的不同规格针头。a. 直径22G、长度3.5in 直头 Quincke 针。b. 直径25G、长度3.5in 直头 Quincke 针。c. 直径25G、长度3.5in 从针尖弯曲10mL 的 Quincke 针。d. 直径25G、长度3.5in 从针尖弯曲4mL 的 Quincke 针。e. 直径18G、长度3.5in 的 Tuohy 针。f. 直径20G、长度5in 的 Quincke 针。g. 直径25G、长度8in 从针尖弯曲3mL 的 Quincke 针。h. 直径25G、长度8in 从针尖逐渐弯曲1in 的 Quincke 针

或多个单次透视来验证针尖是否到达目标。掌握上述所有针头控制技术对于确保脊柱注射手术正确有效地进行以及对患者减少创伤是十分重要的。

15.3 硬膜外注射

硬膜外注射的目的是给药，以减少脊神经周围和椎间盘后部的炎症和疼痛。有3种不同的入路：尾侧硬膜外入路、椎板间硬膜外入路和经椎间孔硬膜外入路。

15.3.1 尾侧硬膜外入路

尾侧硬膜外入路首次报告于1901年。直到1952年，皮质类固醇才被添加到局部麻醉剂中。报告的注射量为5~25mL。然而，最近的数据使临床医生能够更好地确定注射量。Freeman 等使用尾侧造影剂注射的实时荧光图像显示，达到 L5~S1 椎间盘间隙最多需要注射3.8mL造影剂，达到 L4~L5 椎间盘间隙最多需要注射5mL造影剂。Manchikanti 等通过注射不同体积的非离子造影剂来评估腰骶部硬膜外腔的填充情况。他们发现 S1 水平的造影剂填充量比较大，高达10mL。然而，在非手术患者中，S1 水平的填充良好率为82%，L5 水平的填充良好率仅为12%。正因为如此，骶骨区或下腰椎区的病变更适合使用尾侧硬膜外入路。

当患者处于俯卧位（或侧卧位，如果患者不能俯卧时）时，骶骨裂孔下方的区域可以触诊到，在正侧位透视图上更加清晰，用25G 或27G、1.5in 针头和1mL 1% 利多卡因麻醉该区域的皮肤。在多次透视引导下，将一根25G、3.5in 的脊柱针以30°~45°向下穿过骶骨裂孔。然后针被引导进入骶骨椎管。针头应保持在 S2 水平以下，以降低鞘内注射的风险。如果患者主要是一侧症状，针尖应稍微指向该方向，因为有些患者的背部硬膜外中隔限制药物只能在注射同侧弥散。通过正侧位透视验证穿刺针位置是否正确。使用10mL注射器回抽，确保没有血液倒流。然后在实时荧光透视下注入造影剂。神经根和硬膜外间隙显像增强，而无血管内吸收（图15.4）。注射1mL 皮质类固醇和4mL 局部麻醉剂的混合物。在完全取出针头之前，用少量局部麻醉剂或造影剂冲洗

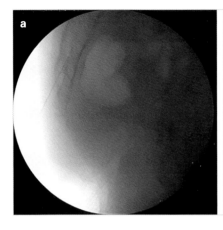 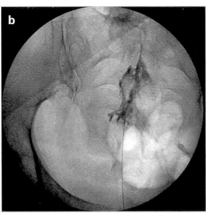

图 15.4　尾侧硬膜外注射。a. 侧位透视图显示针穿过骶骨裂孔。尖端不应延伸至 S2 以上。b. 正位透视图显示造影剂弥散良好。由于患者的症状在右侧，因此针保持在中线右侧

针头，或者重新插入针芯。

15.3.2 椎板间硬膜外入路

椎板间硬膜外注射可以将药物输送到硬膜外腔的后部。尽管注射液可以向硬膜外腔的头端和前方流动，但由于硬膜外脂肪的阻抗，这种情况并不总是发生，注射液可能无法到达注射水平的硬膜前间隙。在腰椎中，可根据临床情况选择任何水平。在颈椎，由于有引起硬膜外血肿的风险，不应在中心椎管狭窄小于 8mm 的水平进行注射。

阻力消失技术

当患者处于俯卧位时，通过正位透视确认椎板间隙。皮肤和软组织用 1mL 1% 利多卡因麻醉。然后，在多次正位透视引导下，将 18G、3.5in 的钝头针头（通常为 Tuohy 针头或铅笔针头）穿刺至椎板间隙，并确认针头是否在椎板下方的上半部分。一旦针尖接近硬膜外腔，由于黄韧带位于棘突的前部，需透视侧位图像确认其深度是否合适。然后将针头稍微向头侧，从椎板间隙进入硬膜外腔。空气或生理盐水的阻力消失可确保针尖已通过黄韧带并位于硬膜外腔。针尖的正确位置应通过正侧位透视进行验证。回抽无血性液体后注射非离子造影剂，通过实时连续透视成像验证造影剂在硬膜外流动通畅，且无血管内摄取（图 15.5）。注射液应为皮质类固醇加或不加局部麻醉剂。在完全取出针头之前，用少量局部麻醉剂或造影剂冲洗针头，或者重新插入针芯。

透视下颈椎椎板间硬膜外入路

由于下颈椎的硬膜外间隙较大，通常在 C7~T1 水平进入颈椎硬膜外间隙。然而，由于在 T1~T3 水平和肩部有更多致密组织，因此在侧位透视图上通常很难看到 C7~T1 硬膜外间隙中的针尖。有两种有助于显示针尖的方法。一种方法是将患者的肩膀向尾侧牵拉，使其较少地覆盖目标区域，同时将透视机向尾端移动，能透视到更多的肩膀区域，这需要增加机器的透视功率。另一种方法是借助脊柱定位平台（Oakworks Medical）的帮助，当患者俯卧时，该平台放置在患者胸部下方，并允许肩部向前倾斜，因此不会覆盖 C7~T1 硬膜外间隙。

悬滴技术

悬滴技术由 Gutierrez 首次报道。患者为坐位，对颈椎和上胸椎进行穿刺，该技术依赖于硬膜外腔中存在负压，在腰椎区域不考虑这种技术。患者坐位时，穿刺针指向 C7~T1 间隙。针头进入棘间韧带后，取下针芯，在穿刺针尾端滴入生理盐水或局部麻醉剂。针慢慢地向前移动。当针穿过黄韧带时，硬膜外腔的负压将液滴吸入针内。如果条件允许，应使用 Weiss 针进行此项技术，因为轮毂处的两个侧皮瓣允许临床医生更好地控制针的前进。如果有透视设备，则应使用透视检查来提高安全性和有效性。虽然黄韧带透视时不可见，但位于棘突的前方。

15.3.3 经椎间孔硬膜外入路

腰椎经椎间孔皮质类固醇注射

患者俯卧位，内侧偏斜大约 15° 透视可以确定相应椎弓根正下方外侧的神经孔位置（图 15.6a）。穿刺线路上的皮肤和软组织用 1mL 1% 利多卡因麻醉。在多次透视引导下，将一根 25G、3.5in 的脊柱针针尖穿刺至椎间孔的最上方、刚好低于椎弓根的位置（图 15.6b）。当针尖距离目标约 1in 时，需行正位透视以确保针尖始终保持在椎弓根 6 点钟方向的外侧（图 15.6c）。通过正位和侧位透视（图 15.6c、d）确认穿刺针的位置正确。Derby 等报告，椎间孔上方区域的安全三角是腰椎经椎间孔硬膜外穿刺的良好解剖靶

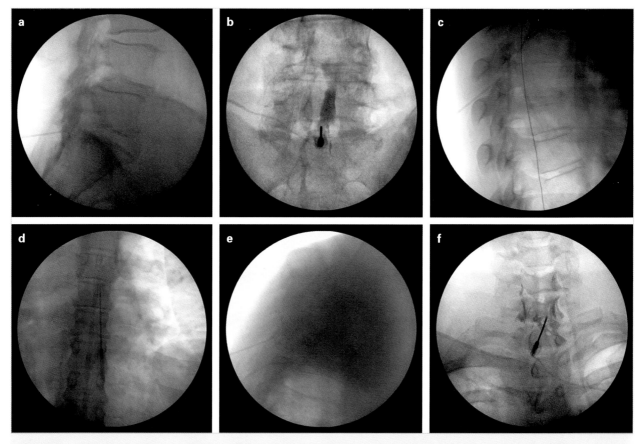

图 15.5 椎板间硬膜外注射。a. 腰椎侧位透视图。b. 腰椎正位透视图。c. 胸椎侧位透视图。d. 胸椎正位透视图。e. 颈椎侧位透视图。f. 颈椎正位视图。如果使用 Tuohy 针，针头从尾侧向头侧推进，针头弯曲（钝）的一侧朝向椎管，以降低刺穿硬膜囊的风险。针尖应该停在棘突的前面。即使将透视机移动至上胸椎的部位并使用脊柱定位平台，颈椎侧位透视图仍然很难显示清晰

点，可最大限度地降低损伤出口神经根或硬膜囊的风险。安全三角的内侧界是椎弓根的底部，底部向下外侧延伸，神经根在此走行，外侧是椎间孔的外缘。后来，Jasper 和 Choi 等报告了第二个解剖靶点，椎间孔下方的椎间盘后方间隙，之前称为 Kambin 三角（图 15.7）。这在 L5/S1 水平尤其有用，因为 L5/S1 水平的解剖结构决定了其安全三角难以到达。同时上腰椎区域可以避开 Adamkiewicz 动脉，Adamkiewicz 动脉往往位于椎间孔的上部。回抽无血性液体后注射非离子造影剂，实时连续透视成像可验证造影剂在硬膜外流动通畅，且无血管内摄取（图 15.6e 和图 15.7c）。注射液应为皮质类固醇加或不加局部麻醉剂。如果注射的水平是 L2/L3 神经孔或更靠近端，由于存在 Adamkiewicz 动脉的风险，应考虑使用小颗粒状皮质类固醇，如地塞米松。在完全取出针头之前，用少量局部麻醉剂或造影剂冲洗针头，或者重新插入针芯。

颈椎经椎间孔类皮质固醇注射

患者仰卧位，侧位透视确定正确的操作节段，斜位透视确定并清晰显示椎间孔。仅注射部位的皮肤用 1mL 1% 利多卡因麻醉。然后将一根 25G、3.5in 尖端弯曲的脊柱针引导至椎间孔正后方的上关节突。接触到骨质后，调整针头方向到达椎间孔后下部的前内侧。通过正侧位透视验证穿刺针位置是否正确。使用带有 6in 延长管的导管技术来防止针尖移动。注射 0.5mL 造影剂，通过实时连续透视成像可验证造影剂在硬膜外流动通畅，且无血管内摄取（图 15.8）。然后注射 0.5mL 不含防腐剂的 1% 利多卡因。如果患者有短暂的癫痫发作，虽然在实时透视图像上看不到针尖，则针尖应该部分位于动脉内，需终止该手术。如果没有并发症，则注射小剂量颗粒状皮质类固醇，如 1mL 地塞米松（10mg/mL），以降低中风风险。用 0.3mL Omnipaque 冲洗针头后取出。有些人建议从侧位透视开始，然后慢慢地将透

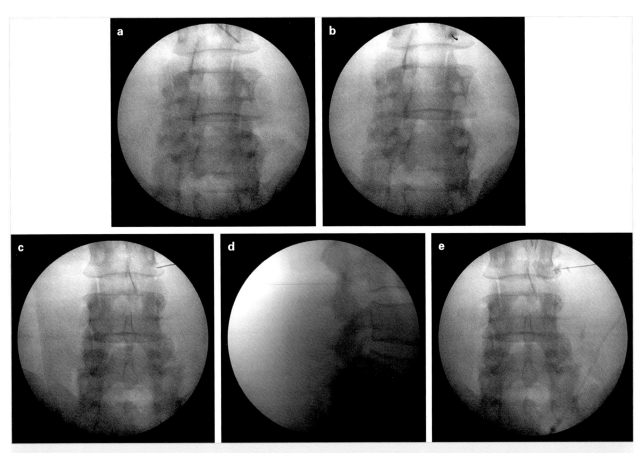

图 15.6　腰椎经椎间孔硬膜外注射。a. 15°斜位透视图，针位于皮肤上，定位进针点。b. 15°斜位透视图，使用隧道视图技术将针指向安全三角。c. 正位透视图验证针位于椎弓根底部 6 点钟方向的外侧面。d. 侧位透视图显示正确的针深度。如果需要，针头可以向前推进，但是如果可能的话，要避开神经根管的前方，因为神经根在离开神经孔时是向前走行的。e. 正位透视图显示针尖稍微旋转可以获得良好的内侧硬膜外造影剂弥散，因为最初的针尖头端位置仅显示局部软组织内的造影剂弥散情况

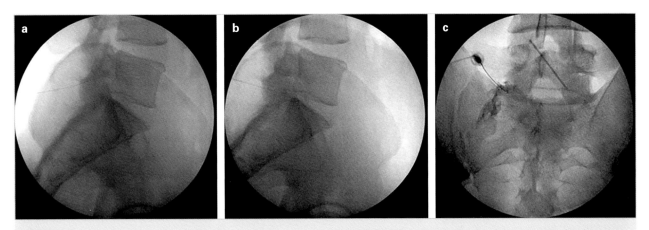

图 15.7　椎间盘后方间隙入路的腰椎经椎间孔硬膜外注射。a. 腰椎侧位透视图。朝向安全三角的针头由于骨质（可能是小关节）阻挡无法到达安全三角。b. 腰椎侧位透视图。针后退约 3in，并重新朝向椎间盘后方间隙。c. 腰椎正位透视图显示内侧硬膜外造影剂弥散良好

视机向正位旋转，直到可以看到椎间孔，通常为 20° 左右。其逻辑是，椎动脉位于椎间孔的前内侧，因此视野越靠外，穿刺椎动脉的可能性越小。然而，一项颈椎 CT 研究报告，经椎间孔硬膜外穿刺的最佳入路角度约为 48°。其他人也建议将针头保持在椎间孔外，以降低血管内摄取和中风的风险。权衡的结果是，在正位透视时保持针尖侧向外可减少注射液到达中央硬膜外间隙的机会。然而，即使在椎间孔外放置，孔外异常血管仍可能使患者面临血管内注射皮质类固醇的风险。

胸椎经椎间孔皮质类固醇注射

患者俯卧位，在正位至 15° 侧斜位透视图上可确定位于相应椎弓根下方的椎间孔位置。穿刺路线的皮肤和软组织用 1mL 1% 利多卡因麻醉。然后，在多次透视引导下，将一根 25G、3.5in 的脊柱针针尖穿刺至椎间孔的最上方、刚好低于椎弓根的位置。通过正侧位透视验证穿刺针位置是否正确。正位透视确保针尖始终保持在椎弓根 6 点钟方向的外侧。然而，对于胸椎，针头不应放在太靠外，否则可能会刺穿肺部。由于将针尖置于内侧或外侧以及太靠前

的风险较高，术中需要多次行正侧位 X 线透视（图 15.9）。一种帮助临床医生不需要侧位透视即可感知针头深度的技术是探及目标间隙上方横突的内侧部分，然后将针头向前绕过横突到达硬膜外腔。由于注射到 Adamkiewicz 动脉有可能导致脊髓梗死，因此应考虑使用小颗粒状皮质类固醇，如地塞米松。该动脉最常见于 T10 水平，但可出现在 T2~L3 的任何位置，通常位于椎间孔的上半部分。

15.4 小关节注射

关节突关节是脊柱各节段后方均有的一对关节。小关节通常会引起身体某些部位的疼痛，如小关节疼痛参考图（图 15.10）。不幸的是，没有任何体检结果可以确定疼痛是由小关节引起的，因此疼痛参考图和注射反应被建议用于诊断小关节介导的疼痛患者。小关节注射的目标与周围关节注射类似，是减少关节炎症，帮助减轻关节疼痛。注射剂中常常含局部麻醉剂，可更迅速地缓解疼痛。通常情况下，即使在最佳角度进入看起来较正常的关节，针尖也只会到达不是关节腔的骨性终点。在针尖处有一个

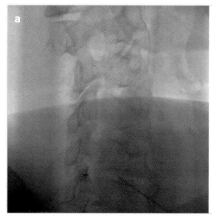
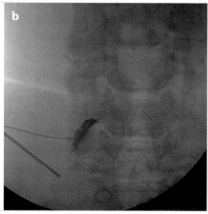

图 15.8　颈椎经椎间孔硬膜外注射。a. 斜位透视图。针头指向下位椎间孔后方的上关节突关节。接触到骨质后针滑到骨质前下方。b. 正位透视图。实时连续透视图像显示硬膜外造影剂弥散良好，无血管内摄取

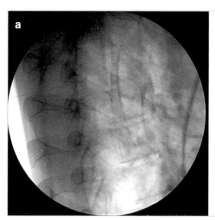
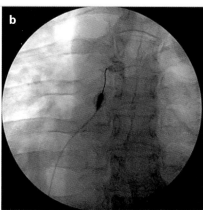

图 15.9　胸椎经椎间孔硬膜外麻醉。a. 侧位透视图。稍微旋转透视机，识别与针尖同侧的椎间孔。针头离开横突后位于椎间孔的后部。b. 正位透视图显示内侧硬膜外造影剂弥散良好

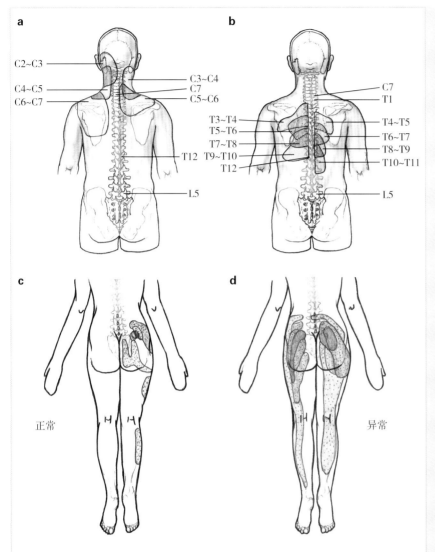

图 15.10 a. 正常志愿者受刺激时颈椎关节突关节疼痛传导模式图。b. 正常志愿者受刺激时胸椎关节突关节（T3~T4 至 T10~T11）疼痛传导模式图。c、d. 无症状（正常）者和有症状（异常）患者受刺激时腰椎关节突关节的疼痛传导模式图

小的弯曲对于快速、简单和微创地调整针头进入关节腔非常有用。

15.4.1 腰椎小关节注射

根据 White 和 Panjabi 的研究，腰椎小关节面关节通常从前内侧向后外侧倾斜 45°。然而，腰椎小关节的方向与冠状面的角度可能差异很大，倾斜角度可达 80°。由于有退行性变，有时关节的后部可能朝向内侧。有时，仅使用透视机就可以告诉临床医生进入小关节的最佳角度。然而，根据作者的经验，有时透视图像不能准确显示进入关节的最佳角度，尤其是当关节增生退变时（图 15.11）。因此，作者建议，只要有可能，应在注射前仔细观察磁共振成像（MRI）或计算机断层扫描（CT）上的小关

节解剖结构。从多个冠状位层面图像上观察关节面的方向，与小关节面的中、下部相比，关节面在上部的方向变化更大。

患者俯卧位，识别并清晰显示小关节面。穿刺路线的皮肤和软组织用 1mL 1% 利多卡因麻醉。然后，使用隧道视图技术，将一根 25G、3.5in 尖端弯曲的脊柱针穿刺至关节突关节。针接触到骨质后被引导进入关节腔。有时，如果由于关节炎的改变而不能直接进入关节腔，则可以将针头指向关节囊的上方或下方。注射少量造影剂，通过实时连续透视图像验证针尖的关节内位置（图 15.11）。每个关节处应注射 1mL 局部麻醉剂与皮质类固醇的混合物。腰椎小关节的注射量一般不应超过 1.5mL。在完全取出针头之前，应使用少量局部麻醉剂或造影剂冲洗针头，或重新插入针芯。

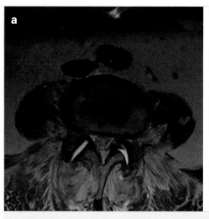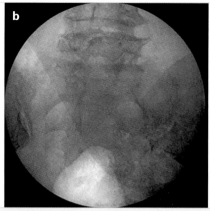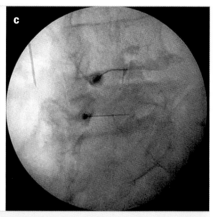

图 15.11 腰椎小关节注射。a. 在 MRI 中，右侧 L4~L5 小关节倾斜约 30°，关节面呈一条直线。b. 通过透视成像，右侧 L4~L5 小关节在倾斜 10° 透视图像中可见。c. 右侧 L4~L5 小关节以 30° 斜角进入，注射造影剂后透视确认

15.4.2 颈椎小关节注射

后方入路

患者俯卧，胸部下方垫一个枕头，颈部弯曲并向远离注射侧旋转。这有助于将下颌移出透视区域，并有助于打开小关节。如果患者由于身体限制而无法舒适地朝该方向转动，则可以将颈椎向注射侧旋转。如果患者因严重关节炎或挛缩而根本无法转动颈部，透视机的增强器可以从注射侧旋转约 15°，使下颌骨避开注射的关节。C2~T1 的颈椎小关节通常位于一个平面上，头端向前倾斜，尾端向后倾斜。这种视野下的颈椎小关节通常前上朝向后下，倾斜约 45°。因此，透视机的增强器向患者的尾侧倾斜，直到可以平行看到关节面。如果患者颈部弯曲，倾斜角度可能小于 45°。

穿刺路线的皮肤和软组织用 1mL 1% 利多卡因麻醉。然后，使用隧道视图技术，将一根 25G、3.5in 尖端弯曲的脊柱针穿刺至关节突关节。针接触到骨质后被引导进入关节腔。实时连续透视下注射造影剂验证穿刺针在关节内的位置（图 15.12）。应使用少量造影剂，因为小关节可能仅容纳 1mL 或更少的液体。注射剂应为局部麻醉剂和皮质类固醇的混合物。每个关节仅注射 1mL，以避免渗出到关节腔外，降低关节注射的特异性。在完全取出针头之前，应使用少量局部麻醉剂或造影剂冲洗针头，或重新插入针芯。

侧方入路

患者注射侧向上的侧卧位或仰卧位，侧位透视识别并清晰显示小关节突关节。沿穿刺路线的皮肤和软组织用 1mL 1% 利多卡因麻醉。必须注意准确无误地识别关节间隙，因为左、右两侧的小关节都

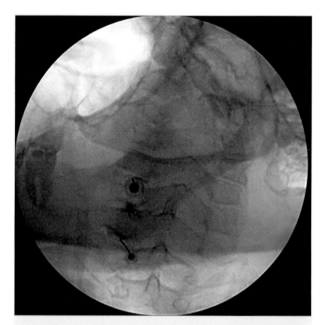

图 15.12 患者胸部下方垫一个枕头，颈部屈曲并向右侧旋转，进行颈椎小关节注射。透视机图像增强器向尾侧倾斜，直到透视方向与关节突关节平行

可以在侧位透视图像上看到。如果左右颈椎小关节难以区分，透视机可稍微向尾侧旋转或倾斜，使左右关节不重叠。然后，使用隧道视图技术，将一根 25G、3.5in 尖端弯曲的脊柱针穿刺至关节突关节。针接触到骨质后被引导进入关节腔。实时连续透视下注射造影剂验证穿刺针在关节内的位置。应使用少量造影剂，因为小关节可能仅容纳 1mL 或更少的液体。每个关节处的注射液应为 1mL 局部麻醉剂和皮质类固醇的混合物。在完全取出针头之前，应使用少量局部麻醉剂或造影剂冲洗针头，或重新插入针芯。

15.4.3 胸椎小关节注射

胸椎小关节注射于 1987 年首次报道。T1~T12 的胸椎小关节通常位于近冠状面上，前外侧、后内侧旋转 70°~80°。正因为如此，一些作者认为透视成像无法看到关节，因此通过感觉或借助 CT 引导进入关节。要熟悉透视机器的解剖结构和局限性（机器可以一直从正位 0° 旋转至侧位 90°，不同的机器可以向一侧倾斜约 45° 或 57°）。患者俯卧，透视机可以旋转以清晰显示远离机器正面一侧的小关节。要显示机器同一侧的小关节，使用倾斜台或将枕头放在机器同侧的患者下方，患者侧向倾斜 20°~30°，当透视机靠近患者透视侧位时就可以看到透视机同侧的胸椎小关节。进行此操作时，医务人员需要确保患者安全地固定在手术台上。另一种选择是将透视机移动到另一侧，或在手术台上转动患者，使机器位于待注射小关节的对面，以便将图像增强器旋转到距离待注射侧 70°~80° 的位置，这样就能够显示小关节。

患者处于俯卧位，使用正位透视从第 12 肋骨向上或从第 1 肋骨向下进行计数，以确定要注射的正确部位，从而确定小关节后方进针点的大致位置。T5~T6 小关节后方进针点位于小关节的下部、T6 椎弓根的头侧，前上至后下的倾斜角度约 60°。因此，该部位尾侧约 1.5in 的皮肤（根据患者的体型进行调整）和沿计划注射路线的软组织用 1mL 1% 利多卡因麻醉。然后沿着椎弓根连线用一根 25G、3.5in 尖端弯曲的脊柱针穿刺至小关节下部的大致位置，确保不能穿刺到肺和脊髓。遇到骨质后，根据上述办法旋转透视机以清晰显示小关节，并根据需要将针从头侧或尾侧引导至关节囊下方进入关节腔。进行此操作时，临床医生应小心不要将针从椎弓根的内侧或外侧偏出，以免刺穿脊髓或肺。通常情况下，首先到达下位椎弓根上方的椎板，然后将针头转向头侧，直到进入关节间隙。实时连续透视下注入造影剂清晰显示关节（图 15.13）。每个关节处的注射液应为 1mL 皮质类固醇与局部麻醉剂的混合物。一项研究显示，胸椎小关节可容纳约 0.6mL。在完全取出针头之前，应使用少量局部麻醉剂或造影剂冲洗针头，或重新插入针芯。

如果计划行双侧胸椎小关节注射，作者首先让患者俯卧，在靠近透视机的一侧下方放置一个枕头，将患者旋转约 30°，在透视机的同一侧注射胸椎小关节。在透视机完成同一侧的小关节注射后，由于可以将透视机旋转进行患者正位透视，清晰显示胸椎小关节，因此可以将枕头留在原位注射另一侧的

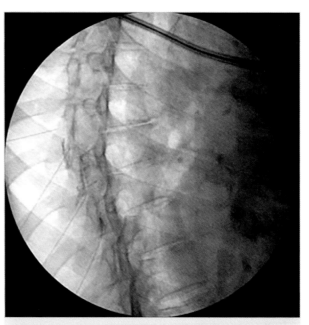

图 15.13　胸椎小关节注射。向内侧倾斜 70°~80°，透视可见胸椎小关节，并通过造影剂确认成功进入关节。造影剂在小关节底部注入

小关节。然而，如果临床医生愿意，可以移除枕头，在透视机的另一侧行胸椎小关节注射。

15.5 内侧支阻滞和内侧支射频神经切断术

内侧支神经既支配形成椎间孔（内有出口神经根走行）的小关节，又支配该小关节尾侧相邻的小关节以及相邻的深部椎旁肌。由于这种双重神经支配，治疗一个小关节时需要阻滞相邻两个脊神经内侧支。内侧支阻滞用于确定患者是否可以从内侧支切断术中获益。如果患者对非侵入性治疗没有疗效且对内侧支阻滞有短暂疗效，则建议行内侧支切断术。有的患者内侧支阻滞有效的时间可持续 1 年。对于内侧支阻滞，注射造影剂时，建议使用实时连续透视成像，如果局部麻醉剂被摄取到血管内将影响内侧支阻滞的疗效，产生假阴性反应。有些人建议进行对照性局部阻滞（一次使用短效局部麻醉剂，一次使用长效局部麻醉剂），以确定是否应尝试射频消融。然而，一些人建议盲法安慰剂对照阻滞是确定腰椎小关节疼痛诊断的唯一有效方法。

15.5.1 腰椎内侧支阻滞

患者俯卧位时，脊神经内侧支位于上关节突和

横突的交界处。在该交界处，从乳突副韧带下方穿过，并在形成较小的分支之前走行约5mm。该位置在大约15°的斜位透视时显示比较清楚。L5内侧支位于上关节突和骶骨翼的交界处。穿刺路线上的皮肤和软组织用1mL 1%利多卡因麻醉。用一根直径25G、长度3.5in、针尖弯曲的脊柱针穿刺到脊神经内侧支。多次透视确认针的位置比较理想。注射造影剂并通过实时连续透视验证注射液在软组织内的流动位置，确保无血管内摄取（图15.14）。一旦确定好针的位置，在每个位置注射0.5mL的局部麻醉剂。

15.5.2 胸椎内侧支阻滞

患者俯卧位，虽然脊神经内侧支无法看到，但其在胸椎的分布路径比较恒定，从横突的外上角穿过，向横突后方表面的内下方走行，然后分成更小的分支。正因为如此，横突的外上角软组织中神经分布比较丰富。穿刺路线上的皮肤和软组织用1mL 1%利多卡因麻醉。用一根直径25G、长度3.5in、针尖弯曲的脊柱针穿刺到脊神经内侧支。多次透视确认针的位置比较理想。注射造影剂并通过实时连续透视验证注射液在软组织内的流动位置，确保无血管内摄取。一旦确定好针的位置，在每个位置注射0.5mL的局部麻醉剂。

15.5.3 颈椎内侧支阻滞

患者俯卧位，虽然脊神经内侧支无法看到，但在侧位透视时其始终穿过颈椎侧块关节的中心。穿刺路线上的皮肤和软组织用1mL 1%利多卡因麻醉。正位透视监测下，用一根直径25G、长度3.5in、针尖弯曲的脊柱针沿着侧块关节的外侧面前进，直至接触到骨质。然后在多个侧位透视图像监测下，将针头从外侧移动至侧块关节的中心。注射造影剂并通过实时连续透视验证注射液在软组织内的流动位置，确保无血管内摄取（图15.15）。在每个部位注射0.5mL局部麻醉剂。

15.5.4 内侧支射频神经切断术（神经根切断术）

内侧支射频神经切断术，也称为小关节神经根切断术，由Shealy于1975年首次报告。建议操作时射频电极平行于靶神经，以最大限度地增加神经毁损的长度，提高成功毁损神经的概率。在腰椎中，内侧支神经始终位于上关节突和横突的交界处，在该处穿过乳突副韧带（图15.16）。电极应从下外侧进入靶神经区域，然后尽可能平行地斜向到达覆盖有靶神经的上关节突。在胸椎，内侧支神经穿过横突的外上角，然后向横突后表面的内下方走行。因此，

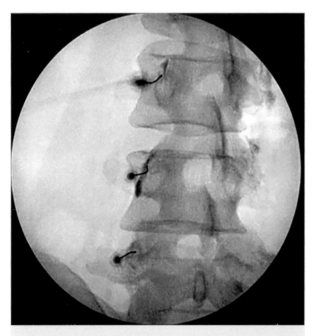

图15.14 腰椎内侧支阻滞。使用15°斜位透视图，将针推进到上关节突和横突的交界处。注射造影剂后实时透视验证血管内无摄取

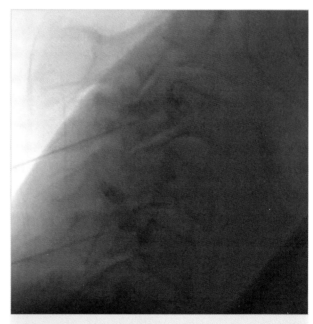

图15.15 颈椎内侧支阻滞。侧位透视图显示针尖位于侧块关节的中心

电极应从横突的内下方倾斜到达靶神经。在颈椎，内侧支射频神经切断术的入路类似于后路内侧支阻滞术（图 15.17）。一旦透视图像显示电极位于正确的解剖位置，开始使用 50Hz 频率、0~1V 强度的电刺激，并缓慢增加电压，观察患者第一次感觉到刺激的时间及位置。理想情况下，在低电压时，患者应在椎旁区域而不是在肢体感受到刺激。然后，在 1~1.5V 的电压强度下，以 2Hz 的频率进行内侧支神经电刺激，引起椎旁肌收缩。然而，特别是在下腰椎椎旁区，椎旁肌萎缩并结缔组织化的患者中可能很难看到肌肉收缩，因此临床医生可以尝试触诊肌肉收缩。然后应将刺激电压增加至 2~3V，以确保电极尖端不靠近主神经根。一旦通过电刺激验证电极位置放置正确，则注射 0.5~1mL 局部麻醉剂，并在 75~80℃ 的温度下毁损腰椎脊神经内侧支 90s，毁损颈椎脊神经内侧支 60s。

15.6 骶髂关节注射

骶髂关节是一个真正的滑膜关节，但其独特之处在于骶骨侧的软骨为透明软骨，髂骨侧的软骨为纤维软骨。在透视引导下，骶髂关节下部显示比较清晰。患者处于俯卧位时，骶髂关节比较明显、容易识别。沿计划注射路线的皮肤和软组织用 1mL 1% 利多卡因麻醉。然后将一根 25G、3.5in 的脊柱针穿刺进入骶髂关节。接触到骨质后，针就从骶骨翼被引导进入骶髂关节。注射造影剂用实时透视图像清晰显示骶髂关节（图 15.18）。注射剂是 2mL 皮质类固醇和局部麻醉剂的混合物。在完全取出针头之前，应使用少量局部麻醉剂或造影剂冲洗针头，或重新插入针芯。

有时正位透视能清晰显示关节，但有时透视机增强器可能需要向内旋转 15°。有时，关节可以被视为一条完全可透射线的缝隙。有时，关节非常复杂，不容易看到。如果在任何角度都不能完全看到关节，但关节的前部和后部形成一个 "K" "X" 或 "V" 形状，则线的交点形成的射线可透视区域可以作为注射靶点。如果关节在任何角度上都不透光，则下关节囊可以作为靶点。

15.7 腰椎间盘造影术

研究表明，先进的放射学成像检查也有一定的假阳性率，如成人 MRI 假阳性率为 20%~36%、CT

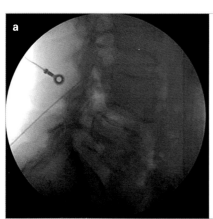
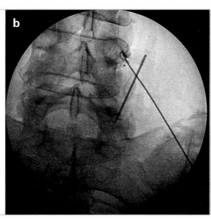

图 15.16 腰内侧支射频神经切断术。a. 侧位透视图。b. 通过实时正位透视图像可显示造影剂在软组织内弥散，而无血管内摄取

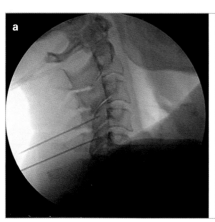
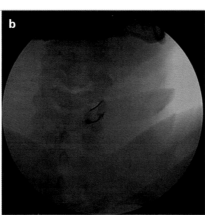

图 15.17 颈部内侧支射频神经切断术。a. 侧位透视图显示针尖向侧块关节中心推进。b. 实时正位透视图像显示造影剂在软组织内弥散，无血管内摄取

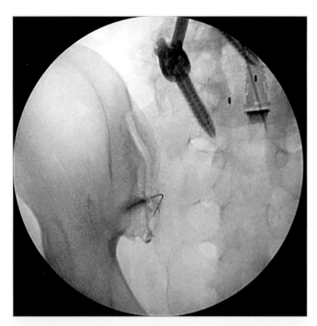

图 15.18 骶髂关节注射。造影剂流入下部的关节囊

扫描为 20%。甚至有研究报道正常人行 MRI 检查也可发现阳性结果。早期研究表明，在 30 名无腰痛病史的囚犯中，36% 的人椎间盘造影结果呈阳性。其他人认为这项研究由于选择偏倚而存在缺陷，因为 23% 的注射间盘被判定无效，并且由于技术困难而被排除在分析之外。后来的研究表明，使用更严格的技术可以具有 90%~100% 的特异性。激发性椎间盘造影的目标是帮助区分症状性椎间盘和无症状性椎间盘。因此，临床医生需要对患者进行评估，确定患者常见的疼痛部位和严重程度。此外，通常至少应检测 3 个水平，以帮助验证至少一个水平不会再现患者的疼痛。可以使用镇静剂，但患者在注射造影剂时必须保持清醒和警觉。椎间盘造影手术完成之前，应避免使用缓解疼痛的麻醉药品。椎间盘炎被认为是椎间盘造影最严重的并发症之一。为了降低感染的风险，一些人建议椎间盘内使用抗生素或双针技术。最近，与对照组相比，椎间盘造影还显示出其他风险，如椎间盘退变加速、椎间盘突出、椎间盘高度和信号丢失以及发生反应性终板改变。有明显情绪和慢性疼痛问题的受试者椎间盘造影的特异性较低，为 80%，并且在注射后至少 1 年内可能导致疼痛加剧。考虑到这些风险，在推荐椎间盘注射手术时应仔细权衡风险和获益。因此，除非外科医生认为结果有助于确定是否进行下一步手术，否则不应进行椎间盘造影。

患者处于俯卧位，透视确定平行于下位椎体上终板的目标椎间隙，然后将其倾斜旋转约 30°，使上关节突覆盖在椎间盘中部（图 15.19a）。用 1% 利多卡因麻醉穿刺线路上的皮肤、皮下组织和肌肉。在透视下，用一根 25G、5~8in 或 23G、6in 尖端弯曲的脊柱针到达上关节突正前方的椎间盘，然后进入椎间盘中央的髓核。将针尖指向椎间盘的中间 1/3 是非常关键的，因为如果注射到纤维环中会引起疼痛。对于要测试的每个椎间盘重复此操作。接下来，试验阶段开始，将 9mL 造影剂（非离子造影剂）与 1mL 克林霉素 150mg/mL（总浓度为 15mg/mL）混合，以随机方式分别注入每个受试椎间盘（图 15.19b、c）。临床医生应在试验期间与患者保持持续沟通。研究表明，压力控制的椎间盘造影显示高度敏感的椎间盘（高于开放压力 < 15psi）在椎间融合 / 联合融合中比横突间融合具有更好的长期疗效。注射完成后，取出针头，清洁皮肤，并在针头穿刺部位放置无菌绷带。手术后，患者应进行椎间盘造影后 CT 扫描，以更好地观察造影剂的弥散情况。

在 L5~S1 节段，由于骶骨和髂骨嵴可能向头端延伸，迫使针的轨迹过于陡峭地到达 L5~S1 椎间盘，此时将针指向 L5~S1 椎间盘的中心会有困难。如果需要，可以使用双针技术。在上关节突和骶椎翼交界处的正上方插入一根直径 18~20G、长度 3.5~5in 的穿刺针（图 15.3f）。然后，将一根较细、较长的 25~22G、5.5~8in、尖端弯曲的脊柱针插入大针头内，指向 L5~S1 椎间盘的中心。之前描述的一种技术是使用较细的针从针尖逐渐弯曲约 1in（图 15.3h）。但是，如果需要更大角度的针，可以尝试第二种双针技术。首先，可以使用 18G 直径的 Tuohy 针（或类似的针，如 Hustead 或 Weiss）作为引导针。Tuohy 针，实际上是 Huber 发明的，带有一个弯曲的斜面针尖，由 Tuohy 推广，以便于在头侧方向引入蛛网膜下腔导管。Tuohy 针具有较大的针头口径和弯曲的斜面针尖，有助于引导内针针尖首次超过 Tuohy 针的斜面针尖时具有更尖锐的曲线（图 15.20）。在超出引导针约 1in 后，离开 Tuohy 针的针仍然有一个很尖锐的曲线。其次，25G 内针可以从尖端弯曲约 3mm、15°，此时它仍然可以装进 18G Tuohy 针内。在图 15.17c 中，在延伸约 1in 后，针头的终点大致相同，但根据作者的经验，Tuohy 针进入 L5~S1 椎间盘后，内针经过 Tuohy 针进入更密集的纤维环时，更尖锐的初始曲线通常会将针尖指向椎间盘中心（图 15.19d）。如果需要，将内针从据针尖 3mm 处逐渐弯曲约 1in，然后与 18G 直径的 Tuohy 引导针组合在一起，这样将具有最大的曲线。然而，不应该对每个患者都这样常规操作，因为过多的曲线会导致针在纤维环的后部而不是在椎间盘的中心。患者的解剖结

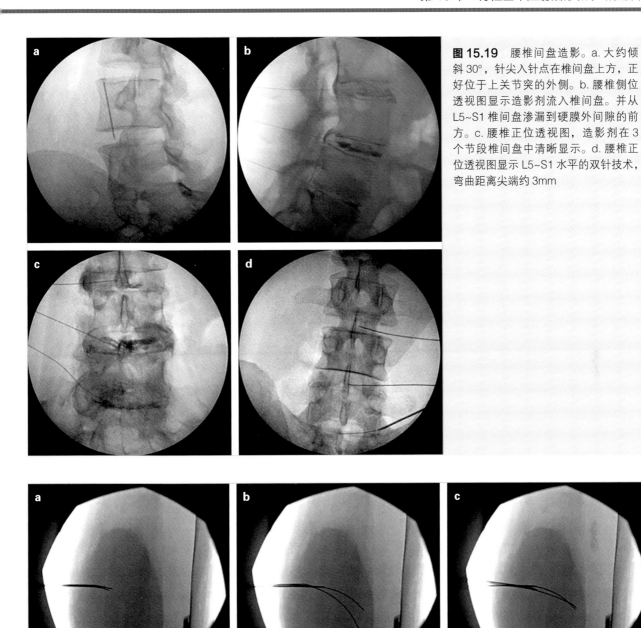

图 15.19　腰椎间盘造影。a. 大约倾斜 30°，针尖入针点在椎间盘上方，正好位于上关节突的外侧。b. 腰椎侧位透视图显示造影剂流入椎间盘。并从 L5~S1 椎间盘渗漏到硬膜外间隙的前方。c. 腰椎正位透视图，造影剂在 3 个节段椎间盘中清晰显示。d. 腰椎正位透视图显示 L5~S1 水平的双针技术，弯曲距离尖端约 3mm

图 15.20　使用 25G 针的双针技术，双针具有相同的渐变弯曲。20G Quincke 针和 18G Tuohy 针作为引导针。a. 内针离开引导针时，离开 Tuohy 针的内针具有更尖锐的弯曲。b. 当针进入组织 1in 时，离开 Tuohy 针的内针继续具有更尖锐的弯曲。c. 距针尖约 1in 的逐渐弯曲内针和距针尖约 3mm 的焦点弯曲内针相比较时，在延伸约 1in 后，针尖的终点大致相同，根据作者的经验，较密集的纤维环通常会将针尖引导向椎间盘的中心

构决定了内针的弯曲程度、弯曲类型和引导针的应用情况。

15.8　脊柱注射的并发症

注射后常见的副作用包括局部疼痛、局部出血和穿针部位的局部肿胀。这些可以用止痛药和局部冰敷来治疗。一些患者也可能经历血管迷走神经反应。然而，术中也可能出现罕见的严重并发症，如神经损伤、中风和脊髓损伤。因此，临床医生应接受气道管理以及高级心脏生命支持（ACLS）协议方面的培训和认证。在进行硬膜外或更具侵入性的手术之前，停止服用阿司匹林和非甾体类抗炎药 5~7 天，可将出血并发症降至最低。根据其作用时间，

在手术前也应停用其他更强力的抗凝药物，如华法林和较新的血液抗凝剂，如达比加群和利伐沙班。

15.9 结论

基于注射的脊柱手术是脊柱疼痛治疗选择的一个重要部分。然而，临床医生需要了解它们与其他治疗方案（如药物、物理治疗、非传统医学和手术）相比的优势和劣势。只有这样，才能为每位患者量身定制一个全面的方案，以最佳方式为患者解决问题。

临床注意事项

·临床医生了解注射部位的三维解剖结构，掌握针头的引导，以确保手术成功并将患者风险降至最低，这一点至关重要。

·当针头接近目标时，需要旋转透视机对患者进行透视，此时针头不会推进太远并导致并发症（例如，椎板间硬膜外注射的侧位透视，将刺穿到硬膜囊或脊髓的风险降至最低）。

·患者还必须充分了解正在进行的手术、风险、益处和替代治疗，以便在手术前获得适当的知情同意。

参考文献

[1] Invanz. Physicians' Desk Reference. 65th ed. Montvale, NJ: PDR Network; 2010.

[2] Fenton DS, Czervionke LF. Pharmacology for the spine injectionist. In: Image-Guided Spine Intervention. Philadelphia, PA: WB Saunders/Elsevier; 2003:287–292.

[3] Cheney PR, Molzen G, Tandberg D. The effect of pH buffering on reducing the pain associated with subcutaneous infiltration of bupivicaine. Am J Emerg Med. 1991; 9(2):147–148.

[4] McKay W, Morris R, Mushlin P. Sodium bicarbonate attenuates pain on skin infiltration with lidocaine, with or without epinephrine. Anesth Analg. 1987; 66(6):572–574.

[5] Genevay S, Finckh A, Payer M, et al. Elevated levels of tumor necrosis factoralpha in periradicular fat tissue in patients with radiculopathy from herniated disc. Spine. 2008; 33(19):2041–2046.

[6] Miyamoto H, Saura R, Doita M, Kurosaka M, Mizuno K. The role of cyclooxygenase-2 in lumbar disc herniation. Spine. 2002; 27(22):2477–2483.

[7] Black DM, Filak AT. Hyperglycemia with non-insulin-dependent diabetes following intraarticular steroid injection. J Fam Pract. 1989; 28(4):462–463.

[8] Schimmer B, Parker K. Adrenocorticotropic hormone; adrenocortical steroids and their synthetic analogs; inhibitors of the synthesis and actions of adrenocortical hormones. In: Goodman L, Limbird L, Milinoff P, Ruddon R, Gilman A, eds. Goodman and Gilman's: The Pharmacological Basis of Therapeutics. 9th ed. New York, NY: McGraw-Hill; 1996:1465–1483.

[9] Riew KD, Park JB, Cho YS, et al. Nerve root blocks in the treatment of lumbar radicular pain. A minimum five-year follow-up. J Bone Joint Surg Am. 2006; 88(8):1722–1725.

[10] Derby R, Lee SH, Date ES, Lee JH, Lee CH. Size and aggregation of corticosteroids used for epidural injections. Pain Med. 2008; 9(2):227–234.

[11] Okubadejo GO, Talcott MR, Schmidt RE, et al. Perils of intravascular methylprednisolone injection into the vertebral artery. An animal study. J Bone Joint Surg Am. 2008; 90(9):1932–1938.

[12] Newman RJ. Local skin depigmentation due to corticosteroid injection. Br Med J (Clin Res Ed) 1984; 288(6432):1725–1726.

[13] Lennard T. Fundamentals of procedural care. In: Lennard T, ed. Physiatric Procedures in Clinical Practice. Philadelphia, PA: Hanley & Belfus; 1995:1–13.

[14] Kapoor R, Liu J, Devasenapathy A, Gordin V. Gadolinium encephalopathy after intrathecal gadoliniuminjection. Pain Physician. 2010; 13(5):E321–E326.

[15] Vanopdenbosch LJ, Dedeken P, Casselman JW, Vlaminck SA. MRI with intrathecal gadolinium to detect a CSF leak: a prospective open-label cohort study. J Neurol Neurosurg Psychiatry. 2011; 82(4):456–458.

[16] Mehta M, Salmon N. Extradural block. Confirmation of the injection site by X-ray monitoring. Anaesthesia. 1985; 40(10):1009–1012.

[17] White AH. Injection techniques for the diagnosis and treatment of low back pain. Orthop Clin North Am. 1983; 14(3):553–567.

[18] Renfrew DL, Moore TE, Kathol MH, el-Khoury GY, Lemke JH, Walker CW. Correct placement of epidural steroid injections: fluoroscopic guidance and contrast administration. AJNR Am J Neuroradiol. 1991; 12(5):1003–1007.

[19] Rosenberg JM, Quint TJ, de Rosayro AM. Computerized tomographic localization of clinically-guided sacroiliac joint injections. Clin J Pain. 2000; 16(1):18–21.

[20] Ogoke BA. Caudal epidural steroid injections. Pain Physician. 2000; 3(3):305–312.

[21] Smuck M, Fuller BJ, Chiodo A, et al. Accuracy of intermittent fluoroscopy to detect intravascular injection during transforaminal epidural injections. Spine. 2008; 33(7):E205–E210.

[22] Sebben JE. Surgical antiseptics. J Am Acad Dermatol. 1983; 9(5):759–765.

[23] Masterson BJ. Skin preparation. Clin Obstet Gynecol. 1988; 31(3):736–743.

[24] Lee I, Agarwal RK, Lee BY, Fishman NO, Umscheid CA. Systematic review and cost analysis comparing use of chlorhexidine with use of iodine for preoperative skin antisepsis to prevent surgical site infection. Infect Control Hosp Epidemiol. 2010; 31(12):1219–1229. – Epub Oct 22.

[25] Noorani A, Rabey N,Walsh SR, Davies RJ. Systematic review and meta-analysis of preoperative antisepsis with chlorhexidine versus povidone-iodine in clean-contaminated surgery. Br J Surg. 2010; 97(11):1614–1620.

[26] Kamel C, McGahan L, Mierzwinski-Urban M, Embil J. Preoperative Skin Antiseptic Preparations and Application Techniques for Preventing Surgical Site Infections: A Systematic Review of the Clinical Evidence and Guidelines. Ottawa: Canadian Agency for Drugs and Technologies in Health; 2011.

[27] Gibson KL, Donald AW, Hariharan H, McCarville C. Comparison of two presurgical skin preparation techniques. Can J Vet Res. 1997; 61(2):154–156.

[28] Dreyfuss P, Lagattuta FP, Kaplansky B, Heller B. Zygapophyseal joint injection techniques in the spinal axis. In: Lennard TA, ed. Physiatric Procedures in Clinical Practice. Philadelphia, PA: Hanley & Belfus; 1994:206–226.

[29] Sicard A. Les injections médicamenteuses extra-durales par voie sacro-coccygienne. C R Soc Biol Paris. 1901; 53:369.

[30] Freeman JA, Date ES, Kim BJ, Kim Y. Caudal epidural dye spread: volume of contrast to reach the L5–S1 and L4–5 disk levels in degenerative disk disease. Arch Phys Med Rehabil. 2004; 85(9):e39.

[31] Manchikanti KN, Pampati V, Damron KS, McManus CDA. A double-blind, controlled evaluation of the value of sarapin in neural blockade. Pain Physician. 2004; 7(1):59–62.

[32] Huang J. Epidural steroid injection for post laminectomy syndrome: transforaminal versus caudal. Internet J Anesthesiol. 2006; 12(1):1–4.

[33] O'Neill C, Derby R, Knederes L. Precision injection techniques for the diagnosis and treatment of lumbar disc disease. Semin Spine Surg. 1999; 11:104–118.

[34] Hogan Q, Toth J. Anatomy of soft tissues of the spinal canal. Reg Anesth Pain Med. 1999; 24(4):303–310.

[35] Derby R. Procedural safety training guidelines for the performance of interlaminar cervical epidural steroid injections. Sci News. 1998; 3(1):17–21.

[36] Zhou Y, Zhou B. A new way to obtain clear lateral fluoroscopic pictures for cervical epidural steroid injections. Tech Orthop. 2013;

28(1):44–49.

[37]　Gutierrez A. Valor de la aspiracion liquida en el espacio peridural en la anestesia peridural. Rev Cir Buenos Aires. 1933; 12:225–227.

[38]　Bromage PR. Epidural Analgesia. Philadelphia, PA: WB Saunders; 1978.

[39]　Frölich MA, Caton D. Pioneers in epidural needle design. Anesth Analg. 2001; 93(1):215–220.

[40]　Derby R, Bogduk N, Kine G. Precision percutaneous blocking procedures for localizing spinal pain. Part 2. The lumbar neuraxial compartment. Pain Digest. 1993; 3:175–188.

[41]　Jasper JF. Lumbar retrodiscal transforaminal injection. Pain Physician. 2007; 10(3):501–510.

[42]　Choi HE, Kim C, Moon CJ. The retrodiscal approach for lumbar transforaminal epidural block. PM R. 2010; 2 9S:S6–S7.

[43]　Houten JK, Errico TJ. Paraplegia after lumbosacral nerve root block: report of three cases. Spine J. 2002; 2(1):70–75.

[44]　Glaser SE, Shah RV. Root cause analysis of paraplegia following transforaminal epidural steroid injections: the 'unsafe' triangle. Pain Physician. 2010; 13(3):237–244.

[45]　Kambin P. Arthroscopic microdiskectomy. Mt Sinai J Med. 1991; 58(2):159–164.

[46]　Murthy NS, Maus TP, Behrns CL. Intraforaminal location of the great anterior radiculomedullary artery (artery of Adamkiewicz): a retrospective review. Pain Med. 2010; 11(12):1756–1764.

[47]　Chen B, Rispoli L, Stitik TP, Foye PM, Georgy JS. Optimal needle entry angle for cervical transforaminal epidural injections. Pain Physician. 2014; 17(2):139–144.

[48]　Shipley K, Riew KD, Gilula LA. Fluoroscopically guided extraforaminal cervical nerve root blocks: analysis of epidural flow of the injectate with respect to needle tip position. Global Spine J. 2014; 4(1):7–12.

[49]　Huntoon MA. Anatomy of the cervical intervertebral foramina: vulnerable arteries and ischemic neurologic injuries after transforaminal epidural injections. Pain. 2005; 117(1–2):104–111.

[50]　Mooney V, Robertson J. The facet syndrome. Clin Orthop Relat Res. 1976(115):149–156.

[51]　Lord SM, Barnsley L, Wallis BJ, Bogduk N. Chronic cervical zygapophysial joint pain after whiplash. A placebo-controlled prevalence study. Spine. 1996; 21(15):1737–1744, discussion 1744–1745.

[52]　Dreyfus P, Tibiletti C, Dreyer SJ. Thoracic zygapophyseal joint pain patterns. A study in normal volunteers. Spine. 1994; 19(7):807–811.

[53]　Dwyer A, Aprill C, Bogduk N. Cervical zygapophyseal joint pain patterns. I: A study in normal volunteers. Spine. 1990; 15(6):453–457.

[54]　Schwarzer AC, Aprill CN, Derby R, Fortin J, Kine G, Bogduk N. Clinical features of patients with pain stemming from the lumbar zygapophysial joints. Is the lumbar facet syndrome a clinical entity? Spine. 1994; 19(10):1132–1137.

[55]　Aprill C, Dwyer A, Bogduk N. Cervical zygapophyseal joint pain patterns. II: A clinical evaluation. Spine. 1990; 15(6):458–461.

[56]　White AA, III, Panjabi MM. The basic kinematics of the human spine. A review of past and current knowledge. Spine. 1978; 3(1):12–20.

[57]　Derby R, Bogduk N, Schwarzer A. Precision of percutaneous blocking procedures for localizing spinal pain. Part 1. The posterior lumbar compartment. Pain Digest. 1993; 3:89–100.

[58]　Wilson PR. Thoracic facet joint syndrome - a clinical entity? Pain Suppl. 1987; 4:S87.

[59]　Czervionke LF, Fenton DS. Facet joint injection and medial branch block. In: Fenton DS, Czervionke LF, eds. Image-Guided Spine Intervention. Philadelphia, PA: Saunders; 2003:9–50.

[60]　Frank LW, Cheng ES, Robinson HW, Couri BA. Injection based spine procedures. In: Perez-Cruet MJ, Khoo LT, Fessler RG, eds. An Anatomic Approach to Minimally Invasive Spine Surgery. St. Louis, MO: Quality Medical Publishing; 2006:279–319.

[61]　Barnsley L, Bogduk N. Medial branch blocks are specific for the diagnosis of cervical zygapophyseal joint pain. Reg Anesth. 1993; 18(6):343–350.

[62]　Dreyfuss P, Schwarzer AC, Lau P, Bogduk N. Specificity of lumbar medial branch and L5 dorsal ramus blocks. A computed tomography study. Spine. 1997; 22(8):895–902.

[63]　Dreyfuss P, Halbrook B, Pauza K, Joshi A, McLarty J, Bogduk N. Efficacy and validity of radiofrequency neurotomy for chronic lumbar zygapophysial joint pain. Spine. 2000; 25(10):1270–1277.

[64]　van Kleef M, Barendse GA, Kessels A, Voets HM, Weber WE, de Lange S. Randomized trial of radiofrequency lumbar facet denervation for chronic low back pain. Spine. 1999; 24(18):1937–1942.

[65]　Lord SM, Bogduk N. Radiofrequency procedures in chronic pain. Best Pract Res Clin Anaesthesiol. 2002; 16(4):597–617.

[66]　Lee CJ, Kim YC, Shin JH, et al. Intravascular injection in lumbar medial branch block: a prospective evaluation of 1433 injections. Anesth Analg. 2008; 106(4):1274–1278.

[67]　Schwarzer AC, Aprill CN, Derby R, Fortin J, Kine G, Bogduk N. The false-positive rate of uncontrolled diagnostic blocks of the lumbar zygapophysial joints. Pain. 1994; 58(2):195–200.

[68]　Barnsley L, Lord S, Wallis B, Bogduk N. False-positive rates of cervical zygapophysial joint blocks. Clin J Pain. 1993; 9(2):124–130.

[69]　Bogduk N. On diagnostic blocks for lumbar zygapophysial joint pain. F1000 Med Rep. 2010; 2:57.

[70]　Bogduk N, Wilson AS, Tynan W. The human lumbar dorsal rami. J Anat. 1982; 134(Pt 2):383–397.

[71]　Raj PP, Lou L, Erdine S, Staats PS, Waldman SD. Lumbar facets and medial branch blocks. In: Raj PP, Lou L, Erdine S, Staats PS, Waldman SD, eds. Radiographic Imaging for Regional Anesthesia and Pain Management. New York, NY: Churchill Livingstone; 2003.

[72]　Chua WH, Bogduk N. The surgical anatomy of thoracic facet denervation. Acta Neurochir (Wien). 1995; 136(3–4):140–144.

[73]　Shealy CN. Percutaneous radiofrequency denervation of spinal facets. Treatment for chronic back pain and sciatica. J Neurosurg. 1975; 43(4):448–451.

[74]　Bogduk N, Macintosh J, Marsland A. Technical limitations to the efficacy of radiofrequency neurotomy for spinal pain. Neurosurgery. 1987; 20(4):529–535.

[75]　Lau P, Mercer S, Govind J, Bogduk N. The surgical anatomy of lumbar medial branch neurotomy (facet denervation). Pain Med. 2004; 5(3):289–298.

[76]　Bogduk N, Dreyfuss P, Govind J. A narrative review of lumbar medial branch neurotomy for the treatment of back pain. Pain Med. 2009; 10(6):1035–1045.

[77]　Fenton DS, Czervionke LF. Facet denervation. In: Fenton DS, Czervionke LF, eds. Image-Guided Spine Intervention. Philadelphia, PA: Saunders; 2003:51–71.

[78]　Windsor RE, Dreyer SJ. Facet joint nerve ablation. In: Lennard TA, ed. Physiatric Procedures in Clinical Practice. Philadelphia, PA: Hanley & Belfus; 1994:238–241.

[79]　Greenman PE. Principles of Manual Medicine. 2nd ed. Baltimore, MD: Williams & Wilkins; 1996.

[80]　Boden SD, Davis DO, Dina TS, Patronas NJ, Wiesel SW. Abnormal magneticresonance scans of the lumbar spine in asymptomatic subjects. A prospective investigation. J Bone Joint Surg Am. 1990; 72(3):403–408.

[81]　Jensen MC, Brant-Zawadzki MN, Obuchowski N, Modic MT, Malkasian D, Ross JS. Magnetic resonance imaging of the lumbar spine in people without back pain. N Engl J Med. 1994; 331(2):69–73.

[82]　Greenberg JO, Schnell RG. Magnetic resonance imaging of the lumbar spine in asymptomatic adults. Cooperative study–American Society of Neuroimaging. J Neuroimaging. 1991; 1(1):2–7.

[83]　Wiesel SW, Tsourmas N, Feffer HL, Citrin CM, Patronas N. A study of computer-assisted tomography. I. The incidence of positive CAT scans in an asymptomatic group of patients. Spine. 1984; 9(6):549–551.

[84]　Zucherman J, Derby R, Hsu K, et al. Normal magnetic resonance imaging with abnormal discography. Spine. 1988; 13(12):1355–1359.

[85]　Holt EP, Jr. The question of lumbar discography. J Bone Joint Surg Am. 1968; 50(4):720–726.

[86]　Walsh TR, Weinstein JN, Spratt KF, Lehmann TR, Aprill C, Sayre H. Lumbar discography in normal subjects. A controlled, prospective study. J Bone Joint Surg Am. 1990; 72(7):1081–1088.

[87]　Simmons JW, Aprill CN, Dwyer AP, Brodsky AE. A reassessment of Holt's data on: "The question of lumbar discography". Clin Orthop Relat Res. 1988 (237):120–124.

[88]　Bogduk N, Aprill C, Derby R. Lumbar discogenic pain: state-of-the-art review. Pain Med. 2013; 14(6):813–836.

[89]　Derby R, Lee SH, Kim BJ, Chen Y, Aprill C, Bogduk N. Pressure-controlled lumbar discography in volunteers without low back symptoms. Pain Med. 2005; 6(3):213–221, discussion 222–224.

[90]　Willems PC, Jacobs W, Duinkerke ES, De Kleuver M. Lumbar discography: should we use prophylactic antibiotics? A study of 435 consecutive discograms and a systematic review of the literature. J Spinal Disord Tech. 2004; 17(3):243–247.

[91]　Klessig HT, Showsh SA, Sekorski A. The use of intradiscal

antibiotics for discography: an in vitro study of gentamicin, cefazolin, and clindamycin. Spine. 2003; 28(15):1735–1738.

[92] Osti OL, Fraser RD, Vernon-Roberts B. Discitis after discography. The role of prophylactic antibiotics. J Bone Joint Surg Br. 1990; 72(2):271–274.

[93] Carragee EJ, Don AS, Hurwitz EL, Cuellar JM, Carrino JA, Herzog R. 2009 ISSLS Prize Winner: Does discography cause accelerated progression of degeneration changes in the lumbar disc: a ten-year matched cohort study. Spine. 2009; 34(21):2338–2345.

[94] Carragee EJ, Chen Y, Tanner CM, Hayward C, Rossi M, Hagle C. Can discography cause long-term back symptoms in previously asymptomatic subjects? Spine. 2000; 25(14):1803–1808.

[95] Carragee EJ, Barcohana B, Alamin T, van den Haak E. Prospective controlled study of the development of lower back pain in previously asymptomatic subjects undergoing experimental discography. Spine. 2004; 29(10):1112–1117.

[96] Carragee EJ, Alamin TF. Discography. A review. Spine J. 2001; 1(5):364–372.

[97] Carragee EJ. Is lumbar discography a determinate of discogenic low back pain: provocative discography reconsidered. Curr Rev Pain. 2000; 4(4):301–308.

[98] Derby R, Howard MW, Grant JM, Lettice JJ, Van Peteghem PK, Ryan DP. The ability of pressure-controlled discography to predict surgical and nonsurgical outcomes. Spine. 1999; 24(4):364–371, discussion 371–372.

[99] Milette PC, Raymond J, Fontaine S. Comparison of high-resolution computed tomography with discography in the evaluation of lumbar disc herniations. Spine. 1990; 15(6):525–533.

[100] Sachs BL, Vanharanta H, Spivey MA, et al. Dallas discogram description. A new classification of CT/discography in low-back disorders. Spine. 1987; 12(3):287–294.

[101] Fortin JD. Lumbar and thoracic discography with CT and MRI correlations. In: Lennard TA, ed. Physiatric Procedures in Clinical Practice. Philadelphia, PA: Hanley & Belfus; 1994:163–184.

[102] Huber RL, inventor. Huber RL, assignee. Hypodermic needle. US patent 2,409,979. October 22, 1946.

第 16 章 脊柱肿瘤的立体定向放射治疗

Maha Saada Jawad, Daniel K. Fahim

丁　帅 / 译

摘要

　　立体定向放射治疗已成为治疗脊柱肿瘤的一种安全有效的方法。立体定向放射治疗不仅对于初诊脊柱肿瘤有效，而且还可以作为既往接受过脊柱照射的肿瘤患者的挽救性治疗。可以使用图像引导的直线加速器放射治疗。新技术如调强放疗或体积调弧治疗的治疗计划可以提供高度适形的消融肿瘤剂量，同时最大限度地减少对周围危险器官的剂量。延迟治疗相关的毒性，包括椎体压缩性骨折或放射性诱导的脊髓病。合适的患者和肿瘤体积的选择，以及优化剂量 – 体积数据，对于降低毒性的风险至关重要。一些研究显示，立体定向放射治疗在肿瘤控制和疼痛缓解方面取得了良好的结果，对脊柱肿瘤的治疗是有利选择。

　　关键词：放射外科，立体定向放射治疗，脊柱肿瘤，放射治疗，放疗计划

16.1 引言

　　立体定向放射治疗（SRS）已成为治疗脊柱肿瘤的一种安全有效的方法。立体定向放射治疗不仅对于初诊脊柱肿瘤有效，而且还可以作为既往接受过脊柱照射的肿瘤患者的挽救性治疗。脊柱 SRS 技术是通过结合颅内 SRS、无框立体定向和现代放射治疗技术的概念和技术而发展起来的。1951 年，神经外科医生 Lars Leksel 首次使用了颅内 SRS，他引入了立体定向的目标，提出单一高剂量辐射的概念。从那时起，机器精度、多平面成像和计算机速度的提高，促进颅内 SRS 的使用和有效性呈指数级增长，最常见的是伽马刀放射手术（尽管其他系统也可用）。

　　多年深入对颅内 SRS 技术的研究，以对视神经器官、三叉神经和面神经、脑干和运动皮层等关键器官的剂量耐受性进行确定。对大量接受治疗的患者进行研究，清楚了解剂量 – 体积毒性恶性肿瘤以及其他良性肿瘤如动静脉畸形和三叉神经痛的剂量 – 反应关系也需要广泛的研究，最佳的总剂量和剂量分割仍存在争议。然而，一些内容现达成共识，如单剂量治疗的肿瘤反应和并发症发生率，以及对感觉颅神经剂量的高敏感性。

　　根据颅内 SRS 的经验教训总结，颅外 SRS 的应用首先需要先进的技术。无框立体定向技术最初是用于实时术中引导的。最近，这项技术已被引入辐射套件，以允许实时跟踪颅外立体定向目标。与此同时，放射治疗方面的进步，包括三维治疗计划、微型多叶准直器、调强放疗（IMRT）和体积调弧疗法（VMAT），使剂量以精确的靶向和一致性而增加。此外，随着图像引导放疗（IGRT）的不断增加，治疗的传递和准确性得以进一步提高。综上所述，这些技术开创了现代脊柱 SRS 的时代。

16.2 脊柱立体定向放射治疗的潜力

　　累及脊柱的肿瘤很常见，其中大多数为脊柱转移瘤。大约 40% 的恶性肿瘤患者会发展为脊柱转移，北美洲每年有超过 18 000 例新诊断病例。患者表现为疼痛、神经功能损害或椎体骨折等。虽然有些肿瘤可以通过手术切除，但许多癌症患者并不适合进行手术切除，因此需要其他一些侵入性较小的治疗形式。对于姑息治疗，临床经常使用类固醇、疼痛阶梯管理和常规的外束放射治疗（EBRT）。虽然传统的 EBRT 确实能提供有效的疼痛缓解和维持神经功能，但对于治疗失败的患者无法反复应用。而临床上，许多患者在 EBRT 术后的 6~9 个月内出现复发性症状。对颅外 SRS 的初步研究证明了放射治疗的准确性和可重复性。最近，出现了更大的病例系列和回顾性研究，表明脊柱肿瘤 SRS 治疗后临床有效的疼痛和肿瘤控制。有利于复发患者的治疗。

16.3 脊柱立体定向放射治疗的挑战

　　SRS 作为脊柱肿瘤治疗方法的进展需要深入了解可能的剂量相关毒性。放射生物学模型在决定最大分数剂量和总剂量方面有局限性。临床上，将我们对颅内 SRS 的有效性和安全性的知识扩展到脊柱是困难的。目前尚不清楚脊髓的剂量耐受性是否与脑干、皮质或视神经器官相似，它们对单次剂量和累积剂量表现出广泛的敏感性。脊髓甚至比脑干更小、更紧凑，而周围神经在颅神经中没有真正的对应物。

此外，还必须考虑化疗、手术、糖尿病等疾病和以前的放射治疗的影响，以充分了解脊柱 SRS 的剂量相关毒性。SRS 还需要考虑对心脏、肺、肾、食管、肠道和肝脏等器官的毒性。与这项新技术相关的最佳剂量方案、靶区边界以及早期和晚期毒性仍有待研究。最后，尽管理论上的准确性已经在所有商业上可用的系统中得到了证明，但在患者中提供治疗的准确性和可重复性尚未最终确定，需要进一步循证医学证实。

16.4 立体定向放射治疗技术

脊柱 SRS 常用放疗技术为 IMRT 或 VMAT，设备包括直线线性加速器，配有图像引导、微型多叶准直和自动图像融合的集成治疗计划软件。

16.4.1 患者的固定和成像

在治疗模拟过程中，根据治疗位置，患者的手臂被抬高到头部上方或胸部上方。颅外固定使用 ElektaBodyFIX（Elekta；克劳利，英国）。BodyFIX 系统由一个带有全身盖板的 BlueBAG 组成，使用一个真空泵来创建精确的患者定位和固定（图 16.1）。该系统旨在减少治疗过程中的自主和非自愿运动。患者固定后，在计划的治疗位置使用 CT 扫描仪进行 CT 模拟（菲利普斯华晨大孔，菲利普斯医疗系统公司；安多弗，MA）。

患者被固定在 BodyFIX 器械后开始扫描，扫描范围包括靶区外至少两个椎体范围，设置足够宽的视野，用 2~3mm 厚的层厚扫描。然后，使用局域网

和标准 Dicom 软件将 CT 图像传输到 SRS 治疗规划系统。成像序列包括增强、T1 加权及特定情况下所需的附加序列。MRI 图像以与 CT 图像相同的方式直接传输到规划站。然后将这些图像与 CT 图像融合，精准勾画靶区。在无 MRI 引导定位的机构，可以将诊断性脊柱 MRI 图像与治疗计划的 CT 图像融合，指导勾画靶区。

16.4.2 治疗计划

CT 与 MRI 图像融合后，放射肿瘤学医生和神经外科医生共同勾画靶区和危险器官，然后使用治疗计划系统制定放射治疗计划。

靶区勾画

放射肿瘤学医生、神经外科医生和神经放射学医生共同勾画靶区，在 CT 和 MRI 融合图像上勾画靶区（图 16.2）。GTV（肿瘤体积的范围）定义为影像学可见肿瘤及肿瘤侵犯的脊柱骨性标记。临床靶体积（CTV）被定义为 GTV 加上亚临床疾病的边界。这是一个解剖 – 临床概念；脊柱肿瘤必须得到充分的治疗，以达到放射治疗的目的。所以，在脊柱 SRS 的病例中，CTV 通常等于 GTV。第三个是 PTV，这是一个几何概念。PTV 保证了计划或治疗的不确定性临床实施，包括器官运动或摆位误差。PTV 为 GTV 三维外扩的 2mm，不包括由脊髓 PRV 的体积。

关键器官定义

将治疗过程中存在毒性风险的重要器官定义为危

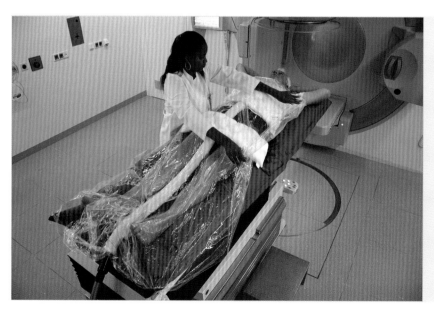

图 16.1 颅外放射治疗患者是应用真空垫全身固定设备，可以做到精准的计划实施

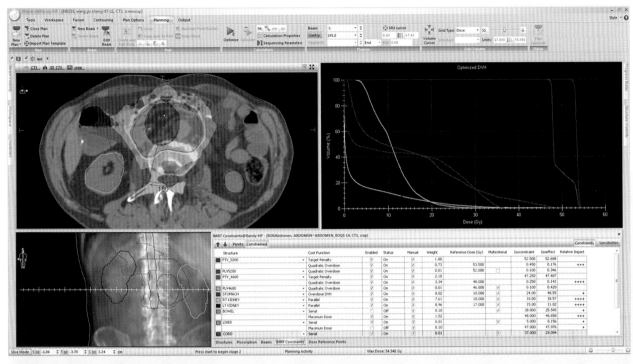

图 16.2 靶区的勾画和治疗的实施是基于 CT 和 MRI 影像融合基础，更精准

及器官（OAR）。这些代表正常组织，其辐射敏感性在通量治疗计划和 / 或处方剂量中可能较为显著。利用 CT 和 MRI 图像对危及器官进行解剖学勾画。定义的器官将取决于接受治疗的脊柱的水平。这些病变通常包括食管、肺、肝、心脏、肾脏、肠和主动脉。由于高剂量辐射增加骨折的潜在风险，一些机构也将终板定义为关键结构；然而，这是目前正在研究的，目前还不被认为是标准做法。在所有情况下，必须确定脊髓体积。脊髓被认为是最关键的结构。脊髓在解剖学上定义为肿瘤累及区域上下至少两个椎体，由椎管囊界定，通常在 MRI 上显示得最好。除脊髓体积外，还定义了脊髓 + 2mm，用于确定 PTV，如前所述。

剂量测定的计划

规定的辐射剂量是为了达到给定的等剂量线。等剂量线的概念反映了组织吸收辐射剂量的体积和平面变化。这些分布由等剂量线描绘，等剂量线表示为参考点处剂量的百分比。对于脊柱 SRS，选择处方等剂量，使 ≥ 80% 的 PTV 接受处方剂量，保证 GTV 覆盖。仔细注意 OAR 的剂量限制。当超过了对 OAR 的容差时，对目标的覆盖可能要打折扣。最重要的剂量限制是脊髓，脊髓体积的最大剂量通常限制在 10Gy 至 0.1mL，脊髓 +2mm 的最大剂量为 13Gy 至 0.1mL。对于 SRS 部位既往接受过照射的患者，可

能需要根据 OAR 既往接受的剂量调整剂量限制。完成 IMRT 或 VMAT 的治疗优化。

软件提供了 4 种治疗选择。一种选择，仅 PTV，不考虑所有 OAR，以给病变提供最佳剂量。另一种选择高 OAR，即使以损伤部位接受剂量为代价，也可对 OAR 提供最大的保护。其余的治疗方案，即正常 OAR 和低 OAR，对 OAR 和病变剂量给予可变权重。一旦选择了最佳的治疗优化方案，最终的计划将由放射肿瘤科医生和神经外科医生共同批准。

剂量选择

据报道，有多种剂量及分割方式可以选择。

在我们的机构，在 OAR 允许范围内，通常会选择一次 16~18Gy 的剂量。处方的总剂量和每部分的剂量（在多个部分的情况下）是根据肿瘤的位置、肿瘤的大小和体积、与关键结构的接近程度以及在给定的治疗领域内的既往放疗来选择的。在大多数情况下，单次分割是首选的方法。然而，如果靶区很大或者既往接受过放射治疗，为了安全起见，总剂量可以分割成 1~5 次治疗。

16.4.3 治疗实施

治疗计划实施时，患者被固定在加速器的 BodyFIX

中。技术员摆位，治疗前使用锥束 CT（CBCT）图像引导来评估患者的位置和器官运动。采用三维 CBCT（3D-CBCT）来评估在 x、y 和 z 轴上的对齐和位置，其公差为 2mm。如果发现位置 ≥ 2mm，则进行调整。然后重复一个 3D-CBCT，以确保已经达到了正确的位置。如果有必要，将执行第三个 3D-CBCT。然后用一对正交的 X 线图像来验证处理的位置。3D-CBCT 和正交图像都必须在治疗交付前经过治疗放射肿瘤学家的审查和批准。

每个治疗的定位、对齐和质量检查各不相同，为 30~60min。验证通过后，使用 6~15MV 能量的直线线性加速器治疗。治疗时间取决于处理计划的复杂性和使用的束数，可以以 10~20min。

每天、每月和每年对直线线性加速器进行质量检查。在进行治疗前，每个治疗计划都要完成完整的 IMRT 或 VMAT 剂量质量保证。这可能需要几个小时，通常在第一次计划治疗的前一天进行。

16.5 并发症

16.5.1 治疗相关的毒性

在治疗后立即评估与治疗相关的毒性，以监测急性 SRS 并发症。治疗后，患者在治疗后 8 周和 12 周接受放射肿瘤医生、神经外科医生或两者进行随访，然后大约 3 个月间隔一次（根据需要进行额外随访）。在每次随访中，对疼痛控制、神经系统状态、辐射相关毒性和局部控制进行评估。局部控制通常通过使用 MRI 和（或）CT 图像进行评估。特定的辐射相关毒性将在很大程度上取决于所进行治疗的解剖位置。在急性情况下，一些可能的副作用包括疼痛、吞咽困难、黏膜炎、食管炎、恶心、腹泻或疲劳。然而，根据我们的经验，这些副作用是罕见的，大多数患者耐受脊柱 SRS 没有发生事故。在亚急性情况下，肺炎和肌炎是可能的。迟发性脊柱 SRS 最重要和最可怕的并发症是放射性诱导性脊髓病（RIM）和椎体压缩性骨折（VCF）。

16.5.2 放射性诱导性脊髓病（RIM）

RIM 是一种罕见的疾病，但它是脊髓照射后最严重的晚期辐射毒性之一，可导致瘫痪或死亡。RIM 很可能是一个多因素的过程，涉及两者白质损伤和局部血管系统损伤。急性 RIM 可导致感觉或运动障碍，这通常是可逆的。在迟发性 RIM 中，损伤可能是永久性的，会导致严重的虚弱、感觉异常、痉挛、

疼痛或肠 / 膀胱失禁。考虑到其毁灭性的后果，理解尊重脊髓辐射耐受性的必要性对脊髓 SRS 具有至关重要的价值。

Gibbs 等对斯坦福大学和匹兹堡大学的 1075 名接受网络刀放射手术治疗的脊髓肿瘤患者的延迟 RIM 进行了检查。1075 例患者中，6 例平均 6.3 个月发生 RIM，并进行了回顾性分析。辐射剂量范围为 12.5~25Gy，分 1~5 次，PTV 覆盖率为 90%，脊髓剂量限制最大剂量为 8~10Gy。临床症状与 MRI 表现相关，并计算特定的生物辐射剂量当量。逻辑回归未能证明脊髓损伤的任何预测因素。其他系列显示立体定向放射治疗后 RIM 发病率同样较低。多伦多大学、加州大学旧金山分校和 MD 安德森癌症中心之间的多机构合作评估了脊柱 SRS 特异性 RIM 的概率。使用 Logistic 回归模型确定 RIM 特定体积的剂量与 RIM 发生之间的关系，利用来自 9 例 RIM 患者与 66 例患者治疗计划的特定剂量 – 体积的数据。

16.5.3 椎体压缩性骨折

脊柱 SRS 更常见的晚期效应是椎体压缩性骨折。在先前报道的系列研究中，脊髓 SRS 后 VCF 的发生率为 11%~39%。与常规辐射相比，这些速率要高得多，5% 的病例中可见 VCF。VCF 的管理和预防是一个主要的挑战，因为肿瘤本身通常位于需要照射的骨内。有几个系列已经探索了 SRS 后 VCF 的预测因子。

第一个关于 SRS 后 VCF 风险的主要报告来自纪念癌症中心的 Sloan-Kettering。该系列包括 62 例患者，71 个部位使用脊柱 SRS 治疗。肿瘤的中位数为 24Gy。在中位随访 19 个月中，SRS 后的 VCF 率为 39%，中位骨折时间为 25 个月。VCF 的预测因素包括体积较大的椎体受累率（> 40%）、溶解性肿瘤和 t10– 骶骨病变。有趣的是，VCF 的速率与辐射剂量无关。其他的研究中心也报告了他们的经历。2012 年，MD 安德森癌症中心报告了 93 例接受脊柱 SRS 患者的 123 个椎体，剂量为 18~30Gy，1~3 次。随访 16 个月时，20% 的患者出现新的或进展性 VCF。年龄超过 55 岁，既往有骨折、基线疼痛和溶解性病变 VCF 的预测器。Sahgal 等在 2013 年由 Sahgal 等报道了 252 例接受脊柱 SRS 治疗的 410 个脊柱节段的患者的多机构数据。该系列中 VCF 发病率较低，在 12 个月的中位随访中为 14%。1 年和 2 年 VCF 发病率分别为 12.4% 和 13.5%。基线骨折、溶解性病变和脊柱畸形是 VCF 的预测因素。与之前的研究不同，该系列还发现，每分数的辐射剂量是一个重要

的预测因素，每分数剂量 ≥ 24Gy 的风险最大（相对于 20~23Gy 和 ≤ 19Gy）。作为我们机构与 7 家机构合作的一部分，评估了 704 例脊柱肿瘤治疗的中位剂量为 21Gy（6~65Gy）。在中位随访 10 个月（1~33个月）中，新的或进展性 VCF 的发生率约为 8%。在 SRS 时发生单独转移的患者更有可能发生 VCF，以及那些治疗量更大、处方剂量更大和治疗部位已存在 VCF 的肿瘤。

16.6　结果

多项研究已经评估放射治疗缓解骨转移疼痛方面的有效性。这些研究表明，分割方式的不同在整体或完全疼痛缓解方面没有显著差异，为进一步研究单次治疗骨转移提供了理论依据。回顾在这些研究中，使用单次分割治疗方法采用剂量为 8Gy。目前，因为治疗计划更符合允许以安全的方式增加剂量的做法指导临床采用更高的单次剂量。随着越来越多的中心实施脊柱 SRS，关于疼痛缓解和局部控制的安全性和有效性的数据越来越多。

迄今为止，文献中最大的单一机构脊柱 SRS 系列来自匹兹堡大学医学中心。在这项前瞻性、非随机、纵向队列研究中，500 例脊柱转移患者使用网络刀图像引导放射外科系统进行单部分 SRS 治疗。该研究允许既往接受过放疗的患者（n=344，30Gy 10 次或 35Gy 14 次），其中没有进一步的常规放疗。排除了明显的脊柱不稳或神经结构骨压迫导致的神经功能缺损的患者。平均剂量为 20Gy（12.5~20Gy），处方剂量为 80% 等剂量线。在 21 个月的中位随访中，90% 接受 SRS 治疗的患者和 88% 接受过放射治疗的患者得到了长期放射学肿瘤控制。86% 的患者在 SRS 后得到了长期的疼痛控制。所有患者均未出现辐射引起的脊髓损伤。

其他较小的系列研究也显示出了类似的结果。Yamada 等评估了 93 例 103 个未接受高级硬膜外压迫的脊髓转移的患者 IMRT– 基于 SRS 在纪念斯隆 – 凯特琳癌症中心。患者因机械不稳定、硬膜外脊髓压迫或既往 SRS 部位放疗而被排除。患者接受单部分 SRS 治疗，中位剂量为 24Gy（18~24Gy），采用 100% 等剂量线。在 15 个月的中位随访中，总体精算局部控制率为 90%，注意到局部失败的中位时间为 9 个月。辐射剂量是局部控制的预测因子，24Gy 和 18~23Gy 分别为 95% 和 80%。所有局部控制的患者均获得了持久的症状缓解，未发现神经根病或脊髓病。Ahmed 等报道了梅奥诊所的经验，该诊所对

66 例患者的 85 例脊柱恶性病变进行了前瞻性评估，其中 25% 曾接受过放疗。与之前的研究相似的排除标准，符合条件的患者在 1~3 部分中位数为 24Gy，最常见的剂量方案为 3 部分为 24Gy。1 年精算局部控制总体为 89%，既往放疗和未放疗的患者分别为 83% 和 91%。

除了局部控制外，疼痛缓解被认为是脊柱 SRS 后最重要的结果之一。放射治疗肿瘤组（RTOG）报道了 RTOG0631 II 期部分的良好结果，这是一项旨在评估脊柱 SRS 治疗局部脊柱转移的可行性和安全性的研究。该研究目前正在纳入 III 期研究，计划比较单分数 SRS 与 16~18Gy 和单分数常规外束辐射与 8Gy 之间的疼痛缓解和生活质量。随着脊柱 SRS 应用的继续，这项重要试验的结果将对理解接受这种治疗的患者疼痛缓解的持久性至关重要。

病例 1

一位 59 岁的女性，乳房 X 线检查异常，显示右侧乳房有一个肿块，活检证实为浸润性小叶癌。进一步的检查已经完成，包括胸部、腹部和骨盆的 CT 分期。CT 显示左侧肩胛骨和 T11 椎体内的骨异常，提示转移，MRI 和骨扫描证实。她接受了 T11 椎体的活检，结果显示患有转移性疾病。她没有症状，特别是没有背部疼痛或神经功能缺陷。考虑到她在少转移性疾病中的出色表现，对左侧肩胛骨病变和 T11 进行了 SRS 治疗，一次注射剂量为 15Gy。她的 IMRT 治疗计划的图像见图 16.3。SRS 治疗后，先进行全身化疗，右乳房部分切除术，右乳房和腋窝淋巴结辅助放疗。她没有出现与治疗相关的并发症。治疗 3 年后，仍然没有复发，在 SRS 现场进行局部控制。

病例 2

39 岁男性，因进行性腰痛，右下肢就诊疼痛和虚弱。脊柱 MRI 显示胸椎和腰椎弥漫性骨异常，涉及转移性疾病，T2 椎体病理性骨折和马尾压迫，L3~L4 脊柱旁受累。他立即接受了 L1~L5 的腰椎椎板切除术，病理学显示为转移性前列腺腺癌。术后，他从 T6 椎体水平通过双侧 SI 关节接受姑息性外束放疗。他接受了 45Gy 的剂量，25 组分 1.8Gy。他开始接受雄性激素剥夺治疗。他的 T2 水平的疾病在治疗后的几个月内进展，他接受了一个疗程的脊髓 SRS 至 T2 水平的治疗，一次剂量为 18Gy。他的 IMRT 治疗计划的图像见图 16.4。在放射治疗后，他的脊柱疾病仍然得到控制，特别是在 T2 水平。5 年后死于脑和厚脑膜转移并发症。

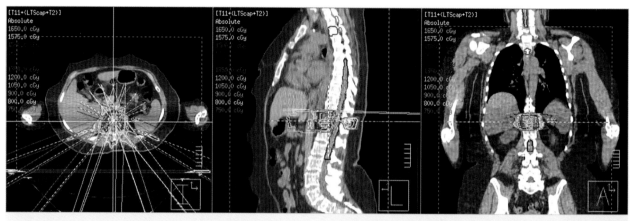

图 16.3　T11 椎体的固定野调强放疗，采用 15GY/1F，SRS

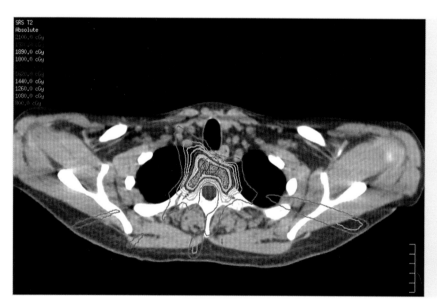

图 16.4　T2 椎体的固定野调强放疗，采用 18GY/1F，SRS

16.7　结论

　　脊柱 SRS 是一种安全有效的治疗方法，适用于常规放射治疗失败后的脊柱治疗。这种治疗可以促进传统的放疗和手术治疗；作为前期的、独立的或辅助治疗；或者可能作为一些患者的放射治疗和手术治疗的替代品。决定使用 SRS 代替外科手术或常规 EBRT 最好涉及肿瘤医生、神经外科医生和放射肿瘤医生。脊髓或实体器官并发症的风险最小，并且在缓解疼痛和改善局部控制方面已经观察到显著的好处。当脊柱 SRS 与现代放射治疗方法和 IGRT 相结合时，现在建立的高精度和一致性的治疗方式有可能超越短期缓解，同时改善生活质量。

临床注意事项

・大多数累及脊柱的肿瘤是脊柱转移瘤。

・脊髓肿瘤患者可表现为疼痛、神经损害或椎体骨折。

・对于不适合手术的患者，放疗可以作为一种替代的治疗方式，它能有效地缓解疼痛并保持神经系统功能。

・立体定向放射治疗（SRS）允许将高剂量的辐射输送到适形靶体积，并且可以使用强度调制放射治疗（调强放疗）或体积调制电弧治疗（体积调弧治疗）以及图像引导放疗来实现。

· SRS 辐射剂量大小通常是根据肿瘤位置、肿瘤大小、与关键结构的接近程度以及治疗场内对需要再治疗的患者进行的先前辐射治疗来选择的。

· 脊柱 SRS 后最重要和最令人担忧的晚期并发症是放射性脊髓病和椎体压缩性骨折，在制定治疗计划时必须仔细考虑这两种情况。

· 在现有文献中，脊髓 SRS 后的局部控制和疼痛缓解结果很有希望，但报道的长期毒性有限。

参考文献

[1] Leksell L. The stereotaxic method and radiosurgery of the brain. Acta Chir Scand. 1951; 102(4):316–319.

[2] Boyer AL, Ochran TG, Nyerick CE, Waldron TJ, Huntzinger CJ. Clinical dosimetry for implementation of a multileaf collimator. Med Phys. 1992; 19(5):1255–1261.

[3] Hogstrom KR, Boyd RA, Antolak JA, Svatos MM, Faddegon BA, Rosenman JG. Dosimetry of a prototype retractable eMLC for fixed-beam electron therapy. Med Phys. 2004; 31(3):443–462.

[4] Tobler M, Leavitt DD, Watson G. Optimization of the primary collimator settings for fractionated IMRT stereotactic radiotherapy. Med Dosim. 2004; 29(2):72–79.

[5] Wu VW, Kwong DL, Sham JS. Target dose conformity in 3-dimensional conformal radiotherapy and intensity modulated radiotherapy. Radiother Oncol. 2004; 71(2):201–206.

[6] Mehta VK, Lee QT, Chang SD, Cherney S, Adler JR, Jr. Image guided stereotactic radiosurgery for lesions in proximity to the anterior visual pathways: a preliminary report. Technol Cancer Res Treat. 2002; 1(3):173–180.

[7] Pollock BE, Kondziolka D, Flickinger JC, Maitz A, Lunsford LD. Preservation of cranial nerve function after radiosurgery for nonacoustic schwannomas. Neurosurgery. 1993; 33(4):597–601.

[8] Flickinger JC, Kondziolka D, Lunsford LD. Dose selection in stereotactic radiosurgery. Neurosurg Clin N Am. 1999; 10(2):271–280.

[9] Flickinger JC, Lunsford LD, Kondziolka D. Dose prescription and dose-volume effects in radiosurgery. Neurosurg Clin N Am. 1992; 3(1):51–59.

[10] Kondziolka D, Lunsford LD, Flickinger JC. Acoustic tumors: operation versus radiation–making sense of opposing viewpoints. Part II. Acoustic neuromas: sorting out management options. Clin Neurosurg. 2003; 50:313–328.

[11] Kondziolka D, Lunsford LD, McLaughlin MR, Flickinger JC. Long-term outcomes after radiosurgery for acoustic neuromas. N Engl J Med. 1998; 339(20):1426–1433.

[12] Stafford SL, Pollock BE, Leavitt JA, et al. A study on the radiation tolerance of the optic nerves and chiasm after stereotactic radiosurgery. Int J Radiat Oncol Biol Phys. 2003; 55(5):1177–1181.

[13] Tishler RB, Loeffler JS, Lunsford LD, et al. Tolerance of cranial nerves of the cavernous sinus to radiosurgery. Int J Radiat Oncol Biol Phys. 1993; 27(2):215–221.

[14] Barnett GH, Kormos DW, Steiner CP, Weisenberger J. Intraoperative localization using an armless, frameless stereotactic wand. Technical note. J Neurosurg. 1993; 78(3):510–514.

[15] Guthrie BL, Adler JR, Jr. Computer-assisted preoperative planning, interactive surgery, and frameless stereotaxy. Clin Neurosurg. 1992; 38:112–131.

[16] Yin FF, Ryu S, Ajlouni M, et al. A technique of intensity-modulated radiosurgery (IMRS) for spinal tumors. Med Phys. 2002; 29(12):2815–2822.

[17] Chow E, Zeng L, Salvo N, Dennis K, Tsao M, Lutz S. Update on the systematic review of palliative radiotherapy trials for bone metastases. Clin Oncol (R Coll Radiol). 2012; 24(2):112–124.

[18] Joaquim AF, Ghizoni E, Tedeschi H, Pereira EB, Giacomini LA. Stereotactic radiosurgery for spinal metastases: a literature review. Einstein (Sao Paulo). 2013; 11(2):247–255.

[19] Hamilton AJ, Lulu BA, Fosmire H, Gossett L. LINAC-based spinal stereotactic radiosurgery. Stereotact Funct Neurosurg. 1996; 66(1)(–)(3):1–9.

[20] Hamilton AJ, Lulu BA, Fosmire H, Stea B, Cassady JR. Preliminary clinical experience with linear accelerator-based spinal stereotactic radiosurgery. Neurosurgery. 1995; 36(2):311–319.

[21] Adler JR, Jr, Chang SD, Murphy MJ, Doty J, Geis P, Hancock SL. The Cyberknife: a frameless robotic system for radiosurgery. Stereotact Funct Neurosurg. 1997; 69(1-4 Pt 2):124–128.

[22] Adler JR, Jr, Murphy MJ, Chang SD, Hancock SL. Image-guided robotic radiosurgery. Neurosurgery. 1999; 44(6):1299–1306, discussion 1306–1307.

[23] Chang SD, Main W, Martin DP, Gibbs IC, Heilbrun MP. An analysis of the accuracy of the CyberKnife: a robotic frameless stereotactic radiosurgical system. Neurosurgery. 2003; 52(1):140–146, discussion 146–147.

[24] Lohr F, Debus J, Frank C, et al. Noninvasive patient fixation for extracranial stereotactic radiotherapy. Int J Radiat Oncol Biol Phys. 1999; 45(2):521–527.

[25] Murphy MJ, Adler JR, Jr, Bodduluri M, et al. Image-guided radiosurgery for the spine and pancreas. Comput Aided Surg. 2000; 5(4):278–288.

[26] Murphy MJ, Chang SD, Gibbs IC, et al. Patterns of patient movement during frameless image-guided radiosurgery. Int J Radiat Oncol Biol Phys. 2003; 55(5):1400–1408.

[27] Takacs I, Hamilton AJ. Extracranial stereotactic radiosurgery: applications for the spine and beyond. Neurosurg Clin N Am. 1999; 10(2):257–270.

[28] Gerszten PC, Ozhasoglu C, Burton SA, et al. Evaluation of CyberKnife frameless real-time image-guided stereotactic radiosurgery for spinal lesions. Stereotact Funct Neurosurg. 2003; 81(1)(–)(4):84–89.

[29] Medin PM, Solberg TD, De Salles AA, et al. Investigations of a minimally invasive method for treatment of spinal malignancies with LINAC stereotactic radiation therapy: accuracy and animal studies. Int J Radiat Oncol Biol Phys. 2002; 52(4):1111–1122.

[30] Ryu S, Fang Yin F, Rock J, et al. Image-guided and intensity-modulated radiosurgery for patients with spinal metastasis. Cancer. 2003; 97(8):2013–2018.

[31] Ryu SI, Chang SD, Kim DH, et al. Image-guided hypo-fractionated stereotactic radiosurgery to spinal lesions. Neurosurgery. 2001; 49(4):838–846.

[32] Gerszten PC, Burton SA, Ozhasoglu C, Welch WC. Radiosurgery for spinal metastases: clinical experience in 500 cases from a single institution. Spine. 2007; 32(2):193–199.

[33] Garg AK, Shiu AS, Yang J, et al. Phase 1/2 trial of single-session stereotactic body radiotherapy for previously unirradiated spinal metastases. Cancer. 2012; 118(20):5069–5077.

[34] Heron DE, Rajagopalan MS, Stone B, et al. Single-session and multisession CyberKnife radiosurgery for spine metastases-University of Pittsburgh and Georgetown University experience. J Neurosurg Spine. 2012; 17(1):11–18.

[35] Ahmed KA, Stauder MC, Miller RC, et al. Stereotactic body radiation therapy in spinal metastases. Int J Radiat Oncol Biol Phys. 2012; 82(5):e803–e809.

[36] Yamada Y, Bilsky MH, Lovelock DM, et al. High-dose, single-fraction imageguided intensity-modulated radiotherapy for metastatic spinal lesions. Int J Radiat Oncol Biol Phys. 2008; 71(2):484–490.

[37] Ang KK, Price RE, Stephens LC, et al. The tolerance of primate spinal cord to re-irradiation. Int J Radiat Oncol Biol Phys. 1993; 25(3):459–464.

[38] Boden G. Radiation myelitis of the cervical spinal cord. Br J Radiol. 1948; 21(249):464–469.

[39] Marcus RB, Jr, Million RR. The incidence of myelitis after irradiation of the cervical spinal cord. Int J Radiat Oncol Biol Phys. 1990; 19(1):3–8.

[40] McCunniff AJ, Liang MJ. Radiation tolerance of the cervical spinal cord. Int J Radiat Oncol Biol Phys. 1989; 16(3):675–678.

[41] Leibel SG. Tolerance of the Brain and Spinal Cord to Conventional Irradiation. New York, NY: Raven Press; 1991.

[42] Gibbs IC, Patil C, Gerszten PC, Adler JR, Jr, Burton SA. Delayed radiation-induced myelopathy after spinal radiosurgery. Neurosurgery. 2009; 64(2) Suppl:A67–A72.

[43] Sahgal A, Weinberg V, Ma L, et al. Probabilities of radiation myelopathy specific to stereotactic body radiation therapy to guide safe practice. Int J Radiat Oncol Biol Phys. 2013; 85(2):341–347.

[44] Rose PS, Laufer I, Boland PJ, et al. Risk of fracture after single

fraction imageguided intensity-modulated radiation therapy to spinal metastases. J Clin Oncol. 2009; 27(30):5075–5079.

[45] Boehling NS, Grosshans DR, Allen PK, et al. Vertebral compression fracture risk after stereotactic body radiotherapy for spinal metastases. J Neurosurg Spine. 2012; 16(4):379–386.

[46] Sahgal A, Atenafu EG, Chao S, et al. Vertebral compression fracture after spine stereotactic body radiotherapy: a multi-institutional analysis with a focus on radiation dose and the spinal instability neoplastic score. J Clin Oncol. 2013; 31(27):3426–3431.

[47] Hartsell WF, Scott CB, Bruner DW, et al. Randomized trial of short- versus long-course radiotherapy for palliation of painful bone metastases. J Natl Cancer Inst. 2005; 97(11):798–804.

[48] Roos DE, Turner SL, O'Brien PC, et al. Trans-Tasman Radiation Oncology Group, TROG 96.05. Randomized trial of 8Gy in 1 versus 20Gy in 5 fractions of radiotherapy for neuropathic pain due to bone metastases (Trans-Tasman Radiation Oncology Group, TROG 96.05). Radiother Oncol. 2005; 75(1):54–63.

[49] Steenland E, Leer JW, van Houwelingen H, et al. The effect of a single fraction compared to multiple fractions on painful bone metastases: a global analysis of the Dutch Bone Metastasis Study. Radiother Oncol. 1999; 52(2):101–109.

[50] Ryu S, Pugh SL, Gerszten PC, et al. RTOG 0631 phase II/III study of imageguided stereotactic radiosurgery for localized (1–3) spine metastases: phase ii results. Int J Radiat Oncol Biol Phys. 2011; 81(2):S131–S132.

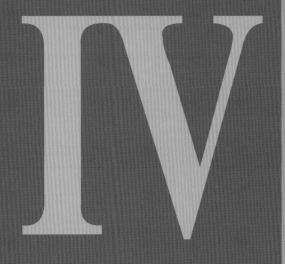

第 17 章　枕颈交界的经口和经鼻入路

Matthew L. Rontal, Daniel Roy Pieper, Mick J. Perez-Cruet

高　坤　丁　帅／译

摘要

　　本章讨论了传统的经口入路与内镜经口和经鼻入路对颅颈交界处或颅椎交界处的治疗。这些方法对于治疗颅颈交界处的各种前部病变是非常实用的。本章讨论了解剖学和手术的细微差别，以使这些方法安全和有效。

　　关键词：颅颈交界处，颅椎交界处，类风湿性血管翳，鼻咽癌，脊索瘤，软骨肉瘤，成骨不全症，Klippel-Feil 综合征，唐氏综合征，软骨发育不全症，黏多糖贮积症，经口，腭咽部发育不全症，经鼻

17.1 引言

　　颅颈交界处（CCJ）或颅椎交界处（CVJ）疾病的治疗在不断发展。这种发展主要是由于疾病入路和切除的科技与技术同时发展。本章讨论了传统的经口方法与内镜经口和经鼻方法对 CCJ 的治疗。

17.1.1 解剖

　　CCJ 的入路是建立在对相关的咽和脊柱解剖学、CCJ 和腭咽的功能以及所需的手术暴露的理解上。

　　CCJ 由枕骨、寰枢椎和枢椎组成。这些骨性结构共同容纳了脑干和脊髓的交界处、椎动脉和脊髓的近端。CCJ 骨质和韧带的解剖结构为头部的大部分屈伸与旋转提供了结构基础。了解颅椎交界处、软腭和经口方法的复杂解剖结构对安全和有效的手术至关重要（图 17.1）。

枕骨 ~C1

　　枕骨与寰椎交界处是枕骨髁与 C1 侧块凹面的关节，赋予头部屈伸功能。就在这个关节上方是枕骨的两个独立部分：

　　（1）前方的斜坡。

　　（2）后方的枕骨鳞部。

　　脑桥延髓的交界位于斜坡下端上方约 1cm 处。舌下神经在髁突上方和内侧的枕骨鳞部穿过其管道。

　　寰枕膜（AOM）从寰椎环后方横跨至枕骨。椎动脉在颈椎侧块前方的横突孔上升，然后绕行寰椎后弓上方，穿过 AOM 进入枕大孔。AOM 不赋予 CCJ 稳定性。

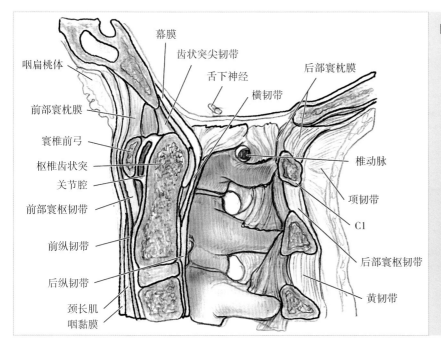

图 17.1　颅颈交界处的解剖示意图

图中标注：幕膜；齿状突尖韧带；后部寰枕膜；咽扁桃体；舌下神经；横韧带；前部寰枕膜；寰椎前弓；枢椎齿状突；关节腔；前部寰枢韧带；前纵韧带；后纵韧带；颈长肌；咽黏膜；椎动脉；项韧带；C1；后部寰枢韧带；黄韧带

C1~C2

寰枢椎交界是由齿状突和 C1 构成的唯一连接，它允许头部旋转。齿状突从 C2 的前部向上方延伸，与 C1 前弓的后部形成关节。横韧带及垂直方向的上、下束（共同组成十字韧带）和翼状韧带的复杂排列，分别限制屈伸和旋转，稳定了 CCJ。覆膜的作用仍有争议，覆膜从 C2 的前侧向上呈扇形到枕大孔前侧的硬脑膜。前纵韧带保护着 CCJ 的前部，有助于稳定，但并没有赋予该区域任何特殊的活动范围。颈长肌和头长肌位于前纵韧带的前面，就在咽后壁的黏膜、肌肉和筋膜平面的后面。

腭咽是指位于鼻咽和口咽交界处的区域，在说话时限制气流通过鼻腔。它由软腭、咽侧壁和咽后壁组成。软腭从硬腭的后缘向后突出，然后在静止状态下呈向后弯曲的状态。软腭最下端边缘的中线部位进一步向下延伸，成为子弹形的悬雍垂。

软腭黏膜和小唾液腺的深面是腭部的肌肉。最重要的是，上颚提肌是上颚的主要提升动力。它从蝶骨大翼的下侧下降到上颚的外侧，然后转 90°，在上颚的实质中横向走行，插入上颚腱膜上。上颚提肌的收缩使上颚在冠状面抬高，并在矢状面形成一个后上运动，使上颚紧贴咽后壁。

咽上缩肌约束着食管的侧方和后方。它起源于翼腭板内侧、下颌骨和翼突下颌缝。它插入咽后壁的中线纤维缝和枕骨底部的咽结节。在更高处，鼻咽的后壁是由覆盖于斜坡下端前部的黏膜形成的。

在吞咽和说话时，上颚的后上方运动和咽上缩肌的收缩运动共同作用，关闭鼻咽部。在吞咽时，这些运动缓慢而幅度大，防止食物和液体进入鼻咽部。在说话时，这些运动每秒钟多次打开和关闭鼻腔，适当地允许和限制鼻腔内的气流，以创造特定的语音。这些运动的不足会导致鼻腔共鸣过高，无法发出 P、B、D、K、G、Z 和 S 等字母的声音。其结果是一系列异常的声音和错误的发音，被称为声带失能（VPI）。VPI 最常见于一些腭裂患者，他们的腭部长度和（或）运动不足，在说话时不能封闭腭咽。矫正 VPI 包括在腭咽部增加部分阻塞性组织，以帮助关闭。作者的首选技术是上位咽瓣，从咽后壁到上颚建立一个肌筋黏膜桥。然后通过侧咽壁向内移动到桥的外侧边缘来改善腭咽的闭合，而没有明显的上颚移动。

腭咽括约肌的功能对于维持正常的、可理解的言语是至关重要的，在入路 CCJ 时应予以保留。

17.1.2 病理学

寰枢椎关节的疾病导致脊髓和脑干受压和（或）复杂的骨性和韧带解剖结构不稳定，将产生严重的神经系统损伤。从历史上看，最常见的病因是涉及寰枢椎交界处的类风湿性血管翳引起的压迫。CCJ 的其他病因包括肿瘤，例如鼻咽癌、脊索瘤和软骨肉瘤、感染和创伤。影响颅面生长的先天性疾病，如成骨不全症、Klippel-Feil 综合征、Down 综合征、软骨发育不全症和黏多糖贮积症，可能导致颅底凹陷。后天性骨骼疾病，如佝偻病、成骨不全症、克汀病和甲状旁腺疾病，可能导致枕骨软化和颅底陷入，这是由于颅骨的沉降和相对的齿状突升高造成的。有趣的是，Choi 等报告说，随着类风湿性关节炎治疗的改善，CCJ 类风湿性关节炎的发生率最近明显减少，肿瘤切除术已上升为最常见的适应证。虽然大多数炎症和良性肿瘤可以通过分块切除来处理，但一些恶性肿瘤需要整块切除。

根据这些适应证，所需的暴露和所选择的方法也不同（图 17.2）。

17.1.3 相对解剖

选择入路的关键是了解个体患者的 CCJ 解剖结构与腭部结构的关系。通过鼻腔和口腔可能出现的显露角度有助于理解这种关系。

在头颅侧位图上，长期以来，人们一直将齿状突的顶端与硬腭的水平相比较。McGregor 线是从硬腭的后方到枕骨的底部。Chamberlain 线是从硬腭的后方到枕骨大孔的前缘。在大约 50% 的人中，齿状突的顶端等于或低于 Chamberlain 线。如果齿状突的顶端在 McGregor 线以上 4.5mm 或 Chamberlain 线以上 6mm，则表示存在颅底凹陷的情况。随着 CCJ 入路的发展，CCJ 相对于硬腭的解剖结构已经被研究过了，这与经鼻入路的显露角度有关（图 17.3）。

17.2 经口入路

几十年来，传统的经口、经腭和经咽入路一直是腹侧 CCJ 的金标准入路。1917 年，Kanavel 首次对其描述，进行了从 CCJ 中取出子弹的手术。Fang 和 Ong 1962 年发表了第一个关于成功使用经口入路的小型系列文章。几年来，Crockard 等、Menezes、VanGilder 和其他学者利用仪器和技术的进步改善了手术的效果，已经实现了低并发症发生率，尤其是低感染率（图 17.4）。

17.2.1 手术技术

当手术开始时，由于颈部伸展非常有限，可能需

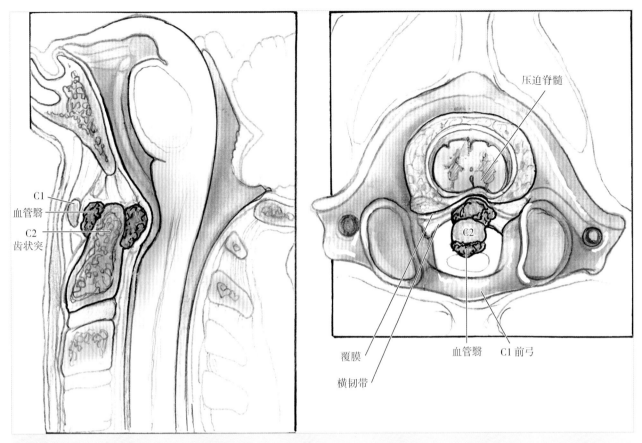

图 17.2　影响齿状突的病理图示，这是典型的脊索瘤

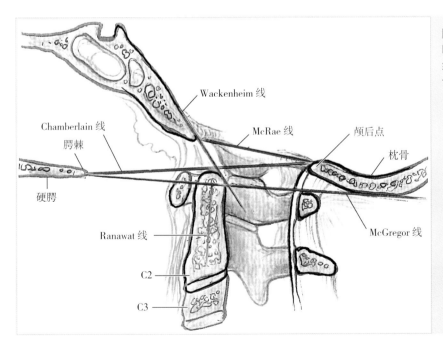

图 17.3　插图显示了 Wackenheim 线、McRae 线、Chamberlain 线和 McGregor 线，用于颅颈交界处解剖学和病理学的诊断

要进行光纤插管，并可能进行气管切开。清洁口腔和口咽部。放置一个咽喉包。虽然颈部伸展可以改善下颌骨的显露角度，但是颈椎的不稳定性往往会阻止颈部的显著伸展。用 1% 的利多卡因和 1∶100 000 肾上腺素浸润咽后壁（如果有必要的话，还有腭大孔）。

经口方法使用舌和下颌骨的牵开器。牵开器每30min释放5min，以便让舌重新建立血流。这减少了严重的舌水肿和坏死的风险。在口咽部后壁可以触摸到脊柱的解剖结构。确定是否需要切开腭部（图17.5）。

可以通过将红色橡胶管插入鼻腔，缝合到悬雍垂，然后轻轻回拉，将软腭拉入鼻咽部。对于回缩和切开软腭获得的显露存在争议。如果需要切开软腭，作者倾向于做折线切口，以防止腭部因直线瘢痕挛缩而缩短。

硬腭的后表面可以被切除，以进一步暴露。如果需要这样做，作者倾向于将口腔表面的切口从中线和肌肉/鼻腔表面的切口移开，以防止在硬腭–软腭交界处形成瘘管。了解这一区域的解剖结构是手术成功的关键（图17.6）。

然后将咽后壁黏膜开成一个长方形的皮瓣。虽然其他人主张采用下基底的皮瓣，但作者赞成采用上基底的皮瓣。如前所述，该皮瓣被设计成在术后发生VPI时用于重建咽喉部。因此，在接近CCJ的过程中，该皮瓣实际上是一种延迟设计，并且在将来需要时可以随时使用。在最初的手术中使用下基底皮瓣可能会损害上基底皮瓣的血管，使其不能在术后VPI的情况下使用。

颈长肌和头长肌在中线筋膜缝分开。前纵韧带被分开。因此，疾病得到了控制（齿状突切除等）。

然后用脂肪移植稍微填充缺损，如果可能的话，在中线上重新缝合颈长肌和头长肌，并将上基底的皮瓣旋转回原位，用多条3-0 Vicryl缝线间断地以水平褥式方式缝合。然后分3层闭合腭部，即鼻黏膜层、肌肉层和口腔黏膜层。腭部闭合的关键是重建

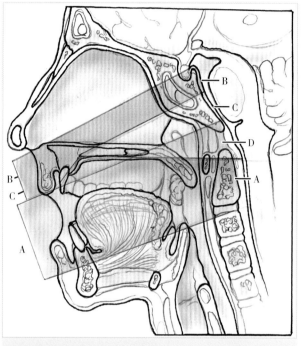

图17.4 示意图显示传统的经口（A）、经咽（B）和经腭（C、D）实现的显露范围

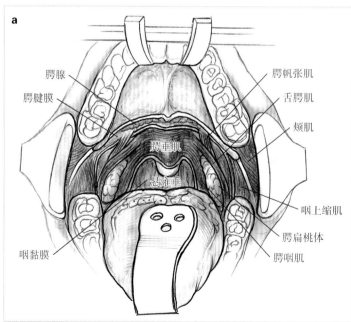

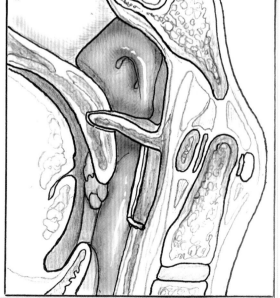

图17.5 经口入路解剖的前面（a）和矢状面（b）示意图

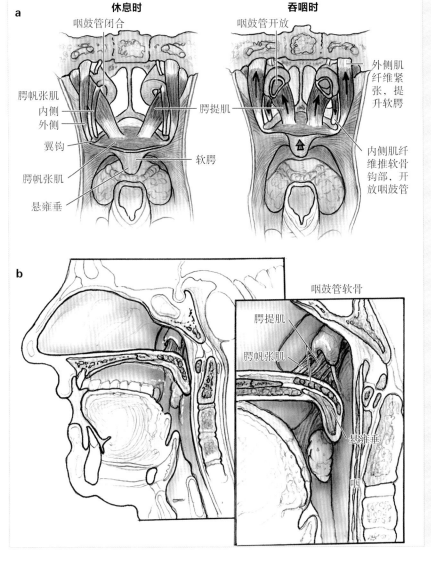

图 17.6 a、b. 与经口入路相关的软腭解剖

分开的腭提肌，确保有足够的腭部功能（图 17.7）。

扩大经口显露

通过在中线上切开舌部，可以获得更大的向下暴露。经口技术的更大扩展是向下切开下颌骨和（或）向上切开上颌骨。下颌外旋术、LeFort I 上颌骨切开术和 LeFort II 上颌骨外旋术将潜在的暴露范围从 C3 下缘扩展到前颅底上缘。这些技术的详细描述超出了本章的范围。

17.2.2 经口入路的并发症

气道阻塞

舌部、咽壁和上颚的水肿、继发性吞咽困难和 Halo 架都容易造成术后气道管理的困难。这在肥胖的患者中可能更加明显，特别是那些已知有阻塞性睡眠呼吸暂停史的患者。此外，有证据表明，通过手术固定或疾病，颈部伸展的限制可能会抑制全口张开。最后，术前存在的下颌神经功能障碍，术后将进一步抑制患者管理分泌物和保护气道的能力。在这些患者中，应谨慎行气管切开术，以避免长时间插管和重新插管困难。围术期使用全身类固醇和术中涂抹在舌头上的类固醇膏可能是有用的。

腭咽功能不全

咽喉解剖学的以下变化可能导致 VPI：

（1）打开和修复的软腭内的纤维化或瘢痕挛缩，导致腭部前部变短，或在伤口愈合过程中提拉带的裂开。

（2）由于齿状突 / 病变切除导致咽后壁加深。这

181

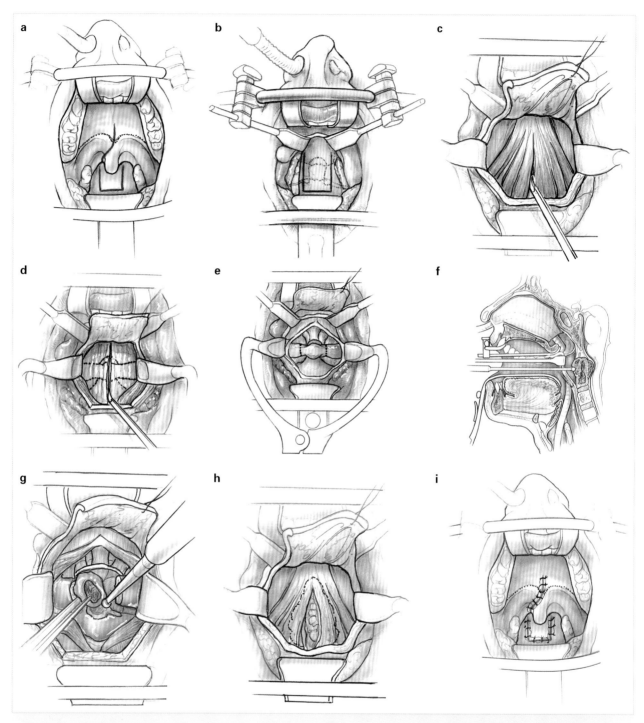

图 17.7 咽后壁黏膜被打开成一个矩形的皮瓣，根据病变的位置，基底可以是头侧（a）或尾侧（b）。c、d. 在中线筋膜缝处切开颈长肌和头长肌。e~g. 切开前纵韧带，暴露出病变，进行手术（即齿状突切除等）。h、i. 如果可能的话，在中线上重新缝合颈长肌和头长肌，并将位于上方的皮瓣旋转到其原始位置，并间断地以水平褥式方式用多条 3-0 Vicryl 缝线缝合

可能会导致咽喉部的前后径过大，从而使原本未被切除的腭部不能成功地抵住后壁。

（3）由于手术切除后，脊柱和颈部的高度和位置发生变化，导致腭咽结构的关系发生变化。

（4）由于瘢痕或失神经支配导致的咽后壁运动的丧失，导致腭咽闭合不全。

已公布的 VPI 比率为 25%~45%。折线形的腭部切口可以防止继发于直线瘢痕挛缩的前部缩短，而

且几乎不增加时间和复杂性。此外，如果需要的话，利用一个宽大的、上基底的皮瓣进行手术，可为外科医生准备好二次腭咽重建。

17.3 经鼻入路

为了避免腭部分裂，随着内镜在鼻内、口咽和神经外科手术中的出现，内镜下的 CCJ 入路已经被开发出来。带蒂鼻中隔皮瓣已经可以关闭存在软组织缺损的颅底和鼻咽部伤口（图 17.8）。

术前计划集中在经鼻入路的下端暴露程度。根据矢状面图像上硬腭的解剖结构，可对经鼻内镜的下端显露范围进行多种估算。虽然有些方法似乎高估了下端的暴露，但 La Corte 等建议，鼻腭线可能是最准确的。在矢状 CT 图像上，该线连接一个前点，即从下鼻点到前鼻棘 2/3 的距离，到后鼻棘的后点，然后与 CCJ 相交，即预期的最下端暴露。在此点以上的病变可单独通过鼻内入路处理。在此线上的病变可能需要鼻内和内镜经口入路；而在此线下超过 1cm 的病变可能只需要内镜经口入路。

技术

患者在图像引导系统上进行登记。用浸泡过羟甲唑啉的棉球填塞鼻子 3~5min。在腭大孔、鼻中隔、鼻腭区、中鼻甲腋下、下鼻甲和咽后壁注射 1% 利多卡因和 1:100 000 肾上腺素。下鼻甲和中鼻甲被侧置形成一个带蒂的鼻中隔瓣。鼻中隔黏膜从前部到后部被抬起，然后从内侧到外侧抬起横跨鼻骨的梗。然后在蝶窦口水平和蝶骨喙侧与鼻咽的交界处，通过横向切口隔离鼻骨梗。通过这种方式，可以捕捉到鼻腭动脉的隔膜分支，该分支从鼻腭孔内侧穿过蝶窦面到后腭。然后在鼻中隔黏膜瓣上做上、下切口，从鼻骨基底切口向前方延伸至鼻中隔前部垂直切口，完成一个带蒂的动脉化皮瓣的制作。

一旦鼻中隔黏膜的一片或两片组织作为皮瓣被提起，就可以切除鼻中隔后部，注意不要将颅底向上折断，这样就实现了鼻咽后壁的暴露。如果需要更大的上位暴露，则要切除蝶窦底。然后，鼻咽后壁被垂直或以 U 形方式切开。

经口入路是通过咽后壁进行单独的解剖，并缩回上颌。重要的是，有角度的内镜可以在不切开腭部的情况下看到腭部上方。通过中线和前纵韧带进行解剖，以及切除疾病和（或）齿状突，可以使用细长的曲度较小的钻头、微型剥离器，以及可以通过鼻子插入的剥离器。作者倾向于使用手持式二氧化碳激光器进行鼻咽后壁的黏膜切口和初步剥离。可利用细长的剥离器、刮匙和吸引器，如经鼻手术中使用，图像引导、三手或四手技术，并结合神经外科和耳鼻喉科同事的技能。

内镜方法避免了切开腭部。它提供了一个锥形向外的视野，比显微镜的锥形向下的视野有更好的照明效果，而且它允许更自由地移动器械和与两名外科医生进行联合解剖。

鼻内镜方法允许用有角度的镜头和有角度的器械进行明显的向下暴露，而不将伤口置于软腭水平以下。支持者认为，这种更偏向头侧的手术剥离可以避免吞咽困难，因为它避免了通过上方缩肌的口咽部的剥离，也避免了对舌部更大的牵拉。也许最

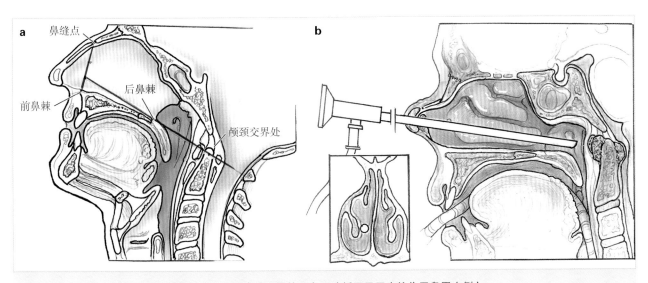

图 17.8 经鼻入路（a）和内镜就位（b）以改善显露的示意图（插图显示内镜位于鼻甲内侧）

重要的是，通过鼻内镜方法的颅底显露角度可以进行齿状突的切除，而不对 C1 的前弓进行削薄或切除（图 17.9）。

但是，作者还是担心经鼻腔的方法和通过咽后壁上部的解剖仍然会加大腭咽的前后径，容易发生 VPI。目前还没有关于这个问题的充分的统计数据。

17.4 并发症

内镜手术后的担忧与经口开放手术后的担忧相同。这些问题包括需要气管切开的气道梗阻、长时间的吞咽困难和需要胃造口管以及 VPI。现有的数据是在小系列中发现的，统计能力不足。然而，当腭部不被切开和舌部不被长时间牵开时，所有并发症的风险似乎都有减少的趋势。

临床病例

一名 56 岁的女性因轴性颈部疼痛就诊。增强的磁共振成像（MRI）显示了一个前颅底的病变。经口入路，实现了全部病变的切除。患者恢复得很好。病理显示为脑膜瘤。两年的随访对比 MRI 显示没有肿瘤复发的证据（图 17.10）。

17.5 结论

选择内镜还是开放手术，最终取决于解剖位置和病理情况。当然，最重要的是在避免并发症的同时，尽可能地获得完整的病变切除。患有类风湿疾病的患者明显减少，导致很少有中心承担大量的病例，

因此目前的研究缺乏统计能力。此外，陡峭的学习曲线、专门的仪器和有角度的二维图像对一些医生来说是内镜方法的相对阻力。当然，外科医生的经验和对每种方法的舒适度将决定技术的选择。然而，作者的结论似乎是，对于那些可以在内镜下处理的情况，为了减少对腭和舌的手术 / 牵引创伤，外科医生应该强烈考虑内镜的方法。

> **临床注意事项**
>
> ·内镜下的经口、经鼻和经腭的方法为切除前颅颈交界处的病变提供了良好的视觉效果。
>
> ·这些手术的学习曲线很陡峭，需要通过尸体解剖实验室、学会和专家的术中经验来实现充分的培训。
>
> ·如果对颅颈部解剖结构有充分的了解，就能取得出色的治疗效果。
>
> ·由耳鼻喉专家、神经外科医生和口腔专家组成的团队有助于保证患者的出色效果。

参考文献

[1] Choi D, Crockard HA. Evolution of transoral surgery: three decades of change in patients, pathologies, and indications. Neurosurgery. 2013; 73(2):296–303, discussion 303–304.

[2] Dlouhy BJ, Dahdaleh NS, Menezes AH. Evolution of transoral approaches, endoscopic endonasal approaches, and reduction strategies for treatment of craniovertebral junction pathology: a treatment algorithm update. Neurosurg Focus. 2015; 38(4):E8.

[3] Shprintzen RJ, Bardach J. Cleft Palate Speech Management: A Multidisciplinary Approach. St. Louis, MO: Mosby; 1995:xviii, 380.

[4] Saman M, Tatum SA, III. Recent advances in surgical pharyngeal

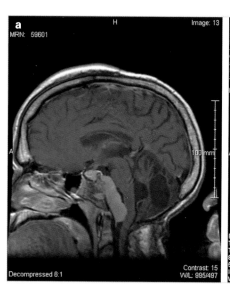 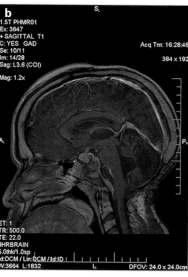

图 17.9 a. 术前增强矢状位 MRI 显示巨大的颅底脑膜瘤。b. 使用内镜经鼻入路切除术后

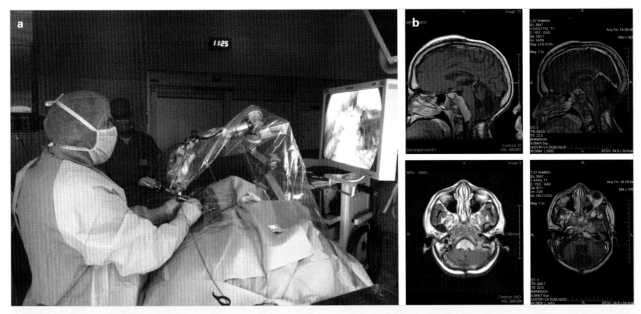

图 17.10 a. 术中照片显示外科医生进行内镜手术。b. 术前矢状位和术后矢状位以及术前轴位和术后轴位增强 MRI 显示使用经口入路对颅底脑膜瘤进行大体全切除

modification procedures for the treatment of velopharyngeal insufficiency in patients with cleft palate. Arch Facial Plast Surg. 2012; 14(2):85–88.

[5]　Menezes AH, VanGilder JC, Graf CJ, McDonnell DE. Craniocervical abnormalities. A comprehensive surgical approach. J Neurosurg. 1980; 53(4):444–455.

[6]　Menezes AH, VanGilder JC. Transoral-transpharyngeal approach to the anterior craniocervical junction. Ten-year experience with 72 patients. J Neurosurg. 1988; 69(6):895–903.

[7]　Crockard HA, Calder I, Ransford AO. One-stage transoral decompression and posterior fixation in rheumatoid atlanto-axial subluxation. J Bone Joint Surg Br. 1990; 72(4):682–685.

[8]　Ashraf J, Crockard HA, Ransford AO, Stevens JM. Transoral decompression and posterior stabilisation in Morquio's disease. Arch Dis Child. 1991; 66(11):1318–1321.

[9]　Menezes AH. Specific entities affecting the craniocervical region: osteogenesis imperfecta and related osteochondrodysplasias: medical and surgical management of basilar impression. Childs Nerv Syst. 2008; 24(10):1169–1172.

[10]　Menezes AH. Craniovertebral junction database analysis: incidence, classification, presentation, and treatment algorithms. Childs Nerv Syst. 2008; 24(10):1101–1108.

[11]　Choi D, Melcher R, Harms J, Crockard A. Outcome of 132 operations in 97 patients with chordomas of the craniocervical junction and upper cervical spine. Neurosurgery. 2010; 66(1):59–65, discussion 65.

[12]　Menezes AH. Specific entities affecting the craniocervical region: Down's syndrome. Childs Nerv Syst. 2008; 24(10):1165–1168.

[13]　Menezes AH. Craniocervical developmental anatomy and its implications. Childs Nerv Syst. 2008; 24(10):1109–1122.

[14]　Donald PJ. Surgery of the Skull Base. Philadelphia, PA: Lippincott-Raven; 1998:xvii, 678.

[15]　Robinson AJ, Taylor DH, Wright GD. Infliximab therapy reduces periodontoid rheumatoid pannus formation. Rheumatology (Oxford). 2008; 47(2):225–226.

[16]　Hsu W, Wolinsky JP, Gokaslan ZL, Sciubba DM. Transoral approaches to the cervical spine. Neurosurgery. 2010; 66(3) Suppl:119–125.

[17]　Fang HSY, Ong GB. Direct anterior approach to the upper cervical spine. J Bone Joint Surg Am. 1962; 44-A(8):1588–1604.

[18]　Goel A, Bhatjiwale M, Desai K. Basilar invagination: a study based on 190 surgically treated patients. J Neurosurg. 1998; 88(6):962–968.

[19]　Goel A. Basilar invagination, Chiari malformation, syringomyelia: a review. Neurol India. 2009; 57(3):235–246.

[20]　Menezes AH. Surgical approaches: postoperative care and complications "transoral-transpalatopharyngeal approach to the craniocervical junction". Childs Nerv Syst. 2008; 24(10):1187–1193.

[21]　Cantarella G, Mazzola RF, Benincasa A. A possible sequela of transoral approach to the upper cervical spine. Velopharyngeal incompetence. J Neurosurg Sci. 1998; 42(1):51–55.

[22]　Calder I, Picard J, Chapman M, O'Sullivan C, Crockard HA. Mouth opening: a new angle. Anesthesiology. 2003; 99(4):799–801.

[23]　Wu JC, Mummaneni PV, El-Sayed IH. Diseases of the odontoid and craniovertebral junction with management by endoscopic approaches. Otolaryngol Clin North Am. 2011; 44(5):1029–1042.

[24]　Nayak JV, Gardner PA, Vescan AD, Carrau RL, Kassam AB, Snyderman CH. Experience with the expanded endonasal approach for resection of the odontoid process in rheumatoid disease. Am J Rhinol. 2007; 21(5):601–606.

[25]　de Almeida JR, Zanation AM, Snyderman CH, et al. Defining the nasopalatine line: the limit for endonasal surgery of the spine. Laryngoscope. 2009; 119(2):239–244.

[26]　La Corte E, Aldana PR, Ferroli P, et al. The rhinopalatine line as a reliable predictor of the inferior extent of endonasal odontoidectomies. Neurosurg Focus. 2015; 38(4):E16.

[27]　Frempong-Boadu AK, Faunce WA, Fessler RG. Endoscopically assisted transoral-transpharyngeal approach to the craniovertebral junction. Neurosurgery. 2002; 51(5) Suppl:S60–S66.

[28]　Pillai P, Baig MN, Karas CS, Ammirati M. Endoscopic image-guided transoral approach to the craniovertebral junction: an anatomic study comparing surgical exposure and surgical freedom obtained with the endoscope and the operating microscope. Neurosurgery. 2009; 64(5) Suppl 2:437–442, discussion 442–444.

[29]　El-Sayed IH, Wu JC, Ames CP, Balamurali G, Mummaneni PV. Combined transnasal and transoral endoscopic approaches to the craniovertebral junction. J Craniovertebr Junction Spine. 2010; 1(1):44–48.

建议阅读

[1]　Wu JC, Mummaneni PV, El-Sayed IH. Diseases of the odontoid and craniovertebral junction with management by endoscopic approaches. Otolaryngol Clin North Am. 2011; 44(5):1029–1042.

第 18 章　颈椎后路微创椎间孔切开 / 椎间盘切除术

Carter S. Gerard, Lee A. Tan, Richard G. Fessler

张敬乙　丁　帅 / 译

摘要

　　颈椎后路微创椎间孔切开 / 椎间盘切除术是一种有效的微创手术技术，该技术能使椎间孔狭窄或椎间盘突出症患者的颈神经根获得充分减压、颈神经根病得到改善。本章将呈现这种重要的微创技术的分步指南和资深作者（Richard G. Fessler）提供的有价值的临床经验。

　　关键词：颈椎后路，椎间孔切开手术，椎间盘切除术，微创，通道扩张，颈椎间盘突出症

18.1 引言

　　后路减压技术可用于治疗多种颈椎退变性疾病。虽然颈椎前路手术被公认为是颈椎间盘突出症的有效治疗方法，但对于椎间孔狭窄或椎间盘突出症患者，颈椎后路椎板椎间孔切开术也能改善患者 90%~97% 的症状。后路减压手术避免了与前路相关的并发症，如食管损伤、喉返神经麻痹、吞咽困难和融合后的邻近节段病变。

　　虽然标准的开放性方法可对侧隐窝和神经根孔进行充分和有效的减压，但广泛的骨膜下剥离脊柱旁肌肉组织可能导致 18%~60% 的患者出现明显的术后疼痛、肌肉疼挛和功能障碍，微创技术可以避免这些发生。此外，术前前凸丧失伴长节段减压可导致矢状面畸形的风险，矢状面畸形是减压融合时常常发生一种的并发症。后路融合技术会增加手术时间、失血量、手术风险和术后早期疼痛，并可能导致邻近节段病变。微创通道技术的主要原则是降低入路相关并发症的发生率。为此，肌肉分离管状牵开器系统和相关器械的出现使得微创技术能够应用于颈椎后路减压手术。微创椎间孔切开术 / 椎间盘切除术（MF/D）首先在尸体模型中应用，随后被证明具有与开放手术相同的临床疗效，此外失血量更少，住院时间更短，术后疼痛减少。

18.2 适应证

　　上肢神经根症状最常发生于颈椎退行性改变，如椎间盘突出或椎间孔内的骨赘。无论病理如何，必须是无椎管狭窄的单侧症状才适合做 MF/D。尽管进行了至少 6 周的有效非手术治疗，但仍然顽固性根性疼痛患者或疼痛缓解不完全的患者或出现肌无力的患者是手术干预的合适人选。有颈部疼痛和单侧颈椎神经根病变病史并已接受一线和二线镇痛药的初始疼痛管理的典型患者将向神经外科医生就诊。对于将明确表现为单侧的神经根性疼痛病史且与影像学椎管狭窄程度相一致的患者确定为合适的手术候选者是很简单的。当 MRI 结果不支持临床评估时，进一步的检查［包括动态影像学检查或肌电图（EMG）］可能会有所帮助。

18.3 禁忌证

　　MF/D 的相对禁忌证包括中枢病变或颈椎不稳定的患者。当外科医生正确操作 MF 时，可以进入椎间孔和椎管的最外侧部。因此，中央型椎间盘突出导致脊髓病变的患者最好采用前路治疗。进行性后凸畸形或疑似不稳定的患者不应进行 MF/D 治疗。虽然最近的系列研究未能显示精心挑选的患者术后不稳定的风险增加，但活动能力增加的患者有明显不稳定的风险升高，并且不太可能从这种手术中获益。

18.4 术前评价

　　术前影像学评估包括详细的病史和体格检查、磁共振成像（MRI）或骨髓成像后计算机断层扫描（CT），以及颈椎正侧位、过伸过屈位 X 线片。术前肌电图和神经传导检查也可能有助于特异性神经根病的神经系统定位。那些具有与电生理和影像学表现相关的神经根症状的患者可能非常适合 MF/D。图 18.1a 显示术前无脊髓压迫的单侧椎间盘突出，相比之下，图 18.1b 显示椎间盘突出导致的脊髓和神经根受压，前者是 MF/D 的理想候选患者，而前路入路对后者则更安全、更有效。无论病理如何，无论是软椎间盘还是骨赘，它必须是单侧的，没有明显的椎间盘管狭窄，才能适合进行 MF/D。

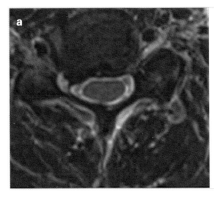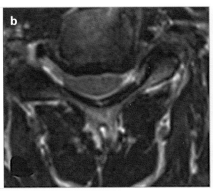

图 18.1　颈椎轴向 T2 加权磁共振成像（MRI）扫描。a. 椎间盘向右侧突出，压迫神经根。b. 位于中央的椎间盘 / 骨赘，引起脊髓和神经根压迫

18.5　手术技术和器械

将经过常规术前评估和体检合格后严格选择的患者带到手术室，随后在全身麻醉下进行气管内插管，记录体感和运动诱发电位，以跟踪术中脊髓的完整性，尽量减少使用神经肌肉麻痹剂，以更好地评估术中神经刺激情况。在皮肤切开前常规使用单剂量抗生素（头孢霉素或万古霉素）。行显微内镜椎间盘切除术 / 椎间孔切开术（MED/F）的患者不常规静脉使用类固醇，通常也不需要插导尿管。

将患者仰卧在手术台上，用 Mayfield 头架（Integra LifeSciences）固定头部（带有 3 枚螺钉的头架，在手术过程中将头部固定），并将患者保持半坐姿势；膝盖与心脏等高。Mayfield 脊柱床适配器（Integra LifeSciences）（指连接颅骨钳和手术室或手术台的适配器）连接在臀部和膝关节之间的桌子上，必要时采用拱形背部，以适应患者的身体习惯。小心地保持颈部在一个舒适、中立的位置。手臂折叠并固定在胸部；填充压力点，以防止神经麻痹和压疮。透视机调整为颈椎侧位。心前多普勒监测用于监测右心房是否有空气栓塞；因为手术时间短、失血量小，不需要中心静脉导管。

透视进行节段定位后，在症状侧中线旁 1cm 处做一个小切口（约 1.8cm）。钝性分离软组织，用剪刀或电刀切开颈下筋膜，如果不这样做，就会使颈椎过度紧张，并使逐级组织扩张变困难。然后将第一个扩张器通过这个途径放置在小关节突复合体上（图 18.2a）。与关节面接触可以减小通道从椎板滑入椎管的风险，并增加入路的安全区。然后通过连续的组织扩张器获得一个工作通道（图 18.2b、c），每个扩张器都与关节突接触。请注意，不建议使用斯氏针来定位节段。在往脊柱置入斯氏针时要小心，以避免通过椎板间隙进入椎管。缓慢仔细地将第一个扩张器边旋转边置入地放置到关节突关节面。一旦放置好第一个扩张器，移除斯氏针，避免

其在随后的扩张器置入过程中移位。然后将工作通道通过最终的肌肉扩张器，并在透视下调整到所需的位置（图 18.2d）。如果管状牵开器没有直接放置在关节突，可以在内镜或显微镜下直接解剖椎旁肌，再使用逐级扩张器推进，然后将管状肌肉牵开器固定在操作台的臂上。与该方法相反，将内镜固定在管状牵开器上（图 18.3）。或者，可以使用显微镜来提供出色的解剖结构 3D 可视化。使用显微镜，我们通常以坐姿进行手术。如果手臂支撑有助于将头枕向下弯曲，则可以使用扶手。用长柄的电刀剥离手术野的肌肉。我们更喜欢从外侧到内侧的操作。术者应该始终注意椎板间隙。骨解剖可以帮助了解椎板间隙和关节突关系（图 18.4a）。使用 1mm 或 2mm 的咬骨钳咬除部分椎板（图 18.4b）。部分椎板咬除后，继续使用咬骨钳或高速磨钻打开椎间孔。在任何一种情况下，椎间孔切开术通常使用磨钻完成。无论是在磨除神经根头、尾还是外侧时，神经根本身都可以通过带帽的伸缩式连接装置来保护，以防止神经周围的软组织被旋转的钻头卡住。由于有 30° 角内镜，神经视野很好。在进行后路椎间盘切除术时，磨除椎弓根上内侧约 2mm 有助于安全切除椎间盘突出的碎块和减压神经根操作（图 18.4c~f）。同样，带帽的伸缩式连接装置用于保护神经根（位于钻头的头部）和内侧的硬膜。磨除部分椎弓根创造的空间也可以用于清除前方导致椎间孔狭窄的骨赘。在关口前，可通过放射学和触觉来确认椎间盘切除术或椎间孔切开术的减压情况。

用抗生素盐水冲洗伤口，用明胶海绵和骨蜡可以控制局部出血。甲泼尼龙浸泡过的明胶海绵可用于椎板切除术 / 椎间孔减压术，我们在某些病例中使用它，以帮助减少术后神经炎症，也可以根据外科医生自己的习惯来决定是否使用明胶海绵。筋膜和皮肤用可吸收缝线缝合。皮肤黏合用于最后的皮肤层。瘢痕较小，在外观上可以接受（图 18.5）。

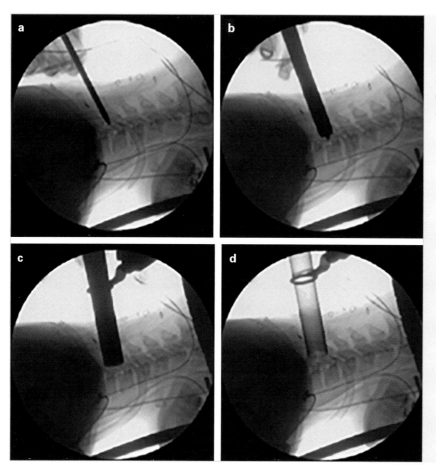

图 18.2 a. 术中侧位透视图像显示第一个扩张器最初放置在关节突关节下方。b、c. 通过连续扩张器将工作空间扩大到 18mm，在上面放置管状牵开器。d. 在放置最后一个肌肉扩张器后，将扩张器定位到手术节段

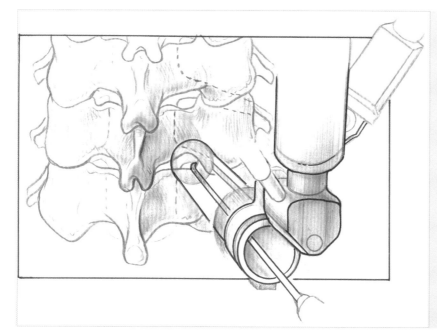

图 18.3 管状牵开器和内镜设置到位，以进行 MED/F

18.6 术后护理

从全身麻醉中苏醒后，患者被送麻醉后护理病房，并尽早活动。不需要佩戴颈托。如果病情稳定，患者通常在 2~3h 后出院回家；在某些情况下，老年患者或那些有其他疾病的患者要在医院过夜观察。出院药物通常包括阿片类 / 对乙酰氨基酚联合止痛药和肌松剂，非甾体类抗炎药物也很常用。指导患者在

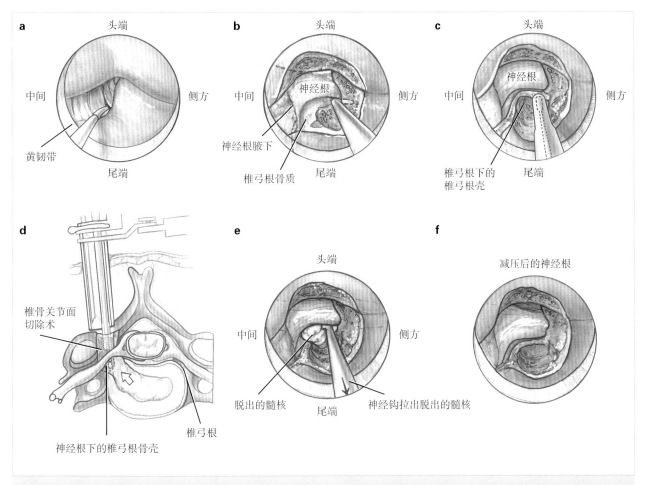

图 18.4　颈椎后路微创椎间孔切开术 / 椎间盘切除术的逐步应用技术。a. 用电刀烧灼、刮除、剥离椎板关节突复合体覆盖的软组织。b. 然后按照标准的方式进行椎间孔切开术。c、d. 磨除下位椎体椎弓根的内上侧骨质可以最大限度地减少对神经根的操作并进入椎间盘；磨除时，在椎弓根和神经根之间留下一个薄薄的骨皮质，以避免损伤神经根，然后用咬骨钳取出这块骨头。e、f. 清除髓核以减压神经根

术后第 2 天去除敷料，术后第 2 周可以重返工作。

18.7　并发症管理

　　虽然有许多并发症是可能的，但我们相关的经验却很少。在资深作者（R. G. F.）的初步的临床经验，有 2 例患者发生了硬膜撕裂，撕裂的硬膜很少需要直接缝合修复。大多数轻微的撕裂不需要特殊的治疗。替代治疗包括用肌肉、脂肪、明胶海绵或硬脑膜替代品覆盖撕裂的硬脑膜，然后用纤维蛋白胶或合成胶。使用这种方法，卧床休息一晚通常就足以封闭缺口。如果出现更大的硬膜撕裂，可选择 2~3 天的腰椎脑脊液引流。根据我们的经验，这些患者不需要任何治疗，也没有遇到长期的问题。

　　潜在的神经系统并发症包括狭窄孔内操作引起的神经根损伤、牵拉或减压过程中的直接机械性脊髓损伤。通过早期发现动脉周围静脉丛的静脉出血来避免椎动脉损伤，这些出血可能是由于关节突外侧意外牵拉或椎间孔外侧过度侵袭性剥离引起的。将患者置于坐位将有助于减少静脉出血。当出血确实发生时，通常可以通过填充明胶海绵或其他止血工具来控制。在通过扩张器前切开颈筋膜，避免扩张过程中的脊髓或神经根损伤。手术部位感染在微创后颈椎后路微创手术后是极为罕见的，在椎间孔成形术后也是极其罕见的。虽然复发性疾病和术后不稳定是潜在的问题，但最近的一系列研究并没有证明风险增加。

18.8　临床病例

　　一位 43 岁的大学教授在后院挖洞 1 天后出现急性放射性右臂疼痛。疼痛从颈部放射至右肩胛骨、

手臂、右手的第三和第四指。疼痛是强烈的，在没有药物治疗的视觉模拟评分中评分为 10/10，有麻醉止痛药的评分为 2/10。他否认有任何肠道、膀胱、平衡能力或性功能障碍。检查时，患者右手手指屈曲和腕关节屈曲无力（4/5），右侧 C7 分布的针刺感觉下降。颈椎 MRI 显示，在 C6~C7 处有右侧椎间盘突出（图 18.6）。

患者接受了右后路 MED 手术，患者保持坐姿，如前所述。如图 18.4 所示，逐步去除一个大的椎间盘碎块。手术在 75min 内完成，失血量小于 10mL。患者术后 3h 出院。手术后 4 周，他恢复了全职工作。术后 6 周，神经根性疼痛完全缓解，卧力正常，

完全停止使用麻醉止痛药。由于开始进行物理治疗，手术引起的肌肉疼痛几乎得到了解决。

18.9 结论

采用微创技术可有效地治疗神经根型颈椎病。与更具有侵入性的开放手术相比，这些方法有几个明显的优势。

脊柱微创手术治疗神经根型颈椎病的优点

· 减少手术时间。
· 缩短住院时间。
· 减轻术后疼痛和肌肉痉挛。
· 减少了术后对麻醉止痛药的需求。
· 提前返回工作岗位和正常活动。

是否决定使用后路微创入路部分取决于外科医生对该技术的熟悉程度。任何新技术的实现都有一个学习曲线。我们认为，后路 MF/D 比颈椎前路椎间孔成形术或椎间盘切除术的手术风险更低，并能获得良好的手术效果。随着时间的推移，微创入路肯定会是治疗脊柱疾病的首选方法。

临床注意事项

· 由于侧方骨赘或椎间盘突出且没有脊髓压迫和脊柱不稳的神经根病患者或者对于那些前路有禁忌证的患者，适合进行显微内镜椎间盘切除术或椎间孔成形术。

· 在颈椎通道建立时要小心，特别是放置斯氏针和第一个肌肉扩张器时，针和逐级肌肉扩张

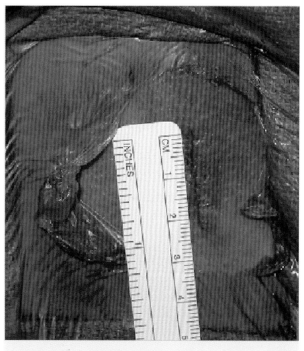

图 18.5 MED/F 术后典型的术后切口

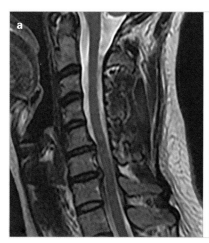
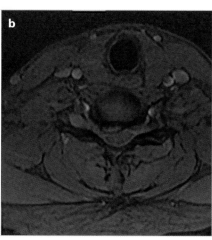

图 18.6 a. 颈椎矢状位 T2 加权 MRI 显示伴 C6~C7 椎间盘突出的多节段颈椎病。b. 同一患者的轴向影像显示急性右外侧椎间盘突出伴椎间孔狭窄

器向脊柱轻轻旋转安全地通过。如果需要，管状牵开器的最终对接可以在直接可视化下进行。

· 硬膜撕裂是 MF/D 最常见的并发症；然而，由于固有空间有限，有症状的脑脊液漏极为罕见。

· 通过扩张器前切开颈筋膜，插入第一个扩张器后取出斯氏针，可避免脊髓和神经损伤。

· MF/D 具有减少失血量、住院时间、术后疼痛和肌肉痉挛的优点；还能保留运动节段，降低医源性矢状面畸形的风险，并且具有同等的疗效。

参考文献

[1]　Aldrich F. Posterolateral microdisectomy for cervical monoradiculopathy caused by posterolateral soft cervical disc sequestration. J Neurosurg. 1990; 72(3):370–377.

[2]　Crandall PH, Batzdorf U. Cervical spondylotic myelopathy. J Neurosurg. 1966; 25(1):57–66.

[3]　Henderson CM, Hennessy RG, Shuey HM, Jr, Shackelford EG. Posterior-lateral foraminotomy as an exclusive operative technique for cervical radiculopathy: a review of 846 consecutively operated cases. Neurosurgery. 1983; 13(5):504–512.

[4]　Ratliff JK, Cooper PR. Cervical laminoplasty: a critical review. J Neurosurg. 2003; 98(3) Suppl:230–238.

[5]　Khoo L, Perez-Cruet M, Fessler R. Posterior cervical microendoscopic foraminotomy. In: Perez-Cruet M, Fessler R, eds. Outpatient Spinal Surgery. St. Louis, MO: Quality Medical Publishing, Inc.; 2006:71–93.

[6]　Holly LT, Moftakhar P, Khoo LT, Wang JC, Shamie N. Minimally invasive 2-level posterior cervical foraminotomy: preliminary clinical results. J Spinal Disord Tech. 2007; 20(1):20–24.

[7]　Ruetten S, Komp M, Merk H, Godolias G. Full-endoscopic cervical posterior foraminotomy for the operation of lateral disc herniations using 5.9-mm endoscopes: a prospective, randomized, controlled study. Spine. 2008; 33(9):940–948.

[8]　Jagannathan J, Sherman JH, Szabo T, Shaffrey CI, Jane JA. The posterior cervical foraminotomy in the treatment of cervical disc/osteophyte disease: a singlesurgeon experience with a minimum of 5 years' clinical and radiographic follow-up. J Neurosurg Spine. 2009; 10(4):347–356.

[9]　Fessler RG, Khoo LT. Minimally invasive cervical microendoscopic foraminotomy: an initial clinical experience. Neurosurgery. 2002; 51(5) Suppl:S37–S45.

[10]　Hilibrand AS, Robbins M. Adjacent segment degeneration and adjacent segment disease: the consequences of spinal fusion? Spine J. 2004; 4(6) Suppl:190S–194S.

[11]　Ishihara H, Kanamori M, Kawaguchi Y, Nakamura H, Kimura T. Adjacent segment disease after anterior cervical interbody fusion. Spine J. 2004; 4(6):624–628.

[12]　Xia X-P, Chen H-L, Cheng H-B. Prevalence of adjacent segment degeneration after spine surgery: a systematic review and meta-analysis. Spine. 2013; 38(7):597–608.

[13]　Hosono N, Yonenobu K, Ono K. Neck and shoulder pain after laminoplasty. A noticeable complication. Spine. 1996; 21(17):1969–1973.

[14]　Siddiqui A, Yonemura K. Posterior cervical mircoendoscopic diskectomy and laminoforaminotomy. In: Kim D, Fessler R, Regan JJ, eds. Endoscopic Spine Surgery and Instrumentation: Percutaneous Procedures. New York, NY: Thieme; 2005:66–73.

[15]　Albert TJ, Vacarro A. Postlaminectomy kyphosis. Spine. 1998; 23(24):2738–2745.

[16]　Kaptain GJ, Simmons NE, Replogle RE, Pobereskin L. Incidence and outcome of kyphotic deformity following laminectomy for cervical spondylotic myelopathy. J Neurosurg. 2000; 93(2) Suppl:199–204.

[17]　Perez-Cruet MJ, Samartzis D, Fessler RG. Microendoscopic cervical laminectomy. In: Perez-Cruet M, Khoo L, Fessler R, eds. An Anatomic Approach to Minimally Invasive Spine Surgery. St. Louis, MO: Quality Medical Publishing, Inc.; 2006:349–365.

[18]　Yonenobu K, Okada K, Fuji T, Fujiwara K, Yamashita K, Ono K. Causes of neurologic deterioration following surgical treatment of cervical myelopathy. Spine. 1986; 11(8):818–823.

[19]　Khoo L, Bresnahan L, Fessler R. Cervical endoscopic foraminotomy. In: Fessler R, Sekhar L, eds. Atlas of Neurosurgical Techniques: Spine and Peripheral Nerves. Vol. 1. New York, NY: Thieme; 2006:785–792.

[20]　Burke TG, Caputy A. Microendoscopic posterior cervical foraminotomy: a cadaveric model and clinical application for cervical radiculopathy. J Neurosurg. 2000; 93(1) Suppl:126–129.

[21]　Roh SW, Kim DH, Cardoso AC, Fessler RG. Endoscopic foraminotomy using MED system in cadaveric specimens. Spine. 2000; 25(2):260–264.

[22]　Kim K-T, Kim Y-B. Comparison between open procedure and tubular retractor assisted procedure for cervical radiculopathy: results of a randomized controlled study. J Korean Med Sci. 2009; 24(4):649–653.

[23]　Winder MJ, Thomas KC. Minimally invasive versus open approach for cervical laminoforaminotomy. Can J Neurol Sci. 2011; 38(2):262–267.

[24]　Lidar Z, Salame K. Minimally invasive posterior cervical discectomy for cervical radiculopathy: technique and clinical results. J Spinal Disord Tech. 2011; 24(8):521–524.

[25]　Lawton CD, Smith ZA, Lam SK, Habib A, Wong RHM, Fessler RG. Clinical outcomes of microendoscopic foraminotomy and decompression in the cervical spine.World Neurosurg. 2014; 81(2):422–427.

[26]　Minamide A, Yoshida M, Yamada H, et al. Clinical outcomes of microendoscopic decompression surgery for cervical myelopathy. Eur Spine J. 2010; 19(3):487–493.

[27]　Yabuki S, Kikuchi S. Endoscopic partial laminectomy for cervical myelopathy. J Neurosurg Spine. 2005; 2(2):170–174.

[28]　Dahdaleh NS, Wong AP, Smith ZA, Wong RH, Lam SK, Fessler RG. Microendoscopic decompression for cervical spondylotic myelopathy. Neurosurg Focus. 2013; 35(1):E8.

[29]　O'Toole JE, Eichholz KM, Fessler RG. Surgical site infection rates after minimally invasive spinal surgery. J Neurosurg Spine. 2009; 11(4):471–476.

第 19 章　颈椎后方入路

Michael Y. Wang, Mick J. Perez-Cruet, Dino Samartzis, Richard G. Fessler

镐英杰 / 译

摘要

颈椎后入路是最常见的脊柱手术入路之一。通过颈后部肌肉组织进入脊柱及神经结构已有接近 100 年历史。尽管如此，在进行颈椎后路手术时，术前必须考虑一些重要的注意事项和技术上的细微差别。本章总结了这些注意事项。

关键词：颈部，椎板切除术，椎板成形术，肌肉组织，后入路，颈椎

19.1 引言

Bailey 和 Casamajor 于 1911 年首次描述了颈椎病对脊髓的压迫。1928 年，Stookey 描述了一例因颈椎管狭窄导致脊髓受压而导致四肢瘫痪的患者。然而，直到 1952 年，当 Brain、Northfield 和 Wilkinson 描述了脊髓血管供应的作用和脊髓病症状的表现时，才将导致脊髓病的颈椎管狭窄确定为一个明确的疾病。Lees 和 Turner 进一步指出，该疾病的临床病程很长，并伴有长期的非进行性残疾。

颈椎病可能是最常见的未被充分诊断的脊柱疾病，其真实的发病率不确定。大多数患者在 50 岁以后出现，但病情并不局限于此，有时年龄和疾病的表现程度不相一致。主要发病节段在 C3/C4 以下，其中 C5/C6 最为多见，其次是 C6/C7 和 C4/C5。从影像学上看，到 50 岁时，有 25%~50% 的人会出现明显的颈椎病表现，而到 60 多岁的时候，多达 85% 的人会出现这种症状。可使用前路、后路或联合手术的减压方法进行治疗（图 19.1）。

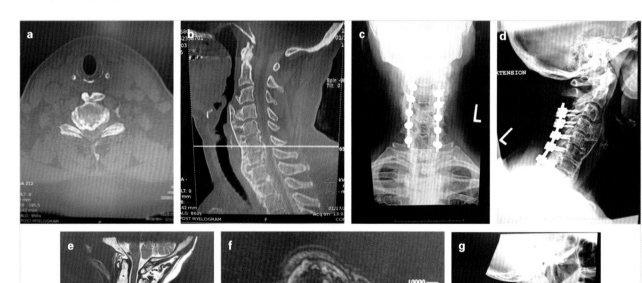

图 19.1 a. 术前轴位片。b. 表现为肌力下降和脊髓病的患者，术前矢状 CT/ 脊髓造影显示明显的多节段颈椎管狭窄。该患者有多处桥接骨赘，符合弥漫性特发性骨肥厚（DISH）的诊断为弥漫性特发性骨质增生。c. 术后正位 X 线片。d. 多节段后路减压、融合和侧块内固定术后的侧位 X 线片。矢状位（e）和轴位（f）MRI，来自一例显示脊髓型颈椎病患者，主要由多节段颈椎前方椎间盘突出压迫脊髓所致。g. 多节段颈椎前路减压、融合和内固定术后的侧位 X 线片

表现出一些相同症状的疾病包括：

· 斜颈。

· 手足徐动症。

· 慢性肌张力障碍。

· 脑瘫。

· 脊髓空洞症。

· 低压性脑积水。

· 大脑半球病变。

· 肌萎缩性侧索硬化症。

· 唐氏综合征。

许多疾病可能与颈椎病的症状相似，需要进行鉴别才能正确诊断。颈椎病是一种隐匿的、进行性的疾病过程，会出现许多症状，这些症状通常对保守的非手术治疗无效。

然而，对于这种疾病的手术治疗的最佳选择存在争议。对于症状进行性加重的患者，尽管可以进行非手术治疗，但后路减压是一种合适的治疗方式。然而，传统的颈椎减压椎板切除术需要剥离颈椎后部肌肉以及与脊柱连接的韧带。这样一来，患者会因肌肉痉挛和肌肉损伤而承受严重的术后疼痛。一些患者会继续发展为医源性鹅颈畸形，这在接受多节段颈椎后路减压的年轻患者中尤为普遍。

近年来，随着后路脊柱器械［即侧块板和（或）钉棒结构］的改进使融合具有巨大的发展。然而，后路融合的方法会增加手术成本，且不能减少医源性肌肉和韧带的损伤，并且可能会因螺钉位置不当而导致相当多的并发症。

椎板成形术试图通过保留脊柱后部的结构，即棘突和椎板，来扩大椎管的直径，同时保持颈椎的活动度。然而，这种手术仍然需要广泛的肌肉剥离和牵拉。最近的研究表明，尽管尝试使用椎板成形术来保持脊柱活动度，但许多患者仍会出现类似于椎板切除和融合术后所见的颈椎活动度进行性受限，和（或）继续经历明显的颈部轴性疼痛。颈椎椎板切除术可能会导致一些成年人的颈椎不稳和进行性后凸畸形，尤其是当已经进行了广泛的关节突关节切除时。特别是儿童在椎板切除术后常见进行性后凸畸形和颈椎不稳。使用侧块钢板进行植骨和内固定可以防止椎板切除术后不稳定和畸形的进展。一些研究认为，无论是否进行融合，椎板切除术后瘢痕的形成都可能会导致病情后期的加重。

为了解决传统的颈椎后路减压手术遇到的诸多

问题，即大量的肌肉、韧带和骨质的切除、术后疼痛和医源性不稳，专家们研发了一种微创显微内镜下的颈椎椎板切除术。该技术的有效性首先在尸体标本中进行了测试，然后才应用于临床（参见本章后面的尸体研究）。本章将回顾尸体研究的结果和最近使用该技术的手术经验。需要强调的是，尽管在尸体标本上将该技术应用于 4 节段减压是有效可行的，但是考虑到这项技术的临床应用有一个陡峭的学习曲线，我们最初的临床适应证只包括 1~3 个节段狭窄的患者。

19.2　解剖和病理生理

颈椎由 7 块椎骨组成，其中前两块椎骨，即寰椎和枢椎构成了上颈椎区域，被认为是颅椎交界处的组成部分。这些椎骨结构独特，很少参与颈椎病的退行性过程。颈椎 C3~C7，也称为下颈椎，通过钩椎关节的存在和椎体的形态与上颈椎区分开来。颈椎侧块由上、下关节突组成，在 C6/C7 水平最薄，其尺寸从深度到高度再到宽度逐渐增加。椎管呈三角形，矢状径可从 C3~C6 水平的 17~18mm 变化至 C7 水平的 15mm。体外生物力学测试表明，颈椎前柱传递了所施加载荷的 36%，而每对关节面传递 32% 的总载荷，需要强调后部结构对颈椎稳定性的重要性。

颈椎区域的脊髓直径不均匀。在 C1 水平，脊髓占据椎管的 1/2。在 C5~C7 水平，脊髓扩张并占据椎管直径的 3/4，这增加了下颈椎脊髓压迫的发生率。Cailliet 认为使用椎管前后径比横径来确定颈椎管狭窄更有优势。椎管的大小是有症状的颈椎管狭窄的易感因素。那些先天性椎管较小的患者可能面临更高的风险。椎管前后径小于 13mm 已被确立为椎管狭窄导致脊髓压迫的诊断标准。

脊髓前动脉提供了颈髓 60%~70% 的血管供应。尽管脊髓前动脉位于正中矢状位位置，有受到椎间盘突出直接压迫的风险，但节段性的根髓动脉可提供侧支血流以增加脊髓血供。Mannen 和 Jellinger 也报道称，低位颈动脉更容易发生动脉粥样硬化改变。

正常颈椎的矢状面前凸角度主要依赖于椎间盘高度，颈椎椎间盘高度占颈椎全长的 22%。椎间隙高度在颈椎前部最大，可解释颈椎自然情况下处于前凸状态。椎间盘的活动度最大，压缩力和张力分布在整个颈椎。椎间盘的脱水会造成颈椎前凸的消失，并可能导致整个颈椎生物力学的改变，导致相邻椎体终板的反应性骨质增生改变，并因椎间盘向后突出而形成脊髓压迫。后方的椎间盘突出可能会导致出口神经根的压迫，从而产生神经根病的症状。

这些生理改变联合在一起可能增加了钩突关节的增生，进而导致钩椎关节间隙的破坏。退变过程的进一步发展可能会导致随后的小关节肥大、黄韧带肥厚和后纵韧带骨化。此外，窦椎神经的压缩或牵拉，以及关节突关节、韧带和颈部肌肉增生或变形会导致疼痛。邻近节段的过度活动可能会进一步引起相应运动节段的肥大，增加脊髓和神经根受压的风险。

此外，除了物理性的脊髓压迫外，钳夹现象还会动态地导致不稳定。屈曲时，椎管前后径会减小 2~3mm，椎体后上缘会对脊髓产生压力。尽管脊髓的张力在伸展时最小，但由于黄韧带的皱褶，脊髓仍然容易受到压迫。向受压侧的颈部侧向弯曲可能会进一步减小椎间孔直径，出现或加剧神经压迫症状。此外，僵硬的脊椎节段水平上方会出现代偿性半脱位。

19.3 手术入路

手术方式有前路或后路手术。前路手术包括减压、使用或不使用内固定的椎间或结构性植骨融合。后路包括椎板成形术、使用或不使用内固定的椎板切除加融合术（图 19.1）。手术入路的选择通常取决于：

- 外科医生个人偏好。
- 脊髓压迫的来源（即前方或后方）。
- 患者年龄。
- 颈椎受累节段的数目。
- 维持颈椎前凸。

颈椎后凸的患者宜采用前路手术。颈椎具有前凸且累计超过 3 个节段的患者首选后路手术。后路的主要优点是脊柱外科医生相对熟悉和容易。这种方法已被明确为一种安全有效的颈脊髓和神经根减压的方法。尽管如此，任何手术方法的目标都是在不影响矢状面平衡的情况下保持脊柱稳定性，并提供充分的减压。

19.4 手术技术

19.4.1 尸体研究

对 5 具尸体标本在术前和术后均行 CT 脊髓造影。将大约 50mL Omnipaque 造影剂注入颈椎硬膜下腔，然后进行 CT 成像。在尸体实验中，尸体标本以俯卧位放置在可透射线的桌子上，C 臂侧位透视定位。颈椎后路手术是应用前述的用于治疗腰椎间盘突出和腰椎管狭窄的显微内镜进行的。首先通过穿刺针和侧位透视确定 C4/C5 水平，并在中线外侧约 2cm 处做一个小切口。然后在透视下置入 1 根克氏针（K–Wire），将其位于 C4/C5 椎板和关节突关节交界处。通过牢固地固定在骨质上的克氏针穿入初级肌肉扩张器，然后取出克氏针，随后依次插入扩张器，通过最终的扩张器置入一个直径为 18mm 的管状牵开器，并固定牢固。取出肌肉扩张器，内镜系统进行白平衡、聚焦，插入通道中，以在手术过程中进行可视化。使用电刀烧灼去除覆盖在椎板和内侧关节面上的软组织。正位和侧位透视用于帮助确定手术方向和定位，并通过调整内镜进行多节段减压（图 19.2）。当内镜背对外科医生时，使用高速磨钻和椎板咬骨钳去除同侧椎板（图 19.3a）。使用 30°角的内镜可以获得良好的视野，并可以进行如前所述的同侧颈椎间孔切开术。将管状牵开器 – 内镜向头侧和尾侧摆动，可进行多达 4 个节段的椎板切除术。完成同侧椎板切开（或椎板切除）后，就将内镜重新放置在管状牵开器面向外科医生的位置。这样可以进行对侧颈椎减压（图 19.3b）。识别棘突，并在棘突基底部和对侧椎板钻孔（图 19.3c）。它保留了棘突和对侧椎板的骨质完整性，无须去除任何肌肉或韧带（图 19.3d）。因此，大部分骨骼、肌肉和韧带的完整性得以保留。这种术式会降低很多传统术式中出现的术后肌肉疼痛、痉挛和医源性不稳的发生率。术后 CT 脊髓造影证实颈椎获得充分减压（图 19.4a~d）。随后的开放式尸体解剖显示充分的脊髓减压，同时保留了颈椎后部的大部分骨质和肌肉附着点（图 19.4e）。

19.4.2 目前的临床经验

Dahdaleh 等已经发表了该技术的初步经验。该术式在颈后做 1.5cm 皮肤切口并置入工作通道。其手术步骤与上文所述的尸体实验的技术相似。

患者全身麻醉，并在患者摆放体位之前放置体感诱发电位和运动诱发电位。

透视定位，并标记在中线旁开 15mm 做皮肤切口。0.5% 马卡因局部麻醉，1 : 200 000 肾上腺素止血后，使用 15 号手术刀片做 2cm 的切口。

软组织分离

单极电刀切开皮下组织。用组织剪在直视下切开斜方肌和椎旁肌的筋膜。组织剪用于钝性分离椎旁肌至椎板关节面连接处。取最小号的管状扩张器放置在手术水平同侧的椎板关节突关节交界处，并通过侧位透视确认。依次放置连续大小的肌肉扩张

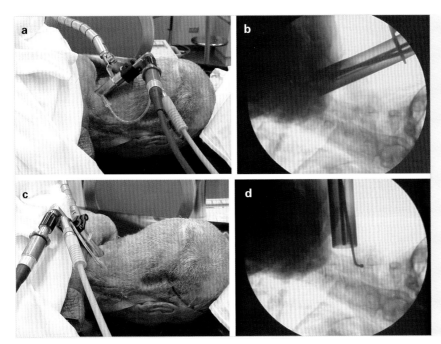

图 19.2　尸体标本以及内镜系统的位置，C 臂透视侧位。C2~C7 减压是通过沿尾侧（a、b）和头侧（c、d）方向移动内镜组件来实现的

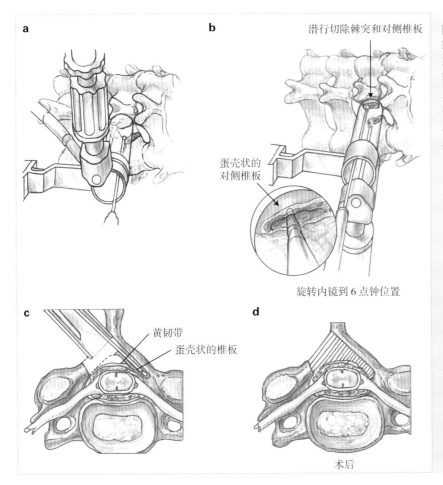

图 19.3　同侧椎板切除术的手术步骤。a. 内镜组件的定位。b. 潜行磨除棘突和对侧椎板。c. 轴位图显示了磨除椎板和脊髓减压的过程。d. 轴位图显示术后同侧椎板切除，及棘突和对侧椎板基底部的去除范围，实现脊髓减压。同样的技术也用于腰椎管狭窄的减压（见第 35 章）

潜行切除棘突和对侧椎板

蛋壳状的对侧椎板

旋转内镜到 6 点钟位置

黄韧带
蛋壳状的椎板

术后

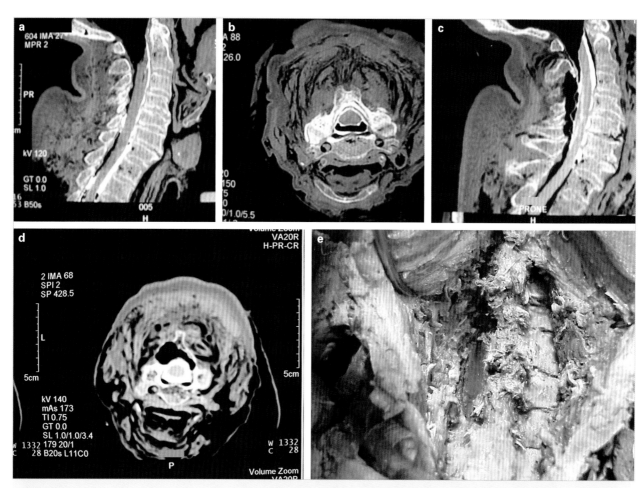

图19.4 术前（a、b）和术后（c、d）CT脊髓造影显示颈脊髓充分减压。开放式尸体解剖显示骨切除范围（e）。注意通过对棘突和对侧椎板进行潜行磨除，可以保留棘突和对侧椎板

管，直到最终的可撑开管状牵开器连接蛇形臂固定于手术台侧。侧位透视用于确认最终的管状牵开器位于同侧椎板关节突关节交界处（左侧C4~C6）的中心。用单极和（或）双极电刀去除覆盖在C4~C6椎板表面上的其余软组织。内镜连接到牵开器上以进行骨性减压。

使用一个向上倾斜的刮匙定位C4~C6的椎板下方的平面。联合使用椎板咬骨钳和磨钻切开椎板，并创建头侧和尾侧手术边界。应谨慎操作，以防止磨钻意外滑落并对下方的硬膜和脊髓造成潜在损伤。同侧骨性减压完成后，将管状牵开器向内侧重新放置，以利于从单侧入路进行对侧减压。使用磨钻和椎板咬骨钳切除棘突根部以及对侧椎板腹侧直至对侧椎弓根。完成双侧骨性减压后，使用向上倾斜的刮匙将黄韧带与硬膜分离。用椎板咬骨钳小心地咬除双侧黄韧带，直到硬膜囊完全减压（图19.5）。联合使用流体明胶（Ethicon，强生公司）、双极电凝和

骨蜡进行止血。使用抗生素混合液冲洗，并在关闭切口前检查术区是否有任何残留的出血或脑脊液渗漏的部位。

对10名患者应用该管状减压方法进行治疗。实验组平均年龄为（67±7.7）岁。所有患者都有脊髓病变，但4名患者也有神经根症状，并在初次手术时同时做了椎间孔切开术。平均治疗了2.2个节段（范围1~4个节段）（表19.1）。平均失血量为（32.3±12.5）mL，平均住院时间为（1.6±0.5）天。患者的平均随访时间为（18.9±32.1）个月。术前平均Nurick评分为1.6±0.7，术后改善至0.3±0.7，差异有统计学意义（$P=0.0005$）。术后Odom评分显示4例患者疗效非常好，3例患者疗效良好，2例患者疗效一般，1例患者疗效较差。10例患者均未出现术中或术后并发症。虽然这些结果非常好，但在研究期间，是从总共248例接受颈椎病治疗的患者中选择了进行此手术的患者（图19.6）。

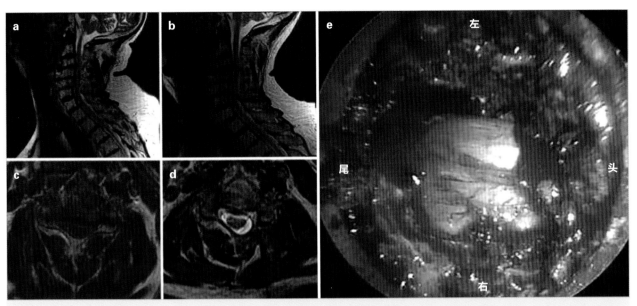

图 19.5 椎管狭窄患者行多节段微创颈椎减压术前和术后矢状位（a、b）和轴位（c、d）T2 加权 MRI。显示脊髓定位和减压的术中内镜图像（e）

表 19.1 手术经验总结

	平均值 ± 标准差
年龄	（67 ± 7.7）岁
处理的级别数	2.2（范围：1~4）
失血	（32.3 ± 12.5）mL
住院时间	（1.6 ± 0.5）天
随访	（18.9 ± 32.1）个月
术前 Nurick 评分	1.6 ± 0.7
术后 Nurick 评分	0.3 ± 0.7
并发症	0

19.5 并发症的处理

术后脊柱后凸

尽管对椎板切除术后出现症状的脊柱后凸病例在文献中已有详细描述，但其发生率和相关性尚不清楚。在椎板切除术中增加融合术可消除这些顾虑，以下 3 组患者发生椎板切除术后不稳定或脊柱畸形的风险很高：

·25 岁以下的年轻人。

·创伤病例。

·椎板切除术联合广泛的小关节切除。

椎板切除术后脊柱后凸进展在年轻患者中风险较高。根据 Cattel 和 Clark 的说法，由于骨骼和韧带松弛、神经肌肉失衡以及骨骼发育导致骨骼畸形的形成，儿童更容易出现不稳定。由于随着年龄的增长韧带会发生变化，成年人可能不易出现类似的脊柱退变。Yasuoka 等报道称，在接受颈椎或颈胸椎椎板切除术的 15 岁以下患者中，90% 会出现脊柱后凸畸形。所有 15 岁以下仅接受颈椎椎板切除术的患者都发生了脊柱后凸。15 岁以上在椎板切除术后发生脊柱畸形的患者明显减少。除了外伤和小关节切除的病例，成年患者没有出现严重到需要进行融合的脊柱畸形。

在成年患者中，椎板切除术后脊柱畸形的发展与小关节破坏或切除明显相关。在尸体研究中，超过 50% 的小关节和关节囊切除与急性不稳定有关。Herkowitz 报道，颈椎椎板切除术和部分双侧小关节切除术后 2 年内后凸畸形的发生率为 25%。在尸体研究中，单纯切除关节囊也会导致颈椎活动增加。不太严重的颈椎失稳，可能会导致脊柱对线出现缓慢进展性的畸形，关节突关节和关节囊损伤可能较轻。

椎板切除术后症状性的颈椎后凸已经有许多病例报道。椎板切除术后的不稳定和脊柱畸形的发展可能会导致后期病情加重。Adams 和 Logue 认为椎板切除术患者后期病情加重与术后颈椎活动增加相关。许多病例报道证实椎板切除术后患者出现后期病情加重，还有一些文献报道了高达 50% 的患者受到影响。然而，后凸畸形可能不会出现症状。Kaptain 等报道椎板切除术后后凸率为 21%；未发现术后

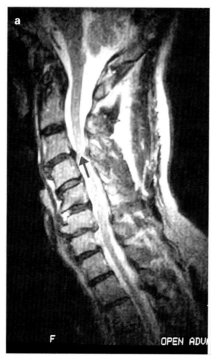
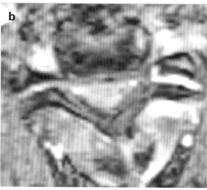
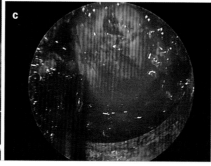

图 19.6 术前矢状位（a）和轴位（b）T2 加权 MRI 显示 C3~C4 水平的中央脊髓受压（蓝色箭头）。使用所述微创技术充分减压后，通过内镜观察硬脊膜（c）

颈椎力线与临床结果之间存在相关性。Crandall 和 Gregorious 在他们对颈椎椎板切除术患者的长期随访报告中，发现早期和后期病情加重均较高。他们仅提供了有限的影像学随访资料，并没有说明其患者群体中是否出现颈椎不稳定。

19.6 替代手术方案

19.6.1 椎板切除联合融合和内固定

由于担心单纯椎板切除术后脊柱力线会恶化，手术中可增加融合术，以预防迟发性的力线不良和矢状面平衡丧失。现有文献提供了多种融合技术，包括关节突线缆固定、侧块钢板固定和钉－棒固定。所有技术的共同目标是获得即刻的颈椎固定，以促进骨融合。

Goel 等在尸体标本中证明，后方关节突线缆限制了椎板切除术产生的即刻不稳定。对接受椎板切除融合术的患者进行长期随访后，Kumar 等发现椎板切除术后进行侧块钢板融合没有颈椎不稳、脊柱畸形进展或后期病情加重。

正确地放置侧块钢板螺钉并要仔细检查，避免损伤神经和血管，以达到最佳固定的效果。Roy-Camille 和 Magerl 两种广泛使用的置钉技术，已被认为是相对安全和有效的。然而，在比较这两种技术

时，Heller 等发现神经根损伤的风险分别为 10.8% 和 26.8%。我们使用 Magerl 技术的经验表明，12mm 的螺钉长度可避免神经根损伤，并可获得充分的骨固定（作者 M. J. P-C. 的个人经验）。此外，虽然在颈胸交界处难以获得正确的螺钉轨迹，但 Magerl 技术较少侵犯小关节。为了解决这些问题，An 等提出了一种替代现有螺钉置入技术的方法，并指出由于存在解剖变异，导致了在螺钉轨迹方法中通常作为标记的关节突间距往往不一致。尽管如此，内固定相关的并发症始终是一个问题，因为可能会导致颈椎力线不良、神经损伤、关节突穿透、假关节和医源性椎间孔狭窄。然而，侧块钢板具有恢复脊柱前凸的能力。侧块钢板配合融合进一步降低了后凸畸形和不稳定的风险。Kumar 等报道了 25 例患者，他们在侧块钢板融合椎板切除术后平均随访 47.5 个月。大多数患者表现为步态困难、上肢和手无力以及感觉障碍。80% 的患者预后良好，76% 的患者颈椎病评分有所改善。所有患者均未出现脊柱畸形，术前脊柱后凸或 S 形畸形保持了稳定。没有出现后期病情加重的情况。

19.6.2 椎板成形术

颈椎椎板切除术已是充分减压的成熟技术。然而，广泛的颈椎椎板切除会引起矢状面曲度的改变，

这可能导致进行性后凸畸形、因骨结构或韧带破坏而出现的不稳定，以及瘢痕组织或神经周围粘连。为了减少与椎板切除术相关的并发症和不良结果的发生率，出现了颈椎椎板成形术。椎板成形术于1973 年由 Hattori 首次描述，他展示了一种 Z 形成形法。该手术引发了大家对该技术的兴趣，并主要在日本出现了许多不同椎板成形的技术，可主要分为 Z 形法，中线法或双开门法，单开门法。

椎板成形术技术保留了后方骨组织和韧带结构，并最大限度地减少了肌肉剥离，以减少通常与椎板切除术相关的术后后凸畸形和不稳的发生率。多节段神经根型、脊髓神经根病和多节段脊髓型颈椎病是椎板成形术的指征。然而，双侧神经根病首选前路手术。如果颈椎仍维持了前凸且之前有很轻的或没有颈痛，椎板成形术被认为是一种可行的选择。使用椎板成形术的其他适应证可能包括超过 3 个节段水平的受累、年轻患者的脊髓型颈椎病、后纵韧带骨化和黄韧带肥厚。

尽管已经开发了各种椎板成形术技术，并且为了保持开门而采用的"铰链"的位置有所不同，"单开门"或单侧椎板成形术仍是一种常见的术式，其初始显露和术中患者体位与上述椎板切除术中使用的相同。单侧椎板成形术包括去除相关水平的棘突尖端，并用高速磨钻将椎板 – 小关节连接处到内层皮层的双侧变薄。根据患者的主要症状选择开门位置，并通过保留椎板的内层皮质来维持铰链。然后使用椎体撑开器通过将同侧切断的椎板、棘突和对侧"青枝骨折"的椎板以开放式铰链方式翻转到对侧来打开椎管。打开椎管后，仔细切除黄韧带和软组织粘连。通常需要切割最尾侧和头侧的韧带连接，以游离后方的棘突结构。一旦开门完成，可以使用骨移植物、骨柱、缝线、钢板或者组合使用来维持开门。

尽管不稳定的风险仍然存在，但椎板成形术减少了与椎板切除术相关的并发症。Matsunaga 等注意到，椎板切除术后有 33% 的屈曲型力线不良发生率，而在椎板成形术后仅为 6%。据报道与采用融合和内固定术的椎板切除术不同，椎板成形术后保留了颈椎的活动范围。该技术应用于年轻的脊髓型颈椎病患者中可能有其独特的优势。然而，椎板成形术也存在并发症，并且可能在开门情况下出现，包括硬膜外血肿形成和神经根损伤。

19.6.3 保留肌肉附着点的跳跃式椎板切除术

遵循微创手术中保留关键软组织结构的原则，几个日本团队，从 Shiraishi 开始，已经探索了一种用于背侧减压的微创手术入路。皮肤切口的大小并不是衡量手术创伤性的关键指标，而保留肌肉及其附着点是首要任务。这些外科医生创新地提出了"跳跃式椎板切除术"的概念，即保留了多裂肌与棘突和椎板的关键附着点，并且外科医生在没有肌肉的通道中工作。这种技术本质上是一种开窗手术。

Sivaraman 等应用该技术，与常规椎板成形术进行比较，该研究是一项前瞻性的，但不是随机的研究，每个治疗组有 25 名患者。所有患者均患有脊髓型颈椎病，治疗节段为 C3~C7。随访时间至少为 2 年。研究人员发现，跳跃式椎板切除术提供了足够的脊髓减压，且具有较少的失血、颈部僵硬轻、疼痛小和运动障碍少。Yukawa 及其同事进行了跳跃式椎板切除术和双开门椎板成形术之间的随机对照研究，但与传统椎板成形术相比，他们不认为微创手术在失血量、手术时间、疼痛和运动范围方面具有优势。

临床注意事项

· 正如本章所讨论的，有多种方法可以解决颈椎管狭窄症。

· 可以根据病理情况确定每个患者的最佳入路（即前路或后路）。

· CT/ 脊髓造影可与 MRI 结合使用，以确定椎管狭窄是由于颈椎间盘变软还是钙化所致。

· 微创技术正被应用于解决这些问题，这些问题具有保持脊柱正常解剖完整性的额外好处；但它们具有陡峭的学习曲线，应谨慎应用。

19.7 结论

治疗颈椎管狭窄有多种技术。后路具有脊柱外科医生熟悉的优势。如前所述，椎板切除术、融合和内固定的椎板切除术以及椎板成形术各有优缺点。然而，这些传统技术需要广泛的肌肉剥离，导致肌肉去神经支配、萎缩和术后疼痛。本文所述的显微内镜颈椎椎板切除术是微创脊柱技术领域的一项非常实用的创新，通过保留正常的肌肉组织、骨骼和韧带解剖结构，可缩短恢复时间，减少术后疼痛，维持动态脊柱运动并减少医源性不稳。仍需要更多的临床研究来评估该技术治疗颈椎管狭窄症的临床疗效。

参考文献

[1] Bailey P, Casamajor L. Osteo-arthritis of the spine as a cause of compression of the spinal cord and its roots: With reports of five cases. J Nerv Ment Dis. 1911; 38:588–609.

[2] Stookey B. Compression of the spinal cord due to ventral extradural cervical chordomas: diagnosis and surgical treatment. Arch Neurol Psychiatry. 1928; 20:275–291.

[3] Lees F, Turner JWA. Natural history and prognosis of cervical spondylosis. BMJ. 1963; 2(5373):1607–1610.

[4] Dillin WH, Watkins RG. Cervical myelopathy and cervical radiculopathy. Semin Spine Surg. 1989; 1(4):200–208.

[5] Clarke E, Robinson PK. Cervical myelopathy: a complication of cervical spondylosis. Brain. 1956; 79(3):483–510.

[6] LaRocca H. Cervical spondylotic myelopathy: natural history. Spine. 1988; 13(7):854–855.

[7] Crandall PH, Batzdorf U. Cervical spondylotic myelopathy. J Neurosurg. 1966; 25(1):57–66.

[8] DePalma AF, Rothman R. The Intervertebral Disk. Philadelphia, PA: WB Saunders; 1970.

[9] Friedenberg ZB, Miller WT. Degenerative disc disease of the cervical spine. J Bone Joint Surg Am. 1963; 45:1171–1178.

[10] Payne EE, Spillane JD. The cervical spine: an anatomico-pathological study of 70 specimens (using a special technique) with particular reference to the problem of cervical spondylosis. Brain. 1957; 80(4):571–596.

[11] Ratliff JK, Cooper PR. Cervical laminoplasty: a critical review. J Neurosurg. 2003; 98(3) Suppl:230–238.

[12] Cattell HS, Clark GL, Jr. Cervical kyphosis and instability following multiple laminectomies in children. J Bone Joint Surg Am. 1967; 49(4):713–720.

[13] Katsumi Y, Honma T, Nakamura T. Analysis of cervical instability resulting from laminectomies for removal of spinal cord tumor. Spine. 1989; 14(11):1171–1176.

[14] Yasuoka S, Peterson HA, MacCarty CS. Incidence of spinal column deformity after multilevel laminectomy in children and adults. J Neurosurg. 1982; 57(4):441–445.

[15] Yasuoka S, Peterson HA, Laws ER, Jr, MacCarty CS. Pathogenesis and prophylaxis of postlaminectomy deformity of the spine after multiple level laminectomy: difference between children and adults. Neurosurgery. 1981; 9(2):145–152.

[16] Kumar VG, Rea GL, Mervis LJ, McGregor JM. Cervical spondylotic myelopathy: functional and radiographic long-term outcome after laminectomy and posterior fusion. Neurosurgery. 1999; 44(4):771–777, discussion 777–778.

[17] LaRocca H, Macnab I. The laminectomy membrane. Studies in its evolution, characteristics, effects and prophylaxis in dogs. J Bone Joint Surg Br. 1974; 56B(3):545–550.

[18] An HS, Gordin R, Renner K. Anatomic considerations for plate-screw fixation of the cervical spine. Spine. 1991; 16(10) Suppl:S548–S551.

[19] Panjabi MM, Duranceau J, Goel V, Oxland T, Takata K. Cervical human vertebrae. Quantitative three-dimensional anatomy of the middle and lower regions. Spine. 1991; 16(8):861–869.

[20] Burrows EH. The sagittal diameter of the spinal canal in cervical spondylosis. Clin Radiol. 1963; 14:77–86.

[21] Chrispin AR, Lees F. The spinal canal in cervical spondylosis. J Neurol Neurosurg Psychiatry. 1963; 26:166–170.

[22] Boijsen E. The cervical spinal canal in intraspinal expansive processes. Acta Radiol. 1954; 42(2):101–115.

[23] Pal GP, Sherk HH. The vertical stability of the cervical spine. Spine. 1988; 13(5):447–449.

[24] Cailliet R. Neck and Arm Pain. 2nd ed. Philadelphia, PA: FA Davis; 1981.

[25] Ferguson RJL, Caplan LR. Cervical spondylitic myelopathy. Neurol Clin. 1985; 3(2):373–382.

[26] Parke WW. Correlative anatomy of cervical spondylotic myelopathy. Spine. 1988; 13(7):831–837.

[27] Mannen T. Vascular lesions in the spinal cord of the aged. Geriatrics. 1966; 21:151–160.

[28] Jellinger K. Spinal cord arteriosclerosis and progressive vascular myelopathy. J Neurol Neurosurg Psychiatry. 1967; 30(3):195–206.

[29] Arnold JG, Jr. The clinical manifestations of spondylochondrosis (spondylosis) of the cervical spine. Ann Surg. 1955; 141(6):872–889.

[30] Robinson RA, Smith G. Anterolateral cervical disc removal and interbody fusion for cervical disc syndrome. Bull Johns Hopkins Hosp. 1955; 96(Suppl):223–224.

[31] Böhler J, Gaudernak T. Anterior plate stabilization for fracture-dislocations of the lower cervical spine. J Trauma. 1980; 20(3):203–205.

[32] Böhler J. Immediate and early treatment of traumatic paraplegias. Z Orthop Ihre Grenzgeb. 1967; 103(4):512–529.

[33] Cloward RB. The anterior approach for removal of ruptured cervical disks. J Neurosurg. 1958; 15(6):602–617.

[34] Benzel EC, Lancon J, Kesterson L, Hadden T. Cervical laminectomy and dentate ligament section for cervical spondylotic myelopathy. J Spinal Disord. 1991; 4(3):286–295.

[35] Carol MP, Ducker TB. Cervical spondylitic myelopathies: surgical treatment. J Spinal Disord. 1988; 1(1):59–65.

[36] Crandall PH, Gregorious FK. Long-term follow-up of surgical treatment of cervical spondylotic myelopathy. Spine. 1977; 2:139–146.

[37] Perez-Cruet MJ, Foley KT, Isaacs RE, et al. Microendoscopic lumbar discectomy: technical note. Neurosurgery. 2002; 51(5) Suppl:S129–S136.

[38] Guiot BH, Khoo LT, Fessler RG. A minimally invasive technique for decompression of the lumbar spine. Spine. 2002; 27(4):432–438.

[39] Roh SW, Kim DH, Cardoso AC, Fessler RG. Endoscopic foraminotomy using MED system in cadaveric specimens. Spine. 2000; 25(2):260–264.

[40] Dahdaleh NS, Wong AP, Smith ZA, Wong RH, Lam SK, Fessler RG. Microendoscopic decompression for cervical spondylotic myelopathy. Neurosurg Focus. 2013; 35(1):E8.

[41] Herman JM, Sonntag VKH. Cervical corpectomy and plate fixation for postlaminectomy kyphosis. J Neurosurg. 1994; 80(6):963–970.

[42] Goel VK, Clark CR, Harris KG, Schulte KR. Kinematics of the cervical spine: effects of multiple total laminectomy and facet wiring. J Orthop Res. 1988; 6(4):611–619.

[43] Mehalic TF, Pezzuti RT, Applebaum BI. Magnetic resonance imaging and cervical spondylotic myelopathy. Neurosurgery. 1990; 26(2):217–226, discussion 226–227.

[44] Fager CA. Results of adequate posterior decompression in the relief of spondylotic cervical myelopathy. J Neurosurg. 1973; 38(6):684–692.

[45] Haft H, Ransohoff J, Carter S. Spinal cord tumors in children. Pediatrics. 1959; 23(6):1152–1159.

[46] Zdeblick TA, Zou D, Warden KE, McCabe R, Kunz D, Vanderby R. Cervical stability after foraminotomy. A biomechanical in vitro analysis. J Bone Joint Surg Am. 1992; 74(1):22–27.

[47] Raynor RB, Pugh J, Shapiro I. Cervical facetectomy and its effect on spine strength. J Neurosurg. 1985; 63(2):278–282.

[48] Herkowitz HN. A comparison of anterior cervical fusion, cervical laminectomy, and cervical laminoplasty for the surgical management of multiple level spondylotic radiculopathy. Spine. 1988; 13(7):774–780.

[49] Zdeblick TA, Abitbol JJ, Kunz DN, McCabe RP, Garfin S. Cervical stability after sequential capsule resection. Spine. 1993; 18(14):2005–2008.

[50] Albert TJ, Vacarro A. Postlaminectomy kyphosis. Spine. 1998; 23(24):2738–2745.

[51] Yonenobu K, Fuji T, Ono K, Okada K, Yamamoto T, Harada N. Choice of surgical treatment for multisegmental cervical spondylotic myelopathy. Spine. 1985; 10(8):710–716.

[52] Yonenobu K, Okada K, Fuji T, Fujiwara K, Yamashita K, Ono K. Causes of neurologic deterioration following surgical treatment of cervical myelopathy. Spine. 1986; 11(8):818–823.

[53] Adams CB, Logue V. Studies in cervical spondylotic myelopathy. II. The movement and contour of the spine in relation to the neural complications of cervical spondylosis. Brain. 1971; 94(3):568–586.

[54] Ebersold MJ, Pare MC, Quast LM. Surgical treatment for cervical spondylitic myelopathy. J Neurosurg. 1995; 82(5):745–751.

[55] Mikawa Y, Shikata J, Yamamuro T. Spinal deformity and instability after multilevel cervical laminectomy. Spine. 1987; 12(1):6–11.

[56] Kaptain GJ, Simmons NE, Replogle RE, Pobereskin L. Incidence and outcome of kyphotic deformity following laminectomy for cervical spondylotic myelopathy. J Neurosurg. 2000; 93(2) Suppl:199–204.

[57] Heller JG, Carlson GD, Abitbol JJ, Garfin SR. Anatomic comparison of the Roy-Camille and Magerl techniques for screw placement in the lower cervical spine. Spine. 1991; 16(10) Suppl:S552–S557.

[58] Heller JG, Silcox DH, III, Sutterlin CE, III. Complications of posterior cervical plating. Spine. 1995; 20(22):2442–2448.

[59] Grob D, Dvorak J, Panjabi MM, Antinnes JA. The role of plate and

screw fixation in occipitocervical fusion in rheumatoid arthritis. Spine. 1994; 19(22):2545–2551.

[60] FehlingsMG, Cooper PR, Errico TJ. Posterior plates in themanagement of cervical instability: long-termresults in 44 patients. J Neurosurg. 1994; 81(3):341–349.

[61] Cooper RP. Posterior stabilization of the cervical spine using Roy-Camille plates: a North American experience. Orthop Trans. 1988; 12:43–44.

[62] Ebraheim NA, An HS, Jackson WT, Brown JA. Internal fixation of the unstable cervical spine using posterior Roy-Camille plates: preliminary report. J Orthop Trauma. 1989; 3(1):23–28.

[63] Hattori S. A new method of cervical laminectomy. Centr Jpn J Orthop Traumatic Surg. 1973; 16:792–794.

[64] Hirabayashi K, Watanabe K, Wakano K, Suzuki N, Satomi K, Ishii Y. Expansive open-door laminoplasty for cervical spinal stenotic myelopathy. Spine. 1983; 8(7):693–699.

[65] Matsunaga S, Sakou T, Nakanisi K. Analysis of the cervical spine alignment following laminoplasty and laminectomy. Spinal Cord. 1999; 37(1):20–24.

[66] Morio Y, Yamamoto K, Teshima R, Nagashima H, Hagino H. Clinicoradiologic study of cervical laminoplasty with posterolateral fusion or bone graft. Spine. 2000; 25(2):190–196.

[67] Ozunal RM, Delamarter RB. Cervical laminoplasty for cervical myeloradiculopathy. Oper Tech Orthop. 1996; 6:38–45.

[68] Shiraishi T. Skip laminectomy–a new treatment for cervical spondylotic myelopathy, preserving bilateral muscular attachments to the spinous processes: a preliminary report. Spine J. 2002; 2(2):108–115.

[69] Sivaraman A, Bhadra AK, Altaf F, et al. Skip laminectomy and laminoplasty for cervical spondylotic myelopathy: a prospective study of clinical and radiologic outcomes. J Spinal Disord Tech. 2010; 23(2):96–100.

[70] Yukawa Y, Kato F, Ito K, et al. Laminoplasty and skip laminectomy for cervical compressive myelopathy: range of motion, postoperative neck pain, and surgical outcomes in a randomized prospective study. Spine. 2007; 32(18):1980–1985.

第 20 章 颈椎前路减压固定融合术

Mick J. Perez-Cruet, Moumita S.R. Choudhury

毛克政 / 译

摘要

颈椎前路可以通过筋膜平面到达椎体，保留了肌肉，减少了入路相关并发症。微创脊柱手术作为治疗脊柱疾病的一种手段，相比传统技术越来越受到欢迎。颈椎前路椎间盘切除术的典型适应证包括脊髓症状或双侧神经根症状的患者。这些症状可归因于中央椎间盘突出、大的偏一侧椎间盘突出、导致神经根病的大骨赘和导致双侧椎间孔狭窄的椎间盘塌陷。这种术式可以实现脊髓直接减压，同时恢复椎间盘和椎间孔高度以及正常的矢状面前凸。当可以确定颈部疼痛的节段时，前路手术提供了良好的融合，因为植入物处于压应力状态，促进了植骨融合。尽管将 "MIS 技术" 这一术语应用于颈椎前路减压固定融合术可能不合适，但颈椎前路减压固定融合术避免了对正常解剖结构的损伤，遵循了 MIS 的所有方面。

关键词：颈椎，椎间盘切除术，椎体间植入物，椎间孔狭窄，自体移植，关节融合术，骨赘，纤维环切开术，椎体切除术

20.1 引言

微创脊柱手术作为治疗脊柱病变的一种方式越来越受欢迎。颈椎前路可以通过筋膜平面到达椎体，保留肌肉以减少与入路相关的并发症。该入路的解剖结构允许外科医生通过传统技术进行手术，并且仍然保留肌肉解剖结构，同时具有直接可视化和降低脊柱前方组织风险的优势。自体骨移植仍然是颈椎前路椎间融合术的标准治疗；然而，患者对髂嵴取骨部位并发症的不满仍然是这种植骨方式的重大缺点。收集局部骨移植物的植入物可以在使用自体骨移植的同时使用，以消除取骨部位的并发症。

20.2 适应证

颈椎前路椎间盘切除术的典型适应证包括患有脊髓症状或双侧神经根症状的患者，这些症状归因于中央椎间盘突出、大的偏一侧椎间盘突出、导致神经根病的大骨赘以及导致双侧椎间孔狭窄和进行性后凸畸形的椎间盘塌陷。这种术式可以实现脊髓直接减压，同时恢复椎间盘和椎间孔高度以及正常的矢状面前凸。当可以确定颈部疼痛的节段时，前路手术提供了良好的融合，因为植入物处于压应力状态，促进了植骨融合。

20.3 术前准备

全身麻醉诱导后，患者仰卧在手术台上。我们更喜欢使用 Jackson 手术台，它可以将 C 臂透视机向下推向脚部，不妨碍手术。如果需要，可以在肩部下方放置一个小肩托，以帮助颈部轻微伸展或保持中立位置。小心确认颈部没有处于过度伸展的位置。对那些因脊髓受压而有明显脊髓病的患者，应要求患者在诱导前活动四肢，再进行纤维镜插管。接下来，将透视机放置在适当的位置以获取颈椎侧位图像。此图像用于标识目标间盘位置。有时，通过向尾端牵拉手从而使肩部向下，或轻推肩部向下是必要的，以便在健壮或肌肉发达的患者中获得足够的颈椎透视影像。我们发现将 Kerlex 松散地置于手腕上会很有帮助。之后可以在透视成像期间将手臂拉向尾端，以观察 C5 以下的节段，特别是在肩部肥厚的患者中，以帮助正确识别目标节段。透视机应放置在外科医生对侧，以免妨碍术者。然而，使用 Jackson 手术台允许将透视机移向患者的脚部并远离手术区域。

20.4 手术器械

多种手术内固定器械可用于颈椎前路手术。近年来，零切迹植入物可将椎间植入物固定在椎间盘空间内，而无须颈前钢板。其优势可能在于减少吞咽困难，因为颈椎和食管下方没有钢板（图 20.1）。聚醚醚酮（PEEK）融合器允许使用来自术中局部的自体移植物，并且它具有 X 线可视化的好处，方便观察融合情况。可扩张融合器有利于椎体切除术后的重建。

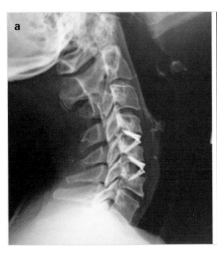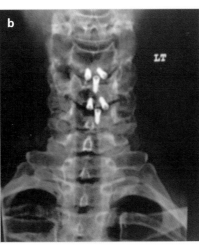

图 20.1　侧位（a）和正位（b）X 线片显示 C4~C5 和 C5~C6 颈椎前路椎间盘切除融合固定的零切迹植入物

20.5　手术技术

Cloward、Robinson 和 Smith 在 20 世纪 50 年代首次将前路手术方法描述为一种神经减压方法。椎间盘切除术后，Cloward 直接移除了致压组织，然后使用销钉形植骨块进行融合。Robinson 和 Smith 使用取自体髂嵴（IC）的马蹄形植骨块融合了相邻的椎体，但二次手术进行减压。Bailey 和 Badgley 在 1952 年进行了第一次颈椎前路融合术。1960 年他们报道，融合技术适用于肿瘤和脊柱不稳定患者，包括支撑移植物，这一概念现在在椎体切除术中得到应用。

颈部常规手术准备和铺巾。沿上颈部皮肤皱褶做外侧至中线的横向皮肤切口，可到达 C2~C3 至 C4~C5 水平；在下颈部皮肤皱褶做切口可到达 C5~C6 至 C7~T1 水平。切口的侧别根据外科医生的喜好而定。许多右利手的外科医生会在颈部右侧做切口，以方便入路和手术。切开皮肤后，进行仔细的皮下解剖，暴露颈阔肌和浅筋膜。然后将颈阔肌纵向打开 1.5cm，或者可以用 Bovey 电刀切开，并在手术结束时用可吸收缝线重新间断缝合。确定胸锁乳突肌的内侧边界，筋膜平面在胸锁乳突肌内侧的疏松结缔组织。颈外静脉可以从胸锁乳突肌外侧分离并向内侧推。Weitlander 牵开器用于保持皮肤张开。握住牵开器向上可以更容易地观察肌肉之间的疏松结缔组织平面并有利于显露。使用食指或 Metzenbaum 剪刀（梅式弯剪），通过颈前区的筋膜平面进行解剖，使神经血管（颈动脉）束通过触觉识别并横向往外拉，而食管和气管保持在内侧（图 20.2）。

触诊颈椎椎体前方。Kittner 剥离器可用于轻轻推动软组织以暴露椎体前部和椎间盘间隙。使用绝缘 Bovie 电刀烧灼针头，在病变椎间盘水平从椎体上剥离颈长肌。在椎间盘内放置一根弯曲 90° 的脊柱定

位针，防止穿透椎间盘间隙，并拍摄侧位片以确定椎间盘水平。将牵张钉放置在目标椎间盘相邻的椎体上，并参照双侧颈长肌将牵开器放置在椎体正中。我们更倾向于使用 TrimLine 颈椎牵开器（Medtronic）最薄的齿形叶片，因为这可以降低牵开相关的并发症。由于该区域的肌肉比颈椎和腰椎后部区域少，因此牵开器可以很容易地移动，可能导致牵开器相对于手术椎间盘的再移位。因此，使用透视机来验证牵开器和牵张钉就位后的位置（图 20.3）。

切开椎间盘纤维环，并用髓核钳、刮匙和钻头以零碎的方式取出椎间盘髓核。然后使用长锥形钻去除骨赘。在充分的椎间盘切除和椎间盘空间显露后，可以切除后纵韧带以暴露硬脊膜。后纵韧带从侧向切除，使用向上的微型刮匙从侧向分离韧带。接下来，使用 1 号或 2 号 Kerrison 咬骨钳进一步去除韧带和后部骨赘。继续减压完全去除突出椎间盘、后纵韧带和骨赘（图 20.3）。

达到充分减压后，通过试模确定合适的椎间植入物尺寸。然后用骨移植材料填充植入物，通常是使用 BoneBac Press（Thompson MIS）从手术部位收获的自体骨移植物（图 20.3）。如果需要，这种骨质可以与其他植骨材料混合，完全消除了髂骨取骨的需要及其相关的并发症。牵开针的孔要使用骨蜡填充以防止骨面出血。我们更喜欢零切迹植入物，这种融合器更容易置入和固定到相邻的椎体上，同时可能有助于降低钢板引起吞咽困难的发生率（图 20.1）。

关闭切口

在确保完全止血的情况下，取出牵开叶片。用 2-0 Vicryl 缝线间断缝合颈阔肌。应用皮下缝合，并用皮肤胶或 Steri-Strips 封闭皮肤。无菌敷料覆盖。

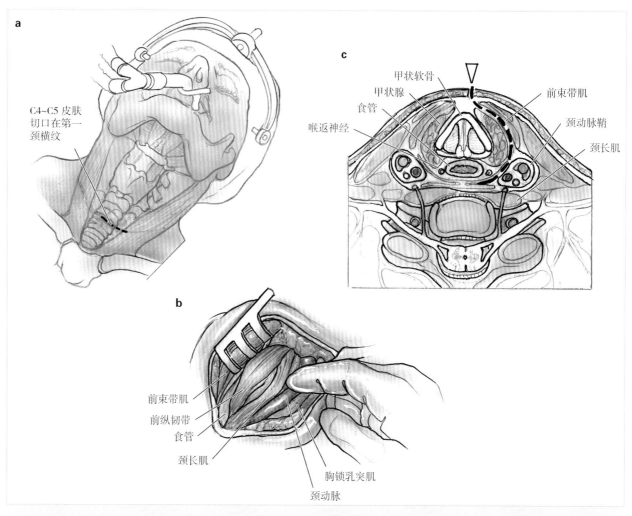

图 20.2 a. 在适当的颈部皱褶处做横切口。b. 胸锁乳突肌内侧入路触诊颈动脉，并轻轻向外侧牵拉。c. 向内侧牵拉气管和食管

有时多节段椎间盘切除或椎体次全切除术后放置引流管，并在第二天早上或之后不久去除。

20.6 并发症的避免和处理

在任何手术前，有心脏危险因素的患者应接受全面的心血管评估，包括评估颈动脉是否狭窄。对有潜在颈动脉疾病的颈动脉进行操作可能会导致并发症。在这些情况下，我们通常使用颈动脉多普勒超声评估。

与传统手术一样，进行椎间盘切除时应慎重对待椎间盘的外侧边缘，以防止椎动脉损伤。术前影像学应检查椎动脉有无异常。

应使用 1mm 或 2mm 的 Kerrison 椎板钳通过后纵韧带进行显露，以避免损伤硬脊膜。这种预防措施

对于那些出现严重脊髓病的患者尤其重要。

因为硬脊膜可能存在粘连。一个小的向上的刮匙或神经钩也可用于在硬脊膜和后纵韧带之间进行分离，以便于减压。用凝血酶浸泡的明胶海绵控制静脉出血。但是，我们更喜欢在关闭切口之前移除明胶海绵。

20.7 临床病例

20.7.1 病例 1：进行性脊柱后凸和脊髓压迫

一位老人出现严重的颈部疼痛、步态不稳、手部无力和脊髓症状。颈椎 MRI 显示进行性后凸畸形、脊髓受压和脊髓内 T2 加权图像上的信号变化（图 20.4）。

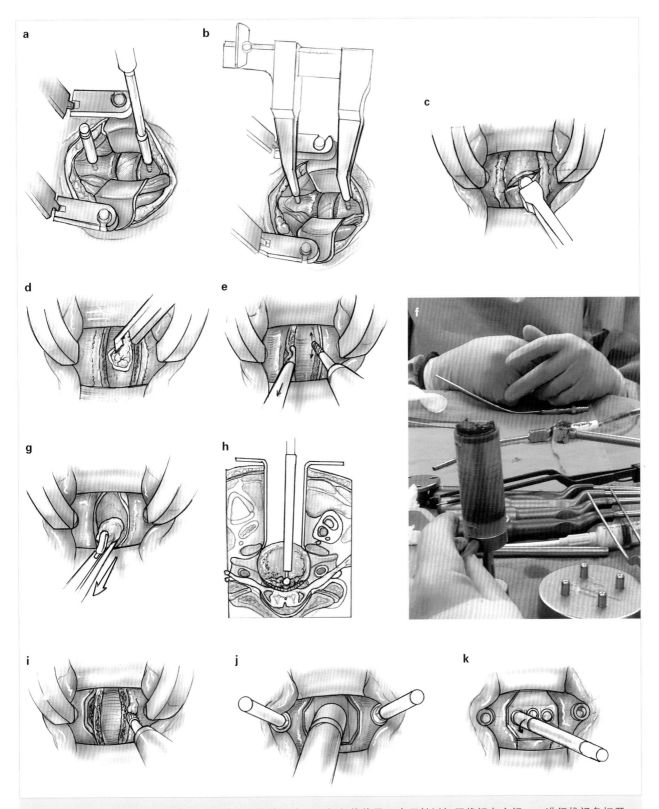

图 20.3　a. 参照双侧颈长肌将牵开器放置在椎体正中。b. 相邻椎体置入牵开针以打开椎间盘空间。c. 进行椎间盘切开。d. 常规方式去除椎间盘。e. 使用长锥形钻去除前部骨赘。f. 使用 BoneBac Press（Thompson MIS）收集钻孔的骨质。收集的骨用于填充融合器。g. 然后进一步刮除椎间盘。h. 在显微镜下磨除或咬除后方骨赘，减压椎管和神经孔。i. 为植入物准备好椎间盘空间。j. 置入填充骨移植材料的植入物。k. 使用钉板将植入物固定牢靠

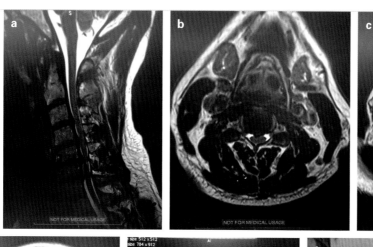
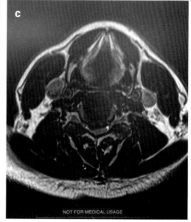
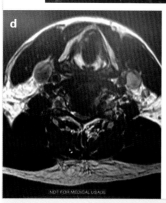
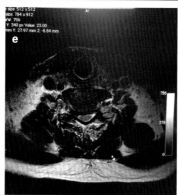
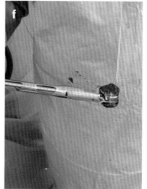
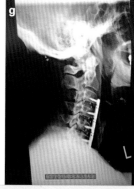

图 20.4 a. 矢状位 MRI 图像。C3~C4（b）、C4~C5（c）、C5~C6（d）、C6~C7（e）椎间盘间隙显示出严重的脊髓压迫和脊柱后凸。f. 用 BoneBac Press 收集的局部自体骨填充植入物的术中照片。g. C3~C4、C4~C5、C5~C6 和 C6~C7 颈椎前路椎间盘切除术融合和动态颈椎前路钢板固定的术后侧位 X 线片，以减少后凸。患者恢复顺利，恢复了日常生活活动，脊髓病症状得到缓解

20.7.2 病例 2：脊髓压迫

一名中年男性出现严重的颈部疼痛、行走困难和脊髓病（图 20.5）。

颈椎后纵韧带骨化（OPLL）是具有挑战性的病例。前路减压和融合显示有利于神经功能恢复和降低并发症。如上述病例所示，在术前 MRI 上识别 OPLL 并在必要时进行 CT 检查，有助于确保脊髓充分减压并改善患者预后。

20.8 结论

颈椎前路手术可以对各种颈椎病进行良好的前方椎管减压。遵循解剖平面以微创方式入路。这种微创技术可以进行充分的椎间盘切除、骨赘去除和椎间融合。

临床注意事项

· 皮肤切口通常在颈部皱褶处进行。上颈部皱褶接近 C3~C4 和 C4~C5 水平，下方皱褶接近 C5~C6 和 C6~C7 水平。

· 握住 Weitlander 牵开器向上有助于暴露疏松结缔组织。

· 位于胸锁乳突肌内侧的间隙通向颈椎前方。

· 颈动脉小心向外侧牵拉，气管和食管向内侧牵拉。

· 骨移植材料可以使用 BoneBac Press 从手术部位收集并用于融合，以避免取骨部位并发症。

· 在椎间盘切除之前，通过 Bovie 电刀充分游离颈长肌是必要的。

· 切除后纵韧带确保充分的椎管减压，并在显微镜下从韧带的外侧边缘开始。

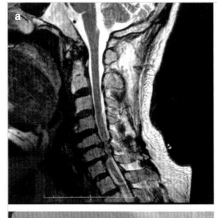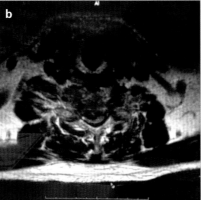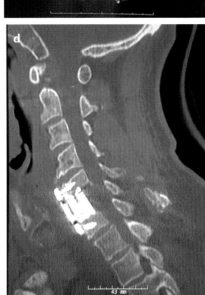

图 20.5　a. 颈椎矢状 T2 加权 MRI 显示 C5~C6 和 C6~C7 水平的脊髓受压。b. 在轴位 MRI 上观察到的后纵韧带骨化导致 C6 椎体后方黑色的致压物压迫脊髓。CT 还可显示后纵韧带骨化。c. C5~C6 和 C6~C7 椎间盘切除以及 C6 椎体次全切除术，使用充满患者自体骨的可扩张融合器进行前路重建。d. 术后矢状位 CT 显示可扩张融合器重建、使用局部自体骨融合和前路钢板重建

参考文献

[1]　Silber JS, Anderson DG, Daffner SD, et al. Donor site morbidity after anterior iliac crest bone harvest for single-level anterior cervical discectomy and fusion. Spine. 2003; 28(2):134–139.

[2]　Cloward RB. The anterior approach for removal of ruptured cervical disks. J Neurosurg. 1958; 15(6):602–617.

[3]　Robinson RA, Smith GW. Anterolateral cervical disc removal and interbody fusion for cervical disc syndrome. Bull Johns Hopkins Hosp. 1955; 96:223–224.

[4]　Bailey RW, Badgley CE. Stabilization of the cervical spine by anterior fusion. J Bone Joint Surg Am. 1960; 42-A:565–594.

[5]　Whitecloud TS, III. Modern alternatives and techniques for one-level discectomy and fusion. Clin Orthop Relat Res. 1999(359):67–76.

[6]　Wang X, Chen D, Yuan W, Zhang Y, Xiao J, Zhao J. Anterior surgery in selective patients with massive ossification of posterior longitudinal ligament of cervical spine: technical note. Eur Spine J. 2012; 21(2):314–321.

第 21 章　颈椎人工椎间盘置换术

K. Daniel Riew, Kevin R. O'Neill

韩振川　刘建恒　毛克亚 / 译

摘要

　　与传统的融合手术相比，颈椎间盘置换术在保留运动和减少相邻椎间盘水平应力的同时，可以获得与传统手术相似的神经减压效果。目前长期的研究支持颈椎间盘置换术的疗效，并证明了其降低相邻节段退变的发生率。本章回顾了该技术的适应证和禁忌证的相关证据。对该手术过程进行了详细的描述，并提供了一些技术技巧。最后使用一个案例证实其是一个临床常用的技术。

　　关键词：颈椎间盘成形术，颈椎间盘置换术，颈椎前路椎间盘切除融合术，颈椎间盘突出症，神经根型颈椎病，脊髓型颈椎病

21.1　引言

　　对于伴有前侧神经根或脊髓压迫的神经根型和脊髓型颈椎病，颈椎前路椎间盘切除融合术（ACDF）已被证明是一种十分成熟的手术技术。然而，与任何外科手术一样，并发症也可能发生。具有临床症状骨不连或假关节发生率约为 5%，可能需要翻修手术。此外，相关生物力学研究显示，融合节段的邻近节段所受应力增加，引起了对邻近节段加速退变的担忧。不管是融合加速了这一退变进程，还是持续退变的自然结果，前路融合术后的邻近节段病变（Adjacent Segment Pathology，ASP）发生在 9%~16% 的患者中，术后 10 年的发病率为 26%。已有研究表明，61%~82% 的 ASP 患者随后会接受手术。最近的一项研究证实了这些情况，发现 18% 患者在术后 10 年内由于邻近节段退变接受了手术。

技术的进步及其优势与缺陷

　　颈椎前路人工椎间盘置换术（ACDA）可获得与 ACDF 相同的减压效果，同时保留了椎间盘的运动功能。由于保留了节段运动功能，这也就消除了融合手术中对假关节并发症的担忧。另外，理论上这也避免了融合手术引起的相邻节段应力增加，因此可能会减少 ASP 的发生率。到目前为止，已有几项研究对 ACDA 和 ACDF 进行了对比研究，并对这些研究进行了 Meta 分析。这两种手术有相同的手术入路

和相似的减压技术。一些研究表明，ACDA 出血量和手术时间在统计学上有所增加，尽管实际在临床上差异并不显著。神经功能改善定义为保持或改善运动或感觉功能，颈椎人工椎间盘置换组神经功能的改善表现出相似的或更有利的结果。融合组手术节段的运动功能丧失。患者主观评估结果，包括视觉模拟量表（VAS）手臂疼痛和颈部疼痛及颈部残疾指数（NDI）评分，人工椎间盘置换术组也具有一定优势。此外，ACDA 术后未发现相邻节段代偿性运动增加，几项 2~5 年随访的研究表明，接受颈椎人工椎间盘置换术的患者再次手术率降低。最近的一项 7 年随访研究显示，ACDA 术后 ASP 的发生率为 5%，明显低于 ACDF 的 12%，这是迄今为止随访时间最长的一项研究。

21.2　前路颈椎间盘切除及人工间盘置换术

21.2.1　适应证

　　ACDA 的适应证与 ACDF 相似，因为它们有相同的手术入路和减压操作。这两种手术的主要适应证都是治疗椎间盘水平压迫引起的神经根型或脊髓型颈椎病。虽然关于颈椎人工椎间盘置换术的多数研究是单节段应用研究，但其可以考虑多达 3 个椎间盘节段的置换。对于急性神经根型颈椎病，应在术前至少 6 周，大多数情况下 3 个月尝试非手术治疗，因为在此期间大多数患者症状会消失。对于脊髓型颈椎病，可能会更早考虑手术，特别是当出现严重的神经损伤时。应获得横截面成像并显示椎间盘间隙后的病灶压迫。磁共振成像（MRI）可实现椎间盘和神经的良好可视化，而当存在 MRI 检查禁忌证时，可以通过 CT 脊髓造影检查获得脊髓图像。鉴于无症状患者椎间盘病变的发生率很高，影像学检查结果与患者症状和体检结果的相关性很重要。

21.2.2　禁忌证

　　人工间盘置换术有几个禁忌证。由于减压是在

椎间盘水平进行的，ACDA 不能缓解先天性或椎体后狭窄。同样，如果颈椎侧位片显示局灶性后凸，ACDA 不能达到足够的减压效果。如果存在上述情况，这些病变可以通过前路椎体切除术、后路减压术或联合入路更好地解决。

所有患者都应接受 CT 检查，以确定是否有后纵韧带骨化（OPLL），这是禁忌证。OPLL 常伴有 ACDA 不能缓解的椎体后狭窄。此外，在 OPLL 患者中，人工间盘置换术后持续运动可能会导致人工椎间盘装置后骨形成，这可能会加重狭窄程度进而导致神经功能恶化。最后，尽管进行了人工椎间盘置换术，OPLL 仍可能使运动节段自发融合，从而消除了该手术相对于 ACDF 的优势。同样，弥漫性特发性骨质增生症（DISH）和强直性脊柱炎可能使手术节段易于自发融合，从而导致人工间盘置换术失败，因此这些也是手术禁忌证。

椎体后柱不稳是另一个重要的禁忌证。在所有情况下，都应拍屈伸位 X 线片，以排除不稳定。由于手术涉及切除前纵韧带（ALL）和潜在的后纵韧带（PLL），额外的后柱不稳可能导致脊柱不稳定。因此，先前的椎板切除术被认为是禁忌证。以前的椎板成形术也可能导致后柱不稳，尽管这还没有被研究证实。骨折或后方韧带断裂是绝对禁忌证。最后，类风湿性关节炎可能导致小关节囊松弛，也被认为是禁忌证，除非极少数病例有轻微的类风湿病变。

颈部疼痛的存在和严重程度是一个重要的考虑因素。以轴性颈部疼痛为主的患者不是颈椎人工椎间盘置换术的理想人选。虽然椎间盘退变可能是轴性颈痛的原因，有可能通过椎间盘置换术缓解疼痛，但这一点尚未得到证实。同样，小关节病伴随的颈部疼痛也被认为是禁忌证。这样的关节炎关节将继续经历运动，因此在椎间盘置换后仍会产生疼痛。相反，在没有明显颈部疼痛的情况下，单纯性小关节病的存在不被认为是禁忌证。

最后，应考虑手术水平的骨质量和局部环境。当然，手术区域的活动性脊柱感染是禁忌证。将植入物放入受感染的环境可能会使感染根除更加困难，并可能导致植入物的松动和失败。严重的骨质疏松症也是禁忌证，因为这也可能导致种植体下沉和失败。

21.2.3　术前计划

颈椎间盘病变导致的神经根型颈椎病或脊髓型颈椎病患者是 ACDA 的潜在治疗对象。查体结果与横断面影像上显示的受压区域相一致至关重要。MRI 能很好地显示椎间盘和神经组织，是首选的影像学

手段。如存在 MRI 检查禁忌证，可行 CT 脊髓造影检查。放射成像应包括前后位、侧位、屈伸位和双斜位。应该进行全面的神经系统检查，包括运动和感觉功能的评估，以及每个神经根水平对应的反射。此外，脊髓型颈椎病的检查应包括评估步态和足跟对足尖串联步行、Romberg 征、Hoffmann 征、Lhermitte 征、小指逃避征、握力和松开试验、持续性阵挛和 Babinski 试验等。

置入器械

1966 年，Fernström 置入了第一个颈椎人工椎间盘，它由一个不锈钢滚珠轴承植入物组成。1989 年，Cummins 等推出了另一种带有插座球状金属对金属设计的不锈钢装置，但也有类似较高的失败率。这种植入物被重新设计为 Frenchay 人工椎间盘，成为美敦力公司的 Prestige Disc。这种金属对金属植入物需要使用螺钉固定在椎体上。1992 年，Bryan 推出了另一种人工椎间盘植入物，由钛壳和聚乙烯芯组成，周围环绕着一层充满盐水的聚氨酯护套。它采用压配组合式设计，不需要螺钉固定。辛迪斯公司的 Pro-disc 由 Marnay 设计研发，采用钴铬外壳和聚乙烯铰接表面。这种设计包括压入椎体的龙骨结构。另一种钴铬和聚乙烯植入物，多孔涂层运动椎间盘假体（Nuvasive，Inc.）是由 McAfe. 推出的。该设备具有磷酸钙涂层，允许植入物在初始按压配合后长入骨中。随后描述了许多其他设计，目前有 9 种设备获得了美国食品和药品监督管理局（FDA）的批准。外科医生必须熟悉并适应所选的人工椎间盘置入系统。

21.2.4　手术技术

定位

患者仰卧位于手术台上。推荐使用可透视射线 Jackson 手术台，但任何透射线的手术台都可以使用。在肩部下方放置一个肩卷，必要时在头部下方放置床单和泡沫，以使颈部处于中立位位置。与 ACDF 不同，ACDF 通常更倾向于过伸的位置，在 ACDA 手术中应避免这种情况。将颈部置于伸展位置可能会导致椎体后部过度切除，应为人工椎间盘植入物准备平行终板。相反，也应避免后凸固定，因为这会使暴露和减压更加困难，并可能导致植入物前负荷过大。肩部用胶带固定，以便更好地对较低的椎体水平进行透视观察，头部用胶带固定在手术台上，穿过前额，以尽量减少颈部旋转。注意确保前颈部准备好并覆盖，保持下颌底部和胸骨切口暴露，作为额外的对齐参考。

显露

前颈椎通过与 Smith-Robinson 最初描述的相同的间隔显露（图 21.1）。显露后，用颈长肌初步识别毗邻椎间盘间隙的椎体的中线，然后用电灼标记。然后使用双极电凝和 2 号 Penfield 剥离子来分离双侧颈长肌，暴露钩椎关节和横突孔。使用 Penfield 剥离子侧向暴露可最大限度地降低椎动脉损伤的潜在风险。使用止血钳在椎间盘间隙水平夹住颈长肌的内侧一小部分。仅夹住内侧一小部分以避免损伤交感神经丛。然后使用侧位透视确认正确的手术节段。使用 Leksell 咬骨钳或磨钻去除椎体前缘骨赘，使椎体前缘自然平滑，可以通过手指触诊进行验证（图

21.2）。然后放置固定牵开器，牵开器的挡板应该放在颈长肌下面。足够的颈长肌剥离和骨赘切除是固定牵开器正确放置的关键。

椎间盘切除和终板准备

接下来进行椎间盘切除术。用 15 号刀片切开椎间盘，从尾侧椎体上终板的中线开始，向外侧至钩椎关节，向头侧转动刀刃，然后沿着头侧椎体的下终板回到中线上。在两侧进行这一动作可以有效地切除椎间盘，并在横向切开时利用钩椎关节保护椎动脉。去除椎间盘组织，然后用 2mm 小刮匙来刮除终板（图 21.3）。注意不要走到钩椎关节外侧，以免

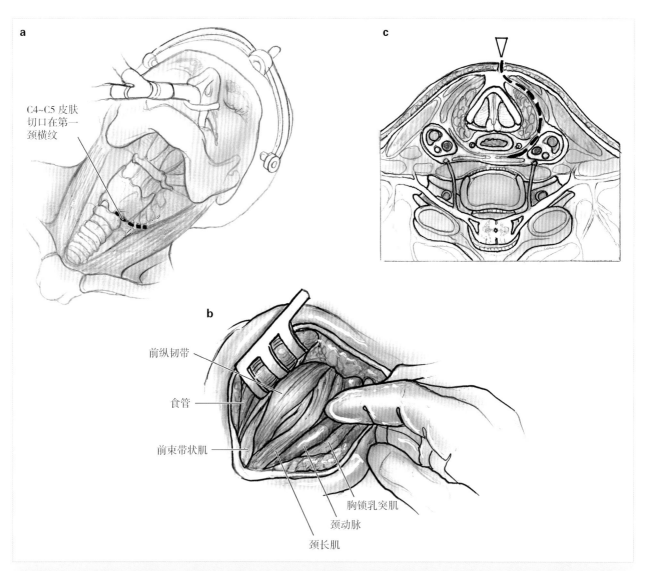

C4~C5 皮肤切口在第一颈横纹

前纵韧带

食管

前束带状肌

胸锁乳突肌

颈动脉

颈长肌

图 21.1 a. 最常用的是横向切口，利用覆盖在手术平面上的皮肤皱纹。可采用左侧或右侧切口。b. 该入路利用胸锁乳突肌外侧与内侧带状肌之间的间隙。在此深处，在颈动脉鞘外侧和食管内侧之间形成一个间隙，显露出椎体和颈长肌。c. 在劈开颈阔肌后，该入路利用胸锁乳突肌（1）外侧和内侧环绕气管（3）的带状肌（4）之间的肌间隙。在此深处，在颈动脉鞘（2）外侧和食管（5）内侧之间形成一个间隙，显露出椎体和颈长肌。注意喉返神经通常沿气管和食管走行

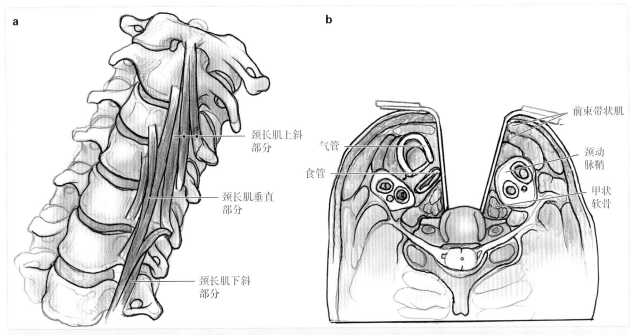

图 21.2 a. 颈长肌位于脊柱前方的两侧。在初次暴露后，可以使用这些标记来标记手术椎间盘水平上方和下方的椎体中线。b. 牵引器在两侧的颈长肌边缘下方延伸，完成显露。与内侧牵引器挡板相邻的结构包括气管及其周围的带状肌、食管和颈长肌。与外侧牵引器挡板相邻的结构包括胸锁乳突肌、颈动脉鞘以及颈长肌

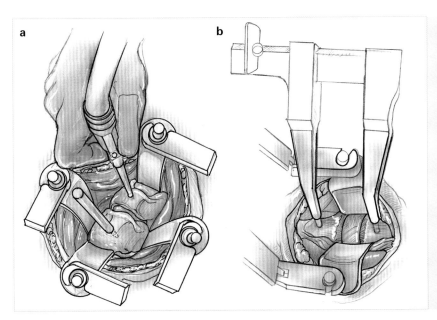

图 21.3 a. 在放置牵开钉并移除前方骨赘后，牵开钉被放置在椎体的中线，位于椎间盘的头侧和尾侧。对于许多人工椎间盘置换系统来说，这是确保这些牵开钉正确放置的关键一步。b. 然后可以轻微地撑开椎间隙，方便后续操作

伤及椎动脉。利用盐水冲洗和吸引器吸取可以快速清除使用刮刀产生的椎间盘碎片。清晰地识别钩椎关节是至关重要的，并初步地确定植入物的大小和确认每个椎体的中线。这样就可以将牵开钉精确地放置在中线。与 ACDF 不同的是，牵开钉放置的位置是十分关键的。如果放置在离椎间盘太近的位置，则无法发挥作用。通常，在不破坏相邻椎间盘的情况下将牵开钉放置在远离手术椎间盘的位置是最佳

的。偏离中线放置的牵开钉会导致人工间盘装置不对称回缩和放置不当。值得注意的是，有些器械系统有专门的椎体撑开装置，可以在此时使用。接下来使用磨钻去除头侧椎体前缘，使其与中央终板齐平。去除软骨终板，横向和纵向延伸，目的是创造一个光滑平坦的下终板表面。以类似的方式处理尾侧椎体上终板，形成平行的光滑终板和"矩形"椎间隙空间（图 21.4 和图 21.5 ）。操作时应避免过度去

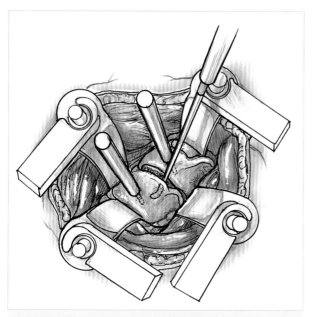

图 21.4 完全切除椎间盘。必要时应注意确保完整的脊髓和神经根减压。然后，对椎体终板进行刮除，注意避免过度刮除和破坏终板

皮质和破坏终板，因为这会导致种植体下沉和失败。

减压

接下来是神经减压。如果有较大的椎间盘突出，可以切除 PLL，以确保 PLL 后面没有残存的椎间盘组织。这一步操作的关键是要先去除任何后部增生的骨赘（图 21.6）。人工椎间盘置换术后保留的节段持续运动会加重任何残留的骨赘，并导致更加严重的椎管狭窄和神经功能恶化，所以要去除任何后部的骨赘。切除后，骨蜡可以涂抹局部，以防止出血和骨赘复发。

椎间孔减压。在进行椎间孔减压时，为了避免损伤椎动脉，辨别椎体外侧及方向是至关重要的。推荐使用磨钻进行椎间孔的减压。磨钻钻头的尖端不会对侧方产生剧烈切割，并且对 PLL 甚至硬脑膜造成损伤的风险小。使用时小心地将钻头向外侧移动进行减压，同时要明确神经根的前部和下部的位置。一次只去除一小部分钩突。必须小心避免钩突外侧的椎动脉损伤。将 4 号 Penfield 放置在钩突的侧面以扩大空间，随后将 2 号 Penfield 放置在钩突的侧面，这对识别钩突的侧面是有用的。在某些情况下，可能需要对部分或全部的钩突进行切除以充分减压。然而，应避免切除双侧全部钩突，因为钩突对运动节段的稳定性有重要贡献。与切除后方骨赘类似，去除椎间孔的骨源性压迫也至关重要，因为人工椎

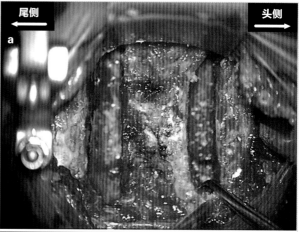

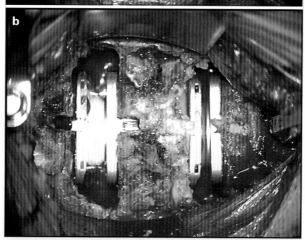

图 21.5 a. 术中照片显示了合适的"矩形"终板准备，用于置入人工椎间盘装置的椎间隙。请注意，钩椎关节暴露在两侧，由位于头侧间隙的 Penfield 剥离子识别。这种显露和准备对于获得合适的装配和功能的人工椎间盘置换术是至关重要的。b. 人工椎间盘装置已经置入。利用这种特殊的装置锚入椎体来增加稳定性

间盘置换术后这些骨赘可能会增大。任何剩余的骨赘都可能会导致持续或恶化的神经根刺激症状。

人工椎间盘置入

完成神经减压和椎间隙准备后，大多数人工椎间盘需要通过试模确定大小。在试模之前，应释放牵开器使撑开的椎间隙回缩。试模时，必须注意避免过紧或过松的情况。过紧会导致韧带过度牵拉或前凸过大，从而增加小关节的负荷。这种情况可能会导致颈部疼痛加剧，以及植入物下沉。相反，过松会导致器械挤压、椎间孔狭窄、器械功能欠佳。此外，人工椎间盘与终板的接触面积应尽可能大，以利于将应力分散在更大的区域，这也可以最大限度地减少植入物下沉风险。同时，植入物还应尽可

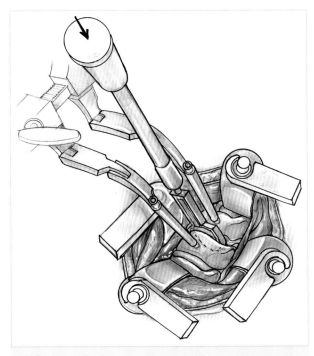

图 21.6 根据每个制造商的具体型号，选择合适试模用于确定人工椎间盘植入物尺寸。通常使用术中正侧位透视来验证人工椎间盘植入物大小是否合适

能放置在椎间隙的靠后方，并尽可能多地占据椎间盘前后缘之间的空间，而不会侵入椎管。然后置入大小合适的人工椎间盘，确保合适的置入方向（图21.5）。利用前后位和侧位的透视引导进行最终放置（图 21.7，图 21.8）。同样，熟悉正在使用的任何置入系统是很重要的。然后，一些人工椎间盘需要进行螺钉固定。

关闭切口

彻底冲洗切口。移除牵开器后，充分止血。可以将可吸收止血材料放置在颈长肌的旁边，防止术后出血。一般不需要放置引流管。如果考虑终板或其他来源的出血是一个潜在风险，可使用直径 1/4in 引流管。缝合颈阔肌及皮肤。

21.2.5 术后护理

术后无须进行颈托固定。鼓励患者术后步行，一般无须术后药物治疗。术后 6 周，嘱患者避免头部过度活动，避免用手推、拉或抬起超过 25lb 重物，避免水下运动。6 周后，取消所有的限制。

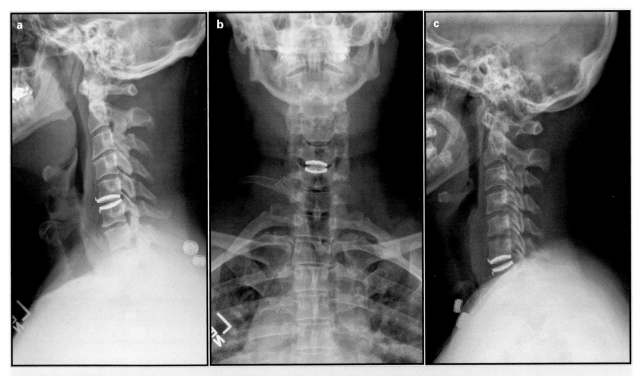

图 21.7 a. 侧位 X 线片显示人工椎间盘位置偏前，未与 C5 椎体前缘平齐。虽然不太可能引起临床症状，但在任何情况下，都应该把人工椎间盘装置放在一个完美的位置。位置过前可能会导致异常运动，造成早期失败。b. 前后位 X 线片显示人工椎间盘置入位置稍微向一侧倾斜。虽然这种倾斜程度不太可能引发临床症状，但人工椎间盘过度倾斜或偏离中心会导致负载受力不均，加速故障发生。c. 侧位 X 线片显示位置适当的人工椎间盘装置，应占据椎间盘前后缘之间空间的全部，而不会突入椎管内

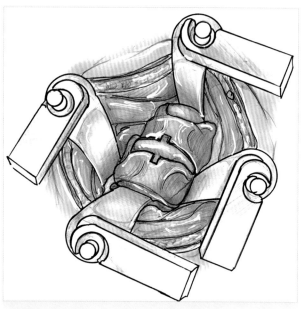

图 21.8 置入人工椎间盘后，要小心冲洗以免残留任何组织，并确保止血彻底

21.2.6 并发症的处理

由于颈椎人工椎间盘置换术与 ACDF 手术具有相似的显露和减压操作，因此早期手术并发症也是相似的，并以相同的方式进行治疗。在 ACDA 中描述的其他早期手术并发症包括植入物移位和下沉，在 ACDF 中植入物或融合器也同样会发生类似问题。ACDA 的晚期并发症包括神经功能恶化、植入物移位或下沉、植入物失败、异位骨化、自发融合和溶

骨性骨丢失。当需要返修手术时，通常首选融合术。可以通过前路移除颈椎人工椎间盘装置完成前路融合或后路融合来实现。

21.3 临床病例

21.3.1 介绍

一名 40 岁女性患者，数周前出现颈部疼痛和右臂放射痛。颈部右旋时可加剧疼痛。此外，还伴有右手中指的麻木和刺痛感，以及手和手腕的无力感。患者尝试过多种保守治疗，包括消炎药、止疼药、物理疗法和按摩疗法。尽管接受了这些治疗，但疼痛仍无法缓解。

21.3.2 体格检查

患者的右上肢检查提示 C7 分布的区域感觉减弱，肱三头肌和腕屈肌肌力 4 级。患者右上肢 Spurling 征（+）。右侧肱三头肌反射减弱，但肱二头肌反射对称。患者左上肢及双下肢检查正常，Hoffmann 和 Romberg 征（-），串联步态正常。

21.3.3 影像学检查

站立侧位 X 线片显示颈椎曲度变直，正常前凸轻微丢失（图 21.9）。CT 扫描未发现后纵韧带骨化，但显示右侧 C6~C7 椎间孔狭窄（图 21.10）。MRI 显示 C6~C7 椎间盘向右侧突出导致 C7 神经根受压（图 21.11）。

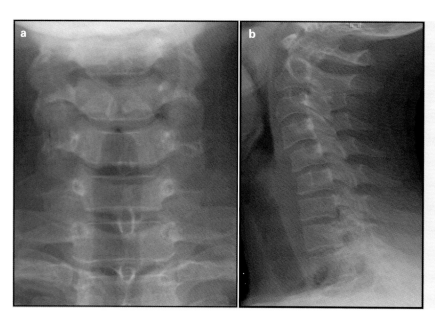

图 21.9 站立颈椎前后位（a）和侧位（b）X 线片。注意侧位 X 线片上显示正常颈椎前凸轻微丢失

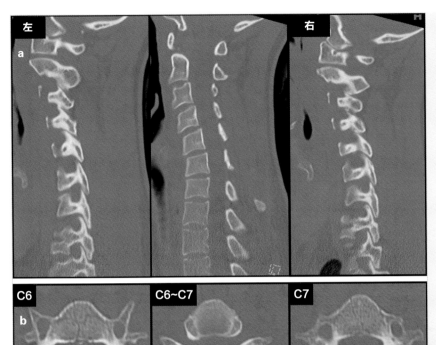

图 21.10　颈椎矢状位（a）和轴位（b）CT 图像，显示 C6~C7 右侧椎间孔狭窄，无后纵韧带骨化（OPLL）

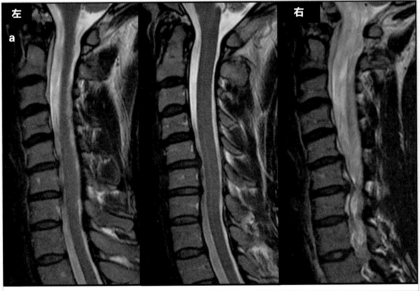

图 21.11　颈椎矢状位（a）和轴位（b）MRI 图像，显示 C6~C7 椎间盘向右侧突出导致 C7 神经根受压

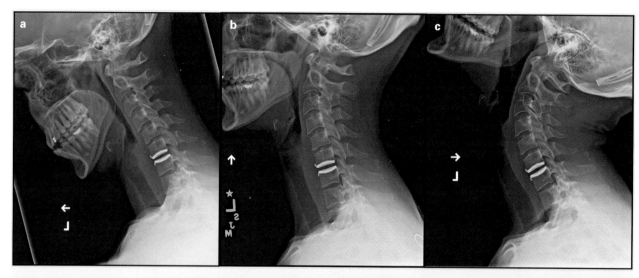

图 21.12 显示颈椎人工椎间盘的位置和颈椎活动度的X线片。术后侧屈位（a），中立位（b），伸展位（c）

21.3.4 治疗和结果

影像显示右侧 C6~C7 椎间盘突出，C7 神经根受压的体征和症状一致，尽管保守治疗仍持续数周，因此建议手术治疗。在讨论了手术风险和获益后，患者同意接受 C6~C7 ACDA。手术顺利，术后第二天出院，无并发症出现。在最近的随访中，患者诉右臂神经根性症状和颈部疼痛完全缓解。X 线片显示植入物位置良好、颈椎活动保留（图 21.12）。

21.4 结论

对于椎间盘源性神经压迫引起的神经根或脊髓型颈椎病，颈椎间盘置换术是融合术的有效替代方法。颈椎间盘置换术的主要优势包括：保留了节段运动功能，无须担忧是否融合，减轻了邻近节段的应力，潜在地降低相邻节段疾病的发生率。虽然 ACDA 与 ACDF 有许多相似之处，但了解技术上的重要差异并熟悉和适应所选的置入系统是至关重要的。

临床注意事项

· 挑选患者对于颈椎间盘置换术的成功是非常重要的，必须了解手术的适应证和禁忌证。

· 将颈部固定在中立位，对于避免过度的骨切除和植入物的不对称受力至关重要。

· 利用多个解剖参照物识别椎体中线是实现植入物居中和水平置入的关键。其中最重要的是

显露出两个钩突。

· 仔细的终板处理是必要的。

· 充分减压和切除中央与椎间孔处的骨赘对于改善神经功能和避免术后神经功能恶化是必不可少的。

· 外科医生必须熟悉和掌握所选的颈椎人工椎间盘装置，以及用于显露、终板处理和颈椎人工椎间盘置入的任何相关器械工具。

参考文献

[1] Bailey RW, Badgley CE. Stabilization of the cervical spine by anterior fusion. J Bone Joint Surg Am. 1960; 42-A:565–594.

[2] Cloward RB. The anterior approach for removal of ruptured cervical disks. J Neurosurg. 1958; 15(6):602–617.

[3] Smith GW, Robinson RA. The treatment of certain cervical-spine disorders by anterior removal of the intervertebral disc and interbody fusion. J Bone Joint Surg Am. 1958; 40-A(3):607–624.

[4] Bohlman HH, Emery SE, Goodfellow DB, Jones PK. Robinson anterior cervical discectomy and arthrodesis for cervical radiculopathy. Long-term follow-up of one hundred and twenty-two patients. J Bone Joint Surg Am. 1993; 75(9):1298–1307.

[5] Kaiser MG, Haid RW, Jr, Subach BR, Barnes B, Rodts GE, Jr. Anterior cervical plating enhances arthrodesis after discectomy and fusion with cortical allograft. Neurosurgery. 2002; 50(2):229–236, discussion 236–238.

[6] Shapiro S, Connolly P, Donnaldson J, Abel T. Cadaveric fibula, locking plate, and allogeneic bone matrix for anterior cervical fusions after cervical discectomy for radiculopathy or myelopathy. J Neurosurg. 2001; 95(1) Suppl:43–50.

[7] Gore DR, Sepic SB. Anterior discectomy and fusion for painful cervical disc disease. A report of 50 patients with an average follow-up of 21 years. Spine. 1998; 23(19):2047–2051.

[8] Yue W-M, Brodner W, Highland TR. Long-term results after anterior cervical discectomy and fusion with allograft and plating: a 5-to 11-year radiologic and clinical follow-up study. Spine. 2005; 30(19):2138–2144.

[9] Fraser JF, Härtl R. Anterior approaches to fusion of the cervical spine: a metaanalysis of fusion rates. J Neurosurg Spine. 2007; 6(4):298–303.

[10] Eck JC, Humphreys SC, Lim T-H, et al. Biomechanical study on the

effect of cervical spine fusion on adjacent-level intradiscal pressure and segmental motion. Spine. 2002; 27(22):2431–2434.

[11] Hilibrand AS, Carlson GD, Palumbo MA, Jones PK, Bohlman HH. Radiculopathy and myelopathy at segments adjacent to the site of a previous anterior cervical arthrodesis. J Bone Joint Surg Am. 1999; 81(4):519–528.

[12] Hilibrand AS, Robbins M. Adjacent segment degeneration and adjacent segment disease: the consequences of spinal fusion? Spine J. 2004; 4(6) Suppl:190S–194S.

[13] Gore DR, Sepic SB. Anterior cervical fusion for degenerated or protruded discs. A review of one hundred forty-six patients. Spine. 1984; 9(7):667–671.

[14] Baba H, Furusawa N, Imura S, Kawahara N, Tsuchiya H, Tomita K. Late radiographic findings after anterior cervical fusion for spondylotic myeloradiculopathy. Spine. 1993; 18(15):2167–2173.

[15] Lee JC, Lee SH, Peters C, Riew KD. Risk-factor analysis of adjacent-segment pathology requiring surgery following anterior, posterior, fusion, and nonfusion cervical spine operations: survivorship analysis of 1358 patients. J Bone Joint Surg Am. 2014; 96(21):1761–1767.

[16] Boselie TF, Willems PC, van Mameren H, de Bie RA, Benzel EC, van Santbrink H. Arthroplasty versus fusion in single-level cervical degenerative disc disease: a Cochrane review. Spine. 2013; 38(17):E1096–E1107.

[17] Evaniew N, Madden K, Bhandari M. Cochrane in CORR®: arthroplasty versus fusion in single-level cervical degenerative disc disease. Clin Orthop Relat Res. 2014; 472(3):802–808.

[18] Buchowski JM, Anderson PA, Sekhon L, Riew KD. Cervical disc arthroplasty compared with arthrodesis for the treatment of myelopathy. Surgical technique. J Bone Joint Surg Am. 2009; 91 Suppl 2:223–232.

[19] Gao Y, Liu M, Li T, Huang F, Tang T, Xiang Z. A meta-analysis comparing the results of cervical disc arthroplasty with anterior cervical discectomy and fusion (ACDF) for the treatment of symptomatic cervical disc disease. J Bone Joint Surg Am. 2013; 95(6):555–561.

[20] Heller JG, Sasso RC, Papadopoulos SM, et al. Comparison of BRYAN cervical disc arthroplasty with anterior cervical decompression and fusion: clinical and radiographic results of a randomized, controlled, clinical trial. Spine. 2009; 34(2):101–107.

[21] Jiang H, Zhu Z, Qiu Y, Qian B, Qiu X, Ji M. Cervical disc arthroplasty versus fusion for single-level symptomatic cervical disc disease: a meta-analysis of randomized controlled trials. Arch Orthop Trauma Surg. 2012; 132(2):141–151.

[22] McAfee PC, Reah C, Gilder K, Eisermann L, Cunningham B. A meta-analysis of comparative outcomes following cervical arthroplasty or anterior cervical fusion: results from 4 prospective multicenter randomized clinical trials and up to 1226 patients. Spine. 2012; 37(11):943–952.

[23] Mummaneni PV, Burkus JK, Haid RW, Traynelis VC, Zdeblick TA. Clinical and radiographic analysis of cervical disc arthroplasty compared with allograft fusion: a randomized controlled clinical trial. J Neurosurg Spine. 2007; 6(3):198–209.

[24] Murrey D, Janssen M, Delamarter R, et al. Results of the prospective, randomized, controlled multicenter Food and Drug Administration investigational device exemption study of the ProDisc-C total disc replacement versus anterior discectomy and fusion for the treatment of 1-level symptomatic cervical disc disease. Spine J. 2009; 9(4):275–286.

[25] Riew KD, Buchowski JM, Sasso R, Zdeblick T, Metcalf NH, Anderson PA. Cervical disc arthroplasty compared with arthrodesis for the treatment of myelopathy. J Bone Joint Surg Am. 2008; 90(11):2354–2364.

[26] Sasso RC, Anderson PA, Riew KD, Heller JG. Results of cervical arthroplasty compared with anterior discectomy and fusion: four-year clinical outcomes in a prospective, randomized controlled trial. J Bone Joint Surg Am. 2011; 93(18):1684–1692.

[27] Upadhyaya CD, Wu J-C, Trost G, et al. Analysis of the three United States Food and Drug Administration investigational device exemption cervical arthroplasty trials. J Neurosurg Spine. 2012; 16(3):216–228.

[28] Yin S, Yu X, Zhou S, Yin Z, Qiu Y. Is cervical disc arthroplasty superior to fusion for treatment of symptomatic cervical disc disease? A meta-analysis. Clin Orthop Relat Res. 2013; 471(6):1904–1919.

[29] Yu L, Song Y, Yang X, Lv C. Systematic review and meta-analysis of randomized controlled trials: comparison of total disk replacement with anterior cervical decompression and fusion. Orthopedics. 2011; 34(10):e651–e658.

[30] Riew KD, Schenk-Kisser JM, Skelly AC. Adjacent segment disease and C-ADR: promises fulfilled? Evid Based Spine Care J. 2012; 3 S1:39–46.

[31] Burkus JK, Haid RW, Traynelis VC, Mummaneni PV. Long-term clinical and radiographic outcomes of cervical disc replacement with the Prestige disc: results from a prospective randomized controlled clinical trial. J Neurosurg Spine. 2010; 13(3):308–318.

[32] Park DK, Lin EL, Phillips FM. Index and adjacent level kinematics after cervical disc replacement and anterior fusion: in vivo quantitative radiographic analysis. Spine. 2011; 36(9):721–730.

[33] Delamarter RB, Zigler J. Five-year reoperation rates, cervical total disc replacement versus fusion, results of a prospective randomized clinical trial. Spine. 2013; 38(9):711–717.

[34] Burkus JK, Traynelis VC, Haid RW, Jr, Mummaneni PV. Clinical and radiographic analysis of an artificial cervical disc: 7-year follow-up from the Prestige prospective randomized controlled clinical trial: clinical article. J Neurosurg Spine. 2014; 21(4):516–528.

[35] Huppert J, Beaurain J, Steib JP, et al. Comparison between single- and multilevel patients: clinical and radiological outcomes 2 years after cervical disc replacement. Eur Spine J. 2011; 20(9):1417–1426.

[36] Wu J-C, Huang W-C, Tsai T-Y, et al. Multilevel arthroplasty for cervical spondylosis: more heterotopic ossification at 3 years of follow-up. Spine. 2012; 37(20):E1251–E1259.

[37] Teresi LM, Lufkin RB, Reicher MA, et al. Asymptomatic degenerative disk disease and spondylosis of the cervical spine: MR imaging. Radiology. 1987; 164(1):83–88.

[38] Matsumoto M, Fujimura Y, Suzuki N, et al. MRI of cervical intervertebral discs in asymptomatic subjects. J Bone Joint Surg Br. 1998; 80(1):19–24.

[39] Fernström U. Arthroplasty with intercorporal endoprothesis in herniated disc and in painful disc. Acta Chir Scand Suppl. 1966; 357:154–159.

[40] Cummins BH, Robertson JT, Gill SS. Surgical experience with an implanted artificial cervical joint. J Neurosurg. 1998; 88(6):943–948.

[41] Basho R, Hood KA. Cervical total disc arthroplasty. Global Spine J. 2012; 2(2):105–108.

[42] Bertalanffy H, Eggert HR. Complications of anterior cervical discectomy without fusion in 450 consecutive patients. Acta Neurochir (Wien). 1989; 99(1–2):41–50.

[43] Fountas KN, Kapsalaki EZ, Nikolakakos LG, et al. Anterior cervical discectomy and fusion associated complications. Spine. 2007; 32(21):2310–2317.

[44] Pickett GE, Sekhon LHS, Sears WR, Duggal N. Complications with cervical arthroplasty. J Neurosurg Spine. 2006; 4(2):98–105.

[45] Hacker FM, Babcock RM, Hacker RJ. Very late complications of cervical arthroplasty: results of 2 controlled randomized prospective studies from a single investigator site. Spine. 2013; 38(26):2223–2226.

第 22 章　颈椎典型病例

Mick J. Perez-Cruet, Richard G. Fessler, Michael Y. Wang
邵　佳 / 译

摘要

　　本章将通过一系列病例综述颈椎微创入路，包括单纯减压、脊柱融合、创伤内固定以及复杂重建和肿瘤切除。希望这些病例能激发读者对颈椎疾病使用微创入路和微创技术的兴趣。包括机器人在内的固定技术的进步扩展了颈椎微创手术技术的适应证和应用范围，合理使用这些技术能够促使患者更快的康复，提高患者的疗效，最终以更少的花费获得较好的治疗效果。

　　关键词：颈椎，微创，退变性疾病，创伤治疗，肿瘤治疗，微创内固定和应用

22.1　颈椎微创手术的进展

　　颈椎的生物力学、解剖和功能等方面与胸腰椎截然不同，其微创技术的发展也与胸腰椎明显不同。多数手术医生认为由 Cloward，Smith 和 Robinson 所创的颈椎前路入路已经足够微创，前路手术的进展很有限，因此大多数的进展是颈椎后路手术的微创化。

　　本章旨在为读者介绍一些本书其他章节的具体应用病例，通过这些病例能够使较为枯燥的讨论变得具体而生动，为读者提供独特的视角。然而，由于脊柱外科的病理机制、临床表现、患者因素和对治疗的反应表现各异，因此病例展示也存在一定局限性。

22.2　病例 1：颈椎间孔成形术

22.2.1　介绍

　　患者为 47 岁女性，右侧肩部及上肢前外侧疼痛，麻木 5 年，疼痛放射至右手拇指、食指及中指，屈颈后加重，平卧后可缓解。理疗及硬膜外类固醇激素治疗效果不佳。影像学检查提示 C5~C6 右侧椎间盘及骨赘导致椎间孔狭窄（图 22.1）。

22.2.2　术式选择

　　尽管前路和后路都是可选择的入路，但是由于椎间盘及骨赘偏向侧方，因此微创后路手术是一个很好的手术方案。

22.2.3　术前注意事项

　　术前和患者沟通相关细节，包括具体的技术细节、恢复的程度、术后最终的功能状态、内固定与无内固定手术的区别以及手术风险。

22.2.4　内固定方式

　　本入路和手术无须内固定。

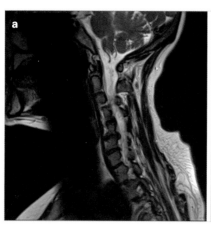
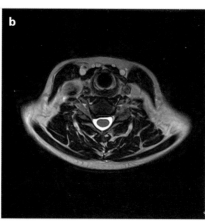

图 22.1　矢状位（a）和轴位（b）T2 加权磁共振成像（MRI）示右侧 C5~C6 椎间盘和骨赘导致椎间孔狭窄

22.2.5 手术入路和技术

术中透视定位手术节段后，在后正中右侧旁开1.5cm 处做切口，切口长约 2cm。直视下使用组织剪分离显露小关节，将中号扩张器置于小关节处，扩张后放入 18mm 直径的工作通道。定位节段后，将内镜放入工作通道，也可以在显微镜下操作。Bovie 电刀切除部分软组织，椎板咬骨钳切开一侧椎板后使用磨钻和椎板咬骨钳完成椎间孔成形。纵向减压范围为从椎弓根至椎弓根，横向需减压至椎弓根侧面。

22.2.6 术后处理

患者术后 2h 出院。

22.2.7 并发症处理

最常见的并发症是脑脊液漏，在颈椎只需使用流体明胶和密封胶覆盖即可。

22.2.8 操作细节

由于椎板间隙可能很大，因此不要使用克氏针定位。应在直视下使用组织剪分离以能够自由地放置中号扩张器，不要向脊髓方向强行推入扩张器。如果不能使用 Bovie 电刀移除内侧椎板间的软组织，也可以使用双极电凝替代操作。

22.2.9 术后效果

既往病例报道优良率为 85%~90%，并发症发生率很低。

22.3 病例 2：颈椎椎管减压术

22.3.1 介绍

一名 78 岁男性患者，13 年前行颈椎前路间盘切除融合术，2 年前出现颈部疼痛且进行性加重，疼痛位于颈后正中区域，屈颈后加重，理疗、止痛药物治疗和硬膜外类固醇激素注射治疗效果不佳。右侧 C4 选择性神经根封闭可显著缓解疼痛，磁共振成像（MRI）显示 C3~C4 节段椎管狭窄（图 22.2）。

22.3.2 术式选择

椎管狭窄可以使用前路 ACDF 或后路椎板切除减压治疗，由于患者的病变仅为单节段，使用微创技术可以轻松完成手术操作，将住院手术转为门诊手术。

22.3.3 术前注意事项

与患者详细沟通前路、开放后路、微创后路等手术方式的优缺点并选择手术方式，由于老年人在高位颈椎前路手术后吞咽困难的发生率很高，患者最终选择了微创后路手术。

22.3.4 内固定方式

本入路和手术无须内固定。

22.3.5 手术入路和技术

术中透视定位手术节段后，在后正中右侧旁开1.5cm 处做切口，切口长约 2cm。直视下使用组织剪分

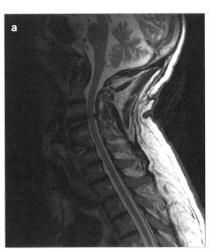
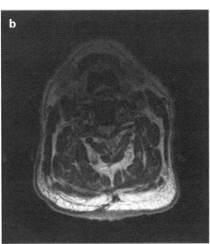

图 22.2 矢状位（a）和轴位（b）T2加权 MRI 显示颈椎前路融合术后 C3~C4 节段椎管狭窄

离显露小关节，将中号扩张器置于小关节处，肌肉扩张器逐级扩张后放入 18mm 直径的工作通道。再次确认节段后，将内镜放入工作通道，也可以在显微镜下操作。Bovie 电刀器切除部分软组织，椎板咬骨钳切开一侧椎板后使用磨钻和椎板咬骨钳完成椎间孔成形。纵向减压范围为从椎弓根至椎弓根，横向需减压至椎弓根侧面。将管道调整至对侧，使用部分遮挡的钻头磨除棘突根部及对侧椎板的腹侧，用流体明胶止血。

22.3.6 术后处理

患者术后 2h 出院。

22.3.7 并发症处理

最常见的并发症是脑脊液漏，在颈椎只需使用流体明胶和密封胶覆盖即可。

22.3.8 操作细节

由于椎板间隙可能很大，因此不要使用克氏针定位。应在直视下使用组织剪分离以能够自由地放置中号扩张器，不要向脊髓方向强行推入扩张器。如果不能使用 Bovie 电刀移除内侧椎板间的软组织时，也可以使用双极电凝替代操作。当进行对侧减压时，注意不要压迫硬膜囊和脊髓，当磨除骨质时注意保留黄韧带以保护硬膜，避免损伤。

22.3.9 术后效果

尽管只有少量的报道，但是所有病例报道优良率为 85%~90%，并发症发生率很低。

22.4 病例 3：通道下内固定融合术

22.4.1 介绍

33 岁男性，浅水区跳水后导致严重颈部疼痛，送入急诊室后查体神经功能正常，颈部疼痛评分 7 分，影像学检查提示 C3~C4 脱位（图 22.3）。

22.4.2 手术方式选择

患者神经功能正常，脊髓前方没有巨大间盘突出，后路复位固定融合术是合理的选择。

22.4.3 术前注意事项

与患者沟通前路、后路及前后路联合等手术方式，其最终选择可一期手术成功复位的后路手术方式。

22.4.4 内固定方式

可选择的固定方式很多，通过管道扩张牵开器能够完成标准的侧块螺钉固定。

22.4.5 手术入路和技术

在拟操作节段的尾侧取后正中切口，置入管道扩张器，扩张器的中心位于 C3~C4 的左侧或右侧侧块关节上。使用刮匙刮开侧块关节，将侧块关节去皮质化并复位，关节周围置入骨移植材料，使用 Magerl 技术置入侧块螺钉（图 22.3b）。将扩张器放置至对侧，采用相同操作完成对侧侧块关节的内固定和融合（图 22.3c、d）。

22.4.6 术后处理

和开放手术类似，术后行标准的镇痛和颈部制动处理。

22.4.7 并发症的处理

常规使用抗菌药物降低术后感染率，采用适当处理植骨床、选择合适的植骨材料、颈部制动、电刺激及戒烟等措施最大限度地减少假关节形成。

22.4.8 操作细节

切口位于目标节段的尾侧，低位颈椎由于肩部的遮挡，可能出现看不清楚内固定的情况。

22.4.9 术后效果

一系列的病例研究表明，使用该方法可以完成有效的固定和侧块关节融合，单节段或双节段融合术的融合率很高。

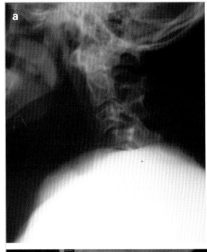
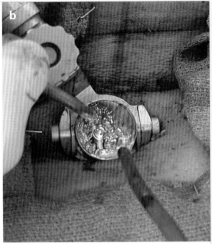
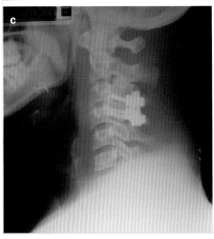
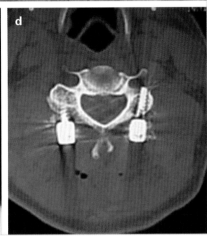

图 22.3 a. 33 岁男性，创伤后 C3~C4 脱位。b. 术中使用 14mm 直径可扩张通道牵开器置入颈椎侧块螺钉。c. 术后侧位 X 线片显示 C3~C4 脱位复位及固定融合情况。d. 轴位 CT 示侧块螺钉置入位置准确

22.5 病例 4：经关节突螺钉固定

22.5.1 介绍

患者为 46 岁男性，因高速的摩托车车祸伤被送入急诊室。查体左侧肱三头肌肌无力，颈部轴性疼痛，评分 5 分（总分 10 分），影像学检查提示 C5~C6 间盘破裂，脊髓受压，侧块关节骨折（图 22.4a、b）。

22.5.2 手术方式选择

该患者表现为前方间盘突出，选择了前路 C5~C6 间盘切除钢板固定融合术。术后患者神经功能恢复满意，但是残留持续性颈痛，影像学检查发现后方不稳定及韧带断裂。因此该患者拟行后路经关节突关节螺钉内固定术。

22.5.3 术前注意事项

术前应评估枕骨的位置，使钉道垂直进入 C5~

C6 的关节突关节。

22.5.4 内固定方式

该手术没有专用的内植物，可以使用四肢的空心螺钉完成固定。

22.5.5 手术入路和技术

采用拟操作节段头侧的正中切口，长约 0.5cm，切开肌筋膜，导钻放置于 C5 侧块的中心点，由于不能直视，需要透视确认位置。钉道位于侧方，在矢状位上和关节突关节垂直（图 22.4c~e）。放置克氏针时需要注意防止过深，以免损伤重要结构，而放置过浅可能会导致克氏针移位。空心丝攻攻丝后拧入空心螺钉。

22.5.6 术后处理

按照颈椎融合术围术期的标准术后处理方法

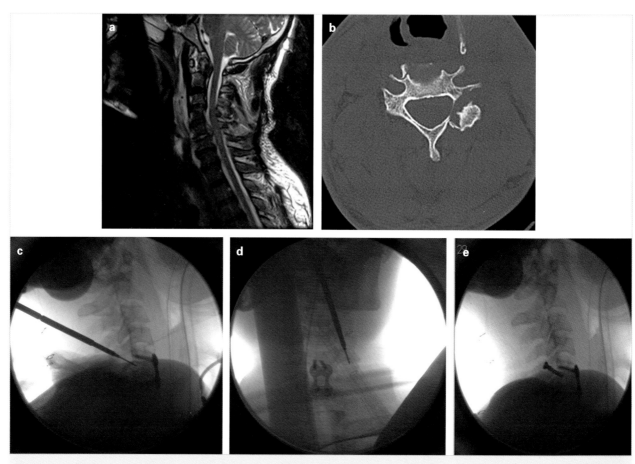

图 22.4 a. 矢状位 T2 加权 MRI 显示 C5~C6 急性创伤性椎间盘突出，后方韧带断裂。b. 冠状位 CT 显示左侧关节突关节骨折。c、d. 术中侧位和正位透视示克氏针穿过 C5~C6 左侧关节突关节。e. 最终侧位透视示螺钉穿过左侧 C5~C6 关节突关节，作为前路重建的补充稳定 C5~C6 节段

治疗。

22.5.7 并发症处理

常规预防性使用抗菌药物以减小术后感染率，充分的植骨床制备、使用合适的植骨材料、骨骼外刺激和避免吸烟能够降低假关节发生率。

22.5.8 操作细节

如前所述，影响钉道的最大因素是患者的枕骨，为避免损伤远端重要的结构，侧方的钉道在冠状面上应外展 15°~20°。

22.5.9 术后效果

由于该技术较新，临床和影像学结果尚无大宗病例回顾或对照研究的报道。

22.6 病例 5：前路减压及可调节融合器重建

22.6.1 介绍

患者为 57 岁男性，因严重的颈部轴性疼痛入院，体格检查腱反射活跃，Hoffmann 征、踝阵挛、Babinski 征阳性，步态不稳。影像学见 C2~C3 节段巨大钙化椎间盘突出压迫脊髓（图 22.5）。

22.6.2 手术方式选择

与患者沟通手术入路后，选择前路切除压迫脊髓的钙化椎间盘。

22.6.3 术前注意事项

患者体态肥胖，颈部很短，颈椎 MRI 显示 C2~

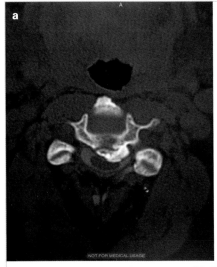
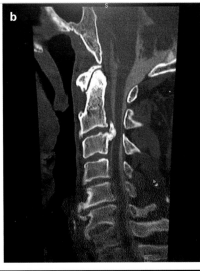
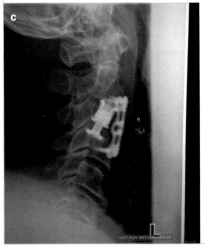
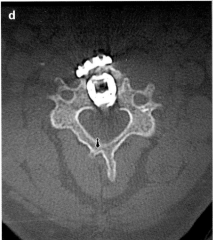

图 22.5 轴位（a）和矢状位（b）CT 脊髓造影显示 C2~C3 节段巨大钙化椎间盘突出压迫脊髓。c. 术后 X 线片显示使用可调节钛质融合器和颈椎前路钢板重建。d. 术后轴位 CT 示钙化间盘切除及重建情况，注意在融合器周围使用自体骨植骨

C3 节段"黑色病变"压迫脊髓，为更好地显示病变范围，术前行颈椎 CT 脊髓造影检查以判断间盘是否钙化以及脊髓压迫的范围。由于脊髓前方存在压迫，建议行前路手术（图 22.5）。

22.6.4　内固定选择

减压操作完成后，进行颈椎椎体次全切除，颗粒状自体骨填充可调节钛质融合器置入 C2~C4 后，前路钢板固定。

22.6.5　手术入路与技术

患者采用光纤引导插管以避免任何的颈部伸展，应用肌电图（EMG）、体感诱发电位（SSEP）和运动诱发电位（MEP）等神经电生理监测技术。颌下横向切口切开，辨识胸锁乳突肌后，切开该肌内侧的筋膜后显露椎间隙，术中透视定位操作节段。进行

C3 椎体次全切除以完整并安全地切除钙化的椎间盘。显微镜下操作并完全切除钙化的椎间盘，磨除的骨质 经 Thompson MIS BoneBac Press（Thompson MIS，Salem，NH）系统收集后制备成自体骨移植材料。使用填充自体骨的可调节融合器置入 C2~C4，颈椎前路钢板固定，按常规关闭切口。

22.6.6　术后处理

由于患者体重较大，颈部短粗，术后转入重症监护病房（ICU）观察过夜，之后转入普通病房，术后 3 天出院。患者术后无吞咽困难发生，神经功能恢复良好，肌力和步态恢复正常。

22.6.7　并发症处理

颈部引流管能够防止切口血肿的发生，患者术后使用硬质颈托固定。可调节融合器能够使前路重

建达到紧密贴附，对于肥胖且颈部短粗的患者，能够满意地完成显露困难部位（如上颈椎区域）的重建手术。需要注意的是融合器不要过度撑开，在融合器周围植骨以促进融合，颈椎前路钢板能够提供结构性支撑并防止融合器移位。患者术后使用体外骨刺激仪治疗以促进植骨融合，避免需要行颈椎后路固定手术的情况发生。

22.6.8 操作细节

颈椎前路手术是一种相对微创的手术技术，能够使用很小的切口完成操作。使用薄的、带齿的片状牵开器能将与术中牵拉相关的并发症的发生率降至最低。使用从同一手术切口获取骨移植材料能够避免取骨区并发症发生，可调节融合器非常适用于类似本例病例的显露困难的患者。

22.6.9 术后效果

该患者术后恢复良好，术后 3 个月植骨完全融

合，他已经返回工作岗位和正常的生活。

22.7 病例 6：硬膜内肿瘤切除

22.7.1 介绍

患者为 65 岁女性，因颈痛和脊髓病表现入院，表现为步态不稳、反射亢进、双侧 Hoffmann 征阳性、踝阵挛和 Babinski 阳性。颈椎增强 MRI 显示 C4~C5 节段硬膜内占位，根据影像学特征考虑为脊膜瘤（图 22.6）。

22.7.2 手术方式选择

与患者沟通切除肿瘤的入路，最终选择左侧分离椎旁肌入路切除肿瘤 + 内固定融合术。

22.7.3 术前注意事项

与患者及家属沟通影像学图像，考虑到患者年

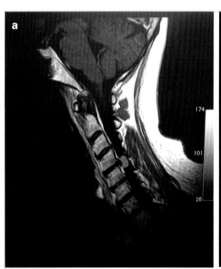
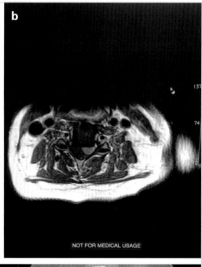
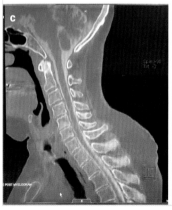
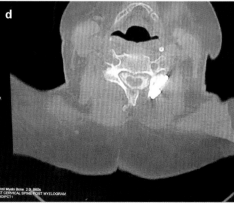

图 22.6 矢状位（a）和轴位（b）增强 MRI 显示 C4~C5 节段左侧硬膜内明显增强的占位，考虑为脊膜瘤。术后矢状位（c）和轴位（d）CT 脊髓造影示脊膜瘤完全切除，侧方肌间隙入路保留了棘突。为了安全切除肿瘤，牺牲了50% 以上的关节突关节，行侧块螺钉内固定融合术

龄和并发症，同患者及家属讨论能够降低组织损伤的手术入路，并告知如果在保证安全显露并切除肿瘤时，需要牺牲 50% 以上的关节突关节，可能需要行后外侧固定融合。

22.7.4　内固定选择

在完全切除肿瘤、缝合硬膜后，行单侧（左侧）侧块螺钉内固定融合术。

22.7.5　手术入路和技术

患者全麻插管后安装 Mayfield 头架，术中电生理技术监测 SSEP、MEP 和 EMG。将患者翻至软垫上，固定 Mayfield 头架。侧位和正位透视确定手术节段后，左侧旁中央切口切开，从椎旁肌内分离，显露椎板和左侧的关节突关节。显微镜下显露椎板，使用高速磨钻切除左侧椎板，在侧方切开硬膜显露肿瘤，肿瘤质地柔软。完整切除肿瘤，术后病理确认为脊膜瘤。使用 4-0 Nurolon 线缝合硬膜，纤维蛋白胶封闭。由于为了显露肿瘤，切除了超过 50% 的关节突关节，使用单侧的侧块螺钉固定以辅助后外侧植骨融合，植骨的材料使用切除的椎板骨质。将肌肉复位后缝合筋膜层，用倒刺线连续缝合皮下和皮肤。

22.7.6　术后处理

患者成功耐受手术，无并发症发生。术后 CT 脊髓造影证实肿瘤完全切除（图 22.6c、d）。

22.7.7　并发症处理

术前应仔细筛选能够使用微创切除硬膜内肿瘤的患者，我们认为本例患者的肿瘤位于一侧，是理想的适应证。术中缝合硬膜后，使用纤维蛋白胶加固并逐层缝合组织和皮肤以预防脑脊液漏发生。

22.7.8　操作细节

单侧分离肌肉入路能够保留棘突、棘间韧带和对侧肌肉，避免广泛的组织分离，术后恢复快。

22.7.9　术后效果

患者术后恢复良好，第 2 天出院，术后 2 年复查 MRI 未见肿瘤复发。

22.8　结论

微创入路肿瘤切除术需要仔细选择合适的患者，外科技术、牵开器和内固定的进展能够扩展这些病例的适应证。

参考文献

[1]　Cloward RB. The anterior approach for removal of ruptured cervical disks. J Neurosurg. 1958; 15(6):602–617.

[2]　Smith GW, Robinson RA. The treatment of certain cervical-spine disorders by anterior removal of the intervertebral disc and interbody fusion. J Bone Joint Surg Am. 1958; 40-A(3):607–624.

[3]　Lawton CD, Smith ZA, Lam SK, Habib A, Wong RH, Fessler RG. Clinical outcomes of microendoscopic foraminotomy and decompression in the cervical spine.World Neurosurg. 2014; 81(2):422–427.

第 23 章　后路显微胸椎间盘切除术

Robert E. Isaacs, Mick J. Perez-Cruet, Steven H. Cook

张敬乙 / 译

摘要

　　经保留椎弓根的小关节入路和经椎弓根入路的后路显微胸椎间盘切除术为胸椎间盘突出症提供了安全、微创的手术入路。用这种方法治疗神经根型和脊髓型的患者，症状缓解且并发症少。该手术的微创性允许在不穿过胸腔的情况下进入非钙化的突出椎间盘部位，并减少软组织损伤。正确辨认直视和透视下的解剖学标志是椎间盘成功切除的关键。脑脊液漏、脊髓损伤和气胸是这种手术的主要并发症，不过都有预防和治疗的方法。近年来，随着手术器械的改进、影像学和手术技术的进步，后路显微胸椎间盘切除术的疗效显著改善。掌握本章中描述的技能和工具将使外科医生能够通过微创方法处理胸椎间盘突出。

　　关键词：胸椎间盘突出，显微椎间盘切除术，保留椎弓根经小关节，经椎弓根

23.1 引言

　　胸椎间盘突出是一种相对罕见的疾病，每年的发病率为 1/1 000 000~1/1000，多发生在中央或中央偏外侧，没有性别差异。理论上，由于肋椎关节屈曲减少和稳定性增加，胸椎间盘疾病的发生率低于颈椎和腰椎节段的椎间盘疾病。而且，有 10%~37% 的这类突出是无症状的。当出现症状时，患者可能会同时出现疼痛和神经系统症状。最常见的症状是疼痛，76% 的患者会出现疼痛，其次是感觉障碍和麻痹。

　　胸椎节段的椎管直径小于颈椎和腰椎。此外，胸段脊髓的血供有限，对脊髓的操作空间很小。因此，彻底直视突出的胸椎间盘，才能避免过度甚至轻微地干扰脊髓。虽然传统的方法在一定程度上成功治疗了胸椎间盘疾病，但每个手术都需要相对较大的皮肤切口和（或）广泛的骨切除，这可能会导致显著的术后并发症或者需要行内固定和融合术。

　　治疗胸椎间盘突出症有多种入路，包括：后路（椎板切除术）、后外侧（肋骨与横突切除术）、保留椎弓根经小关节，经椎弓根，横突关节椎弓根切除，外侧（腔外），胸廓切开术，经胸腔（经胸膜和胸膜外），经胸骨和胸腔镜检查。

　　第一个后路胸椎间盘切除术是经后路椎板切除术。这种方法的结果非常差，大多数患者未能得到改善，并发症发生率为 18%~75%（包括截瘫），在某些情况下，死亡率接近 50%。因此，除非胸椎管后方明显增生导致椎管严重狭窄，否则应该放弃使用这种方法。随后出现了后外侧入路，不通过后正中入路即可显示椎间盘，然而也存在软组织的破坏、血管的离断、脊柱的后凸等风险。对于钙化且更位于中央的椎间盘，需要外侧或前路入路，因为这样可以在不干扰脊髓的情况下直接显示周围的解剖结构，完全切除钙化的椎间盘，并在硬脊膜撕裂的情况下修复硬膜囊。然而，前方入路增加了大血管和胸腔内容物损伤的风险，也存在组织损伤导致的疼痛和伤口愈合问题。

　　临床研究表明，与传统的开放手术相比，微创脊柱手术对正常组织的破坏更少，失血量更少，手术时间更短。这意味着患者术后疼痛、住院和恢复时间减少。为了减少胸椎间盘突出传统外科手术相关的各种潜在并发症，微创技术，如保留椎弓根经小关节入路和经椎弓根入路越来越常用。我们将讨论这两种方法。

23.2 适应证和禁忌证

　　由于严重的胸椎间盘突出临床上少见，同时胸椎脊髓损伤的潜在风险较高。对于症状较轻的患者应谨慎给予手术干预。后路显微胸椎间盘切除术的一个明确指征是软性的椎间盘突出导致了脊髓压迫症状，手术能改善神经功能，预防脊髓的进一步损伤。

　　椎间盘突出引起的孤立胸椎神经根病是一种典型的尖锐、针刺样疼痛，单侧放射状分布于胸腔周围，通常对保守治疗有效，如药物治疗、肋间神经注射、支具限制活动。虽然较少见，极外侧椎间孔的间盘突出在阅片时仍需要考虑。严重和难治性神经根病至少保守治疗 6 个月无效是手术的另一个适应证。无脊髓压迫症状的局限性背痛和轴性疼痛患者是否需要手术仍有争议，除非与神经功能缺损相关，大多数外科医生不建议进行胸椎间盘切除术。

　　该技术更绝对的一个禁忌证是巨大的中央型钙

化型胸椎间盘突出，需要前路手术减少对脊髓的干扰，以获得更充分的减压。对于非钙化的中央型突出椎间盘，外科医生的经验是安全有效使用该方法的决定性因素。

23.3　术前计划

对患者的术前评估应包括一次全面的体格检查。这包括对脊髓或神经根症状的神经学评估，这将有助于指导手术决策。对于胸椎间盘突出症，脊髓和神经根症状可根据椎间盘突出的程度单独或同时发生。皮肤检查应注意任何之前的切口，以帮助规划手术入路。

影像学评估应进行胸椎 X 线检查，以观察脊柱的力线和曲度。术前胸部 X 线片可以识别肋骨以进行术中定位。此外，术前胸腰椎正侧位 X 线检查可以识别不常见的解剖变异（如：4 或 6 个腰椎）。建议使用计算机断层扫描（CT）来确定椎间盘突出的钙化程度，因为这将影响突出椎间盘中央部分的处理。应进行磁共振成像（MRI），以准确定位椎间盘突出的节段，以及突出是位于外侧或中央位置。也有助于观察神经的受压迫程度，并排除任何可能导致症状的硬膜内或硬膜外病变。由于成功的手术结果依赖于术中的影像，外科医生应该在透视时清晰地识别定位节段（T1 或骶骨）。为了避免手术节段定位错误，人们对不透射线材料的术前节段标记物越来越感兴趣。

23.4　手术器械

所使用的器械类似于使用管状扩张器系统进行显微腰椎间盘切除术的器械。

显微胸椎间盘切除术所需器械

成像要求：
· 透视设备。
· 外科医生和手术人员的甲状腺防护罩等防护设备。
· 能透放射线的手术台和体位垫，需满足脊柱的正侧位透视。
手术器械：
· 管状扩张器。
· 长锥形高速钻。
· 显微外科器械（刮匙、探针等）。
· 显微镜（已经使用了内镜）。

23.5　手术入路与技术

保留椎弓根经小关节入路和经椎弓根入路依赖于术中成像来确定管状回缩的对接点。不同之处在于扩张器放置的起点和去骨量。两种手术均采用一个小的旁正中切口，入路方向均为内侧。

患者的定位和切口在经椎弓根入路和保留椎弓根经小关节入路是相似的。气管插管全身麻醉、放置 Foley 导尿管，患者俯卧在可透射线的 Wilson 体位垫和 Jackson 手术台上。除非靠近上位胸椎间盘，否则患者所有可能受压处需充分填充垫料，并将手臂置于上方，确保肩部不会过度伸展超过 90°（图 23.1a）。如果需要，可在整个手术过程中监测体感诱发电位（SSEP）。放置 C 臂时需保证手术区域的侧位 X 线透视（图 23.1b）。无菌罩覆盖显微镜。背部备皮，消毒准备好，并以常规手术方式铺巾。

在透视引导下，使用脊柱针定位突出的胸椎间盘节段。胸椎间盘突出的确切位置是通过从下方的骶骨和（或）从上方的 C7~T1 交界处进行计数来确定的。或者，肋骨可以从 T1 或 T12 开始计数。术前胸部 X 线检查有助于识别肋骨的任何变异（如第 12 肋骨）。一旦确定了正确的节段，在中线外侧 3cm 处做一个长约 2cm 的头尾向纵切口。术前轴向 MRI 有助于确定切口的外侧位置。该切口的中心应位于突出椎间盘下缘（下椎体上终板）的同一轴面上。体形较大、肌肉发达的患者切口需要更加靠外，以充分显示椎间孔，并在无须脊髓干扰的情况下安全切除突出的胸椎间盘。突出物越靠近中央，切口越靠外侧。对于经椎弓根入路，初始扩张器放置在突出椎间盘尾侧椎弓根的中心。对于经小关节入路，初始扩张器放置在突出胸椎间盘尾侧的横突（与肋头接合处）内侧。接下来，在透视引导下放置一系列肌肉扩张套管（图 23.2a、b）。最后，将一个管状牵开器放置在最后一个肌肉扩张套管的外面，然后固定在一个灵活的机械臂上，并牢固地固定在手术台上（图 23.2c）。此时，应通过透视和参考解剖学标志（T1 或骶骨）再次确认手术节段。

23.5.1　保留椎弓根经小关节入路

充分的术中透视不仅可以确保正确的手术节段，而且在手术解剖结构紊乱时也可以用于指导骨切除和定位椎间隙（图 23.2d）。可以通过术中的正侧位透视图像来明确。管状牵开器在侧位上放置在经椎间孔入路上，可以广泛切除胸椎脊髓和硬膜下的椎间盘，甚至可以安全切除位于中线的突出椎间盘。

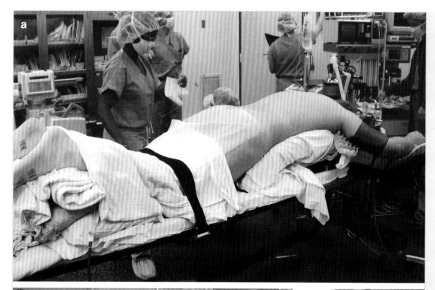

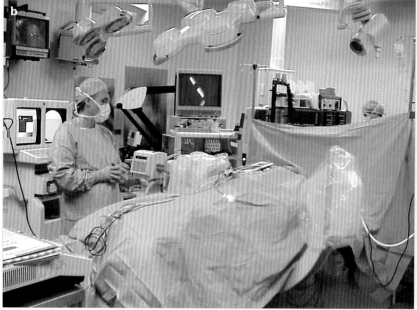

图 23.1 a. 患者体位为俯卧位，胳膊伸展到 Wilson 架上。b. 用于术中使用和定位节段的透视装置

尽管内镜辅助手术已经安全地开展并在文献中进行了描述，但手术的其余部分可以在显微镜下安全地进行。如果看不到小关节与横突的连接部，或者如果没有获得从外侧到内侧的轨迹，则应通过不同的方式进行再定位，以确保在进行骨切除之前有恰当的起始点。如果需要，可使用正侧位透视图重新确认管状牵开器的水平和位置。

覆盖横突近端和小关节复合体外侧面的肌肉和软组织用电刀切除。仔细地使用球形探针进行探测有助于确定骨性边界，整个手术过程中多次使用透视成像也有助于外科医生不至于迷失方向。一旦确定了骨性解剖结构，需要使用长锥形高速磨钻去除横突近端以及小关节复合体外侧面的骨质，打开进入神经孔和到达突出椎间盘的通路（图 23.3a、b）。

下位胸椎的椎弓根位置明确后可以找到相应水平的椎间盘（如果椎弓根位置未明确，也可以以近端的出口神经根为标志）。磨开椎弓根侧面有助于看到硬膜囊和突出的椎间盘（图 23.3c）。如果此时需要更多的暴露，可以在肋骨的背侧钻孔以去除部分骨质。一旦确定了出口神经根和硬膜囊，可以用双极电凝烧灼覆盖在椎间盘间隙附近的静脉，并环形切开纤维环。任何侧方突出的椎间盘都可以安全取出。以椎间盘间隙为中心，在相邻椎体钻入数毫米深的一个骨槽。一旦突出椎间盘腹侧完成足够大小的骨槽，就可以通过将突出椎间盘移位到骨槽安全取出，完成神经的减压（图 23.3d、e）。完全取出椎间盘可能需要沿其背侧轻轻按压，并用力将突出椎间盘推入到腹侧的椎间隙和骨槽内。小型的反向刮匙可将突

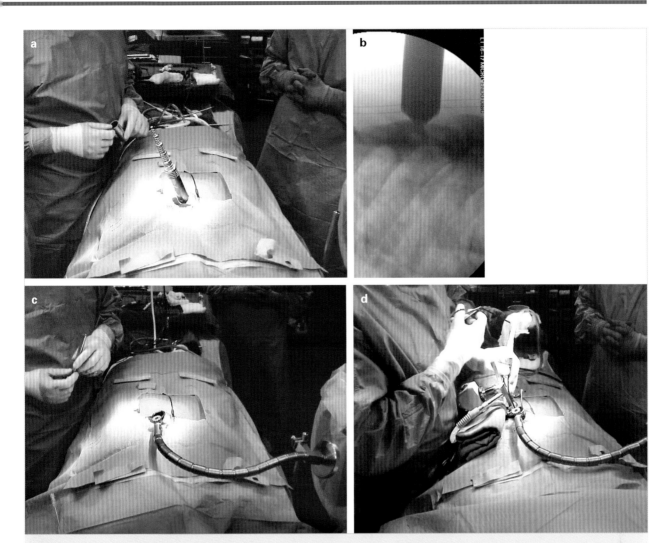

图23.2 a、b.扩张管道旁开中线逐级放置后的手术图片和透视图片。c.固定到灵活的机械臂上，并与床连接牢靠。d.探针透视图确认解剖学标志和手术节段

出物推离硬膜囊和脊髓。1号或2号磨钻头可用于去除部分钙化的外侧椎间盘。取出突出的椎间盘后，可以冲洗椎间隙以去除残存碎屑。对于外侧钙化的椎间盘，需要继续钻入椎间盘间隙，留下一层薄薄的直接与硬膜囊相邻的骨质。然后，将该薄层骨质与椎体离断，并轻柔地从硬膜囊上分开，从硬膜囊腹侧间隙取出。

椎间盘完全切除后，用反向刮匙等工具进一步检查脊髓和硬膜囊腹侧，以确保充分减压（图23.4a、b）。取出管状牵开器，依次缝合筋膜和皮下组织，用手术黏合剂封闭皮肤切口。

23.5.2 经椎弓根入路

通过透视确认管状牵开器在椎弓根上的位置后，

椎板的外侧边缘和小关节内侧也就确定了。覆盖在上面的肌肉和软组织通过电凝去除，可以直视骨性标志。

从椎板的边缘和外侧部分、小关节的内侧部分和椎弓根开始磨除骨质。继续磨除直到充分暴露外侧椎间盘间隙。这可能需要钻孔至椎弓根与椎体连接处。注意保留磨钻头和硬膜囊之间的组织，以防止脑脊液漏，磨钻头不应在内侧进行回缩，以防止损伤脊髓。避免神经根和横穿血管损伤，以防止出现术后神经痛和脊髓缺血风险。

椎间隙确认无误后，侧方切开纤维环，注意防止损伤脊髓。突出的椎间盘可通过该纤维环切口或通过椎体内钻的骨槽摘除，也可对突出的椎间盘背侧轻微按压，将其推入腹侧椎间隙后取出。取出椎间盘后，冲洗椎间隙去除残存碎屑。对于外侧钙化

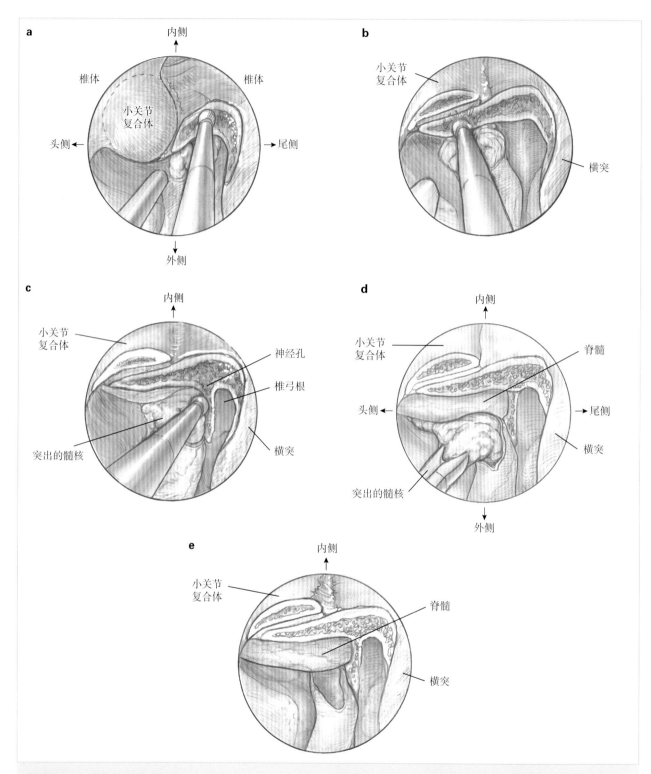

图 23.3 a. 磨钻去除横突的根部头侧的骨质。b. 磨钻去除小关节突外侧的骨质。c. 磨钻去除椎弓根外侧部分的骨质。d、e. 摘除突出的髓核，减压脊髓

的椎间盘，需要继续钻入椎间盘间隙，留下一层薄薄的直接与硬膜囊相邻的骨质。然后，将该薄层骨质与椎体离断，并轻柔地从硬膜囊上分开。

23.6 术后护理

术后护理包括早期行走和疼痛控制，这通常可

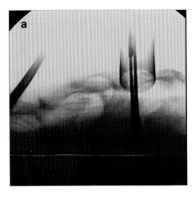
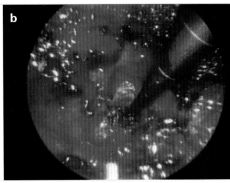

图 23.4　a. 椎间盘切除后，在椎间隙内的咬骨钳的透视图像。b. 硬膜囊下的刮匙将突出物压入椎间隙的术中图像

以通过口服镇痛药物来实现。大多数患者将在 24h 内出院，通常在门诊治疗。随访应包括神经系统检查，以确保症状改善。如果症状在术后 6 周内没有改善或者进一步恶化，建议进行 MRI 检查以明确是否存在椎间盘残留或持续压迫的因素。进行常规伤口护理，可吸收缝线无须拆除。

23.7　并发症处理

后路显微胸椎间盘切除术的并发症包括脊柱和胸腔内容物的风险。如果术后出现神经功能下降，则应维持足够的血压以保证脊髓灌注。立即进行 MRI 检查，以寻找可能需要手术探查的任何持续性或者新的脊髓压迫。

如果发现胸膜腔破裂，则首先尝试修复，插入胸管，术后 X 线片显示气胸消退后，应立即拔除胸管。

脑脊液漏是胸椎间盘切除术的一种常见并发症，与硬膜囊粘连的钙化型椎间盘突出更加常见。如果发现钙化的椎间盘侵袭了硬膜囊，则不应尝试完全切除，可以进行减压后将钙化椎间盘的外壳保留在硬膜囊上，就像处理后纵韧带骨化（OPLL）患者一样。如果椎间盘严重钙化，无法取出，可能需要进行外侧或前方入路减压。如果术中发现脑脊液漏，则应尝试通过直接缝合或肌肉堵塞进行一期修复。如果无法获得一期缝合，则可使用带组织密封剂的移植物，以避免持续性渗漏。如果术后怀疑有渗漏或修复不完全，可放置腰大池引流管数天，以帮助漏口和手术切口愈合。如果出现脑脊液漏，则需严密缝合胸背筋膜，并使用连续锁定尼龙缝线对皮肤进行缝合。如果有持续的脑脊液通过皮肤或皮下渗漏，则可能需要更广泛的手术探查以确切闭合漏口。

23.8　临床病例

一名 48 岁女性，因左侧 T7~T8 节段轻度椎间

盘突出并钙化导致胸椎神经根和脊髓压迫症状。突出类型为旁中央型，她接受了左侧 T7~T8 椎间盘显微切除术。术前（图 23.5a~c）和术后（图 23.5e、f）MRI 显示椎间盘切除彻底，胸段脊髓减压充分。术后无并发症，患者症状缓解，恢复日常生活。

23.9　结论

经胸腔入路治疗胸椎间盘突出症最早起始于 20 世纪 50 年代，此后成为治疗胸椎间盘突出症的标准方法。这种方法提供了胸椎前方良好的手术视野，不存在为了良好减压而干扰脊髓的风险。然而，开胸手术需要大的皮肤切口、广泛的肺和肋骨牵拉以及肌肉剥离，所有这些都会导致术后肺功能障碍、疼痛和并发症增加。这种方法仍然适用于巨大的中央钙化型胸椎间盘突出症。

胸腔镜椎间盘切除术是传统开胸术的有效替代方法，它已被证明可以降低肺部疾病、肋间神经痛和肩袖功能障碍的发生率。尽管手术相关的并发症发生率远低于开胸手术，但术后肺不张、气胸、胸腔积液和血胸等肺部并发症的发生率相当高。此外，尽管开胸手术与胸腔镜手术的并发症发生率可能不同，但所遇到的并发症类型相似。胸腔镜手术在技术上要求很高，需要掌握新的手术技能和额外购置昂贵的手术设备。

侧方胸腔外入路具有了前方入路的许多优点，而不会增加进入胸腔的风险。不幸的是，开放式后外侧腔外入路的暴露需要广泛的肌肉剥离和肋骨切除，侵犯肋骨神经血管束，胸膜回缩，这会增加术后并发症的风险和发生率。

作者和其他人描述了一种可以从后外侧进行手术的微创入路，用于胸膜外或经胸膜的扩张器系统与腰椎节段的类似。治疗一些胸椎间盘病变是安全可行的，包括中央钙化型胸椎间盘突出，与开放手术相比并发症的风险降低。该技术的优点包括已知

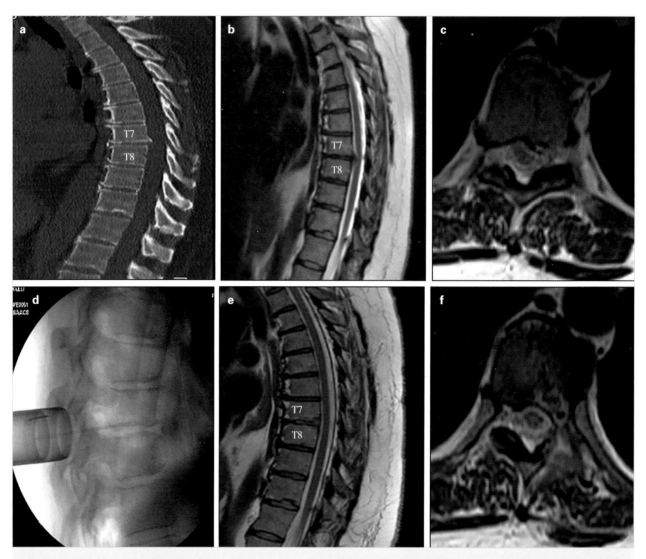

图 23.5 a. 术前 CT 显示椎间盘轻度钙化。b、c. 术前 T7~T8 节段的矢状位和轴位 MRI。d. 术中管状扩张器位置的透视图像。e、f. 术后 T7~T8 同水平矢状位和轴位 MRI

的微创技术优点，以及避免进入胸腔，缺点是无法看到脊髓的腹侧。

经椎弓根和保留椎弓根经小关节的后外侧入路手术对治疗胸椎间盘突出症有效，但在入路过程中需要相对广泛的肌肉和骨剥离。与其他传统技术相比，后路微创椎间盘切除术具有许多优点，包括：避免进入胸腔，最小限度地去除骨质和韧带，保持椎间盘的完整性，避免了胸椎融合，避免了广泛的后方肌肉剥离。

在胸椎间盘突出症的治疗中，外科医生必须选择能够解决病因、对患者安全且在外科医生技能范围内的方法。这里描述的后路微创技术类似于腰椎入路，许多外科医生比较熟悉或经过少量训练后就可以开展。通过微创手术切除大部分突出的胸椎间

盘可以改善疗效并减少并发症发生率。

临床注意事项

· 位于中央的钙化型椎间盘突出症应从更外侧或更前方的入路手术。术前影像学检查包括 CT/脊髓造影有助于确定中央型椎间盘突出症的钙化程度。

· 术前胸部 X 线片、正侧位胸腰椎平片，以及显示骶骨达到病变位置的 MRI 或 CT 矢状位图像有助于准确定位手术节段。

· 胸椎解剖学知识对于微创手术至关重要，可以最大限度地降低脊髓损伤等医源性损伤的

风险。

　　·在整个手术过程中可参考解剖学标志连续进行骨切除和椎间盘切除。

　　·切口和去骨前充分定位至关重要，术中定位可以参考骶骨的解剖学标志。

　　·确保突出椎间盘腹侧的椎间隙或骨槽空间足够，这样可以将硬膜囊腹侧的突出间盘推入里面。

参考文献

[1] Arce CA, Dohrmann GJ. Thoracic disc herniation. Improved diagnosis with computed tomographic scanning and a review of the literature. Surg Neurol. 1985; 23(4):356–361.

[2] Brown CW, Deffer PA, Jr, Akmakjian J, Donaldson DH, Brugman JL. The natural history of thoracic disc herniation. Spine. 1992; 17(6) Suppl:S97–S102.

[3] Stillerman CB, Chen TC, Couldwell WT, Zhang W, Weiss MH. Experience in the surgical management of 82 symptomatic herniated thoracic discs and review of the literature. J Neurosurg. 1998; 88(4):623–633.

[4] Adams MA, Hutton WC. Prolapsed intervertebral disc. A hyperflexion injury 1981 Volvo Award in Basic Science. Spine. 1982; 7(3):184–191.

[5] White AAI, Panjabi MM. Clinical Biomechanics of the Spine. Philadelphia, PA: Lippincott; 1990.

[6] Awwad EE, Martin DS, Smith KR, Jr, Baker BK. Asymptomatic versus symptomatic herniated thoracic discs: their frequency and characteristics as detected by computed tomography after myelography. Neurosurgery. 1991; 28(2):180–186.

[7] Oppenheim JS, Rothman AS, Sachdev VP. Thoracic herniated discs: review of the literature and 12 cases. Mt Sinai J Med. 1993; 60(4):321–326.

[8] Ross JS, Perez-Reyes N, Masaryk TJ, Bohlman H, Modic MT. Thoracic disk herniation: MR imaging. Radiology. 1987; 165(2):511–515.

[9] Vanichkachorn JS, Vaccaro AR. Thoracic disk disease: diagnosis and treatment. J Am Acad Orthop Surg. 2000; 8(3):159–169.

[10] Wood KB, Blair JM, Aepple DM, et al. The natural history of asymptomatic thoracic disc herniations. Spine. 1997; 22(5):525–529, discussion 529–530.

[11] Dommisse GF. The blood supply of the spinal cord. A critical vascular zone in spinal surgery. J Bone Joint Surg Br. 1974; 56(2):225–235.

[12] Birch BD, Desai RD, McCormick PC. Surgical approaches to the thoracolumbar spine. Neurosurg Clin N Am. 1997; 8(4):471–485.

[13] Fessler RG, Sturgill M. Review: complications of surgery for thoracic disc disease. Surg Neurol. 1998; 49(6):609–618.

[14] Rosenthal D, Dickman CA. Thoracoscopic microsurgical excision of herniated thoracic discs. J Neurosurg. 1998; 89(2):224–235.

[15] Stillerman CB, Chen TC, Day JD, Couldwell WT, Weiss MH. The transfacet pedicle-sparing approach for thoracic disc removal: cadaveric morphometric analysis and preliminary clinical experience. J Neurosurg. 1995; 83(6):971–976.

[16] Mixter WJ, Barr JS. Rupture of the intervertebral disc with involvement of the spinal canal. N Engl J Med. 1934; 211:210–215.

[17] Hulme A. The surgical approach to thoracic intervertebral disc protrusions. J Neurol Neurosurg Psychiatry. 1960; 23:133–137.

[18] Simpson JM, Silveri CP, Simeone FA, Balderston RA, An HS. Thoracic disc herniation. Re-evaluation of the posterior approach using a modified costotransversectomy. Spine. 1993; 18(13):1872–1877.

[19] Stillerman CB, Chen TC, Couldwell WT, et al. Transfacet pedicle-sparing approach. In: Benzel EC, Stillerman CB, eds. The Thoracic Spine. St Louis, MO: Quality Medical Publishing; 1999:338–345.

[20] Patterson RH, Jr, Arbit E. A surgical approach through the pedicle to protruded thoracic discs. J Neurosurg. 1978; 48(5):768–772.

[21] Lesoin F, Rousseaux M, Autricque A, et al. Dorsal disc herniation. 13 cases. Rev Chir Orthop Repar Appar Mot. 1986; 72:441–445.

[22] Larson SJ, Holst RA, Hemmy DC, Sances A, Jr. Lateral extracavitary approach to traumatic lesions of the thoracic and lumbar spine. J Neurosurg. 1976; 45(6):628–637.

[23] Capener N. The evolution of lateral rhachotomy. J Bone Joint Surg Br. 1954; 36-B(2):173–179.

[24] Crafoord C, Hiertonn T, Lindblom K, Olsson SE. Spinal cord compression caused by a protruded thoracic disc: report of a case treated with antero-lateral fenestration of the disc. Acta Orthop Scand. 1958; 28(2):103–107.

[25] Perot PL, Jr, Munro DD. Transthoracic removal of midline thoracic disc protrusions causing spinal cord compression. J Neurosurg. 1969; 31(4):452–458.

[26] Ransohoff J, Spencer F, Siew F, Gage L, Jr. Transthoracic removal of thoracic disc. Report of three cases. J Neurosurg. 1969; 31(4):459–461.

[27] Sundaresan N, Shah J, Feghali JG. A transsternal approach to the upper thoracic vertebrae. Am J Surg. 1984; 148(4):473–477.

[28] Mack MJ, Regan JJ, Bobechko WP, Acuff TE. Application of thoracoscopy for diseases of the spine. Ann Thorac Surg. 1993; 56(3):736–738.

[29] Mack MJ, Regan JJ, McAfee PC, Picetti G, Ben-Yishay A, Acuff TE. Video-assisted thoracic surgery for the anterior approach to the thoracic spine. Ann Thorac Surg. 1995; 59(5):1100–1106.

[30] Rosenthal D, Rosenthal R, de Simone A. Removal of a protruded thoracic disc using microsurgical endoscopy. A new technique. Spine. 1994; 19(9):1087–1091.

[31] Zeidman SM, Rosner MK, Poffenbarger JG. Thoracic disc disease, spondylosis, and stenosis. In: Benzel EC, Stillerman CV, eds. The Thoracic Spine. St. Louis, MO: Quality Medical; 1999:297–303.

[32] Hawk WA. Spinal compression caused by ecchondrosis of the intervertebral fibrocartilage: with a review of the recent literature. Brain. 1936; 59:204–224.

[33] Logue V. Thoracic intervertebral disc prolapse with spinal cord compression. J Neurol Neurosurg Psychiatry. 1952; 15(4):227–241.

[34] Love JG, Kiefer EJ. Root pain and paraplegia due to protrusions of thoracic intervertebral disks. J Neurosurg. 1950; 7(1):62–69, illust.

[35] Muller R. Protrusion of thoracic intervertebral disks with compression of the spinal cord. Acta Med Scand. 1951; 139(2):99–104.

[36] Tove D, Strang RR. Thoracic intervertebral disk protrusions. Acta Chir Scand. 1960; 267:3–41.

[37] Burke TG, Caputy AJ. Treatment of thoracic disc herniation: evolution toward the minimally invasive thoracoscopic technique. Neurosurg Focus. 2000; 9(4):e9.

[38] Anand N, Regan JJ. Video-assisted thoracoscopic surgery for thoracic disc disease: classification and outcome study of 100 consecutive cases with a 2-year minimum follow-up period. Spine. 2002; 27(8):871–879.

[39] Huang TJ, Hsu RW, Liu HP, et al. Video-assisted thoracoscopic treatment of spinal lesions in the thoracolumbar junction. Surg Endosc. 1997; 11(12):1189–1193.

[40] Perez-Cruet MJ, Smith MM, Foley KT. Microendoscopic lumbar discectomy. In: Perez-Cruet MJ, Fessler RG, eds. Outpatient Spinal Surgery. St Louis, MO: Quality Medical Publishing; 2002:171–183.

[41] Kuklo TR, Lenke LG. Thoracoscopic spine surgery: current indications and techniques. Orthop Nurs. 2000; 19(6):15–22.

[42] Oskouian RJ, Jr, Johnson JP, Regan JJ. Thoracoscopic microdiscectomy. Neurosurgery. 2002; 50(1):103–109.

[43] Otani K, Yoshida M, Fujii E, Nakai S, Shibasaki K. Thoracic disc herniation. Surgical treatment in 23 patients. Spine. 1988; 13(11):1262–1267.

[44] Peker S, Akkurt C, Ozcan OE. Multiple thoracic disc herniations. Acta Neurochir(Wien). 1990; 107(3–4):167–170.

[45] Upadhyaya CD, Wu JC, Chin CT, Balamurali G, Mummaneni PV. Avoidance of wrong-level thoracic spine surgery: intraoperative localization with preoperative percutaneous fiducial screw placement. J Neurosurg Spine. 2012; 16(3):280–284.

[46] Isaacs RE, Podichetty VK, Sandhu FA, et al. Thoracic microendoscopic discectomy: a human cadaver study. Spine. 2005; 30(10):1226–1231.

[47] Perez-Cruet MJ, Kim BS, Sandhu F, Samartzis D, Fessler RG. Thoracic microendoscopic discectomy. J Neurosurg Spine. 2004; 1(1):58–63.

[48] Mulier S, Debois V. Thoracic disc herniations: transthoracic, lateral, or posterolateral approach? A review. Surg Neurol. 1998; 49(6):599–606, discussion 606–608.

[49] Currier BL, Eismont FJ, Green BA. Transthoracic disc excision and fusion for herniated thoracic discs. Spine. 1994; 19(3):323–328.

[50] Ferson PF, Landreneau RJ, Dowling RD, et al. Comparison of open versus thoracoscopic lung biopsy for diffuse infiltrative pulmonary disease. J Thorac Cardiovasc Surg. 1993; 106(2):194–199.

[51] Fessler RG, Dietze DDJ, Jr, Millan MM, Peace D. Lateral parascapular extrapleural approach to the upper thoracic spine. J Neurosurg. 1991; 75(3):349–355.

[52] Hazelrigg SR, Landreneau RJ, Boley TM, et al. The effect of muscle-sparing versus standard posterolateral thoracotomy on pulmonary function, muscle strength, and postoperative pain. J Thorac Cardiovasc Surg. 1991; 101(3):394–400, discussion 400–401.

[53] Dickman CA, Rosenthal D, Regan JJ. Reoperation for herniated thoracic discs. J Neurosurg. 1999; 91(2) Suppl:157–162.

[54] Dickman CA, Mican CA. Multilevel anterior thoracic discectomies and anterior interbody fusion using a microsurgical thoracoscopic approach. Case report. J Neurosurg. 1996; 84(1):104–109.

[55] McAfee PC, Regan JR, Zdeblick T, et al. The incidence of complications in endoscopic anterior thoracolumbar spinal reconstructive surgery. A prospective multicenter study comprising the first 100 consecutive cases. Spine. 1995; 20(14):1624–1632.

[56] Roush TF, Crawford AH, Berlin RE, Wolf RK. Tension pneumothorax as a complication of video-assisted thorascopic surgery for anterior correction of idiopathic scoliosis in an adolescent female. Spine. 2001; 26(4):448–450.

[57] Huang TJ, Hsu RW, Sum CW, Liu HP. Complications in thoracoscopic spinal surgery: a study of 90 consecutive patients. Surg Endosc. 1999; 13(4):346–350.

[58] Perez-Cruet MJ, Fessler RG, Perin NI. Review: complications of minimally invasive spinal surgery. Neurosurgery. 2002; 51(5) Suppl:S26–S36.

[59] Delfini R, Di Lorenzo N, Ciappetta P, Bristot R, Cantore G. Surgical treatment of thoracic disc herniation: a reappraisal of Larson's lateral extracavitary approach. Surg Neurol. 1996; 45(6):517–522, discussion 522–523.

[60] Graham AW, III, Mac Millan M, Fessler RG. Lateral extracavitary approach to the thoracic and thoracolumbar spine. Orthopedics. 1997; 20(7):605–610.

[61] Maiman DJ, Larson SJ, Luck E, El-Ghatit A. Lateral extracavitary approach to the spine for thoracic disc herniation: report of 23 cases. Neurosurgery. 1984; 14(2):178–182.

[62] Karikari IO, Nimjee SM, Hardin CA, et al. Extreme lateral interbody fusion approach for isolated thoracic and thoracolumbar spine diseases: initial clinical experience and early outcomes. J Spinal Disord Tech. 2011; 24(6):368–375.

[63] Uribe JS, Smith WD, Pimenta L, et al. Minimally invasive lateral approach for symptomatic thoracic disc herniation: initial multicenter clinical experience. J Neurosurg Spine. 2012; 16(3):264–279.

[64] Perez-Cruet MJ, Samartzis D, Fessler RG. Microendoscopic thoracic discectomy. In: Perez-Cruet MJ, ed. An Anatomic Approach to Minimally Invasive Spine Surgery. Boca Raton, FL: CRC Press; 2006:431–448.

第 24 章　前路胸腔镜下交感神经切断术

Curtis A. Dickman, Hasan A. Zaidi

王庆德 / 译

摘要

前路胸腔镜下交感神经切断术可用于特发性自主神经功能紊乱引起的多汗症患者的治疗。对于符合适应证的患者，切断交感神经链既能缓解症状又是一种理想且微创的治疗选择。双通道胸腔镜技术是一种可视化操作，在改善手术过程的同时，可最大限度地减少与内镜相关的并发症的发生率。在本章中，我们总结了在多汗症治疗方面的经验并提出了技术上的细微差别。

关键词：内镜，微创，丛，交感神经切断术，胸腔镜，胸腔

24.1 双通道胸腔镜技术

24.1.1 概述

在本章节中，我们详细介绍了双通道胸腔镜下交感神经切断术的应用。交感神经切断术的主要目的是切断或破坏 T2~T4 水平交感神经节（T2），交感神经节也常被一起切断。多汗症是由自主神经功能紊乱引起的，病因尚不明确，报道的发病率为 0.15%~1%。主要影响患者手掌（图 24.1）、腋窝和足底，较少影响患者头面部（颅面部多汗症）。部分患者也可出现全身多汗，通常在儿童或青少年时期已出现相关症状。

多汗症会显著降低患者生活质量。多汗症导致患者的社会活动、工作和心理等日常生活的方方面面受到严重影响。当手掌部、腋窝或头面部多汗而药物治疗难以控制时，可考虑手术治疗（胸部交感神经切断术）。交感神经切断术一般只针对手掌部、腋窝或颅面部多汗症的治疗，不能用于全身性多汗症的治疗。

24.1.2 技术的来源

在 1990 年以前，多汗症的治疗主要为：①药物治疗，但在改善症状方面通常效果并不理想；②开胸行交感神经切断术，但并发症发生率较高。随着 20 世纪 90 年代颈胸亚专科早期电视胸腔镜技术的出现，我们开发了一种使用改良式胸腔镜器械进行交

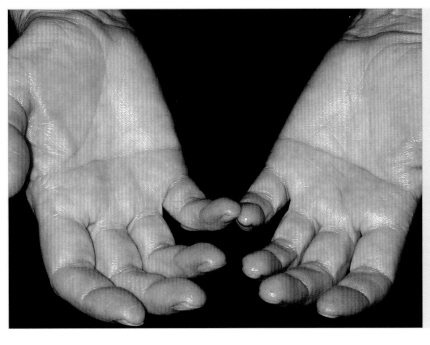

图 24.1　严重手掌部多汗症患者的手部照片。患者手掌表面充满了汗水，甚至可从患者手掌和手指上滴下来。它导致患者的日常社交、家庭、工作和娱乐活动等日常生活的方方面面受到严重的影响

感神经切断术的微创手术方法。

24.1.3 技术的优缺点

开放手术相比胸腔镜下交感神经切断术损伤更大，并且常常导致更高的并发症发生率。微创胸腔镜下可直接观察到交感神经节，具有手术时间相对更短，住院时间也更短，患者康复更快等优点。但胸腔镜手术也有其固有的风险，如可能导致气胸、血胸、大血管损伤（如主动脉、下腔静脉和心脏等）、心律失常、肺挫伤、肺炎、一过性肺不张、代偿性多汗、肋间神经痛、Horner 综合征等。

24.2 适应证和禁忌证

胸腔镜下交感神经切断术可用于治疗多种疾病（表 24.1）。特别是针对局灶性原发性多汗症（手掌部、腋窝或颅面部）和过度的面部潮红的治疗是非常有效的（75%~100% 的病例可获得满意的效果）。交感神经切除术也可用于治疗反射性交感神经营养不良和雷诺病引起的手部缺血。但是它对缺血和疼痛症状的治疗效果并不好。

对于上肢反射性交感神经营养不良的患者，其疼痛症状可通过星状神经节阻滞术得到显著改善，并且在交感神经切断术后 30%~70% 的患者疼痛症状可得到进一步改善。交感神经切断术可导致动脉血管舒张，因此可作为因雷诺病而导致缺血患者的一种治疗措施。然而，由于雷诺病是不断进展的，交感神经切断术并不能治愈此病，它只能延缓病情发展。除了临床上禁忌手术的患者外，绝对禁忌证包括：胸膜粘连和限制性心肺疾病，例如肺功能低下会导致术中肺排气效果较差。

24.2.1 适应证

对于较为严重的难治性手掌部、腋窝或颅面部

表 24.1 胸腔镜下交感神经切除术的手术适应证和成功率

疾病	手术成功率（%）
原发性多汗症	
·手掌部	95~100
·腋窝	75~85
·颅面部	90~95
面部过度潮红	85~95
雷诺病导致的手部缺血	50~60（短期有效率）
上肢反射性交感神经营养不良	30~70

多汗症患者，最佳的选择是行交感神经切断术。术前应常规进行甲状腺功能和常规血液生化检查以排除因内分泌和代谢异常等原因引起的多汗症。术前检测患者肺功能以确保患者术中能够耐受单侧肺通气，严重肺部疾病、广泛胸膜粘连或气管狭窄的患者不应行此手术。

术前应告知患者可先行尝试非手术治疗，包括：局部应用 A 型肉毒毒素注射、抗胆碱能药物的应用［如奥昔布宁、胃长宁（格隆溴铵）］、局部止汗剂（如局部应用氧化铝）、电离子透入疗法等。但这些非手术治疗的效果往往是暂时的，通常只有部分有效，并且经常出现不良反应。因此，胸腔镜下交感神经切断术是更好的选择。

24.2.2 禁忌证

既往接受过开胸手术且有严重胸膜粘连的患者不适宜进行该手术，肺部不能充分排气的患者也不适宜行胸腔镜手术。心功能差和严重心血管疾病的患者也属于该手术的禁忌证。

24.3 术前计划

24.3.1 临床表现

多汗症会严重影响患者的工作和社交、日常生活和娱乐活动。症状严重的患者的体征包括受累部位自发性多汗。多汗症会导致患者出现职业、社交和心理等方面的问题。许多患者报告说，他们抗拒社交活动是因为多汗症引起尴尬。手掌部多汗症是最常见的表现，一些患者也可表现为原发性腋窝多汗症。此外，还有许多患者也报告在足底部或颅面部出现多汗症。

24.3.2 术前影像学检查

手术前应进行胸片检查。有助于评估患者是否存在心肺方面疾病，如肺不张、肺积液和气胸等。

24.4 手术器械

应使用双腔气管插管来确保气道通畅，同时可保证麻醉师在术中能够对术侧肺部进行排气。我们使用的是 5mm 的胸腔镜（Karl Storz Endoscopy–America, Inc., El Segundo, CA）。同时使用内镜单极电刀（Harmonic Scalpel, Ethicon Endo-Surgery, Cincinnati,

OH）进行交感神经切断术。

24.5 手术入路和手术技术

24.5.1 患者体位

患者仰卧位于手术台上。给予全身麻醉，使用双腔气管内插管。麻醉师通过支气管镜确认气管插管正确置入。手掌皮肤温度监测仪（Mallinckrodt，华雷斯，墨西哥）检测患者双侧手掌部温度。手掌

部温度术中升高至少 1℃表明交感神经切断充分。

术中应切断双侧交感神经链。患者取侧卧位，先行单侧交感神经切断术（以右侧为例）。左侧腋窝下放置一腋窝卷垫。左上肢固定在托手板上，右上肢放置在上肢支架夹板上，使右上肢外展以充分暴露腋窝和胸腔（图 24.2a）。可用宽胶带将患者固定在手术台上，以便术中旋转患者。

麻醉师使用双腔气管内插管对术侧肺进行排气，使术侧肺组织体积快速缩小，为胸腔镜提供足够的空间。

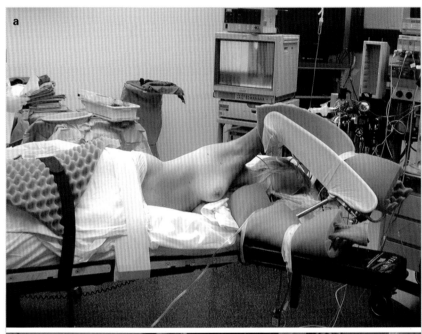

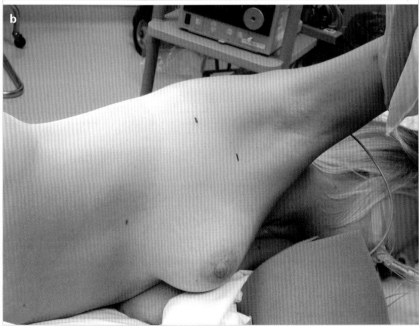

图 24.2　右侧交感神经切断术患者体位。a. 采用侧卧位。左侧腋窝下放置一腋窝卷垫。左上肢固定在托手板上，右上肢放置在上肢支架夹板上。使右上肢外展以充分暴露腋窝和胸腔为手术提供足够的空间。b. 做两个小切口（5mm）。它们分别位于第 3 肋间隙与腋中线的交叉处、第 5 肋间隙和腋后线的交叉处

24.5.2 切口

局部皮肤注射 0.5% 盐酸布比卡因和肾上腺素后，开两个 5mm 切口（图 24.2b）。第五肋间隙与腋后线交叉处切口作为内镜通道插入内镜。第 3 肋间隙与腋中线或腋前线交叉处切口作为操作通道（可置入操作工具、电刀和胸腔引流管等）。切开皮肤后可使用止血钳在肋骨尾端上缘钝性分离穿透至胸腔。通过内镜通道依次置入直径 6mm 的套管和直径 5mm 的胸腔镜（Karl Storz Endoscopy–America，Inc.），然后可通过内镜之间观察到患者肺部和纵隔等内容物。通过操作通道可将单极电刀或超声刀（Ethicon Endo–Surgery）插入胸腔。将患者向前旋转，利用重力使肺与后侧组织分离。

24.5.3 手术步骤

在胸腔镜直视下，正确地识别并切断交感神经（图 24.3a、b 和图 24.4a~c）。第 1 肋骨和星状神经节通常被脂肪垫遮挡，但仍可触及第 1 肋骨。可以在第 1 肋附近看到头臂动脉和锁骨下血管。第 2 肋骨可通过肋椎关节来确定。交感神经切断的程度取决于患者症状的严重程度。针对手掌或颅面部多汗症的患者，可在第 2 肋骨水平和第 3 肋骨水平处切断

第 2 交感神经链。针对腋窝多汗症的患者，可在第 2~4 肋骨水平处分别切断第 2~4 交感神经链。常使用电刀或超声刀切断交感神经链，并确保断端之间至少间隔 10mm 以上。整个操作过程需注意保护周围重要血管等结构。

交感神经链切断后，仔细检查周围软组织，再次确认交感神经链被完全切断，同时寻找副交感神经（即 Kuntz 神经）。取出单极电刀［或超声刀（Ethicon Endo–Surgery）］，在内镜直视下通过操作通道将胸腔引流管置入胸腔（图 24.4d）。麻醉师通过双腔气管内插管进行鼓肺。再次观察肺部充气状况确认无问题后再取出胸腔镜。

24.5.4 闭合切口

使用 3–0 Ethicon 可吸收缝线依次缝合两个切口，然后包扎。胸腔引流管用 2–0 的尼龙线固定（胸腔引流管暂时保留在一侧，直到对侧交感神经切断术完成后可予以拔除）。然后重新定位，使用相同的手术技术行对侧交感神经切断术（图 24.5，图 24.6）。

在对侧交感神经切断术完成后，在手术室取出两根胸腔引流管。取出胸腔引流管后，麻醉师对患者行 Valsalva 操作，同时外科医生对切口加压。用可吸收缝线皮下缝合胸腔引流管处切口，切口外可应

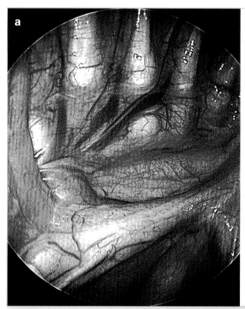
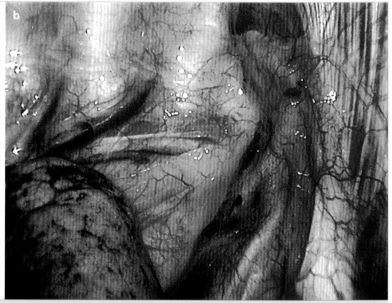

图 24.3 胸腔镜下右侧胸腔及纵隔区域术中照片。a. 可观察到第 2~4 肋骨，肋头上方可观察到交感神经链。第 2 肋骨是右边第一根可直接观察到的肋骨。肋间上静脉和节段静脉（肋间最上静脉）共同汇成奇静脉的一条分支。膈神经位于头臂静脉上方。食管、气管和迷走神经位于椎体前方（图 a 左侧 = 尾侧，右侧 = 头侧，上侧 = 外侧，下侧 = 内侧）。b. 交感神经切断术中视图。在第 1 肋骨下方可以观察到头臂动静脉。在第 2~4 肋骨上可清晰观察到交感神经链。第 2 肋骨上方的交感神经链头侧端可观察到星状神经节，被脂肪垫所遮挡。术中避免损伤星状神经节以预防术后出现 Horner 综合征

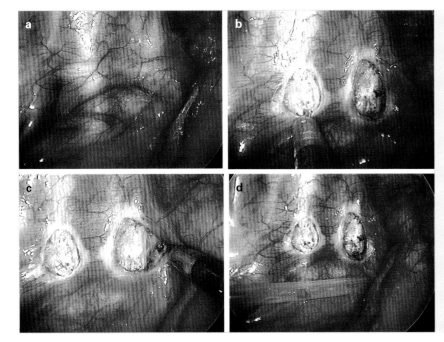

图 24.4　右侧胸腔镜下交感神经切断术的视图。a. 在第 2 和第 3 肋骨上方可观察到交感神经链。星状神经节位于右侧头端脂肪垫之下。b. 在第 2 和第 3 肋骨头表面使用电刀切断交感神经链。但需确保切断的交感神经链之间至少存在 10~15mm 的间隙。c. 检查交感神经链的断端，确保神经完全切断。同时寻找并评估副交感神经束（即 Kuntz 神经）。d. 在肺部重新通气后，置入胸腔引流管引流出胸腔中的气体。胸腔引流管在手术结束时取出

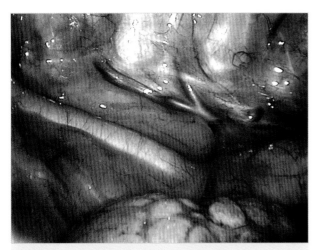

图 24.5　左侧胸腔镜术中照片。可清晰地观察到主动脉弓、锁骨下动脉和降主动脉，肋间最上静脉穿过主动脉弓。在本病例中，交感神经链位于第 2 肋骨头表面，并在第 3~5 肋骨头处略向前内侧移位。交感神经链的位置不同患者可能有所不同，但通常在肋骨头的表面

用胶带（3M Health Care）或绷带，减轻切口处张力，从而减少瘢痕形成，通常可以获得更佳的美容效果（图 24.7）。

麻醉师需记录患者双侧掌心温度以确认两侧交感神经切断术成功完成。在停止全身麻醉并拔管前，行坐位胸部正位 X 线片以确认没有明显的气胸。

24.6　术后护理

交感神经切断术属于门诊手术。除非出现并发

症等问题，患者通常可在术后观察几小时后出院回家，几天后即可恢复正常活动。术后 48~72h，所有患者均需给予使用增强肺活量的药物（如支气管扩张剂等）和镇痛药物。

24.7　并发症的处理

避免发生并发症的最重要的方法是确保外科医生通过培训和积累足够的经验从而充分掌握内镜技术，熟练操作胸腔镜进行手术。如有必要，外科医生应准备立即行开胸手术，以治疗重要血管损伤等并发症。外科医生还应精通局部解剖和内镜下止血等技术。

此外，外科医生当面对局灶性胸膜粘连时，应能够正确安全地分离肺组织与胸膜之间的粘连。分离粘连时必须小心，以免损伤肺组织或引起大出血。

确保交感神经切断术成功进行可通过完全切断 T2 和 T3 水平的交感神经链、Kuntz 神经和检测双侧手掌部温度来实现。术中避免损伤星状神经节和不在星状神经节附近使用电刀可大大降低术后 Horner 综合征的发生率。原位横切交感神经链而非分离出交感神经链后再行切断也可降低术后 Horner 综合征的发生率。

术后积极鼓励患者深呼吸并及时检测肺活量可避免术后发生肺不张和肺炎。如有必要，也可给予使用支气管扩张剂。术中及术后再次确认肺组织没有受损，在手术结束时通过胸腔引流管充分排出胸腔中的残余气体，可以预防气胸。在手术结束时，取

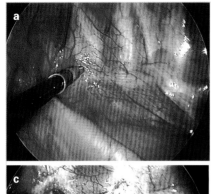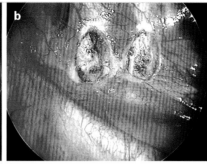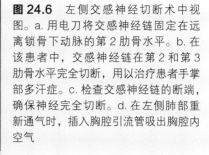

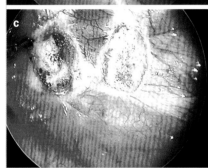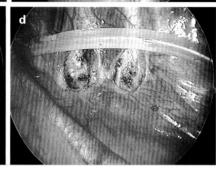

图 24.6 左侧交感神经切断术中视图。a. 用电刀将交感神经链固定在远离锁骨下动脉的第 2 肋骨水平。b. 在该患者中，交感神经链在第 2 和第 3 肋骨水平完全切断，用以治疗患者手掌部多汗症。c. 检查交感神经链的断端，确保神经完全切断。d. 在左侧肺部重新通气时，插入胸腔引流管吸出胸腔内空气

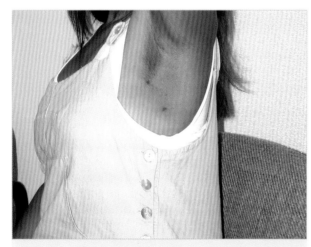

图 24.7 术后 3 个月交感神经切除术后切口。患者手掌部多汗症得到完全缓解

出胸腔引流管后，并在拔除气管插管唤醒患者之前，应给予患者行坐位胸部正位 X 线片，如果胸腔内有明显的残余气体，可以用 16 号导管和吸引管（必要时可使用胸腔引流管）将残余气体排出。手术后胸腔内如仅有少量残余气体，不需要特殊治疗。

代偿性多汗症并不属于手术的并发症。这属于手术的副作用。交感神经切断术使面部、头部和手臂失去神经支配。身体的非失神经区域（如躯干、背部和腿部）仍然通过流汗来散热。为了有效地散热，这些正常区域可能会增加出汗量来增加散热。虽然大多数患者（80%~90%）的症状可耐受，但少数患者（10%~20%）严重受代偿性多汗症的困扰。

24.8 临床病例

1996—2008 年间，作者（C. A. D.）对 322 例多汗症患者进行了双侧胸腔镜下交感神经切断术。这些患者的长期随访结果在之前已经发表。

322 例行双侧胸腔镜下交感神经切断术的患者中，男性 104 例，女性 218 例［平均年龄 27.6 岁（10~60 岁）］。平均随访时间为 8 个月。超过 1/3［38.8%（n=125）］的患者具有多汗症家族史。大多数患者［66.1%（n=213）］为终身多汗症。84 例患者（26.1%）于青春期发病，12 例患者（3.7%）于儿童期发病。所有 322 例患者报告他们的多汗症严重影响了他们的约会、婚姻、人际关系、娱乐以及校园生活、工作和其他社会活动。大多数患者报告了与多汗症相关的心理问题，7 例患者合并有严重的抑郁或焦虑症，他们将其归因于自身的多汗症。

除了使用除臭剂或止汗剂外，322 例患者中大多数［95.3%（n=307）］在术前曾尝试一种或多种多汗症的非手术治疗，但结果均是失败的。最常见的非手术治疗包括局部使用除汗剂，使用某些处方药（如普萘洛尔，可乐定，或抗胆碱能药物），生物疗法，格隆溴铵（胃长宁），A 型肉毒素。所有患者均未曾行手术治疗多汗症。

所有 322 例患者都确定了多汗症的主要出汗部位，其中大多数患者［82.6%（n=266）］在多个部位出现多汗症。56 例患者多汗症只存在于一个部位，即腋窝或手掌部。手足多汗症 301 例，腋窝 186 例，足底部 197 例，颅面部 30 例（表 24.2）。322 例患者

中有 104 例（32.3%）在手掌、腋窝和足底 3 个部位均存在多汗症。84 例患者（26.1%）同时存在手掌和足底部多汗症，47 例患者（14.6%）同时存在手掌部和腋窝多汗症，12 例患者（3.7%）同时存在足底和腋窝多汗症。其他患者均伴有手掌、腋窝、足底和颜面部多汗症。

322 例患者术中估计失血量均较少（< 50mL）。没有患者需要输血或转行开胸手术。

胸腔镜下交感神经切断术治疗多汗症按区域进行评估的手术结果见表 24.2。301 例手掌部多汗症患者中大多数患者 [99.7%（n=300）] 症状完全缓解，1 例（0.3%）症状得到改善。在 186 例腋窝多汗症患者中，大多数患者 [95.7%（n=178）] 在术后症状得到缓解，136 例（73.1%）患者的腋窝多汗症状完全消失，42 例（22.6%）患者症状得到显著改善，但腋窝仍有多汗症状，1 例（0.5%）患者单侧症状完全缓解，但对侧症状未见明显缓解。在解剖学上足底多汗症并不是胸腔镜下交感神经切断术的适应证。然而，在 197 例足底多汗症患者中，19 例患者（9.6%）症状完全缓解，124 例患者（62.9%）症状得到改善。在 30 例颜面部多汗症患者中，27 例患者（90%）症状完全缓解，3 例患者（10%）症状略有缓解。

301 例患者平均随访 33 周（1~242 周），21 例患者随访丢失。1 例患者在交感神经切断术后 6 个月，双侧腋窝多汗症复发，原因不明。尽管切除了交感神经导致患者手部无法正常出汗，但没有患者术后出现手部过度干燥或手部皮肤开裂等情况。患者的手掌部多汗症症状减轻，但也伴随着手掌部红斑、水肿和手掌部温度降低等情况。

患者术后常会出现反复发作的手部刺痛感，但随后并不会出现手部出汗症状。同样的症状在手术前也曾发生过，但常常是手部出汗的先兆。

322 例患者均未出现大血管损伤或大出血，也没有一位患者需要输血或紧急行开胸手术。没有患者出现肺、心脏或纵隔等结构损伤。1 例患者（0.3%）出现短暂的术中心跳骤停，但通过药物治疗后心跳恢复正常，没有出现任何长期后遗症。没有患者出现深静脉血栓形成及危及生命的手术并发症，无患者死亡。

患者平均住院时间为 0.5 天（0~5 天）。大多数患者为门诊手术；最后 150 例患者中有 8 例（5.3%）需要住院过夜观察。住院时间超过 1 天通常为术中分离胸膜粘连导致，2 例患者术后需要留置胸腔引流管；术后合并轻度肺水肿 1 例；合并气胸需要留置胸腔引流管排气 2 例；2 例患者术后出现中度疼痛。

最常见的并发症为代偿性多汗症，322 例患者中有 201 例（62.4%）发生了这种情况（表 24.3）。其余患者 [37.6%（n=121）] 未发现这种情况。超过一半 [56.2%（n=181）] 出现中度代偿性多汗症。3 例

表 24.2　胸腔镜下交感神经切断术治疗多汗症按区域进行评估手术结果

多汗症部位	患者数 [a]	患者人数（%）			
		痊愈	有改善	无改变	恶化
手掌部	301	300（99.7）	1（0.3）	0	0
腋窝	186	136（73.1）	42（22.6）	7（3.8）	1（0.5）
颜面部	30	27（90）	3（10）	0	0
足底部 [b]	197	19（9.6）	124（62.9）	51（25.9）	3（1.5）

a：这一项目的总人数超过 322 例患者，因为大多数患者同时合并多个部位的多汗症
b：足底多汗症本身并不是手术的适应证，但患者通常合并有手掌部、腋窝或颜面部多汗症

表 24.3　交感神经切断术后合并代偿性多汗症的情况

切除的末段交感神经链的节段	患者数	代偿性多汗症		
		未合并代偿性多汗症患者数（%）	合并中度代偿性多汗症患者数（%）	合并重度代偿性多汗症患者数（%）
T3	155	58（37.4）	89（57.4）	8（5.2）
T4	96	39（40.6）	55（57.3）	2（2.1）
T5	71	24（33.8）	37（52.1）	10（14.1）[a]
全部切断	322	121（37.6）	181（56.2）	20（6.2）

a：P=0.008（独立性 χ^2 检验）表明 T5 交感神经切除术与术后合并重度代偿性多汗症的发生显著相关

患者在休息时注意到自身合并了代偿性多汗症。20例（6.2%）患者在运动或高温环境下出现重度代偿性多汗症，他们报告这些症状虽然令人烦恼但还可以接受。代偿性多汗症可发生在身体的所有部位（通常是躯干和腿部），被切断的交感神经支配的区域（如手臂、头面部等）通常不会发生代偿性多汗症。

总体而言，322例患者中发生并发症的患者很少，没有危及患者生命的并发症（表24.4）。9例患者出现一过性肋间神经痛，术后6周内均完全缓解。当气胸面积超过30%~40%的胸腔面积时，常常需要插入胸腔引流管促进胸腔内气体排除。7例患者术后出现单侧Horner综合征。没有患者术后出现张力性气胸。3例患者出现一过性肺不张，1例患者术中发生误吸、肺水肿、一过性心跳停搏且术后合并了化学性肺炎。

24.9 结论

与非手术治疗相比，手术治疗多汗症具有更大的优势。胸腔镜下交感神经切断术治疗手掌部多汗症的成功率可达95%~100%。其治疗效果长期存在，同时足底部、腋窝和颅面部多汗症也可得到不同程度缓解。胸腔镜下交感神经切断术的另一种替代方法是开放式交感神经切除术，包括胸膜外或胸膜下后入路、经腋窝入路、锁骨上入路和胸廓前入路。然而，使用胸腔镜的方法更有效，且创伤更小。它提供了一种可直接观察并切断交感神经链的方法，并且具有创伤小、住院时间短、并发症发生率低等优点。

我们通常使用双通道胸腔镜技术，术中使用单极电刀或超声刀横切交感神经链，虽然单通道胸腔镜技术能产生更佳的美容效果，但在胸膜粘连或出现出血等情况下双切口或三切口的胸腔镜技术能为患者手术提供更安全的操作空间。如果想在术中对切断交感神经链进行组织学确认，常常需要做第3个切口，但这一步并不是必要的，因为术中手掌温度升高1℃或以上就可以证实交感神经链已被完全切断。这也是保证治疗效果长期存在的最佳观测指标。其他研究表明，与原位横切交感神经链相比，分离交感神经节然后切断并不能获得额外的临床效果。

双通道胸腔镜可为术者提供更佳的手术视野，以避免损伤星状神经节和引起Horner综合征等并发症。它还最大限度地降低了切开时造成肋间神经损伤或手术过程中不慎直接损伤神经而引起术后发生肋间神经痛的风险。此外，在肋间隙内使用弹性通道而不是刚性通道可以降低术后发生肋间神经痛的概率。预防术后气胸的最佳方法是不损伤肺组织，且在手术结束时肺部充气后用胸腔镜检查肺部有无漏气。总的来说，只有少数患者术后发生了并发症，并且大多数并发症都是轻微的和一过性的。

针对治疗手掌部、腋窝和颅面部多汗症，双通道胸腔镜下交感神经切断术是一种安全、高效的方法。它作为一项门诊手术，术中失血量及手术并发症发生率均较低。与开胸交感神经切断术相比，该微创手术具有更大的优势。

表24.4 642例行交感神经切断术患者术后并发症的类型和数量

并发症的类型	患者数（%）
一过性肋间神经痛	9（1.4）
需要留置胸腔引流管的气胸	9（1.4）
Horner综合征	7（1.1）
一过性肺不张	3（0.5）
误吸引起的化学性肺炎	1（0.2）
肺水肿	1（0.2）
术中一过性心跳停搏[a]	1（0.2）

a：药物治疗后心跳恢复正常，没有遗留任何后遗症

临床注意事项

如何预防Horner综合征：

· 不要触碰星状神经节或在星状神经节附近使用电刀。

· 原位横切交感神经链，而不是完全分离出交感神经链后再切断它。

如何预防肺不张和肺炎：

· 术后激励患者锻炼肺活量并进行肺活量测定。

如何预防气胸：

· 手术结束时确保肺部无漏气（即没有损伤肺组织），并使用胸腔引流管在手术结束时尽可能地排净胸腔内的气体。

· 手术结束后，在拔出气管内插管并唤醒患者之前，给予患者坐位胸部正位X线检查以排除气胸。

如何预防代偿性多汗症：

· 代偿性多汗症可能是交感神经切断术产生的副作用，而不是手术的并发症。

注意

整章改编自Han等和Wait等的研究。

参考文献

[1]　Wong CW. Transthoracic video endoscopic electrocautery of sympathetic ganglia for hyperhidrosis palmaris: special reference to localization of the first and second ribs. Surg Neurol. 1997; 47(3):224–229, discussion 229–230.

[2]　Wilkinson HA. Percutaneous radiofrequency upper thoracic sympathectomy: a new technique. Neurosurgery. 1984; 15(6):811–814.

[3]　Noppen M, Herregodts P, D'Haese J, D'Haens J, Vincken W. A simplified T2-T3 thoracoscopic sympathicolysis technique for the treatment of essential hyperhidrosis: short-term results in 100 patients. J Laparoendosc Surg. 1996; 6(3):151–159.

[4]　Chuang KS, Liou NH, Liu JC. New stereotactic technique for percutaneous thermocoagulation upper thoracic ganglionectomy in cases of palmar hyperhidrosis. Neurosurgery. 1988; 22(3):600–604.

[5]　Adar R, Kurchin A, Zweig A, Mozes M. Palmar hyperhidrosis and its surgical treatment: a report of 100 cases. Ann Surg. 1977; 186(1):34–41.

[6]　Mockus MB, Rutherford RB, Rosales C, Pearce WH. Sympathectomy for causalgia: patient selection and long-term results. Arch Surg. 1987; 122(6):668–672.

[7]　Kao MC, Tsai JC, Lai DM, Hsiao YY, Lee YS, Chiu MJ. Autonomic activities in hyperhidrosis patients before, during, and after endoscopic laser sympathectomy. Neurosurgery. 1994; 34(2):262–268, discussion 268.

[8]　Shih CJ, Wang YC. Thoracic sympathectomy for palmar hyperhidrosis: report of 457 cases. Surg Neurol. 1978; 10(5):291–296.

[9]　Vanaclocha V, Sáiz-Sapena N, Panta F. Uniportal endoscopic superior thoracic sympathectomy. Neurosurgery. 2000; 46(4):924–928.

[10]　Weale FE. Upper thoracic sympathectomy by transthoracic electrocoagulation. Br J Surg. 1980; 67(1):71–72.

[11]　Kao MC. Video endoscopic sympathectomy using a fiberoptic CO2 laser to treat palmar hyperhidrosis. Neurosurgery. 1992; 30(1):131–135.

[12]　Edmondson RA, Banerjee AK, Rennie JA. Endoscopic transthoracic sympathectomy in the treatment of hyperhidrosis. Ann Surg. 1992; 215(3):289–293.

[13]　Kux M. Thoracic endoscopic sympathectomy in palmar and axillary hyperhidrosis. Arch Surg. 1978; 113(3):264–266.

[14]　Han PP, Gottfried ON, Kenny KJ, Dickman CA. Biportal thoracoscopic sympathectomy: surgical techniques and clinical results for the treatment of hyperhidrosis. Neurosurgery. 2002; 50(2):306–311, discussion 311–312.

[15]　Wait SD, Killory BD, Lekovic GP, Ponce FA, Kenny KJ, Dickman CA. Thoracoscopic sympathectomy for hyperhidrosis: analysis of 642 procedures with special attention to Horner's syndrome and compensatory hyperhidrosis. Neurosurgery. 2010; 67(3):652–656, discussion 656–657.

[16]　Byrne J, Walsh TN, Hederman WP. Endoscopic transthoracic electrocautery of the sympathetic chain for palmar and axillary hyperhidrosis. Br J Surg. 1990; 77(9):1046–1049.

[17]　Drott C, Göthberg G, Claes G. Endoscopic transthoracic sympathectomy: an efficient and safe method for the treatment of hyperhidrosis. J Am Acad Dermatol. 1995; 33(1):78–81.

[18]　Herbst F, Plas EG, Függer R, Fritsch A. Endoscopic thoracic sympathectomy for primary hyperhidrosis of the upper limbs: a critical analysis and long-term results of 480 operations. Ann Surg. 1994; 220(1):86–90.

[19]　Shachor D, Jedeikin R, Olsfanger D, Bendahan J, Sivak G, Freund U. Endoscopic transthoracic sympathectomy in the treatment of primary hyperhidrosis: a review of 290 sympathectomies. Arch Surg. 1994; 129(3):241–244.

[20]　Johnson JP, Obasi C, Hahn MS, Glatleider P. Endoscopic thoracic sympathectomy. J Neurosurg. 1999; 91(1) Suppl:90–97.

[21]　Plas EG, Függer R, Herbst F, Fritsch A. Complications of endoscopic thoracic sympathectomy. Surgery. 1995; 118(3):493–495.

[22]　Pillay PK, Thomas J, Mack P. Thoracoscopic ganglionectomy for hyperhidrosis. Stereotact Funct Neurosurg. 1994; 63(1–4):198–202.

第 25 章　胸腔镜椎间盘切除术和胸腔镜辅助管状牵开器椎间盘切除术

Hyun-Chul Shin, Jonathan B. Lesser, Robert E. Isaacs, Noel I. Perin

王红强　李　昂 / 译

摘要

对于体积较大伴有钙化的中央型症状性胸椎间盘突出症且脊髓压迫较重的患者，胸腔镜手术（可视化辅助胸腔镜手术）是一种可行的微创手术方法，并可替代开胸手术。胸腔镜椎间盘切除术和管状牵开器引导的椎间盘切除术可获得与开胸手术相同疗效，也可减少术后疼痛和肩部功能障碍的发生，具有创伤小、住院时间短和可及早恢复正常活动等优点。

关键词：胸腔镜，可视化胸腔镜手术，平均动脉血压

25.1 引言

胸椎间盘突出症临床并不常见，但这是导致伴有或不伴有神经功能障碍的轴性和（或）神经根性疼痛的重要原因。据估计，症状性胸椎间盘突出症的发生率约为 1/100 万人（占所有椎间盘破裂的 0.25%~0.75%）。磁共振成像（MRI）检查发现的无症状胸椎间盘突出症的发生率占总人群的 11.1%~14.5%。从 T2~T3 到 T12~L1 节段的椎间盘突出可以行胸腔镜椎间盘切除术。

治疗症状性胸椎间盘突出症的入路有很多。后路手术包括经椎弓根入路和保留椎弓根入路。这些方法最适用于侧方椎间盘突出和椎间孔型椎间盘突出。肋横突切除和侧方经胸腔外入路等后外侧入路适合中央型和中央旁的椎间盘突出，因为，此时前方入路会受一定的限制。经胸腔镜入路最适合伴有脊髓压迫的中央型合并钙化的较大椎间盘突出，与后入路和后外侧入路相比，可以更好地暴露并进入前鞘囊。

胸椎间盘突出症的经胸入路于 1969 年首次报道。经胸入路可以更好地观察椎间盘 – 硬脊膜界面，减少了围绕脊髓操作的范围及其导致的并发症。这种方法的主要优点是对前鞘囊的可视化程度高以及更好地暴露突出椎间盘与硬脊膜之间的界限。这对治疗钙化的中央型椎间盘突出特别有帮助，尤其是当脊髓明显受压并粘连到硬脊膜时。然而，该入路术后并发症和疼痛发生率较高。这与术中肋骨切除以及术中胸壁肌肉、肩胛骨肌肉和膈肌的广泛剥离有关。

胸腔镜手术治疗胸椎间盘突出可以取得与开胸手术相同的疗效，但减少了肌肉剥离相关的术后疼痛等并发症发生率。1994 年首次报道可视化胸腔镜入路治疗胸椎间盘突出症。胸腔镜入路的优点包括大幅减少组织创伤，从而减少与开胸术相关的术后疼痛和肩带功能障碍。此外，下胸椎（T8~L1）的椎间盘突出的治疗可以在胸腔镜下进行，而不需要取下膈肌，从而显著降低并发症的发生率。胸腔镜椎间盘切除术后，重症监护病房（ICU）和住院时间缩短，患者也可以更快地恢复。

由于缺乏触觉反馈，胸腔镜手术的学习曲线比较陡峭。外科医生还需要熟悉在二维视角环境中通过小开口使用长臂器械，并具有良好的手眼协调能力。尽管可以使用 3D 追踪技术，但比较昂贵又笨重，也没有明显的优势。手术时间将随着临床经验的增加而减少，并且与开胸手术的时间相当。

为了减少胸腔镜入路手术的学习曲线，正在开展微创管状牵开器引导下的经胸腔入路。这种方法降低了开胸手术概率，并降低了胸腔镜下手术陡峭的学习曲线。我们将胸腔镜与管状牵开器系统相结合，并使用手术显微镜实现术中三维可视化。

25.2 术前评估

MRI 平扫是胸椎间盘突出症的主要术前检查方法。如果 MRI 显示存在胸椎间盘突出并压迫神经，则不需要再进行脊髓造影。我们通常通过计算机断层扫描（CT）来评估胸椎间盘突出的钙化程度。所有患者都拍摄胸片以计数肋骨，常规拍摄前后位和侧位腰椎 X 线片。应特别注意胸片上的肋骨数量，尤其应注意是否合并颈肋以及只有 11 根肋骨。这些 X 线片和 MRI 上胸椎间盘突出的位置必须与术中定位 X 线片一致，以避免手术节段错误。此外，接受前路经胸入路的患者可在术前一天检查，以便放射科医生放置金属标记物在内镜插入部位肋骨的头部。

所有患者术前均须进行医学评估，特别注意肺功能；严重肺气肿和肺功能受损的患者可能无法耐受单肺通气；既往有脓胸和（或）胸膜粘连病史的患者也不适合胸腔镜椎间盘切除术。

25.3 术前和术中麻醉注意事项

全身麻醉诱导后，置入双腔支气管内导管，并用纤维支气管镜确认位置是否正确。通常在病灶对侧置入 20 号大小桡动脉导管。由于在手术过程中要持续监测运动诱发电位和体感诱发电位，因此术中非去极化肌松药被完全代谢掉，并使用全静脉麻醉，术中可使用由瑞芬太尼和丙泊酚组成的全静脉麻醉剂以及空气 – 氧气混合物来维持麻醉。手术过程中其他步骤不再使用肌松剂。根据需要使用去氧肾上腺素以维持足够的平均动脉压（ > 80mmHg ）。

25.4 手术技术

25.4.1 患者定位

患者的位置是侧卧位作为开胸手术。入路很大程度上选择在椎间盘突出的一侧。然而，如果为中央型椎间盘突出，或在上胸（T2~T5）或胸中（T5~T8）脊柱区域，则选择右侧入路。在下胸椎（T9~L1）区域，左侧入路更合适，因为横膈可能达到第 5 肋间隙，且横膈膜与下方肝脏的回缩可能更困难。腋窝卷轴在手术对侧胸部下方以保持躯体平衡。在手术对侧腿腘神经区域用手术巾填充，在两腿之间放一个枕头，并在前腹壁上放置一个卷起的手术巾。患者的臀部被牢牢地固定在手术台上；在膝盖和脚踝处贴上胶带固定，以防止在手术期间旋转台面时翻倒。在下臂肘部弯曲处垫上衬垫，放在手术台上患者面部的前面。这避免了可能干扰术中 X 线透视，保证留有足够的空间拍摄 X 线片。在中上胸椎手术时尤其如此。上臂支撑在抬高的臂板上，手臂外展 90°以上，并在患者头部上方弯曲。手术台设置成陡峭的反向 Trendelenburg 体位，以便肺从脊柱上落下，膈肌和腹部内容物向尾部滑落。此外，手术台向患者的腹侧旋转，使肺部远离脊柱。

25.4.2 胸腔镜端口放置

重要的是规划端口的位置，以便牵开器和胸腔镜不会干扰放置在工作端口的仪器。在患者身上画腋前线、腋中线、腋后线。拍摄胸椎的前后 X 线片，并在胸椎处放置金属标记。这可使外科医生粗略地估计椎间盘突出的节段位置并规划端口的放置。与许多报道相反，工作端口没有放置在腋前线。取而代之的是，初始端口位置标记在患者的侧方，在腋后线的稍后方，与椎间盘突出的节段水平一致。初始

端口作为工作端口。对于胸部大而圆的人来说，端口的放置更为关键。如果工作端口太靠前，进入脊柱的方向更靠后，就不能看到椎弓根。在肥胖患者中，更靠前方的端口将不利于改变进入椎间盘的角度，这将导致以水平角度接近椎间盘，使得难以看到椎弓根，而是向后看到肋骨、横突和关节突关节。

用标记笔标记所选的端口位置，准备好患者的整个胸部，并将其覆盖起来，以便进行开胸手术。在定位之前放置电极用于体感诱发电位监测和运动诱发电位监测，定位完成后获得基线记录。

手术部位使用氯己定消毒，麻醉师使同侧的肺叶塌陷并对该肺进行抽吸。在皮肤上做一个 2cm 的切口，切口向下延伸到胸壁肌肉。用 Kelly 钳顺着肌纤维方向分离胸壁肌肉，进入选定的肋间隙。钳子沿下位肋骨的上缘进行剥离，以避免损伤神经血管束。刚开始进入胸腔是盲目的。Kelly 钳通过壁层胸膜推入胸腔；在此步骤时，麻醉师会暂停患者呼吸几秒钟，沿肋间隙进一步扩大入口。将食指插入胸腔并在胸壁内撑开分离胸腔的粘连。直径 15mm 的柔韧假性胸廓被置入胸腔。假性胸廓的长度取决于胸壁的厚度，可以通过操作者将手指放入胸腔来测量。如果端口延伸到胸腔中太远，它将阻碍可视化程度并影响工作器械的操作范围。如果端口置入得太浅，它会滑回到胸壁肌肉中并影响工作器械的置入。

通过该端口放置一个 10mm、0°角的内镜，先进行初步的探查性胸腔镜检查。根据椎间盘突出的程度，置入用于抽吸 / 冲洗的第二个工作端口，并与第一个端口对齐，位于第一个端口的头端或尾端。所有工作端口都被引导到胸腔中，实现内镜下连续可视化。

第三个端口放置腋前线上，远离其他工作端口或与工作端口对齐，用于牵开肺和（或）膈肌。第三个端口的位置应使胸阔外的扇形牵开器的长轴不在工作器械的路径中。风扇卷收器应该通过该端口置入，通过该端口将肺和（或）膈肌从脊柱上牵开，并且使用安装在手术台上的牵开器支架将牵开器固定好。

最后，根据椎间盘突出的水平，内镜端口在腋后线的后面，并远离工作端口，在工作端口的头端或尾端。一个 10mm、30°角的内镜通过该端口引入，并使用安装在手术台上的内镜支架固定牢靠（图 25.1 ）。

25.4.3 识别目标椎间隙

肋骨从胸腔由上向下依次计数。胸腔镜下最上

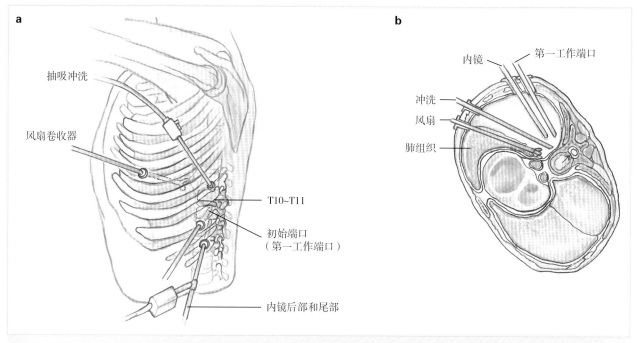

图 25.1 a、b. 胸腔镜入路工作端口的放置

方可见的肋骨是第 2 肋骨。肋骨从第 2 肋骨开始向下计数，数到相应椎间隙。第 1 和第 2 肋骨仅与第 1 和第 2 椎体相连；同样，第 11 和第 12 肋骨仅与它们相应的椎体相连。所有其他肋骨均跨越椎间隙，第 3 肋骨与 T2~T3 椎间隙相连，第 10 肋骨与 T9~T10 椎间隙相连。数到与要进行手术的椎间隙相对应的肋骨并用 Bovie 或 Harmonic 手术刀（Ethicon Endo-Surgery, Inc. Cincinnati，OH）在椎间盘上做标记。通过其中一个端口或直接穿过胸壁将 Steinmann 针放置到已识别的椎间隙中，再次在手术台上透视 X 线片进一步确认椎间隙。对于非常肥胖的患者，当我们预计难以识别椎间隙时，可以让放射科医生在手术前一天在荧光镜引导下将金属标记放入对应肋骨头的位置。在手术室中使用 X 线透视很容易识别该标记。

25.4.4 手术野的暴露和准备

一旦确定了椎间隙和相应的肋骨，打开肋骨近端 2~3cm 的壁层胸膜，以暴露相应肋骨和肋骨头。具有切割和凝血功能的超声波 Harmonic 手术刀用于打开胸膜。胸膜切口沿肋骨向内延伸至椎间隙，然后沿椎间隙向上方和下方切开成直角（倒 T 形）。使用 Harmonic 手术刀代替电刀可避免局部烧焦，因为这会掩盖组织解剖学标志。根动脉和静脉将在椎体中部遇到。使用直角钳将动脉和静脉从椎体中分离出来，内镜下血管夹（5mm 的夹子）夹住近端和远

端的血管后，可以将这些血管分开。这将防止在后期手术过程中破坏这些血管，从而导致无法控制的出血。

25.4.5 肋骨切除术

肋骨头和肋骨颈与肋骨内侧的 2cm 应被切除。肋骨上的壁层胸膜如上所述被倒 T 形切开。使用带角度刮匙，沿着剥离肋骨上下边界的软组织。应注意避免损伤肋骨下缘的神经血管束。如果发生出血，则可以通过双极电凝进行止血。将 Cobb 剥离子插入关节间隙，左右摇晃以释放肋椎关节，使其脱位（图 25.2a）。带有可调节护套的 Midas Rex 钻头（Medtronic Sofamor Danek）的 R 形配件，用于钻肋骨的远端。在肋骨上形成一个槽，从头到尾，从深到浅。

一旦肋骨的任意一端被分离，它就会来回摇晃，使用神经钩和带有角度的刮匙将其上附着的软组织物剥离下来。用咬骨钳纵向咬住肋骨，将其从工作端口中取出（图 25.2）。如果端口对于取出肋骨不够大，可以先取出工作器械并直接通过胸部切口取出肋骨。当然，肋骨可用于椎间融合。

25.5 椎体钻孔和脊髓减压

一旦相应椎间隙的肋骨头部和颈部被切除，双

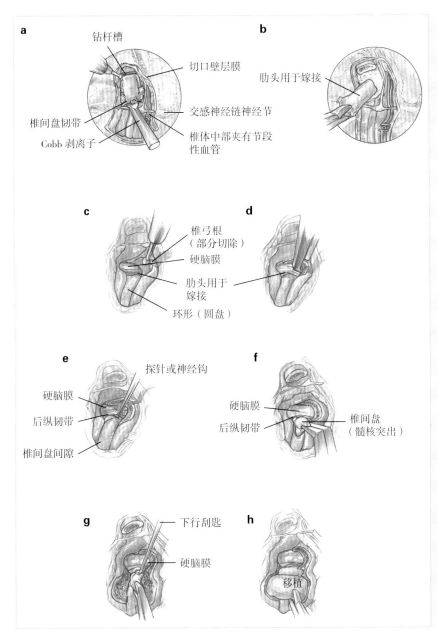

图 25.2　胸腔镜椎间盘切除术的步骤。a. 离断肋骨头。b. 切除近端肋骨头部并用于移植。c. 钻孔椎弓根的喙外侧部分以暴露外侧硬脑膜边缘。d. 继续用咬骨钳去除椎弓根。e. 用神经钩识别椎管底部。f. 使用反向刮匙和 Kerrison 咬骨钳去除椎间盘和骨。g. 构建一个腔隙，刮匙将椎间盘向前推入腔内以减压脊髓。h. 脊髓减压后，放置移植物和器械

极电凝烧灼下位椎体椎弓根上的软组织，彻底暴露椎弓根，并确定其边界。在椎间隙中使用 Cobb 剥离子适当刮除，可以清楚地识别椎间隙。一旦肋骨被移除暴露出硬脊膜，将不会切除椎弓根，因为骨头太厚，应开始对椎体进行钻孔。

跨椎间隙钻孔钻入椎弓根。Midas Rex 钻头上的 R 形配件配有可调节护套，使用粗金刚石钻头开始钻椎体（图 25.2c）。用于钻孔的粗金刚石钻头将钻下来的骨粉再钻入骨内，从而减少出血量。钻头通过工作端口与目标对准；抽吸 / 冲洗可以位于工作端口的头端或尾端。从椎管后方 1cm 处开始钻取椎间盘两侧椎体 1~1.5cm 的部位，并朝向椎管内钻。在椎管前方形成一个槽；槽的形状可以是三角形或矩形的，

这取决于所需的减压程度（图 25.2d）。钻孔向后延伸到下位椎体的椎弓根，使椎弓根变薄成一层皮质壳。通过花生米在末端涂抹骨蜡来控制出血，将附着有长丝线的小棉片压在骨出血面上。钻孔向后延伸，直到留下一层薄薄的皮质壳靠近椎管的前部，上面附有突出的椎间盘。

椎弓根的变薄的喙缘和椎管底部可以用神经钩鉴别（图 25.2e），使用 Kerrison 咬骨钳逐渐咬除椎弓根，暴露硬脊膜。硬膜外静脉丛出血比较麻烦，但可通过双极电凝和凝血酶浸泡的明胶海绵和 Floseal 来止血。紧靠硬脑膜前表面的薄骨皮质壳和椎间盘突出部分可以轻松拿掉。椎间盘和骨的去除可以使用反角刮匙和 Kerrison 咬骨钳（图 25.2f、g）。带有

突出椎间盘的椎体后方薄骨皮质壳被轻轻地拉出，进入先前钻出的前槽。附着的椎间盘被向前拉入槽中时，椎间盘对硬脊膜的压迫逐渐解除。当突出的椎间盘被移除并且脊髓得到减压时，应该确定下减压是否已经中线延伸到双侧椎弓根处。由于缺乏深度感知，在视觉上做到这一点并不容易。因此应获取手术部位的正位X线片进行确认。手术器械的尖端应在相对的椎弓根处。

一旦达到彻底的减压，用抗生素冲洗伤口以去除骨头和其他碎屑。通过双极电凝、凝血酶浸泡的明胶海绵和Floseal止血。如果发生硬脊膜撕裂和脑脊液漏，将从其中一个端口取的脂肪放置在脊膜缺损处并用纤维蛋白胶密封，并放置腰大池引流，将胸管固定在无吸力水封引流瓶上。

25.6 胸腔镜辅助管状牵开器引导下的椎间盘切除术

最近，我们在经胸椎间盘切除术中采用了胸腔镜结合管状牵开器。对于胸腔镜引导下的管状牵开器入路，工作端口／微型开胸手术切口位于在椎间隙对应的肋间隙，在腋后线的后方（图25.3a）。在这种组合方法中，使用5mm、0°内镜通过两个5mm端口进行探查性胸腔镜检查。胸腔镜探查时，清除胸膜粘连，通过肋骨计数并在椎间盘内放置克氏针识别椎间隙，在手术台上进行X线透视识别和标记椎间隙。可使用扇形牵开器牵开肺和大血管以暴露脊柱（图25.3b）。然后使用谐波手术刀切开覆盖椎间隙和肋骨的胸膜，如有必要将相邻的节段性血管切开、电凝止血并分离。在这些准备步骤之后，工作端口上

的切口扩大到3~4cm，在内镜引导下将管状牵开器（XLIF，Nuvasive，San Diego，CA）安全地置入椎间隙。最近，我们在工作端口切除一段3cm长的肋骨，以最大限度地减少因牵开器刀片产生的张力而导致肋骨骨折和肋间神经痛的风险（在手术结束时用微型钛板重新固定该肋骨）。一旦管状牵开器停靠在椎间隙上，第三个刀片向前打开，必要时使用额外的塑料垫片来保护肺。然后将显微镜放置到位。其余的手术步骤按照胸腔镜方法进行，但用的是手术显微镜。

25.7 植骨融合术

大多数接受胸腔镜椎间盘切除术的患者没有进行融合。当椎间盘突出位于胸椎后凸的顶点时，为了彻底减压移除太多的骨头，减少进行性后凸和慢性轴性疼痛的发生率，我们要进行固定和融合。

如果由于椎间盘突出延伸到相邻椎体后面而不得不移除大部分骨质时，则可能需要进行骨性融合。如计划行骨性融合的，在手术开始切除肋骨时应小心谨慎，以便有足够的骨量来融合。槽的高度是用塑料尺子测量的，塑料尺子切成合适的尺寸并用绳子插入胸腔。在测量高度期间，助手推动胸椎后部以分散躯体。用钻头在上位阶段椎骨的下侧面和下位阶段椎骨的上侧面构建一个狭窄的垂直沟槽。以便移植切除的肋骨。将适当大小的肋骨通过胸部切口置入胸腔，并系在缝线上。移植的肋骨通过一名助手施加在后脊柱上的压力进入垂直沟槽中（图25.2h）。一旦移植物置入后，使用敲击器将移植物敲击到位。由此形成的榫眼可以防止肋骨移植物重新滑向椎管内。

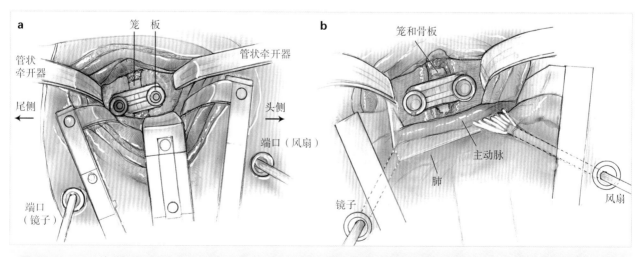

图25.3 a、b.胸腔镜用于观察和保护肺和大血管，可扩张管状牵开器通过微型开胸手术展开

25.8 闭合切口

用抗生素溶液冲洗切口；血液、灌洗液和骨碎片被冲洗并吸出。在每个端口部位沿肋间神经束注射 0.25% 布比卡因以减轻术后疼痛。一根 28Fr 或 32Fr 的胸管通过其中一个端口置入，并通过内镜引导胸管尖端进入胸腔的顶点。该引流管可被操纵放置在减压区域内。移除工作端口，肺重新充气。用 3-0 Vicryl 缝线在皮下缝合伤口，并将 Steri-Strips 贴在皮肤上。胸管连接负压吸引。

25.9 管状牵开器引导的椎间盘切除术

如前所述，一旦管状牵开器置入对应肋骨和椎间隙上时，牵开器就会固定到安装在手术台的支架上并连接光源。三刀片牵开器的内侧刀片面向胸腔放置；可以在刀片下方放置塑料垫片，以防止肺部进入工作空间。

手术显微镜可以放大手术视野；其余的操作如前文所述。在将肋骨头与其肋椎关节分离后，使用带有"R 形"配件的 Midas Rex 钻头钻出肋骨的颈部并去除这部分肋骨。如前所述，钻取下位椎体和椎弓根的前 1/3。手术显微镜配合显微器械可以更好地实现手术可视化，更好地分离突出椎间盘和硬脊膜。

减压完成后，其余的椎间盘组织将彻底清除，终板之间置入带有自体骨的聚醚醚酮（PEEK）融合器。最后，使用钛板螺钉系统（Nuvasive Syst，San Diego，CA）固定椎间隙上下阶段。

25.10 术后护理

所有患者术后均入住 ICU，通过患者自控镇痛系统 24h 内控制疼痛。胸管开始于手术室负压吸引 20cm 的水柱。一旦肺完全膨胀，如胸片所示，胸管改为闭式引流，直到 24h 内引流液少于 50mL。大多数胸管可以在 24~48h 内移除。

根据我们的经验，与开胸手术患者相比，胸腔镜椎间盘切除术患者术后疼痛更轻，肩带功能障碍更少。ICU 住院时间缩短，从而减少总住院时间。

25.11 结论

胸腔镜椎间盘切除术治疗巨大的中央型和钙化椎间盘突出是开胸手术的可行且优选的替代方法。然而，掌握这项技术有一个陡峭的学习曲线。对选定的患者进行胸腔镜椎间盘切除术，并由具有胸腔镜手术经验的外科医生进行手术会非常成功。随着经验的增加，可以减少手术时间，并且疗效与开胸手术相媲美，而且不会出现与开胸手术相关的术后并发症。胸腔镜引导下安全放置管状牵开器的适应和手术显微镜的使用进一步降低了与其他经胸方法相关的发病率。

> **临床注意事项**
>
> ·仔细分析术前平片有助于防止在错误节段上行手术。
> ·在病态肥胖患者中，拍摄术前 X 线片时放置金属标记有助于确定相应的手术节段。
> ·肋骨头和随后咬除椎弓根可以更早期识别硬脊膜和椎管位置。
> ·在胸椎间盘突出的前方创建一个骨槽，突出的椎间盘可以从脊髓前方被推开，以防止误伤脊髓。
> ·管状牵开器系统与胸腔镜技术相结合，通过使用显微器械和手术显微镜可明显改善手术视野，帮助减少学习曲线。

参考文献

[1] Ransohoff J, Spencer F, Siew F, Gage L, Jr. Transthoracic removal of thoracic disc. Report of three cases. J Neurosurg. 1969; 31(4):459–461.
[2] Rosenthal D, Rosenthal R, de Simone A. Removal of a protruded thoracic disc using microsurgical endoscopy. A new technique. Spine. 1994; 19(9):1087–1091.

深入阅读

[1] Arce CA, Dohrmann GJ. Thoracic disc herniation. Improved diagnosis with computed tomographic scanning and a review of the literature. Surg Neurol. 1985; 23(4):356–361.
[2] Benjamin V. Diagnosis and management of thoracic disc disease. Clin Neurosurg. 1983; 30:577–605.
[3] Benson MKD, Byrnes DP. The clinical syndromes and surgical treatment of thoracic intervertebral disc prolapse. J Bone Joint Surg Br. 1975; 57(4):471–477.
[4] Bloomberg AE. Thoracoscopy in perspective. Surg Gynecol Obstet. 1978; 147(3):433–443.
[5] Bohlman HH, Zdeblick TA. Anterior excision of herniated thoracic discs. J Bone Joint Surg Am. 1988; 70(7):1038–1047.
[6] Carson J, Gumpert J, Jefferson A. Diagnosis and treatment of thoracic intervertebral disc protrusions. J Neurol Neurosurg Psychiatry. 1971; 34(1):68–77.
[7] Chou SN, Seljeskog EL. Chapter 25. Alternative surgical approaches to the thoracic spine. Clin Neurosurg. 1973; 20:306–321.
[8] Coltharp WH, Arnold JH, Alford WC, Jr, et al. Videothoracoscopy: improved technique and expanded indications. Ann Thorac Surg. 1992; 53(5):776–778, discussion 779.
[9] Dickman CA, Karahalios DG. Thoracoscopic spinal surgery. Clin Neurosurg. 1996; 43:392–422.
[10] Dickman CA, Mican CA. Multilevel anterior thoracic discectomies and anterior interbody fusion using a microsurgical thoracoscopic approach. Case report. J Neurosurg. 1996; 84(1):104–109.

[11] Dickman CA, Rosenthal D, Regan JJ. Reoperation for herniated thoracic discs. J Neurosurg. 1999; 91(2) Suppl:157–162.

[12] Fessler RG, Dietze DD, Jr, Millan MM, Peace D. Lateral parascapular extrapleural approach to the upper thoracic spine. J Neurosurg. 1991; 75(3):349–355.

[13] Horowitz MB, Moossy JJ, Julian T, Ferson PF, Huneke K. Thoracic discectomy using video assisted thoracoscopy. Spine. 1994; 19(9):1082–1086.

[14] Hulme A. The surgical approach to thoracic intervertebral disc protrusions. J Neurol Neurosurg Psychiatry. 1960; 23:133–137.

[15] Kao MC, Tsai JC, Lai DM, Hsiao YY, Lee YS, Chiu MJ. Autonomic activities in hyperhidrosis patients before, during, and after endoscopic laser sympathectomy. Neurosurgery. 1994; 34(2):262–268, discussion 268.

[16] Landreneau RJ, Dowling RD, Ferson PF. Thoracoscopic resection of a posterior mediastinal neurogenic tumor. Chest. 1992; 102(4):1288–1290.

[17] Le Roux PD, Haglund MM, Harris AB. Thoracic disc disease: experience with the transpedicular approach in twenty consecutive patients. Neurosurgery. 1993; 33(1):58–66.

[18] Lesoin F, Rousseaux M, Autricque A, et al. Thoracic disc herniations: evolution in the approach and indications. Acta Neurochir (Wien). 1986; 80(1)(–)(2):30–34.

[19] Love JG, Kiefer EJ. Root pain and paraplegia due to protrusions of thoracic intervertebral disks. J Neurosurg. 1950; 7(1):62–69, illust.

[20] Love JG, Schorn VG. Thoracic-disk protrusions. JAMA. 1965; 191:627–631.

[21] Love JG, Schorn VG. Thoracic disk protrusions. Rheumatism. 1967; 23(1):2–10.

[22] Lyons MK, Gharagozloo F. Video-assisted thoracoscopic resection of intercostal neurofibroma. Surg Neurol. 1995; 43(6):542–545.

[23] Mack MJ, Regan JJ, Bobechko WP, Acuff TE. Application of thoracoscopy for diseases of the spine. Ann Thorac Surg. 1993; 56(3):736–738.

[24] Maiman DJ, Larson SJ, Luck E, El-Ghatit A. Lateral extracavitary approach to the spine for thoracic disc herniation: report of 23 cases. Neurosurgery. 1984; 14(2):178–182.

[25] McAfee PC, Regan JR, Zdeblick T, et al. The incidence of complications in endoscopic anterior thoracolumbar spinal reconstructive surgery. A prospective multicenter study comprising the first 100 consecutive cases. Spine. 1995; 20(14):1624–1632.

[26] Otani K, Nakai S, Fujimura Y, Manzoku S, Shibasaki K. Surgical treatment of thoracic disc herniation using the anterior approach. J Bone Joint Surg Br. 1982; 64(3):340–343.

[27] Patterson RH, Jr, Arbit E. A surgical approach through the pedicle to protruded thoracic discs. J Neurosurg. 1978; 48(5):768–772.

[28] Perot PL, Jr, Munro DD. Transthoracic removal of midline thoracic disc protrusions causing spinal cord compression. J Neurosurg. 1969; 31(4):452–458.

[29] Reif J, Gilsbach J, Ostheim-Dzerowycz W. Differential diagnosis and therapy of herniated thoracic disc. Discussion of six cases. Acta Neurochir (Wien). 1983; 67(3)(–)(4):255–265.

[30] Robertson DP, Simpson RK, Rose JE, Garza JS. Video-assisted endoscopic thoracic ganglionectomy. J Neurosurg. 1993; 79(2):238–240.

[31] Russell T. Thoracic intervertebral disc protrusion: experience of 67 cases and review of the literature. Br J Neurosurg. 1989; 3(2):153–160.

[32] Sekhar LN, Jannetta PJ. Thoracic disc herniation: operative approaches and results. Neurosurgery. 1983; 12(3):303–305.

[33] Stillerman CB, Chen TC, Couldwell WT, Zhang W, Weiss MH. Experience in the surgical management of 82 symptomatic herniated thoracic discs and review of the literature. J Neurosurg. 1998; 88(4):623–633.

[34] Stillerman CB, Chen TC, Day JD, Couldwell WT, Weiss MH. The transfacet pedicle-sparing approach for thoracic disc removal: cadaveric morphometric analysis and preliminary clinical experience. J Neurosurg. 1995; 83(6):971–976.

[35] Weder W, Schlumpf R, Schimmer R, Kotulek T, Largiadèr F. Thoracoscopic resection of benign schwannoma. Thorac Cardiovasc Surg. 1992; 40(4):192–194.

[36] Williams MP, Cherryman GR, Husband JE. Significance of thoracic disc herniation demonstrated by MR imaging. J Comput Assist Tomogr. 1989; 13(2):211–214.

[37] Wood KB, Garvey TA, Gundry C, Heithoff KB. Magnetic resonance imaging of the thoracic spine. Evaluation of asymptomatic individuals. J Bone Joint Surg Am. 1995; 77(11):1631–1638.

第 26 章　前路胸腔镜椎体重建与内固定

Francisco Verdú-López, Rudolf W. Beisse

王红强 / 译

摘要

　　一般情况下，前路胸腔镜椎体重建内固定术治疗 T3~L3 椎体前柱疾病。

　　脊柱前柱承重结构损伤和创伤后畸形愈合所造成的急性失稳是最常见的手术指征。可使用的术式包括前路松解术，韧带切开和椎间盘的切除术；通过切除碎裂的椎间盘或椎体的前路椎管减压术；用异体骨或生物材料取代椎体达到脊柱融合术；胸腔镜下用设计好的植入物重建胸椎腹侧稳定性。

　　胸腰椎交界处是外伤和脊柱骨折最常影响的脊柱节段。多数情况下，需要部分分离横膈膜以便于到达该区域的腹膜后部分。本章描述经膈入路胸腔镜微创手术进入整个胸腰椎交界区，可完成前柱完整重建的所有操作。

　　可视化胸腔镜手术减少了开胸手术相关的发病率，例如剧烈疼痛和呼吸疾病、大出血、切口修复效果差及住院时间长。通过充分的学习培训，胸腔镜手术操作安全且并发症发生率低。在许多情况下，胸腔镜手术是传统开放手术的备用方案。

　　关键词：横膈膜，微创手术，脊柱骨折，脊柱融合术，手术减压，胸腔镜手术，胸腔镜，可视化胸腔镜手术

26.1　引言

　　胸段脊髓压迫通常来自前柱，且可导致神经功能损伤。这些患者可受益于减压和前柱承重功能的重建。然而，传统的前路手术需广泛暴露，进而导致较高的发病率和死亡率，包括肋间神经痛和开胸术后综合征。此外，那些需要分离膈肌才能到达胸腰段病变部位的患者可能会发生胸腔内脏疝，与标准开胸手术相关的大部分并发症与胸壁损伤有关。

　　经胸腔镜减压与重建和器械的使用提供了一种微创方法，以减少在更为传统经胸入路中所遇到的医源性组织损伤。胸腔镜技术可用于通过镜下最小程度的分离膈膜达到胸椎（包括胸腰段）。这得益于胸膜腔和横膈膜的解剖学特性，其最低点，即肋横膈角隐窝，在 L2 基板的正上方垂直投影到脊柱上。因此，切开 6~10cm 横膈膜，即可暴露全部 L2 椎体，

这比传统开放技术所需切口小得多。

　　与传统的开胸手术一样，胸腔镜技术遵从经典的脊柱手术原则，即神经减压、恢复脊柱生理序列、重建稳定性和短节段固定。与开放手术相比，由训练有素的外科医生操作的胸腔镜脊柱手术也可获得良好的临床效果和类似的畸形矫正，且并发症发生率低。再者，胸腔镜脊柱手术的优势包括并发症发生率更低、术后恢复更快、镇痛药物使用更少、住院时间更短、美容效果更好。

　　虽然单独的前胸腔镜技术可用于开展交感神经切除术和胸椎间盘切除术或治疗压缩性骨折，但对于三柱脊柱损伤的患者，可能需要联合后路开放手术。在病态肥胖患者中开展这些技术更加困难。胸腔镜技术的另一个缺点是增加了处理复杂硬脑膜损伤的难度。

26.2　适应证

　　随着胸腔镜脊柱手术的发展进步，适应证的范围也随之扩大。这些可能的适应证包括：

　　·前路重建可能导致椎体序列不稳定、畸形愈合和（或）椎管狭窄的胸椎和胸腰段椎体骨折或损伤（无论新鲜与否）。

　　·病变结构便于前外侧入路处理的椎管狭窄。

　　·中央型胸椎间盘突出症。

　　·需手术的脊柱畸形和侧弯。

　　·切除后脊柱稳定性受损的肿瘤的治疗。

　　·各种感染疾病的治疗。

　　·翻修手术（即手术区感染、内植物作用失败或丢失等）。

　　具备上述适应证的患者，无论病变解剖结构是否有利于前外侧入路，均是前路胸腔镜椎体重建和内固定的适用人群。体形偏瘦的患者更适合该术式的治疗。尽管肥胖患者进行手术比较困难，但可从胸腔镜手术中获益最多。工作通道设置后，肥胖患者与偏瘦患者的操作程序基本相同。因此，肥胖不是禁忌证。需要充分放松，建议术前清洗。患者不应合并肺扩张受限或严重的通气障碍，因为他必须选择一个肺进行气体交换，以便于使另一个肺塌陷。

26.3 术前计划

手术前必须进行全面的神经系统评估。根据我们拟定的手术方案，通常需要拍摄胸腰椎正位（AP位）和侧位 X 线片。检查 CT 扫描或 MRI 评估软组织和骨骼情况。通常情况下，透视下很容易定位骨折或变形的椎体。如果不能确定，外科医生可以借助之前的 X 线片和 CT 上发现的肉眼可见的骨赘来帮助定位。此时要特别注意肋骨或腰椎数量异常的患者。我们通常会在手术前预约和评估腰椎与胸部正位和侧位 X 线片以及胸部 X 线片，以便于确定适合手术的节段。确定大血管的位置和可能出现的解剖变异对制订手术计划很重要。椎体大小也是选择最佳器械时必须考虑的参数。

在术前麻醉评估时，应检查肺和呼吸功能。如果有任何疑问，术前外科医生根据 1s 内用力呼气量（FEVi）和一氧化碳弥散能力（DLCO）确定术中或术后是否能够耐受单肺选择性通气。

手术器械

开展该手术需要标准可视化内镜和胸腔镜器械。图像传输系统由一个成角 30° 的刚性内镜组成，并连接到一个三芯片摄像头。透光度强的氙冷光源对于照亮整个胸椎至关重要。经胸腔镜操作所需器械包括骨刀、解剖拉钩、带钩探针、尖嘴钝型咬骨钳、Kerrison 咬骨钳、刮匙等。长臂大手柄器械胸腔镜下切除骨和软组织是安全可靠的。骨和椎间盘切除术

所用器械均需标有刻度，以确定减压深度。1999 年10 月之前我们一直使用 Z 形钢板（美敦力 Sofamor Danek，Memphis.TN）完成重建目的。从那时起，我们就一直使用专为内镜操作设计的 MACS TL 系统（Ae sculap，Tuttlingen，德国）。该系统极大地简化了操作过程，现在也可用于第二代。

26.4 手术入路和技术

26.4.1 麻醉方法与患者体位

胸腔镜手术是在患者全身麻醉的情况下进行的，采用单肺通气。支气管镜确定双腔管的位置。在任何情况下均需放置导尿管、中心静脉导管和动脉导管。

手术室如图 26.1 所示进行布置。将患者稳定地放置于右侧卧位，用四点（耻骨联合、骶骨、肩胛骨和手臂）支撑固定。正确使用带凹槽的衬垫对于固定和稳定手术体位非常重要（图 26.2a）。在相应的下摆下方，放置一个充气气囊，以最大限度地打开肋间隙。在两腿之间使用一个倒"U"形的垫子是很有用的，它可以稍微弯曲上臂部以放松髂腰肌的上部。入路侧主要根据大血管的位置决定，此时 CT 最能派上用场。通常情况下，中上胸椎病变首选右侧入路，下胸椎和胸腰交界处病变首选左侧入路。抬高并外展入路侧的手臂，以便于术中内镜的放置和操作。

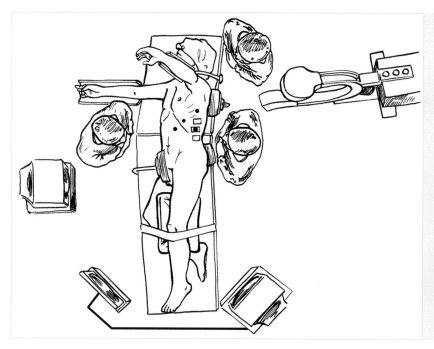

图 26.1 经胸腔镜脊柱手术的手术室设置

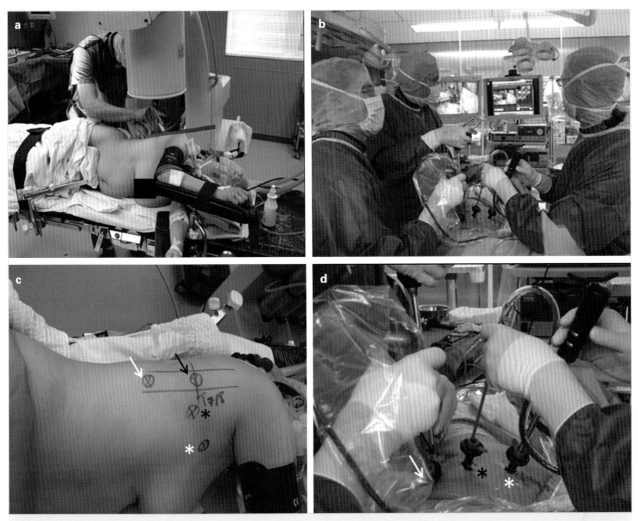

图 26.2　a. 手术体位为侧卧位。透视定位确定损伤平面。b. 外科医生和手持摄像机的助手站在患者身后。在对面，另一位助理外科医生负责抽吸、冲洗和把持牵开器。c、d. 不同手术入口的位置：黑色箭头表示工作通道入口，精确投影在损伤平面上，白色箭头表示内镜入口，黑色星号表示抽吸冲洗入口，白色星号表示牵开器的入口

手术开始之前，必须检查 C 臂的位置和自由倾斜度。无菌覆盖物从胸骨中部向后延伸到棘突前，从腋窝向下延伸到髂嵴尾侧约 8cm。两台显示器都放置在手术台下端两侧，以便外科医生和助手可以不受限制地观察。外科医生和摄影助手站在患者背侧。C 臂图像增强器放置在外科医生和摄像师之间。助手和 C 臂显示器放置在对侧（图 26.2b）。

26.4.2 通道放置

工作通道放置非常重要，其将影响到达病变部位的难易程度。透视辅助下，在皮肤上标记目标椎体。首先，进行 0° 前后位透视，以确定椎体是否存在旋转。可以稍微旋转手术台以调整位置。其次，

进行 90° 侧位透视，确保椎体的所有边缘（前、后、上、下）在透视下没有双边征，这可代表伤椎的实际情况。通常使用克氏针（K-Wire）来辅助这项操作。

工作通道放置于目标椎体（直径 12.5mm）的正中心。接近下胸椎和胸腰椎连接处的病变，需内镜的光学通道（直径 10mm）放置在目标椎体头侧的 2 个或 3 个肋间隙。对于中胸椎和上胸椎的病变，光学通道放置在目标椎体的尾侧。抽吸/冲洗通道（直径 5mm）和牵开器（直径 10mm）放置在工作通道和光学通道前面 5~10cm 处（图 26.2c、d）。隔膜和（或）肺牵开器的通道应放置在尽可能远的腹侧以避免器械"相互阻挡"，有时使用两个单独的工作通道指向目标椎体节段上方和下方，以此相互协助。

手术从最头侧入路（光学通道）开始。通过肋

间上方 1.5cm 的皮肤切口插入小型 Langenbeck 钩，通过钝性剥离分裂交叉的胸壁肌肉打开肋间隙，暴露胸膜，形成通向胸腔的开口。插入 10mm 套管针，开始单肺通气。30° 内镜以平角插入第二个套管针的方向。在内镜直视下，对胸壁进行穿孔以容纳第二、第三和第四个套管针（图 26.3a）。通常用牵开器打开第二个入口，引入下一个端口之前需要对手术区域进行初步检查。一旦放置了 4 个套管针，手术部位的内镜视野必须保持不变，以避免空间方向的错乱。

主刀医生和摄像助手在患者背侧（就像我们所做的那样），主动脉水平排列在上方。下面是垂直于主动脉的椎体和椎间盘（图 26.3b）。再往下是胸椎椎弓根、神经孔和肋骨头后面的椎管。头侧在右，尾侧在左。

26.4.3 椎前分离并进入胸腰段交界处

现在可以通过前端口插入的扇形牵开器暴露目标区域。牵开器压住横膈膜并暴露横膈膜在脊柱上的插入点。透视引导下，通过胸腔镜端口插入一根长脊髓针来识别病变区域。切开的胸膜可在受累椎体的

近端肋骨上有上下一个椎体的移动度。节段血管由内镜夹结扎（图 26.4a）后，用内镜双极电凝刀电凝并横向切断。与传统的胸腰段入路需要广泛的膈肌剥离相反，胸腔镜入路需要最小的膈肌剥离。因此，通过 6~10cm 的横膈膜切口，可暴露整个 L2 椎体。

用钝探头探查运动节段的前方和主动脉的位置与走行，以便于了解解剖方位。横膈膜的解剖线用单极烧灼"标记"（图 26.3c、d），并用镜下剪刀切开横膈膜。脊柱上需留有 1cm 的边缘，以便在手术结束时关闭横膈膜。为便于膈肌重建，切口应沿脊柱和肋骨平行于膈肌止点，并保留一个用于重新接头的膈肌袖带（1~2cm）。此部位的横膈膜比骨性附着点的横膈膜更薄，也更易于随后的缝合。现在需要从腰大肌止点的前表面暴露和移动腹膜后脂肪组织。小心细致地从椎体上剥离腰大肌，以免破坏"隐藏"在下面的节段血管。然后将牵开器放入横膈膜间隙中。

26.4.4 确定方向和克氏针引导螺钉置入

确定方向

正确放置克氏针是内固定准确放置的前提，也

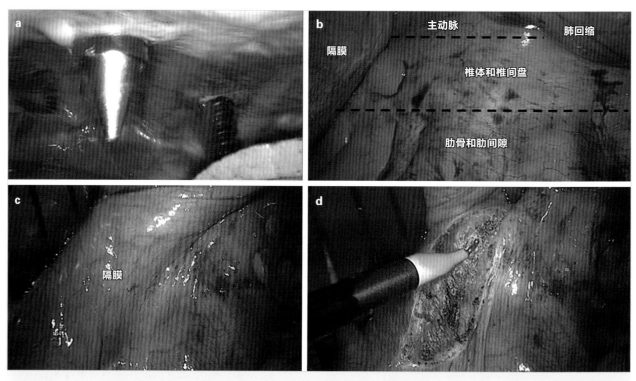

图 26.3 a. 在内镜辅助下通过肋间隙引入套管针。b. 经左胸腔镜入路进入胸腰交界处，暴露脊柱、主动脉、肺和横膈膜。c. 胸腔镜视图显示膈肌插入线。d. 带钩热凝电极刀切开的横膈膜

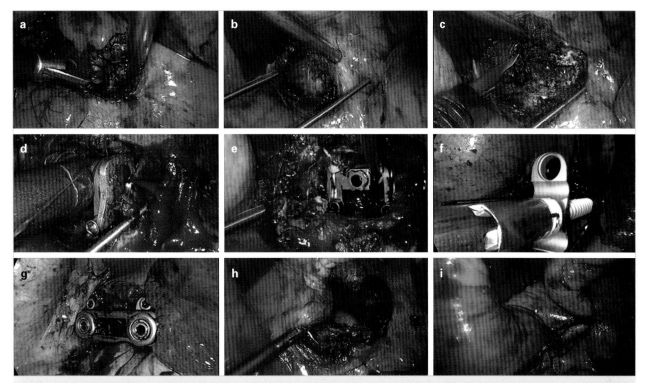

图 26.4　a. 用内镜夹结扎节段血管后并横断。b. 克氏针插入距离椎体后缘约 10mm，距终板 10mm，准确的克氏针位置在整个手术过程中为外科医生提供准确的定位。c. 切除部分椎间盘，以确认椎体的边缘，所用刀片为只有一侧锋利的单刃刀片，确保切除椎间盘时，避免损伤大血管。d、e. 用液压设备水力提升与改造（Aesculap，Center Valley，PA），以使内固定更加适配终板。f. 首先将多轴后路螺钉置于克氏针上。g. 完整细致地组装好 MACS TL 系统。h、i. 重新排列牵开器，使用内镜技术用钉或自适应缝线关闭隔膜中的缝隙

让外科医生在整个手术过程中都能准确定位。我们目前使用 MACS TL 系统（Aesculap），因为它是专门为内镜放置而设计的，极大地方便了仪器的安装。我们之前曾报道过我们的胸腔镜仪器安装技术（图 26.5）。

克氏针引导螺钉置入

克氏针插入仪器的远端空心端并与克氏针打击器连接，在透视引导下定位克氏针。此时将患者置于标准侧卧位以暴露相应椎体的后缘，这一点非常重要。因此，确认患者与透视光束的垂直度以确保克氏针准确进入椎体是至关重要的。

克氏针的放置

如果克氏针器械匹配良好，则会看到一个黑色的内点（空心器械内的克氏针）和一个同心圆（空心器械的外径），并确保克氏针正确放置于椎体内。如果在 X 线片上观察到一条线，则说明克氏针的位置器械不平行，存在损伤脊髓或内脏的风险。对准后，敲击克氏针直到它被仪器的灰色环（20mm）停止。

克氏针的位置

克氏针应插入距椎体后缘约 10mm，距终板 10mm 处（图 26.4b），以确保螺钉的安全置入。随后逆时针转动敲击器的旋钮。然后拔出套管，而克氏针保持在原位。我们通常会在这一步之后行椎体切除术。

26.4.5　胸腔镜下椎体切除术和椎间盘切除术

椎体拟定切除部分的范围由骨刀大小决定。部分椎间盘切除是由椎体边界确定的（图 26.4c）。手术刀的设计是一旦我们将它放入目标椎间盘中，即可打开它并显露刀片。只有一侧是锋利的刀刃，这样既可以把椎间盘切下来，又可避免伤到大血管。重要的是要避免刀在手术腔内大幅度移动。切除椎间盘后，椎体的碎片部分用咬骨钳小心地取出，以备骨移植。用骨刀或 Kerrison 咬骨钳去除近端肋骨头。椎体前缘截骨深度应以约为椎体直径的 2/3 为限。外科医生可以使用用骨刀尖端刻度来把握截骨深度。使用高速磨钻有助于截骨。如果需椎管减压，应首先用钝钩识别椎弓根下缘。然后用 Kerrison 咬骨钳从尾

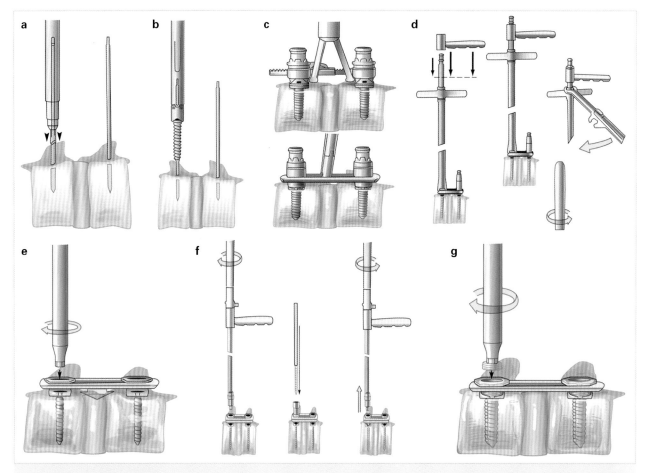

图 26.5 经胸腔镜下置入 MACS TL 系统（Aesculap）和克氏针。a. 插入克氏针至骨皮质，为多轴螺钉准备钉道。b. 通过克氏针打入螺钉。c. 放置分散棘轮和钢板，以便完成撑开操作。d. 用施加在螺母驱动器上的扭矩扳手和插入套管上的手柄施加反扭矩来固定多轴螺钉。e. 最后拧紧多轴螺钉。f. 置入前螺钉。g. 锁紧螺钉

部切除椎弓根基部，以便外科医生可以识别硬脑膜并避免脊髓损伤。最后安全地移除椎管内后部的碎块。在肿瘤患者中，需要对椎体、椎弓根和近端肋骨头进行更广泛的剥离，因为肿瘤病变通常会延伸到椎体上方的椎弓根、椎管和周围结构。如需置入钛笼以防椎体沉降，我们需要保留终板。若用髂骨皮质骨移植行单节段融合，需去除终板软骨下骨以促进骨性融合。

26.4.6 椎体重建：骨移植和钛笼置入

通过积极准备相邻终板操作并完全切除所有软组织来完成移植床的准备工作。用卡尺测量骨移植物 / 垫片的长度和深度。对于单节段椎体骨折重建来说，大多数患者使用自体髂嵴即可完成。

在涉及两个节段的椎体高度重建中，最好使用假体装置。有时还使用了牵引式钛笼（Synthes，

Paoli，PA）或椎体置换术（VBR；Osteotech, Inc., Eaton town，NJ）。在过去的几年里，我们在大多数手术中都使用了液压装置 Hydrolift（Aesculap, Center Valley，PA），它可根据终板尺寸进行调整（图 26.4d、e）。通过工作端口切口将移植物或钛笼插入到植骨床上。通过切口沿其长轴插入较长的骨移植物（＞2cm），然后放置在胸腔内的植骨床上。移植物 / 钛笼最好存在一定压力，在去皮质节段内通过可扩张钛笼来达成这一压力。

去皮质器械

我们使用之前插入的克氏针来把握螺钉的位置。使用尖端锋利的开口器轻松地突破螺钉进钉点皮质，以便于放置万向螺钉（多轴螺钉）（图 26.5a）。

扶正器连接

插入前需预先组装双把多轴钳子和定位器。在

新版 MACS TL 螺钉打入系统中，定位器已将锁定螺钉包含，并将其固定在末端。定位器必须旋入内螺纹。扶正器必须旋入内螺纹。这一过程是通过具备 5N·m 扭矩的定位器专用六角扳手来完成的。定位器有与夹持钳凹槽对应的凸缘来实现旋转锁定。

组装插入仪器

手柄必须连接到插入套管的近端，即外六角。空心螺丝刀必须穿过插入套管定位，直到其锁定到位。万向螺钉和夹持钳应与手柄方向平行，以便在放置过程定位终板方向。万向螺钉必须平行置入，以确保正确连接螺丝刀。

打入螺钉

将万向螺钉尾部放置在克氏针上（图 26.4f、g）。连接到插入套管的手柄控制多轴夹持钳的方向。多轴夹持钳必须把持方向以确保稳定螺钉前端的孔位于前方。将螺钉旋入椎体数圈后，必须移除克氏针，以免过度推进导致穿破组织（图 26.5b）。

去除克氏针

万向螺钉打入部分后，必须拔出克氏针。通过取出器械插入取出器，顺时针转动取出器并将其拧到克氏针上与克氏针相连。然后通过空心器械取出克氏针。

去除插入器

向后提拉插入器使其从扶正器中取出。将骨折椎体的活动性节段血管剥离出来并用血管夹夹住。

操作扶正器

完成椎间盘切除术或椎体切除术和适当的移植床准备后，可以选择性地对椎体进行牵引，以便插入比准备好的椎间盘空间稍大的移植物，并使其与移植物压紧。使用夹持钳将牵引棘轮（图 26.5c）放置在扶正器上。通过测量扶正器之间的距离，外科医生可以选择合适的牵引杆。在将牵引棘轮放置在扶正器上之后，牵引钳接合在棘轮套管之间。

放置钢板和内固定棒

用测量仪测量万向螺钉尾间距离。如果使用钢板，则须选择比测量长度长 30mm 的钢板。然后将钢板稳定地放在钉尾上的扶正器上。带有圆形标记的一侧是钢板的上侧。

插入连接杆

在多节段操作组件时，必须使用内固定杆连接。两根连接杆的型号需要相同。多轴板前缘略低于后缘；因此，可以先安装后方的连接杆并通过稍微拧紧螺母暂时锁定，以避免连接杆松动。然后进行前方连接杆的安装。对于这两种类型的夹持钳，均应保留一定的活动度以允许多轴头的活动角度。在安装钢板并拧紧螺母后行最终螺钉置入。

最后的固定

插入套管必须安装在扶正器上。在放置钢板或连接杆和多轴板完全对齐后，可使固定螺母锁定组件。螺母的光滑面应靠在稳定板上。用空心螺母驱动器将螺母放置在扶正器上。为了在拧紧螺母时施加反扭矩，必须将手柄连接到插入套管上。前述固定可使用带有反扭矩手柄的螺母扳手完成。为达最终固定，将扭矩扳手施加到螺母驱动器上，并通过使用插入套管的手柄再次施加反扭矩。因此，没有扭矩施加到脊柱上。最终固定的拧紧扭矩为 15N·m（图 26.5d）。

拧紧万向螺钉

现在须将组件直接置于椎体表面上的最终位置。内固定板与椎体平行，最后打入螺钉。

置入前方螺钉

用于前稳定螺钉的螺钉导套必须连接到扶正器上。然后用中央冲头穿透皮层。选择合适的螺钉长度后，用固定夹将前路螺钉固定在螺丝刀上，然后通过导引器插入椎体（图 26.5f）。最后，可以移除引导工具。

插入锁定螺钉

锁定多轴器械，锁定工具和螺丝刀必须连接到扶正器上。仪器必须垂直于板 / 杆放置。最后用扭矩扳手拧紧锁定螺钉，发出两声咔嗒声（图 26.5g）。现在可以将扶正器与固定器械同时取出。

关闭切口

重新放置牵开器，内镜下用钉或自适应缝线闭合隔膜间隙（图 26.4h、i）。冲洗胸腔，去除血凝块，并插入胸管，管的末端置于肋膈隐窝中。20~24Fr 的引流管通过抽吸－冲洗口放置，避开工作端口，以减少伤口或手术部位的感染。通过内镜去除所有器械。告知麻醉师进行肺扩张后，行胸腔镜检查后取出摄像设备。在移除套管针后，端口用平滑的缝线缝合。在 15~25cmH$_2$O 的吸力下，将引流管连接到水封瓶。

26.5 术后处理

通常情况下术后立即拔管。术后检查手术区域的前后位和侧位 X 线片。对于高龄、慢性阻塞性肺疾病或心血管疾病的患者，手术后最初 24h 内可能需要人工通气。用小剂量低分子量肝素预防血栓栓塞。患者在重症监护病房待 24h。胸管通常可以在术后第 1 天取出。

对患者进行适当的镇痛治疗是非常重要的，以避免术后疼痛和促进胸部的活动。常规镇痛可以通过硬膜外镇痛和（或）胸椎旁阻滞来完成。术后第一天开始活动锻炼和通气训练。术后第二天，开始物理治疗（1h/d），使用频繁的深呼吸练习。从术后第三周开始，加强物理治疗，每天 2~3h。在术后第 2 天、9 周后以及 6 个月和 12 个月后复查 X 线片。患者在 12~16 周后可重返工作岗位。建议进行术后早期 CT 扫描以评估脊柱、椎管和内固定，并帮助排除可能的并发症，如胸腔积液和气胸。

26.6 并发症的处理

自 1996 年以来，在我们对 1600 多例病例的系列研究中，与入路相关的并发症如胸腔积液、气胸和肋神经痛的发生率不到 5%。没发现横膈膜疝或松弛。胸腔镜下膈肌分离时发生 1 例 L1 神经根一过性损伤。

最危险的术中并发症是重要器官（肺、心脏）、主动脉和腔静脉的损伤。脊柱解剖结构变异和节段血管暴露不充分可能导致意外损伤、出血和视野模糊不清。其他并发症，如硬脑膜撕裂、腹膜破裂、肺损伤和也可能因单极电凝控制不佳导致的神经损伤。术中可能发生的并发症有血胸、复发性胸腔积液、胸腔内粘连、伤口深部感染和内固定失败。这些并发症大多发生在术后早期，并且是因操作困难引起的。随着经验的增多和内镜专用器械的改进，并发症发生率已经降低。根据我们的经验，自从引入 MACS TL 系统以来，内固定失败非常罕见。两名晚期骨质疏松症患者出现植骨体松动，术后 CT 和 X 线片显示椎体节段内的器械移位，这反映了骨骼质量差。因此，对于已知或疑似有骨质疏松症的患者，应考虑长节段后路固定和较短节段的前路固定。

其中一些并发症确实需要开胸治疗和翻修。在我们的系列病例中，4 例患者需要转为开放手术。这些病例中最初的 5 个病例中有 2 个需转为开放手术；其中 1 个是因出血，另外 1 个是因操作困难。第三次转换是由主动脉出血引起的。第四次转换是必要的，

因为在尝试探查上胸椎病变时存在操作困难。因此，详细的术前评估、手术方法准备和细致的操作对于确保良好的患者预后和避免并发症的发生至关重要。掌握此手术过程有一个陡峭的学习曲线，建议在执行此手术之前进行足够的胸腔镜培训。

26.7 临床病例

一名 35 岁男性患者因车祸致下肢麻木、无力。体格检查显示 4 级截瘫，L1 皮节以下的感觉减退。胸腰椎 X 线片和三维重建 CT 扫描（图 26.6a~c）显示 T12 椎体爆裂性骨折，骨折碎片突入椎管内。患者接受 L1 椎体的经胸腔镜减压术、自体髂骨移植重建术和 MACS TL 系统的内固定术。术后 X 线片（图 26.6d）显示畸形得到了良好的矫正。在 3 个月的随访中，他的神经功能良好。

26.8 结论

使用胸腔镜技术可以安全有效地进行胸椎椎管减压、重建和内固定置入。通过最小的横膈膜切口安全地达到胸腰交界部分。尽管该过程在技术上要求很高，但与传统的开胸或胸腹入路相比，可以实现更早的功能恢复和减轻术后疼痛。

临床注意事项

· 胸腔镜入路的手术侧取决于脊柱病变的位置和大血管的解剖学特点。

· 安稳固定的侧卧体位对于防止在手术过程中身体发生任何旋转和脱位至关重要，这通常很难检测到，但可能会导致器械放置不当或不正确。

· 外科医生应耐心细致地在侧胸壁上划出脊柱部分和手术入口。重要的是，工作通道的入口点应准确对应需要治疗的病变部位。

· 由于系统大多提供二维成像，无法轻易确定角度和深度。透视下置入克氏针或螺钉有助于整个手术过程中定位，并为外科医生提供关于器械相对活动的信息，以便于创建一个三维的工作环境。

· 如需减压（外伤或胸椎间盘突出），外科医生应先完成部分椎体切除，暴露（部分）同侧椎弓根并在背腹方向去除后壁病变碎片，避开硬膜到达椎体向前。

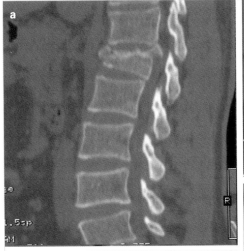
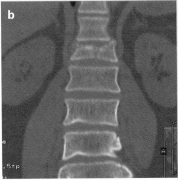
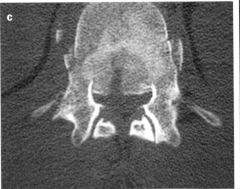
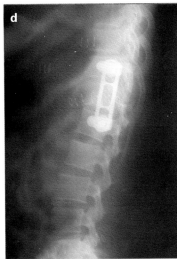

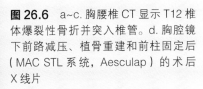

图 26.6　a~c. 胸腰椎 CT 显示 T12 椎体爆裂性骨折并突入椎管。d. 胸腔镜下前路减压、植骨重建和前柱固定后（MAC STL 系统，Aesculap）的术后X 线片

・我们建议在膈肌附着处缝合所有长于 2cm 的切口，以防术后出现膈疝。

・手术结束时，充分冲洗手术腔和胸腔，防止术后胸腔积液和粘连。

・取出扇形牵开器、插入胸管和肺再充气后，经内镜检查所有肺叶完全充气，最后取出内镜。

参考文献

[1]　Dajczman E, Gordon A, Kreisman H, Wolkove N. Long-term postthoracotomy pain. Chest. 1991; 99(2):270–274.

[2]　Kalso E, Perttunen K, Kaasinen S. Pain after thoracic surgery. Acta Anaesthesiol Scand. 1992; 36(1):96–100.

[3]　Khoo LT, Beisse R, Potulski M. Thoracoscopic-assisted treatment of thoracic and lumbar fractures: a series of 371 consecutive cases. Neurosurgery. 2002; 51(5) Suppl:S104–S117.

[4]　Beisse R, Verdú-López F. Current status of thoracoscopic surgery for thoracic and lumbar spine. Part 1: general aspects and treatment of fractures. Neurocirugia (Astur). 2014; 25(1):8–19.

[5]　Beisse R, Potulski M, Temme C, Bühren V. Endoscopically controlled division of the diaphragm. A minimally invasive approach to ventral management of thoracolumbar fractures of the spine. Unfallchirurg. 1998; 101(8):619–627.

[6]　Beisse R, Mückley T, Schmidt MH, Hauschild M, Bühren V. Surgical technique and results of endoscopic anterior spinal canal decompression. J Neurosurg Spine. 2005; 2(2):128–136.

[7]　Verdú-López F, Beisse R. Current status of thoracoscopic surgery for thoracic and lumbar spine. Part 2: treatment of the thoracic disc hernia, spinal deformities, spinal tumors, infections and miscellaneous. Neurocirugia (Astur). 2014; 25(2):62–72.

[8]　Reddi V, Clarke DV, Jr, Arlet V. Anterior thoracoscopic instrumentation in adolescent idiopathic scoliosis: a systematic review. Spine. 2008; 33(18):1986–1994.

[9]　Lü G, Wang B, Li J, Liu W, Cheng I. Anterior debridement and reconstruction via thoracoscopy-assisted mini-open approach for the treatment of thoracic spinal tuberculosis: minimum 5-year follow-up. Eur Spine J. 2012; 21(3):463–469.

第 27 章　微创脊柱畸形矫正

Neel Anand, Zeeshan M. Sardar, Andrea Simmonds, Eli M. Baron
镐英杰 / 译

摘要

　　辅助成人脊柱畸形手术治疗的微创畸形矫正技术正在迅速发展。这些技术包括微创椎间融合方法和经皮后路椎弓根钉棒置入术的联合应用。实现脊柱的冠状面和矢状面平衡是此类手术的最终目标，同时旨在减少并发症发生率和再入院率。由于有限的肌肉剥离，微创技术有可能降低术后感染的风险。此外，由于保留了后方的肌肉 – 韧带复合体，它们可能在降低近端交界性后凸畸形的发生率方面发挥作用。本章提供了使用微创技术矫正脊柱畸形的系统方法。

　　关键词：微创手术，经皮椎弓根螺钉，经腰大肌侧方椎间融合，微创经椎间孔腰椎间融合

27.1 引言

　　SRS–Schwab 分类将成人脊柱畸形（ASD）定义为冠状面或矢状面或两个平面的畸形。在冠状面，Cobb 角大于 30° 被认为是显著的，而在矢状面，显著畸形包括骨盆倾斜角（PT）大于 20°，矢状面轴向距离（SVA）大于 4cm，或骨盆入射角 – 腰椎前凸角（PI–LL）不匹配大于 10°。传统上这些畸形采用开放手术治疗。然而，随着对解剖学的深入研究，微创手术已被用于成功治疗 ASD 患者。目前用于脊柱畸形矫正的常用 MIS 技术包括前路腰椎间融合术（ALIF）、经椎间孔腰椎间融合术（TLIF）、侧方腰椎间融合术（LLIF）、轴向腰椎间融合术（AxiaLIF）和微创后路内固定融合术（PSIF）。鉴于 ASD 在老年人群中的高患病率，评估这些可能降低不良事件风险的微创技术非常重要。

27.2 适应证和禁忌证

　　微创技术治疗 ASD 的范围包括成人特发性脊柱侧弯、成人退行性脊柱侧凸、医源性脊柱畸形和创伤后畸形。矫形手术适用于这些患者已使用非手术措施无效，如物理治疗、硬膜外注射和关节突阻滞等，仍持续存在与脊柱畸形相关的机械性背痛。如果这些患者同时存在腰神经根病或神经源性跛行，也需要进行手术。另一个相对适应证是随着胸廓愈发接近骨盆而出现的进行性加重的畸形伴疼痛。

　　目前我们不推荐术前 SVA 大于 100mm，或术前 PI–LL 不匹配大于 38° 时使用微创技术矫正 ASD。对于 Cobb 角大于 90° 的弯曲、伴有融合的僵硬性后凸畸形以及股骨颈 T 值小于 –2.0 的骨质疏松症，我们也不使用微创技术。然而，随着用于矫正脊柱畸形的微创技术不断发展，微创技术治疗也会用于治疗严重的畸形。

27.3 术前规划

27.3.1 体格检查

　　ASD 患者的术前评估首先询问详细的病史和体格检查。询问患者是否存在腰背痛、腿痛和神经源性跛行症状。量化疼痛的强度和由此造成的功能障碍很重要。此外，应询问患者在青春期是否存在脊柱侧凸，以区分特发性脊柱侧凸和退行性脊柱侧凸。

　　体格检查对这些患者来说至关重要。患者应适当脱去衣服，以便评估脊柱畸形。应首先在髋膝伸直时检查患者的站立姿势。观察他们的整体冠状面和矢状面是否平衡，以及他们向侧方弯曲的能力。应评估患者的双下肢是否等长，以排除这一混杂问题。应进行完整的神经系统检查。特别需要注意脊髓病变的任何表现，以确保如果存在颈椎病变，应予以适当处理。对于神经源性跛行患者，应触诊周围血管。最后，检查髋、膝关节以排除它们是否是腿部或腰背部疼痛的诱因。

27.3.2 放射学和术前影像学检查

　　所有患者都需要拍摄 36in（1in ≈ 2.54cm）站立位后前（PA）位和侧位 X 线片（图 27.1）。侧位片必须充分显示近端的耳道和远端的股骨头。侧位片用于测量骨盆参数和脊柱矢状面参数，如下所示：

・骶骨倾斜角（SS）：S1 终板与水平轴的夹角。
・骨盆倾斜角（PT）：从股骨头中心到 S1 终板中心连线与从股骨头中心垂直线之间的夹角。

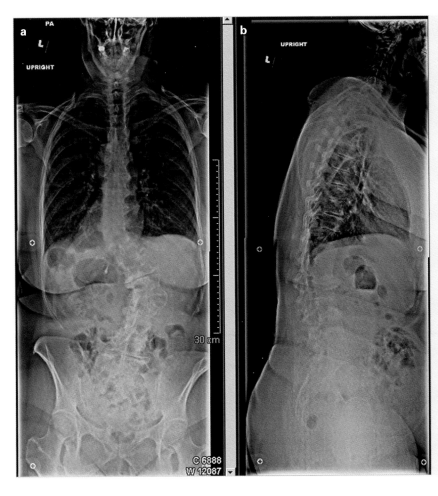

图 27.1　a、b. 一名成人脊柱畸形（ASD）患者的术前 36in 站立位 X 线片

·骨盆入射角（PI）：从股骨头中心到 S1 终板中心连线与在 S1 终板中心垂直于 S1 终板的垂线之间的夹角。PI 是不随体位变化的形态参数，也可以用公式计算：PI=SS+PT。计算机断层扫描（CT）经常被用于评估术前脊柱节段之间是否存在融合。

·腰椎前凸角（LL）：L1 的上终板与 S1 的终板之间的夹角。

·骨盆入射角 – 腰椎前凸角（PI-LL）：PI 和 LL 之间的差异。

·胸椎后凸角（TK）：T4 的上终板与 T12 的下终板之间的夹角。

·矢状面轴向距离（SVA）：从 S1 的后上角到 C7 铅垂线的水平距离。负值表示 C7 铅垂线在 S1 的后上角之后。

正位片用于测量冠状面中胸椎、胸腰椎或腰椎侧凸的 Cobb 角。在选择要行内固定的节段时，我们将所有节段侧凸的 Cobb 角都包括在内。此外，当融合跨越胸腰椎交界区时，我们选择作为第一个正常的平行的椎间盘下方的椎骨作为近端固定椎（UIV），无论它是在 L1、T12、T11 还是 T10。

这对于以前在相关部位接受过手术的患者尤其重要（图 27.2）。我们还对所有 50 岁以上的患者进行骨密度扫描，微创技术可以用于股骨颈 T 值高于 –2.0 的患者。术前对所有患者行 MRI 检查，以评估椎管和神经根孔是否狭窄。此外，MRI 检查用于评估腔静脉、降主动脉和腰丛的位置，以确保这些重要结构在脊柱侧方入路时不会受到损伤。根据我们的经验，侧方入路椎间融合在存在高度滑脱的情况下是禁忌的，尤其是 L4~L5 节段，因为神经根位置更靠前，该入路可直接显露。

当使用 AxiaLIF 入路固定 L5~S1 节段时，必须做骶骨 MRI 以及评估骶前间隙是否有任何粘连，并排除任何可能在骶骨前方穿过中线的异常血管。AxiaLIF 技术目前我们不常用于成人脊柱畸形的微创治疗。

最后，我们需要仔细评估患者的其他并发症，并将其调整至术前的最佳状况。

27.3.3　内固定

我们使用 Medtronic CD Horizon Longitude 进行经

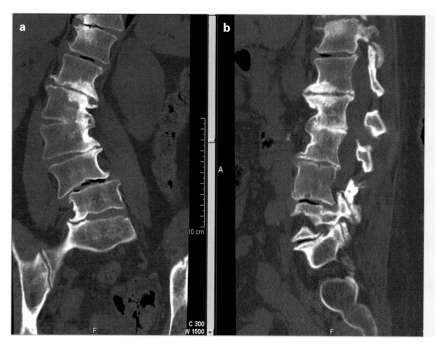

图 27.2 a、b. 一名成人脊柱畸形患者的冠状位和矢状位 CT 显示 L2~L3 水平的桥接骨赘和融合

皮椎弓根钉棒置入。根据我们的经验，该系统可用于多个节段的经皮椎弓根钉棒的置入，因为它允许通过复位螺钉延长器逐渐矫正脊柱畸形。

27.4 手术入路和流程

我们目前的微创方法由 3 个主要部分组成，用于矫正脊柱畸形：

· 侧方经腰大肌入路适用于 T10~L5 的椎间盘切除、松解和融合。

· L5/S1 节段的 ALIF 与 TLIF，有时应用于 L4/L5。

· 后路多节段的经皮椎弓根钉棒置入。

在"适应证和禁忌证"部分中提到的精心挑选的患者中，我们没有发现需要进行后路截骨术以获得矢状面或冠状面平衡。我们的微创矫正脊柱畸形的手术如下：

27.4.1 一期手术

· T10~L5 节段采用侧方经腰大肌入路椎间盘切除、松解术和使用置于前方的带 12° 融合器用于融合。有时无法通过侧方入路行 L4/L5 节段手术时，可以在二期与 L5/S1 节段一起手术。

· 我们通常在 2~3 天后才进行二期手术，并在此之前拍摄站立位全长 X 线片，以重新评估矢状面和冠状面的对线情况（图 27.3）。矫正畸形的关键是二期的后路内固定手术。

27.4.2 二期手术

· 如果 SVA 小于 5cm 且 PI-LL 小于 10°，在 L5/S1 和 L4/L5 节段行 MIS TLIF。

· 如果 SVA 为 5~10cm，PI-LL 为 10° ~40°，在 L5/S1 和 L4/L5 节段行 ALIF。

· 如果 SVA 大于 10cm 或 PI-LL 大于 40°，可能需要进行后路截骨术。根据"适应证和禁忌证"部分中提到的精心选择的患者中，我们还没有遇到需要行截骨术的患者。

· 后路多节段经皮椎弓根钉棒置入。

27.5 手术技术

27.5.1 经腰大肌椎间盘切除术和融合术

患者体位

患者侧卧于在可透视的手术台上，取右侧卧位，左侧朝上。我们几乎所有病例均是通过左侧腰大肌入路，因为从右侧入路会增加大血管损伤的风险，尤其是在 L4/L5 水平。患者的髂嵴位于腰桥下方。尽可能地升高腰桥以增加胸廓和髂嵴之间的距离。腋垫放置于右腋下，而左臂固定在抬起的扶手上。左髋屈曲以放松腰大肌和股神经。在腓骨头的骨性突起处放置衬垫，以最大限度地降低腓神经麻痹的风险。最后，使用垫子和约束带将患者固定在手术台上（图 27.4）。

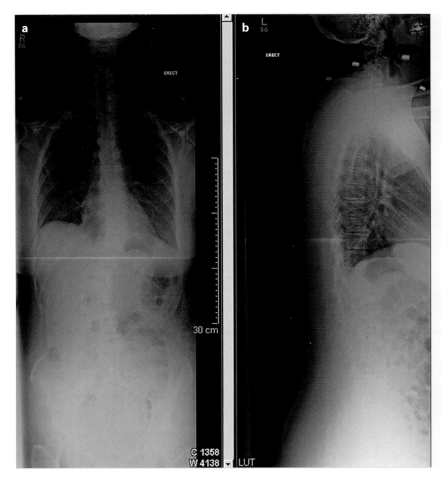

图 27.3　L1~L5 侧方椎间融合术后的全长站立位正位（a）和侧位（b）X 线片

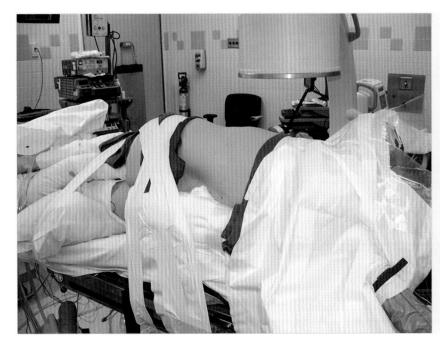

图 27.4　侧方入路椎间融合术患者体位摆放的后视图

切口

　　侧位使用 C 臂透视定位目标椎间隙的切口。我们通常每两个椎间隙使用一个皮肤切口。然而，每个椎间隙使用单独的筋膜切口更便于操作。C 臂透视下，在两个手术椎间隙的前 1/3 处标记皮肤。然后在连接两个标记的外斜肌的方向上设计一个斜切口，以便于进入两个椎间隙（图 27.5 和图 27.6）。

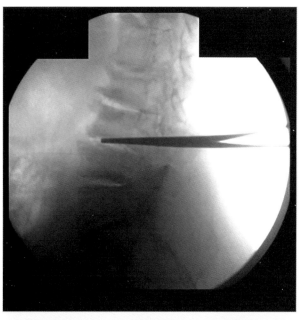

图 27.5　规划侧方椎间融合术皮肤切口的透视图像

手术步骤

　　我们从 L4/L5 水平开始侧方椎间融合，逐步向近端进行。按前述方法做皮肤切口标记，手术刀切开皮肤，单极电凝止血。然后手指钝性分离辨别位于髂嵴顶部的 Petit 三角。经 Petit 三角进入腹膜后间隙，可触摸到髂嵴内板。然后用手指的滑动动作从后向前分离腹膜后脂肪。腹膜后间隙的内容物因此向前移动，清理肋骨和髂嵴之间的间隙以置入牵开器。

　　患者全程在肌电图（EMG）监测下，透视引导下将经皮穿刺套件（PAK）的探针放置在椎间隙的中间和前 1/3 的交界处。确认合适的位置后，将探针穿过腰大肌并置入椎间隙，再次透视确认位置。导丝通过探针置入椎间隙。拍摄正位像以确保导丝在冠状面中的正确定位。在正位透视引导下，导丝插入大约 50% 的椎间隙深度。顺序放置扩张器，然后选择合适尺寸的可扩张管状牵开器。然后使用带有触发肌电图的刺激探针检查牵开器内的可视区域。如果在椎间融合器放置的区域中直接遇到神经，建议放弃该节段的操作。

　　当通过牵开器充分观察到椎间盘后，就可以行椎间盘切除术，用 15 号刀片切开纤维环，序贯使用 Cobb 骨膜剥离子、骨刀、刮匙和髓核钳切除椎间盘并处理终板。必须小心操作避免损伤终板。序列的试模进行测试，并使用合适大小的带 12° 前凸的 PEEK 融合器，其中填充 rhBMP–2/ACS（INFUSE，Medtronic Sofamor Danek，Memphis，TN）和脱钙骨（DBM；Osteotech，Eatontown，New Jersey）。我们在

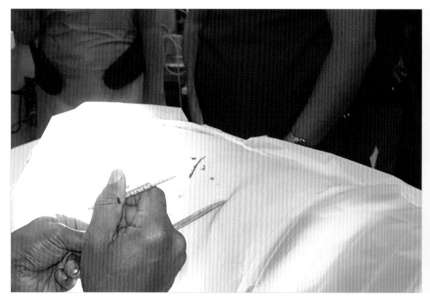

图 27.6　侧方椎间融合术的斜向皮肤切口

每个融合器中使用大约 3mg 的重组人骨形态发生蛋白（rhBMP-2）。取除手柄前拍摄正位和侧位片检查融合器的位置，以便进行最后的调整。置入融合器后，我们在每个椎间隙的腰大肌内注射 1mg 地塞米松，以减少由于牵拉引起的肌肉和神经炎症。然后去除牵开器并止血。

向近端进行时，在每个椎间盘水平重复此操作。如前所述，每个皮肤切口可处理两个椎间隙。T12/L1 水平膈肌可能需要再向上牵拉，而在 T11/T12 水平，因为入路通过胸腔膈肌可能需要向下牵拉。在胸腔内操作时，要求麻醉师保持呼气直到牵开器放置到位。关闭胸膜时，将一根红色导管置入胸腔并连接水封瓶。最后在红色导管周围进行荷包缝合，并要求麻醉师在拔出红色导管时执行 Valsalva 检查。红色导管周围的缝线在取出导管的同时进行闭合，以防止空气漏入胸膜腔中。使用这种技术，不需要使用胸管，均会在术后拍摄胸部 X 线片，以确保没有明显的气胸。

关闭切口

可吸收缝线间断缝合腹外斜肌表层的筋膜，然后缝合皮下组织和皮肤。

27.5.2　经皮椎弓根钉棒放置

患者体位

患者俯卧在 Jackson 手术台上，并适当对骨隆突使用衬垫。腹部应悬空，以防止静脉血管充血，减少术中出血。

切口

皮肤切口有两种方法：

· 包含整个融合长度的正中单切口。潜行分离皮下组织并向侧方牵开。根据螺钉置入需要，做独立的旁正中筋膜切口。

· 第二种方法是使用多个旁正中皮肤和筋膜切口进行经皮螺钉置入。

手术步骤

根据术者喜好的经皮技术置入椎弓根螺钉。过去，我们在透视下经皮置入所有螺钉。然而，我们最近改用 O 臂术中影像和 StealthStation 导航来放置椎弓根螺钉。无论使用何种螺钉置入方法，均要置入尾部带有延长叶片的空心椎弓根螺钉（图 27.7）。我们更喜欢对骶骨螺钉使用三皮质固定。在融合向下延伸到骶骨时，我们更喜欢在腰椎侧凸的凹侧使

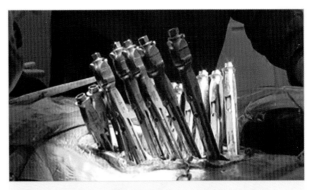

图 27.7　放置空心椎弓根螺钉后，尾部带有延长叶片

用至少一个髂骨螺钉。髂骨螺钉可以使用导航或泪滴视图透视下进行置入。

所有带延长叶片的螺钉安装到位后，测量棒的长度。我们通常使用电刀线来测量棒的长度。必须注意选择合适的长度以适应脊柱的曲度。然后进行弯棒。适当弯棒以重建腰椎前凸和胸椎后凸是矫正畸形的关键步骤（图 27.8）。一旦完成测量和弯棒，将棒从近端到远端置入筋膜深处的复位螺钉延长叶片中。当棒穿过所有延长叶片后，可以控制和操纵延长叶片。此时再次检查棒的长度。然后从远端到近端按顺序逐渐复位，直到棒完全复位到所有螺钉的钉尾。在执行复位操作矫正脊柱畸形时，将棒保持在严格的矢状面方向非常重要。在进行棒复位时，延长叶片还用来进行椎体的去旋转。在透视下进行椎弓根螺钉复位非常重要，以确保在此步骤中椎弓根螺钉不会被拔出，尤其对于骨质疏松患者。

使用钉棒进行矫正和固定后，对未做椎间融合的节段进行双侧小关节融合。这通常在胸椎进行，有时也会在胸腰椎进行。为了实现小关节融合，需要通过椎弓根螺钉的切口放入内镜装置，以显露小关节。然后在这些节段对峡部和小关节进行去皮质，每个关节放置总共 1~1.5mg 混合有 Grafton 骨水泥的 rhBMP-2。

关闭切口

使用可吸收缝线间断缝合伤口，依次缝合筋膜、皮下组织及皮肤。

术后护理

患者术后即刻在医院接受物理治疗和专业治疗，逐步帮助他们活动。这些患者不使用支具。限制麻醉剂的使用，以避免术后肠梗阻。在最初 4~6 周内，建议患者不能提重物或剧烈运动。

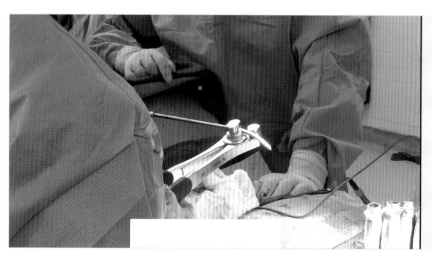

图 27.8 对棒进行塑形以恢复适当的脊柱平衡

并发症的处理

微创技术有可能降低与开放手术相关的并发症的发生率。已被证实可以降低感染率、出血和肌肉功能障碍。然而，微创技术仍有主要的并发症。我们最近对 214 例 ASD 患者进行了一项回顾性研究，这些患者由我们采用微创技术治疗。发现术后 30 天内发生的主要并发症发生率为 8.9%，包括肾盂输尿管移行部损伤、意外的硬膜撕裂、ALIF 术中髂静脉损伤、伤口裂开、需要内固定翻修的椎弓根螺钉松动或切出、深静脉血栓形成、肺栓塞、小脑出血和椎间孔狭窄引起的神经根病变。下面列出了与微创技术相关的特殊的并发症及其处理。

· 肾盂输尿管移行部损伤。

– 如果在术后导尿管中看到血液，则应怀疑这种损伤。输尿管和肾盂在侧方经腰大肌入路过程中容易受到损伤，特别是特发性脊柱侧凸患者，其椎体有明显的旋转，从而导致输尿管靠近手术入路。可以通过 CT 尿路造影或核素肾扫描进行诊断。这些病例需要泌尿科会诊，通常通过放置临时输尿管支架进行治疗，无永久性后遗症。罕见的输尿管完全横断时，可能需要进行后期的输尿管重建。

· 胸腔积液。

– 如果在胸腰椎交界处上方使用侧方入路，因为进入了胸腔，患者出现少量胸腔积液的情况并不少见。一般来说，这些少量积液没有什么临床意义。然而，在极少数情况下，可能会出现大量胸腔积液，可能需要通过胸腔穿刺术进行处理。

· 髂静脉损伤。

– 髂静脉在前路手术中易受损伤。前路通常由血管外科医生进行，如果遇到髂静脉损伤，则通过血管修复和控制出血进行治疗。

· 股四头肌麻痹。

– 股四头肌麻痹通常是由于拉伸引起的短暂性神经失用症，可在 6 个月内消失。建议进行一个疗程的物理治疗。比较少见的是，如果在入路过程中直接损伤神经，则会发生永久性损伤。

27.6 临床病例

一名 56 岁女教师主诉中下部腰痛，加重 2 年。患者在 20 岁时被诊断出患有脊柱侧凸，当时胸弯 30°。疼痛为剧烈的持续性疼痛，活动时会加重。非手术疗法，如物理疗法、热疗和抗炎药，不能有效缓解疼痛。体格检查时神经系统检查正常，弯腰或伸展时有明显的疼痛。右侧肋骨明显隆起，与左肩相比，右肩略高，腰围不对称。

如图 27.9a 站立位全长 X 线片显示，右侧胸弯和左侧腰弯。决定进行 T4~L5 的融合。一期手术在 T12~L5 进行侧方椎间融合。术后第 2 天拍摄站立位 X 线片（图 27.9b）。从 X 线片中可以看出，在侧方椎间融合术后，冠状面的畸形没有得到矫正。侧方椎间融合术的主要目标是松解椎间隙并置入用于椎间融合的融合器。然后患者在第 3 天接受了经皮椎弓根螺钉置入，并使用棒进行复位。二期手术是通过良好塑形的棒矫正畸形。最终站立位 X 线片显示畸形得到矫正，如图 27.9c 所示。

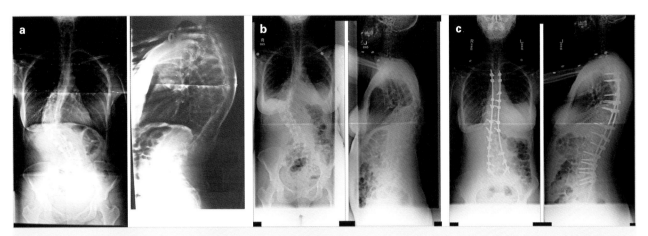

图 **27.9**　a. 术前成人脊柱畸形患者的站立位正位和侧位 X 线片。b. T12~L5 侧方入路椎间融合术后患者的站立位正位和侧位 X 线片。c. 矫形后患者最终的站立位正位和侧位 X 线片

27.7 结论

前后路联合的微创技术对于符合适应证的患者可以通过手术有效地矫正成人脊柱畸形。但是为了获得预期的结果，必须注意细节。

临床注意事项

· 我们不建议对 T 值小于 -2.0 的骨质疏松症的脊柱畸形患者使用前后路联合的微创手术。

· 经腰大肌椎间盘切除术和融合术首选左侧入路，以避免损伤大血管。

· 处理重度滑脱患者，不推荐使用经腰大肌入路，尤其在 L4/L5 水平。

· 棒塑形和复位对于矫正脊柱畸形至关重要。

参考文献

[1] Schwab F, Ungar B, Blondel B, et al. Scoliosis Research Society-Schwab adult spinal deformity classification: a validation study. Spine. 2012; 37(12):1077–1082.

[2] Haque RM, Mundis GM, Jr, Ahmed Y, et al. International Spine Study Group. Comparison of radiographic results after minimally invasive, hybrid, and open surgery for adult spinal deformity: a multicenter study of 184 patients. Neurosurg Focus. 2014; 36(5):E13.

[3] Anand N, Baron EM, Khandehroo B. Does minimally invasive transsacral fixation provide anterior column support in adult scoliosis? Clin Orthop Relat Res. 2014; 472(6):1769–1775.

[4] Anand N, Baron EM, Khandehroo B, Kahwaty S. Long-term 2- to 5-year clinical and functional outcomes of minimally invasive surgery for adult scoliosis. Spine. 2013; 38(18):1566–1575.

[5] Anand N, Baron EM. Minimally invasive approaches for the correction of adult spinal deformity. Eur Spine J. 2013; 22 Suppl 2:S232–S241.

[6] Bach K, Ahmadian A, Deukmedjian A, Uribe JS. Minimally invasive surgical techniques in adult degenerative spinal deformity: a systematic review. Clin Orthop Relat Res. 2014; 472(6):1749–1761.

[7] Wong AP, Smith ZA, Stadler JA, III, et al. Minimally invasive transforaminal lumbar interbody fusion (MI-TLIF): surgical technique, long-term 4-year prospective outcomes, and complications compared with an open TLIF cohort. Neurosurg Clin N Am. 2014; 25(2):279–304.

[8] Terman SW, Yee TJ, Lau D, Khan AA, La Marca F, Park P. Minimally invasive versus open transforaminal lumbar interbody fusion: comparison of clinical outcomes among obese patients. J Neurosurg Spine. 2014; 20(6):644–652.

[9] Schwender JD, Holly LT, Rouben DP, Foley KT. Minimally invasive transforaminal lumbar interbody fusion (TLIF): technical feasibility and initial results. J Spinal Disord Tech. 2005; 18 Suppl:S1–S6.

[10] Park Y, Ha JW, Lee YT, Sung NY. Minimally invasive transforaminal lumbar interbody fusion for spondylolisthesis and degenerative spondylosis: 5-year results. Clin Orthop Relat Res. 2014; 472(6):1813–1823.

[11] Nandyala SV, Fineberg SJ, Pelton M, Singh K. Minimally invasive transforaminal lumbar interbody fusion: one surgeon's learning curve. Spine J. 2014; 14(8):1460–1465.

[12] Luo P, Wu J, Mao GY. Pedicle screw fixation in minimally invasive transforaminal lumbar interbody fusion. Neurosurg Focus. 2014; 36(6):1.

[13] Kimball J, Yew A, Getachew R, Lu DC. Minimally invasive tubular surgery for transforaminal lumbar interbody fusion. Neurosurg Focus. 2013; 35(2) Suppl:Video 19.

[14] Yuan PS, Rowshan K, Verma RB, Miller LE, Block JE. Minimally invasive lateral lumbar interbody fusion with direct psoas visualization. J Orthop Surg. 2014; 9:20.

[15] Youssef JA, McAfee PC, Patty CA, et al. Minimally invasive surgery: lateral approach interbody fusion: results and review. Spine. 2010; 35(26) Suppl: S302–S311.

[16] Kotwal S, Kawaguchi S, Lebl D, et al. Minimally invasive lateral lumbar interbody fusion: clinical and radiographic outcome at a minimum 2-year followup. J Spinal Disord Tech. 2015; 28(4):119–125.

[17] Amin BY, Mummaneni PV, Ibrahim T, Zouzias A, Uribe J. Four-level minimally invasive lateral interbody fusion for treatment of degenerative scoliosis. Neurosurg Focus. 2013; 35(2) Suppl:Video 10.

[18] Ahmadian A, Verma S, Mundis GM, Jr, Oskouian RJ, Jr, Smith DA, Uribe JS. Minimally invasive lateral retroperitoneal transpsoas interbody fusion for L4–5 spondylolisthesis: clinical outcomes. J Neurosurg Spine. 2013; 19(3):314–320.

[19] Alimi M, Hofstetter CP, Cong GT, et al. Radiological and clinical outcomes following extreme lateral interbody fusion. J Neurosurg Spine. 2014; 20(6):623–635.

[20] Tobler WD, Melgar MA, Raley TJ, Anand N, Miller LE, Nasca RJ. Clinical and radiographic outcomes with L4-S1 axial lumbar interbody fusion (AxiaLIF) and posterior instrumentation: a multicenter study. Med Devices (Auckl). 2013; 6:155–161.

[21] Aryan HE, Newman CB, Gold JJ, Acosta FL, Jr, Coover C, Ames CP. Percutaneous axial lumbar interbody fusion (AxiaLIF) of the L5-S1 segment: initial clinical and radiographic experience. Minim Invasive

Neurosurg. 2008; 51(4):225–230.

[22] Wang MY. Percutaneous iliac screws for minimally invasive spinal deformity surgery. Minim Invasive Surg. 2012; 2012:173685.

[23] Kepler CK, Yu AL, Gruskay JA, et al. Comparison of open and minimally invasive techniques for posterior lumbar instrumentation and fusion after open anterior lumbar interbody fusion. Spine J. 2013; 13(5):489–497.

[24] Anand N, Baron EM, Khandehroo B. Limitations and ceiling effects with circumferential minimally invasive correction techniques for adult scoliosis: analysis of radiological outcomes over a 7-year experience. Neurosurg Focus. 2014; 36(5):E14.

[25] Kepler CK, Bogner EA, Herzog RJ, Huang RC. Anatomy of the psoas muscle and lumbar plexus with respect to the surgical approach for lateral transpsoas interbody fusion. Eur Spine J. 2011; 20(4):550–556.

[26] Moro T, Kikuchi S, Konno S, Yaginuma H. An anatomic study of the lumbar plexus with respect to retroperitoneal endoscopic surgery. Spine. 2003; 28(5):423–428, discussion 427–428.

[27] Lehman RA, Jr, Kuklo TR, Belmont PJ, Jr, Andersen RC, Polly DW, Jr. Advantage of pedicle screw fixation directed into the apex of the sacral promontory over bicortical fixation: a biomechanical analysis. Spine. 2002; 27(8):806–811.

[28] Anand N, Baron EM, Bray RS, Jr. Benefits of the paraspinal muscle-sparing approach versus the conventional midline approach for posterior nonfusion stabilization: comparative analysis of clinical and functional outcomes. SAS J. 2007; 1(3):93–99.

[29] Parker SL, Adogwa O, Witham TF, Aaronson OS, Cheng J, McGirt MJ. Post-operative infection after minimally invasive versus open transforaminal lumbar interbody fusion (TLIF): literature review and cost analysis. Minim Invasive Neurosurg. 2011; 54(1):33–37.

[30] O'Toole JE, Eichholz KM, Fessler RG. Surgical site infection rates after minimally invasive spinal surgery. J Neurosurg Spine. 2009; 11(4):471–476.

[31] Anand N, Baron EM, Khandehroo B. Is circumferential minimally invasive surgery effective in the treatment of moderate adult idiopathic scoliosis? Clin Orthop Relat Res. 2014; 472(6):1762–1768.

第 28 章　胸椎和胸腰椎特发性脊柱侧凸的微创治疗

Peter F. Picetti, Alexander R. Vaccaro, Zachary D. Patterson, David L. Downs, George D. Picetti III

朱广铎　镐英杰 / 译

摘要

本章将介绍一种新的微创方法，用于治疗单独的胸椎和胸腰椎侧凸。作者通过对术前计划、实际手术操作和术后护理的详细描述来阐述该新技术的发展。通过病例报告和初期研究，说明了随着这项技术的发展，改善了疗效，减少了并发症。

关键词：胸腔镜下微创脊柱侧凸术，单肺通气

28.1 引言

微创技术可进入脊柱前方，同时避免了开胸及其相关的潜在风险。手术入路虽然改变，但是手术步骤和手术目标保持不变。

早在 20 世纪初，Jacobaeus 就已开展胸腔镜治疗肺部疾病。在 20 世纪 90 年代初期，Regan 等在爱尔兰都柏林介绍了胸腔镜治疗脊柱疾病方面的工作。Rosenthal 等于 1994 年首次报道了胸椎间盘切除技术。Pollock 等评估了胸腔镜下松解和后路融合与开放松解和后路融合的疗效，发现 Cobb 角的矫正没有统计学差异。随后其他研究扩大了胸腔镜用于矫形手术的适应证。

脊柱疾病的内镜治疗始于 1993 年。最初的努力集中在脊柱后凸和脊柱侧凸的松解和融合技术上，随后内镜技术用于先天性脊柱侧凸半骨骺阻滞术和半椎体切除术。

20 世纪 90 年代中期进行了 150 多例脊柱畸形松解和融合的内镜手术后，我们研发了一种用于原发性胸椎侧凸的器械固定、矫形和融合的内镜技术。1996 年 10 月，我们对胸椎侧凸进行了第一次完全内镜下的固定、矫形和融合。这项技术在特发性脊柱侧凸手术治疗方面的目标是通过安全、可重复和有效的手术，改善脊柱各平面上的力线和恢复平衡，并获得与开放手术相比更好的轴位去旋转。

随着时间的推移，手术技术逐渐改善和手术时间逐渐缩短，侧凸矫正的结果类似于开放手术，但具有软组织损伤更少和功能恢复时间更短的优点。我们的下一个目标是研发一种微创治疗胸腰椎侧凸的方法。该技术面临的挑战包括内镜下穿过膈肌，维持腹膜后间隙显露，并通过结构性骨移植获得和维持腰椎前凸。

28.2 适应证和术前规划

内镜技术适用于单独的原发性胸椎侧凸，Lenke 1A 或 1B 型侧凸适用于胸腔镜技术，Lenke 5C 型侧凸适用于微创联合入路。这些侧凸类型可以安全地行局部的融合来解决，而不会有脊柱不平衡的风险。但是，如果患者侧凸合并后凸畸形，则此技术不适用。由于椎间盘切除术和融合术去除了前方生长板，因此前方结构无法进一步生长。相比之下，后方结构继续生长，将会导致过度后凸。该技术不适用于双主弯。最后，对于不能耐受单肺通气的患者，也不适用该技术。

根据侧凸的进展性和侧凸类型选择患者。所有的侧凸都应为 Lenke 1A、1B 或 5C 型。评估患者的骨盆倾斜度、腰部弯曲、双肩高差、旋转度、灵活性和矢状面平衡。获得完整的病史并对所有患者进行体格检查；此外，还应拍摄脊柱全长正位、侧位和 Bending 位 X 线片。Cobb 角以标准方式标记。

28.3 手术技术

两种手术的患者体位、套管放置和麻醉方法是相同的。早期，我们一直在努力选择套管放置的最佳位置。在规划长节段融合时，准确的套管放置至关重要。如果放置不当，套管部位会被撬动抵住肋骨，并且可能会对肋间神经血管束造成很大压力和创伤。患者可能会抱怨术后前胸壁感觉障碍，持续数周至 6 个月。在本病例系列的早期，套管位置通过视觉补偿旋转角度来确定，但这会导致位置欠佳。通过使用 C 臂透视，可以非常准确地放置套管。随着套管放置的改进，不再伴发胸壁麻木和伤口的问题。

体重 > 45kg 的儿童采用双腔插管进行全身麻醉。体重 < 45kg 的儿童通常需要对通气的肺进行选择性插管。

患者置于侧卧位，上臂向前并抬高 90°，肘部屈曲 90°。髋和肩关节贴附于手术台上，有助于在整个手术过程中保持患者的正确体位。

C 臂下标记手术节段、套管位置和用于胸腰椎入路的膈肌下方的小切口位置。套管放置的部位是手术的关键。套管要被放置的范围需要包括固定脊柱节段的上方和下方水平。C 臂用于识别手术节段以及在正位下协助定位和纠正脊柱旋转（图 28.1）。

早期开展手术时需要胸外科医生协助。需使用两台内镜监视器：一台监视器正对患者，另一台监视器放置在患者和脊柱外科医生的后方，便于胸外科医生看到，脊柱外科医生位于患者的背侧。这种站位使得所有器械远离脊髓。站在患者身后还可以使术者的朝向与内镜视图相同，无须将肋骨和脊柱外部标志物导航到屏幕镜像。

患者体位是标准侧卧位，侧凸的凹侧向下。该方向为测量导丝和螺钉前后和横向的位置提供了参考。

肺排气变小后，初级套管通常放置在第 6 或第 7 肋间隙中，与脊柱胸弯的位置一致，并根据脊柱旋转量进行定位。胸腰弯首先选择最上方的切口，按照术前 C 臂透视下的初始皮肤切口标记，在该水平插入一级套管，为了避免损伤膈肌，通常情况下放置在更偏尾端。然后内镜下检查套管，并确保肺脏已放气萎缩且不存在粘连。

将内镜插入胸腔，并在直视下放置其余的套管。套管切口通常直接在间隔两个肋间隙的肋骨水平进行。可以在每个水平的肋骨上方或下方放置套管，使术者能够通过单一皮肤切口处理两个节段。胸弯做 3 或 4 个切口，胸腰弯做 3 个切口，具体取决于要行内固定的节段数。套管尺寸为 10.5~11.0mm。

28.3.1 显露和椎间盘切除

沿需行内固定的脊柱节段的整个长度纵向切开

胸膜。将胸膜从脊柱（椎体和椎间盘）分离，前方到前纵韧带，后方到肋骨头（图 28.2）。电刀切开椎间盘纤维环，使用各种内镜器械以标准方式切除椎间盘。椎间盘完全切除后，髓核钳从椎间盘内将前纵韧带咬薄。韧带变薄后具柔韧性，不再具有结构性，但仍能容纳骨移植物。椎间盘和纤维环切除至肋骨头后方。椎间盘和终板切除彻底后，内镜检查椎间隙（图 28.3）。然后用终板锉磨至表面均匀渗出血液，椎间隙内填充 Surgicel 控制终板出血。同样方法切除所有胸椎间盘。

对于胸腰弯，T12/L1 椎间盘可以从胸腔中取出，具体取决于膈肌止点的位置。如果膈肌止点位于 T12/L1 椎间隙下方，则椎间隙的显露不需要切断膈肌。相反，如果膈肌止于椎间隙上方，则需从膈肌下方的腹膜后入路中取出椎间盘。然后通过第 11 肋骨入路，进行胸腰弯中的腰椎腹膜后入路。如果内固定计划向下延伸到 L2，则在 L1/L2 椎间隙上标记皮肤，这样可以显露从 T12/L1 椎间隙到 L2 椎体水平。如果内固定计划向下延伸到 L3，则在 L2 椎体中心上方标记皮肤，这样可以显露从 L1 椎间盘、椎体到 L2 椎体的水平。如果内固定仅延伸到 L1，可以通过腹膜后入路进入 T12/L1 椎间隙和 L1 椎体。L1 的手术入路首先尝试通过胸腔，然而这会导致膈肌强烈收缩。

腹膜后入路时，在皮肤标记切口部位取 3cm 切口，以显露第 11 肋骨。尽可能向前和向后显露第 11 肋骨。肋骨做骨膜下剥离，内镜下用肋骨剪将其剪除。剪除肋骨时将肋骨向前从软组织中游离，并将肋骨剪的钳口置于肋骨下方，将脚置于肋骨上方，并通过滑动肋骨剪尽可能多地去除肋骨。使用这种技术，几乎可以切除整根肋骨进行骨移植（图 28.4）。

T12 肋骨下方分离，通过斜行肌肉进入腹膜后

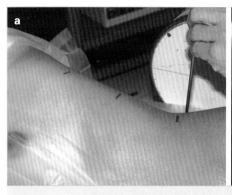
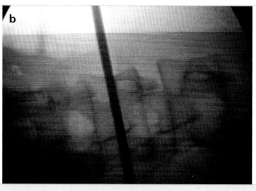
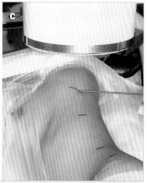

图 28.1 a. 用一根金属杆作为标记物，将 C 臂放置在需内固定节段的远端节段，进行正位透视。皮肤上标记出内固定的节段。b. 正位 C 臂透视图像显示标记杆平行于远端节段终板。c. 侧位 C 臂透视下使用标记杆确定套管位置

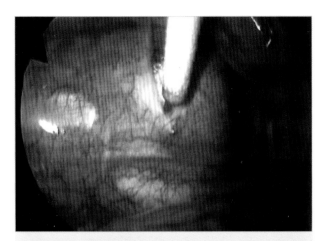

图 28.2　术中内镜下视图，钩状电刀沿着椎体中间的脊柱轴线从头端到尾端切开胸膜

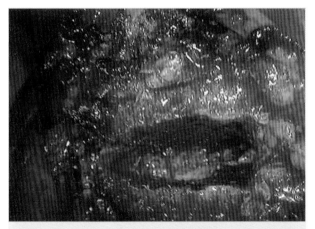

图 28.3　术中内镜下视图显示彻底切除椎间盘后的终板；可见对侧的纤维环，上下椎体的软骨终板已完全切除

间隙，到达腰大肌、脊柱和膈肌。置入脊柱牵开器。在膈肌脚和腰大肌之间形成一个界面，向后牵拉腰大肌，显露和切除椎间盘与终板。椎间盘彻底切除后，通过胸腔管道充分植骨。

28.3.2　收集骨移植物

椎间盘切除彻底后移除套管，然后需要收集肋骨移植物。手持式牵开器用于显露每根肋骨以便于收集。牵开器尽可能向前牵拉，并在骨膜下剥离肋骨，然后向后分离到牵开器可被牵拉的最远处。

内镜下使用肋骨剪，于肋骨上间隔 8~10cm 做两个切口。这些切口垂直于肋骨，仅延伸到肋骨的一半。骨刀沿纵轴劈开肋骨，直到连接两处垂直切口。部分切除肋骨并做成颗粒状。再取其他肋骨，直到获得足够的骨移植物。这种技术可获得足够数量的移植物并保留每根肋骨的下半部分，从而保护肋间神经并减少术后疼痛。取肋骨移植物的同时要限制施加在剩余肋骨上的应力。

对于胸腰弯，下胸椎和腰椎的椎间隙大小适合采用结构性骨移植。取环状股骨块并修剪成锥形，以在每个节段产生所需的前凸、后凸或中立位对线。成形的移植物中填充颗粒状肋骨移植物，并置入相应的椎间隙内（图 28.5）。

处理近端节段时，应当减少腰椎移植物的成角或锥形的程度。有时，下胸椎的尺寸仅能容纳较小的结构性骨移植物，如环状肱骨而不是环状股骨。同种异体移植物的替代物可以是金属或合成的融合器，它能提供前柱支撑，并产生需要的前凸或后凸。

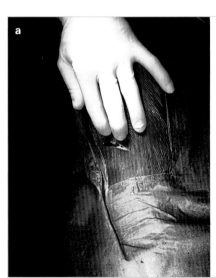
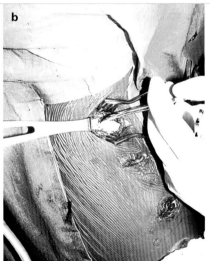
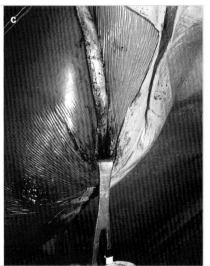

图 28.4　a. 在第 11 肋骨上做 3cm 的切口。b. 骨膜下剥离肋骨。c. 肋骨已从前方截断，准备用内镜下肋骨剪切除

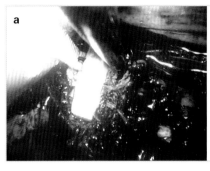
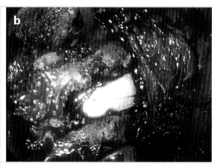

图 28.5　a. 环状股骨同种异体移植物已被切割、塑形、填充自体颗粒状移植物，并置入 T12/L1 椎间隙内；膈肌在移植物的左侧。b. 最终移植物的位置

28.3.3　置入螺钉

为了避免节段血管的干扰，在椎体中部水平用电刀烧灼切断节段血管。

在肋骨头前方置入克氏针（K-Wire）导向器于椎体上。然后用 C 臂定位，以确保导向器平行于终板并位于椎体的中心。通过检查胸壁和旋转（图 28.6），判断导向器在侧位的倾斜度。导向器应稍微从后向前倾斜；可以使克氏针远离椎管。如果对克氏针的侧方位置有疑虑，可以通过 C 臂侧位透视确认其位置。导向器放置合适后，将克氏针插入套管中，并平行于终板钻入椎体，直至对侧的皮质。放置螺钉穿破皮质时必须小心以免损伤对侧的节段血管。C 臂透视确认克氏针的位置。

椎体中克氏针的长度可以通过导向器顶部克氏针上方的刻度来确定。取下导向器，开路锥沿导向器方向穿过克氏针。通过轻敲穿过克氏针上的垫片，在椎体上开孔。把持住克氏针以防止移动。取下垫片导向器，将丝攻穿过克氏针，把持住克氏针，对椎体的近侧皮质进行攻丝。

取合适大小的螺钉穿过克氏针并拧入。在置入螺钉时把持住克氏针以防止其深入。当螺钉穿过椎体大约 3/4 时，移除克氏针。当螺钉深入并抵达椎体时，可以 C 臂透视检查螺钉方向（图 28.7）。为了获得双皮质固定，螺钉应穿透对侧皮质。以肋骨头作为后续置钉的参考，有助于确保螺钉对齐并产生适当的脊柱旋转。如果每个螺钉在每个椎体上放置在相同的位置和方向，并考虑到旋转，螺钉将按 V 形排列，有助于在放棒过程中脊柱的去旋转。如果螺钉置入的深度比其余螺钉深几毫米，则在螺钉尾部安装固定棒会很困难。

螺钉全部置入后，移除 Surgicel 并将移植物插入那些尚未放入结构性骨移植物的椎间盘中。这是该术式中最重要的部分。先将少量移植物插入椎间隙，然后用锉刀将移植物一直推到对侧。椎间隙以这种方式完全"充填"。椎间隙和椎体边缘充分植骨后，骨膜在椎体边缘隆起（图 28.8）。

镜下量棒器测量棒的长度，量棒器是一根可以滑动固定端带标尺的钢缆。钢缆的活动端置于近端螺钉内，固定端置于远端螺钉内。当钢缆被拉紧时，从自带的刻度中读取读数以测量棒的长度（图 28.9）。

治疗胸腰弯时，需要在膈肌的两侧进行手术。要测量棒的长度及其他手术步骤，需要穿过膈肌。这时内镜插入胸腔，将直角钳插入腹膜后切口。直角钳在椎体中间位置的膈肌下方打开一个小开口。开口在内镜直视下完成，并且大小仅供棒通过。

通过将镜下量棒器的固定端放入最远端螺钉的钉帽中来测量棒的长度。然后髓核钳辅助将测量钢缆通过膈肌下方的小开口引导至最近端的螺钉（图 28.10）。

将 4.5mm 棒截成一定长度并通过最下方的套管插入胸腔。棒有轻微的柔韧性，插入前不会弯曲。对于胸弯，将棒置入螺钉尾端，或置于双头螺钉的

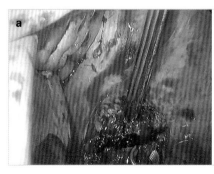
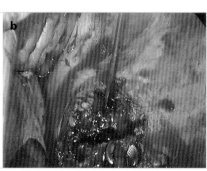

图 28.6　a. 术中内镜下视图，克氏针导向器与终板平行置于椎体上，准备插入克氏针。b. 克氏针插入椎体后的术中镜下图像

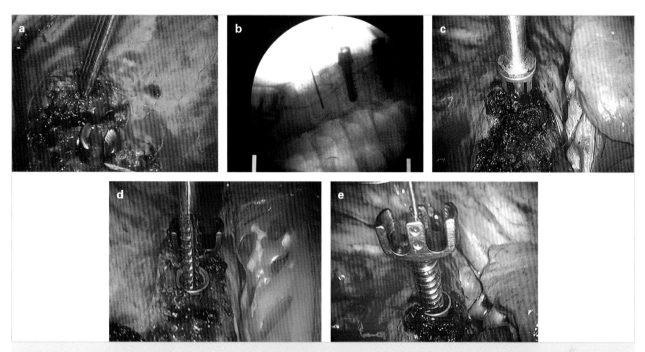

图 28.7　a. 术中内镜下视图显示将克氏针导向器置于椎体上。b. 术中 C 臂透视克氏针置入椎体中。c. 术中内镜下视图显示垫片导向器穿过置于椎体的克氏针。d. 将丝攻穿过克氏针的术中图像。e. 术中内镜下视图显示双头螺钉穿过克氏针准备置入

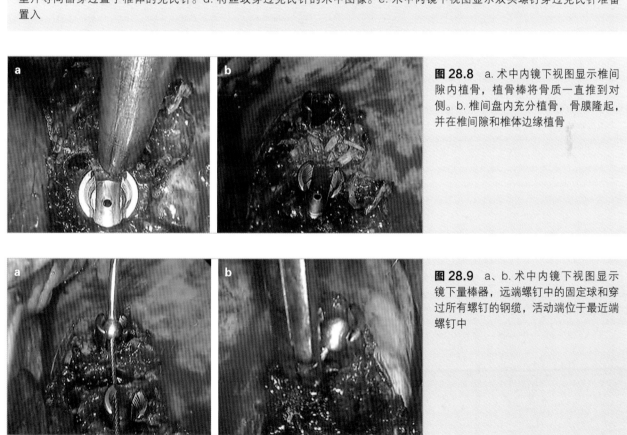

图 28.8　a. 术中内镜下视图显示椎间隙内植骨，植骨棒将骨质一直推到对侧。b. 椎间盘内充分植骨，骨膜隆起，并在椎间隙和椎体边缘植骨

图 28.9　a、b. 术中内镜下视图显示镜下量棒器，远端螺钉中的固定球和穿过所有螺钉的钢缆，活动端位于最近端螺钉中

后钉座，刚好与钉座齐平（图 28.11）。这样能防止棒的一部分突出并降低刺穿膈肌的风险。棒就位后，在螺钉上放置螺帽套管以引导钉丝置入，并将棒固

定到位，拧紧钉丝。

　　然后，用推棒器将棒依次复位于每个螺钉头帽中。随着棒的复位，将钉丝置入螺钉中并临时拧紧。

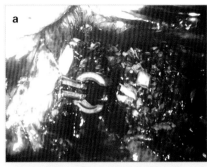
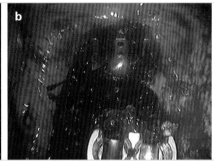
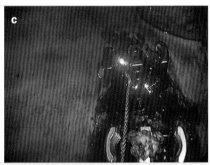

图 28.10 a.术中内镜下视图显示通过膈肌下方小开口的直角钳。b.术中内镜下视图显示在膈肌下引入的镜下量棒器。c.术中内镜下视图显示镜下量棒器拉过所有螺钉和活动端进入上方螺钉后方的头部

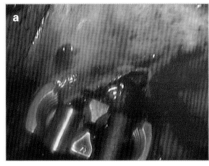
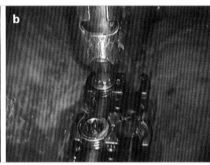

图 28.11 a、b.术中内镜下视图显示棒置入远端螺钉内固定装置的近端，拧紧所有螺塞

对于胸腰弯，将直角钳插入腹膜后切口和膈肌下方。直角钳将棒从膈肌下方拉入腹膜后间隙（图 28.12）。并将棒置入最下方螺钉的后钉帽中。棒放置到位后，放入并拧紧钉丝。用推杆将棒依次复位到每个螺钉中，置入钉丝并暂时拧紧。后方的棒放置好后，按照类似方法将第二根棒置入前方钉帽中。

28.3.4 加压

棒就位并置入所有钉丝后，于螺钉之间进行加压。根据需要在要矫形的节段，将加压器插入胸腔或腹膜后切口。加压器安装到棒的螺钉帽上，通过顺时针转动加压器起子，将两枚螺钉向一起压以实现加压。

拧紧远端螺钉中的钉丝后，从内固定装置的下端开始加压。加压从尾端到头端依次进行，直到所有节段都被加压（图 28.13）。对于胸腰弯，当加压器到达膈肌时，将内镜重新插入胸腔，在膈肌下方和下一个螺钉头上方操作长臂。

加压该节段时，从腹膜后切口取出加压器并插入胸腔。然后按顺序向上方加压，直到剩余所有节段都被加压。当每一节段都被加压后，拧紧所有钉丝。

通过下方套管放置 20 号胸管，采用标准方式闭合切口。拍摄正位和侧位片后，将患者转入恢复室

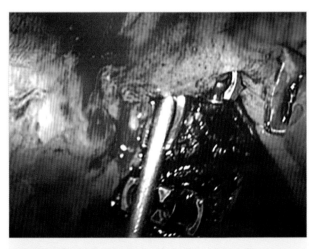

图 28.12 术中内镜下视图显示棒在膈肌下方的开口中穿过

或重症监护室，第 2 天转至普通病房。术后佩戴 3 个月的定制胸腰骶矫形器（TLSO）。引流液少于 75mL 时拔除胸管。患者在拔除胸管后可以下床活动，在能独立走动时即可出院。在术后 1 个月、3 个月、6 个月和 12 个月时进行复查，拍摄 X 线片并评估。

28.4 胸椎临床病例

迄今为止，我们已经完成了数百例内镜手术。

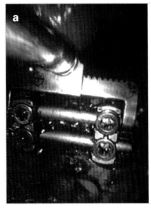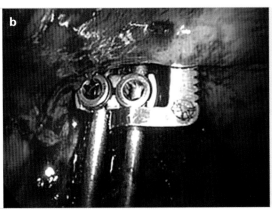

图 28.13 a. 术中内镜下视图，镜下加压器将棒上的两枚螺钉加压在一起。b. 镜下加压器的短臂穿过膈肌加压膈肌水平的两枚螺钉

第一例开展于 1996 年 10 月。手术技术、内固定和植入物经历了多次改进。我们对第一批连续 100 例诊断为原发性胸椎侧凸并接受内镜下内固定、矫形和融合的患者进行回顾，记录了这种演变。患者分别在术后 1 个月、3 个月、6 个月和 12 个月以及以后每年都接受检查。通过体格检查和 X 线片进行评估。独立的评估人员通过 X 线片评估融合和矫形的情况。

所有患者均接受了成功的内镜下脊柱侧凸矫形和内固定治疗。没有转换为开放手术的病例。

患者包括 81 例女性和 19 例男性，年龄为 9~40 岁。接受手术时的平均年龄为 12.2 岁。平均随访时间为 43 个月（范围：48~92 个月）。术前平均 Cobb 角为 58.1°（范围：44°~98°）。代偿弯的平均冠状面 Cobb 角为 39°（范围：22°~59°）。

内固定节段的范围为 T2~T12。每名患者的平均固定节段数为 7.5（范围：6~9）。平均出血量为 259.3mL（范围：100~700mL），无须输血。胸管平均在术后第 2.3 天（范围：1~6 天）拔除。平均住院时间为 3.2 天（范围：2~7 天）。

前 10 例侧凸矫正平均为 50.1%（范围：37.5%~96%）。最后 10 例平均侧凸矫正为 71.8%（图 28.14）。后凸畸形患者平均矫正 24.2°（范围：11°~39°）。前 30 例平均手术时间为 366min（范围：142min~510min）。最后 10 例手术时间为 142min~176min。

融合通过正位和侧位片证实终板之间存在桥接骨形成。总共有 15 例不融合。前 15 例患者使用骨移植替代物 Grafton 进行融合，其中 9 例出现不融合。其后 85 例采用肋骨移植物收集来融合，6 例出现不融合。本研究的所有患者在术后第一次复诊时都已停用止痛药。参与研究的儿童在术后 2~4 周内返回学校（图 28.15）。

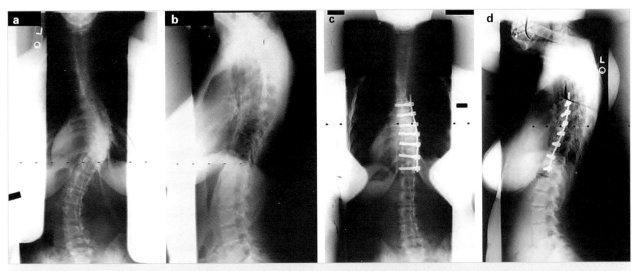

图 28.14 a、b. 一名 14 岁女孩的术前正位 X 线片，胸弯 71°（T6~T12）和腰弯 48°（T12~L3）。c、d. 内镜下内固定、矫形和融合后该患者的术后正位和侧位 X 线片

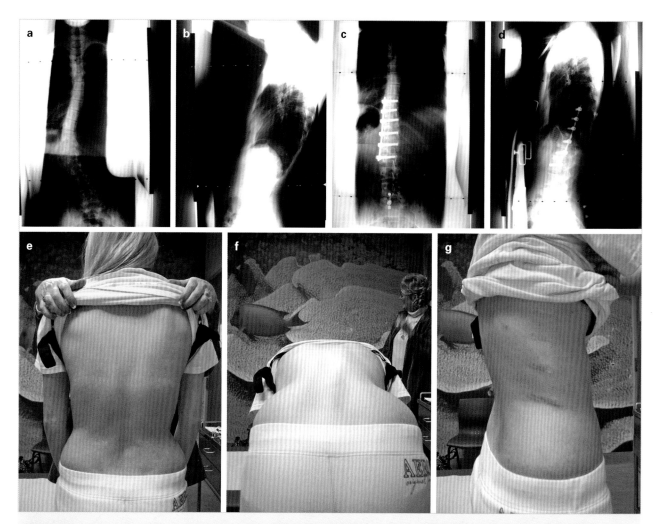

图 28.15 a~d. 一名 7 岁女孩，T9~L3 侧凸 57°。术前和术后的 X 线片。e~g. 术后站立位、Bending 位和切口的照片

并发症处理

　　早期病例中发现螺钉位置不佳。部分螺钉没有双皮质固定，螺钉头没有抵靠在椎体上。有许多内固定装置中最上方的螺钉以成角的方式置入椎体。螺钉倾斜放置可能会导致螺钉拔出。最常见的并发症是通气的肺中形成黏液栓塞。手术中，通气的肺充血并增加了黏液的产生。由于肺的位置相对局限，会产生分泌物的聚集。分泌物最终成团并形成黏液栓。为避免这种并发症，在拔管前对通气肺进行光纤抽吸。这种新的常规处理避免了该并发症的发生。总共有 40 例出现并发症，无严重并发症。15 例出现假关节，其中 Grafton 组 9 例，自体骨组 6 例。一例因上位椎体螺钉拔出而出现矫形丢失，并进行了后路内固定和融合。3 例出现一过性的胸壁麻木。5 例术后出现黏液阻塞气道，3 例接受支气管镜检查以清除阻塞物。2 例出现钉丝滑脱，该 2 例钉丝都完全分离，一例在上位螺钉，另一例在下位螺钉。这 2 例都丢去了一些矫形，一例继而出现了不融合，但仍无症状并正在观察中。另一例需要翻修。Grafton 组中 2 例不融合患者出现了断棒。

　　大多数并发症出现在前 50 例患者中。最后 50 例患者，重要的问题是假关节和随访时的矫形失败。这被认为是继发于棒的柔韧性和缺乏整体结构刚度。2002 年我们开发了独特的双头螺钉设计，即带有固定双头的单杆螺钉。该设计有几个优点。仍然使用单根柔韧的棒来矫正畸形。不对骨 – 螺钉界面施加压力。第二根棒用作稳定棒。单一大号螺钉可以抵抗拔出，并且比两个较小的螺钉更容易置入椎体，尤其对于较小的近端椎体。自从使用这个系统后，不融合率已大大降低。迄今为止，无断棒现象。

28.5 胸腰椎临床病例

共有 45 例 Lenke 5C 型胸腰椎侧凸患者接受了微创内固定、矫形和融合术。平均侧凸 51.6°（范围：40°~64°）。无患者转为开放手术。女性 43 例，男性 2 例，平均年龄 13.96 岁（范围：11.11~17.4 岁）。节段范围为 T7~L3。平均失血量 385mL（范围：150~550mL）。平均术后 1.6 天拔除胸管（范围：1~6 天）。平均手术时间 346min（范围：228min~415min）。

3 例不融合，均发生在 2002 年 12 月使用双头螺钉之前的胸椎间盘中。平均侧凸矫正率 83.4%，平均术后 Cobb 角 3.9°。

迄今为止，所有侧凸均维持了矫正。通过使用股骨环状结构同种异体移植物在前柱撑开以维持或改善矢状面平衡，移植物内填塞术中收集的肋骨。

并发症处理

3 例出现并发症。1 例出现一过性胸壁麻木，并在 3 个月后消退。2 例出现黏液栓塞，需要支气管镜检查。

28.6 讨论

过去几十年，治疗胸椎和胸腰椎脊柱侧凸的手术不断发展。Harrington 系统的后路脊柱融合术（PSF）是 1970 年和 1980 年的标准。然而，随着技术不断发展，使用内固定的前路和联合入路变得越来越流行。随着手术技术和安全性的不断改进，从前路进行的脊柱畸形手术已是一种有效的方式，而后路手术经常出现内固定失败或假关节形成。前路手术已经发展到能够通过最小的入路，松解前路软组织和改善侧凸矫形。与后路内固定脊柱融合技术相比，前路手术治疗特发性脊柱侧凸已经较为先进，其优势是

在具有相同的侧凸矫形和去旋转能力下减少了融合节段。

使用胸腔镜治疗脊柱畸形有许多明确的优点。包括提高了对极重度侧凸手术时的可视化，缩短了住院时间，缩短了恢复期，降低术后疼痛。此外，该术式创伤小，没有与开胸手术或开放的胸腰椎手术相关的潜在风险。

开放前路手术的一个显著缺点是肺功能的改变。有研究显示，前路融合开胸手术后肺功能出现近期显著降低和长期的可疑降低。还有研究显示，术后疼痛减轻、肌肉功能改善和术后早期肺功能改善，以及降低了并发症发生率、缩短住院时间并降低了总体费用。

Pollock 等评估了电视胸腔镜（VATS）与开胸手术矫正脊柱侧凸的疗效，发现手术后和 1 年随访时 Cobb 角的矫正率没有差异。Newton 等同样评估了这两种方法，发现侧凸矫正的百分比相似。作者还在一个动物模型中证明了胸腔镜和开放前路松解技术与椎间盘切除术的疗效相似。Picetti 等多项研究表明，胸腔镜手术可能与开放手术一样有效，正如一项生物力学研究所确定的那样，这表明两种手术在内镜治疗脊柱侧凸中实现了大致相同的 68.6% 的矫正率。

Geck 等对 Lenke 5C 型胸腰椎侧凸治疗的研究比较了开放前路和后路。42 例患者中，21 例为 Lenke 5C 型，具体如表 28.1 所示。

Norton 等报道了 45 例 Lenke 5C 型患者接受微创内固定、矫形和融合治疗，具体如表 28.2 所示。

Geck 等发现 PSF 有更好的矫正效果；然而，这可能由于前路脊柱融合术（ASF）组术者无法"触及"可完成充分矫形的目标节段。PSF 组矫正效果更好，住院时间更短。然而，与微创研究相比，PSF 和微创手术方法的矫正率相当。微创手术入路，始终可以到达侧凸的近端，并且始终可以将双头螺钉放

表 28.1　胸腰椎侧凸治疗的比较

	年龄（岁）	住院时间（天）	术前 Cobb 角（°）	术后 Cobb 角（°）	矫正率（%）
ASF	15.1	6.5	48.9	11	78.3
PSF	15	4.3	49.8	6.2	87.5

缩写：ASF，前路脊柱融合术；PSF，后路脊柱融合术

表 28.2　微创手术结果

	年龄（岁）	住院时间（天）	术前 Cobb 角（°）	矫正率（%）
MIASF	13.96	2.9	51.6	83.4

缩写：MIASF，微创前路脊柱融合术

置在近端水平。微创手术组的住院时间较短。以下文本框中列出了脊柱侧凸微创治疗的优点。

微创治疗特发性脊柱侧凸的优势

· 缩短康复时间（2~4 周返校）。
· 缩短住院时间：2.9 天。
· 侧凸矫正率＞80%。
· 降低费用。
· 4 周内停止服用止痛药。
· 可以处理到侧凸的两端。
· 理想的美学效果。
· 肺功能无损伤。
· 无须输血。

28.7 结论

青少年特发性脊柱侧凸（AIS）的微创内固定、矫形和融合是一种非常有效的手术，其效果比开放的前路或后路手术相当或更好。然而，微创方法治疗脊柱侧凸需要更高的外科专业知识，技术上要求也很高，并且具有明显的学习曲线，这两者都导致了手术时间延长和费用的增加。因此，该手术只能由具有丰富内镜手术经验的团队进行，才能使得手术足够舒适和高效，也更安全有效。此外，对于特殊的脊柱畸形矫正，例如长节段的侧凸和胸腰椎技术，胸腔镜手术时需要不同节段的手术技能和经验。

临床注意事项

· 术者位于患者的背部，这样所有器械远离脊髓，并有助于手术定位和观察显示器。
· 治疗胸腰弯时，该手术在膈肌的两侧进行。
· 充分进行自体肋骨移植有助于降低假关节率并维持脊柱侧凸的矫正，同时减少肋间神经痛。
· 从内固定下端开始对棒进行加压以纠正脊柱力线，并从尾端到头端依次进行，直到加压所有节段。
· 肺部可能出现分泌物聚集，并导致术后黏液堵塞。为了避免这种情况，拔管前对通气的肺进行光纤抽吸。
· 独特的双头螺钉设计由一枚螺钉和两个固定的螺钉头部组成，可以允许单棒矫正畸形和更加坚固的双棒系统，降低了不融合率并保持矫形效果。

参考文献

[1] Jacobaeus HC. Possibility of the use of the cystoscope for investigation of serious cavities. Munch MedWochenschr. 1910; 57:2090–2092.

[2] Regan JJ, Mack MJ, Picetti GD III. A comparison of VAT to open thoracotomy in thoracic spinal surgery. Presented to the Scoliosis Research Society, Dublin, Ireland, September 18–23, 1993.

[3] Rosenthal D, Rosenthal R, de Simone A. Removal of a protruded thoracic disc using microsurgical endoscopy. A new technique. Spine. 1994; 19(9):1087–1091.

[4] Pollock ME, O'Neal K, Picetti GD, III, Blackman R. The results of video-assisted exposure of the anterior thoracic spine in idiopathic scoliosis. Ann Thorac Surg. 1996; 62:1818–1823.

[5] Picetti GD III. Video-assisted thoracoscopy (VATS) in the treatment of congenital hemivertebra. Presented at the Spine Society of Australia Annual Scientific Meeting, Cairns, Australia, September 1996.

[6] Lenke L. A new classification of idiopathic scoliosis: predicting and assessing treatment. The Sixth International Meeting on Advanced Spine Techniques, Vancouver, BC, July 1999.

[7] Shimamoto N, Kotani Y, Shono Y, et al. Static and dynamic analysis of five anterior instrumentation systems for thoracolumbar scoliosis. Spine. 2003; 28(15):1678–1685.

[8] Potter BK, Kuklo TR, Lenke LG. Radiographic outcomes of anterior spinal fusion versus posterior spinal fusion with thoracic pedicle screws for treatment of Lenke Type I adolescent idiopathic scoliosis curves. Spine. 2005; 30(16):1859–1866.

[9] Mardjetko S. Anterior surgery in the management of scoliosis. 1. Introduction and anterior release. Contemp Spine Surg. 2006; 6:6–13.

[10] Wong CA, Cole AA, Watson L, Webb JK, Johnston ID, Kinnear WJ. Pulmonary function before and after anterior spinal surgery in adult idiopathic scoliosis. Thorax. 1996; 51(5):534–536.

[11] Vedantam R, Lenke LG, Bridwell KH, Haas J, Linville DA. A prospective evaluation of pulmonary function in patients with adolescent idiopathic scoliosis relative to the surgical approach used for spinal arthrodesis. Spine. 2000; 25(1):82–90.

[12] Graham EJ, Lenke LG, Lowe TG, et al. Prospective pulmonary function evaluation following open thoracotomy for anterior spinal fusion in adolescent idiopathic scoliosis. Spine. 2000; 25(18):2319–2325.

[13] Chen SH, Huang TJ, Lee YY, Hsu RW. Pulmonary function after thoracoplasty in adolescent idiopathic scoliosis. Clin Orthop Relat Res. 2002(399):152–161.

[14] Landreneau RJ, Hazelrigg SR, Mack MJ, et al. Postoperative pain-related morbidity: video-assisted thoracic surgery versus thoracotomy. Ann Thorac Surg. 1993; 56(6):1285–1289.

[15] DeCamp MM, Jr, Jaklitsch MT, Mentzer SJ, Harpole DH, Jr, Sugarbaker DJ. The safety and versatility of video-thoracoscopy: a prospective analysis of 895 consecutive cases. J Am Coll Surg. 1995; 181(2):113–120.

[16] Ferson PF, Landreneau RJ, Dowling RD, et al. Comparison of open versus thoracoscopic lung biopsy for diffuse infiltrative lung disease. J Am Coll Surg. 1995; 181:113–120.

[17] Newton PO, Cardelia JM, Farnsworth CL, Baker KJ, Bronson DG. A biomechanical comparison of open and thoracoscopic anterior spinal release in a goat model. Spine. 1998; 23(5):530–535, discussion 536.

[18] Newton PO,Wenger DR, Mubarak SJ, Meyer RS. Anterior release and fusion in pediatric spinal deformity. A comparison of early outcome and cost of thoracoscopic and open thoracotomy approaches. Spine. 1997; 22(12):1398–1406.

[19] Picetti GD, III, Pang D, Bueff HU. Thoracoscopic techniques for the treatment of scoliosis: early results in procedure development. Neurosurgery. 2002; 51(4):978–984, discussion 984.

[20] Picetti G, Blackman R, O'Neil K. Preliminary results of endoscopic procedure on the anterior spine. J Bone Joint Surg Br. 1997; 79:289.

[21] Picetti GD, III, Ertl JP, Bueff HU. Anterior endoscopic correction of scoliosis. Orthop Clin North Am. 2002; 33(2):421–429.

[22] Norton RP, Patel D, Kurd MF, Picetti GD, Vaccaro AR. The use of thoracoscopy in the management of adolescent idiopathic scoliosis. Spine. 2007; 32(24):2777–2785.

[23] Geck MJ, Rinella A, Hawthorne D, et al. Anterior dual rod versus posterior pedicle fixation surgery for the treatment in Lenke 5C adolescent idiopathic scoliosis: multicenter, matched case analysis of 42 patients. Spine Deform. 2013; 1(3):217–222.

第 29 章　椎体后凸成形术和椎体成形术

Sina Rajamand, Daniel K. Fahim

丁　帅 / 译

摘要

椎体成形术和椎体后凸成形术是有用的椎体强化手术，可以在住院部或门诊进行，可以有效地治疗导致顽固性疼痛的急性病理性或创伤性的椎体压缩性骨折。当需要时，椎体成形术和椎体后凸成形术这两个相对简单的手术对于减轻与椎体压缩性骨折相关的疼痛非常有效，尤其是在骨质疏松的老年人群中。由于疼痛减轻，患者能够在术后恢复到他们的日常活动水平。利用现代成像技术，包括 X 线、计算机断层扫描（CT）、磁共振成像（MRI）和骨扫描，临床医生能够快速识别和干预椎体急性压缩性骨折，以减少与之相关的衰弱和潜在并发症。

关键词：椎体成形术，椎体后凸成形术，压缩性骨折，椎体，椎体强化，病理性椎体压缩性骨折

29.1 引言

椎体成形术于 1987 年在法国首次进行，用于治疗伴随疼痛的椎体血管瘤。不久以后，被用于治疗骨质疏松性压缩性骨折。后来于 1993 年在美国推行。1998 年进行了对原始步骤的改良，包括使用球囊复位骨折。

骨质疏松性椎体压缩性骨折每年影响超过 700 000 名美国人，在美国约有 1000 万人受到骨质疏松症的影响。椎体压缩性骨折可能是骨质疏松症的首发症状，临床医生必须保持警惕，正确诊断这种具有潜在破坏性的疾病。尽管椎体成形术和椎体后凸成形术用于其他病因引起的疼痛性压缩性骨折（例如转移性疾病），但它们最常用于治疗骨质疏松性椎体压缩性骨折。椎体成形术是一种微创手术，是将聚甲基丙烯酸甲酯（PMMA）注射到椎体内以治疗与该节段压缩性骨折相关的疼痛。椎体后凸成形术与之相类似，不同的是在注射骨水泥之前插入一个球囊，在椎体内形成一个空腔，随后将 PMMA 注射到该空腔中。椎体后凸成形术费用更昂贵且技术要求更高。然而，椎体后凸成形术的相对优点是能够通过球囊和椎体中松质骨的压实来恢复椎体高度，从而使得沿皮质壁的强度更大。球囊形成的空腔也被认为可以减少骨水泥注射过程中骨水泥移位或渗漏的可能，这是椎体成形术中更常见的并发症。空腔有助于定位和容纳骨水泥，松质骨的压实理论上将填平由骨折产生的管道和孔隙。骨水泥的作用就像一个内部铸件，可以稳定该部分。由于骨水泥对神经组织的细胞毒性，以及骨水泥聚合过程中自由基的产生和产热，疼痛的缓解被认为是椎体稳定和骨基质去神经支配的作用。

29.2 适应证和禁忌证

29.2.1 适应证

椎体后凸成形术的适应证是影响患者活动能力和功能的骨质疏松性压缩性骨折、外伤性压缩性骨折和继发于椎体转移的压缩性骨折。介入放射学会和欧洲心血管和介入放射学会的指南指出椎体成形术的适应证如下：

· 3 周镇痛治疗未能治愈的骨质疏松性椎体压缩性骨折。

· 导致脊椎疼痛的原发性或继发性的良性或恶性骨肿瘤。

· 伴随疼痛的椎体压缩性骨折骨坏死。

· 在手术干预前加固椎体。

· 慢性外伤性椎体压缩性骨折伴不愈合。

即使是短时间的为减轻疼痛而限制活动，对于已经行动不便的老年人来说也是不可接受和有害的。由于疼痛导致的日常活动大幅减少和长时间卧床的并发症可导致不良后果，如深静脉血栓形成、肺栓塞、压疮和溃疡、肌肉质量减少以及骨密度进一步降低。骨密度降低或骨质疏松是椎体压缩性骨折的主要危险因素之一。由于日常活动受限和长时间卧床对骨骼的压力降低，骨密度进一步下降，可发展为长骨骨折和椎体压缩性骨折，导致活动进一步减少，从而导致骨密度呈螺旋式下降。由于对身体造成不可恢复的伤害以及长期卧床导致的发病率和死亡率增高，患者最终死亡。

可以通过适当的影像来评估椎体增强手术的适用性。由于疾病的性质，脊柱平片通常是最基础的检查。患者经常在他们的主治医生的办公室或急诊

室发现压缩性骨折，因为那里的 X 线片既便宜又容易获得。CT 和 MRI 更具确诊性，通常是诊断成像的下一步。骨扫描也可用于评估椎体的压缩性骨折。CT 在识别椎体骨折或骨质破坏方面非常出色；然而，它在评估损伤的严重程度方面帮助不大。MRI 有助于通过评估是否水肿来确定压缩性骨折的急慢性程度。此外，骨扫描可以确定要治疗的水平，因为摄取增加通常表明椎体的急性骨折。骨扫描可以确定要治疗的椎体，因为摄取增加通常表明椎体的急性骨折。显示摄取增加的椎体对椎体后凸成形术或椎体成形术的反应良好。然而，在伤后长达 1 年中骨扫描均显示摄取增加，这使得仅用这种方式难以区分急性损伤和慢性损伤。在这种情况下，椎体增强手术的益处可能有限，因为建议治疗小于 8 周的压缩性骨折以获得最佳效果。

随着脊柱转移患者数量的增加，有关该患者群体中椎体压缩性骨折的文献数量迅速增加。尽管继发于转移性病变的疼痛性椎体压缩性骨折是椎体后凸成形术的公认指征，但"预防性"椎体强化的指征仍在研究中。脊柱转移瘤患者经常接受放射治疗。越来越多的患者接受立体定向放射外科治疗。多项研究已经确定了接受放射治疗脊柱转移瘤的患者发生压缩性骨折的危险因素。关于为放射治疗期间发生压缩性骨折风险增加的患者提供预防性椎体增强的讨论越来越多。

29.2.2 禁忌证

禁忌证包括无痛或无症状的椎体压缩性骨折、使用口服镇痛药可控制疼痛、败血症或活动性全身性感染、硬膜外脓肿、软组织或覆盖穿刺入路的皮肤感染、严重或无法纠正的凝血病、椎体后移导致的脊髓压迫、椎体完全塌陷（椎体平面）、对 PMMA 过敏和严重的椎体后壁破坏。相对禁忌证包括神经根性疼痛、超过椎体高度 70% 的椎体压缩性骨折，以及肿瘤晚期侵犯到中央椎管。骨髓炎提出了一个有趣的挑战，因为这种疾病会导致伴随疼痛的压缩性骨折，有时可以用 PMMA 与抗生素混合进行有效治疗（在必要的静脉使用抗生素的基础上）。

29.3 手术技术

该手术可以在门诊环境中进行，并在具有适当成像工具的场所进行清醒镇静和局部麻醉。通常患者当天可以恢复正常的日常活动，而且通常患者的

疼痛几乎立即得到缓解。

29.3.1 患者体位

患者被镇静，然后取俯卧位，双臂举过头顶。然后为双平面图像设置成像设备。该过程可以在双平面血管造影套件或两台 C 臂透视机中进行。获得正位（AP 位）和侧位透视图像以定位骨折椎体水平。患者进行常规准备和铺巾。在椎弓根的外侧和上缘外侧约 1cm 处标记皮肤。接下来，用小号针头麻醉皮肤表面，用利多卡因形成皮丘。完成皮肤表面麻醉后，将一根较长的带有局部麻醉剂的针向下插入椎弓根的骨膜水平，并在抽出针头的同时注射麻醉剂。

29.3.2 步骤

在适当的水平上做一个小的皮肤切口，并置入套管针以定位椎弓根。获得 AP 位和侧位透视图像以确保正确对齐。AP 位图像应显示位于椎弓根外侧上缘的套管针尖端。在进入椎体之前，必须小心不要越过椎弓根的内侧边界。早期内倾可导致进入中央管并损伤脊髓或神经根。如果选择椎弓根旁入路，将套管针放置在所选椎体水平的横突上，并在横突上方向上横向移动。然后在双平面透视下推进套管针，在椎弓根体界面进入椎弓根外侧的椎体。椎弓根体界面可以通过侧位 X 线获得最佳可视化。套管针应该穿过，直到它位于椎体中心附近。双椎弓根方法可实现最均匀的骨水泥注入；然而，单椎弓根方法也可以获得足够的骨水泥注入。还有一些带有关节头的器械用于敲击椎体后凸成形术的球囊，这将有助于球囊放置于中线位置。一旦到达正确位置并通过正位和侧位图像确认，将套管针引导器部分取出，留下扩张器。然后进行骨水泥注射。所用的骨水泥通常是 PMMA 与预混入制剂中的对比材料。注射前将 PMMA 混合至牙膏的稠度。注射是在透视引导下进行的，通过透视来显示骨水泥的放置，确保没有通过静脉外渗或向后渗漏到椎管内，这可能会产生有害的后果。通常在直接透视引导下注射足够的骨水泥以填充椎体的前 2/3。将导引针留在原位几分钟，让骨水泥凝固。沿椎旁肌注射不含肾上腺素的马卡因，用于术后镇痛。然后取下针头并闭合切口，通常使用皮肤黏合剂。

29.4 术后护理

患者可以再俯卧 10~15min，让骨水泥进一步硬

化。然后患者改为仰卧位并在恢复室中观察，直到其足够清醒和稳定才能出院回家。

29.5　并发症

并发症包括无法缓解疼痛或症状恶化、骨髓炎、椎体骨折、椎弓根骨折、骨水泥向椎管或神经孔倒退或溢出、瘫痪、神经根刺激或损伤、静脉栓塞和对 PMMA 的致命过敏反应（非常罕见但有报道）。

29.6　临床病例

一名 95 岁的女性因 10 天前站立时摔倒而被送往急诊室。从那时起，患者一直卧床不起，并伴有严重的腰痛。CT 和 MRI 显示 L3 椎体压缩性骨折。由于 95 岁老人长期卧床会导致严重的发病率和死亡率增加，包括身体不适、深静脉血栓形成、尿路感染、皮肤破裂和溃疡导致感染以及肺炎，因此患者和家属决定经皮行椎体后凸成形术，它是合适的治疗方法。与患者和家属讨论了手术的所有风险（图29.1）。

29.7　结论

椎体后凸成形术是治疗疼痛性椎体压缩性骨折病因的一种安全有效的方法，即使对于高龄患者也是如此。它可以在门诊常规使用局部麻醉剂和镇静剂进行。

临床注意事项

· 骨质疏松性椎体压缩性骨折每年影响约700 000 名美国人。

· 椎体强化手术可用于治疗伴随疼痛的急性或病理性椎体压缩性骨折。

· 椎体成形术和椎体后凸成形术都是椎体强化手术，可以在住院部或门诊在局部麻醉和镇静下进行。

· 压缩性骨折会使人虚弱，尤其是在老年骨质疏松人群中。通过椎体成形术或椎体后凸成形术进行椎体强化可以减少与这些骨折相关的疼痛并让他们更快地恢复正常的日常活动，以预防与该人群疼痛限制活动相关的并发症。

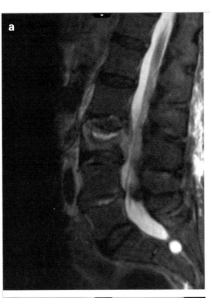
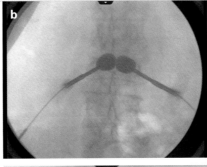
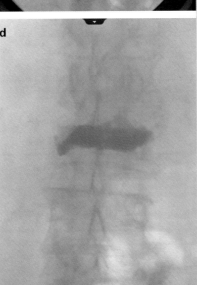
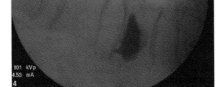

图 29.1　a. 从 MRI T2 抑脂序列中可以看出，该患者患有急性压缩性骨折。b. 患者接受了球囊后凸成形术。选择双椎弓根方法以获得更均匀的骨水泥注射。c、d. 骨水泥注入的最终结果。注意没有骨水泥外渗。患者感觉非常好，术后 3 天出院回家，疼痛明显减轻

参考文献

[1] Crowley RW, Yeoh HK, McKisic MS, Oskouian RJ Jr, Dumont AS. Osteoporotic fractures: evaluation and treatment with vertebroplasty and kyphoplasty. In: Winn HR, ed. 6th ed. Youmans Neurological Surgery. Philadelphia, PA: Elsevier; 2011:3255–3265.

[2] Chen L-H, Lai P-L, Chen W-J. Current status of vertebroplasty for osteoporotic compression fracture. Chang Gung Med J. 2011; 34(4):352–359.

[3] Galibert P, Deramond H, Rosat P, Le Gars D. Preliminary note on the treatment of vertebral angioma by percutaneous acrylic vertebroplasty. Neurochirurgie. 1987; 33(2):166–168.

[4] Gangi A, Sabharwal T, Irani FG, Buy X, Morales JP, Adam A, Standards of Practice Committee of the Society of Interventional Radiology. Quality assurance guidelines for percutaneous vertebroplasty. Cardiovasc Intervent Radiol. 2006; 29(2):173–178.

[5] Yu S-W, Yang SC, Kao YH, Yen CY, Tu YK, Chen LH. Clinical evaluation of vertebroplasty for multiple-level osteoporotic spinal compression fracture in the elderly. Arch Orthop Trauma Surg. 2008; 128(1):97–101.

[6] Zampini JM, White AP, McGuire KJ. Comparison of 5766 vertebral compression fractures treated with or without kyphoplasty. Clin Orthop Relat Res. 2010; 468(7):1773–1780.

[7] Teng MMH, Wei CJ, Wei LC, et al. Kyphosis correction and height restoration effects of percutaneous vertebroplasty. AJNR Am J Neuroradiol. 2003; 24(9):1893–1900.

[8] McArthur N, Kasperk C, Baier M, et al. 1150 kyphoplasties over 7 years: indications, techniques, and intraoperative complications. Orthopedics. 2009; 32(2):90.

[9] Moreau MF, Chappard D, Lesourd M, Monthéard JP, Baslé MF. Free radicals and side products released during methylmethacrylate polymerization are cytotoxic for osteoblastic cells. J Biomed Mater Res. 1998; 40(1):124–131.

[10] Nelson DA, Barker ME, Hamlin BH. Thermal effects of acrylic cementation at bone tumour sites. Int J Hyperthermia. 1997; 13(3):287–306.

[11] Fransen P, Collignon F. Balloon kyphoplasty for treatment of vertebral osteoporotic compression fractures. Rev Med Brux. 2007; 28(3):159–163.

[12] Shin JJ, Chin DK, Yoon YS. Percutaneous vertebroplasty for the treatment of osteoporotic burst fractures. Acta Neurochir (Wien). 2009; 151(2):141–148.

[13] Zoarski GH, Snow P, Olan WJ, et al. Percutaneous vertebroplasty for osteoporotic compression fractures: quantitative prospective evaluation of long-term outcomes. J Vasc Interv Radiol. 2002; 13(2 Pt 1):139–148.

[14] McGraw JK, Cardella J, Barr JD, et al. SIR Standards of Practice Committee. Society of Interventional Radiology quality improvement guidelines for percutaneous vertebroplasty. J Vasc Interv Radiol. 2003; 14(7):827–831.

[15] Maynard AS, Jensen ME, Schweickert PA, Marx WF, Short JG, Kallmes DF. Value of bone scan imaging in predicting pain relief from percutaneous vertebroplasty in osteoporotic vertebral fractures. AJNR Am J Neuroradiol. 2000; 21(10):1807–1812.

[16] Karam M, Lavelle WF, Cheney R. The role of bone scintigraphy in treatment planning, and predicting pain relief after kyphoplasty. Nucl Med Commun. 2008; 29(3):247–253.

[17] Masala S, Schillaci O, Massari F, et al. MRI and bone scan imaging in the preoperative evaluation of painful vertebral fractures treated with vertebroplasty and kyphoplasty. In Vivo. 2005; 19(6):1055–1060.

[18] Furtado N, Oakland RJ, Wilcox RK, Hall RM. A biomechanical investigation of vertebroplasty in osteoporotic compression fractures and in prophylactic vertebral reinforcement. Spine. 2007; 32(17):E480–E487.

[19] Hart RA, Prendergast MA, Roberts WG, Nesbit GM, Barnwell SL. Proximal junctional acute collapse cranial to multi-level lumbar fusion: a cost analysis of prophylactic vertebral augmentation. Spine J. 2008; 8(6):875–881.

[20] Oakland RJ, Furtado NR, Wilcox RK, Timothy J, Hall RM. The biomechanical effectiveness of prophylactic vertebroplasty: a dynamic cadaveric study. J Neurosurg Spine. 2008; 8(5):442–449.

[21] Boehling NS, Grosshans DR, Allen PK, et al. Vertebral compression fracture risk after stereotactic body radiotherapy for spinal metastases. J Neurosurg Spine. 2012; 16(4):379–386.

[22] Sahgal A, Atenafu EG, Chao S, et al. Vertebral compression fracture after spine stereotactic body radiotherapy: a multi-institutional analysis with a focus on radiation dose and the spinal instability neoplastic score. J Clin Oncol. 2013; 31(27):3426–3431.

[23] Cunha MVR, Al-Omair A, Atenafu EG, et al. Vertebral compression fracture (VCF) after spine stereotactic body radiation therapy (SBRT): analysis of predictive factors. Int J Radiat Oncol Biol Phys. 2012; 84(3):e343–e349.

[24] Denaro L, Longo UG, Denaro V. Vertebroplasty and kyphoplasty: reasons for concern? Orthop Clin North Am. 2009; 40(4):465–471, viii.

[25] Manson NA, Phillips FM. Minimally invasive techniques for the treatment of osteoporotic vertebral fractures. J Bone Joint Surg Am. 2006; 88(8):1862–1872.

[26] Mueller CW, Berlemann U. Kyphoplasty: chances and limits. Neurol India. 2005; 53(4):451–457.

[27] Mathis JM. Percutaneous vertebroplasty. JBR-BTR. 2003; 86(5):299–301.

[28] Mathis JM. Percutaneous vertebroplasty: complication avoidance and technique optimization. AJNR Am J Neuroradiol. 2003; 24(8):1697–1706.

[29] Kim AK, Jensen ME, Dion JE, Schweickert PA, Kaufmann TJ, Kallmes DF. Unilateral transpedicular percutaneous vertebroplasty: initial experience. Radiology. 2002; 222(3):737–741.

[30] Chung HJ, Chung KJ, Yoon HS, Kwon IH. Comparative study of balloon kyphoplasty with unilateral versus bilateral approach in osteoporotic vertebral compression fractures. Int Orthop. 2008; 32(6):817–820.

[31] Hoh BL, Rabinov JD, Pryor JC, Hirsch JA. Balloon kyphoplasty for vertebral compression fracture using a unilateral balloon tamp via a uni-pedicular approach: technical note. Pain Physician. 2004; 7(1):111–114.

[32] Hu MM, Eskey CJ, Tong SC, et al. Kyphoplasty for vertebral compression fracture via a uni-pedicular approach. Pain Physician. 2005; 8(4):363–367.

[33] Ortiz AO, Zoarski GH, Beckerman M. Kyphoplasty. Tech Vasc Interv Radiol. 2002; 5(4):239–249.

[34] Choe DH, Marom EM, Ahrar K, Truong MT, Madewell JE. Pulmonary embolism of polymethyl methacrylate during percutaneous vertebroplasty and kyphoplasty. AJR Am J Roentgenol. 2004; 183(4):1097–1102.

[35] Quesada N, Mutlu GM. Images in cardiovascular medicine. Pulmonary embolization of acrylic cement during vertebroplasty. Circulation. 2006; 113(8): e295–e296.

[36] Barragán-Campos HM, Vallée JN, Lo D, et al. Percutaneous vertebroplasty for spinal metastases: complications. Radiology. 2006; 238(1):354–362.

[37] Chung S-E, Lee SH, Kim TH, Yoo KH, Jo BJ. Renal cement embolism during percutaneous vertebroplasty. Eur Spine J. 2006; 15 Suppl 5:590–594.

[38] Kim M-H, Lee AS, Min SH, Yoon SH. Risk factors of new compression fractures in adjacent vertebrae after percutaneous vertebroplasty. Asian Spine J. 2011; 5(3):180–187.

[39] Kim SY, Seo JB, Do KH, Lee JS, Song KS, Lim TH. Cardiac perforation caused by acrylic cement: a rare complication of percutaneous vertebroplasty. AJR Am J Roentgenol. 2005; 185(5):1245–1247.

[40] Nussbaum DA, Gailloud P, Murphy K. A review of complications associated with vertebroplasty and kyphoplasty as reported to the Food and Drug Administration medical device related web site. J Vasc Interv Radiol. 2004; 15(11):1185–1192.

第 30 章　机器人辅助下胸椎微创手术

Mick J. Perez-Cruet, Jorge Mendoza-Torres

廖文胜　王建超 / 译

摘要

本章讨论了微创辅助机器人脊柱手术（MARSS）。这种先进的微创机器人引导的胸腔肿瘤切除技术，对于传统的开胸手术难以切除的、边界明显的肺根尖部肿瘤患者特别理想。此外，MARSS 减少了开胸手术的并发症和避免了胸腔镜技术的局限性。本章回顾了术前检查和手术入路方法以更好地完整切除胸椎肿瘤。这项技术确实需要专门的训练和设备，包括使用达·芬奇机器人手术系统。随着机器人技术的进一步改进，该技术的适应证也逐渐扩大，并最终造福患者。

30.1 引言

达·芬奇机器人外科系统自 2000 年美国食品和药品监督管理局（FDA）批准以来就一直沿用至今，最初被用于普外科、泌尿外科和妇科腹腔镜手术。在此期间，达·芬奇系统也被推荐用于肺、纵隔和食管的胸外科手术。这些手术包括肺切除术、甲状旁腺切除术和胸腺切除术等。此外，我们还描述了达·芬奇机器人联合微创手术后路切除的复杂胸椎旁神经鞘瘤。微创机器人手术也被证明较传统开放手术具有较低的经济成本，并且可以为患者提供更好的治疗效果和更少的并发症。

在本章中，我们将使用达·芬奇机器人系统切除脊柱旁肿瘤该技术称为微创辅助机器人脊柱手术（MARSS）。然而，达·芬奇机器人有可能被用于治疗多汗症、创伤和椎间盘退化性疾病的交感神经切除术。该系统扩大适应证的主要局限性是外科医生缺乏所需的必要的外科工具。

30.2 适应证和禁忌证

如前所述，达·芬奇机器人手术系统的最初使用包括以下领域：

- ·普通外科。
- ·泌尿外科。
- ·妇产外科。
- ·肺、纵隔、食管的胸外科手术，包括以下领域。
  - –肺切除术、甲状旁腺切除术和胸腺切除术。
  - –胸椎旁神经鞘瘤的微创切除。

由于达·芬奇机器人微创脊柱手术缺乏长期随访结果，无法与开放手术进行有意义的比较。因此，使用达·芬奇系统并没有明确的禁忌证，尽管其禁忌证与胸腔镜手术相似，包括明显的胸膜瘢痕，可能是妨碍安全使用的因素。此外，达·芬奇机器人系统的使用还需要外科医生进行专门的培训。

30.3 术前计划

我们认为，"理想"的患者通常表现为胸椎根部病变，边界清晰，如神经鞘瘤。随着脊柱手术器械的发展，达·芬奇系统的适应证也应该不断扩展。对于出现胸椎根部神经鞘瘤的患者，影像学检查包括胸椎平扫及增强 MRI。增强 CT 也有助于准确识别肿瘤的来源水平和确定肿瘤来源的神经孔（图 30.1）。这对于切除附着在出口神经根上的肿瘤至关重要，以避免对脊髓的牵拉损伤和（或）神经根撕脱。从骶骨开始的矢状位 CT 扫描可以准确地确定病变的水平位置。为了术中正确的定位，术前需要做脊柱全长正位（AP 位）和侧位图像检查。也可以术中透视通过计数从骶骨或肋骨开始的椎体来确定病变的位置。在切除胸椎神经鞘瘤的情况下，通常不需要内植物固定。

30.4 手术技术

患者先取俯卧体位，避免所有的压力点受压。双腔插管是为了使胸椎入路侧的肺塌陷，术中电生理监测测量体感诱发电位和运动诱发电位，AP 和侧位透视用于帮助定位水平。根据术前影像学分析，取旁后正中手术切口（图 30.2），置入管状牵开器用于显露脊柱后方结构。在显微镜下暴露同侧椎板和小关节突。磨钻充分磨除同侧椎板和关节突关节，将肿瘤完全从神经根和硬膜内游离，对侧椎板及关节突不用显露。使用 BoneBac Press 机器钻取的骨粒（Thompson MIS；图 30.3）。显露肿瘤外膜，肿瘤可以分块切除。如果神经根被浸润，可以用丝线结

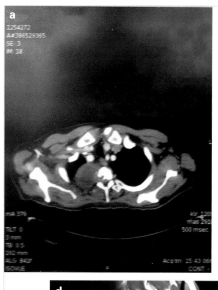
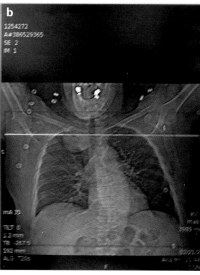
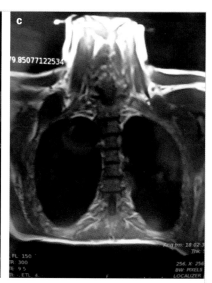
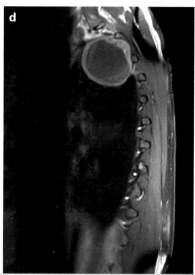
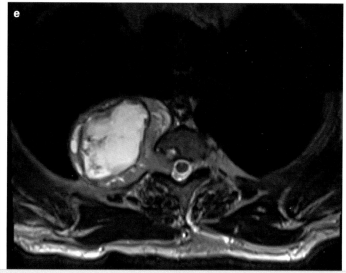

图 30.1 肿瘤从 T2~T3 右侧神经孔延伸至右侧胸腔。a. 轴位 CT。b. 胸片。c. 冠状位视图。d. 矢状位视图。e. 轴位增强 MRI

扎，该区域可用明胶海绵和凝血酶密封覆盖，以防止脑脊液漏入胸腔。一旦完全止血，使用在 BoneBac Press 中收集的骨粒移植椎板和小关节切除后的缺损处（图 30.4），延伸在椎管内的肿瘤被完全切除（图 30.5）。去除管状牵开器，使椎旁肌恢复到正常的解剖位置。使用 2-0 Vicryl 缝线间断缝合筋膜。皮下间断缝合后，皮肤外覆生物胶。

然后患者取侧卧位，以允许足够的单侧胸部入路显露肿瘤。然后，胸腔镜端口可以放置适当位置（图 30.6）。胸腔镜下的端口被放置后，达·芬奇机器人可以充分定位。仪器被放置在达·芬奇机器人中，用于减少肿瘤，并从胸腔中烧灼切除肿瘤。一个单独的端口用于放置一个吸引器，以去除烧灼后的烟

雾。将肿瘤从椎管附着处分离出来，可以完全切除肿瘤，并避免对脊髓的潜在牵拉损伤。一旦肿瘤被切除，它可以放入胆囊袋中，通过胸腔镜端口取出。移除胸腔镜端口，放置胸管引流，并按常规方式闭合切口，在最后闭合前进行肺再充气膨胀。患者通常会被转到重症监护病房观察，体征平稳后转入普通病房。

30.5 临床病例

30.5.1 病例 1：神经鞘瘤

患者表现为上胸段疼痛和不适的症状。影像学

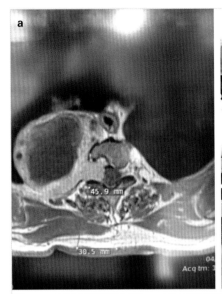
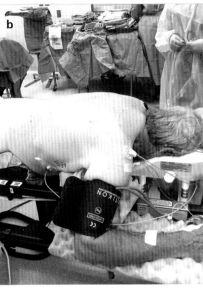

图 30.2　a. 轴位增强 MRI 用于识别中线外侧 3cm 的皮肤切口位置。b. 患者俯卧位。c. 使用管状牵开器切除肿瘤从椎管延伸到胸腔的后部

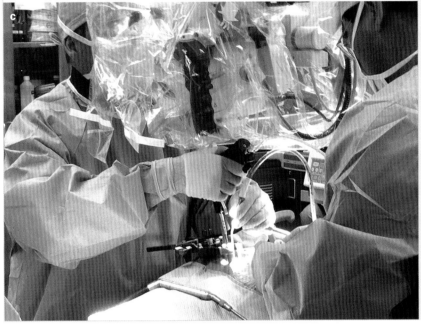

检查显示胸椎右侧肿块，从右侧 T2~T3 神经孔穿出到胸腔尖部（图 30.1）。该肿瘤经活检证实为神经鞘瘤。患者 70 多岁，既往有卒中病史，且合并有其他疾病，开放手术有一定的禁忌。患者最初接受了放射治疗，然而，肿瘤继续生长，患者的症状增加。由于他的身体状况排除了开胸手术，认为他适合使用达·芬奇机器人治疗。患者先俯卧位在透放射线的 Jackson 手术台上，用术中 C 臂 X 线透视从第 1 肋骨开始确定肿瘤位置，根据术前 MRI 检查，在中线外侧约 3cm 处做了一个平行于棘突的 2cm 切口（图 30.2）。在透视引导下，将管状牵开器固定在 T2~T3 右侧小关节突复合体牵开肌肉。用电刀烧

灼去除少量软组织，暴露小关节突关节和同侧椎板。行椎板切除术和关节突切除术，以暴露肿瘤的椎管内部分。使用 BoneBac Press 钻取的骨粒，用于重建肿瘤切除后椎板和小关节突的缺损（图 30.3）。肿瘤鞘膜被打开后，肿瘤以一种零星的方式去体积。将硬脊膜补片放置在硬脑膜上，以防止脑脊液漏入胸腔内。BoneBac Pres 在手术过程中钻取的自体骨在 T2~T3 水平进行后外侧关节融合术（图 30.4）。椎管内的肿瘤被完全切除，移开牵开器，常规闭合切口。

患者采取右侧卧位，避免身上凸起部位受压。然后，常规消毒铺巾。使用胸腔镜进入胸腔（图

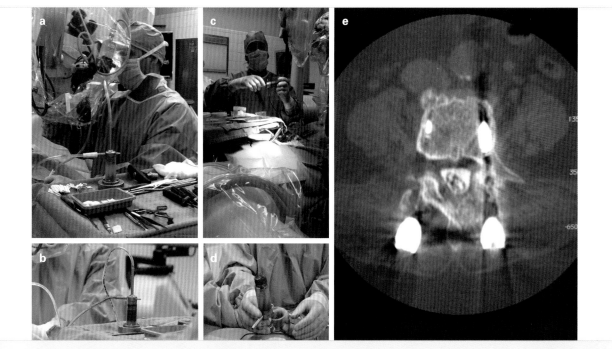

图 30.3 a. 术中外科医生操作图片。b. BoneBac Press。c、d. 从血液中分离钻孔自体移植物。e. 术后 CT 证实椎板和小关节突关节融合

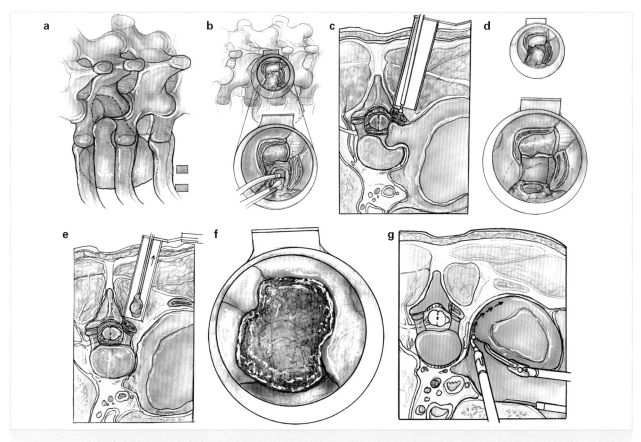

图 30.4 a. 胸椎肿瘤解剖。b. 后侧视图切除椎板和小关节突。c. 管状牵开器安装到位。d、e. 肿瘤的最终切除。f. 使用 BoneBac Press 收集钻孔的自体移植物。g. 采集的自体骨移植到椎板和小关节突关节行后路融合

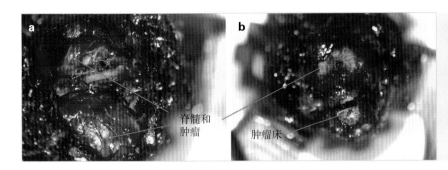

图 30.5 1 例椎管肿瘤行后路微创切除术。a. 椎板及关节突关节切除后显露脊髓和肿瘤。b. 完全切除后的肿瘤床

30.6a）。使用 MARSS 技术，达·芬奇机器人以无菌的方式覆盖，并放置在胸腔镜端口（图 30.6b~e）。然后，机器人使用一只手臂将胸腔内壁肿瘤切除，另一只手臂使用电灼装置来切除肿瘤底部（图 30.6f~g）。肿瘤切除后被放入胆囊袋中，并通过胸廓其中一个端口完整取出。术后增强 MRI 检查显示肿瘤完全切除（图 30.6i~j），患者症状完全得到恢复，术后第 3 天出院，2 周后切口愈合良好。

结果

这例患者采用微创前后入路切除侵入胸腔内的椎旁神经鞘瘤，术中失血量最小，肿瘤完全切除，术后疗效显著。MARSS 技术可安全有效地用于进行

微创脊柱手术。

30.5.2 病例 2：肿瘤（经 T2~T3 右侧神经根孔）

一名 66 岁女性，胸片检查发现右上肺肿块。CT 显示肿瘤来自 T2~T3 右侧神经孔（图 30.7）。

手术入路

后侧入路

患者采用双腔气管内管插管，使右肺塌陷。然后取俯卧位，腹部垫空。使用 X 线透视，通过肋骨

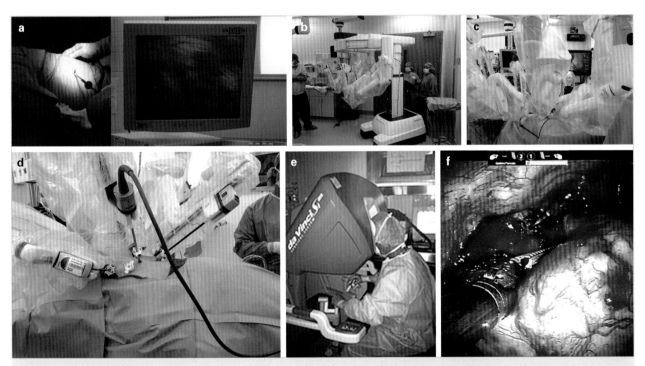

图 30.6 a. 胸腔镜用于帮助引导端口放置。b、c. 达·芬奇机器人。d. 端口和胸腔镜检查臂到位。e. 达·芬奇机器人外科医生操作台。f. 肿瘤切除术中观察情况

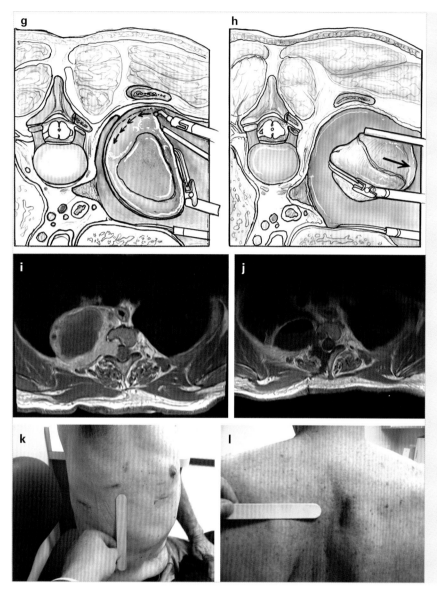

图 30.6（续） g、h. 示意图显示胸部肿瘤的切除。i. 术前 MRI。j. 术后增强 MRI 显示肿瘤全部切除。k. 术后 2 周显示胸椎后路手术切口。l. 患者顺利康复，术后 2 年复查，肿瘤无复发

来定位病变水平。在 T2~T3 右侧神经孔水平的中线外侧约 2cm 处做一个切口。使用一系列肌肉扩张器接近脊柱后方结构，然后放置一个 18mm 的管状牵开器。暴露右侧的椎板和关节突关节复合体。使用高速钻孔，进行椎板切除术和关节面切除术，使用 Thompson MIS BoneBac 收集自体骨粒。发现肿瘤从 T2~T3 右侧神经孔穿出，识别出肿瘤发生的神经根，并在神经根周围缝合结扎，然后切开，使肿瘤能够安全地从胸腔中切除（图 30.8）。应用纤维蛋白胶密封结扎处，取出管状牵开器，使管旁肌肉恢复到正常的解剖位置，然后逐层缝合。

前侧入路

安装并调试达·芬奇机器人设备，然后使用胸腔镜来确定放置机器人端口的适当切口位置（图 30.9a），然后将机器人引入胸腔。使用 4 个机械臂端口，包括吸力、成像、电热和握力牵开手臂。使用达·芬奇外科医生控制台（图 30.9b）控制手臂将肿瘤切除（图 30.9c）。取下手臂和端口，并按常规方式关闭切口。患者恢复迅速，并于术后第 2 天出院。术后 2 年 MRI 复查未见肿瘤复发（图 30.9d~e）。

30.6 术后护理

患者通常在术后第一个晚上在重症监护病房（ICU）观察。常规放置胸管，一旦引流量较少即可拔出。导尿管第二天拔出后即可下地行走。一旦病情稳定，可下地行走，耐受口服药物，定期排尿，

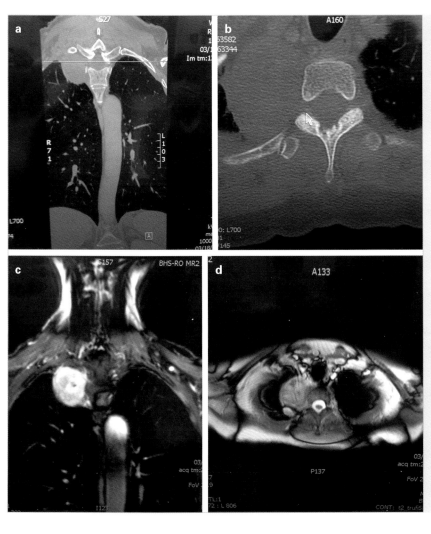

图 30.7　冠状位（a）和轴位（b）CT，冠状位（c）和轴位（d）MRI 显示肿块从 T2~T3 右侧神经孔延伸至肺尖部

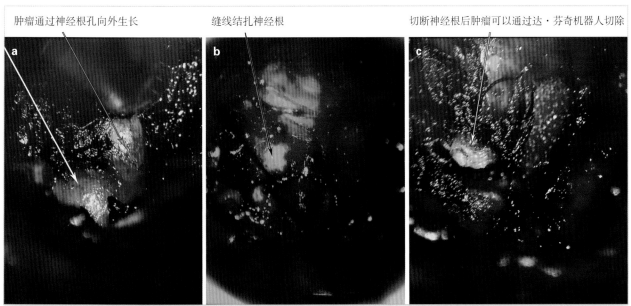

图 30.8　a. 术中照片显示来源于胸神经根肿瘤。b. 缝合结扎神经根。c. 肿瘤来源于神经根，这样肿瘤可以安全地通过前路切除

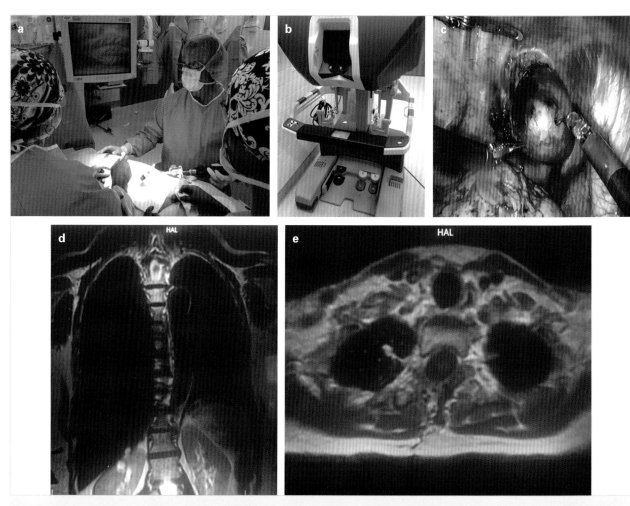

图 30.9 a. 术中照片显示使用胸腔镜识别胸部的达·芬奇端口位置。b. 达·芬奇机器人外科医生工作站照片。c. 术中视频显示器显示使用达·芬奇机械臂切除胸壁肿瘤。术后 2 年冠状位（d）和轴位（e）MRI 显示肿瘤完全切除，无复发迹象。在图 e 中可见少量的增强，代表手术瘢痕

患者即可出院。如有需要，术后 2 周开始物理治疗。有任何感染迹象（如伤口明显引流、高热等）的患者都被要求返回医院。术后需要进行 MRI 对比检查肿瘤复发情况。本研究可在 6 个月至 1 年内进行检查，以确保肿瘤无复发。

30.7 并发症处理

通过使用达·芬奇机器人系统进行适当的手术训练，且随着胸腔镜治疗肿瘤技术的迅速发展，可以避免并发症的发生。准确的定位可以通过术前检查确定，包括从骶骨的 CT 或 MRI 到病变水平，以帮助术中椎体计数。此外，腰椎前后位和侧位 X 线片以及胸部 X 线片，也可以帮助医生定位肿瘤位置。硬脑膜撕裂和（或）脊髓损伤通过首先切除肿瘤的

脊髓内成分来避免。放置纤维蛋白密封胶可以防止脑脊液漏入胸腔。如果需要，可以在胸段手术完成时放置一根胸管，以避免血胸。鼓励患者术后早期行走，以防止术后肺不张。

30.8 结论

牵开器系统的最新进展导致了新的微创脊柱方法。虽然文献中的例子很少，但这些后路微创入路可以与使用达·芬奇机器人系统的前侧入路相结合，以进入复杂的病变，同时为我们的患者提供良好的预后。重要的是，作为外科医生，我们要继续学习和掌握新的技术。同样重要的是，我们要收集有关患者预后的临床数据，及时整理并公布它们。通过这种方式，我们可以使用 MARSS 技术为患者提供高

水平的治疗，并在突破手术技术边界的同时改善患者的预后。

微创方法治疗复杂的病变为患者提供了更好的预后和更少的并发症，包括减少术中失血量，减少术后疼痛，缩短住院时间，以及更好的生活质量。随着我们不断推进新的微创技术，重要的是要记住，我们的目标是完成复杂病变的完整切除。MIS 并不是绝对的微创。我们还需为我们的患者提供传统的开放手术方法的所有好处，而不会增加手术切口、过度的肌肉剥离和神经血管损伤相关的发病率。

达·芬奇机器人外科手术系统给外科医生带来了新的挑战，并且需要广泛的专业培训。在控制台上操作可能会让医生迷失方向，这需要外科医生对不同的线索做出反应，外科医生会失去使用器械的触觉反馈，以减少入路相关的发病率。该机器人系统将外科医生手部的大体运动转化为体腔内器械的精细运动。

在使用达·芬奇系统时，直接对患者进行操作时会出现触摸和压力刺激。因此，外科医生必须在课程和尸体实验室中进行适当的培训，以了解该系统的细微差别。这些资源目前可用于外科医生的培训。通过 MARSS 技术的使用，我们可以潜在地降低与开胸手术相关的发病率，并显著提高患者的生活质量。

达·芬奇机器人系统还为外科医生提供了其他技术优势。该系统的 4 个手臂，由 2 个手控制器和 2 个脚踏板控制，可以与摄像头和各种其他仪器互换。该系统为操作人员提供了良好的操作现场可视化，能够在角落和狭窄的走廊内实现导航下操作。达·芬奇机器人系统还具有人手无法比拟的稳定性及精确度，大大提高了手术医生的操作能力。

临床注意事项

· 需要进行适当的达·芬奇机器人训练。
· 水平在上胸段病变中的识别是困难的，术前图像准备和术前分析至关重要。
· 先从后路剥离肿瘤有利于从胸前路安全切除肿瘤。
· 使用局部自体骨移植重建小关节突复合体可以消除需要更广泛的内固定融合。
· 胸腔镜下显示端口放置可减少肺或内脏损伤。
· 通过术前研究图像来了解个体患者的解剖变异可以减少并发症的发生率。

参考文献

[1] Obasi PC, Hebra A, Varela JC. Excision of esophageal duplication cysts with robotic-assisted thoracoscopic surgery. JSLS. 2011; 15(2):244–247.
[2] Ismail M, Swierzy M, Ulrich M, Rückert JC. Application of the da Vinci robotic system in thoracic surgery. Chirurg. 2013; 84(8):643–650.
[3] Perez-Cruet MJ, Welsh RJ, Hussain NS, Begun EM, Lin J, Park P. Use of the da Vinci minimally invasive robotic system for resection of a complicated paraspinal schwannoma with thoracic extension: case report. Neurosurgery. 2012; 71(1) Suppl Operative:209–214.
[4] Yang MS, Kim KN, Yoon DH, Pennant W, Ha Y. Robot-assisted resection of paraspinal Schwannoma. J Korean Med Sci. 2011; 26(1):150–153.
[5] Kajiwara N, Kakihana M, Usuda J, et al. Training in robotic surgery using the da Vinci® surgical system for left pneumonectomy and lymph node dissection in an animal model. Ann Thorac Cardiovasc Surg. 2011; 17(5):446–453.
[6] Perez-Cruet MJ, Khoo LT, Fessler RG, eds. An Anatomical Approach to Minimally Invasive Spine Surgery. St. Louis, MO: Quality Medical Publishing; 2006.
[7] Perez-Cruet MJ, Beisse R, Pimenta L, Kim DH, eds. Minimally Invasive Spine Fusion: Techniques and Operative Nuances. St. Louis, MO: Quality Medical Publishing; 2011.

第 31 章　微创脊柱手术：胸椎病例

Mick J. Perez-Cruet, Richard G. Fessler, Michael Y. Wang

廖文胜　王建超 / 译

摘要

微创脊柱（MIS）手术入路能够保留胸椎的正常解剖完整性，具有许多优点。这些技术能减少组织损伤，加快患者康复，并更快地提高生活质量。然而，必须注意的是，许多这些方法需要专门的培训，包括 MIS 奖学金、尸体研讨会和（或）MIS 外科医生专家指导的术中培训。胸部脊髓可能是脊柱中最脆弱的部分，过度激进的操作可能会导致永久性的神经功能缺陷。本章说明了一些胸椎病例，将显示掌握这些具有挑战性但极大回报患者的方法和技术用来治疗创伤、肿瘤和退行性病变的益处。

关键词：胸椎病变，微创，创伤，肿瘤，退行性病变

31.1　胸椎微创手术的发展

胸椎微创技术有着悠久而丰富的历史。这是由于通过胸膜腔的通路可以在体腔内使用内镜和微创技术，因此是普外科内镜和 MIS 入路的自然延伸。虽然使用胸腔镜进入胸椎是一种自然的发展过程，但它的采用受到了不同和独特的技术限制，这与传统脊柱手术不同。

31.2　病例 1：胸膜后胸椎间盘切除

31.2.1　患者简介

女性，60 岁，因骨质疏松症发生了 L1 压缩性骨折。出现胸背部进行性疼痛伴有脊柱畸形。疼痛活动时加剧，且进行性加重（图 31.1a~f）。

31.2.2　手术方案

患者患有严重的骨质疏松症，给予抗骨质疏松药物治疗以改善骨密度。告知患者手术和保守治疗的风险和好处，决定进行 MIS 前后路手术，以最佳地矫正畸形，避免了长节段融合。

31.2.3　术前注意事项

考虑到她的冠状面和矢状面失衡，我们对手术范围的长度进行了广泛的讨论。例如，从胸 5 到髂骨的长节段融合，可以尝试矫正脊柱畸形，但患者拒绝进行长节段融合术。因此，我们选择了一种更微创的手术方法。患者术前被告知重组人骨形态发生蛋白（rhBMP-2）的使用禁忌，以及胸膜损伤的潜在风险和需要置入胸管的可能。

31.2.4　内植物的选择

有许多椎体的重建和固定方案可供选择，我们决定使用一个可收缩的钛笼来恢复椎体前柱高度，使用更接近患者的骨模量聚醚醚酮（PEEK）笼可能会减少内植物的沉降。

31.2.5　手术入路和技术

取侧方入路，以 L1 椎体为目标。一个 2cm 的小切口剥离胸膜后腔，通过 3cm 的直接外侧切口进入，放置管状牵开器牵开显露 L1 椎体。用 Cobb 钳和骨刀去除 L1 椎体上方和下方椎间盘及终板软骨（图 31.1g~j）。L1 椎体被切除后，临时可收缩钛笼置入扩大椎间高度。随后调整钛笼合适的高度（图 31.1h~p）。患者在同一麻醉剂下接受经皮椎弓根螺钉固定和进一步的矢状面矫正（图 31.1q、r）。不需要更长节段的融合，这是一个显著的改进。

31.2.6　术后护理

和标准的开放手术一样，患者术后采用标准的疼痛管理和支具固定。术中没有置入胸管，胸部 X 线片没有显示气胸。

31.2.7　并发症的处理

常规使用抗生素预防术后感染。通过植骨床的准

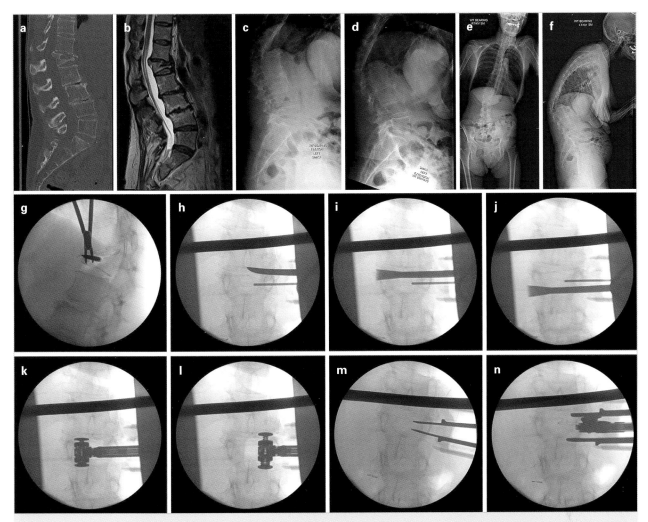

图 31.1 a. 矢状位 CT 重建显示 L1 慢性压缩性骨折伴畸形。MRI（b）、屈曲位（c）和过伸位（d）脊柱 X 线片。36in 前后位（e）和侧位（f）脊柱 X 线片。g. 术中侧位定位 L1 椎体中心。h. 穿过 T12/L1 椎间盘间隙的 Cobb 钳。i. 先行椎体上部截骨。j. 椎体下部截骨。在 L1 右侧（k）和左侧（l）使用临时可伸缩的钛笼撑开恢复椎间高度。m. 先在透辐射可膨胀钛笼上放置垫片，以减少终板破坏。n. 调整钛笼合适的高度

备、使用适当的移植物材料、支具保护、应力刺激、戒烟，可以尽量提高融合率，减少假关节形成。

31.2.8 操作细节

在膈肌的水平上要非常小心，以尽量减少其破坏。由于胸膜很容易被损伤，仔细的暴露，直视下显露胸膜后间隙也是必要的。

31.2.9 术后结果

考虑到胸腹联合手术和开胸手术的较高的并发症发生率，这种手术方式更容易被接受。

31.3 病例 2：经皮胸腔固定术

31.3.1 患者简介

46 岁，女性，车祸伤致严重的胸背部疼痛，没有神经系统损伤，但有 T9~T10 的轴性疼痛，影像学研究显示 T6~T7 的骨折脱位。

31.3.2 手术方案

由于没有神经系统损伤症状，且椎间盘突出并不明显。因此，后路复位、固定和融合是一个合理的治疗选择。

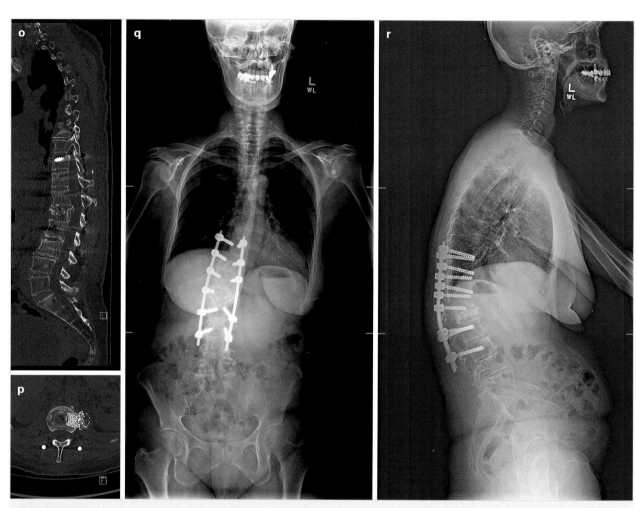

图31.1（续） o. 矢状位 CT 重建显示 L1 高度恢复。p. 轴位 CT 显示钛笼的位置。站立位前后位（q）和侧位（r）X 线片显示冠状面和矢状面序列的改善

31.3.3 术前注意事项

患者神经系统完好，序列良好。另外，这种骨折为不稳定骨折，单纯外固定治疗并不牢靠，因此经皮椎弓根固定是较好的手术选择。

31.3.4 内植物的选择

胸椎经皮螺钉固定有多种选择。在这个病例中，选择延长椎弓根螺钉，容易将连接棒置入螺钉鞍座固定，只需要一个非常小的皮肤和筋膜切口进行放置。

31.3.5 手术入路和技术

患者取俯卧位，脊柱不要过度伸展以免进一步脱位加重。椎弓根螺钉通过 6mm 的切口放置。椎弓根螺钉方向是通过前后位（AP 位）透视进入椎弓根

2cm，而不通过椎弓根内侧壁，以确保不侵犯椎管。Kirschner 导线（K 线）允许在侧位透视视图下通过一个手椎，然后放置螺钉。连接棒适当弯曲，然后在筋膜下通过，使用顶丝连接到螺钉（图 31.2c、d）。螺钉延伸复位椎体，允许矫正后凸畸形。小切口也可以钻孔、去皮质，并填充骨移植材料进行融合。最后关闭缝合切口。

31.3.6 术后护理

如果不进行融合，应告知患者延迟取出内固定装置直至骨折愈合。

31.3.7 并发症的处理

常规预防性使用抗生素是为了尽量减少术后感染的风险。

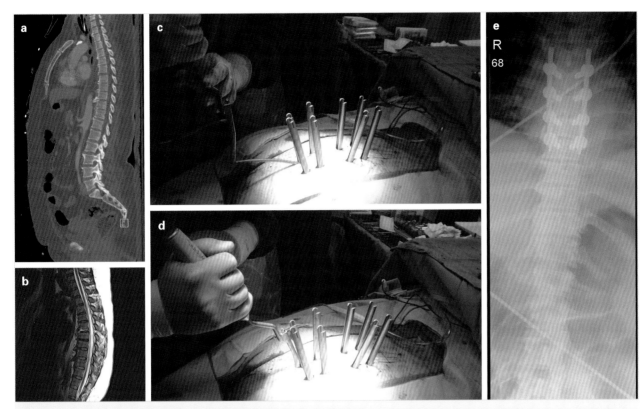

图 31.2 矢状位 CT（a）和 MRI（b）重建显示 T6~T7 经韧带断裂的 Chance 骨折。c、d. 经皮放置螺钉后，折弯连接棒适度后凸，并在筋膜下通过。e. 术后前后位 X 线片

31.3.8 手术细节

使用 AP 位透视可以减少对医生的放射暴露，通常通过单一透视可以覆盖 4 个脊柱节段。

31.3.9 术后结果

考虑到多发性创伤的性质，这种微创经皮入路"内固定"，符合损伤控制原则，能够让患者在不承担开放手术风险的情况下存活下来。

31.4 病例 3：微创经关节突胸椎间盘切除术

31.4.1 患者简介

患者女性，56 岁。遭受车祸外伤后她的双下肢"感觉就像果冻"。胸罩线平面下方疼痛敏感，向两侧放射到她的前胸部。她尝试过物理治疗，接受了12 次胸椎硬膜外类固醇封闭注射，服用慢性止痛药，疼痛没有明显缓解。MRI 显示 T7~T8 椎间盘突出，脊髓受到明显压迫（图 31.3）。

31.4.2 手术方案

该患者表现为创伤性胸椎间盘突出，经过 4 年积极的保守治疗，效果较差。因为她的神经根疼痛定位与椎间盘突出水平一致，所以选择了微创胸椎间盘切除术。

31.4.3 术前注意事项

除右下肢远端肌力下降外，患者神经系统完好。她没有脊髓病的症状。为确保正确的手术椎体定位，术前需要对胸椎（计数肋骨）和腰椎（验证 5 个正常腰椎）进行 X 线检查。此外，还需要 MRI 检查显示胸椎间盘突出的节段，并能够定位骶骨或 C2 水平。

31.4.4 内植物的选择

因为采用了微创技术，并不需要内固定。

31.4.5 手术入路和技术

患者采用俯卧位，气管内插管全身麻醉。使用

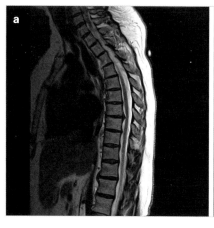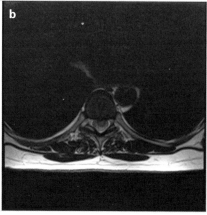

图 31.3 矢状位（a）和轴位（b）T2 加权 MRI 显示 T7~T8 椎间盘突出，并伴有脊髓压迫

侧位透视，通过使用连续透视法计数从 S1 到手术节段的椎体来定位正确的水平。在 T7/T8 水平右侧距中线 1.5cm 处，标记切口。然后使用 10 号手术刀将皮肤切开约 2cm，通过切口放置 K 线，进入 T7~T8 关节面。在 K 线上放置肌肉扩张器，然后取出 K 线，定位工作通道，向内侧倾斜，并锁定到位。电刀去除工作通道底部的少量残留组织。然后使用一个带有角度的刮匙来进入 T7~T8 椎板。采用 Kerrison 打孔法切开 T7~T8 椎板。用钻头磨掉关节突关节，显露内侧关节面。然后用一个成角的剥离器来确定黄韧带和硬脊膜之间的间隙，去除黄韧带，此时很容易显露和触及胸椎间盘。使用 15 号手术刀切开硬脊膜外侧的椎间盘间隙。然后使用一系列的铰刀和髓核钳进行胸椎间盘切除。使用反向刮匙，将突出的椎间盘推入椎间盘间隙，并从外侧使用髓核钳摘除。用直角刮匙进行探查，发现硬脊膜腹侧减压良好，用明胶海绵和骨蜡进行止血。

31.4.6 术后护理

常规闭合皮肤，恢复观察数小时，不需要外支具固定，患者可出院回家，术后 3~6 周开始进行物理治疗。

31.4.7 并发症的处理

常规使用抗生素预防伤口感染。如发生脑脊液漏，则用硬脊膜补片密封，不需要进行腰大池引流。患者平卧位过夜，第二天早上出院。

31.4.8 手术细节

保持 K 线到关节突方向可以防止不小心进入椎管。在定位椎体上（术前 X 线片和 MRI、术中重复

和准确的术中计数）最大限度地减少定位错误的风险。去除 50% 的小关节突关节，从外侧进入椎间隙切除突出椎间盘而不牵拉脊髓。

31.4.9 术后结果

大多数胸椎间盘突出患者神经根性疼痛明显缓解。然而，胸椎间盘切除术对轴性背部疼痛通常效果较差。

31.5 病例 4：硬膜内 / 髓外肿瘤

31.5.1 患者简介

患者为 56 岁女性，下肢进行性无力 6 个月病史。查体有双侧髂腰肌无力，乳头平面下感觉消失。MRI 显示 T6/T7 脊髓的硬膜内 / 髓外肿瘤，位于脊髓腹侧（图 31.4a、b）。

31.5.2 手术方案

硬膜内 / 髓外肿瘤常见为神经鞘瘤或神经纤维瘤，是通过 MIS 方法切除的首选治疗方案。

31.5.3 术前注意事项

为确保正确定位，术前需要对胸椎（计数肋骨）和腰椎（验证 5 个正常腰椎）进行 X 线检查。此外，还需要 MRI 检查病变部位，确定骶骨或 C2 椎体。

31.5.4 内植物选择

由于使用微创技术，棘上韧带保持了完整性。因此，通常不需要内固定。

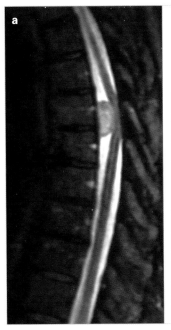
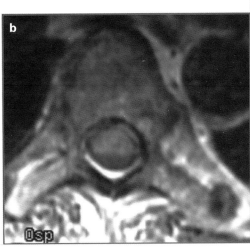

图 31.4 矢状位（a）和轴位（b）MRI 显示 T6~T7 髓外硬膜内肿瘤，位于脊髓腹侧

31.5.5 手术入路和手术技术

患者采用俯卧位，气管内插管全身麻醉。使用侧位透视，通过使用连续透视法计数从 S1 到手术节段来定位椎体。在 T6~T7 水平距中线 1.5cm 处，做 4cm 皮肤切口。通过切口放置 K 线，进入 T6~T7 关节面。在 K 线上放置肌肉扩张器，然后取出 K 线，定位工作通道，向内侧倾斜，并锁定到位。电刀去除工作通道底部的少量残留组织。然后使用一个带有角度的刮匙来进入 T7~T8 椎板。

使用磨钻磨除从 T7 底部到 T6 顶部的关节突关节。然后将通道向内侧倾斜，用钻头切除棘突的基底部和对侧椎板，一直移到对侧椎弓根。然后用一个成角剥离器来确定黄韧带和硬脊膜之间的间隙，去除黄韧带。

使用外科手术和明胶海绵进行椎板边缘止血。在显微镜下，沿中线打开硬脊膜，边缘向外侧牵开。在切除齿状韧带后，显露肿瘤，肿瘤被分块地或完整地切除。在确保止血后，常规进行伤口闭合。

31.5.6 术后护理

常规观察数小时，不需要支具固定，住院 1~2 天后出院。术后 3~6 周开始进行物理治疗。

31.5.7 并发症的处理

常规使用抗生素预防伤口感染。由于硬脊膜被打开，硬膜切口可以用硬脑膜补片进行覆盖密封。患者保持平卧位，第二天可以缓慢抬高，不需要进行腰大池引流。

31.5.8 术中细节

保持 K 线到关节突方向可以防止不小心进入椎管。在定位椎体上（术前 X 线片、MRI 和术中重复和准确的计数）最大限度地减少定位错误的风险。切除 50% 的小关节突可以较完整地暴露肿瘤，而不存在不稳定的风险。通过额外的切除关节突，肿瘤通常可以移到脊髓一侧并切除，而不会对脊髓造成任何损伤。

31.5.9 术后结果

结果显示硬膜内 / 髓外神经源性肿瘤完全切除，没有神经损伤，患者很快出院。

31.6 病例 5：脊柱侧凸伴胸椎旋转

31.6.1 患者简介

84 岁男性，行开放胸腰椎融合内固定术后出现进行性神经症状。他只能借助助行器行走，双侧小腿肌力正常，下肢神经反射活跃。他既往有多次腰椎融合内固定手术病史，最后一次融合手术延伸到下胸段。他有多种基础疾病，再次手术风险非常高。

胸椎MRI显示T10~T11椎管重度狭窄（图31.5）。脊柱X线显示胸椎和腰椎患有脊柱侧凸伴椎体旋转。

31.6.2 手术方案、术前注意事项和内植物选择

患者有多种基础疾病；因此，我们选择了后路微创入路。他的症状是由于T10~T11椎管狭窄引起，黄韧带肥大和关节突增生可能导致再狭窄或单纯减压变得严重不稳定；因此，采用后外侧融合和微创经皮椎弓根螺钉。脊柱侧凸畸形未被矫正，因为这不是导致他的症状的原因。由于手术的干预，告知患者他的腿部力量可能不会改善或继续恶化。

31.6.3 手术入路和手术技术

患者在全身麻醉下插管，神经电生理包括体感诱发电位（SSEP）和运动诱发电位（MEP）术中监测。患者俯卧位于一张可透射线的手术台上，腹部悬空。通过侧位透视检查定位椎体水平。在中线外侧2cm处切开一个切口，并切开筋膜。放置一个肌肉扩张器撑开肌肉，然后放置一个18mm的管状牵开器显露脊柱，同时行同侧椎板切除术。床向对侧倾斜5°，使用M8号的锥形磨钻钻头切开棘突和对侧椎板。使用BoneBac Press（Thompson MIS，Salem，MA）钻取的自体骨粒用于融合，去除同侧和对侧黄韧带，进行充分椎管减压。再次放平手术台，进行椎间盘切除术，然后通过套管将小关节突去皮质，并将自体骨移植在双侧小关节突行小关节融合。

完全止血，拔出管状牵开器，使椎旁肌恢复到

正常的解剖位置。使用前后位和侧位透视，经皮行椎弓根螺钉固定，常规放置两对螺钉（图31.6）。

31.6.4 术后护理

患者佩戴腰围支具下地康复锻炼。他逐渐从腿部开始恢复力量，经过物理康复治疗，他能够独立行走。

31.6.5 并发症的处理

邻近节段的退变是脊柱长节段固定融合手术一个常见的问题。我们认为这在很大程度上是由于破坏了脊柱的正常解剖完整性，导致了相邻节段水平的失稳，以及小关节突增生和黄韧带肥大。在治疗老年退行性脊柱侧凸患者时，我们更倾向于对症治疗。在许多情况下，这些患者可以通过精准的微创减压、融合和内固定来治疗，而不需要矫正畸形。由于很多正常的解剖结构被保留下来，这可以显著改善患者的生活质量，而没有脊柱畸形矫正手术发生的重大风险。

31.6.6 手术细节

·在治疗老年脊柱畸形患者时，尽量找出引起当前症状的原因。

·CT/脊髓造影通常可显示退行性脊柱侧凸伴旋转患者存在椎管狭窄或椎间孔狭窄。

·在许多老年畸形患者中，可以采用微创减压和后外侧融合术，经皮内固定可以早期恢复日常活动，手术风险较小。

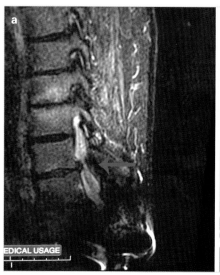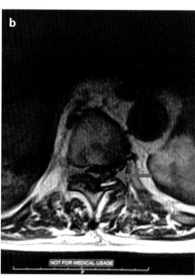

图31.5 矢状位（a）和轴位（b）MRI显示T10~T11严重椎管狭窄（蓝色箭头）

31.7　病例 6：胸椎间盘突出致脊髓受压

31.7.1　患者简介

48 岁肥胖女性表现为严重的右腿疼痛和肌力下降。胸椎 CT 显示 T10~T11 胸椎间盘偏右侧突出伴钙化，脊髓明显受压（图 31.7）。

31.7.2　手术方案

由于胸椎间盘突出伴钙化导致脊髓严重受压，患者表现双下肢无力，我们选择了前路手术。为减少术后疼痛和不适，我们选择了微创开胸入路。患者被告知病例的严重性，她的双下肢无力可能不会缓解或加重，或者可能会通过手术干预而截瘫。但她仍接受了手术治疗。

31.7.3　术前注意事项

胸椎 MRI 显示 T10~T11 椎间盘突出导致的脊髓明显受压和信号改变。脊柱全长位 X 线片和胸部 X 线片评估术中正确定位胸椎间盘突出节段。此外，胸椎的 CT 显示脊髓压迫的程度，突出椎间盘钙化适合前侧入路。拍摄显示从骶骨到手术节段的 X 线片有助于帮助术中正确定位（图 31.7）。

31.7.4　内植物选择

使用一种独特的肌肉牵开器，通过该通道进行手术操作（图 31.8 和图 31.9）。可撑开椎间容器混合使用 BoneBac Press（Thompson MIS）从同一手术切口取自体骨粒置入椎间隙。使用双螺纹钢板将融合器固定在适当的位置，以增加固定强度。

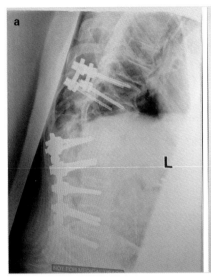
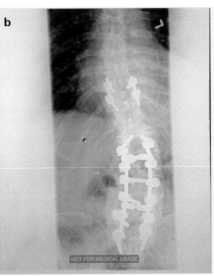

图 31.6　术后侧位（a）和前后位（b）X 线片显示 T10~T11 水平内固定。注意之前传统长节段融合和椎弓根螺钉内固定手术

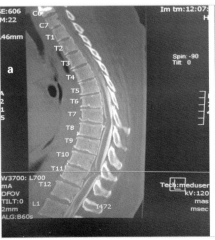
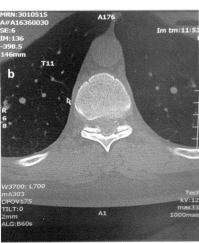

图 31.7　矢状位（a）和轴位（b）CT 显示 T10~T11 胸椎间盘突出伴钙化，脊髓压迫明显

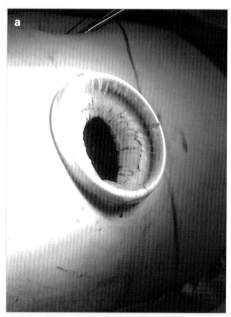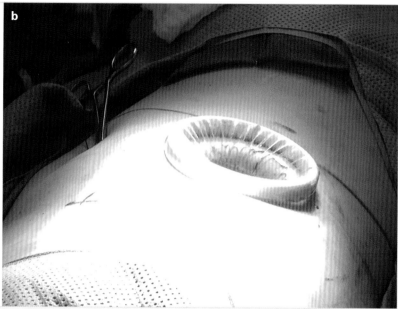

图 31.8 a、b. 术中照片显示使用 Alexis 牵开器进行微创开胸脊柱手术

31.7.5 手术入路和手术技术

患者气管内插管全身麻醉，取右侧卧位并固定，并进行包括 SSEP 和 MEP 神经电生理监测。然后通过透视计数从骶骨到病变水平以及计数肋骨头来定位。直接在 T10~T11 位置切开，并放置牵开器（图31.8），显微镜下去除位于 T10 和 T11 椎体前部胸膜以及 T10 肋骨头。使用长锥形磨钻（Stryker TPS，Kalamazoo，MI）磨除肋骨头和下面的椎弓根，以便进入椎管并确定脊髓的位置。一旦准确定位，将进行 T10 和 T11 的部分骨皮质切除术以及 T10~T11 椎间盘切除术。由于椎间盘突出的腹侧有足够的空间，突出的椎间盘被从脊髓腹侧去除。后用明胶泡沫和其他止血海绵止血。探查脊髓完全减压，然后在一个可膨胀的融合器里装满从同一手术中收集的自体骨粒置入椎间隙，使用胸前钢板螺钉固定，在钢板周围置入额外的自体骨。用肋骨板重建肋骨，术后放置胸管引流管，常规闭合切口（图 31.9）。

31.7.6 术后护理

患者术后早期在重症监护病房（ICU）进行管理，并放置了胸管。鼓励早期下床行走。患者术后不久开始接受物理治疗，采用深静脉血栓预防，包括使用压缩袜和双下肢气压泵装置。仔细监测、护理膀胱和肠道功能。行走时佩戴胸腰支具进行保护。

31.7.7 并发症的处理

胸椎钙化患者会出现截瘫，即使手术干预也可导致截瘫。为了避免损伤脊髓，我们更喜欢前路手术。使用软性牵开器系统和钢板重建肋骨可以减少或避免开胸手术后的疼痛。切除这些病变后使用止血材料预防静脉出血很重要。早期鼓励患者康复锻炼有助于减少下肢深静脉血栓形成。

31.7.8 手术细节

· 全面的术前检查对我们手术方案很重要，CT 有助于确定椎间盘是否钙化。

· 矢状位重建 CT 或 MRI 可以显示骶骨帮助术前手术定位。

· 在病变水平上切除肋骨头和椎弓根确定椎管的位置，有助于术中帮助外科医生熟悉解剖位置。

· 止血材料的使用对于预防静脉出血很重要。

· 可扩展的椎间容器填充自体骨粒移植融合将是最终稳定结构。

· 前路钢板固定提供坚强固定，从而避免后路固定。

· 胸管引流放置可避免行术后胸腔穿刺。

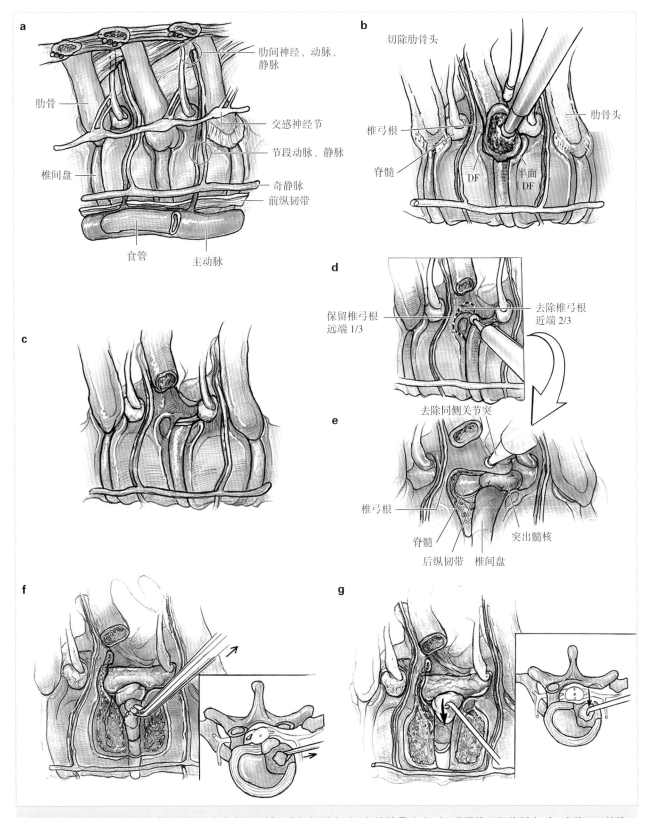

图 31.9　示意图显示执行胸椎间盘切除术步骤包括：胸部解剖（a），切除肋骨头（b），暴露椎弓根外侧（c），去除 2/3 的椎弓根（d），暴露硬脊膜（e），在椎间盘和相邻椎板处开槽（f），并取出椎间盘及髓核（g）

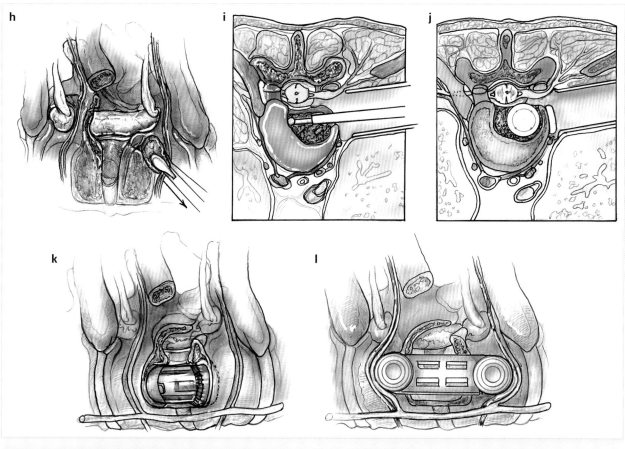

图 31.9（续） 切除压迫脊髓的椎间盘（h），椎体上下终板处理（i），放置可伸缩钛笼（j、k），前路钢板固定（l）

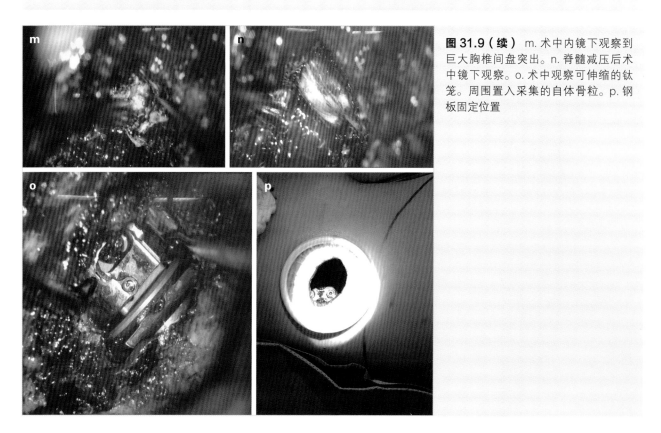

图 31.9（续） m. 术中内镜下观察到巨大胸椎间盘突出。n. 脊髓减压后术中镜下观察。o. 术中观察可伸缩的钛笼。周围置入采集的自体骨粒。p. 钢板固定位置

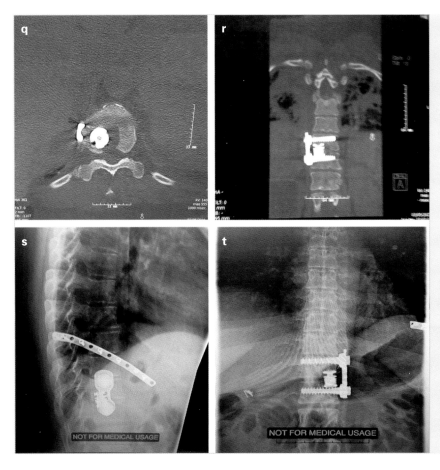

图 31.9（续） q. 术后轴位 CT 重建显示脊髓彻底减压。r. 术后切口。术后前后位（s）和侧位（t）X 线片显示肋骨钢板重建，有助于减少开胸术后疼痛

31.7.9 术后结果

患者术后放置胸管，术后不久就开始行走。患者恢复正常，并接受了物理治疗。患者在术后 3 个月内佩戴胸部支具行走。术后 3 个月的影像学检查显示节段完全融合。

31.8 结论

胸椎的各种病变都可以进行微创治疗，包括退行性疾病、创伤和肿瘤。随着技术和仪器的改进，治疗胸部疾病的适应证将会扩大。胸椎微创手术的优点是患者恢复快，医源性并发症较少。

第 32 章 脊柱内镜技术概述

Nima Salari, Christopher Yeung, Anthony T. Yeung

侯志强 / 译

摘要

后外侧入路内镜下椎间盘切除术提供了从椎弓根到椎弓根的良好的硬膜外腔通道，便于取出突出的椎间盘碎片。这是治疗腰椎间盘突出症的微创可视化手术。文献显示，与标准的显微后路椎间盘切除术相比，其效果相当或更好。这是一种极好的微创手术方法，可以用来治疗多种类型椎间盘突出症。理想的适应证包括椎间孔型 / 极外侧型椎间盘突出，上腰椎和下胸椎突出，翻修病例，椎间孔狭窄，以及椎间盘炎。本章将讨论手术的历史发展，相关文献的结果，适应证和禁忌证，并描述具体的手术过程。

关键词：内镜椎间盘切除术，椎间孔成形术，后外侧椎间盘切除术，杨氏法，椎间盘突出，微创椎间盘切除术

32.1 引言

椎间盘退变和突出的发病机制复杂，是多因素的，不过自手术显微镜的引入以来，其手术方式几乎没有改变。显微镜辅助技术曾是金标准；然而，它需要牵开硬膜和神经根，进行肌肉和韧带的骨膜下剥离，切除椎板，以及局部麻醉或全身麻醉。如前几章所述，管状撑开器利用组织扩张而不是切割建立通道，能够尽量减少浅表组织的破坏，但该技术仍然需要去除与标准显微后路椎间盘切除术相同数量的骨质并进行相当的神经操作。即使手术很完美，也可能会导致肌肉萎缩和敏感神经根周围的瘢痕。

外科内镜的发展给医学的许多领域带来了重大的变化，主要是在腹部外科和关节镜领域。膝关节镜在许多病例中取代了传统的关节切开术。内镜在脊柱外科手术中的应用扩展缓慢。在 20 世纪 70 年代早期，Kambin、Gellman 和 Hijikata 分别定义了经皮腰椎中央髓核摘除术的后外侧入路。Forst 和 Housmann 后来采用改良的关节镜实现了椎间隙的可视化。这些进展连同 Kambin 对神经孔的解剖描述，以通过"三角区"（图 32.1）建立后外侧入路，共同成为内镜经椎间孔入路发展的基石。

Yeung 推出了一种刚性棒状透镜、集成水流、多通道、广角的脊柱内镜，能够可视化进入椎间盘间隙。内镜和特制的斜行开槽的套筒，可实现将椎间

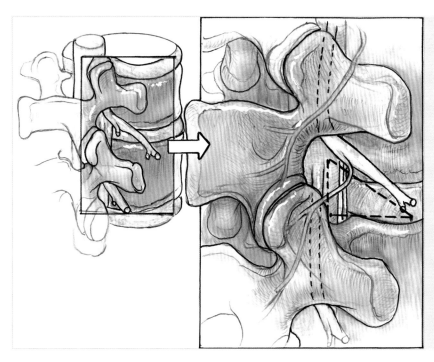

图 32.1 读者应熟悉 Kambin "三角区"，在经椎间孔椎间融合入路至椎间隙时观察最为清楚。行走神经根和出口根分别构成三角的内缘和上缘，下缘以下位腰椎的上终板为界

盘内、纤维环壁和硬膜外腔置于同一视野（图 32.2）。该设计可以更好地到达椎间盘后方进行可视下切除、更好地进入上关节突下表面进行椎间孔成形，并通过旋转套筒保护神经结构。

一些商业化的系统已经被引入市场（Richard Wolf GmbH，克尼特林根，德国；Joimax GmbH，卡尔斯鲁厄，德国；Karl Storz，图特林根，德国；Max-MoreSpine，赫林格，德国），这项技术已经发生了一些变化。

近年来，成像质量得到了提高，高清摄像机和显示器可以更好地显示手术视野。此外，仪器的质量和种类已经细化如钛钇铝石榴石（Ho：YAG）激光器、更大的工作频道、带角度的器械、Kerrison 咬骨钳、刨削刀等的加入，使手术更加容易。该技术的广泛应用促使了多项研究的发表，证实了手术方法的有效性。

质量研究表明，与传统的显微椎间盘切除术相比，内镜更有利，同时可以最小化入路相关并发症。在他们的前瞻性随机临床试验中，Ruetten 等证实后外侧内镜手术优于显微椎间盘切除术，患者满意度相似。该研究指出，内镜手术时间更短、康复更快、护理成本更低、创伤更小。对文献的系统性回顾进一步证实了这一观点，表明进行后外侧内镜椎间盘切除术的患者与传统的显微椎间盘切除术相比至少有同样好的结果，尽管这种技术需要很长的学习曲线。椎间盘造影术、硬膜外注射和关节镜的经验将有助于缩短学习曲线。

32.2　内镜的适应证

任何椎间盘突出，只要没有隔绝和远处游离，就可以进行内镜椎间盘切除。外科医生选择突出的大小和类型取决于他们的技术和经验水平。也许该技术的理想适应证是极外侧型椎间盘突出。该方法通过椎间孔进入椎间盘，在椎间孔处容易插入套筒。其他适应证包括：

- 上腰椎和下胸椎椎间盘突出症。
- 标准显微椎间盘切除术后复发。
- 纤维环后方撕裂。
- 椎间孔骨性狭窄。
- 脊髓受压。
- 一种新颖的椎间融合术。

32.2.1　椎间盘突出

上腰段的突出进行后路操作时需要更积极的椎板切除，因为椎板的叠瓦状构造相对于椎间盘间隙的覆盖。此外，关节突关节去除越多，术后不稳定的概率就越大。通过后外侧入路可以避免任何潜在的不稳定因素，并且在无须操作脊髓或脊髓圆锥的

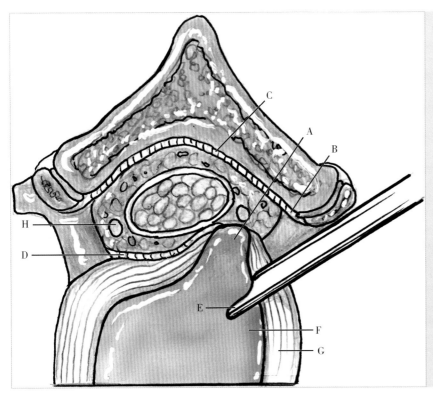

图 32.2　内镜和斜形前端套管使椎间隙、纤维环后壁、后纵韧带以及硬膜外间隙位于同一视野。A，突出；B，椎间孔韧带（黄韧带的延伸）；C，黄韧带；D，后纵韧带；E，斜形前端套管；F，椎间盘；G，纤维环；H，行走神经根

情况下，也可以实现下胸段椎间盘突出的安全切除。

对于椎间盘突出复发的病例，后路椎板切开的缺陷和硬膜外瘢痕增加了操作难度，需要更多的技巧才能安全完成手术。瘢痕组织限制了复发性椎间盘突出碎片的迁移，这并不罕见。这使得后外侧内镜技术更有优势，因为它避开了瘢痕组织，允许更安全地到达突出位置。

射频能量在可视下应用于纤维环撕裂，以皱缩胶原、消融内生肉芽组织、新生成血管和致敏的疼痛感受器。再加上盐水冲洗，有助于清除引起化学刺激的神经毒性化学物质和代谢物，有助于减轻该区域产生的疼痛。髓核组织经常出现在撕裂的纤维中，阻止了撕裂愈合。这种组织可以被切除以促使撕裂愈合，为其他可能通过融合或全椎间盘置换术治疗的情况提供了一种微创替代方案。

使用环钻/锉刀、特制的铰接磨钻，Kerrison咬骨钳、侧射型 Ho：YAG 激光可以很容易进行内镜椎间孔成形术。椎间孔的顶部是由上关节突的下表面构成的，很容易通过内镜观察和到达。侧射 Ho：YAG 激光和环钻剥离小关节帽、去除骨质以扩大椎间孔开口。滑膜囊肿也可以被观察到并切除。

32.2.2 椎间盘炎

椎间盘炎可以通过后外侧入路内镜椎间盘切除术和清创术来治疗。目前的治疗方法依赖针吸活检，然后是长期的抗生素治疗。针吸活检不像内镜下清创术得到的组织样本那么可靠，甚至对于细菌性椎间盘炎的诊断也常常是阴性的。由于开放手术带来的并发症、无效腔和去血管化组织，以及担心感染在椎管内扩散，外科医生在进行开放清创时常常犹豫不决。内镜下切除活检和经后外侧入路的彻底清创几乎能够立即缓解疼痛，并为实验室分析和培养提供了更可靠的组织样本。由于通道建立过程只进行了组织扩张，所以不会产生无效腔以致感染扩散。

32.2.3 椎间融合

随着椎间融合手术的日益普及和可扩张椎间融合器的发展，后外侧内镜技术有可能成为实现这些目标的微创方法。在内镜下直接观察椎间隙，通过专用的刨削刀，可以更有效地切除椎间盘。此外，通过该入路，以前无法达到的椎间隙（如 L5/S1 间隙）也可以进行微创下融合术。同样，在不通过髂腰肌扩张或对个别神经根和（或）敏感神经丛过度牵拉的情况下，很容易进行腰椎其他节段的侧方入

路手术。

32.3 脊柱内镜手术禁忌证

禁忌证是相对的，取决于椎间盘突出的位置、患者的解剖结构和外科医生的经验。内镜下后外侧入路可以成功治疗脱出型和高度游离的突出，但传统的后外侧入路更容易切除。高髂嵴和骶骨水平倾斜对内镜下后外侧入路提出了挑战。为此需要一个更陡峭、更偏向内侧的通道，这使得对椎间隙后方突出的治疗更加困难。在退行性脊柱侧凸中，通过凹侧的神经孔进入是另一个挑战。虽然这些障碍对于有经验的外科医生来说不是无法克服的，但在初学习该技术时应尝试更容易的病例。随着他们对这种技术的熟悉和内镜技能的提高，可以成功地治疗更难的突出。例如，为了克服 L5/S1 的解剖限制，经验更丰富的医生将尝试去除上关节突的腹侧部分，以一个较浅的入路进入椎间盘后方。

32.4 术前规划

无论病变如何，在尝试后外侧入路内镜椎间盘切除术之前，仔细询问病史、体格检查、阅读 X 线片和 MRI 都是必要的。注意特殊的解剖关系对于确定该入路是否安全可行是很重要的，并要确保无禁忌证。注意髂嵴水平与椎间隙的关系，以确定最佳的穿刺轨迹。过高且狭窄的骨盆可能使进入 L5/S1 椎间隙变得困难。此外，阅读轴位 MRI 图像，评估小关节与椎间隙的关系和腹膜后结构的位置，以便更好地了解计划的轨迹（图 32.3）。此外，严重退行性脊柱侧凸或存在脊柱滑脱的情况可能使内镜手术的可预见性变差。

一些医生可能会选择自己进行经椎间孔硬膜外类固醇注射。作为一种诊断工具，其通过选择性神经根阻滞将病变定位到单侧和单一椎间隙水平的价值是很高的。它还可以为患者提供治疗、缓解症状，即使只是在短时间内。更重要的是，它可以作为一个"试验"，确定内镜到达病变节段的难易。

设备

目前临床使用的许多内镜系统都配有类似的设备（图 32.4）。核心部分包括内镜、摄像机、带光缆的光源、视频处理单元和架子。内镜通常采用刚性杆状透镜设计，与机身相连，机身有一个工作通道和几个供灌洗液出入和连接视频源的通道。作者使用的系统由 Yeung Endoscopic Spine Surgery System

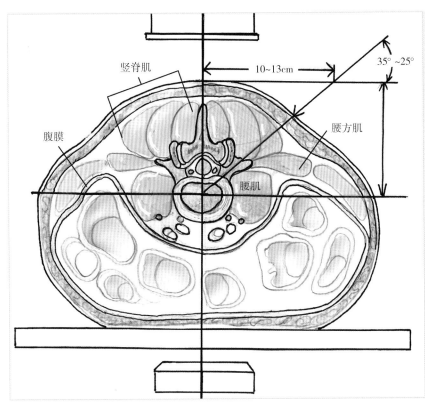

竖脊肌

腹膜

10~13cm

35°～25°

腰方肌

腰肌

图 32.3 虽然正位和侧位透视图像可以帮助医生将穿刺针尖定位到所需位置，但仍需要特别关注术前影像。轴位图示显示了穿刺针穿过竖脊肌（ES）的轨迹及与腰方肌（QL）、腰大肌（P）和腹腔的关系。轴位 MRI 还有助于医生估计皮肤穿刺点到中线（L）的距离和与水平面的夹角

选择性内镜下椎间盘切除术部分器械（不按比例）

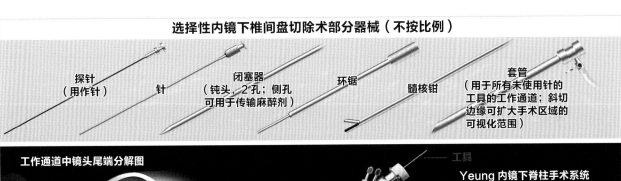

探针
（用作针）

针

闭塞器
（钝头，2 孔；侧孔
可用于传输麻醉剂）

环锯

髓核钳

套管
（用于所有未使用针的
工具的工作通道；斜切
边缘可扩大手术区域的
可视化范围）

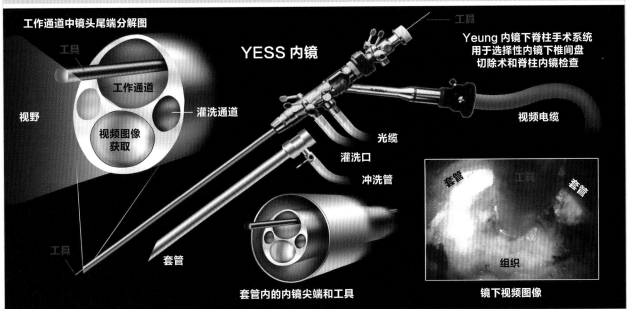

工作通道中镜头尾端分解图

工具

工具

YESS 内镜

Yeung 内镜下脊柱手术系统
用于选择性内镜下椎间盘
切除术和脊柱内镜检查

工作通道

灌洗通道

视野

视频图像
获取

视频电缆

光缆

灌洗口

冲洗管

工具

套管

套管内的内镜尖端和工具

套管

工具

套管

组织

镜下视频图像

图 32.4 基本设备包括具有椎间盘切除工作通道的内镜和直视下使用的探查工具

（YESS）/Vertebris system（Richard Wolf GmbH.）和以下仪器组成：

・多通道、20°椭圆形脊柱内镜，工作通道2.7mm、3.1mm或4.1mm，一体化连续冲洗通道（流入和流出）。

・多通道、70°椭圆形脊髓内镜。

・7mm和8mm的套管，具有各种开槽、斜面和锥形尖端。

・导丝和配有中心通道和偏心通道的组织扩张器/封闭器，偏心通道可容纳局麻针头，中心通道容纳导丝。

・专门的单关节、双关节咬骨钳，通过内镜工作通道可进行碎片切除操作。

・更大的、直的和铰接的咬骨钳，可以通过进入套管进行双通道碎片切除及透视引导下单侧切除。

・肌腱切断式钳，用来切开纤维环。

・用于椎间孔扩大（椎间孔成形）的切除纤维环和骨质的环钻。

・微锉刀、刮匙和Penfield探针。

・纤维环刀。

・可弯曲双极射频探头（Elliquence）用于止血、纤维环胶原的热皱缩和痛觉感受器的热消融。

辅助设备包括：

・直而灵活的灌吸式刨削刀，用于椎间盘切除术。

・抽吸器连接到灌吸式刨削刀上，其吸力比标准壁式吸引更强。

・侧射Ho：YAG激光用于细小组织和骨的汽化/去除。

・用于椎间孔成形术的内镜高速磨钻或铰接磨钻。

・用于持续灌洗的液泵。

32.5 手术方法

后外侧入路内镜下椎间盘切除术的过程最开始是一种"Inside-Out"的方法。这意味着椎间盘碎片从椎间盘内部取出，可以通过纤维环侧方进入。随着时间的推移、新工具的引入及系统的改进，这种方法经历了几次改良。这些改良包括使用特殊的钻来扩大椎间孔，这样就可以直接从椎管内部进入间盘，但要从椎间盘后部进入。另一种"Inside-Out"的方法采用极外侧入路，通过更水平的轨迹到达椎间孔。这3种方法仍采用经椎间孔入路，每种方法各有优缺点（图32.5）。椎间孔型和椎间孔外椎间盘突出症可通过各种方法进行治疗。不需要额外的侧方进入或开窗，经突出部位即可进入椎间盘。突出的组织将使出口神经根进一步向颅侧移位，使经Kambin三角的入路更加安全。

对于中央型或旁中央型突出，通过"Inside-Out"的方法建立的入口可以帮助缓解本就薄弱的纤维环背侧的压力。在柔性双极射频的帮助下，能量可以直接作用于纤维环，使胶原收缩。髓核组织经常出现在撕裂的纤维环纤维中，可以将其移除以使破口愈合。此外，从内部观察椎间盘对于椎间隙的减压和松散碎片的清除是非常重要的，可以减少再突出的次数。这是"Inside-Out"技术的优势。虽然研究确实表明再突出率较低，但也提醒人们注意，过于激进的椎间盘切除可能导致较高的椎间隙狭窄和背部疼痛发生率增加。

对于脱出和游离的椎间盘突出，从椎间盘内部观察位于硬膜外的间盘全貌是不可能的。因此，直接观察和进入椎管更适合进行适当的减压。神经根和神经结构的可视化更容易通过"Outside-In"的方法实现。"Outside-In"入路常常需要切除上关节突在神经孔的入口、中间、出口区造成的骨性狭窄。椎间孔成形术通常有助于缓解侧隐窝和椎间孔的狭窄。在这种情况下，进针点和皮肤切口也需要适当调整。为了到达向头侧偏移的突出位置，医生需偏尾侧切开皮肤，以便将套管置于接近于突出物的硬膜外间隙腹侧。相反，对于向尾侧偏移的突出，起始切口的位置更偏向头侧，以达到突出位置。

32.5.1 手术技术

作者的理念是以"Inside-Out"技术作为一个安全起点。该方法可根据病变情况进行修改。通过椎间盘间隙定位是最容易的，如果有必要进入硬膜外间隙，也可以很容易实施椎间孔成形术，以更浅的路径到达纤维环背侧（图32.6）。下面进一步讨论了使用YESS系统的"Inside-Out"技术。

32.5.2 手术室设置和透视

手术室的设置需要一个带内镜设备的显示系统，一个C臂和一个带有前弓体位架的可透射线手术台。患者取俯卧位（图32.7）。一些外科医生采用侧卧位；然而俯卧位是首选，因为视频图像中的定位更容易，器械的操作也更符合人体工程学。俯卧位也可行双侧入路。其中一个通道可用于实时可视化，并通过其工作通道使用较小的器械，而副套管有助于在椎间盘切除术中使用更大、更灵活的工作器械。同样重要的是患者和C臂的位置，以便于获得完美的后前位（PA位）和侧位透视。手术水平必须居中以避

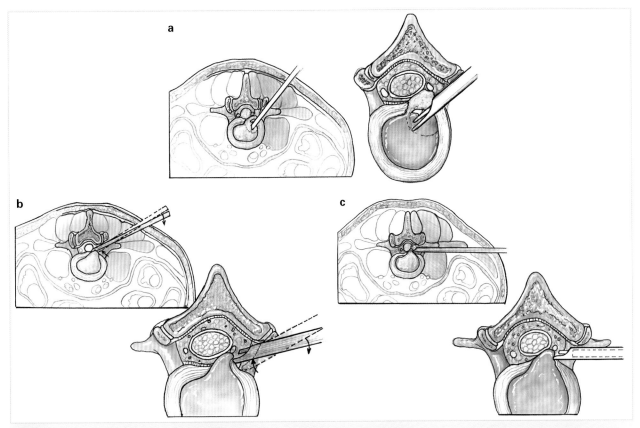

图 32.5　a. 采用 "Inside-Out" 入路取出椎间盘组织，可通过纤维环侧方进入。b. 使用特殊的钻扩大椎间孔，可以从椎管内直接到达椎间盘突出位置，而不进入椎间隙。这种 "Inside-Out" 的方法仍属于经椎间孔入路。c. 一个更水平的入路可以在不进入椎间隙的情况下进入椎管。术前仔细研究影像学是必要的，以确保安全通过椎间孔

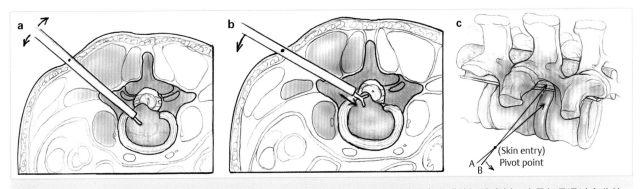

图 32.6　a、b. 内镜和垂体钳的尖端可向背侧倾斜，以取出椎间盘碎片或更好地观察硬膜外间隙腹侧。这最好是通过充分扩大椎间隙的入口来实现，或者在必要时通过椎间孔成形术实现。c. 如图所示皮肤进针点固定时，通过杠杆作用可使套管尖端向背侧移动

免视觉误差。

相较于全身麻醉，局部麻醉药联用静脉镇静药咪唑安定和芬太尼是首选的麻醉方式。利用患者的疼痛反应进行实时神经监测，以避免任何对出口神经根或行走神经根的损伤。0.5% 利多卡因是首选的局部麻醉药，因为它可以麻醉该区域以避免疼痛，同时保留神经根受到刺激时的疼痛反应。麻醉师应

避免使用异丙酚进行静脉镇静，因为可能引起全身麻醉而不能使患者对可能导致神经根损伤的动作产生反应。

32.5.3　最佳穿刺方案

最佳的穿刺方案是至关重要的，因为所有后

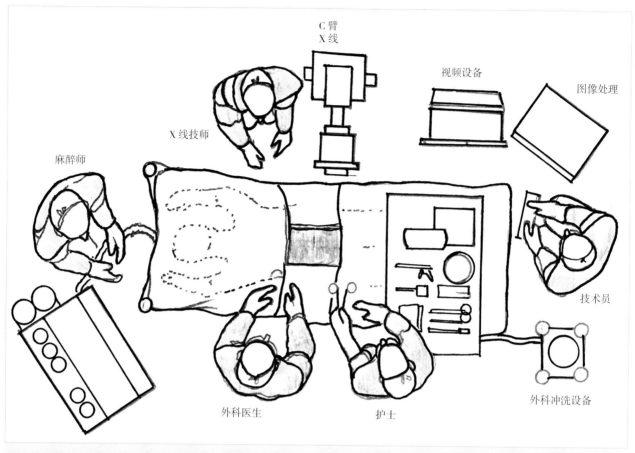

图 32.7 适当的手术室设置有助于医生很好地观察内镜和 C 臂的反馈信息

续的操作都遵循这一路径。入针点通常从中线旁开 10~13cm 处开始，保证平行终板进入椎间盘，从而在不损伤终板的情况下实现椎间盘内定位。患者体态决定从中线旁开的距离。在患者背部横置一根金属棒，并在与金属棒不接触的位置外 1in 处标记一个点，就可以做出一个很好的估计。在正位片上确定切口的侧方距离后，检查侧位片，并将切口置于椎间盘倾斜面的线上。

为了获得个体化定制的最精确的穿刺路径，我们使用一根不透射线的细金属棒作为标记和标尺，在皮肤上画线以指导徒手 C 臂导航下定位。这些表面标记有 3 个关键点：

· 椎间盘中心。

· 椎间孔窗（椎间孔内外界连线中心）。

· 皮肤窗（入针点 / 皮肤切口）。

32.5.4 具体步骤

（1）用金属棒作为不透射线的标记和标尺，沿棘突画一条纵线，标记出正位片上的中线；再画一条横线，将目标椎间隙平分，标出正位片上的椎间盘横平面。这两条线的交点表示间盘的中心（图 32.8a）。

（2）侧位上沿棒的尖端，在椎间盘前缘画一条线，与终板平行，并将椎间盘平分。这表示椎间盘倾斜平面，确定入针点的头尾侧倾斜角度（图 32.8b）。为避免视差和测量误差，握棒时应与射线垂直，不应远离或靠近患者。

（3）棒尖到皮肤的距离是通过在棒和皮肤接触的点抓住棒来测量的。

（4）然后在皮肤上沿着横平面测量距中线的距离。在横向距离内，画一条与中线平行的线与椎间盘倾斜平面线相交。此交点标志着皮肤进针点或皮肤窗口（图 32.9）。

皮肤穿刺点距中线的位置决定了进入椎间孔的轨迹角度。这种方法给出了一个安全的起点和与水平面成 20°~30° 夹角的穿刺路径（图 32.9）。

为了优化穿刺路径以到达特定的突出位置，通常可以将入针点调整得稍微偏内侧（对于椎间孔型或椎间孔外型突出）或偏外侧（对于中央型和一些旁中央型突出）。通常情况下，人们会想要尽可能从

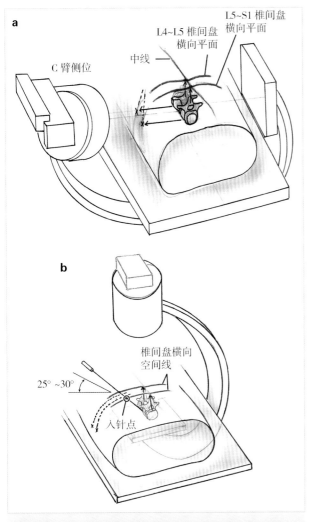

图 32.8　a. 患者俯卧位时，根据正位片可绘制出中线和目标椎间盘的横断面及其各自的椎间盘中心。b. 在椎间盘前缘与杆尖处平行于终板画一条线，在侧位片上将椎间盘平分。这不仅代表了椎间盘的倾斜线，并确定了入针点的头 / 尾倾斜角度，而且还能测量从棒尖到皮肤的距离

外侧开始，形成一个较浅的进入椎间盘的路径，来瞄准典型的中央型和旁中央型突出的底部。然而，旁开距离过远会有腹部内容物损伤的风险，且不应是 0°。术前也可以对轴位 MRI 图像进行测量，以估计最优和安全的侧位起始点，以抵达责任节段。

值得注意的是 L5/S1 椎间盘的正向倾斜平面。陡峭的正向倾斜线（前凸）将使最佳穿刺点往头侧倾斜更多，这有助于避开髂嵴。平缓倾斜的 L5/S1 椎间盘将使最佳穿刺点的位置定位于髂嵴，对穿刺针道造成阻挡。所以穿刺点必须从内侧开始，以避开髂嵴。有时这会形成一个陡峭的路径，使它很难到达突出位置。这通常可以通过使用环钻和骨钻切除上关节突的腹侧面来克服，以较浅的入路进入椎间盘

以进入目标突出间盘。如果无法到达突出位置，则不建议采用这种手术入路，而应首选后侧入路。

第一个中立位的椎间盘倾斜平面通常在 L4~L5 或 L3~L4。中立位间盘倾斜平面与横断面在同一平面内；因此，穿刺点位于横断面线上。负向倾斜的椎间盘，通常位于 L1~L2 和 L2~L3，使穿刺点位于横断面线的尾侧。

穿刺过程

一旦确定了入针点和针道，就用 0.5% 利多卡因浸润麻醉皮肤和皮下组织。然后插入一根 6in 长、18G 的穿刺针，经预设的针道通过前内侧，到达皮肤上标记的椎间盘中心。当推进针头时，把 0.5% 利多卡因注入针道中，可以局部麻醉穿刺通道，避免稍后置入扩张器时的疼痛。

在正位 X 线导引下（投射角度与椎间盘倾斜平面一致，以提供椎间隙的真实正位图像）将穿刺针刺入纤维环。针尖向椎弓根内侧边缘推进前，应先检查侧位片，以确定合适的轨迹，避免在过浅的情况下不慎刺入硬膜。正位片上针尖位于椎间孔投影中心时，在侧位片上应刚好触及纤维环后方。接着将针推进到中线，过程中注意拍摄正侧位 X 线片。理想情况下，针尖将位于椎间盘的后 25%，即接近旁中央型椎间盘突出位置。如果突出很大且伴有向后移位，在侧位片上，针尖甚至可以位于椎体后缘稍后的位置。如果是椎间孔型椎间盘突出，那么针尖可以在椎间盘的中心，即以 45° 的角度进入椎间盘。这种做法是合适的，因为不需要进入硬膜外腔后方即可去除突出。

椎间盘造影

此时进行验证性椎间盘造影。对比剂混合物比例为：9mL 碘帕醇 300 和 1mL 亚甲基蓝染料。靛蓝胭脂蓝在过去曾被使用，但因不再生产，所以被亚甲基蓝染料取代。这种混合物使椎间盘在 X 线片上显示为不透射线，而术中病变髓核和纤维环裂缝呈浅蓝色，这有助于指导靶向切除病变组织。纤维环不易染色，故可以与染色组织相区别。如果在透视图像上看到染料渗漏到硬膜外间隙，则提示突出被挤出了纤维环而非包容型，这有助于外科医生规划手术终点。对于旁中央型突出，人们总是可以从内部切开的纤维环看到减压的行走神经根。如果是包容型突出，纤维环后方变薄，彻底的髓核切除通常是在看不到行走神经根的情况下完成的，因为完整的纤维环会阻挡。如果对是否完全减压不确定，可以从内侧切断剩余的纤维环，以便能看到神经根，

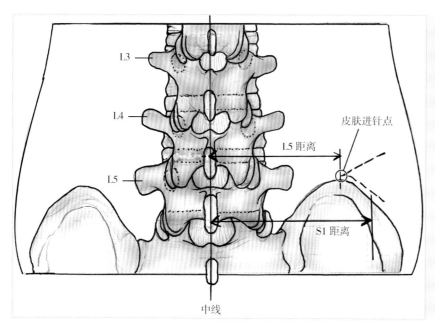

图32.9 然后，沿着每个椎间盘各自的横断面线，从中线测量使用棒尖在侧方确定的距离。在测量结束时，画一条与中线平行的线，与相应的椎间盘倾斜线相交，并标记皮肤进针点。然后将穿刺针插入，并与所需的椎间隙成20°~30°角

但这样会使手术切口变大。

通道放置

将一根细长的导丝穿进18G穿刺针。导丝尖端需进入纤维环1~2cm；然后取出穿刺针，做一个小切口。沿导丝插入锥形组织扩张导管，直到导管的尖端牢牢卡在纤维环上。导管的偏心平行通道可以进行环形浸润，使用少量0.5%利多卡因，即足以麻醉纤维环，但不能麻醉出口神经根和行走神经根。将扩张导管牢牢地卡在纤维环上，取下导丝。

用锤将扩张导管砸入纤维环内部。纤维环开窗是整个手术过程中最痛苦的一步。建议麻醉师在开窗前增加镇静强度。将导管尖端推进到纤维环深处，并通过X线确认。现在将斜面套筒沿导管推入椎间盘。直到斜面尖端进入纤维环深处。取下导管，插入内镜，即可以看到髓核和纤维环。

如果你担心会进一步挤压出一个很大的突出，或者你想在开孔前检查纤维环外部，可以用扩张导管抵住纤维环外部。然后将套筒推至纤维环。取下导管，插入内镜。检查纤维环外部，以确保在纤维环切开之前，没有牵连神经结构。然后可以在直视下使用环形切开刀或切割环钻进行开窗。在套筒进入椎间盘之前，可以将突出的椎间盘组织切除。这通常是治疗椎间孔型和椎间孔外型突出的最佳方法。

椎间孔纤维环窗是一个容易识别的C臂和术中解剖学标志，是内镜下椎间盘切除术的起始位置。通过内镜，外科医生可以看到数量不等的蓝染髓核。通用接入套管的斜边为12mm，外径为7mm。当套管相对于环壁微缩回至跨中央位置时，广角镜将硬膜外间隙、纤维环壁/后纵韧带和椎间盘内间隙显示在同一视野内。

切除过程

接下来介绍基础的内镜手术，单通道下切除旁正中突出的椎间盘。大多数情况下，通过精确的穿刺定位，套管的开口已经在突出髓核碎片内，内镜下可以观察到。射频双极探针用于热凝任何细小出血点，以达到止血目的，获得清晰的视野。内镜下用髓核钳可以取出突出物。如果在套管开口与突出物之间有纤维环纤维，则应将切口向内侧扩大，用切割钳将突出物底部松解。这将开放手术中的纤维环切开与镜下切开联系了起来。侧射型Ho：YAG激光也可用于扩大纤维环切开的范围。这样做是为了切开突出处的纤维，这些纤维可能会夹住或阻碍突出髓核的切除。在突出的正下方，通常可见大量蓝染的髓核，类似于冰山的水下部分。这些髓核不稳定，可能会游离。内镜下髓核钳用于抓取蓝染的髓核。如果需要，在内镜取出后，可以直接通过套管使用较大的直铰链式咬钳。这一步最好在透视和外科医生对器械的感觉下进行。抓住突出碎片的底部，通常可以取出突出的部分。

在取出突出的髓核后，使用直而灵活的灌吸式刨削刀进行减压，以创建工作腔。这一步需要在电源激活前用C臂定位剃须刀头，以避免神经/硬脑膜损伤和纤维环前方穿透。减压过程可以使椎间盘内更清晰可见，去除不稳定的髓核以防止再突出，并使任何残留的椎间盘突出组织沿着阻力最小的路径进入腔体。检查工作腔是否有持续存在的髓核碎片。

如果在后部仍发现蓝染核物质，即未被取出的椎间盘碎片，则用髓核钳和柔性射频双极探针将这些碎片移至工作腔内并取出。柔性射频双极探针也用于收缩和增厚纤维环胶原，并在整个手术过程中维持止血。

通过观察行走根的减压来证实突出的完全清除（图 32.10）。然而，应该注意的是，如果是一个包容性的旁中央型突出，你将不会希望看到减压的行走神经根。可以从椎间盘内部看到变薄的纤维环。在移除内镜之前，我们也常规观察并确认出口神经根（图 32.11）或包裹神经根的神经周围脂肪未受损。在手术结束时，我们在椎间孔注射 1mL 80mg 甲泼尼龙，以帮助减轻炎症和减少感觉障碍的发生率。

大多数突出可以通过单通道技术治疗。双通道（双侧入路）技术适用于较大的中央型突出，以及在 L5/S1 位置，当通道不够浅，无法将套管的末端定置于突出底部时。

关闭伤口

只需用黏合条关闭伤口，覆以无菌的 2×2 纱布。8mm 的切口缝一针即可，无须多针缝合。大多数出血是通过组织压力来止血的，没有必要对切口进行烧灼。

32.5.5　术后护理

术后护理与传统的后路椎间盘切除术相似，患者在术后 4~6 周内避免弯腰、提重物和扭腰。尽管创伤较小，纤维环切开后仍需要时间愈合。这些限制可能会减少椎间孔入路的髓核再突出和由突出导致的纤维环损伤。佩戴几周的支具可以让患者感觉更舒服。理疗不是必需的，视个人情况而定，6 周后，根据是否疼痛来决定是否进行。

32.5.6　并发症的处理

与任何脊柱手术一样，通常有感染、神经损伤、硬脑膜撕裂、出血和瘢痕组织形成的风险。最常见的术后主诉是短暂的感觉异常，发病率为 5%~15%。可能与神经恢复有关，或与出口神经根背根神经节邻近的操作有关，或与出口根神经节邻近的血肿形成有关。使用钝性扩张和常规注射 80mg 甲泼尼龙可以减少感觉异常的发生率，但不能完全避免。短暂性感觉异常并非该技术所独有，即使在无手术中不良事件发生、连续肌电图（EMG）和体感诱发电位（SSEP）未显示任何神经刺激的情况下，经椎间孔腰椎间融合术（TLIF）中也会出现短暂性感觉异常。我们不使用术中神经监测，因为患者的清醒状态有助于指示任何神经刺激。术后感觉异常的治疗包括经椎间孔硬膜外麻醉、交感神经阻滞，以及在适应证外使用普瑞巴林或加巴喷丁。

微创技术也有其自身的医源性并发症，包括不太可能发生的手术节段及通道放置错误。研究术前影像和周密计划是非常重要的，X 线对这项技术是至关重要的，应该有助于避免手术部位的错误。此外，在放置和取出器械时必须非常小心。将导丝扎得太深可能会穿透纤维环前方，造成血管或内脏损伤。侵略性的穿刺和盲目使用 Pituitaries 和刨削刀可能造

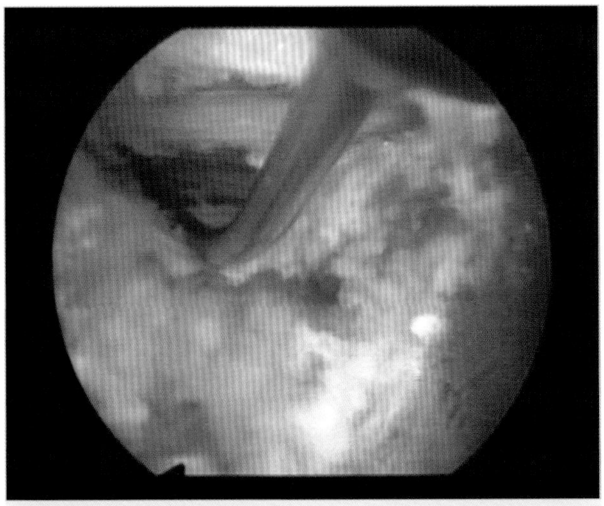

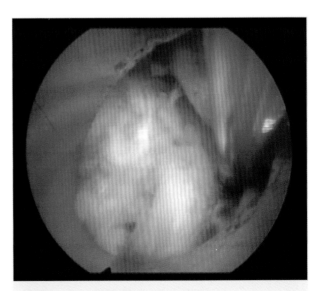

图 32.10　突出髓核清除减压后，可见行走神经根。神经探针将纤维环 / 后纵韧带向腹侧钩压

图 32.11　右侧椎间孔处的出口神经根

成类似的伤害，危及神经和硬膜。

通过清晰地看到正常的和病理解剖结构，以及使用局麻和有意识镇静而不是全麻或腰麻，可更多地避免并发症。采用"Inside-Out"的技术将使外科医生在计划手术方法时有更多的回旋余地，因为在影像学研究的基础上直接瞄准突出可能会在视觉效果不如预期那么清晰时提供一些"惊喜"。这可能在出血时体现出来。当视野模糊时，留在椎间盘内或回到椎间隙是需要考虑的重要因素。在经验丰富的外科医生中，当实际情况对患者更安全时，一些医生已经可以使用全麻。在局麻下，患者通常在整个手术过程中保持舒适，除了在椎间盘造影期间，在纤维环开窗期间，或器械触及出口神经根时。0.5%利多卡因局部麻醉下，可以大量使用这种稀释的麻醉剂来控制疼痛，但保留在触及神经根时，患者可以感觉到疼痛。神经也可能分布于纤维环或髓核。当在椎间孔周围探查或操作时，患者所经历的疼痛对外科医生非常有帮助，因为可以在切除突出之前检查或清除这些分布的神经。

32.6 病例

37 岁男性，有 2 个月的下腰痛病史，右下肢疼痛逐渐加重，需拄拐，无法承受重量。30% 的疼痛位于背部，70% 位于右下肢。诉右踝关节前外侧和足背部有持续加重的无力、刺痛和麻木。疼痛从臀部放射到大腿后外侧、右姆趾。睡觉不能仰卧，不得不在躺椅上睡觉，以尽量减少疼痛。自从疼痛开始，他就没能回去工作。否认大小便失禁，但最近 12 天有便秘。体格检查显示有镇痛步态，腰椎伸展受限，右侧直腿抬高试验阳性（SLR），右膝腱反射减弱，右足背轻触觉减退，无力。右侧肌力等级为 4+/5 胫骨前肌，4-/5 姆长伸肌（EHL）。其余检查正常。

MRI 显示 L5/S1 右侧椎间孔突出的髓核导致 L5 神经根受压。由于疼痛和神经功能障碍的渐进加重，以及保守治疗的失败，包括口服和硬膜外类固醇注射以及几次理疗，因而建议手术治疗。在充分讨论了他的风险、收益和替代方案后，患者选择进行门诊后外侧入路内镜下椎间盘切除术。患者术后疼痛立即缓解 80% 以上。在术后两周的随访中，疼痛几乎完全消除，并在手术后不久返回工作。手术后 6 周，他的疼痛和无力症状完全消失了。

32.7 结论

后外侧入路内镜椎间盘切除术提供了从椎弓根到椎弓根的良好的硬膜外通道，便于取出突出的椎间盘碎片。椎间盘造影术、硬膜外注射和关节镜的经验有助于缩短学习曲线。该技术是在组织扩张的情况下进行的，以适应 7mm 工作套管；它避免了与标准开放手术相关的肌肉剥离、肌肉收缩、骨切除和神经根收缩等明显的创伤。由于患者在整个手术过程中都是有意识的，所以手术是安全的，可以防止神经根损伤。对麻醉药的有限需求有助于在门诊手术中心即可更好地进行手术。最小化入路相关并发症并不会限制未来必要的手术选择。它是治疗任何椎间盘突出症的一种极好的微创入路，擅长于涉及椎间孔型椎间盘突出、上腰椎和下胸椎突出症、翻修病例、椎间孔狭窄症、椎间盘炎的治疗，并且是实现椎间融合的一种潜在方法。

临床注意事项

· 正确摆放体位，获得标准的正位和侧位 X 线片，从而避免透视误差和针、套管和内镜的放置错误。

· 不推荐使用异丙酚等全麻药物。为避免神经损伤，患者应在穿刺、扩张通道时保持清醒。

· 穿刺针的路径和位置至关重要，因为它将最终决定内镜下的视野。建议仔细阅读术前 MRI 和 X 线片。

· 除非解剖限制，否则出于安全原因和定位改良的考虑，应采用"Inside-Out"方法放置内镜。在到达纤维环之前开始内镜下观察，会使椎间孔解剖的识别更加困难，并增加神经根损伤的可能性。

· 如果在术中对不解剖或定位不确定，应进行透视。

参考文献

[1] Yasargil MG. Microsurgical operation of herniated lumbar disc. In: Wullenweber R, Brock M, Hamer J, Klinger M, Spoerri O, eds. Advances in Neurosurgery. Vol. 4. Berlin: Springer-Verlag; 1977:81–94.

[2] Williams RW. Microlumbar discectomy: a conservative surgical approach to the virgin herniated lumbar disc. Spine. 1978; 3(2):175–182.

[3] Perez-Cruet MJ, Foley KT, Isaacs RE, et al. Microendoscopic lumbar discectomy: technical note. Neurosurgery. 2002; 51(5) Suppl:S129–S136.

[4] Kambin P, Gellman H. Percutaneous lateral discectomy of the lumbar spine: a preliminary report. Clin Orthop Relat Res. 1983; 174:127–132.

[5] Hijikata S. Percutaneous nucleotomy. A new concept technique and 12 years' experience. Clin Orthop Relat Res. 1989(238):9–23.

[6] Forst R, Hausmann B. Nucleoscopy: a new examination technique. Arch Orthop Trauma Surg. 1983; 101(3):219–221.

[7]　Kambin P, Schaffer JL. Percutaneous lumbar discectomy. Review of 100 patients and current practice. Clin Orthop Relat Res. 1989(238):24–34.

[8]　Kambin P, O'Brien E, Zhou L, Schaffer JL. Arthroscopic microdiscectomy and selective fragmentectomy. Clin Orthop Relat Res. 1998(347):150–167.

[9]　Yeung AT. Minimally invasive disc surgery with the Yeung Endoscopic Spine System (YESS). Surg Technol Int. 1999; 8:267–277.

[10]　Hermantin FU, Peters T, Quartararo L, Kambin P. A prospective, randomized study comparing the results of open discectomy with those of video-assisted arthroscopic microdiscectomy. J Bone Joint Surg Am. 1999; 81(7):958–965.

[11]　Tsou PM, Yeung AT. Transforaminal endoscopic decompression for radiculopathy secondary to intracanal noncontained lumbar disc herniations: outcome and technique. Spine J. 2002; 2:41–48.

[12]　Yeung AT, Tsou PM. Posterolateral endoscopic excision for lumbar disc herniation: surgical technique, outcome, and complications in 307 consecutive cases. Spine. 2002; 27(7):722–731.

[13]　Choi G, Lee SH, Bhanot A, Raiturker PP, Chae YS. Percutaneous endoscopic discectomy for extraforaminal lumbar disc herniations: extraforaminal targeted fragmentectomy technique using working channel endoscope. Spine. 2007; 32(2):E93–E99.

[14]　Ruetten S, Komp M, Merk H, Godolias G. Full-endoscopic interlaminar and transforaminal lumbar discectomy versus conventional microsurgical technique: a prospective, randomized, controlled study. Spine. 2008; 33(9):931–939.

[15]　Nellensteijn J, Ostelo R, Bartels R, Peul W, van Royen B, van Tulder M. Transforaminal endoscopic surgery for symptomatic lumbar disc herniations: a systematic review of the literature. Eur Spine J. 2010; 19(2):181–204.

[16]　Gibson JN, Cowie JG, Iprenburg M. Transforaminal endoscopic spinal surgery: the future "gold standard" for discectomy? A review. Surgeon. 2012; 10(5):290–296.

[17]　Jasper GP, Francisco GM, Telfeian AE. Clinical success of transforaminal endoscopic discectomy with foraminotomy: a retrospective evaluation. Clin Neurol Neurosurg. 2013; 115(10):1961–1965.

[18]　Wang H, Huang B, Li C, et al. Learning curve for percutaneous endoscopic lumbar discectomy depending on the surgeon's training level of minimally invasive spine surgery. Clin Neurol Neurosurg. 2013; 115(10):1987–1991.

[19]　Carragee EJ, Spinnickie AO, Alamin TF, Paragioudakis S. A prospective controlled study of limited versus subtotal posterior discectomy: short-term outcomes in patients with herniated lumbar intervertebral discs and large posterior anular defect. Spine. 2006; 31(6):653–657.

第 33 章　保留肌肉的显微腰椎间盘切除术

Mick J. Perez-Cruet, Moumita S.R. Choudhury

施新革 / 译

摘要

　　腰椎间盘突出症可能是肌间隙微创手术的第一个适应证。这种方法允许脊柱外科医生使用显微镜松解腰椎神经根，同时保持脊柱正常的解剖完整性。这项技术已经被扩展到颈椎开窗、腰椎椎板切除术以及复杂的融合固定手术。与其他微创技术相比，它具有许多优点，如减少了组织创伤，可以直接看到神经根和椎间盘的病变情况，并且可以使用专门设计的通道在狭小工作空间中进行减压。使用的解剖入路为脊柱外科医生熟悉的入路并且临床疗效得到了保证。管状通道下的手术方式并不会增加手术风险。并且已有多中心的前瞻性研究对其临床疗效进行了验证。该技术的适应证已经从单纯腰椎间盘突出进行了扩展并且经过改进的通道允许显微镜辅助下进行手术，可以在术中提供三维可视化的视野。

　　关键词：微创脊柱，保肌入路，肌间隙入路，One-Step Dilator，BoneBac Press，管状牵开器，显微椎间盘切除术

33.1　引言

　　对于需要手术治疗症状性腰椎间盘突出症引起神经根病的患者，保守治疗无效后显微椎间盘切除术被认为是金标准。腰椎间盘突出症是神经根疼痛最常见的原因，但在所有下腰痛问题中占不到5%。除非出现急性的神经功能恶化，在症状出现后6周内，推荐采用保守治疗。如果6周后症状仍无改善，则考虑手术干预。显微椎间盘切除术是治疗无并发症的椎间盘突出症的金标准。对于明确诊断的腰椎间盘突出引起的坐骨神经痛患者，手术比保守治疗能更快地缓解急性发作，但椎间盘自然退变以及手术的消极影响仍不清楚。作者对1975年1月—2012年12月发表的有关腰椎间盘突出症患者手术最佳时间的文章进行了定性和定量分析。结果表明，坐骨神经痛持续时间越长，患者预后越差。

　　1977年，Yasargil首次使用显微镜切除椎间盘突出。在20世纪80年代后期，在脊柱手术中使用显微镜变得更加普遍。到20世纪90年代，许多脊柱外科医生采用常规的显微椎间盘切除术，放弃了开放的非显微镜的手术方法。

　　1997年，微创内镜椎间盘切除术（MED）系统被引入，它允许脊柱外科医生通过内镜微创手术方法可靠地对有症状的腰椎神经根进行减压操作。该系统具有许多优势，与其他MIS腰椎间盘切除术相比，它能减少组织创伤，允许可视化的神经根和椎间盘病理，并使骨性减压。此外，该系统还配有专门设计的小型工作管状牵开器（图33.1）。因手术入路相对熟悉，许多医生已经广泛使用。

　　与经皮入路不同，METRx显微椎间盘切除术系统（Medtronic，Memphis，TN）不仅允许外科医生处理包括腰椎间盘突出，而且还可以处理游离的椎间盘、侧隐窝狭窄、骨赘增生和韧带压迫。前瞻性多中心临床研究表明，该系统治疗腰椎间盘突出症疗效显著。METRx系统的模块化也允许其扩展应用于其他手术。此外，经过改进的通道允许显微镜辅助下进行手术，可以在术中提供三维可视化的视野。许多管状牵开器系统的发展，包括可扩张管状通道，进一步丰富了经肌间隙入路的手术方式。内镜技术将被显微镜所取代，显微镜提供了更好的视觉效果，并能降低成本。此外，在手术过程中需要清洗内镜会导致浪费时间。其他微创技术进行显微椎间盘切除术，如经椎间孔内镜入路，已被描述。然而，Nellensteijn等在一项椎间孔内镜和MED的比较分析中发现，在疼痛减轻、患者整体生活治疗改善、再手术率和并发症的比较中，两种技术没有统计学意义上的差异。

33.2　手术入路

患者体位及手术室准备

　　在腰麻或全身麻醉的情况下，可以进行显微椎间盘切除术。患者俯卧位，脊柱屈曲，以帮助术中显露椎间隙，通常采用Wilson手术台。另外，还可以使用Jackson手术台，以避免患者腹部压迫，减少术中静脉出血（图8.3）。手术台与操作平台应与侧位透视兼容，以便透视脊柱。

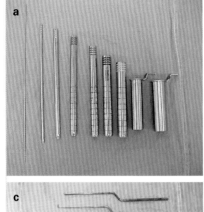
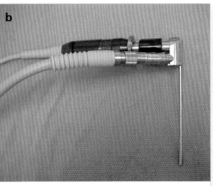
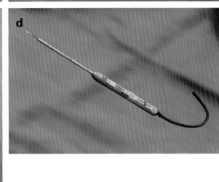

图 33.1　MED 系统图片。克氏针、连续肌肉牵开器、管状牵开器（a）以及内镜套装（b）。手术操作工具（c），在 MED 中使用长柄磨钻（d）

一套细卡口工具和一个长的锥形钻头建立管状牵开器的工作空间。作者通常使用 M8 磨钻的钻头。使用 BoneBac Press（Thompson MIS，Salem，MA）收集钻孔后的骨块，在显微椎间盘切除术完成后用于重建椎板缺损。这可能有助于减少神经周围瘢痕的形成，消除椎板切开术缺陷所造成的无效腔。因此，该技术有可能改善患者的预后（图 33.2）。

椎板切开术后自体骨移植重建的术后影像学研究显示，减压后愈合良好，修复了椎板缺损，减少了神经周围瘢痕的形成（图 33.3）。

手术室应该空间广阔，容纳内镜设备、内镜监视器和显微镜。显微镜与内镜设备应当平衡地放置在手术台两侧。

33.3　手术技术

患者的背部以标准的手术方式进行消毒铺单。患者俯卧位于透光的 Wilson 手术台上，使用正位透视图确定水平手术节段。在中线外侧的椎间盘间隙上直接切开一个约一指宽的切口。分离皮下组织与筋膜。一种新型的肌肉间隙入路系统已经被开发出来，该系统取消了克氏针和肌肉扩张器，因为它们可能会进入椎管并导致神经损伤（图 33.4）。

肌间隙入路使用 One-Step Dilator 的优势

无克氏针或连续肌肉扩张器的脊柱手术方法：
- 使 MIS 手术更安全。
- 更容易操作。
- 减少入路相关并发症。
- 手术操作更有效。

在做翻修手术时，应将扩张器停靠在脊柱上方，在直接显微镜下完成入路。这有助于避免椎管穿透、神经损伤或硬脑膜撕裂。放置管状牵开器以建立通往椎板和椎管内的手术通道。注意透视检查确认手术节段（图 33.5）。

33.3.1　软组织移除与椎板暴露

为了提供管状牵开器的工作空间，必须去除通道周围软组织。将椎板上的软组织用电刀烧灼仔细止血。最后拍摄脊柱正位图像，以确定正确的椎间盘间隙和管状牵开器的位置。

从管状牵开器边缘沿周向切除软组织，以最大限度地扩大工作面积并防止出血。从侧面开始，通过保持工作通道在骨头上，并将软组织向内转向管的中心，识别出骨性标志并去除软组织。最后的软

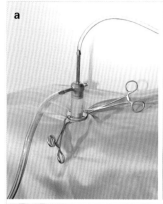
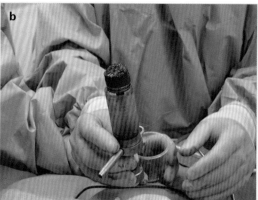
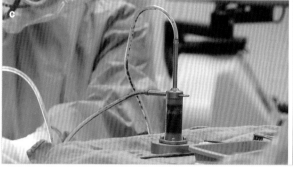
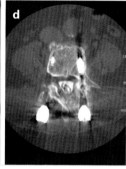

图 33.2 a. BoneBac Press 系统。b. 手术部位的自体骨收集。c. BoneBac Press 术中照片。d. CT 图像显示术后椎板回植

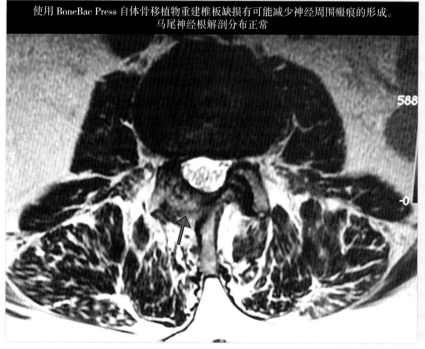

使用 BoneBac Press 自体骨移植物重建椎板缺损有可能减少神经周围瘢痕的形成。马尾神经根解剖分布正常

图 33.3 术后 6 个月的 MRI 复查显示使用 BoneBac Press 自体骨移植物重建椎板缺损，马尾神经根解剖分布正常，腰椎椎板切除术后没有神经周围瘢痕形成（蓝色箭头）。注意椎旁肌保留完好

组织切除是使用咬骨钳完成的。内侧小关节突和椎板充分暴露。频繁的开关操作通道防止视野模糊化。

33.3.2 椎板及椎管的识别

然后用椎板钳或高速钻头进行椎板切开。我们倾向于使用 M8 磨钻，并在操作中使用 BoneBac Press 收集所有钻取的骨质，用于椎板切开缺损的骨重建（图 33.2）。M8 磨钻的磨头可以安全地去除黄韧带上的骨头。椎板切除是从椎板尾部外侧开始的，那里有黄韧带保护硬脊膜。当黄韧带暴露时，钻孔可以安全地在韧带上进行，以去除椎板的头端和内侧

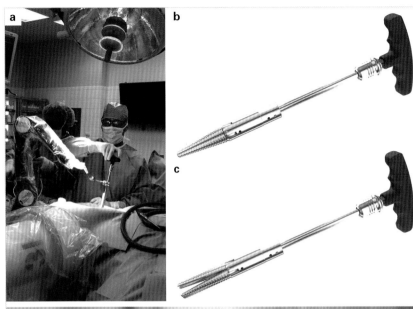

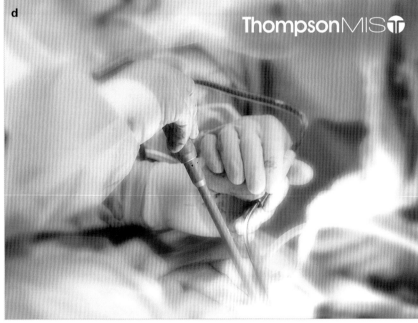

图 33.4　a. 术中照片显示医生正在使用 One-Step Dilator（Thompson MIS）。One-Step Dilator 的闭合（b）和打开（c）状态。d. 术中照片

（图 33.6）。

椎板切开术完成后，可向外侧扩大切除。该操作是通过去除内侧小关节突 1~3mm，留下 1~3mm 厚的腹侧骨质来完成的。剩下的骨头可以很容易地被椎板钳切除。侧隐窝和椎间孔狭窄可以用这种方法解决（图 33.7）。

33.3.3　切除黄韧带

切除足够多的椎板以显露黄韧带的头端。韧带内侧有硬膜外脂肪提示椎板暴露空间充足，可以进行下一步的黄韧带切除（图 33.8）。

向上倾斜的小刮匙打开黄韧带。刮匙放置在韧带较薄的位置。用刮匙以扭转动作刺穿或分离韧带，并向尾部和背侧剥离，然后用椎板钳咬除残余的韧带组织。显微镜的定位是将手术视野保持在图像的中心，同时为外科医生保持一个符合人体工程学的位置。

将光锥照射到手术视野中心。暴露不足将限制手术操作空间。为了避免这种倾向，在进入椎管前，应在各个节段进行完整的软组织、骨和韧带暴露。以这种方式优化手术操作空间。

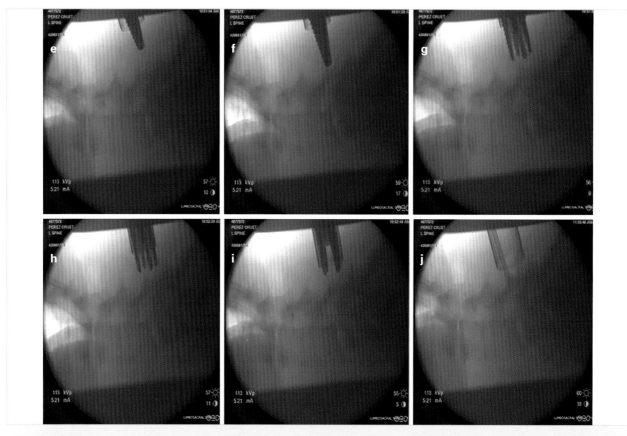

图 33.4（续） e、f. One-Step Dilator 通过肌肉间隙进入操作空间。g. 打开状态。h、i. 管状通道置入。j. 移除 One-Step Dilator

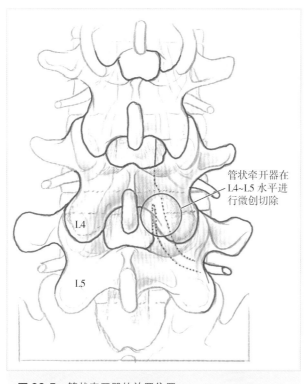

管状牵开器在 L4~L5 水平进行微创切除

L4

L5

图 33.5 管状牵开器的放置位置

33.3.4 神经根暴露和松解

确定硬脑膜和神经根。使用神经根拉钩将神经根向内侧牵开。然后探查腹侧硬膜。必要时用双极钳烧灼硬膜外静脉，用组织剪分开。止血材料和棉片也可用于止血（图 33.9）。

如果病变范围超出了管状牵开器的范围，牵开器可以通过气动臂移动或倾斜。当向下压力施加在管状牵开器上时，只需按下按钮即可解锁气动臂，使管状牵开器旋转到所需位置。当牵开器在适当的位置时，柔性臂被锁定在适当的位置，向下的压力被释放。通道设备还允许外科医生将感兴趣的目标放置在视野中心。通过这样操作提高了可视化，并最大限度地扩大了手术操作区域。

33.3.5 椎间盘切除和关闭切口

如果需要进行椎间盘切除，可使用 11 号刀片切除，同时用神经根拉钩保护神经根（图 33.10）。然后用髓核钳切除突出的椎间盘。以常规方式进行椎间盘内和椎间盘外间盘刮除。同时使用带钩的探针

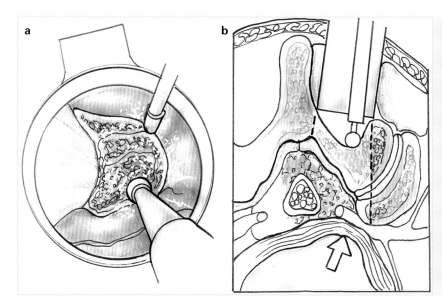

图 33.6　a、b. 使用磨钻磨除椎板

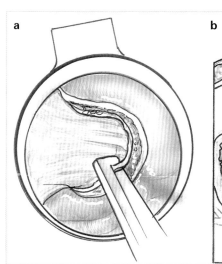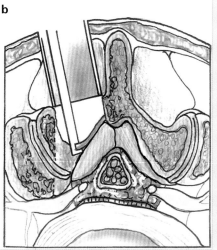

图 33.7　a、b. 使用椎板咬骨钳咬除椎板及黄韧带

探查神经根，以确保减压完成（图 33.11）。

在神经根减压后，彻底冲洗椎间盘间隙。然后使用 BoneBac Press 收集的自体骨重建缺损的椎板（图 33.2）。注意将骨塞放置在缺损处，不要将其推入椎管内，因为椎管内可能发生神经受压（图 33.12）。

通过这种方式，椎板可以重新生长到原来的解剖形态，这可能会减少神经周围瘢痕的形成（图 33.3）。松开气动臂组件，慢慢拆卸管状牵开器。脊柱旁软组织出血都可以用双极止血。用可吸收缝线间断缝合筋膜与皮下组织。Mastisol 皮肤胶黏剂（Ferndale Laboratories）和 Steri–Strips 应用于闭合伤口，并覆盖无菌敷料。另外，Dermabond（Ethicon Endosurgery, Inc.）可用于闭合皮肤边缘。

33.4　术后护理

在苏醒间评估患者的神经系统状态，并将其送至监护病房，告知家属手术结果、伤口护理和进一步观察要求。当患者能够下床走动和排便时即可出院。术后约 2 周对患者进行复查，以确保伤口正常愈合。告知患者术后康复方案，并将神经症状改善结果告知，减少患者的焦虑，提高满意度，这样可以减少患者重返医院的次数，因为他们会有更好的预期。在患者出院时给予额外的伤口护理和其他指导。并医嘱患者出院时服用口服止痛药和肌松剂。所有患者都应在有明显伤口感染迹象（伤口有明显引流或脓液）或神经系统症状出现变化时返回医院。

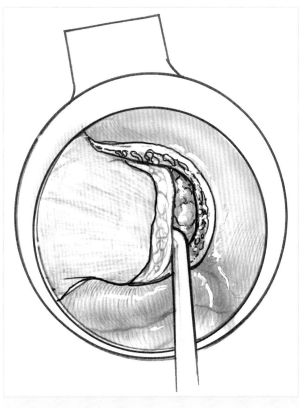

图 33.8 暴露黄韧带头端

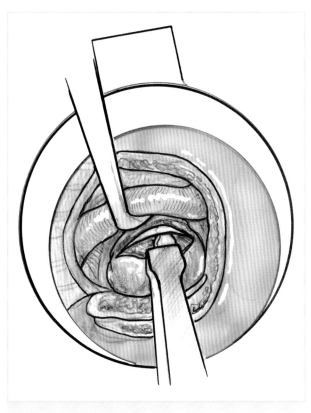

图 33.10 切开后纵韧带

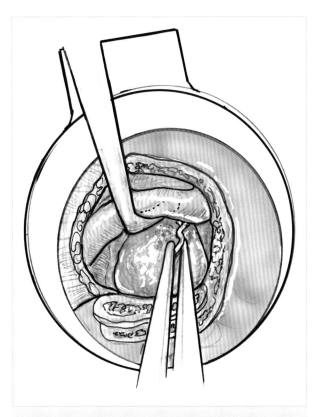

图 33.9 神经根拉钩保护神经根和双极电凝止血

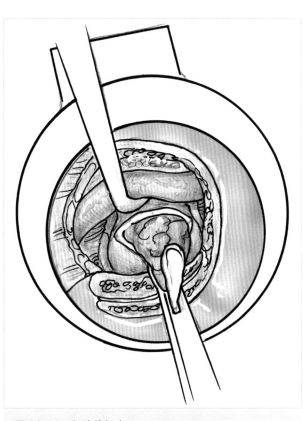

图 33.11 切除椎间盘

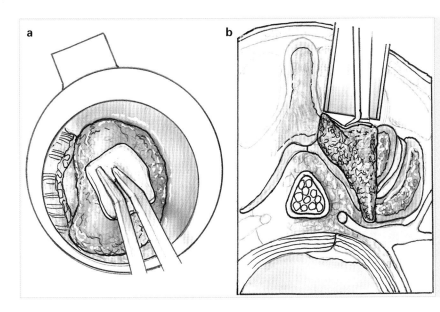

图 33.12　a. 使用收集的自体骨颗粒重建缺损的椎板。b. BoneBac Press

33.5 并发症的处理

保留肌肉的管状牵开器系统是非常有效的，在基本情况下均可进行显微腰椎间盘切除术。然而，存在与有效、安全地使用该系统相关联的学习曲线。

随着重复使用，外科医生变得更加熟练，手术时间减少，对该系统的整体满意度增加。当术者能够熟练进行管状通道显微腰椎间盘切除术时，该技术的进一步适应证包括腰椎管狭窄椎板切除术、颈椎后路椎间孔切除术和椎间盘切除术、胸椎间盘切除术、极外侧腰椎间盘切除术和椎间融合术。越来越多的复杂的手术正在使用这种技术，包括畸形矫正，肿瘤切除，硬膜内入路。根据我们的经验，患者对 MIS 手术的满意度一直很高。

避免并发症

使用通道的潜在并发症与常规椎间盘切除术没有显著不同。最常见的风险是伤口感染、硬脑膜撕裂、出血和神经损伤。在早期的学习阶段，硬膜撕裂的发生率可能会稍高一些，但只要注意手术操作，这些是可以避免的。硬脑膜撕裂很难通过工作管修复。小块硬脊膜移植基质（Integra Neuro Sciences）或 Durepair 再生基质（Medtronic Neurologic Technologies）覆盖纤维蛋白胶，可以辅助修复硬膜。

在许多情况下，在硬脊膜撕裂的位置放置一小块明胶海绵并施加压力就足够了。另外，可以经皮放置腰椎引流管在手术部位下方，并在术后放置 2~3 天。当硬脊膜撕裂发生时，严密缝合筋膜层，皮肤可通过锁定式缝合技术关闭。保留肌肉的方法有利于硬脊膜切开术愈合，并且根据我们的经验，没有

导致术后假性脊膜膨出的情况。这是使用这种方法保存肌肉和软组织的优点之一。因此，根据我们的经验，对于小的硬脊膜撕裂和脑脊液漏的有效处理，可以先放置一小片明胶海绵或人工硬脊膜，然后应用组织密封胶（即 Tisseel）和严密的筋膜和水密性伤口封闭。

其他风险包括仪器故障，如弯曲、破碎、松动和破损。术中应用的都是精密的仪器，必须按程序使用。如果用力过猛会导致椎板钳断裂。因此，使用这些仪器时应熟悉器械特点，按操作程序使用，减少仪器的破损。

33.6 临床病例

随着新技术和器械的发展，患者和医生都要求更微创精细的手术操作。除了管状通道显微腰椎间盘切除术，许多微创技术已被开发用于腰椎间盘切除术以满足这一需求，包括经皮髓核切除术、经皮激光椎间盘减压术（PLDD）、经皮射频消融和脊柱内镜。该技术已被扩展用于颈椎间孔扩大成形术、腰椎狭窄椎板切除术和融合术。

部分临床研究肯定了这些新技术的疗效，并表明它们至少与传统方法一样有效或更好。经皮入路治疗腰椎间盘疾病的适应证有限，主要原因是该技术受限于局限性腰椎间盘突出的患者。一项关于腰椎间盘突出症手术治疗的随机和准随机试验已经证明经皮内镜技术比标准椎间盘切除术的临床结果更差。

在这篇综述中所提到的 3 项试验表明，显微椎间盘切除术和标准椎间盘切除术在临床结果上没有差异。Meta 分析结果显示，显微椎间盘切除术比经

皮内镜椎间盘切除术有更好的结果。一项研究系统性回顾了经皮内镜椎间盘切除术的相关文献，发现其安全性和有效性的证据水平较低；目前尚无针对经皮内镜技术的对照、盲法或随机研究非肥胖组和肥胖组在术后感染、硬膜撕裂或住院时间方面是否存在统计学差异。在一项研究中，27 例（9.5%）患者术后经 MRI 检查证实有复发性症状性椎间盘脱垂，其中非肥胖组 19 例（10.0%），肥胖组 8 例（8.6%）（$P > 0.8$）。接受微创椎间盘切除术的患者被发现与接受开放式显微椎间盘切除术的患者有相似的围术期结果。Koebbe 等分析了 3000 例显微椎间盘切除术，并在近 90% 的患者中产生了良好的临床效果，大多数患者在 1 个月内恢复工作。硬膜撕裂、椎间盘炎或神经根损伤的并发症发生率 < 2%，再手术率为 5%。

使用经肌间隙入路管状通道下进行的椎间盘切除术比显微椎间盘切除术产生更少的组织创伤，同时其损失更是低于标准的椎间盘切除术。共 150 例患者采用这种方法进行了治疗，年龄为 18~76 岁，平均年龄 44 岁。11 例椎间盘突出为极外侧型。男女比为 93∶57。手术节段包括：L2~L3 3 个，L3~L4 12 个，L4~L5 53 个，L5~S1 82 个。该技术的多用途性体现在它能够治疗各种腰椎间盘疾病，包括极外侧椎间盘突出症、伴发侧隐窝狭窄和脱出性椎间盘突出症。该技术的安全快捷体现在减少手术时间（最后 30 例为 75min），减少住院时间（平均 7.7h），缩短重返工作时间（平均 17 天）。该技术的并发症少，8 例硬膜撕裂患者均在术中修复或腰椎放置引流管；1 例患者出现迟发性假脑膜膨出。1 例患者因伤口浅表感染而接受口服抗生素治疗。无深部伤口感染发生。4 例患者再次出现椎间盘突出，并再次接受 MED 治疗。采用改良的 MacNab 标准对患者预后进行分级。根据改良的 MacNab 标准，平均随访 12 个月（范围 3~24 个月），结果为：77% 优，17% 良，3% 一般，3% 差。

33.7 结论

经肌间隙管状通道入路是安全有效的微创腰椎显微椎间盘切除术入路。术后残留疼痛症状及神经功能损失、术中神经根变异、漏诊病理、异物、椎间盘突出早期复发、术中定位失误、术后马尾综合征（CES）、腹部症状、血栓栓塞症状、感染是已知的围术期并发症。腰椎间盘手术的结果在很大程度上取决于患者的选择。此外，术中仔细认真的操作将确保并发症最小化，并将使患者的预后最优化。

浅表伤口感染和硬膜撕裂是最常见的并发症，并且随着手术经验的增加而减少。该方法为微创脊柱手术提供了诸多益处。

临床注意事项

· 通道位置必须刚好位于椎间隙上方并使用侧位透视图像验证。

· 新技术取消了克氏针以及扩张通道。

· 手术显微镜可以使视野清晰并且立体化。

· 通道周围的软组织必须彻底清除以显露关节突及椎板。

· 术中磨除的骨质可以用特定装置回收，手术操作结束后可以对缺损的椎板进行回植以减少术后硬膜粘连的情况。

参考文献

[1] Riesenburger RI, David CA. Lumbar microdiscectomy and microendoscopic discectomy. Minim Invasive Ther Allied Technol. 2006; 15(5):267–270.

[2] Manchikanti L, Singh V, Falco FJ, et al. An updated review of automated percutaneous mechanical lumbar discectomy for the contained herniated lumbar disc. Pain Physician. 2013; 16(2) Suppl:SE151–SE184.

[3] Gibson JN, Waddell G. Surgical interventions for lumbar disc prolapse. Cochrane Database Syst Rev. 2007(2):CD001350.

[4] Sabnis AB, Diwan AD. The timing of surgery in lumbar disc prolapse: a systematic review. Indian J Orthop. 2014; 48(2):127–135.

[5] Yasargil MG. Microsurgical operation of herniated lumbar disc. Adv Neurosurg. 1977; 7:81.

[6] McCulloch JA. Principles of Microsurgery for Lumbar Disc Disease. New York, NY: Raven Press; 1989.

[7] Postacchini F, Postacchini R. Operative management of lumbar disc herniation: the evolution of knowledge and surgical techniques in the last century. Acta Neurochir Suppl (Wien). 2011; 108:17–21.

[8] Foley KT, Smith MM. Microendoscopic discectomy. Tech Neurosurg. 1997; 3:301–307.

[9] Perez-Cruet MJ, Smith M, Foley K. Microendoscopic lumbar discectomy. In: Perez-Cruet MJ, Fessler RG, eds. Outpatient Spinal Surgery. St Louis, MO: Quality Medical Publishing; 2002:171–183.

[10] Boult M, Fraser RD, Jones N, et al. Percutaneous endoscopic laser discectomy. Aust N Z J Surg. 2000; 70(7):475–479.

[11] Choy DS. Percutaneous laser disc decompression (PLDD): twelve years' experience with 752 procedures in 518 patients. J Clin Laser Med Surg. 1998; 16(6):325–331.

[12] Gangi A, Dietemann JL, Ide C, Brunner P, Klinkert A, Warter JM. Percutaneous laser disk decompression under CT and fluoroscopic guidance: indications, technique, and clinical experience. Radiographics. 1996; 16(1):89–96.

[13] Marks RA. Transcutaneous lumbar diskectomy for internal disk derangement: a new indication. South Med J. 2000; 93(9):885–890.

[14] Maroon JC, Onik G, Vidovich DV. Percutaneous discectomy for lumbar disc herniation. Neurosurg Clin N Am. 1993; 4(1):125–134.

[15] Brayda-Bruno M, Cinnella P. Posterior endoscopic discectomy (and other procedures). Eur Spine J. 2000; 9 Suppl 1:S24–S29.

[16] Adamson TE. Microendoscopic posterior cervical laminoforaminotomy for unilateral radiculopathy: results of a new technique in 100 cases. J Neurosurg. 2001; 95(1) Suppl:51–57.

[17] Gupta S, Foley K. Endoscopic far-lateral lumbar microdiscectomy. In: Perez-Cruet MJ, Fessler RG, eds. Outpatient Spinal Surgery. St Louis, MO: Quality Medical Publishing; 2002:185–195.

[18] Isaacs RE, Khoo LT, Perez-Cruet MJ, et al. Minimally invasive microendoscopic posterior lumbar interbody fusion with instrumentation. Presented at the Annual Meeting of the American

Association of Neurosurgical Surgeons, Chicago, April 2002.

[19] Khoo LT, Khoo KM, Isaacs RE, et al. Endoscopic lumbar laminotomy for stenosis. In: Perez-Cruet MJ, Fessler RG, eds. Outpatient Spinal Surgery. St Louis, MO: Quality Medical Publishing; 2002:197–215.

[20] Khoo LT, Perez-Cruet MJ, Laich DT, et al. Posterior cervical microendoscopic foraminotomy. In: Perez-Cruet MJ, Fessler RG, eds. Outpatient Spinal Surgery. St Louis: Quality Medical Publishing; 2002:71–93.

[21] Nellensteijn J, Ostelo R, Bartels R, Peul W, van Royen B, van Tulder M. Transforaminal endoscopic surgery for symptomatic lumbar disc herniations: a systematic review of the literature. Eur Spine J. 2010; 19(2):181–204.

[22] Kotilainen E, Valtonen S. Long-term outcome of patients who underwent percutaneous nucleotomy for lumbar disc herniation: results after a mean follow-up of 5 years. Acta Neurochir (Wien). 1998; 140(2):108–113.

[23] Siebert W. Percutaneous nucleotomy procedures in lumbar intervertebral disc displacement. Current status. Orthopade. 1999; 28:598–608.

[24] Perez-Cruet MJ, Foley KT, Isaacs RE, et al. Microendoscopic lumbar discectomy: technical note. Neurosurgery. 2002; 51(5) Suppl:S129–S136.

[25] Perez-Cruet MJ, Fessler RG, Perin NI. Review: complications of minimally invasive spinal surgery. Neurosurgery. 2002; 51(5) Suppl:S26–S36.

[26] Gibson JN, Grant IC, Waddell G. Surgery for lumbar disc prolapse (Cochrane review). Cochrane Database Syst Rev. 2000; 3:CD001350.

[27] Gibson JN, Grant IC, Waddell G. The Cochrane review of surgery for lumbar disc prolapse and degenerative lumbar spondylosis. Spine. 1999; 24(17):1820–1832.

[28] Quah C, Syme G, Swamy GN, Nanjayan S, Fowler A, Calthorpe D. Obesity and recurrent intervertebral disc prolapse after lumbar microdiscectomy. Ann R Coll Surg Engl. 2014; 96(2):140–143.

[29] German JW, Adamo MA, Hoppenot RG, Blossom JH, Nagle HA. Perioperative results following lumbar discectomy: comparison of minimally invasive discectomy and standard microdiscectomy. Neurosurg Focus. 2008; 25(2):E20.

[30] Koebbe CJ, Maroon JC, Abla A, El-Kadi H, Bost J. Lumbar microdiscectomy: a historical perspective and current technical considerations. Neurosurg Focus. 2002; 13(2):E3.

[31] Sahlstrand T, Lönntoft M. A prospective study of preoperative and postoperative sequential magnetic resonance imaging and early clinical outcome in automated percutaneous lumbar discectomy. J Spinal Disord. 1999; 12(5):368–374.

[32] Kraemer R, Wild A, Haak H, Herdmann J, Krauspe R, Kraemer J. Classification and management of early complications in open lumbar microdiscectomy. Eur Spine J. 2003; 12(3):239–246.

第 34 章　极外侧腰椎间盘突出镜下椎间盘切除术

Lee A. Tan, Carter S. Gerard, Mick J. Perez-Cruet, Richard G. Fessler

施新革 / 译

摘要

　　极外侧腰椎间盘突出比偏中央型椎间盘突出少见得多，因此它们经常被漏诊。据统计，极外侧腰椎间盘突出约占所有有症状椎间盘突出的 2%~12%。其特征是在椎间孔或椎间孔外间隙存在突出的椎间盘碎片，这是导致同一水平的出口神经根被压迫的原因。这一特点与常见的偏中央型椎间盘突出不同，在偏中央型椎间盘突出中，下位神经根常受影响，出口神经根不受影响。极外侧椎间盘突出症的微创治疗可以通过最少的软组织和骨切除、减少失血、更快的恢复和更短的住院时间来获得极好的临床效果。在本章中，我们详细介绍了微创技术，并举例说明了各种临床要点。

　　关键词：极外侧，椎间盘突出，显微椎间盘切除术，腰椎，微创

34.1　引言

　　极外侧腰椎间盘突出症（FLLDH）是在 1974 年由 Abdullah 等首次提出的，约占所有症状性腰椎间盘突出症的 2%~12%。它的特点是在椎间孔或椎间孔外间隙存在突出的椎间盘碎片，这导致同一水平的出口神经根受压（图 34.1）。

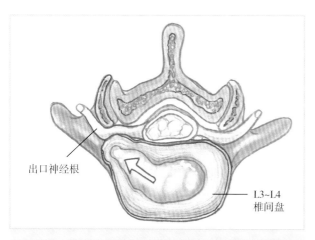

　　这一特点与更常见的偏中央型椎间盘突出相反，在偏中央型椎间盘突出中，下行神经根常受到影响，而出口神经根不受影响。极外侧腰椎间盘突出症通常表现为严重的急性神经根性腿痛，一般认为是由于突出的椎间盘碎片直接压迫背根神经节所致。疼痛通常被患者描述为剧烈、严重、刺痛和灼烧痛，很可能一部分原因是背根神经节的压迫。极外侧腰椎间盘突出症的发病高峰为 60 岁。与偏中央型椎间盘突出相比，它们往往更靠上，L4~L5 是最常见的发病节段，占所有病例的 30%~60%。磁共振成像（MRI）常显示椎间孔或椎间孔外间隙的椎间盘碎片突出（图 34.2），而这些病变在计算机断层扫描（CT）或脊髓造影中往往会被漏诊。

　　极外侧腰椎间盘突出症的外科治疗在技术上具有挑战性，因为很难进入椎间孔和椎间孔外间隙，这主要是由于邻近的骨结构在维持脊柱稳定性中发挥着重要的生物力学作用。传统的手术入路包括正中、旁正中肌肉入路或 Wiltse 入路以及联合入路。经皮穿刺入路治疗极外侧腰椎间盘突出症之前也有报道，但是这些方法的有效性受到了质疑。传统中线入路的优点包括大多数脊柱外科医生对局部解剖熟悉，以及在切除关节突关节或关节间部后对椎间孔和椎间孔外空间的良好可视化。然而，使用这种方法暴露所需的骨切除常常会导致脊柱不稳定。Wiltse 入路提供了一种更直接到椎间孔而不破坏关节突的入路。然而，这种多肌裂入路对许多脊柱外科医生来说并不熟悉，而且缺乏传统中线入路中常见的解剖学标志。因此，这种方法并没有得到广泛的接受。联合入路可使外科医生同时在椎间孔的内侧和外侧进行手术，因此无须切除峡部和小关节突。然而，联合入路需要广泛剥离和侧方牵开椎旁肌，这会导致更大的切口和更多的软组织损伤。由脊柱后正中入路暴露引起的椎旁肌功能障碍和残疾已被许多作者证实。

　　近年来随着微创外科技术的发展，MIS 技术已被广泛应用于 FLLDH 的治疗，并取得了良好的效果。MIS 技术利用内镜或显微镜，提供了直接进入椎间孔和椎间孔外侧的路径，几乎不需要软组织 / 肌肉剥离，骨切除和失血量都很少，并且不会使脊柱不稳

图 34.1　椎间孔间隙存在椎间盘突出，导致同一水平段神经根受压

出口神经根

L3~L4 椎间盘

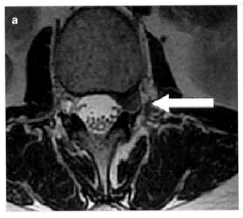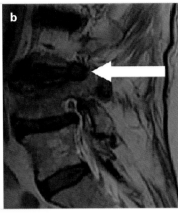

图 34.2　椎间孔间隙冠状位（a）和矢状位（b）MRI 显示椎间孔间隙内有突出的椎间盘碎片，并伴有严重的椎间孔狭窄

定。我们更喜欢用内镜，因为晶体的 30° 可视角可以让人看到管状牵开器之外的东西。显微镜由于具有良好的三维可视化更容易被外科医生采用。这种肌肉分离技术最初是为治疗标准的腰椎间盘突出症而开发的，同样也适用于极外侧椎间盘突出症。

34.2　适应证和禁忌证

任何外科手术的一般原则都需要选择合适的患者才能得到满意的临床效果。极外侧腰椎间盘突出症的治疗方案类似于偏中央椎间盘突出。有相应 MRI 表现的有症状的患者应进行保守治疗试验，包括非甾体类抗炎药（NSAIDs）、口服类固醇、物理治疗和硬膜外类固醇注射。在一个疗程的保守治疗后出现持续性和顽固性神经根疼痛或进行性肌力下降的患者应考虑进行显微椎间盘切除术。有明显椎管狭窄、退行性椎体滑脱并发极外侧腰椎间盘突出症的患者应考虑行椎板切除术、小关节切除术、椎间盘切除术和椎间融合术。极外侧腰椎间盘突出症手术治疗临床效果优良率为 68%~100%。MIS 技术已被证明具有与开放手术相似的临床疗效，并具有出血量少、软组织损伤小、恢复快和住院时间短等优点。

术前规划

极外侧腰椎间盘突出症的神经根症状通常比腰背痛更严重，并且大多是急性发作的。一般出现膝跳反射消失，皮肤感觉减退，直腿抬高试验阳性，股神经牵拉试验阳性，疼痛或因向病变侧弯曲而产生的感觉异常。MRI 是首选的检查方法；多达 25% 的病例中 CT 和脊髓造影会出现假阴性结果。过伸过屈位 X 线片也可以帮助排除脊柱节段不稳定的问题。

34.3　外科技术

34.3.1　患者定位

气管内全身麻醉后，将患者带入手术室，置于俯卧位。Wilson 框架可用于将脊柱置于屈曲状态，从而扩大椎板间隙。在操作过程中，将 C 臂透视机放置在无菌区以便进行侧位透视。

34.3.2　技术

常规消毒铺巾后，由关节臂组成的管状牵开器支架固定在与椎间盘突出同侧手术台上的导轨上。确定中线，在椎间盘突出同侧中线外侧 4~5cm 处做一个 2cm 的切口。对接管状牵开器的目标区域是椎间盘突出的椎体嘴侧的横突和关节间部的交界处（例如，L4 椎体在 L4~L5 发生极外侧椎间盘突出时）。术前 MRI 图像可以帮助测量切口到中线的大致距离，并规划管状牵开器的运行轨迹。

透视定位正确的脊柱水平，克氏针通过切口插入腰背筋膜，指向椎弓根和横突的交界处（图 34.3a）。然后将管状扩张器通过腰背筋膜置于克氏针上，拔出克氏针（图 34.3b）。扩张器停靠在头横突与峡部交界处的基础上。内侧 – 外侧方向是通过用扩张器的尖端接触骨性标志来确定的。如有必要，正位 X 线片可用于确定扩张器的内侧 – 外侧位置。

依次放置扩张器，然后放置管状牵开器（图 34.3c~f）。在插入扩张器和管状牵开器的过程中，必须特别注意保持固定在骨头上。然后将扩张器取出，管状牵开器系统连接到关节臂支架上。重要的是，当管状牵开器连接到关节臂上以及当臂被拧紧时，保持一个稳固的向下压力。这种操作可以防止软组织在管状牵开器边缘下滑动。

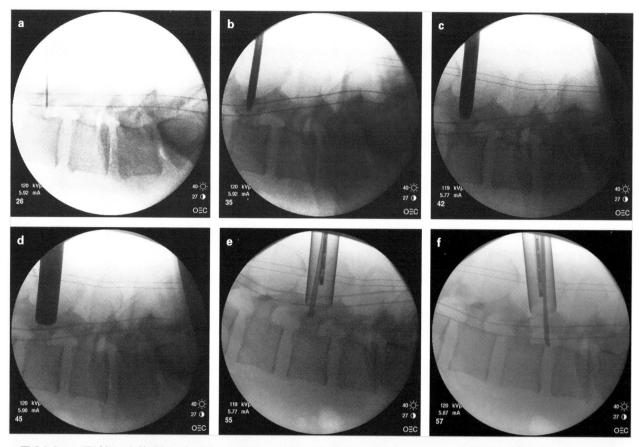

图34.3 a.通过切口和筋膜插入克氏针，在所需水平方向上横突与椎弓根交界处插入。b~d.按顺序放置扩张器。e.管状扩张器放置到位。f.管状扩张器的尾部向椎间盘间隙的极外侧方向倾斜

用于显微内镜下椎间盘切除术（MED）的内镜是一种25°杆状内镜，具有照明和可变放大率的特点，它连接到耦合器、相机和光源。然后将内镜插入管状牵开器，并用附在其上的环形夹固定（图34.4a）。内镜可以放置在牵引器360°内的任何位置，并且可以在管状牵开器内向前或向后移动，实现可变放大倍数。通常，内镜组件被放置在管状牵开器的12点钟方向。一旦内镜插入管状牵开器，显示屏上的视频图像必须与基础解剖结构相对应。通常屏幕的顶部为内侧解剖，屏幕的底部为外侧解剖。为了便于正确定位，可以将吸引器头放置在管状牵开器的外侧解剖位置。然后旋转摄像机和耦合器，直至视频图像显示在视频屏幕底部；刚好将管状牵开器置于横突之上（图34.4b）。操作显微镜可以通过管状牵开器而不是内镜进行可视化。程序步骤基本上是相同的。

用单极、刮匙和咬骨钳清除横突和峡部基底部残留的软组织。在剥离过程中，有一段峡部动脉应该被识别，凝固并分离。接下来，用小的、有角度

的刮匙将软组织从侧部的下表面分离出来。这一方法将从峡部从横韧带内侧缘分离出来，使其进入神经孔。然后沿着横突内下侧和峡部最外侧，使用倾斜的咬骨钳或改良的高速钻头去除一小部分骨（图34.4c）。这打开了神经孔的外侧，并可以用球形探头触诊椎弓根。当神经根环绕椎弓根时，可以直接鉴别出出口神经根。在椎弓根水平确定神经根后，沿着神经根的外侧和下侧进行剥离，沿着神经根的尾部走向椎间盘。确认突出的椎间盘并对神经进行减压（图34.5）。为了追踪神经根的轨迹，经常需要使用管状牵开器。这是通过放松机械臂，旋转皮肤切口内的管状牵开器，并重新收紧机械臂来完成的。然后可以通过最初的皮肤切口完成椎弓根到椎弓根的手术。

在小关节退行性病变患者中，突出的、肥大的上关节突可能会阻碍进入出口神经根内侧的椎间盘间隙。可以使用咬骨钳或钻头去除关节突的外侧缘，进一步暴露行走神经根。识别背根神经节是很重要的，它在神经孔的外侧和下方，会随着神经根的扩张而明显。注意保护神经节，因为过度的操作可能

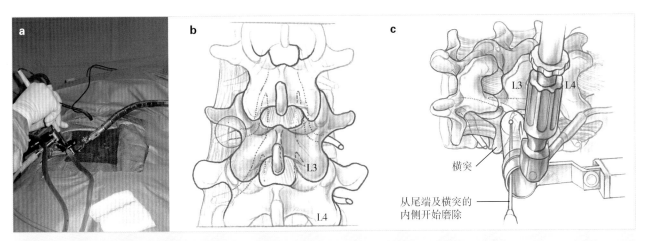

图 34.4　a. 管状牵开器与内镜装配术中照片。b. 管状牵开器的位置。c. 从峡部横突的下内侧缘钻孔

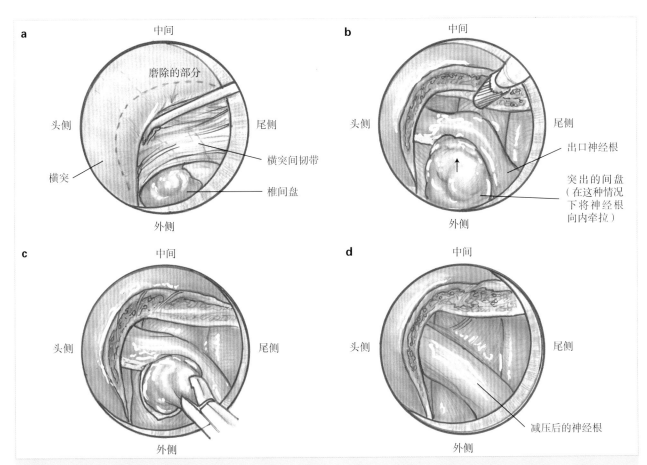

图 34.5　内镜下极外侧突出显微椎间盘切除术整体解剖示意图。a. 将横突内侧和峡部外侧韧带内侧缘剥离。b. 将峡部横突内侧和峡部外侧的骨去除。c. 清除突出髓核。d. 神经根减压

导致术后明显的疼痛和（或）感觉障碍。在明确识别并暴露出出口神经根后，对该根进行压迫病理检查（图 34.6a）。突出的椎间盘可以用咬骨钳等各种工具去除（图 34.6b）。如果需要，可以进入椎间盘空间内进行进一步的椎间盘切除。最后，应重新探查神经根以确认其已完全减压（图 34.6c）。

通过管状牵开器用抗生素溶液仔细冲洗伤口，并仔细检查止血。然后松开机械臂，内镜连同管状牵开器取出。当牵开器去除后，在棘旁肌恢复正常解剖位置时，手术入路自动关闭，剩余的"无效腔"被最小化。用单针缝合筋膜，如果深层的皮下脂肪过厚，缝线应尽可能深入皮下组织。然后用内翻缝线缝合皮下组织，用皮胶将皮边贴紧。

另一种方法是从尾侧入路治疗极外侧椎间盘突出。在该技术中，通过管状牵开器识别椎间盘间隙上的关节突外侧缘，并钻孔以识别位于椎间隙下方椎弓根的方向。透视侧位确定位置，环形切开纤维环后进入椎间盘。用咬骨钳常规咬除椎间盘。然后使用球形探头将延伸至神经孔上侧或内侧的突出移除。这种方法的缺点是经常看不到出口神经根。但只要仔细检查，极外侧椎间盘突出症可以通过少量的组织剥离而成功切除。

34.4 术后护理

类似于偏中央型椎间盘突出的常规术后护理通常是足够的。大多数患者可以在 MIS 椎间盘切除术后当天出院，医生通常会开一些口服的止痛药和通便药。

34.5 并发症的处理

硬膜破裂是 MIS FLLDH 显微椎间盘切除术的潜在并发症。如前所述，我们更倾向于使用 MIS 硬膜修复包修复硬膜破裂。用 2-0 尼龙缝线缝合伤口有助于防止发生脑脊液漏。通常硬脊膜破裂患者只需要卧床休息一夜。正如我们在之前的研究中所证明的那样，MIS 方法的感染是罕见的。术前仔细阅片和术中透视可以避免做错间隙或做错左右位置。过多的骨切除会导致节段不稳，这种情况下可能需要行腰椎融合术。

34.6 临床病例

女性，45 岁，既往有焦虑、丙型肝炎病史，表现为腰痛伴左侧大腿前方放射性疼痛 3 个月。2 个月前，她的初级医生对她进行了评估并行腰椎 MRI 检查，结果显示 L3~L4 处左侧极外侧椎间盘突出（图 34.7）。她接受了 6 周的保守治疗，包括口服止痛药物、物理治疗和硬膜外类固醇注射，但疗效不佳。她因左侧大腿前方疼痛加剧和疼痛导致行走困难而就诊于急诊科。体格检查显示除左侧 L3 皮节感觉减退外，无明显异常。

鉴于她的持续症状和保守治疗失败，她被带到手术室进行 L3~L4 左侧极外侧椎间盘突出 MIS 显微椎间盘切除术。术中在左侧 L3 椎间孔内发现并取出一个较大的椎间盘突出髓核，取出过程未出现并发症，并对 L3 神经根进行彻底减压。术后，患者左侧大腿前方疼痛明显缓解，物理治疗结束后，于术后第 1 天出院。在 6 周的随访中，她的左侧大腿疼痛已完全消除。

34.7 结论

微创入路治疗极外侧椎间盘突出症可获得极好的临床效果，可减少软组织损伤和骨切除，减少失血量，加快恢复，缩短住院时间。这种技术避免了严重的肌肉损伤、因大量暴露而导致的肌肉失神经风险以及由于过度的骨切除而导致的潜在的脊柱失稳。

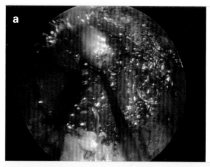
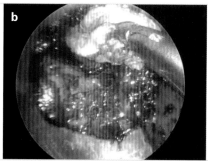
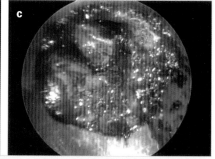

图 34.6 a. 术中内镜视图显示出被椎间盘突出所压迫的神经根。b. 切除极外侧椎间盘突出。c. 神经根减压

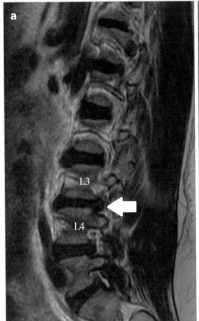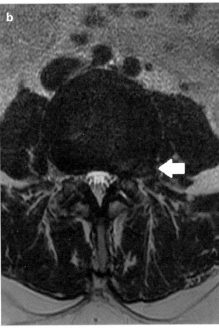

图 34.7　腰椎矢状位（a）和轴位（b）MRI 显示 L3~L4 处左侧极外侧椎间盘突出

临床注意事项

· 仔细检查术前和术中图像，避免手术节段错误或左右侧错误。

· 避免过多的骨切除以保持脊柱稳定。

· 伴有显著狭窄或滑脱的患者应考虑进行融合。

· 硬膜破裂可以使用 MIS 硬膜修复包进行修复和尼龙缝线缝合修复，无须长时间卧床休息。

· 选择合适的患者是确保良好临床疗效的关键。

参考文献

[1]　Abdullah AF, Ditto EW, III, Byrd EB, Williams R. Extreme-lateral lumbar disc herniations. Clinical syndrome and special problems of diagnosis. J Neurosurg. 1974; 41(2):229–234.

[2]　Voyadzis J-M, Gala VC, Sandhu FA, Fessler RG. Minimally invasive approach for far lateral disc herniations: results from 20 patients. Minim Invasive Neurosurg. 2010; 53(3):122–126.

[3]　Park HW, Park KS, Park MS, Kim SM, Chung SY, Lee DS. The comparisons of surgical outcomes and clinical characteristics between the far lateral lumbar disc herniations and the paramedian lumbar disc herniations. Korean J Spine. 2013; 10(3):155–159.

[4]　Porchet F, Chollet-Bornand A, de Tribolet N. Long-term follow up of patients surgically treated by the far-lateral approach for foraminal and extraforaminal lumbar disc herniations. J Neurosurg. 1999; 90(1) Suppl:59–66.

[5]　Epstein NE, Epstein JA, Carras R, Hyman RA. Far lateral lumbar disc herniations and associated structural abnormalities. An evaluation in 60 patients of the comparative value of CT, MRI, and myelo-CT in diagnosis and management. Spine. 1990; 15(6):534–539.

[6]　Bonafé A, Tremoulet M, Sabatier J, et al. [Foraminal and latero-foraminal hernia. Mid-term results of percutaneous techniques nucleolysis-nucleotomy]. Neurochirurgie. 1993; 39(2):110–115.

[7]　Lew SM, Mehalic TF, Fagone KL. Transforaminal percutaneous endoscopic discectomy in the treatment of far-lateral and foraminal lumbar disc herniations. J Neurosurg. 2001; 94(2) Suppl:216–220.

[8]　Chatterjee S, Foy PM, Findlay GF. Report of a controlled clinical trial comparing automated percutaneous lumbar discectomy and microdiscectomy in the treatment of contained lumbar disc herniation. Spine. 1995; 20(6):734–738.

[9]　Foley KT, Smith MM, Rampersaud YR. Microendoscopic approach to far-lateral lumbar disc herniation. Neurosurg Focus. 1999; 7(5):e5.

[10]　Abdullah AF, Wolber PG, Warfield JR, Gunadi IK. Surgical management of extreme lateral lumbar disc herniations: review of 138 cases. Neurosurgery. 1988; 22(4):648–653.

[11]　Foley KT, Smith MM. Microendoscopic discectomy. Tech Neurosurg. 1997; 3:301–307.

[12]　Epstein NE. Evaluation of varied surgical approaches used in the management of 170 far-lateral lumbar disc herniations: indications and results. J Neurosurg. 1995; 83(4):648–656.

[13]　Johnsson KE, Willner S, Johnsson K. Postoperative instability after decompression for lumbar spinal stenosis. Spine. 1986; 11(2):107–110.

[14]　Shenkin HA, Hash CJ. Spondylolisthesis after multiple bilateral laminectomies and facetectomies for lumbar spondylosis. Follow-up review. J Neurosurg. 1979; 50(1):45–47.

[15]　Wiltse LL. The paraspinal sacrospinalis-splitting approach to the lumbar spine. Clin Orthop Relat Res. 1973(91):48–57.

[16]　Wiltse LL, Spencer CW. New uses and refinements of the paraspinal approach to the lumbar spine. Spine. 1988; 13(6):696–706.

[17]　Donaldson WF, III, Star MJ, Thorne RP. Surgical treatment for the far lateral herniated lumbar disc. Spine. 1993; 18(10):1263–1267.

[18]　Jane JA, Haworth CS, Broaddus WC, Lee JH, Malik J. A neurosurgical approach to far-lateral disc herniation. Technical note. J Neurosurg. 1990; 72(1):143–144.

[19]　Kawaguchi Y, Matsui H, Tsuji H. Back muscle injury after posterior lumbar spine surgery. A histologic and enzymatic analysis. Spine. 1996; 21(8):941–944.

[20]　Kawaguchi Y, Yabuki S, Styf J, et al. Back muscle injury after posterior lumbar spine surgery. Topographic evaluation of intramuscular pressure and blood flow in the porcine back muscle during surgery. Spine. 1996; 21(22):2683–2688.

[21]　Sihvonen T, Herno A, Paljärvi L, Airaksinen O, Partanen J, Tapaninaho A. Local denervation atrophy of paraspinal muscles in postoperative failed back syndrome. Spine. 1993; 18(5):575–581.

[22]　Styf JR, Willén J. The effects of external compression by three different retractors on pressure in the erector spine muscles during

and after posterior lumbar spine surgery in humans. Spine. 1998; 23(3):354–358.

[23] Liu T, Zhou Y, Wang J, et al. Clinical efficacy of three different minimally invasive procedures for far lateral lumbar disc herniation. Chin Med J (Engl). 2012; 125(6):1082–1088.

[24] Salame K, Lidar Z. Minimally invasive approach to far lateral lumbar disc herniation: technique and clinical results. Acta Neurochir (Wien). 2010; 152(4):663–668.

[25] Rust MS, Olivero WC. Far-lateral disc herniations: the results of conservative management. J Spinal Disord. 1999; 12(2):138–140.

[26] Tessitore E, de Tribolet N. Far-lateral lumbar disc herniation: the microsurgical transmuscular approach. Neurosurgery. 2004; 54(4):939–942, discussion 942.

[27] Maroon JC. Current concepts in minimally invasive discectomy. Neurosurgery. 2002; 51(5) Suppl:S137–S145.

[28] O'Hara LJ, Marshall RW. Far lateral lumbar disc herniation. The key to the intertransverse approach. J Bone Joint Surg Br. 1997; 79(6):943–947.

[29] Postacchini F, Montanaro A. Extreme lateral herniations of lumbar disks. Clin Orthop Relat Res. 1979(138):222–227.

[30] Tan LA, Takagi I, Straus D, O'Toole JE. Management of intended durotomy in minimally invasive intradural spine surgery: clinical article. J Neurosurg Spine. 2014; 21(2):279–285.

[31] O'Toole JE, Eichholz KM, Fessler RG. Surgical site infection rates after minimally invasive spinal surgery. J Neurosurg Spine. 2009; 11(4):471–476.

第35章　微创椎板切除术治疗腰椎管狭窄症

Mick J. Perez-Cruet, Ronnie I. Mimran, R. Patrick Jacob, Richard G. Fessler

王庆德 / 译

摘要

　　腰椎管狭窄症是外科医生治疗的最常见脊柱病变。了解如何用微创方法治疗这种常见疾病可以显著改善患者的预后及降低手术费用。本章将回顾我们认为治疗腰椎管狭窄症最有效的方法，以及一些最新的技术，以便在保持脊柱大部分正常解剖结构的同时，对神经组织进行直接的减压。我们的临床结果表明，使用该技术可以使患者快速康复及降低手术费用，并将椎管狭窄复发的发生率和再次手术的必要性降到最低。此外，该技术可缩小手术部位的瘢痕，并最终改善患者的预后。

　　关键词：椎管狭窄，腰椎，神经源性跛行，椎板切除术，原位融合，局部取骨，微创

35.1 引言

　　腰椎管狭窄症是当今美国老年人群中最常见的脊柱疾患，是腰痛、腿痛、活动受限和残疾的主要原因，导致越来越多的患者考虑手术。事实上，近年来，腰椎管狭窄症的手术率增加了 8 倍。在解剖学上，椎管狭窄被定义为椎管有效横截面积减小，通常导致神经结构受压。这可能发生在椎管的中央部分（称为中央狭窄）；椎管外侧隐窝处，椎体后缘与上关节突前缘之间（侧隐窝狭窄）；或者两者的结合。椎管狭窄可能是先天性的，也可能是后天的。先天性狭窄通常与椎弓根长度缩短或遗传性综合征（如软骨发育不全）有关，通常比后天性椎管狭窄更早出现。先天性狭窄在儿童或青年时期很少有症状，通常因为退行性改变加重，在三四十岁时出现症状。先天性椎管狭窄患者的骨质往往相对坚硬，使减压困难。发育正常椎管发生退行性改变时，可引起后天性椎管狭窄（获得性椎管狭窄），其特征是小关节病变、韧带肥厚、骨赘生长和椎间盘突出。这些是获得性腰椎管狭窄症最常见的形式，通常发生在手术病例中。椎管狭窄也可能继发于其他退行性疾病，如脊柱滑脱或脊柱侧凸。

35.2 技术的发展

　　目前，治疗腰椎管狭窄最常用的手术方法是开放式椎板切除术。标准的开放式椎板切除术，需要切除棘突、棘间韧带和棘上韧带、双侧椎板、黄韧带以及部分关节突关节。这种方法可以完全减压椎管，包括侧隐窝和椎间孔，但可能导致患者预后不良，并需要对邻近节段病变进行再次的手术（ASD；图 35.1）。对于仅发生在椎间盘水平的腰椎管狭窄症，

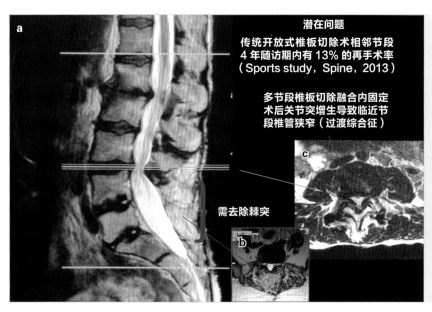

潜在问题

传统开放式椎板切除术相邻节段 4 年随访期内有 13% 的再手术率（Sports study，Spine，2013）

多节段椎板切除融合内固定术后关节突增生导致临近节段椎管狭窄（过渡综合征）

需去除棘突

图 35.1 a~c. 传统开放式椎板切除术的潜在问题包括邻近节段疾病（ASD），随访 4 年，再次手术率为 13%。在多节段传统椎板切除术、融合术和内固定后，去除棘突会引起小关节突肥大并导致发生 ASD。这是由于相邻的小关节和黄韧带受到压力而产生的

这种广泛的切除可能被认为是过度的，但这种情况在绝大多数情况下都会发生。这种疾病，主要是由椎间盘退变、韧带及关节面肥厚共同引起的，可通过较宽的椎间隙进入。这一认识结合尽量保留后路中线结构，产生了半椎板切开术，最初在双侧进行来治疗退行性腰椎管狭窄症。

Young 等介绍了经单侧入路进行双侧椎板减压术的概念，即首先对同侧椎管进行减压，然后在中线结构下对对侧椎管、侧隐窝和椎间孔进行减压。这种方法的优点是保留了棘突和中线韧带结构，同时允许外科医生进入椎管的两侧以解决主要的压迫点。

随着内镜和微创入路切除腰椎间盘的出现，将该技术应用于椎板减压切除术和椎板切开术成为一种自然的进展。除了保留中线结构的好处外，这种新方法还提供了更小的皮肤切口、更少的组织创伤和更好的可视化。Guiot 等报道了该技术在尸体上的可行性后，Khoo 和 Fessler 后来证明了它是一种安全、有效的腰椎管狭窄减压手术。

35.3 适应证和禁忌证

35.3.1 患者选择

随着腰椎管狭窄症发生率的增加，选择合适的微创入路成为获得良好结果的第一步。翻修手术病例相对来说比较困难，在外科医生获得大量的微创手术经验之前不应该尝试。病态肥胖增加了皮肤到脊柱的工作距离，增加了外科医生的技术难度。在对管状牵开器系统有较高的经验和熟练度之前这些病例最好避免进行。

35.3.2 术前计划

腰椎管狭窄症的特征性表现：双侧或单侧下肢疼痛、无力和（或）感觉异常。许多患者（约50%）还患有神经源性跛行，通常在站立和行走时腿疼加重，坐或躺时缓解。患者腰椎屈曲时症状可得到缓解通常是一个可靠的特征，有助于区分神经源性跛行和血管性跛行（由动脉供血不足引起）。在自行车测试中，患者俯身骑着固定的自行车，也可以帮助区分这两种疾病。神经源性跛行患者可以毫无疼痛地骑车，因为此时他们处于弯曲的姿势，这有助于打开椎管，缓解症状，而血管性跛行患者会重现疼痛症状。静息状态时的神经检查结果可能是很好的，直到疾病晚期，固定的运动或感觉缺陷变得明显。括约肌障碍是腰椎管狭窄症的晚期症状，通常伴有

马尾的严重压迫，有时是原有椎管狭窄合并急性椎间盘突出的结果。

35.3.3 影像学检查

影像学检查通常从平片开始，可显示运动节段退变、椎间盘高度丢失、神经孔狭窄和关节突关节肥大。MRI 扫描是研究的首选，除了极少数病例外，它将提供诊断图像。典型的发现包括退行性椎间盘疾病、韧带和关节突肥大以及三角形"三叶"椎管（图 35.2）。

此外，椎管狭窄多发生在椎间盘水平；因此，有针对性的外科治疗可以帮助保护无神经压迫的正常解剖结构。对于 MRI 不满意的患者，可以进行脊髓造影结合 CT 扫描。脊髓造影会显示出椎管的狭窄或阻塞，而 CT 扫描可用于精确测量管径。CT/脊髓造影研究尤其有助于识别既往接受过融合手术的腰椎管狭窄患者，因为内固定植入物造成的伪影妨碍了 MRI 充分显示椎管（图 35.3）。椎间盘水平的腰椎管狭窄在大多数情况下是由小关节和黄韧带的联合肥大引起的。因此，有针对性的微创椎板切除术可以实现充分的神经减压，同时保留脊柱的大部分解剖支撑结构（图 35.4）。

微创椎板切除术后 MRI 显示肌间隙入路肌肉充分愈合，椎管充分减压。我们注意到，瘢痕形成很小，这可能最终改善患者的预后（图 35.5）。

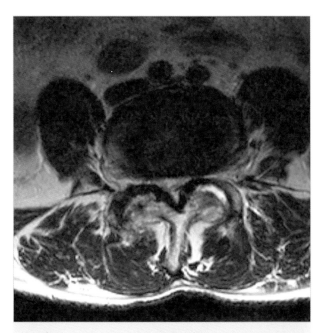

图 35.2 术前 MRI 显示由黄韧带和小关节突复合体肥大引起的三角形"三叶"椎管

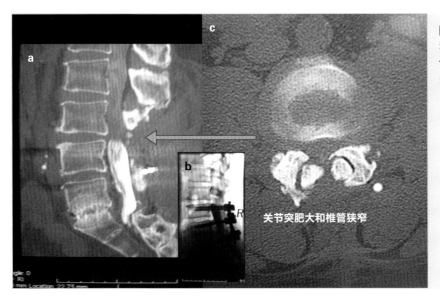

图 35.3　a~c. 开放式椎板切除、融合和内固定术后邻近节段疾病（ASD）。值得注意的是，矢状位和轴位 CT 显示小关节突肥大和椎管狭窄，需要再次手术

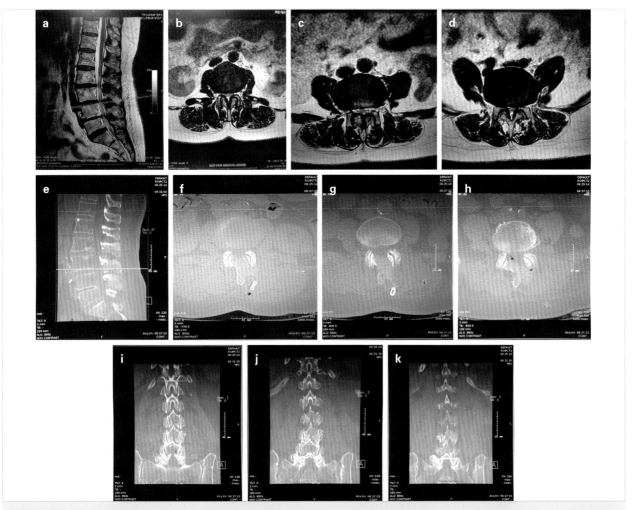

图 35.4　a. 腰椎管狭窄发生在椎间盘水平（本例患者为 L2~L3、L3~L4 和 L4~L5 水平），主要由黄韧带和小关节突肥大引起，如轴位 MRI 所示：L2~L3（b）、L3~L4（c）和 L4~L5（d）水平。微创椎板切除术实现了压迫节段的精确减压，如图所示：术后即刻相应的矢状位（e），L2~L3（f），L3~L4（g），L4~L5（h）。i~k. 术后冠状位重建 CT 图像显示微创椎板切除术后，自体骨移植椎板重建和关节突关节原位融合

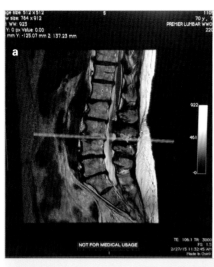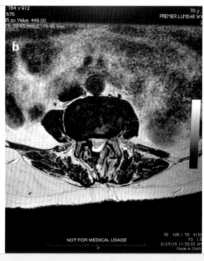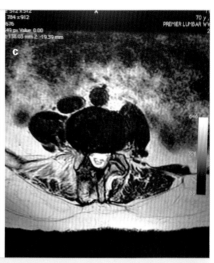

图 35.5 患者术后 12 个月的矢状位 MRI（a），L3~L4（b）和 L4~L5（c）右侧微创椎板切除术治疗狭窄，同时采用自体骨进行椎板重建。注意保留了椎旁肌解剖、棘突、椎板重建和马尾神经根的正常解剖分布，充分的椎管减压和最小的瘢痕形成

35.3.4 手术设置和仪器

微创腰椎椎板切除术是在标准手术室和常规设备下进行的。透视检查用于初始入路和确定正确的手术节段。可以使用一系列肌肉扩张器来放置直达脊柱的管状牵开器，由几个不同的制造商销售。Thompson MIS One-Step Dilator（Thompson MIS，Salem，NH）等最新研发的产品减少了肌肉扩张器的需求数量，从而简化了手术过程，降低了扩张器进入椎管的风险（图 35.6），减少了肌肉损伤和剥离。管状牵开器有多种工作直径和不同长度，以适应软组织深度的变化。由于管状牵开器空间狭窄，标准的脊柱手术器械不适用于管状牵开器系统。如果外科医生使用显微镜进行放大和照明，外科医生的手或仪器的背面往往会遮挡视野。如果使用内镜，那么管道容易被内镜、吸引器和器械堵塞。由于这些原因，全套的刺刀器械（Bayonetted Instruments），包括 Kerrison 咬骨钳、刮匙、探针和解剖器（Dissectors），对于手术期间的充分可视化是必不可少的。一个长锥形钻头有助于骨骼减压（图 35.6）。

使用手术显微镜通过扩张的工作通道获得良好的照明和立体视觉。使用手术显微镜的外科医生通过改变工作牵开器的角度（即，在进行对侧减压棘突和对侧椎板时，使手术台稍微偏离医生）来完成这一操作。该显微镜技术可以对手术解剖进行极好的三维（3D）可视化（图 35.7）。

腰椎小关节突解剖确定手术入路

腰椎小关节突解剖在确定脊柱稳定性以及是否

需要单独减压和更广泛的内固定融合术中发挥着重要作用。关节突的解剖变化可能代表动态平片上未发现或未认识到的脊柱不稳定。关节突关节具有相对的软骨表面，促进相邻椎体之间的低摩擦运动。由于其几何和机械功能，双侧关节突关节与椎间盘一起转移负重，并引导和约束脊柱的运动。关节突关节可能造成 15%~40% 的腰痛。然而，很少有研究表明对关节突的形态学分析可以帮助确定最有利的手术入路。我们在以下研究中进行了小关节形态学分析，以确定手术入路与术前轴位 MRI 图像上的小关节突解剖之间的关系。

方法

回顾性分析 20 例微创减压伴或不伴内固定术治疗腰椎管狭窄症的患者。在术前腰椎 MRI 中，在椎间盘中间水平上通过纵向测量上关节突、下关节突，对腰椎小关节进行指数水平的形态计量分析（图 35.8~ 图 35.10，表 35.1）。

术前 MRI 检查有助于确定是否需要单独进行微创椎板切除术或更广泛的手术，如减压伴内固定融合术［即微创经椎间孔腰椎间融合术（MI-TLIF）和经皮椎弓根螺钉内固定］（图 35.9~ 图 35.13）。

单独行减压术的患者平均纵向关节突形态为：下位椎体上关节突长度 11.1mm，上位椎体下关节突长度 16.3mm。相比之下，椎体滑脱患者的平均纵向关节突形态为下位椎体上关节突长度 24.7mm，上位椎体下关节突长度 30mm。有椎管狭窄和关节突关节延长的患者行 MI-TLIF，而有椎管狭窄和关节突关节比例相对正常的患者则单独行减压术。因此，关节

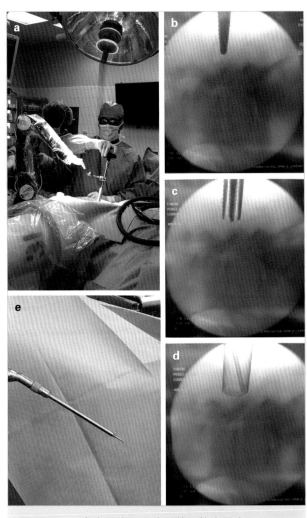

图 35.6　a. 术中照片显示使用单级扩张器（One-Step Dilator）。b. 顺时针旋转通过肌肉接近脊柱。c. 逆时针旋转打开叶片。d. 通过管状牵开器并取出扩张器创建一个工作通道。e. M8 磨钻（Stryker TPS，Kalamazoo，MI），用于进行微创椎板切除术

突形态可能是一个重要的术前分析，以确定是否需要单独减压或更广泛的减压、融合和脊柱内固定。

35.4　手术技术：微创椎板切除术和原位后路融合术

腰椎管狭窄症的传统手术治疗包括从中线骨性解剖结构剥离椎旁肌组织，切除棘突和双侧椎板以实现减压。这可能会增加邻近节段退变（ALP）的发生率，并需要再次手术（图 35.1，图 35.3）。一项研究旨在评估微创椎板切除术和原位后路融合（MIL-ISF）是否能够改善患者的预后，同时减少 ALP 和再次手术的发生。

35.4.1　方法

2009 年 4 月至 2013 年 9 月，155 例保守治疗无效的腰椎管狭窄患者进行了 280 个 MIL-ISF 自体骨关节面原位融合（图 35.14，图 35.15）。回顾性分析各种图表，采用预后量表［Oswestry 残疾指数（ODI）和视觉模拟量表（VAS）］对术前和 5 年随访期进行前瞻性分析。通过术前动态平片记录关节突解剖和稳定性。分析并发症及再手术率。

> 微创椎板切除术治疗腰椎管狭窄：病例回顾
> ・155 例患者。
> ・男性：84 例；女性：61 例。
> ・平均年龄：55 岁。
> ・症状年限：1 个月至 30 年。
> ・随访：2 个月至 5 年。
> 280 例椎板切除术
> ・L2~L3：15%。
> ・L3~L4：24%。
> ・L4~L5：44%。
> ・L5~S1：35%。
> 症状
> ・腰痛。
> ・神经源性跛行。
> ・腿疼痛。
> ・臀部疼痛。
> ・行走困难。

结果

155 例患者接受了为期 5 年的随访，平均随访时间为 2.3 年。MIL-ISF 在 L3~L4（n=123，44%）和 L4~L5（n=98，35%）节段最常见。9 例（5.8%）发生并发症，包括浅表伤口感染（n=2，1.3%）和肺栓塞（n=1，0.6%）。其他暂时性并发症包括尿潴留和肺不张。5 例（3.2%）患者因新发或持续症状再次手术，4 例（2.6%）患者需要同节段手术，1 例（0.6%）邻近节段手术。VAS 评分从 6.5 分降低到 2.4 分（$P > 0.001$），ODI 评分从 58 分降低到 19 分（$P > 0.001$）。根据术前关节突解剖形态和平片确定了最佳手术入路。

结论

MIL-ISF 是治疗腰椎管狭窄症一种安全有效的技术，具有临床疗效好、并发症少、ASD 发生率低

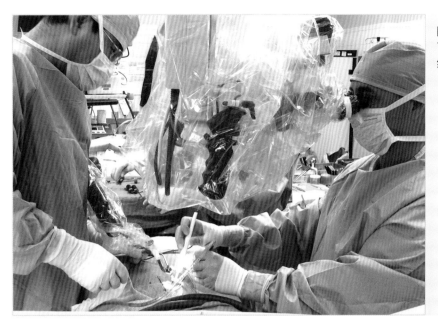

图 35.7 在进行微创椎板切除术时，可使用显微镜对手术解剖进行良好的三维可视化

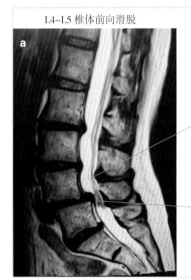

L4~L5 椎体前向滑脱

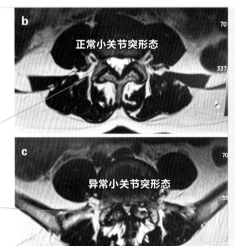

正常小关节突形态

异常小关节突形态

图 35.8 根据小关节突形态和背部疼痛来确定脊柱不稳定以及是否需要单独进行微创椎板切除术或更广泛的内固定融合的节段［即微创经椎间孔腰椎间融合术（MI-TLIF）]。矢状位 MRI（a）显示 L3~L4 节段正常的关节突解剖（b）。注意下关节面和上关节面相对对称的比例。L4~L5 椎体滑脱水平关节突解剖异常（c）。注意由于 L4 椎体在 L5 椎体上的半脱位，关节面受到平移力的作用而拉长。L4/L5 节段采用 MI-TLIF 和经皮椎弓根螺钉内固定

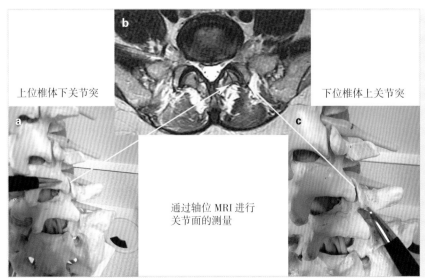

上位椎体下关节突

下位椎体上关节突

通过轴位 MRI 进行
关节面的测量

图 35.9 术前 MRI（a）测量上位椎体下关节突（b）和下位椎体上关节突（c）。并对下、上关节的轴位 MRI 表面积进行了分析

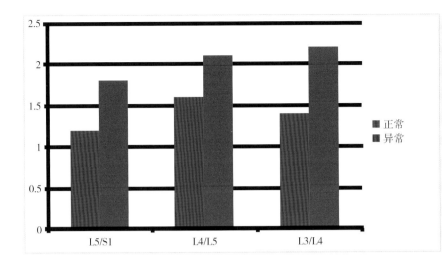

图 35.10　微创经椎间孔腰椎间融合术（MI-TLIF）治疗脊柱滑脱的正常和异常脊柱节段的关节突比值

表 35.1　正常和异常的关节突比值

	正常 / cm	异常 / cm
L5/S1 节段		
平均值	1.21	1.86
中位数	1.20	1.79
范围	0.98~1.5	0.58~3.29
L4/L5 节段		
平均值	1.60	2.27
中位数	1.61	2.03
范围	1.2~2.2	0.50~6.41
L3/L4 节段		
平均值	1.44	2.24
中位数	1.42	2.23
范围	1.1~1.9	0.76~4.3

注：在 L5/S1、L4/L5 和 L3/L4 可见正常和异常的关节突比值。注意在细长的关节突中，关节突比值更高，通常见于脊柱滑脱的患者

等优点。ASD 发生率低可以归因于适当的患者选择、无内固定减压和保留脊柱的正常解剖结构，同时允许充分的神经减压。

35.4.2　手术技术

患者体位和手术准备

在常规的术前准备和全身麻醉诱导后，患者以俯卧位转移到手术台上，保持髋部和腰椎弯曲以减少腰椎前凸，扩大棘突间和椎板间的距离，并使椎管处于最宽的位置。Wilson 框架可以用来完成这一点。此外，还可以保持腹部松弛，减少静脉受压，减少硬膜外静脉出血。微创手术的定位方式类似于标准的开放手术，并具有相同的预防措施。

术中 C 臂透视定位提供手术过程中的侧位图像。当不使用时，透视装置移向患者的尾侧。带有 Wilson 框架的 Jackson 手术台对我们很有帮助，因为在手术台的中间没有底座来干扰 C 臂。

切口

在透视引导下，将 18G 脊柱穿刺针插入中线外侧 1~2cm 处以确定合适的位置。目标是覆盖于病变椎间盘上方的椎板。当确定合适的切口位置后，可将 0.25% 布比卡因和 1：20 万肾上腺素溶液皮下浸润切口周围 4~5cm 的区域。这种方法减少了伤口周围

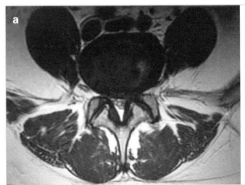
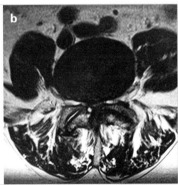

图 35.11　术前 MRI 检查小关节复合体有助于确定是采用微创椎板切除术还是采用微创经椎间孔腰椎间融合术（MI-TLIF）减压。a. 术前进行微创腰椎椎板切除术减压的 T2 加权 MRI。b. 术前 T2 加权 MRI 显示小关节突延长。因此，行 MI-TLIF 进行减压

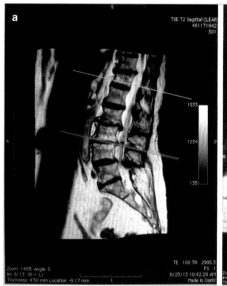
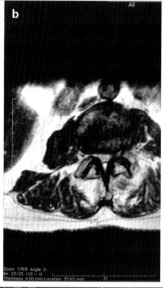
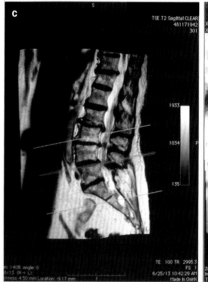
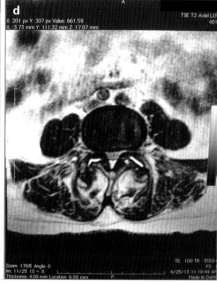

图 35.12 术前对小关节突解剖的分析有助于对特定患者的每个节段选择手术方式。a、b. L3/L4 节段微创椎板切除 + 原位后路融合。c、d. L4/L5 节段微创经椎间孔腰椎间融合（MI-TLIF），可以看到小关节突的延长

的出血，并减轻术后手术切口疼痛。

直接在手术节段上方切开皮肤。确保管状牵开器包括手术节段在内，以方便手术。切口的总大小应与最终管状牵开器的大小相匹配。通常，使用 18mm 直径的管状牵开器。切开皮肤后，使用电刀在棘突外侧平行于棘突切开腰背筋膜，以便随后插入肌肉扩张器。当切口完成后，使用一根导丝定位在椎板关节面的连接处。在透视引导下小心不要使克氏针进入椎管。始终保持位于椎板和小关节复合体的背侧距离，确保克氏针和肌肉扩张器安全接近脊柱。第一个扩张器套在导丝上（图 35.16a）；随后，取下导丝以减少意外硬膜穿刺的风险。将一系列肌肉扩张器放置并牢固地顶在椎板上（图 35.16b）。在入路过程中，注意不要直接推扩张器，而是将其向脊柱旋转，

特别是第一和第二扩张器，以避免无意中进入椎管。为了创造尽可能短的通道，并提高可视化和照明，所选择的管状牵开器应尽可能短，以到达椎板；牵开器外缘应与患者皮肤平齐（图 35.16c）。使用可弯曲固定臂固定适当的管状牵开器，固定臂固定在手术台上的侧轨上，远离透视装置（图 35.16d）。有时，特别是在重做（Redo）手术时，扩张器和随后的管状牵开器可以正好放置在脊柱背侧。然后将显微镜带入手术区域，在直视下显露脊柱骨性结构。手术显微镜或外科放大镜和头灯用于增强照明和可视化。此时，应该通过透视确定手术节段（图 35.16f）。另外，单级扩张器（One-Step Dilator）（Thompson MIS，Salem，NH）已被开发，以减少导丝和随后的肌肉扩张器的需求。该系统可以在无血、保留肌肉的同时

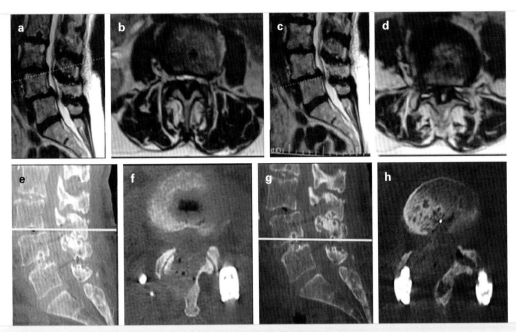

图 35.13　术前矢状位（a）和轴位（b）T2 加权 MRI 显示 L3/L4 节段狭窄，矢状位（c）和轴位（d）T2 加权 MRI 显示 L4/L5 椎体滑脱伴狭窄。术后矢状位（e）和轴位（f）CT 显示 L3/L4 节段进行微创椎板切除伴后外侧原位融合和局部自体移植物，矢状位（g）和轴位（h）CT 显示基于小关节形态学解剖，在 L4/L5 节段行微创椎板切除伴微创经椎间孔腰椎间融合术（MI-TLIF）

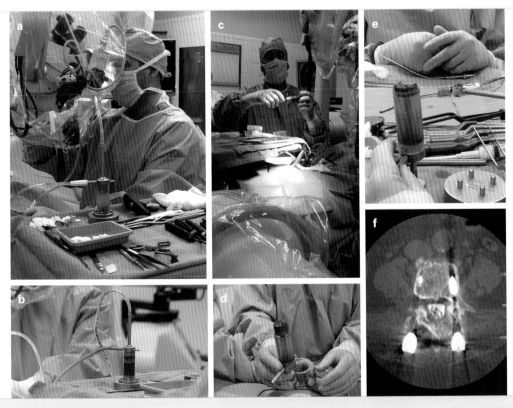

图 35.14　a. 术中使用 BoneBac Press（Thompson MIS）从手术区域获取局部自体骨移植物。b. 术中从手术视野中采集局部自体骨移植物。c. 血液分离。d. 骨移植物。e. 生成无颗粒化的自体骨移植物材料。f. 术后轴位 CT 显示微创椎板切除术后使用局部自体移植物进行原位后路融合

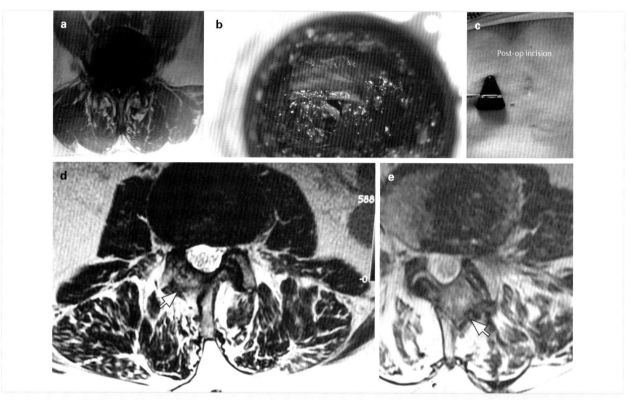

图 35.15 利用局部收获骨进行椎板生物修复以减少神经周围瘢痕形成。a. 术前 L4/L5 节段狭窄。b. 减压后术中视图。c. 术后皮肤切口。d、e. 术后 T2 加权 MRI 显示充分的减压和恢复椎板，并使用自体生物骨椎板重建，神经周围瘢痕形成

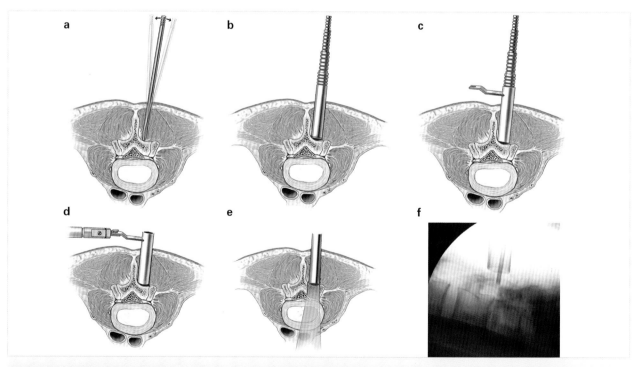

图 35.16 微创椎板切除术的手术步骤。a. 将最初的肌肉扩张器置于椎板和目标关节突表面。注意确保扩张器与骨紧密贴合。b. 所有扩张器就位后，在软组织中形成一个足够大小的通道。c. 放置最后一个管状牵开器。d. 取下肌肉扩张器，将管状牵开器固定在柔性臂上。e. 放置管状牵开器行同侧椎板切除。f. 最后拍一张横向透视图像，以确定管状牵开器的适当水平

显露脊柱（图 35.6）。

椎板切除术

然后用单极烧灼去除椎板 / 小关节面上剩余的软组织。现在可以看到下椎板的边缘和关节突的内侧。使用 M8 磨钻完成同侧椎板切除、磨穿椎板直至增厚的黄韧带。使用 BoneBac Press（Thompson MIS，Salem，NH）收集所有钻取的骨，用于进行后外侧原位融合和椎板重建（图 35.14，图 35.15）。由于黄韧带位于椎板下方，为了减少硬膜撕裂的风险，应选择椎板尾部外侧入路（图 35.17）。

一旦在该区域暴露出黄韧带，继续切除椎板，直到暴露同侧黄韧带腹侧的硬膜外脂肪垫（图 35.18）。可以重新定位管状牵开器，改变外科医生的视野，完成半椎板切除术。任何来自骨面的出血都很容易用骨蜡控制。

当同侧半椎板切除术完成时（图 35.19），在对侧减压时保留黄韧带以保护硬脑膜和神经组织。然后减压侧隐窝，并根据需要尽可能多地切除内侧关节突。管状牵开器可以从中间向外侧倾斜，以便更有效地观察内侧小关节，使外科医生能够通过切除骨来减少小关节面并扩大外侧隐窝。

一旦达到充分的同侧减压，手术台可以稍微倾斜远离外科医生，通过向外侧倾斜将管状牵开器重新定位，以暴露棘突基底部。小心不要使手术台过度倾斜。通常手术台倾斜 5° ~10° 足以充分看到棘突基底部。单极电刀用于去除软组织，暴露棘突底部。该手术的关键操作是将管状牵开器远端向内侧倾斜，以显示棘突底部，通过切除棘突基底部和对侧椎板来实现对侧充分的减压（图 35.19）。管状牵开器的

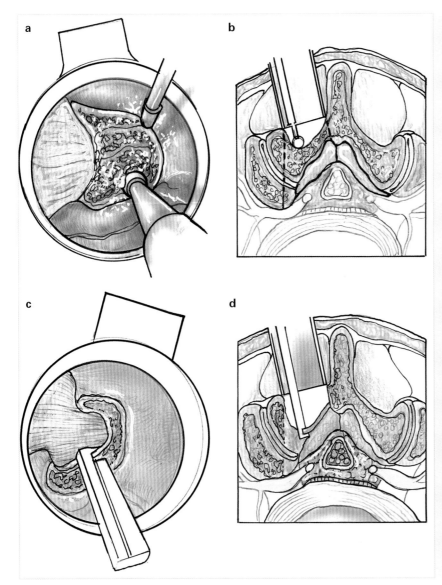

图 35.17 a、b. 使用磨钻切割行同侧半椎板切开，暴露黄韧带。建议从椎板尾部外侧开始钻骨。c、d. 当黄韧带的前缘或腹侧边缘暴露时，使用 Kerrison 咬骨钳

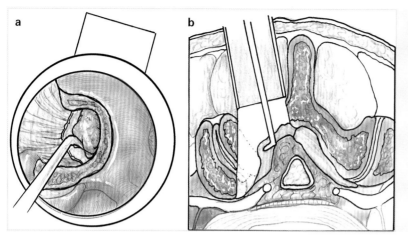

图 **35.18** a、b. 半椎板切开黄韧带腹侧可见硬膜外脂肪垫，实现了充分的骨减压

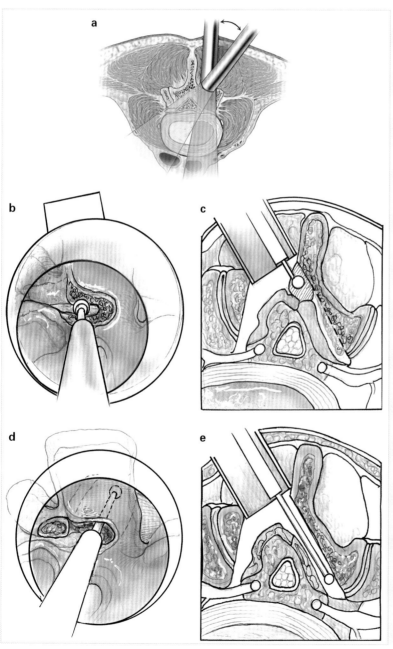

图 **35.19** 通过切断棘突和对侧椎板（a），使管状牵开器显露棘突基底（b、c），并实现对侧减压（d、e）。保留黄韧带有助于保护硬脑膜

角度近似于对侧椎板的中间到外侧的斜面。手术显微镜的位置大约向下直视管状牵开器。

在骨减压过程中保留黄韧带作为硬脑膜上的保护层，并使用高速磨钻向对侧切骨。这个过程与同侧完全的椎板切除术是不一样的，因为椎板的背侧表面是保留的。切除椎板腹侧骨质目的不仅是减压神经，而且也便于观察对侧侧隐窝和神经孔。

对侧的可视化允许在棘突和对侧椎板下磨骨（图 35.20）。在磨骨时，黄韧带被留在原位以保护硬脑膜。也可以在硬脑膜和钻头之间留下一层薄薄的骨头。当磨骨完成时，用咬骨钳取下此骨。然而，将手术台向远离外科医生的方向倾斜，无须在手术过程中清洗内镜，即可获得良好的三维可视化手术视野。

首先用上咬式 Kerrison 咬骨钳切除同侧黄韧带。在同侧黄韧带移除完成后，可以移除对侧黄韧带。这有利于对侧减压。使用 CO_2 激光（CO_2 Laser）方便切除对侧黄韧带。另外，也可以使用超声乳化吸引刀（CUSA）。移除足够的对侧黄韧带从而可安全放置 1 号或 2 号 Kerrison 咬骨钳，安全减压侧隐窝，防止硬膜撕裂。CO_2 激光或超声乳化吸引刀可以收缩对侧黄韧带，并便于使用 1 号或 2 号 Kerrison 咬骨钳去除。如果对侧隐窝仍然非常狭窄或紧绷，将管状牵开器移至同侧，并移除额外的内侧关节突和黄韧带，以便有更多的空间来进行对侧减压。这样，我们几乎完全消除了减压过程中硬膜撕裂的风险。这对于伴有侧隐窝狭窄的高度椎管狭窄特别有用，在对侧充分减压的同时显著降低了硬膜撕裂的风险。切除内侧关节面来减压侧隐窝时，首先应小心识别并保护对侧神经根，因为它离开了神经孔。上关节突通常是压迫最严重的区域，如果有，应该加以处理。双侧减压现已完成（图 35.21）。

在充分的神经减压后，使用球形探针进行检查（图 35.22）。

我们发现，小关节突的原位融合或许可以减少减压节段的再狭窄。剥去对侧关节突面，通过导管放置自体骨块来填充关节突。一旦使用球形探针检查对侧进行足够的减压，将手术台向外科医生倾斜，并将同侧关节突进行去皮质。然后将自体骨块置入钻孔的关节突复合体中（图 35.23，图 35.24）。

通过移除管状牵开器，并使用上述技术通过相同的皮肤切口接近脊柱，可以对相邻的狭窄节段进行减压。通过这种方法可以治疗多节段腰椎管狭窄（图 35.25，图 35.26）。

闭合

当椎管、侧隐窝和神经根孔完全减压后，进行广泛的检查，并使用双极烧灼法、骨蜡和凝血海绵进行细致的止血。伤口可以用抗生素溶液冲洗。在患者进行多节段减压时术后使用抗生素，并放置筋膜下引流管。当管状牵开器拔出时，确保肌肉止血。并使用可吸收缝线缝合筋膜和皮下层，使用皮肤胶或带敷料的胶条来完成切口缝合。

术后护理

术后患者被转移到病房（The Floor）恢复。引流管通常可以在 24h 内拔除。患者在术后第 1 天可下床活动，在能够排空、耐受口服食物和饮料并可下

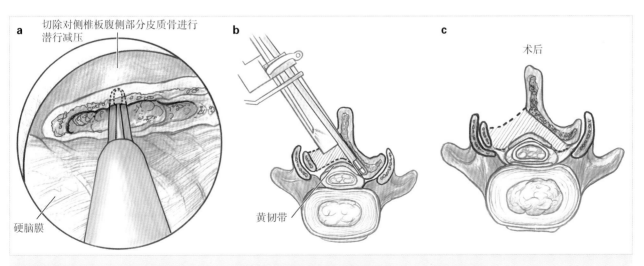

图 35.20　a、b. 内镜下对侧椎板下切。c. 在保留棘突和大部分对侧椎板的情况下实现双侧减压

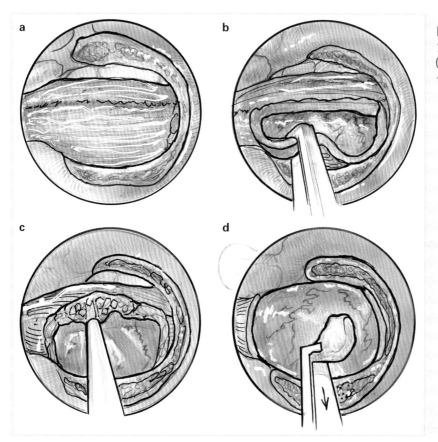

图 35.21 a. 完全显露同侧和对侧黄韧带的骨减压。先切除同侧黄韧带（b），然后在 CO_2 激光的帮助下切除对侧黄韧带（c、d），缩小对侧黄韧带

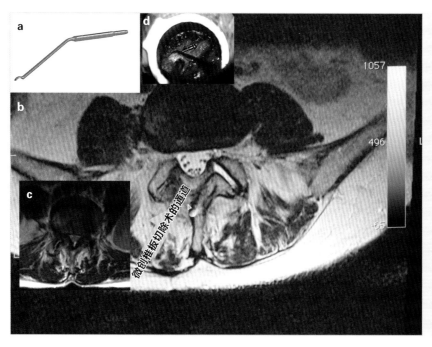

图 35.22 a. 硬脑膜吸入牵开器（Thompson MIS，Salem，NH）可以在减压过程中保护硬脑膜。b. 术前轴位 MRI 图像显示腰椎管狭窄。c. 减压后术中图像。d. 微创椎板切除术后的轴位 MRI，箭头显示手术入路

床活动时出院。建议患者进行伤口护理，并在出现感染迹象或神经系统状态改变时返回医院就诊。患者通常在术后 2 周、3 个月和 6 个月复查。如果需要物理治疗通常在术后 2 周开始。

避免并发症

· 正确地识别手术节段依赖于透视，因为不像开放手术那样可以确定熟悉的标志，微创手术暴露是有限的。

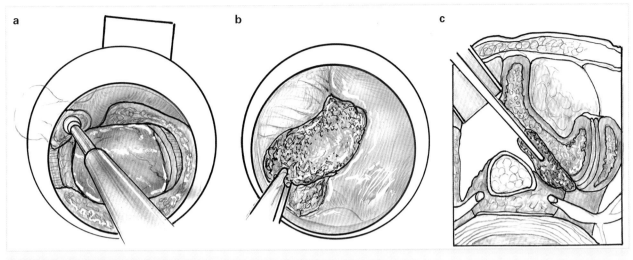

图 35.23 a. 对侧小关节切除进行同侧（b）和对侧（c）自体原位植骨后外侧融合

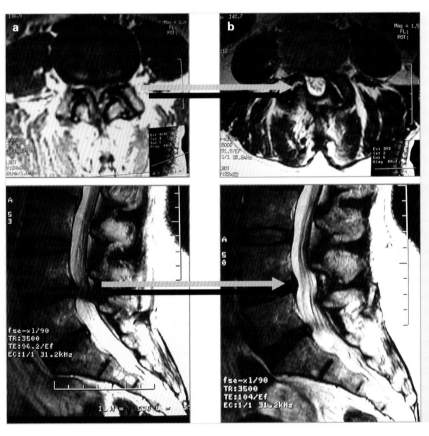

图 35.24 术前（a）和术后（b）MRI 显示微创椎板切除术后的切除范围，保留脊柱的大部分骨骼和韧带 / 肌肉解剖结构

· 黄韧带的初始切开通常是手术中最困难的部分，这可能会导致硬膜撕裂的发生。小心使用向上的刮匙可以减少风险。通过导管缝合修补撕裂的硬脑膜是可能的，尽管非常烦琐。小的硬脑膜撕裂通常可以用一小块明胶海绵进行治疗，皮肤用连续尼龙倒刺缝线缝合。

· 仔细辨认中线和同侧关节突有助于保持正确的方向。在最初的骨钻孔中，如果管状牵开器的角度太向内侧，很容易从另一侧进入椎管。

· 将手术台略微倾斜远离外科医生，用管状牵开器观察棘突底部，以便进行对侧减压。

·用 CO_2 激光或超声乳化吸引刀（CUSA）收缩对侧黄韧带可以促进 Kerrison 咬骨钳移除黄韧带，并降低硬膜撕裂的风险。

·当向另一侧工作时，应使 Kerrison 咬骨钳光滑的后面紧贴硬脑膜，以减少硬脑膜撕裂的风险。

·在闭合前，使用透视检查来确定减压的腹侧和尾侧范围，以确保整个节段得到充分的治疗。

·在治疗多节段椎管狭窄患者时，应对每节段分别进行入路手术。这样可以实现直接的可视化和充分的解压。

·由经验丰富的微创脊柱外科医生进行尸体训练和教学观察，对学习这项技术非常有用。

35.5 结论

随着腰椎管狭窄症的普遍存在和手术的频繁进行，使用微创椎板切除技术为改进现有的手术原则提供了一个难得的机会。如果操作得当，该手术是一种安全有效的腰椎管减压方法，能为患者提供更小的切口，术后疼痛更少，整体恢复更快。额外的好处包括长期良好的结果、手术或邻近节段极低的再次手术发生率。对于一种常见的外科疾病，这是一种非常经济有效的治疗方法。

临床注意事项

·相对正常的关节突比值有助于确保减压和后外侧关节融合，以减少再次手术的需要。

·将肌肉扩张器向脊柱缓慢旋转有助于减少并发症发生率。

·在骨钻孔减压时保持黄韧带以保护硬脑膜和神经组织。

·先切除同侧黄韧带，然后切除对侧黄韧带有助于减少硬膜撕裂的发生。

·一小块明胶海绵结合细致的筋膜闭合和尼龙倒刺缝线闭合皮肤可以帮助避免硬膜撕裂的并发症发生率。

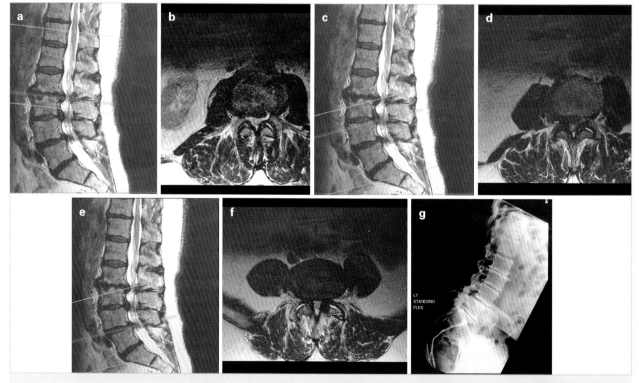

图 35.25 术前矢状位和相应的轴位 T2 加权 MRI：L2/L3（a、b），L3/L4（c、d）和 L4/L5（e、f）。显示 L2/L3、L3/L4、L4/L5 有狭窄，L4/L5 有 I 级腰椎滑脱（g）

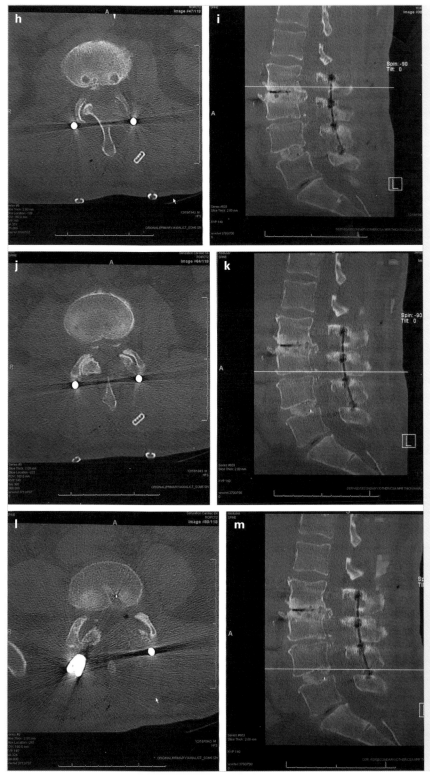

图 35.25（续） 术后 L2/L3（h、i）、L3/L4（j、k）和 L4/L5（l、m）节段的轴位和相应矢状位 CT 显示多节段微创手术、L4/L5 节段椎板切除经椎间孔腰椎间融合（TLIF）、多节段经皮椎弓根螺钉内固定。注意矢状位恢复

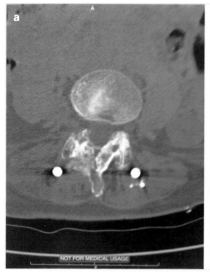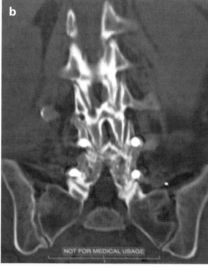

图35.26 术后6个月轴位（a）和冠状位（b）CT显示椎板恢复和关节突充分融合。这一过程可以维持神经减压，同时改善脊柱正常解剖结构的完整性，减少神经周围瘢痕的形成。我们认为这种方法导致观察到的邻近节段疾病（ASD）的发生率非常低

参考文献

[1] Ciol MA, Deyo RA, Howell E, Kreif S. An assessment of surgery for spinal stenosis: time trends, geographic variations, complications, and reoperations. J Am Geriatr Soc. 1996; 44(3):285–290.

[2] Katz JN, Lipson SJ, Chang LC, Levine SA, Fossel AH, Liang MH. Seven- to 10-year outcome of decompressive surgery for degenerative lumbar spinal stenosis. Spine. 1996; 21(1):92–98.

[3] Turner JA, Ersek M, Herron L, Deyo R. Surgery for lumbar spinal stenosis. Attempted meta-analysis of the literature. Spine. 1992; 17(1):1–8.

[4] Smorgick Y, Park DK, Baker KC, et al. Single- versus multilevel fusion for single-level degenerative spondylolisthesis and multilevel lumbar stenosis: four-year results of the spine patient outcomes research trial. Spine. 2013; 38(10):797–805.

[5] Perez-Cruet MJ, Mendoza-Torres J. Minimally invasive laminectomy with insitu posterolateral fusion for the treatment of lumbar stenosis. Poster presentation, American Association of Neurological Surgeons meeting, Washington, DC, May 2015.

[6] Aryanpur J, Ducker T. Multilevel lumbar laminotomies: an alternative to laminectomy in the treatment of lumbar stenosis. Neurosurgery. 1990; 26(3):429–432, discussion 433.

[7] Lin PM. Internal decompression for multiple levels of lumbar spinal stenosis: a technical note. Neurosurgery. 1982; 11(4):546–549.

[8] Postacchini F, Cinotti G, Perugia D, Gumina S. The surgical treatment of central lumbar stenosis. Multiple laminotomy compared with total laminectomy. J Bone Joint Surg Br. 1993; 75(3):386–392.

[9] Young S, Veerapen R, O'Laoire SA. Relief of lumbar canal stenosis using multilevel subarticular fenestrations as an alternative to wide laminectomy: preliminary report. Neurosurgery. 1988; 23(5):628–633.

[10] Guiot BH, Khoo LT, Fessler RG. A minimally invasive technique for decompression of the lumbar spine. Spine. 2002; 27(4):432–438.

[11] Khoo LT, Fessler RG. Microendoscopic decompressive laminotomy for the treatment of lumbar stenosis. Neurosurgery. 2002; 51(5) Suppl:S146–S154.

[12] Perez-Cruet MJ, Mendoza-Torres J, Choudhury M. Morphometric analysis of lumbar facet anatomy to determine surgical approach. Poster presentation, Congress of Neurological Surgeons meeting, Boston, MA; 2014.

[13] Perez-Cruet MJ, Hussain NS, White GZ, et al. Quality-of-life outcomes with minimally invasive transforaminal lumbar interbody fusion based on longterm analysis of 304 consecutive patients. Spine. 2014; 39(3):E191–E198.

[14] Park CK. The effect of patient positioning on intraabdominal pressure and blood loss in spinal surgery. Anesth Analg. 2000; 91(3):552–557.

[15] Hussain NS, Perez-Cruet M. Application of the flexible CO2 laser in minimally invasive laminectomies: technical note. Cureus. 2016; 8(6):e628.

建议阅读

[1] Alimi M, Hofstetter CP, Pyo SY, Paulo D, Härtl R. Minimally invasive laminectomy for lumbar spinal stenosis in patients with and without preoperative spondylolisthesis: clinical outcome and reoperation rates. J Neurosurg Spine. 2015; 22(4):339–352.

[2] Allen RT, Garfin SR. The economics of minimally invasive spine surgery: the value perspective. Spine. 2010; 35(26) Suppl:S375–S382.

[3] Ang CL, Phak-Boon Tow B, Fook S, et al. Minimally invasive compared with open lumbar laminotomy: no functional benefits at 6 or 24 months after surgery. Spine J. 2015; 15(8):1705–1712.

[4] Arai Y, Hirai T, Yoshii T, et al. A prospective comparative study of 2 minimally invasive decompression procedures for lumbar spinal canal stenosis: unilateral laminotomy for bilateral decompression (ULBD) versus muscle-preserving interlaminar decompression (MILD). Spine. 2014; 39(4):332–340.

[5] Dangelmajer S, Zadnik PL, Rodriguez ST, Gokaslan ZL, Sciubba DM. Minimally invasive spine surgery for adult degenerative lumbar scoliosis. Neurosurg Focus. 2014; 36(5):E7.

[6] Deer T. Minimally invasive lumbar decompression for the treatment of spinal stenosis of the lumbar spine. Pain Manag. 2012; 2(5):457–465.

[7] Ee WW, Lau WL, Yeo W, Von Bing Y, Yue WM. Does minimally invasive surgery have a lower risk of surgical site infections compared with open spinal surgery? Clin Orthop Relat Res. 2014; 472(6):1718–1724.

[8] Hofstetter CP, Hofer AS, Wang MY. Economic impact of minimally invasive lumbar surgery. World J Orthop. 2015; 6(2):190–201.

[9] Hussain NS, Perez-Cruet MJ. Complication management with minimally invasive spine procedures. Neurosurg Focus. 2011; 31(4):E2.

[10] Issack PS, Cunningham ME, Pumberger M, Hughes AP, Cammisa FP, Jr. Degenerative lumbar spinal stenosis: evaluation and management. J Am Acad Orthop Surg. 2012; 20(8):527–535.

[11] Jang JW, Park JH, Hyun SJ, Rhim SC. Clinical outcomes and radiologic changes following microsurgical bilateral decompression via a unilateral approach in patients with lumbar canal stenosis and grade I degenerative spondylolisthesis with aminimum 3-year follow-up. Clin Spine Surg. 2016; 29(7):268–271.

[12] Johans SJ, Amin BY, Mummaneni PV. Minimally invasive lumbar decompression for lumbar stenosis: review of clinical outcomes and cost effectiveness. J Neurosurg Sci. 2015; 59(1):37–45.

[13] Komp M, Hahn P, Oezdemir S, et al. Bilateral spinal decompression of lumbar central stenosis with the full-endoscopic interlaminar versus microsurgical laminotomy technique: a prospective, randomized, controlled study. Pain Physician. 2015; 18(1):61–70.

[14] Kshettry VR, Benzel EC. Interpreting incidental durotomy rates in minimally invasive versus traditional techniques in retrospective

studies: a word of caution. World Neurosurg. 2015; 83(3):311–312.

[15] Lønne G, Johnsen LG, Rossvoll I, et al. Minimally invasive decompression versus x-stop in lumbar spinal stenosis: a randomized controlled multicenter study. Spine. 2015; 40(2):77–85.

[16] Lingreen R, Grider JS. Retrospective review of patient self-reported improvement and post-procedure findings for mild (minimally invasive lumbar decompression). Pain Physician. 2010; 13(6):555–560.

[17] Minamide A, Yoshida M, Yamada H, et al. Endoscope-assisted spinal decompression surgery for lumbar spinal stenosis. J Neurosurg Spine. 2013; 19(6):664–671.

[18] Mobbs RJ, Li J, Sivabalan P, Raley D, Rao PJ. Outcomes after decompressive laminectomy for lumbar spinal stenosis: comparison between minimally invasive unilateral laminectomy for bilateral decompression and open laminectomy: clinical article. J Neurosurg Spine. 2014; 21(2):179–186.

[19] Müslüman AM, Cansever T, Yılmaz A, Çavuşoğlu H, Yüce İ, Aydın Y. Midterm outcome after a microsurgical unilateral approach for bilateral decompression of lumbar degenerative spondylolisthesis. J Neurosurg Spine. 2012; 16(1):68–76.

[20] Nomura H, Yanagisawa Y, Arima J, Oga M. Clinical outcome of microscopic lumbar spinous process-splitting laminectomy: clinical article. J Neurosurg Spine. 2014; 21(2):187–194.

[21] Nomura K, Yoshida M. Microendoscopic decompression surgery for lumbar spinal canal stenosis via the paramedian approach: preliminary results. Global Spine J. 2012; 2(2):87–94.

[22] Payer M. "Minimally invasive" lumbar spine surgery: a critical

review. Acta Neurochir (Wien). 2011; 153(7):1455–1459.

[23] Parker SL, Adogwa O, Davis BJ, et al. Cost-utility analysis of minimally invasive versus open multilevel hemilaminectomy for lumbar stenosis. J Spinal Disord Tech. 2013; 26(1):42–47.

[24] Samartzis D, Shen FH, Perez-Cruet MJ, Anderson DG. Minimally invasive spine surgery: a historical perspective. Orthop Clin North Am. 2007; 38(3):305–326, abstract v.

[25] Snyder LA, O'Toole J, Eichholz KM, Perez-Cruet MJ, Fessler R. The technological development of minimally invasive spine surgery. BioMed Res Int. 2014; 2014:293582.

[26] Song D, Park P. Primary closure of inadvertent durotomies utilizing the U-clip in minimally invasive spinal surgery. Spine. 2011; 36(26):E1753–E1757.

[27] Stadler JA, III, Wong AP, Graham RB, Liu JC. Complications associated with posterior approaches in minimally invasive spine decompression. Neurosurg Clin N Am. 2014; 25(2):233–245.

[28] Usman M, Ali M, Khanzada K, et al. Unilateral approach for bilateral decompression of lumbar spinal stenosis: a minimal invasive surgery. J Coll Physicians Surg Pak. 2013; 23(12):852–856.

[29] Wada K, Sairyo K, Sakai T, Yasui N. Minimally invasive endoscopic bilateral decompression with a unilateral approach (endo-BiDUA) for elderly patients with lumbar spinal canal stenosis. Minim Invasive Neurosurg. 2010; 53(2):65–68.

[30] Wong WH. mild Interlaminar decompression for the treatment of lumbar spinal stenosis: procedure description and case series with 1-year follow-up. Clin J Pain. 2012; 28(6):534–538.

第 36 章　前路腰椎间融合术

Manish K. Kasliwal, Carter S. Gerard, Lee A. Tan, Richard G. Fessler

李玉伟 / 译

摘要

前路腰椎间融合术（ALIF）是一种著名的术式，许多脊柱外科医生使用这种技术来治疗各种各样的退行性腰椎疾病。本章详细介绍了 ALIF 的适应证、禁忌证、术前评估、手术技术和并发症。本章提出外科技术细微差别的讨论并随附临床要点及相关文献回顾。选择合适的患者是取得临床成功的关键。

关键词：前路腰椎间融合，退行性椎间盘疾病、腰椎

36.1 引言

脊柱融合术常用于治疗各种腰骶椎病理和退行性疾病，包括肿瘤、外伤、感染和脊柱畸形。在美国 1992—2003 年期间，65 岁以上进行腰椎融合术的患者数量有一个稳定的上升。这并不奇怪，因为下腰痛（LBP）在男女 20~50 岁之间是最常见的健康问题，在美国大约有 1300 万患者并造成极大的劳动力损失。

腰椎退行性疾病的手术治疗在过去几十年里有了很大的发展，产生了各种各样的椎间融合技术，作为传统后外侧融合（PLF）的替代或补充。各种融合技术共同点是将骨移植物或融合器置入椎间。由于前柱、中柱支撑 80% 的轴向负荷，椎间融合技术与 PLF 技术相比更有生物力学上的优势，有更高的融合率及更好的预后。此外，椎间高度的恢复和椎间融合器的应用可以恢复节段性前凸，产生了良好的临床结果。然而，目前还没有确凿的证据表明不同的椎间融合技术在临床和放射学结果方面的优势。

一项由瑞典研究人员进行的具有里程碑意义的前瞻性随机研究表明，脊柱融合技术治疗致残性腰背痛优于保守治疗。椎间融合有多种技术，如前路腰椎间融合术（ALIF）、经椎间孔腰椎间融合术（TLIF）和极外侧椎间融合术（XLIF），每种技术都有其优缺点。目前，尚无随机研究表明一种融合技术在治疗腰背痛方面优于另一种选择。选择哪种融合技术取决于多种因素，包括年龄、性别、医学发病率、病理改变、以前手术瘢痕组织的存在、外科医生的偏好和对解剖的考虑。

第一次尝试腰椎前路手术是由 Muller 在 1906 年进行的，他采用经腹膜入路清除腰椎结核。从此大多数腰椎前入路是通过广泛的经腹膜暴露进行的。1944 年，Iwahara 等采用腹膜后入路进行椎间融合治疗腰椎退行性疾病，随后 Southwick 和 Robinson 在 1957 年进一步描述了这一技术。技术挑战和设备限制最初限制了这一椎间融合技术的应用，直到更新的椎间固定设备的出现，这显著增加了技术的简易性和有效性。

现代的椎间融合器设计概念由 Wagner 及其同事们提出，用于治疗患有 Wobbler 综合征的马。他们采用一个超大的、带孔的、充满自体骨移植的不锈钢圆筒（Bagby Basket）置入椎间盘间隙，最终报道的融合率接近 88%。但随后的材料降解和物理特性改变导致生产 Bagby and Kuslich（BAK）融合器使用减少。在过去的几年里，有大量的移植物选择，包括自体髂骨移植、同种异体骨移植、含骨片的金属 Cage、钛网笼、碳纤维融合器和聚醚醚酮（PEEK）融合器。尽管前路腰椎间融合技术（ALIF 技术）在传统上被认为是治疗椎间盘源性腰痛的一种优势技术，由于 ALIF 技术恢复节段性脊柱前凸的优势使 ALIF 的使用越来越多，其次是 ALIF 能更好地恢复脊柱序列和更高的融合率，特别是在长节段胸腰椎固定中 L4/L5 和 L5/S1 使用 ALIF。

前路手术可直接到达椎体的腹侧和椎间盘间隙。通过前入路从 L3~S1 均能获得直接、全面的显露。ALIF 的更多优势在下面的文本框中列出。

> **ALIF 的优点**
>
> · 直接有效的前柱重建。
> · 能够避免椎旁肌肉损伤和去神经支配，以及后张力带损伤（Stand-Alone ALIF 或辅助后路微创固定），从而显著减少术后疼痛，随后减少术后住院时间。
> · 可对椎间孔进行间接减压。
> · 避免对硬脑膜或后方神经结构操作。
> · 改善矢状面平衡。

随着对后路固定技术和后路截骨技术及 TLIF 应用的日益熟练，越来越多的成人脊柱畸形的后路手术被采用。然而，ALIF 在 L4/L5 和 L5/S1 对既往有过放疗、椎板切除术后导致大量骨切除和失稳或明显骨质疏松的患者非常有用。最近的一项研究比较了 ALIF 和 TLIF，显示 ALIF 增加了改善椎间孔高度、局部椎间盘角度和腰椎前凸的能力。其他研究表明，与后路腰椎间融合术（PLIF）相比，ALIF 可降低相邻节段退变率。

然而，ALIF 也有一定的缺点，包括可能需要普外科医生协助入路，由于血管牵拉继发血管损伤风险，可能增加深静脉血栓形成（DVT）的风险，以及腹下神经丛损伤相关的逆行性射精（RE）。此外，在后续需要后路内固定和融合的病例中，会导致手术时间增加、失血量增加以及恢复时间延长。还有腹壁肌肉弛缓和腹壁疝的潜在风险。

36.2 适应证

传统上，ALIF 最常用于椎间盘源性腰痛的患者。腰椎间盘退变是一个动态的过程，在单独和相邻节段有重叠的表现；尽管退行性椎间盘疾病（DDD）在腰痛患者中的确切作用仍有争议，但椎间盘退变已被证明是疼痛产生的原因。由于患者症状、诊断和手术结果之间的不确定性，确定 DDD 手术治疗的理想候选患者可能比手术本身更具挑战性。由于缺乏"黄金标准"测试，在没有神经功能障碍的情况下试图确定患者腰背痛的来源对患者和治疗医生来说都是令人沮丧的。因此，在对腰背痛患者进行手术干预之前，进行保守治疗的试验，包括口服药物、生活方式改变和积极的康复，是势在必行的。尽管如此，有研究证明 ALIF 对椎间盘源性腰痛患者有显著改善。ALIF 的理想候选者是 1~2 个节段的慢性椎间盘源性腰痛，并伴有病变节段的高度、稳定性和灵活性丧失或神经功能缺损。虽然 ALIF 常被认为是一种治疗椎间盘源性腰痛的方法，但它是一种用途广泛的技术，可用于各种其他适应证。

ALIF 的适应证

- 退行性椎间盘疾病（DDD）。
- 前柱长节段融合重建。
- 恢复腰椎前凸。
- 后路腰椎间融合术后假关节。
- 腰椎间融合术不愈合风险高的。

- 肿瘤和创伤。
- 腰椎滑脱（一般为Ⅰ~Ⅱ级）。
- 椎间孔狭窄，继发于椎间盘高度丢失，同时需要椎间融合。

根据我们的经验，ALIF 在行 L5~S1 椎间融合术方面是最好的。在 L5~S1，不同于 L4~L5 间隙，过多的髂血管牵拉通常是不必要的。理想的 Mini-ALIF 患者是单节段 L5~S1 的 DDD 或 DDD 合并低度 L5~S1 腰椎滑脱的患者。同样，因为逆行性射精的风险，应该避免对年轻男性或有生育要求的男性行 ALIF。应避免有广泛的腹部手术史的患者行 ALIF，腹膜后组织瘢痕粘连使显露困难及并发症增多。

36.3 禁忌证

ALIF 的相对禁忌证包括晚期大血管粥样硬化和病态肥胖。应该排除那些曾经接受过腹部手术或有炎症性疾病的患者，因为这些情况会产生显著的瘢痕粘连，可能会增加手术相关并发症的风险。这些患者可选择经腹膜入路。腰椎间融合术的其他相对禁忌证一般包括多节段（3 节段）椎间盘疾病（无腰椎畸形的患者）。男性患者在腰椎前路逆行性射精的风险为 2%~5%。

36.4 术前计划

对于接受 ALIF 治疗腰背痛患者的术前评估首先需要仔细选择哪些前路融合后可能有良好的疗效。研究表明，以下疾病与椎间盘源性下腰痛行 ALIF 术后疗效良好。

- 由于脊柱负重和融合加重的轴性腰痛。
- 符合椎间盘退变的影像学结果。
- 椎间盘造影只在责任节段诱发出疼痛。
- 动力位片显示矢状面运动 / 矢状面畸形。

尽管椎间盘造影术过去曾用于下腰痛患者进行腰椎融合术的术前评估，但其目前的使用状况仍存在争议。尽管基于Ⅱ级证据腰椎间盘造影仍可用于评估慢性下腰痛患者，但对于有异常影像学检查的腰背痛患者，治疗决策不应仅基于腰椎间盘造影。最近，来自动物和人类研究的数据表明，诊断性椎间盘注射可能导致医源性椎间盘损伤并加速椎间盘退变。

所有患者都应在术前进行 MRI 检查，特别是那些伴有神经功能障碍的疑似 DDD 患者。如果无法获得 MRI，可能需要进行 CT 脊髓造影。应获取腰椎站立位侧位片以评估骶骨倾斜角，确保 L5~S1 椎间盘间隙可以通过前路入路进入。如果骶骨倾角太陡（通常是在 L5~S1 椎体滑脱的情况下），进入椎间盘会非常困难。畸形患者的矢状面不平衡程度也应在术前影像学上进行评估，以便选择合适的移植物。与普外科医生进行术前评估是可取的，尤其要注意体重指数（BMI）升高的患者，因为这一亚组患者可能会增加血管并发症的发生率。

36.5 手术方法

有多种技术已经被用于进入腰椎前路（经腹膜、腹腔镜、开放和小开放腹膜后）。1932 年，Capener 第一个描述了使用 ALIF 治疗脊椎滑脱。Harmon 描述了一种左侧腹膜外入路用于腰椎，并对基本入路进行了后续修改，随着时间的推移，这导致了小型开放和腹腔镜入路的发展，目的是降低术后并发症发生率，减少住院时间，缩短康复时间。腹腔镜技术的引入是对 ALIF 的微创改造。发展于 20 世纪 90 年代的腹腔镜 ALIF 在其先驱中取得了早期的成功。腹腔镜下 ALIF 损伤小，失血量少，恢复快；然而，后来的报道与这些发现相矛盾，指出腹腔镜没有组织辨识的优势，但增加了技术上的挑战，并增加了特定的并发症发生率，如逆行性射精。最近，微型开放腹膜后入路，一种传统腹膜后入路的改进，已被发现优于腹腔镜入路，并已成为"主力"入路，小切口开放经腹膜和开放术式保留为翻修或补救术式。腹膜后入路和经腹膜入路允许完全暴露脊柱腹侧表面，并放置一个与椎体终板匹配的大型椎间植入物。由于避免了后方肌肉的破坏，避免了由于广泛的肌肉剥离、去神经支配和血运障碍所导致的肌肉疼痛和功能障碍，它们被认为是腰椎失败综合征的原因。本章详细描述了小切口腹膜后入路。

36.5.1 手术技术

患者仰卧于透光的手术台上，手臂置于两侧，手臂支架外展，以便进行侧位成像。或者，它们也可以横放于胸部，并在所有骨突出处有足够的填充物。可以在腰椎下放置一个支撑，以加强腰椎前凸。在患者准备前获取透视图像有助于确保所有视图不受手术台或患者四肢的阻碍。侧位透视图像用于定位和标记切口水平。用不透射线的棒或针来标记椎间盘的角度和相应腹壁的位置。可以调整切口部位，使其能够更好地进入椎间盘。在相应的椎间盘水平

面上，根据椎间盘间隙的角度，在中线外侧几厘米处做横向切口或纵向切口。而横向切口美容效果更好，可以很好地进入 L5~S1 层（图 36.1），中线或旁正中切口适合多节段显露，因为它可以很容易地沿腹部和腹直肌外侧边界向远侧延伸。在有移行椎的病例中，应注意确定正确的椎间盘节段。应避免使用电灼，因为它可能有助于减少医源性损伤的腹下神经丛和由此产生的逆行性射精；建议使用双极烧灼或止血剂止血。

一旦皮肤和皮下组织被分开，进入前直肌鞘并向内侧牵拉腹直肌。腹横筋膜在肌肉下方被识别出来，然后将其剥离后进入腹膜后的解剖平面。当向上腰椎解剖时，可能需要将膈肌左侧止点与 L2 前纵韧带分离。一旦到达后腹膜，继续小心地向后钝性手指剥离，然后开始向中间推，将腹膜抬高远离腰大肌。腰肌上方的生殖股神经很容易辨认。也可以很容易地看到输尿管，将其提起并向右侧内侧滑动，小心地保护它不受任何损伤。为了暴露 L4/L5 水平，髂腰静脉必须结扎并切断，显露整个长度的髂总动脉和髂外动脉，尽可能远地松解它们，以防止牵拉伤及撕裂损伤。所有椎前组织松解后，随血管结构从左向右向对侧牵拉。椎前组织包括腹下神经丛，被识别并从侧方松解。虽然骶中动脉和静脉可能需要结扎和分离才能进入 L5/S1 椎间盘间隙，但通常不

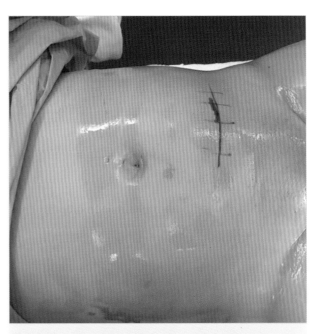

图 36.1 横向切口美容效果更好，可较好地进入 L5~S1 水平，但直接中线或旁正中切口更适合多节段显露。在这例患者中，Thompson 牵开器被用来保持足够的显露

需要松解大血管就可以到达。出血应通过加压、双极烧灼和血管夹加以控制；单极烧灼术增加了损伤交感神经丛的风险，最好避免。然后安装一个工作台式牵开器以保持对脊柱的暴露。

此时，应该可以识别脊柱，并观察椎间盘间隙的凸起和椎体的凹陷（图 36.2）。在多节段手术的情况下，在手术过程中可能需要结扎节段血管以减少出血。在切开椎间盘前应通过透视检查确定正确的手术节段。确定后，用长柄 11 号手术刀切开纤维环。在切开椎间盘边缘时，重要的是要使刀片的锋利边缘远离血管结构，以避免无意中造成血管损伤。然后使用 Cobb 剥离子扩大软骨下骨和软骨终板之间的间隙。髓核钳用于切除大的圆盘碎片。长柄刮匙被用来轻轻刮去残余软骨终板，直至骨面渗血。将软骨终板和软骨下骨之间充分分离对于完整有效的椎间盘切除是非常重要的。对于严重的椎间盘退变伴椎间盘塌陷的患者，可以插入桨片样牵张器，以缓慢撑开塌陷的椎间盘间隙，使椎间高度缓慢恢复，并维持牵张以改善椎体后缘的视野。它也允许在必要时打开后纵韧带。然后使用刮匙直至骨性终板面渗血后就可以开始融合了；保护软骨下骨以减少假体下沉的机会是很重要的。

36.5.2 器械

在 ALIF 椎间盘切除术后，通常放置椎间融合器。椎间融合器有助于恢复椎间盘高度，通过产生节段前凸，维持矢状面平衡，扩大神经孔空间，并恢复前柱的解剖负荷。在过去的几十年里，各种椎间融合器的种类急剧增加。目前包括自体髂骨移植、同种异体皮质骨移植或人工骨、螺纹圆柱形钛融合器、嵌入钛合金的融合器、碳纤维增强或普通 PEEK 融合器以及嵌入碳纤维增强的 PEEK 融合器。在此期间，骨诱导材料也不断进化，从髂骨到重组人骨形态发生蛋白 -2（rhBMP-2）。事实上，使用骨形态发生蛋白（rhBMP）的 LT-Cage（Medtronic Sofamor Danek，MN，USA）用于前路腰椎融合是美国食品和药品监督管理局（FDA）批准使用 rhBMP 的唯一适应证。没有哪种椎间融合装置是完美的，不同椎间移植物或装置各有优缺点；外科医生可以根据自己的喜好来使用。感染风险、弹性模量、成本和整体融合率是选择 ALIF 椎间移植物装置的各种决定因素。

置入试模用于确定合适大小的移植物。根据试模选择合适的椎间融合装置。融合器根据医生的喜好填充移植骨 / 骨诱导材料，然后插入椎间盘间隙。插入融合器使椎间隙撑开。重要的是要确保融合装置平行于端板插入，以避免融合装置沉降和失去前凸。同样，融合装置的过度插入或撞击会导致椎体后部骨折和移位，以及随后的硬膜或神经根损伤。使用透视来确保植入物的正确定位。

目前，ALIF 技术通常采用某种形式的辅助内固定。尽管尚无定论，但许多外科医生认为单靠前路椎间植入物不足以稳定地获得成功的融合。然而，对于 L5~S1 的 DDD，Burkus 等证实，采用 rhBMP-2 填充的 LT-Cage 进行 ALIF，融合率大于 94%，这使得 ALIF 术后是否常规辅助内固定治疗 DDD 存在争议。另一方面，对于 L5~S1 椎体滑脱程度较低的患者，采用后路辅助固定有助于防止融合器移位，增

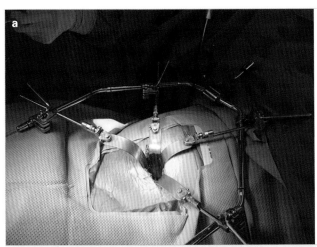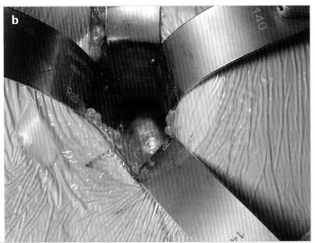

图 36.2　a. 安装一个台式牵开器，以保持视野显露。b. 显露脊柱并识别椎间盘间隙的凸起和椎体的凹陷

加融合机会。各种生物力学研究表明，除了 DDD 以外其他不稳定的脊柱如需前路融合，辅助前路钢板、整体式内固定或后路内固定相比单独 ALIF，均更稳定。有多种方法可以防止移植物退出。虽然钢板和螺钉的使用在过去非常普遍，但现在许多椎间植入物将螺钉整合在植入物内，从而避免了钢板固定的需要。这些正变得越来越受欢迎，因为它们需要较少的显露，而且使用简单，也是我们的偏好。在插入椎间装置之后，将钻头导向装置附在植入物上钻孔。根据患者的解剖结构和透视引导，将适当长度的螺钉通过植入物和上、下终板插入椎体。

椎间置入术和内固定后，依次取出牵开器页片。最后取出牵开器右侧页片。然后大量冲洗伤口，细致止血，仔细检查所有血管结构的完整性。在整个手术过程中，应确保足部的脉搏血氧计显示正常的血氧饱和度。腹膜及其内容物回到正常解剖位置，然后关闭筋膜层，以确保前直肌鞘很好地接近。皮下组织和皮肤根据外科医生的喜好进行封闭。根据手术适应证，与单独前路椎间融合相比，辅助椎弓根螺钉固定可以进一步提高融合的成功率，特别是对于椎体滑脱患者。

36.6 术后护理

如果患者血流动力学稳定，无麻醉问题，术后可立即拔管。当患者清醒并配合时，应立即进行神经学评估。患者自控镇痛泵可用于疼痛控制，并根据疼痛控制、肠道功能和口腔耐受性等停用口服止痛药。患者初期服用无渣液体，在允许的情况下可以进食。术后第 1 天鼓励他们在允许的情况下活动。在整个恢复期应继续使用长筒袜和连续加压装置预防血栓。术后第 1 天，我们常规使用皮下肝素 5000U，每日 2 次进行药物预防 DVT。患者可能需要物理治疗，包括步行训练，这取决于他们的术前状态。术后早期避免使用非甾体类抗炎药物。对于单节段前路融合术，住院时间通常为 1~3 天，具体取决于患者因素和手术情况。外固定的使用是多样的，取决于内固定的牢固程度和特定的手术情况，从柔软的腹带到刚性的胸腰骶矫形器均可采用。辅助内固定和骨形态发生蛋白的使用避免了常规的刚性支具的需要，应该根据具体情况来决定。常规单节段前路腰椎融合术，我们建议不使用任何支具。活动应包括有限的弯曲和扭转运动，最初的举重应限制在 10~20lb 以下。逐步允许和鼓励恢复日常生活活动。恢复工作和运动时间取决于患者和外科医生，主要根据患者的要求、融合状态和固定方法。

36.7 并发症的处理

虽然前路腰椎间融合术通常是非常安全的，但腹部脏器、神经根、输尿管和大血管存在一定的医源性损伤风险。特别是，为了充分暴露椎间盘间隙而需要松解移动髂血管，这可能会带来严重的潜在并发症。在当代文献中，血管损伤的风险为 1%~24%。有发生深静脉血栓的风险，其风险范围为 0.7%~5%。在椎间盘切开前必须明确椎间盘间隙，并在手术中保持。髂总静脉是可压缩的，背靠动脉，在入路时可能被误认为软组织。在显露 L4~L5 间盘时有髂腰静脉损伤的风险，一些血管外科医生认为在显露 L4~L5 间盘时常规结扎髂腰静脉，以尽量避免髂腰静脉撕裂的风险。动脉或静脉撕裂伤更可能发生在翻修病例或已有血管疾病的患者中，可能是由于手术中直接损伤或牵开器放置造成的。

除了术中失血过多造成血流动力学不稳定的风险外，还存在血管损伤后迟发性腹膜后血肿、假性动脉瘤和动静脉瘘的风险。此外，血栓栓塞现象在 ALIF 后尤其常见，并被认为与大血管长时间受压有关。间歇性地释放牵开器，并利用下肢脉搏血氧仪监测下肢血流灌注，可减少这种并发症。

最后，迄今为止的尝试也证明存在逆行性射精的风险。Kuslich 和他的同事在 591 例患者中报告了 4% 的发生率。虽然 ALIF 术后逆行性射精通常被描述为前路手术特有的并发症，但最近的一项研究表明，逆行性射精可归因于 ALIF 手术中 rhBMP-2 的使用。这一发现并未在其他各种研究中得到证实。然而，无论是否使用 BMP，前路腰椎手术后逆行性射精的风险始终存在，且与入路和相关解剖有关。主动脉前（椎前）交感神经丛沿着椎体的前外侧边缘，靠近腰肌，然后穿过主动脉分叉和髂总血管形成腹下神经丛。注意钝性剥离，在处理腹下神经丛前较多地松解头侧椎前神经丛。同样，在接近该区域和椎间盘间隙准备过程中，必须尽量减少强力电灼。

也有强力牵拉引起动脉损伤和（或）血栓形成的报道。将腹膜推移至自动牵开器后方，可将对消化道的损伤降到最低。术后可能发生肠梗阻，可以限制口服摄入，进行适当的液体补充，并根据需要进行胃肠减压来有效处理。对输尿管的损害在原发病例中是很少见的，如果需要的话，通过正确的识别和术前放置输尿管支架可以将其最小化。内植物相关的并发症，如移植物下沉、移位、退出和假关节，可以通过仔细的患者选择、植入物选择和细致的椎间盘切除术来尽量避免，术中不要破坏软骨下骨性终板的结构完整性。与任何固定的脊柱融合术一样，假体移位可能导致硬膜或神经损伤。筋膜、皮下组织或皮肤层关闭不充分可能导致伤口感染和潜在的切口疝。

36.8　临床病例：宽基底型椎间盘突出

一名 34 岁女性，多年来表现为持续性的慢性腰痛。该患者是一名外科护士，在工作中站立时间过长。体格检查无明显异常，无感觉运动障碍。影像学显示，椎间盘呈弥漫性膨出，并伴有宽基底的椎间盘突出，导致 L5~S1 双侧隐窝轻度狭窄（图 36.3）。她服用多种口服药物并没有缓解病情，多次物理治疗和类固醇注射都失败了。经过彻底的讨论后，患者选择接受 ALIF 治疗她的下腰痛。

患者对该手术的耐受性良好，无并发症。术后第 3 天，经物理治疗后出院。患者逐渐停止服用止痛药，并在术后 3 个月随访时报告其腰部疼痛有显著改善。影像学显示椎间融合器放置良好，脊柱前凸得以维持，椎间高度得以恢复（图 36.4）。

36.9　结论

脊柱融合术在过去的几十年里有了显著的发展，脊柱外科医生可以选择各种各样的椎间融合术。ALIF 经历了几次进步，特别是在过去 10 年中进行了各种技术改进。本章所述的微型开放技术已成为首选的显露入口，因为它的并发症最低。从前部放置椎间移植物能改善前柱支持，同时能最大限度地提高骨融合的可能性；前路椎间植骨术可以恢复腰骶前凸和矫正矢状面不平衡。一体式的椎间融合装置使外科医生可以选择单纯前路手术，具有良好的影像学和临床效果。合适的患者选择仍然是取得成功临床结果的关键。

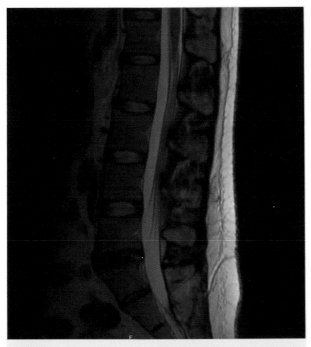

图 36.3　在 L5~S1 处，椎间盘呈弥漫性膨出，并伴有宽基底的椎间盘突出，导致两侧侧隐窝轻度狭窄

临床注意事项

· 谨慎的患者选择是手术成功和最好临床疗效的关键，特别是对椎间盘源性腰背痛患者。

· 评估术前站立腰椎侧位片，以确保进入 L5~S1 椎间盘的合适角度。

· 腹膜后解剖学知识是必不可少的。

· 术前影像学检查中钙化的大血管应小心牵拉，以减少血栓事件发生的机会。

· 不完全的椎间盘切除可能导致椎间盘碎片向后推入椎管，应避免。

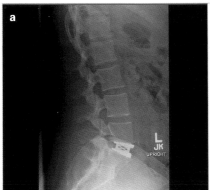
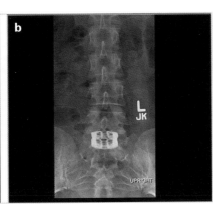

图 36.4　正位（a）和侧位（b）X 线片显示椎间融合器放置良好，脊柱前凸得以维持，椎间高度得以恢复

·精心的椎间盘间隙准备，避免终板破坏，对合适的假体置入是很重要的。

·内植物的选择取决于椎间盘间隙的解剖结构，以使其与终板最佳的配合和接触。

·选择合适高度的植入物以恢复"正常"椎间盘高度，避免过度牵张。

·外侧／后方放置假体可能侵犯神经孔。

·既往腹部手术的患者术后并发症的发生率较高，在此类患者考虑 ALIF 前应铭记在心。

参考文献

[1] Weinstein JN, Lurie JD, Olson PR, Bronner KK, Fisher ES. United States' trends and regional variations in lumbar spine surgery: 1992–2003. Spine. 2006; 31(23):2707–2714.

[2] Deyo RA, Mirza SK, Martin BI. Back pain prevalence and visit rates: estimates from U.S. national surveys, 2002. Spine. 2006; 31(23):2724–2727.

[3] Mummaneni PV, Haid RW, Rodts GE. Lumbar interbody fusion: state-of-theart technical advances. Invited submission from the Joint Section Meeting on Disorders of the Spine and Peripheral Nerves, March 2004. J Neurosurg Spine. 2004; 1(1):24–30.

[4] Zhou Z-J, Zhao F-D, Fang X-Q, Zhao X, Fan SW. Meta-analysis of instrumented posterior interbody fusion versus instrumented posterolateral fusion in the lumbar spine. J Neurosurg Spine. 2011; 15(3):295–310.

[5] Mummaneni PV, Dhall SS, Eck JC, et al. Guideline update for the performance of fusion procedures for degenerative disease of the lumbar spine. Part 11: interbody techniques for lumbar fusion. J Neurosurg Spine. 2014; 21(1):67–74.

[6] Fritzell P, Hägg O, Wessberg P, Nordwall A, Swedish Lumbar Spine Study Group. Chronic low back pain and fusion: a comparison of three surgical techniques: a prospective multicenter randomized study from the Swedish lumbar spine study group. Spine. 2002; 27(11):1131–1141.

[7] Mummaneni PV, Lin FJ, Haid RW, et al. Current indications and techniques for anterior approaches to the lumbar spine. Contemp Neurosurg. 2002; 8:57–64.

[8] Iwahara T, Ikeda K, Hirabayashi K. Results of anterior spine fusion by extraperitoneal approach for spondylolysis and spondylolisthesis. Nippon Seikeigeka Gakkai Zasshi. 1963; 36:1049–1067.

[9] Southwick WO, Robinson RA. Surgical approaches to the vertebral bodies in the cervical and lumbar regions. J Bone Joint Surg Am. 1957; 39-A(3):631–644.

[10] Zdeblick TA, Phillips FM. Interbody cage devices. Spine. 2003; 28(15) Suppl:S2–S7.

[11] DeBowes RM, Grant BD, Bagby GW, Gallina AM, Sande RD, Ratzlaff MH. Cervical vertebral interbody fusion in the horse: a comparative study of bovine xenografts and autografts supported by stainless steel baskets. Am J Vet Res. 1984; 45(1):191–199.

[12] Bagby GW. Arthrodesis by the distraction-compression method using a stainless steel implant. Orthopedics. 1988; 11(6):931–934.

[13] Bagby G. The Bagby and Kuslich (BAK) method of lumbar interbody fusion. Spine. 1999; 24(17):1857.

[14] Brantigan JW, Steffee AD. A carbon fiber implant to aid interbody lumbar fusion. Two-year clinical results in the first 26 patients. Spine. 1993; 18(14):2106–2107.

[15] Jost B, Cripton PA, Lund T, et al. Compressive strength of interbody cages in the lumbar spine: the effect of cage shape, posterior instrumentation and bone density. Eur Spine J. 1998; 7(2):132–141.

[16] Vadapalli S, Sairyo K, Goel VK, et al. Biomechanical rationale for using polyetheretherketone (PEEK) spacers for lumbar interbody fusion-A finite element study. Spine. 2006; 31(26):E992–E998.

[17] Burkus JK, Gornet MF, Schuler TC, Kleeman TJ, Zdeblick TA. Six-year outcomes of anterior lumbar interbody arthrodesis with use of interbody fusion cages and recombinant human bone morphogenetic protein-2. J Bone Joint Surg Am. 2009; 91(5):1181–1189.

[18] Dorward IG, Lenke LG, Bridwell KH, et al. Transforaminal versus anterior lumbar interbody fusion in long deformity constructs: a matched cohort analysis. Spine. 2013; 38(12):E755–E762.

[19] Brau SA. Mini-open approach to the spine for anterior lumbar interbody fusion: description of the procedure, results and complications. Spine J. 2002; 2(3):216–223.

[20] Mobbs RJ, Loganathan A, Yeung V, Rao PJ. Indications for anterior lumbar interbody fusion. Orthop Surg. 2013; 5(3):153–163.

[21] Sacks S. Anterior interbody fusion of the lumbar spine. Indications and results in 200 cases. Clin Orthop Relat Res. 1966; 44(44):163–170.

[22] Shim JH, Kim WS, Kim JH, Kim DH, Hwang JH, Park CK. Comparison of instrumented posterolateral fusion versus percutaneous pedicle screw fixation combined with anterior lumbar interbody fusion in elderly patients with L5-S1 isthmic spondylolisthesis and foraminal stenosis. J Neurosurg Spine. 2011; 15(3):311–319.

[23] Kim J-S, Kang B-U, Lee S-H, et al. Mini-transforaminal lumbar interbody fusion versus anterior lumbar interbody fusion augmented by percutaneous pedicle screw fixation: a comparison of surgical outcomes in adult low-grade isthmic spondylolisthesis. J Spinal Disord Tech. 2009; 22(2):114–121.

[24] Burkus JK, Dryer RF, Peloza JH. Retrograde ejaculation following single-level anterior lumbar surgery with or without recombinant human bone morphogenetic protein-2 in 5 randomized controlled trials: clinical article. J Neurosurg Spine. 2013; 18(2):112–121.

[25] Escobar E, Transfeldt E, Garvey T, Ogilvie J, Graber J, Schultz L. Video-assisted versus open anterior lumbar spine fusion surgery: a comparison of four techniques and complications in 135 patients. Spine. 2003; 28(7):729–732.

[26] Garg J, Woo K, Hirsch J, Bruffey JD, Dilley RB. Vascular complications of exposure for anterior lumbar interbody fusion. J Vasc Surg. 2010; 51(4):946–950, discussion 950.

[27] Kaiser MG, Haid RW, Jr, Subach BR, Miller JS, Smith CD, Rodts GE, Jr. Comparison of the mini-open versus laparoscopic approach for anterior lumbar interbody fusion: a retrospective review. Neurosurgery. 2002; 51(1):97–103, discussion 103–105.

[28] Tay BB, Berven S. Indications, techniques, and complications of lumbar interbody fusion. Semin Neurol. 2002; 22(2):221–230.

[29] Freemont AJ, Peacock TE, Goupille P, Hoyland JA, O'Brien J, Jayson MI. Nerve ingrowth into diseased intervertebral disc in chronic back pain. Lancet. 1997; 350(9072):178–181.

[30] Weinstein J, Claverie W, Gibson S. The pain of discography. Spine. 1988; 13(12):1344–1348.

[31] Burkus JK, Sandhu HS, Gornet MF, Longley MC. Use of rhBMP-2 in combination with structural cortical allografts: clinical and radiographic outcomes in anterior lumbar spinal surgery. J Bone Joint Surg Am. 2005; 87(6):1205–1212.

[32] Lindley EM, McBeth ZL, Henry SE, et al. Retrograde ejaculation after anterior lumbar spine surgery. Spine. 2012; 37(20):1785–1789.

[33] Osler P, Kim SD, Hess KA, et al. Prior abdominal surgery is associated with an increased risk of postoperative complications after anterior lumbar interbody fusion. Spine. 2014; 39(10):E650–E656.

[34] Kuslich SD, Ulstrom CL, Griffith SL, Ahern JW, Dowdle JD. The Bagby and Kuslich method of lumbar interbody fusion. History, techniques, and 2-year follow-up results of a United States prospective, multicenter trial. Spine. 1998; 23(11):1267–1278, discussion 1279.

[35] Sasso RC, Kitchel SH, Dawson EG. A prospective, randomized controlled clinical trial of anterior lumbar interbody fusion using a titanium cylindrical threaded fusion device. Spine. 2004; 29(2):113–122, discussion 121–122.

[36] Burkus JK, Gornet MF, Dickman CA, Zdeblick TA. Anterior lumbar interbody fusion using rhBMP-2 with tapered interbody cages. J Spinal Disord Tech. 2002; 15(5):337–349.

[37] Carragee EJ, Lincoln T, Parmar VS, Alamin T. A gold standard evaluation of the "discogenic pain" diagnosis as determined by provocative discography. Spine. 2006; 31(18):2115–2123.

[38] Carragee EJ, Don AS, Hurwitz EL, Cuellar JM, Carrino JA, Herzog R. 2009 ISSLS Prize Winner: does discography cause accelerated progression of degeneration changes in the lumbar disc: a ten-year matched cohort study. Spine. 2009; 34(21):2338–2345.

[39] Capener N. Spondylolisthesis. Br J Surg. 1932; 19:374–386.

[40] Harmon P. Anterior extraperitoneal lumbar disc excision and vertebral body fusion. Clin Orthop. 1960:169–173.

[41] Saraph V, Lerch C, Walochnik N, Bach CM, Krismer M, Wimmer C. Comparison of conventional versus minimally invasive extraperitoneal approach for anterior lumbar interbody fusion. Eur Spine J. 2004; 13(5):425–431.

[42] Regan JJ, Yuan H, McAfee PC. Laparoscopic fusion of the lumbar spine: minimally invasive spine surgery. A prospective multicenter study evaluating open and laparoscopic lumbar fusion. Spine. 1999; 24(4):402–411.

[43] Lammli J, Whitaker MC, Moskowitz A, et al. Stand-alone anterior lumbar interbody fusion for degenerative disc disease of the lumbar

spine: results with a 2-year follow-up. Spine. 2014; 39(15):E894–E901.

[44] Weiner BK, Fraser RD. Spine update lumbar interbody cages. Spine. 1998; 23(5):634–640.

[45] Burkus JK, Heim SE, Gornet MF, Zdeblick TA. Is INFUSE bone graft superior to autograft bone? An integrated analysis of clinical trials using the LTCAGE lumbar tapered fusion device. J Spinal Disord Tech. 2003; 16(2):113–122.

[46] Cagli S, Crawford NR, Sonntag VK, Dickman CA. Biomechanics of grade I degenerative lumbar spondylolisthesis. Part 2: treatment with threaded interbody cages/dowels and pedicle screws. J Neurosurg. 2001; 94(1) Suppl:51–60.

[47] Oxland TR, Lund T. Biomechanics of stand-alone cages and cages in combination with posterior fixation: a literature review. Eur Spine J. 2000; 9 Suppl 1:S95–S101.

[48] Gerber M, Crawford NR, Chamberlain RH, Fifield MS, LeHuec JC, Dickman CA. Biomechanical assessment of anterior lumbar interbody fusion with an anterior lumbosacral fixation screw-plate: comparison to stand-alone anterior lumbar interbody fusion and anterior lumbar interbody fusion with pedicle screws in an unstable human cadaver model. Spine. 2006; 31(7):762–768.

[49] Kornblum MB, Turner AWL, Cornwall GB, Zatushevsky MA, Phillips FM. Biomechanical evaluation of stand-alone lumbar polyether-ether-ketone interbody cage with integrated screws. Spine J. 2013; 13(1):77–84.

[50] Carragee EJ, Mitsunaga KA, Hurwitz EL, Scuderi GJ. Retrograde ejaculation after anterior lumbar interbody fusion using rhBMP-2: a cohort controlled study. Spine J. 2011; 11(6):511–516.

第 37 章　经皮椎弓根螺钉内固定

Steven H. Cook, Robert E. Isaacs, Hyun-Chul Shin, Jonathan B. Lesser, Moumita S.R. Choudhury, Mick J. Perez-Cruet

李玉伟 / 译

摘要

经皮椎弓根螺钉内固定是脊柱外科医生治疗各种脊柱病例的重要方法。本章详细说明了这项技术的适应证、必要的设备和操作步骤。强调了影像学对安全有效置入椎弓根螺钉的重要性，讨论了减少辐射暴露方法的改进，提出了避免及处理并发症的技巧。

关键词：椎弓根螺钉，经皮，融合，内固定，微创

37.1 引言

胸腰椎可能有多种疾病，从畸形到创伤都需要内固定。既往使用中线切口并进一步进行外侧剥离置入椎弓根螺钉，导致广泛的肌肉回缩及组织破坏。目前，使用微创手术可以通过较小的双侧切口安全放置椎弓根螺钉，减少组织损伤。

Magerl 于 1982 年首次提出经皮椎弓根螺钉置入作为外固定装置的一部分，并用于治疗胸腰椎创伤和骨髓炎。2001 年，Foley 等开发了六分仪（Medtronic）系统，用于通过经皮的方法安全地穿棒。在随后的几年里，术中影像学和脊柱内固定的进一步发展，以及经皮技术的改进，使得以微创方式准确、安全放置椎弓根螺钉成为可能。

经皮椎弓根螺钉与开放式技术相比有以下明确的优点：减少对椎旁肌的损伤，减少失血量，减少手术时间，减少骨折损伤。在经皮入路中，关节突关节损伤或偏内侧置钉的风险增加，这可能导致相邻节段疾病或神经损伤的风险增加。最近的研究表明，与开放手术相比经皮椎弓根螺钉增加了近端关节突关节损伤的风险，但已有报道称螺钉错位的发生率在腰椎低于 0.3%，在胸椎低于 4.4%。此外，在创伤中椎弓根螺钉的准确放置已被证明高达 98%。经皮椎弓根螺钉内固定的成本较高，但结合更短的住院时间和更少的输血，总成本可能低于或相当于开放性微创手术。

目前，经皮置钉的一个缺点是在手术过程中使用透视会使患者和外科医生受到辐射。随着防护设备和成像技术的进步，以及脉冲 / 剂量的改变，这些辐射风险可以降低。经皮椎弓根螺钉定位技术和器械的最新发展使得外科医生受到的辐射尽量减少（图 37.1）。

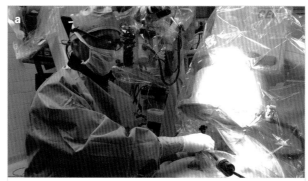

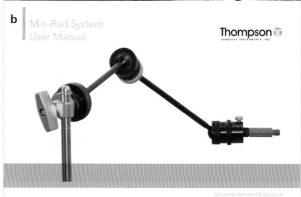

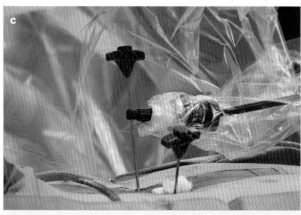

图 37.1　a~c. 术中图像显示使用 MinRad 臂（Thompson MIS, Salem, NH）将 Jamshidi 针固定到位，以便外科医生在进行经皮椎弓根螺钉置入透视时远离手术区域

37.2 适应证和禁忌证

椎弓根螺钉置入术的适应证越来越多。退行性疾病、创伤和感染均已证明经皮椎弓根螺钉置入有良好的效果。该技术的禁忌证与其他脊柱融合术的禁忌证是一致的，对于不适合融合术的患者应该仔细审查。唯一的直接禁忌证是不能在椎弓根内充分安置螺钉。重度脊柱侧凸畸形患者为相对禁忌证；然而，改进的技术和经验使这种情况有所减少。

37.3 术前计划

患者的术前评估应包括全面的体格检查。包括对脊髓或神经根受压迹象进行神经学评估，这可能会改变你的手术计划。皮肤检查应注意任何先前的切口，以协助规划手术入路和放置经皮螺钉。放射学评估应至少要有腰椎 X 线片，但通常包括 CT 或 MRI 以显示椎弓根，以准确确定要放置的椎弓根螺钉的大小和任何异常解剖结构。

设备要点

经皮椎弓根螺钉所需的手术工具可分为影像学设备和脊柱内固定：

· 透视机。

· 为外科医生和手术人员提供包括甲状腺屏蔽在内的铅衣。

· 可透视手术台，允许充分的脊柱正位和侧位透视图。

· 椎弓根螺钉钻孔器械。

· 导针和空心穿刺针。

· 置棒设备。

37.4 手术技术

本章简要介绍了两种安全有效的技术，用于在透视引导下将经皮椎弓根螺钉准备置入进行脊柱内固定。

患者俯卧于可透视手术台上，同时保持良好的矢状面平衡（图 37.2）。下一步，可以应用电生理监测（肌电图，体感诱发电位，或联合使用）。术中刺激克氏针和椎弓根螺钉，以确保放置没有触碰神经。小于 8mA 的动作电位说明导针或椎弓根螺钉需要调整。将透视机放好位置以规划进针点。根据腰骶角在放置椎弓根螺钉的每个椎体水平面上拍摄正位片，描绘出椎体的上终板。接下来获得正确的正位片，使棘突位于椎弓根之间的中心。体格魁大的人可能需要调整透视机的对比度，以充分显示这些标志。在每个椎体水平面使用不透光的标记物平行于终板进行标记，将双侧椎弓根平分，同时也记录在荧光镜上以备随后使用（图 37.2b）。接下来，通过每侧椎弓根（猫头鹰眼视图）获得 10°~25° 偏角斜视图，并记录在荧光镜上。皮肤上标记一条首尾线，将接受内固定水平面的每一侧的所有椎弓根平分（图 37.2c）。一旦准确定位，椎体上的两个椎弓根应该清晰可见。观察椎弓根内侧边界尤其重要，因为克氏针或 Jamshidi 针突破该边界可导致神经损伤。观察上下椎体上的椎弓根有助于描绘目标椎弓根的解剖结构，特别是在瞄准骶骨（S1）时，那里的椎弓根很难看到。

然后对患者进行无菌铺单，C 臂套无菌套，以提供正侧位图像，在术中重新定位，透视时不污染视野。局麻药可沿计划切口注射，该切口包括将脊柱两侧椎弓根平分的首尾线。切开皮肤，快速打开筋膜或用电灼法，小心不要破坏皮下肌肉组织。

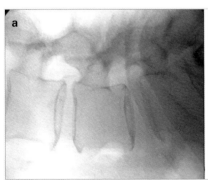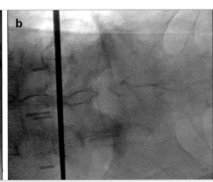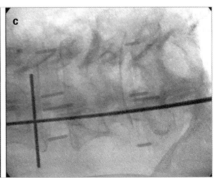

图 37.2　a. 患者平卧位，侧位片。b. 根据腰骶角和棘突位于双侧椎弓根中心获取标准双侧椎弓根投影。c. 使用不透明标记物标记每侧椎弓根的首尾线

37.4.1 利用倾斜视图行椎弓根穿刺（猫头鹰眼视图）

使用预先确定的测量值定位 C 臂，以便外科医生能够从椎弓根轴位角度直接观察目标椎弓根进行融合，获得真正的椎弓根正面视图（根据先前的测量值，偏离中心 10°~25°）。

将 Jamshidi 针置于椎弓根的放射学中心。通过透视显示，Jamshidi 针方向与透视机球管的轴向对齐，并通过椎弓根，轻轻敲击骨锤（图 37.3a、d）。将 Jamshidi 针推进穿过椎弓根，确保在抵达椎弓根基部与椎体连接处前不要穿过椎弓根内侧边界（图 37.3b、c）（类似的技术用于椎体成形术或后凸成形术）。将 Jamshidi 针置入椎弓根，直至进入椎体。侧位片可以看到导针的放置位置。如果需要以后的融合，可以从 Jamshidi 针抽取 2mm 的骨髓。导针通过 Jamshidi 针进入椎体，确保它不会进入椎体的前半部

分。在保留导针的同时小心地取出 Jamshidi 针（图 37.3e、f）。助手可以握住导针，以确保它不会从椎体中被拔出。在透视下进行该水平对侧椎弓根穿刺。随后在每一节段进行相同操作。

37.4.2 采用正位视图行椎弓根穿刺

这种技术利用与斜视图相同的体位和图像准备。然而，在放置 Jamshidi 针时，透视仍保持在正位，以便可以同时进行双侧椎弓根穿刺（图 37.4）。将 Jamshidi 针置于椎弓根外侧边缘，并通过透视确定其位置（图 37.4b）。然后再通过椎弓根向内侧推进，确保在进入椎体之前不会穿过椎弓根的内侧边界。在这一步骤中可以施加电位刺激。一旦确认针在体内深度约 3cm 或椎体前半部分（图 37.4c），放置导针，取出 Jamshidi 针（图 37.4d、e）。在每个节段重复这个操作过程。这种方法允许在每一节段双侧同时放

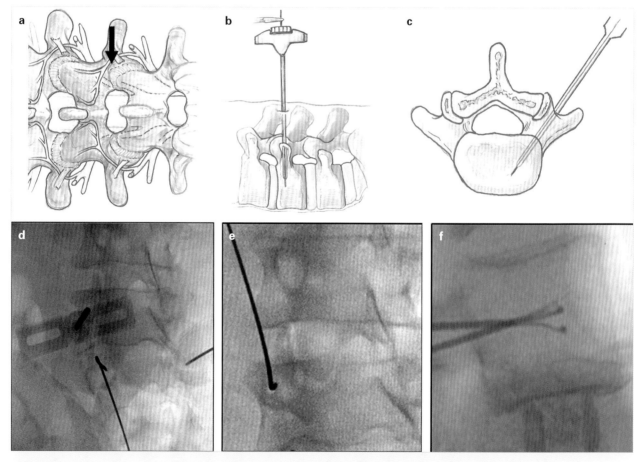

图 37.3 a、d. Jamshidi 针位于斜位视图的横突 – 关节突连接处（黑色箭头），与透视时椎弓根的中心部分一致。b、c. Jamshidi 针的深度被清晰显示。在透视成像下，Jamshidi 针加深时有轻微的由外向内的轨迹；在到达椎弓根 – 椎体连接处基部之前，椎弓根内侧边界不应越过。e. 将导针经椎弓根中心穿刺至椎体，然后取出 Jamshidi 针，在斜位片上可以看到导针位于椎弓根边界之内。f. 侧位片显示导针处于适当的深度，超出椎弓根但不侵犯椎体前部皮质

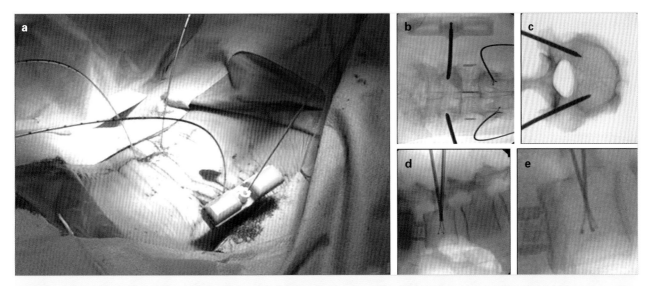

图 37.4 a. 经 Jamshidi 针置入导针的视图。注意内倾的 Jamshidi 针还有术前在画出的每个节段椎弓根的皮肤标记。b. 透视时将 Jamshidi 针置于双侧靠近椎弓根外侧边界处（注意棘突位于中心和平直的上终板）。在透视成像下，Jamshidi 针加深时有轻微的由外向内的轨迹；在到达椎弓根 – 椎体连接处基部之前，椎弓根内侧边界不应越过。c. 标本的轴位透视显示良好的深度。d、e. 导线通过 Jamshidi 针直到椎体。然后取出 Jamshidi 针

置螺钉，但只有在正位视图上获得良好的椎弓根显示时才能使用。斜视图仅在需要确认时使用。

37.4.3 置入螺钉

　　然后将一系列的空心肌肉扩张器通过导针，以防止软组织在丝锥通过导针时进入丝锥螺纹。拧入丝锥，确保方向与导针一致，直至刚好超过椎弓根基底（图 37.5a~c）。通过电位刺激，可以在整个攻丝过程中进行术中监测，以确保没有椎弓根破坏（也可以在导针或螺钉置入后进行刺激）。然后将导针的

末端固定在术区外，以便进行后续操作及调整 C 臂。一旦所有节段的导针都被放置好和攻丝好，置入椎弓根螺钉。将适当大小的空心螺钉置于导针上，拧入椎体（约 3cm，具体因人而异），然后将导针拔出。我们通常使用直径 6.5mm、长度 45mm 的螺钉固定 L3~S1 椎弓根。在拧入过程中，螺钉与克氏针的方向对齐对于确保针尖不卡在椎体内至关重要。在透视引导下，椎弓根螺钉置入椎体深度约 2/3，螺钉钉尾紧靠但不撞击后方骨性结构（图 37.5d）。可以通过正位透视以确认螺钉保持内倾角度。

　　很多不同的系统可以用于棒的安装，但都需要

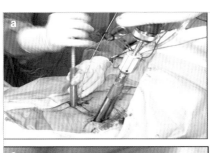
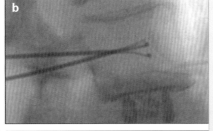
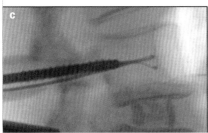
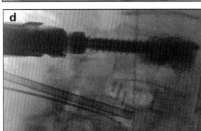

图 37.5 a. 外科医生在左侧经导针行椎弓根扩孔，右侧外科医生放置空心螺钉的术中图片。b. 攻丝扩孔前导针的侧位片。应注意确保导针在攻丝或螺钉放置过程中不会向前移动；在这些步骤中可能需要多次透视。c. 将攻丝经导针推进至椎弓根 – 椎体连接处之外的深度，然后取出。d. 将空心螺钉经导针拧入约 2/3 椎体的距离；可在螺钉进入椎体时取出导针

精确的测量，使棒至少比最终固定螺钉的距离延长 2.5mm。然后用螺帽固定。根据技术的不同，筋膜可能需要进一步切开。由于不能直接看到棒是否卡入 U 形螺钉中杆，因此棒可能无意中滑到螺钉头的侧面。在将棒最终拧紧到螺钉头之前，要进行额外的正侧位透视，以确保棒确实正确地安装在螺钉头上（图 37.6）。

37.5 术后护理

术后护理包括早期下床活动、疼痛控制和影像学复查。常规随访应包括指定时间间隔的影像学复查，以评估融合和内固定。经皮椎弓根螺钉置入作为微创脊柱手术的一部分，已被证明可以减少住院时间和术后镇痛需求。

37.6 并发症的处理

许多由经皮椎弓根螺钉置入引起的并发症可以通过正确的体位摆放、影像学规划或电生理监测加以预防。最重要的并发症是椎弓根破裂损伤神经组织（神经根或脊髓）或损伤邻近脏器或血管。

通过术中成像和监测，可以在手术过程中的多个点发现椎弓根内壁破裂。在任何时候，一旦发现内壁破裂，应将器械从该椎弓根取出，并通过透视放置新的 Jamshidi 针，试图通过椎弓根穿刺。如果椎弓根过于硬化或过小（＜3mm），则该手术可能需要转换为开放手术，以便直接观察，但也会遇到相同的局限性。

如果椎体有侧方或前裂口，可伤及大血管、腹膜内容物或胸膜腔。这通常是由于导针轨迹不佳或放置较深造成的。拧入螺钉时使用侧位透视可以预防这种并发症。然而，如果遇到，纠正措施将包括普外科医生或血管外科医生会诊进行修复。在发生气胸的情况下，术后可能需要胸管。

37.7 临床病例：腰间孔狭窄，活动性腰椎滑脱

一位 71 岁的女性患者，因腰部机械性疼痛超过 6 个月，并伴有大腿后部放射。通过保守治疗，病情只有很少的缓解。在检查时，注意到她的右下肢远端有轻微的无力，没有其他缺陷。影像学显示严重的右侧椎间孔狭窄和 L3/L4 和 L4/L5 腰椎滑脱。考虑到椎间孔狭窄和需要进行椎间融合术，她进行了 L3~L4 和 L4~L5 侧方椎间融合术，并在双侧从 L3~L5 置入经皮椎弓根螺钉。住院 1 天后出院回家，随访时腰部疼痛几乎完全缓解，右下肢力量改善。术后影像（包括动态影像）显示滑脱复位较好，间接减压效果良好（图 37.7）。

37.8 结论

经皮椎弓根螺钉内固定安全有效。对患者的好处是减少了组织剥离和失血，保存了脊柱的正常解剖支撑结构，并更快地恢复。要掌握椎弓根的放射学定位，必须充分了解脊柱的骨骼解剖结构和那些重要的标志用来安全准确地经皮椎弓根螺钉置入。

临床注意事项

· 手术开始时规划每个节段的穿刺轨迹。这将有助于确定在某些水平上是否需要使用正位透视或斜位透视。

· 经皮螺钉可以同时安全地从正位视图放置；然而，如果存在椎弓根壁破裂的担忧，则需要采用斜位透视以确保正确的通路。

· 如果术中透视不能充分描绘解剖结构（在肥胖、融合或严重退行性改变的情况下），肌电

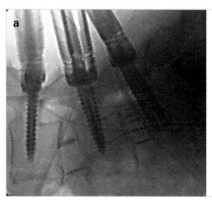
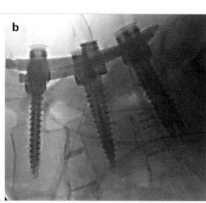

图 37.6　a、b. 最终透视螺钉和棒的位置

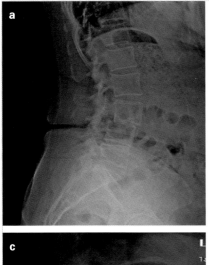
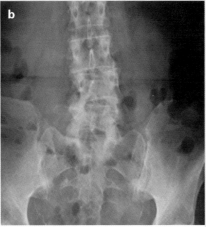
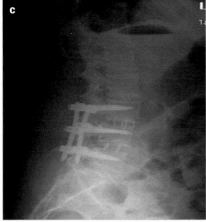
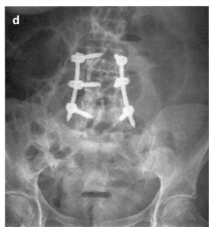

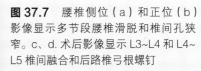

图 37.7 腰椎侧位（a）和正位（b）影像显示多节段腰椎滑脱和椎间孔狭窄。c、d. 术后影像显示 L3~L4 和 L4~L5 椎间融合和后路椎弓根螺钉

图（EMG）可以很容易地用于安全放置螺钉。

· 在叩击操作和置入螺钉时，要注意导针的深度，以防止椎体前部结构的损伤。

参考文献

[1] Magerl FP. Stabilization of the lower thoracic and lumbar spine with external skeletal fixation. Clin Orthop Relat Res. 1984(189):125–141.

[2] Foley KT, Gupta SK, Justis JR, Sherman MC. Percutaneous pedicle screw fixation of the lumbar spine. Neurosurg Focus. 2001; 10(4):E10.

[3] Regev GJ, Lee YP, Taylor WR, Garfin SR, Kim CW. Nerve injury to the posterior rami medial branch during the insertion of pedicle screws: comparison of mini-open versus percutaneous pedicle screw insertion techniques. Spine. 2009; 34(11):1239–1242.

[4] Kim DY, Lee SH, Chung SK, Lee HY. Comparison of multifidus muscle atrophy and trunk extension muscle strength: percutaneous versus open pedicle screw fixation. Spine. 2005; 30(1):123–129.

[5] Grass R, Biewener A, Dickopf A, Rammelt S, Heineck J, Zwipp H. [Percutaneous dorsal versus open instrumentation for fractures of the thoracolumbar border. A comparative, prospective study]. Unfallchirurg. 2006; 109(4):297–305.

[6] Grossbach AJ, Dahdaleh NS, Abel TJ, Woods GD, Dlouhy BJ, Hitchon PW. Flexion-distraction injuries of the thoracolumbar spine: open fusion versus percutaneous pedicle screw fixation. Neurosurg Focus. 2013; 35(2):E2.

[7] Wang H, Zhou Y, Li C, Liu J, Xiang L. Comparison of open versus percutaneous pedicle screw fixation using the sextant system in the treatment of traumatic thoracolumbar fractures. Clin Spine Surg. 2017; 30(3):E239–E246.

[8] Babu R, Park JG, Mehta AI, et al. Comparison of superior-level facet joint violations during open and percutaneous pedicle screw placement. Neurosurgery. 2012; 71(5):962–970.

[9] Jones-Quaidoo SM, Djurasovic M, Owens RK, II, Carreon LY. Superior articulating facet violation: percutaneous versus open techniques. J Neurosurg Spine. 2013; 18(6):593–597.

[10] Powers CJ, Podichetty VK, Isaacs RE. Placement of percutaneous pedicle screws without imaging guidance. Neurosurg Focus. 2006; 20(3):E3.

[11] Hardin CA, Nimjee SM, Karikari IO, Agrawal A, Fessler RG, Isaacs RE. Percutaneous pedicle screw placement in the thoracic spine: a cadaveric study. Asian J Neurosurg. 2013; 8(3):153–156.

[12] Tinelli M, Matschke S, Adams M, Grützner PA, Münzberg M, Suda AJ. Correct positioning of pedicle screws with a percutaneous minimal invasive system in spine trauma. Orthop Traumatol Surg Res. 2014; 100(4):389–393.

[13] Lucio JC, Vanconia RB, Deluzio KJ, Lehmen JA, Rodgers JA, Rodgers W. Economics of less invasive spinal surgery: an analysis of hospital cost differences between open and minimally invasive instrumented spinal fusion procedures during the perioperative period. Risk Manag Healthc Policy. 2012; 5:65–74.

[14] Bindal RK, Glaze S, Ognoskie M, Tunner V, Malone R, Ghosh S. Surgeon and patient radiation exposure in minimally invasive transforaminal lumbar interbody fusion. J Neurosurg Spine. 2008; 9(6):570–573.

[15] Srinivasan D, Than KD, Wang AC, et al. Radiation safety and spine surgery: systematic review of exposure limits and methods to minimize radiation exposure. World Neurosurg. 2014; 82(6):1337–1343.

[16] Ahmad FU, Wang MY. Use of anteroposterior view fluoroscopy for targeting percutaneous pedicle screws in cases of spinal deformity with axial rotation. J Neurosurg Spine. 2014; 21(5):826–832.

[17] Mobbs RJ, Sivabalan P, Li J. Technique, challenges and indications for percutaneous pedicle screw fixation. J Clin Neurosci. 2011; 18(6):741–749.

第 38 章　经椎间孔腰椎间融合术

Mick J. Perez-Cruet, Moumita S.R. Choudhury, Esam A. Elkhatib, Jorge Mendoza–Torres
李玉伟 / 译

摘要

微创经椎间孔腰椎间融合术（MI-TLIF）是多种腰椎疾病最常用的手术治疗方法之一。该方法提供了一种保留肌肉的手术方式，可以直接减压神经，同时提供最佳的融合和后路固定。该入路还可以完全复位椎体滑脱，从而恢复矢状面排列、椎间孔和椎管直径。本章将介绍这种技术和一些新的创新技术，以促进该方法和改善患者的预后结果。

关键词：微创，经椎间孔腰椎间融合术，腰椎，腰椎滑脱，椎管狭窄，慢性腰痛

38.1　引言

微创经椎间孔腰椎间融合术（MI-TLIF）是一种用于稳定腰椎的外科技术。这项技术用途极其广泛，可以治疗包括退行性椎间盘疾病、伴有或不伴有腰椎管狭窄的腰椎滑脱以及脊柱侧凸等疾病。后路可以直接减压神经，收集局部自体骨植骨用于融合材料，并通过将骨移植材料放置在相邻椎体之间进行融合术（图 38.1）。研究表明，MI-TLIF 技术相对于类似的开放式技术具有优越性。因为这项技术可以保留正常的解剖结构和改善患者的预后，代表了脊柱外科技术的一种进展。

38.2　适应证

MI-TLIF 用于以下情况：
· 椎间盘退行性病。
· 椎管滑脱伴或不伴狭窄。
· 因外伤或肿瘤引起的不稳定。
· 盘源性腰痛。
· 截骨术后稳定脊柱。
· 椎弓峡部裂。
· 稳定退行性椎间盘或复发性椎间盘突出。
· 脊柱侧凸矫正和稳定。

这些情况据报道会导致难治性慢性腰痛，可以认为是可进行脊柱融合的指征。此外，MI-TLIF 旨在用骨移植材料行椎间融合，以治疗：峡部裂性脊柱滑脱（Ⅰ ~ Ⅳ级）、相邻阶段退变、复发性椎间盘突出且明显腰痛、需要椎间融合的长节段融合装置终端、退行性脊柱侧凸、椎板切除术后脊柱滑脱（图 38.2）。这些情况通常会导致椎间孔狭窄，压迫出孔神经根。使用 MI-TLIF 可以恢复椎间盘高度、矢状面排列和椎间孔周长。

骨质疏松症、凝血障碍和活动性感染可视为相对禁忌证。然而，由于 MI-TLIF 手术的组织破坏和失血量最少，这些患者也可以使用这种技术进行治疗。肥胖患者在接受 MI-TLIF 治疗后，疼痛和功能均有显著改善。由于对组织的破坏较小，肥胖患者和那些有并发症的患者可以更快地活动，他们往往也会更快地康复。

38.3　术前计划

包括体格检查在内的全面的术前评估是达到最佳临床结果和减少翻修手术和并发症的必要条件。

放射学检查通常包括正、侧位、过伸位和过屈位摄片以及腰椎 MRI 检查。在翻修手术中有固定的内植物或有明显脊柱侧凸的患者，CT 伴脊髓造影是有帮助的。对于没有明显神经压迫的患者，造影后 CT 可用于确定患者慢性腰痛的可能来源。

单纯减压与 MI-TLIF 减压的比较

确定最合适的手术方式可以帮助改善患者的预后，同时避免不必要的手术时间和干预。我们对大量患者的小关节突解剖进行了回顾性分析，并确定小关节突有助于确定最佳手术方式。腰椎管狭窄如果关节突长度（即上、下关节突长度）与非病理性节段相似的患者可以进行单纯减压治疗。对于那些关节面细长狭窄的患者，减压联合 MI-TLIF 提供了良好的临床疗效，并减少了返修手术的发生率。相反，关节突伸长患者的关节突关节面的表面积也大于没有伸长的。关节突复合体的伸长经常发生在腰椎滑脱的患者中，即一个椎体相对于另一个椎体的半脱位，在一段时间内（如数年）会导致关节突的伸长。MI-TLIF 手术可以稳定椎节，恢复椎间和椎间孔高度，从而通过稳定脊柱节段，防止狭窄复发和进一步的椎体滑脱的病理过程（图 38.3）。

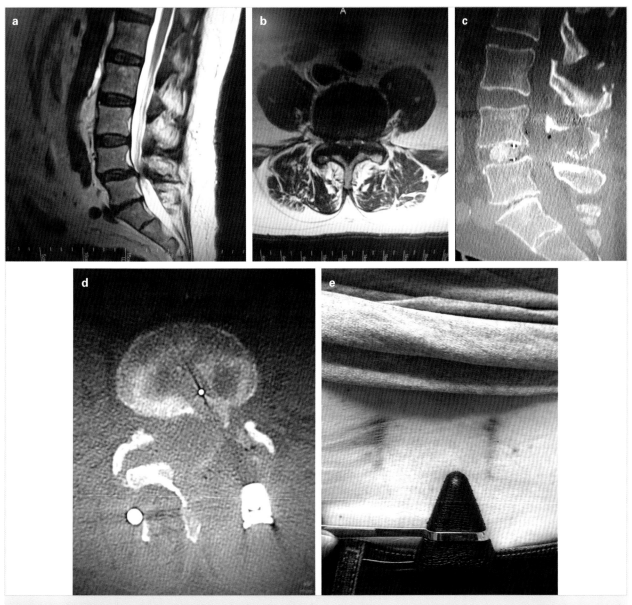

图 38.1 　术前矢状位（a）和轴位（b）T2 加权磁共振成像（MRI），显示 L4~L5 水平脊柱滑脱伴狭窄。术后矢状位（c）和轴位（d）计算机断层扫描（CT），以及微创经椎间孔腰椎间融合入路术后切口照片（e）显示正常矢状面排列恢复，椎间植骨充分，中央管减压，同时保留脊柱解剖结构（例如，棘突和对侧关节突复合体）

38.4 手术技术

38.4.1 患者体位

在患者插管后，放置 Foley 导管，将患者置于 Jackson 手术台上（图 8.3）。所有受压部位都要填充。Jackson 手术台很有帮助，因为它允许无限制地透视脊柱，并且在不使用时，可以轻松地将透视装置从手术区移到床尾。

38.4.2 手术方法

切开

如果对椎管狭窄行减压术，则可在棘突基底部行适当的微创椎板切除术。如果不需要减压，我们发现距中线 3.5cm 就足够了，并且有助于椎间植入物放入椎间隙。筋膜切割平行于棘突，使用一级扩张器（Thompson MIS，Salem，NH）（图 38.4）。扩张器由手柄连接，并在透视指导下顺时针方向推进。一

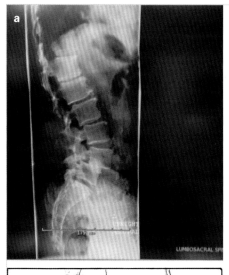

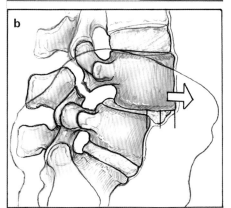

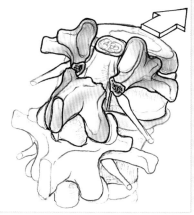

图38.2 侧位片（a）和腰椎滑脱或峡部裂的示意图（b）（注意椎体半脱位引起的椎间孔压迫）

旦停靠在关节突上，逆时针旋转打开扩张器，分离肌肉组织，放置一个适当长度的管状牵开器。然后通过管状牵开器在显微镜下进行手术。该方法是不出血的，不需要克氏针或一系列肌肉扩张器，因此有助于避免无意中进入椎管，避免潜在的硬膜撕裂和（或）神经损伤（图38.4）。

腰椎暴露和减压

管状牵开器就位后，架好显微镜。切除周围软组织，向外侧暴露小关节复合体，向内侧暴露同侧椎板。如果需要，正位和（或）侧位透视图可以确认管状牵开器的正确位置。暴露同侧椎板后，用高速磨钻和M8切削钻减压椎板。所有磨除的骨头都使用BoneBac Press（Thompson MIS，Salem，NH）收集。这种骨作为融合材料，避免了取自体骨的并发症，具有明显的优点，如果需要，可以与其他类型的骨移植材料混合（图38.5）。如果存在明显的椎管狭窄，则首先进行微创椎板切除术（技术见第37章）。

椎间融合

完成足够的减压后管状牵开器就被放置以暴露关节突复合体。高速切削钻将覆盖椎间盘表面的关节突切除。通过侧位透视再次确认节段后切开纤维环。一系列的椎间盘铰刀、刮匙和髓核钳被用来切除间盘制造融合空间。注意仔细处理相邻的端板，以便取出软骨并充分暴露骨性终板（图38.6）。

椎间隙准备妥当后，BoneBac TLIF装置（Thompson MIS，Salem，NH）内填充自体骨屑。融合器的大小是通过测试确定的。最常用的融合器尺寸是7mm宽，11mm高，26mm长。这种大小在大多数情况下似乎是合适的，并提供足够的椎间盘和椎间孔高度。侧位透视可确定融合器在椎间隙的正确位置。

融合器置入椎间盘间隙后，将管状牵开器转向外侧，使融合器就位于椎间盘间隙中心。然后将手柄旋转90°撑开融合器，从而恢复椎间和椎间孔高度（图38.6）。这种独特的设计允许融合器更容易进入椎间隙，然后撑开恢复椎间隙的高度。因此，可以使用更大尺寸的融合器，同时尽量减少神经根的牵拉

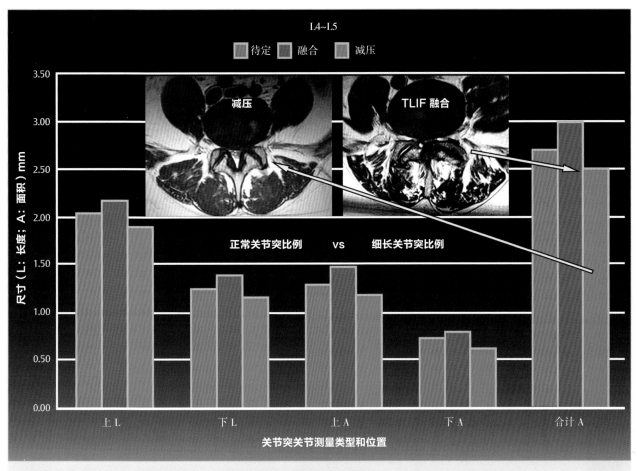

图 38.3　微创经椎间孔腰椎间融合术和无椎体间融合术的减压患者在 L4~L5 水平上的关节突长度和表面积分析。关节突复合体的伸长被认为是继发于关节突复合体上的半脱位力，这在腰椎滑脱患者中很常见

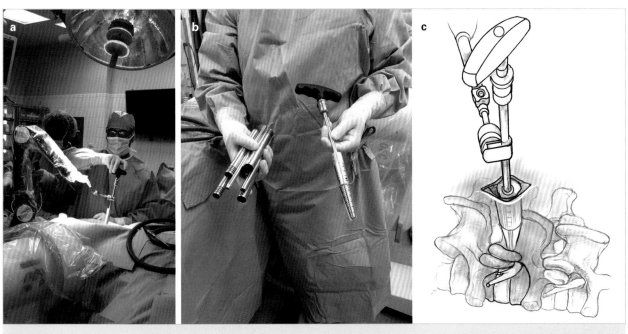

图 38.4　a. 使用一级扩张器的术中照片。b. 去除了克氏针和多级肌肉扩张器。c. 扩张器以保留肌肉的方式显露脊柱

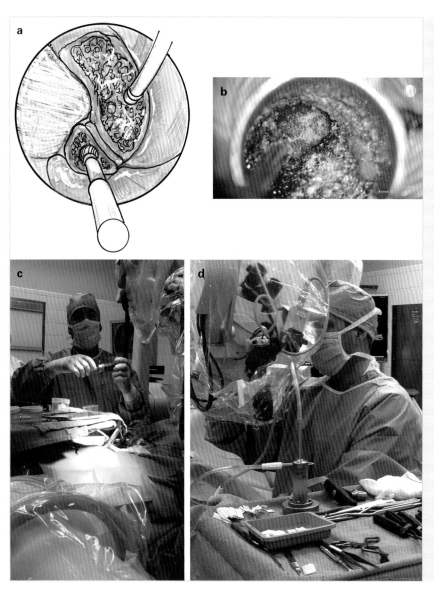

图 38.5 a. 使用显微镜的术中照片。b、c. 使用高速磨钻进行椎板减压的术中照片。d. 使用 BoneBac Press 收集磨除的碎骨

或可能的损伤。融合器放置正确后，BoneBac TLIF 子弹由 BoneBac Press 收集的自体骨碎片填充，并将子弹置入植骨手柄内。然后将骨向下顺着植骨手柄推入，使其从椎间隙内的融合器两侧溢出。通常情况下，用颗粒状的自体骨填充的 10~12 颗子弹推入椎间隙，这是融合材料的"黄金标准"。如果需要更多的植骨材料，则将碎化的自体骨与其他骨移植物材料（如同种异体骨，脱矿骨基质）混合（图 38.7）。

当植骨填满椎间盘间隙时，将融合器的连接松开。用球形探针检查椎间隙，以确保没有骨粒在椎间隙外。此外，骨移植材料用于重建切除的小关节突复合体。完全止血后，取出管状牵开器，使椎旁肌恢复到正常解剖位置。术后 CT 证实自体骨充分填充椎间隙。Thompson MIS BoneBac TLIF 系统将骨移植物放置在融合器外，并在周围由纤维环包裹，从而实现从手术部位获取自体骨的最佳置入。通过这种方式，可以达到 100% 的融合率，几乎没有迹象有融合器下沉（图 38.8）。

经皮椎弓根螺钉内固定

当完成充分的减压、椎间融合和完全止血后，取出管状牵开器，使脊柱旁肌肉恢复到正常解剖位置。在离中线相同距离的对侧做切口进行椎间融合。采用正侧位透视定位椎弓根，经皮椎弓根螺钉固定。或者图像引导导航也可以使用。为了避免视差误导，将目标椎体放置在透视图像的中心位置，使终板成一条线，将棘突置于双侧椎弓根中间（见第 37 章）（图 37.1）。术中应用肌电图（EMG）进行电生理监

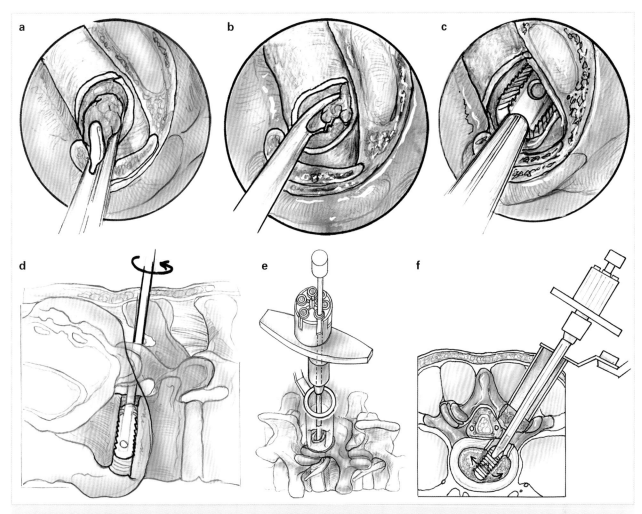

图 38.6　a、b. 椎间盘切开后准备椎间隙。c. 椎间融合器放置于椎间隙内。d. 旋转器械撑开融合器以恢复椎间隙和椎间孔高度。e. 通过植骨手柄置入自体骨。f. 使用 Thompson MIS BoneBac TLIF 系统用自体骨碎片填充椎间隙。融合器设计的目的是容易进入椎间隙，通过简单旋转恢复椎间高度，并允许植骨材料沿植骨手柄向下传送，填充融合器周围的椎间隙

测。置入后，用探针刺激导针和椎弓根螺钉以确保合适的位置。小于 8mA 的刺激阈值需要重新定位导针和（或）椎弓根螺钉。我们通常在每个 MI-TLIF 节段双侧放置经皮椎弓根螺钉，以确保充分固定以促进融合。为了帮助减少对外科医生、手术人员和患者的辐射暴露，我们使用 MinRad 臂（Thompson MIS，Salem，NH）来握住 Jamshidi 针。这种方法也便于经皮置钉，因为 MinRad 臂允许对椎弓根穿刺针进行小幅度的调整，从而提高了椎弓根置钉的准确性。

如果出现椎间半脱位（如腰椎滑脱），则尝试复位滑脱并恢复正常矢状面排列。该技术的优点是显著增加了神经孔和椎管直径的大小，增加了相邻椎体之间的融合面积。Thompson MIS BoneBac TLIF 装置的独特设计，其弧形的棒与椎体终板相对应，有助于减少椎体滑脱（图 38.9）。

冲洗伤口，使用 2-0 Vicryl 缝线间断缝合封闭筋膜层。缝合皮下并用皮肤胶封闭皮肤。常规不使用引流管或敷料，感染率可以忽略不计。使用 MI-TLIF 技术取得了良好的长期临床效果（表 38.1）。

术后 5 年的邻近节段疾病发生率约为 2%，而传统开放腰椎融合术为 13.6%。

38.5　手术后护理

患者通常术后住院 3 天，术后第二天就可以走动。术后疼痛最初由患者自控镇痛泵（PCA）控制，并根据需要迅速切换到口服镇痛药和肌肉松弛剂。出院前安排物理治疗师或职业治疗师会诊。患者出院时遵循术后护理指南和随访计划。手术后 2 周、1 个月、3 个月、6 个月、1 年复诊，以后每年复诊。同

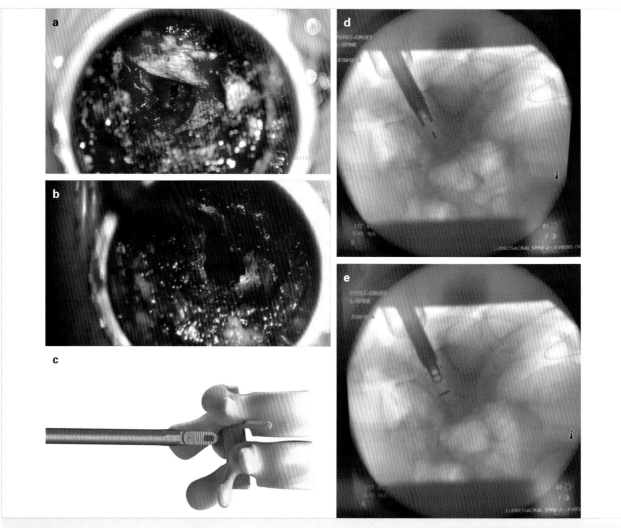

图 38.7 术中图像显示：减压的神经根（a），椎间隙的准备及牵开神经根（b）。c. 放置 BoneBac TLIF 融合器示意图。d. 侧位透视图显示融合器位置。e. 旋转设备恢复椎间隙高度、椎间孔的高度和注入骨移植材料

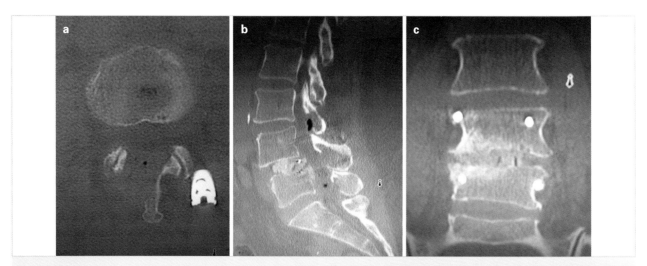

图 38.8 a~c. 术后 CT 图像显示微创椎板切除减压术和用颗粒自体骨填充椎间隙。这改善了骨的负荷传导，而不仅是通过植骨促进融合

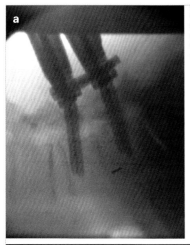
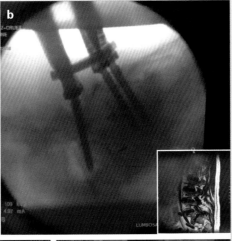
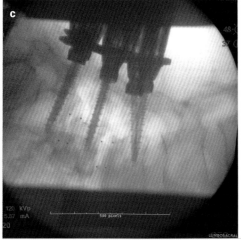
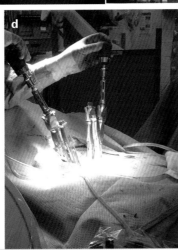

图 38.9 术中侧位透视（a）使用独特的设计 BoneBac TLIF 将 I 度滑脱复位为 0 度，从而恢复椎间孔的高度（b）（MRI 插图显示减压前神经根受压）使神经根得到足够减压。c、d. 多节段腰椎滑脱的经皮复位螺钉应用（Longitude system，Medtronic，Memphis，TN）

表 38.1　MI-TLIF 技术长期结果

	基线	随访时间		
		12 个月 [a]	24 个月 [a]	47 个月 [a]
疼痛视觉模拟量表	7.0 ± 2.4	4.2 ± 3.0（2.8，40%）	4.5 ± 3.0（2.5，35.7%）	3.5 ± 2.8（3.5，50%）
ODI 残疾指数	43.1 ± 15.7	29.7 ± 18.8（13.4，31.1%）	30.2 ± 20.4（12.9，29.9%）	28.2 ± 21.7（14.9，34.6%）
SF-36 生理总评分	30.6 ± 7.8	38.3 ± 11.3（7.7，25.2%）	38.1 ± 11.7（7.5，24.5%）	39.6 ± 11.7（9，29.4%）
SF-36 心理总评分	43.8 ± 11.0	48.3 ± 13.0（4.5，10.3%）	49.7 ± 12.9（5.9，13.5%）	49.7 ± 11.2（5.9，13.5%）
P 值		< 0.001	< 0.001	< 0.05

缩写：MI-TLIF，微创经椎间孔腰椎间融合；SF-36，36 项健康调查简表
注：使用 MI-TLIF 技术已取得了优良的长期随访结果。数值用平均值和标准差表示
a：括号中分别是网络上的数据变化和与基线相比的变化百分比

时建议患者在头 3 个月步行时佩戴腰骶支具（LSO）。

38.6　并发症的处理

总的来说，患者对 MI-TLIF 的耐受性很好。潜在的围术期并发症包括感染、血肿、器械位置错误或失败、神经损伤和脑脊液漏。围术期使用抗生素、精心缝合伤口、更换敷料有助于预防伤口感染。正确使用术中透视和刺激导针与椎弓根螺钉可以最大限度地减少内固定位置错误和神经根损伤的风险。小的硬膜缺损用明胶（Pfizer Injectables，New York，NY）覆盖，然后再用纤维蛋白胶。主刀医生进行充分的手术训练和严格的患者选择可以减少并发症的发生。

38.7 临床病例：MI-TLIF 减压复位治疗腰椎滑脱

一名 64 岁男性患者，曾接受过腰椎椎板减压术，术前临床表现为严重的腰痛、神经源性跛行症状，并且脊柱滑脱进展至 II 级。患者接受 MI-TLIF 减压和腰椎滑脱复位。手术后，他的症状完全消失，恢复了日常生活（图 38.10）。

38.8 结论

MI-TLIF 方法在治疗下腰痛患者中，似乎无论短期和长期均有统计意义的显著改善。此外，本研究观察到的长期益处包括减少需要再次手术的邻近节段疾病的发生率，同时还有高的融合率和低的并发症发生率。从临床角度来看，这些患者对其慢性腰痛的治疗表现出极高的满意度。事实上，这些患者中的大多数完全没有疼痛，并已返回工作或日常生活活动。

临床注意事项
·关节突解剖有助于确定最佳手术入路。
·使用 BoneBac Press 可通过后路进行狭窄

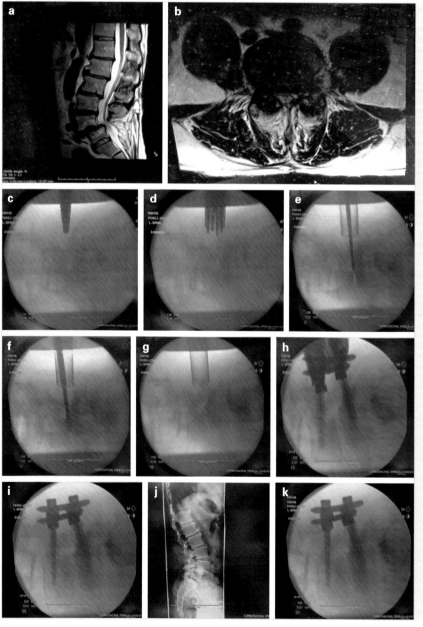

图 38.10 a、b. 术前矢状位和轴位 MRI 显示既往椎板切除术伴 II 级腰椎滑脱。术中连续透视图显示使用一步扩张器以肌肉扩张方式到达腰椎（b），打开扩张器并将管状牵开器置于其上（c），使用骨凿（d）和铰刀（e）进入并处理椎间隙，置入 BoneBac TLIF 融合器（f），准备置入椎弓根螺钉（g）和椎体滑脱复位前（h），经皮椎弓根螺钉复位后（i）。术前侧位片（j）和内植物完成后术后透视图（k）

减压，并提供足够的自体骨移植用于关节融合。

　　· 独特的 BoneBac TLIF 装置可以恢复足够的椎间隙和神经孔高度，同时用骨移植材料填充椎间隙，帮助椎体滑脱复位。

　　· 经皮椎弓根螺钉系统可以通过恢复足够的矢状面排列、椎间孔高度和椎管直径来减少腰椎滑脱，从而改善患者的预后。

参考文献

[1]　Villavicencio AT, Burneikiene S, Roeca CM, Nelson EL, Mason A. Minimally invasive versus open transforaminal lumbar interbody fusion. Surg Neurol Int. 2010; 1:12.

[2]　Habib A, Smith ZA, Lawton CD, Fessler RG. Minimally invasive transforaminal lumbar interbody fusion: a perspective on current evidence and clinical knowledge. Minim Invasive Surg. 2012; 2012:657342.

[3]　Scheufler KM, Dohmen H, Vougioukas VI. Percutaneous transforaminal lumbar interbody fusion for the treatment of degenerative lumbar instability. Neurosurgery. 2007; 60(4) Suppl 2:203–212, discussion 212–213.

[4]　Dhall SS, Wang MY, Mummaneni PV. Clinical and radiographic comparison of mini-open transforaminal lumbar interbody fusion with open transforaminal lumbar interbody fusion in 42 patients with long-term follow-up. J Neurosurg Spine. 2008; 9(6):560–565.

[5]　Peng CWB, Yue WM, Poh SY, Yeo W, Tan SB. Clinical and radiological outcomes of minimally invasive versus open transforaminal lumbar interbody fusion. Spine. 2009; 34(13):1385–1389.

[6]　Schizas C, Tzinieris N, Tsiridis E, Kosmopoulos V. Minimally invasive versus open transforaminal lumbar interbody fusion: evaluating initial experience. Int Orthop. 2009; 33(6):1683–1688.

[7]　Wang J, Zhou Y, Zhang ZF, Li CQ, Zheng WJ, Liu J. Comparison of one-level minimally invasive and open transforaminal lumbar interbody fusion in degenerative and isthmic spondylolisthesis grades 1 and 2. Eur Spine J. 2010; 19(10):1780–1784.

[8]　Samartzis D, Shen FH, Anderson G, Perez-Cruet MJ. The history of minimally invasive spinal fusion technologies. In: Perez-Cruet MJ, Beisse RW, Pimenta L, Kim DH, eds. Minimally Invasive Spine Fusion Techniques and Operative Nuances. New York, NY: Thieme; 2011:3–22.

[9]　Meyerding HW. Spondylolisthesis. Surg Gynecol Obstet. 1932; 54:371–377.

[10]　Albert TJ, Fleischut PM. Transforaminal and posterior lumbar interbody fusion. In: Albert TJ, Vaccaro AR, eds. Spine Surgery: Tricks of the Trade. 2nd ed. New York, NY: Thieme; 2009:133–135.

[11]　Perez de la Torre RA, Kelkar PS, Beier A, et al. Decompression, transforaminal lumbar interbody fusion, reduction, and percutaneous pedicle screw fixation. In: Perez-Cruet MJ, Beisse RW, Pimenta L, Kim DH, eds. Minimally Invasive Spine Fusion: Techniques and Operative Nuances. St. Louis, MO: Quality Medical Publishing; 2011:345–367.

[12]　Terman SW, Yee TJ, Lau D, Khan AA, La Marca F, Park P. Minimally invasive versus open transforaminal lumbar interbody fusion: comparison of clinical outcomes among obese patients. J Neurosurg Spine. 2014; 20(6):644–652.

[13]　Perez-Cruet MJ, Hussain NS, White GZ, et al. Quality-of-life outcomes with minimally invasive transforaminal lumbar interbody fusion based on longterm analysis of 304 consecutive patients. Spine. 2014; 39(3):E191–E198.

[14]　Sears WR, Sergides IG, Kazemi N, Smith M, White GJ, Osburg B. Incidence and prevalence of surgery at segments adjacent to a previous posterior lumbar arthrodesis. Spine J. 2011; 11(1):11–20.

第 39 章　脊柱的经腰大肌入路

Steven L. Gogela, William D. Tobler

李玉伟 / 译

摘要

本章详细讨论解剖和临床手术技术的细微差别，基于我们不断改进和对这一复杂解剖的深入理解。虽然腰椎侧方椎间融合术可能存在并发症和神经肌肉损伤的风险，但熟练掌握其解剖结构和技术可以使其成为一种有价值的手术，并可降低其并发症发生率。对于许多外科医生，尤其是那些在该方法成为主流之前接受过培训的外科医生来说，侧方经腰大肌入路是一种巧妙的、但不熟悉的手术入路。因此，我们将解剖结构知识点分为 5 个层次：腹壁及其神经肌肉结构、腹膜后腔及内容物、腰大肌、腰丛、脊柱。这种微创手术（使用浅对接技术）为椎体间融合提供了良好的通道，并有可靠的临床经验。与其他方法相比，利用自然解剖通道和"浅对接"技术可以降低并发症发生率，这是我们在直接可视化下解剖腰肌的首选技术。当需要时，准备充分的外科医生应该毫不犹豫地由侧方处理 L4~L5 椎间盘，尽管在这个水平有强健的腰肌和损伤腰丛的风险。今后不可避免地将继续对侧方经腰大肌方法进行进一步的改进和经验积累。

关键词：解剖，手术技术，侧方腰椎间融合术，侧方经腰大肌入路，腹壁及其肌肉神经结构，腹膜后腔，腰丛，脊柱，浅对接技术

39.1 引言

自 1998 年首次提出以来，微创外侧入路已迅速普及。与标准的前后路手术相比，该入路提供了新的选择和优势。一个主要的优势是在一个或多个节段上恢复冠状面平衡。其他的好处包括保留稳定结构，如前后纵韧带、小关节和其他后方结构，以及通过一个更大的椎间融合器跨越整个骺环改善移植物界面。恢复椎间盘和椎间孔高度可提供间接的神经减压。由于其整体的方便性，这种微创方法减少了失血量和缩短了住院时间。

对于经验不足的外科医生来说，侧方腰椎间融合术（LLIF）的解剖可能是全新的，并充满并发症和神经肌肉损伤的风险。然而，掌握解剖学和临床的细微差别将使之成为有价值的手术方法和具有最低的并发症发生率。在本章中，我们详细介绍了相关的解剖学和我们的手术技术，这反映了随着对这个复杂的解剖学有了更多的理解和经验，我们正在不断改进这种手术方法。

39.2 解剖

在回顾该方法的解剖结构时，我们将知识点分为 5 类：
- 腹壁及其神经和肌肉结构。
- 腹膜后腔及内容物。
- 腰大肌。
- 腰丛。
- 脊柱。

39.2.1 腹壁

腹壁开始于皮肤和腹部外斜肌浅层的皮下脂肪。腹外斜肌被筋膜层包裹，覆盖在腹内斜肌和腹横肌上，再深层为腹膜后结构。在这一区域中经常遇到的神经如下（图 39.1~ 图 39.3）：
- 肋下神经：肋下神经受 T12 神经支配，负责臀前皮肤的感觉和腹直肌、腹外斜肌的运动功能（图 39.1）。它行走在第 12 肋骨的下方和腰方肌前面，穿过腹横肌并在腹横肌和腹内斜肌之间走行。神经经下腹部穿过腹直肌。肋下神经损伤可能发生在入路中，也可能发生在髂前上棘附近的髂嵴取骨时。根据神经损伤的部位不同，其表现也不同：背侧皮支损伤引起感觉异常性神经痛，前皮支损伤引起腹直肌综合征，腹壁减弱并可能形成疝。
- 髂腹下神经：该神经主要来自 L1（少部分为 T12），通过外侧和前皮分支分别支配臀部和下腹部皮肤感觉（图 39.2）。它还支配腹横肌和腹内斜肌。神经沿着腰大肌上外侧向前移动直到穿过髂嵴上方的腹横肌，在腹横肌和腹内斜肌之间走行就像肋下神经一样。髂腹下神经在髂前上棘内侧约 3cm 处分叉，分为外侧皮支和前皮支。神经损伤可引起疼痛性感觉异常和（或）腹壁麻痹，根据损伤部位的不同可引起腹壁或腹股沟疝。

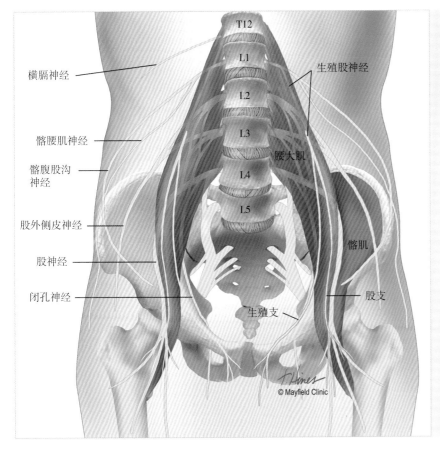

横膈神经

髂腰肌神经

髂腹股沟
神经

股外侧皮神经

股神经

闭孔神经

T12
L1
L2
L3
L4
L5

生殖股神经

腰大肌

髂肌

股支

生殖支

© Mayfield Clinic

图 39.1　腰大肌、腰丛和脊柱之间关系示意图。生殖股神经从 L2~L3 椎间盘水平穿出腰大肌，在那里它很容易受到损伤。腰大肌深处的股神经在 L4~L5 椎间盘容易受到损伤

·髂腹股沟神经：该神经主要由 L1 神经根发出（小部分为 T12，L2），支配大腿前上内侧以及男性的阴茎和阴囊根部或女性的大阴唇感觉。它还支配腹横肌和内斜肌运动功能。神经在 L1 处穿腰大肌向髂腹部走行；它穿过腹横肌，在腹横肌和腹内斜肌之间走行，向两块肌肉发出分支。然后继续向耻骨联合走行，它的感觉分支穿过腹股沟管并经过腹股沟浅环。该神经损伤在入路中最常见，可引起疼痛感觉异常和（或）腹壁麻痹，导致腹股沟疝或腹壁疝。

·股外侧皮神经：股外侧皮神经主要来自 L2 和 L3（少部分为 L1）。这条纯感觉神经众所周知支配大腿外侧感觉。从 L4 水平附近的腰大肌外侧发出后，这条神经穿过髂筋膜下、髂肌前方，穿过后腹膜到达髂前上棘。然后距 ASIS 内侧约 1cm 处潜行至腹股沟韧带下方。损伤导致感觉异常性股痛。

39.2.2　腹膜后腔

腹膜后腔的边界内侧为腰大肌和椎骨，前面为腹膜和内部器官，后面为腰方肌和髂肌，上面为膈肌，下面为盆腔结构。内容物取决于头尾水平，可能包括肾脏和（或）肾上腺、输尿管、主动脉、下

腔静脉、升结肠和降结肠、直肠、十二指肠和胰脏。

39.2.3　腰大肌

腰大肌是髋关节的主要屈肌和腰椎的主要前方稳定肌（图 39.1 和图 39.2）。深层部分起源于 T12~L4 椎体的横突，浅层部分起源于椎体和椎间盘的侧方。当肌腹从 T12 向下移动时，它的质量显著增加，在 L4~L5 水平变得相当大，当它进入骨盆时，它开始向脊柱前方移动。手术前必须对腰大肌进行广泛的研究，因为腰大肌的形状和结构因患者而异：它可能是不对称的，在许多情况下有一侧更容易进入。当腰大肌向前移动时，股神经穿过肌肉并向前走行，在 L4~L5 水平存在损伤风险（图 39.4）。在此水平以上，L3 在腰肌的后部加入腰丛，入路损伤的风险较小。

39.2.4　腰丛

生殖股神经

通常发自 L2（少部分为 L1），生殖股神经有两个部分：生殖支分布至男性的阴囊，女性的阴阜和大阴唇；股支分布至股三角的皮肤。值得注意的是，

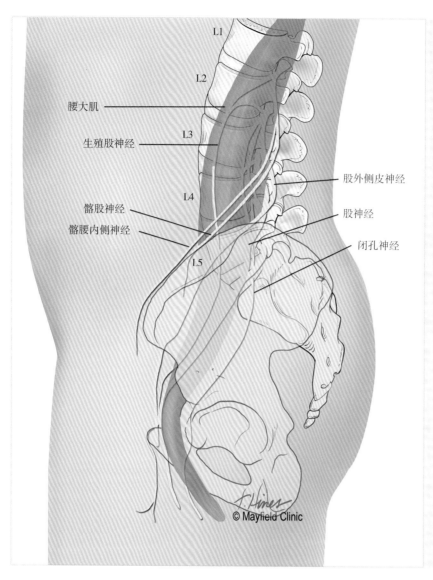

图 39.2　腰大肌、脊柱和髂骨相关的腰丛解剖侧位图。注意，生殖股神经在 L3~L4 椎间盘水平向前穿过并走行于腰大肌表面

该神经还支配男性提睾肌，这可以在手术中监测（图 39.1）。

生殖股神经在 L2~L3 间盘水平走行在腰大肌的两个肌腹之间，然后在 L3~L4 椎间盘周围水平穿过腰大肌向下走行到肌腹的前 1/3 或中间位置。神经损伤的风险在 L2~L3 处最大，在 L2~L3 以下通常看不到，因为它更靠前。生殖支穿过腹股沟韧带，股支保持在韧带深处。损伤会导致支配区域的麻木和可能的感觉异常，男性患者的提睾反射消失（图 39.3）。

股神经

股神经来自 L2~L4 神经根，是腰丛最大的分支，承载着最重要的运动功能，在经腰大肌入路中处于危险之中。股四头肌由股神经支配，几乎完全负责伸膝运动。它也支配一部分髂肌和耻骨肌，帮助髋

关节屈曲。通过缝匠肌参与髋关节的屈曲、内收和旋转。股神经通过股前皮支支配大腿前内侧感觉，通过隐支支配小腿内侧和足部。这条神经在腰大肌的肌腹深处走行，并在向下走行的过程中逐渐向前。于 L4~L5 椎间隙的后中象限穿过，在这里神经最容易受到损伤。在此水平，股神经较大，易于观察（图 39.4b、c）。损伤可能导致其感觉区域出现麻痹或感觉异常，髋关节屈曲、膝关节伸直和大腿外旋无力，以及髌骨反射消失。这条神经的损伤可能导致严重的永久性残疾，这是不愿使用这种方法的外科医生所关注的主要问题，特别是在 L4~L5 水平。

闭孔神经

闭孔神经主要来自 L3（少部分来自 L2、L4），支配大腿内侧的感觉。与生殖股神经不同，它有显

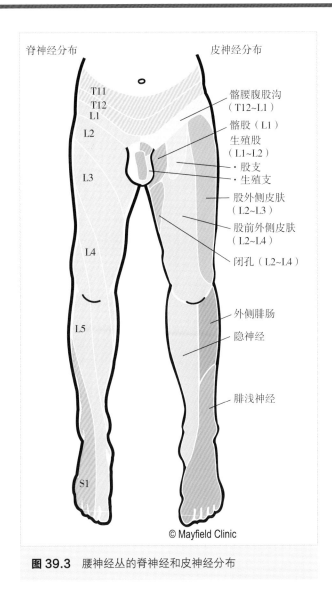

脊神经分布　　　　　　　皮神经分布

T11
T12
L1
L2
L3
L4
L5
S1

髂腰腹股沟
（T12~L1）
髂股（L1）
生殖股
（L1~L2）
·股支
·生殖支
股外侧皮肤
（L2~L3）
股前外侧皮肤
（L2~L4）
闭孔（L2~L4）

外侧腓肠
隐神经

腓浅神经

© Mayfield Clinic

图 39.3　腰神经丛的脊神经和皮神经分布

著的运动功能。这条神经从腰大肌内侧出来向下经过骶骨翼到达闭孔，在那里它支配髋关节和髋关节内收肌。在经腰大肌入路中，该神经损伤相对风险较低，因为它在腰大肌很靠前处起源于股神经，通常不在手术入路内。

交感神经干

　　交感神经干在腰大肌内侧缘深处及椎体前 1/3 处走行。本手术方法很少发生损伤，但可能有广泛的自主神经效应，通常导致腿部发热、干燥。

39.2.5 脊柱

　　在脊柱的各个节段，椎间盘周围是纤维环，中间是髓核。它们由前后纵韧带覆盖，但椎间盘侧方无覆盖。虽然已经描述了安全工作区，在这些区域

的解剖变异可以使腰丛损伤的风险高达 37%，尤其是非直视下扩张腰肌时。总的来说，考虑到所有已发表的尸体研究和经验，如果外科医生在直视的情况下解剖腰肌，椎间盘间隙的中心是一个相对安全的靶点，在大多数情况下，术中使用神经监测、连续肌电图（EMG）和手术区域的直接刺激。

39.3 手术技术

　　腰椎的侧方经腰大肌入路是一种巧妙的入路。我们的手术技术是详细的，从体位、逐步分离到椎间盘间隙、神经监测和恰当的影像学研究。最后，我们给出了一些经验教训，并评论了一些正在进行的关于这个复杂的解剖的改进技术。

39.3.1 体位

　　患者侧卧于手术台上，用固定带固定；头部朝向麻醉。手术台必须在患者髋关节处能够弯曲。手术台的弯曲可以加大髂嵴和胸腔下界之间的距离。但是，手术台的极端屈曲是需要严格避免的，以防止对腰丛和腰肌的过度张力，这使这些结构在牵拉时面临更大的缺血性损伤风险。屈曲同侧髋关节以放松腰肌，从而有助于减少这种可能的缺血性损伤风险。进入上腰椎可能需要肋间入路。放置腋窝卷，并在所有的骨突处放置填充物，包括对侧，已报道了体位相关的腓神经和臀上神经损伤。

　　通过透视，外科医生在 C 臂锁定在 0° 和 90° 时分别获得的真实的正侧位透视图像见图 39.5。可以对手术台进行小的调整，但任何大的调整都应该避免，因为侧轨会干扰成像。用正侧位透视对目标椎间盘进行定位后，在目标椎间盘间隙的大约中 1/3 处的皮肤上标记切口。

39.3.2 方法

　　准备好后行无菌消毒铺单。皮肤切开后，可使用单极灼烧，直到腹部脂肪层。然后钝性剥离脂肪，触及外斜肌腱膜并锐性切开。用手指或钝性器械轻轻地纵向切开分离肌肉层，注意在腹膜后间隙的入路中可能遇到的走行的神经组织。髂腹下神经和髂腹股沟神经经过这些肌层时，不要损伤它。

　　腹膜后间隙通过脂肪组织的出现和明显的进入空腔的感觉来识别。在确定后壁（腰方肌和髂肌）后，用一根手指从后向前、头向尾方向钝性推移腹膜后内容物。椎体横突和腰肌可通过手指触诊确定，

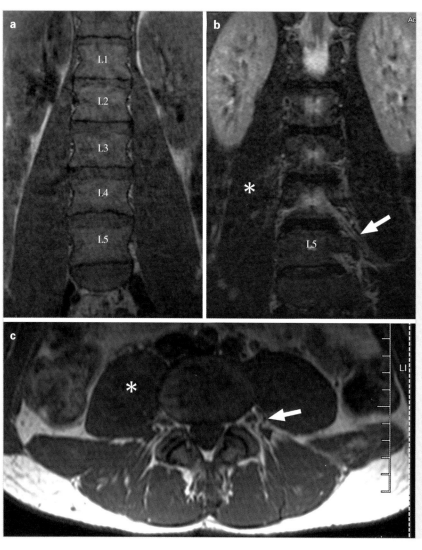

图 39.4　a. 来自健康志愿者的腰椎冠状位 T1 加权 MRI 显示腰大肌向下移逐渐增粗及其与椎体的关系。b. 冠状位抑脂像。请注意 L4~L5 椎间盘水平的腰大肌（＊）和股神经（箭头）。c. 轴位 T1 加权 MRI 显示 L4~L5 椎间盘水平粗壮的腰大肌肌腹（＊）和腰丛（箭头）

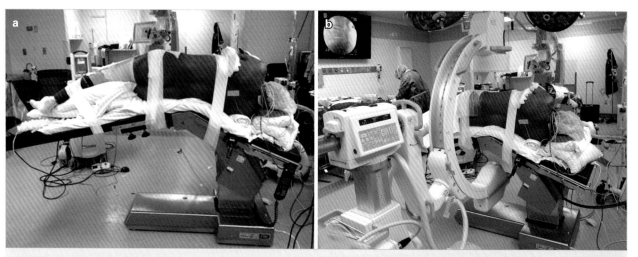

图 39.5　a. 侧方经腰大肌入路的经典体位。注意手术台在髋部折弯形成腰桥，同侧膝关节屈曲。b. X 线机正侧位透视位置

同时注意不要探查到椎间孔区域。既往憩室炎、放疗或腹部或腹膜后手术继发瘢痕的患者可能不适合侧入路。

39.3.3 术中监测

在许多医院都会持续实时监测患者的腰丛。通常监测受 L2~S2 支配的多组肌群的不同步肌电图，观察神经组织是否受到刺激，这通常包括股内侧肌、胫骨前肌、股二头肌和腓肠肌内侧等。使用探针进行的刺激肌电图也被用于识别可能处于危险中的神经组织。

尽管使用非同步和刺激肌电图进行监测，但是神经损伤也可能发生，但监测却无法发现。运动诱发电位的使用提供了额外的好处。最近，我们正在监测男性的提睾肌，当生殖股神经可能损伤时发出信号，具有显著效果。使用这些不同的监测技术应该作为辅助工具来帮助外科医生保护神经组织；但

它不能代替对解剖学的熟练掌握。

39.3.4 打开腰大肌

最常见的扩张系统是用多级扩张器进行的；可调页片允许在任何方向改变显露。我们建议将扩张器推进至腰肌表面（图 39.6）。然后进行 X 线检查以确定合适的位置可以到达目标椎间盘（图 39.7）。拆除扩张器后，连接光源。在直视下检查腰肌表面的神经、血管、腹膜内容物、输尿管或其他关键结构。刺激器探针被用来"侦查"该区域的肌电图活动，用以监测隐藏的神经组织。然后，在直接观察的情况下，用神经剥离子将腰大肌垂直地仔细分离，用刺激探针刺激任何可疑的走行神经组织。使用手持式牵开器拉开腰肌，充分暴露椎间盘环。

另外，我们使用可透视的管状扩张器来进行"浅对接"，将深部扩张器穿过腰大肌并固定。使用更常见的多级扩张器，可以检查腰大肌表面。接下

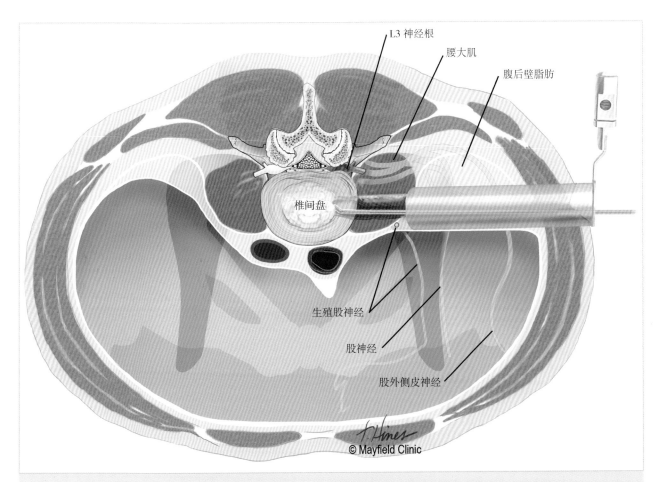

图 39.6　浅对接技术，将一根普通扩张管伸入腰肌表面。神经监测证实后方的腰椎神经根和前方的生殖股神经之间的区域是安全的。然后在直视下分离腰肌，进入椎间盘间隙

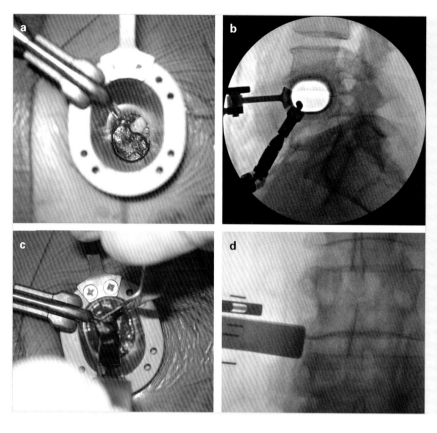

图 39.7 a.管状扩张器在腰大肌表面。b.侧位透视：通过可透射线通道确认目标椎间盘。c.安装深部扩张器页片并将其固定在通道上。d.浅对接的扩张通道与深部扩张器页片的透视图

来，可以通过牵开的肌肉推进多级扩张器，在多级扩张器推进到脊柱之前，对每个扩张器进行肌电图测试。

再次行正侧位 X 线检查，以确定椎间盘间隙的水平和位置（图 39.8）。显露后纤维环被锐性切开，并用髓核钳、刮匙和各种刮刀去除椎间盘。值得注意的是，用尖锐的骨膜剥离子上下打开对侧纤维环，有时需要很大的力量来松解韧带。这一步允许对称的椎间盘高度扩大。

接下来，在透视下确定椎间融合器的大小。根据外科医生的偏好和每个患者的临床情况，有多种材料融合器可以选择。其中包括纯聚醚醚酮（PEEK）、PEEK 涂层、碳纤维和钛合金材料等。融合器有多种型号，宽 18~26mm，高 8~15mm，长 45~60mm。最近，脊柱较大前凸的融合器（12°～15°）被认为可以积极矫正矢状面畸形。通常使用自体骨移植物（通常为髂骨）或重组人骨形态发生蛋白 –2（rhBMP-2）填充融合器以促进骨融合。

如果需要放置多个椎间融合器，则在 X 线定位后，取出深部扩张器页片，在直视下再次解剖腰大肌、椎间隙准备和融合器置入椎体间融合术完成后，用大量抗生素溶液冲洗术野，取出扩张器，可以直

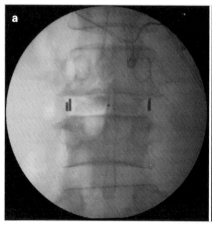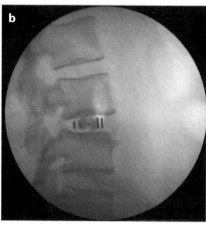

图 39.8 放置融合器后的（a）正位和（b）侧位 X 线片

接检查腰肌。松散地对合肌肉层，严格避免紧密闭合，以防止损伤神经，特别是穿越腹横肌和腹内斜肌之间的髂腹股沟神经和髂腹下神经。缝合腹外斜腱膜，缝合真皮层和皮下层，皮肤表面黏合。

如果采用 Stand-Alone 固定，则可采用多种钢板进行外侧固定。这可能适用于有重大医疗风险的患者，特别是上腰椎应力水平较低的患者。该手术保留了前纵韧带、后纵韧带、小关节突关节和所有可提供稳定性的后侧结构。更常见的是采用后路椎弓根螺钉固定和融合、开放或微创技术在相应节段进行减压或不减压。

39.4 潜在并发症

早期报道可能低估了与经腰大肌入路相关的并发症，而最近的报道更实际地传达了下肢症状和无力的发生率。这种更准确的描述提高了对该方法固有困难的关注程度。最常见的并发症仍然是腰大肌无力，这限制了术后髋关节屈曲。这种情况通常被认为是手术过程中直接损伤腰大肌的结果。虽然它会极大地限制术后活动，需要康复，但无感觉缺陷的屈髋无力一般需要 3~6 个月甚至 1 年的时间才能完全恢复。它很少是由于腰大肌固有的短运动根损伤引起的，这可能不能完全解决。

经腰大肌入路的一个更严重的并发症是股神经损伤。最常见的损伤原因是在使用扩张器和牵开页片穿越腰肌时，由腰丛的创伤引起的。这种医源性损伤被认为是由体位或扩张器引起的直接机械压迫、牵引损伤、神经撕裂或间接缺血引起的。神经损伤的概率为 0.7%~23%，这导致了一些技术上的改进，以努力限制这种并发症造成的实质性功能障碍。

感觉缺陷也可能是显著的，在一系列报告中，有很高比例的感觉障碍或感觉异常。最突出的是腰大肌水平的生殖股神经损伤。另外，髂腹下神经或髂腹股沟神经的损伤可能发生在显露或关闭腹壁时。在一项对 919 个连续治疗节段的研究中，Lykissas 等报道了 9.3% 的感觉缺陷发生率和 3.2% 的运动损伤发生率，并指出使用 rhBMP-2 时这些发生率可能更高。此外，肋下神经、髂腹下神经、髂腹股沟神经或生殖股神经损伤可导致麻木、感觉异常和腹壁麻痹。腹壁麻痹可使患者产生腹壁疝或腹股沟疝，这可能需要手术修复，也可能不需要。据报道，大腿前感觉障碍发生率为 5.8%~36%。

根据一项对进行过超过 13 000 例侧位融合术的调查，其他各种潜在并发症包括内脏（肠）和血管损伤，发生率分别为 0.08% 和 0.10%。由于大血管更靠前方，外侧经腰大肌入路血管损伤的发生很少见。最危险的部位是右入路时的下腔静脉损伤。异常的解剖导致的手术风险可以很容易地通过术前影像学评估，并可以决定从哪一侧入路。冠状面畸形通常从侧弯的凹侧入路，尤其是在多节段畸形矫正中。然而，在旋转畸形中必须仔细评估血管结构的位置，在那里腔静脉可能有损伤风险。腰大肌的厚度不仅重要，而且它相对于脊柱的位置也必须注意。在有明显椎体滑脱或其他矢状面畸形的患者中，腰大肌可能会从椎骨向前方移位。在这些病例中，股神经更有可能走行在 L4~L5 水平，损伤的风险更高。仔细评估轴向和冠状位 MRI 序列对理解这些解剖变异至关重要。

感染是众所周知且令人恐怖的手术并发症，但与其他微创腰椎入路相比，侧位手术的感染率显著降低。侧方腰椎间融合术（LLIF）的浅层、深层感染率分别为 0.27% 和 0.14%，经椎间孔腰椎间融合术和后路腰椎间融合术（TLIF/PLIF）（ALIF）的总体感染的发生率为 0.8%~9.2%，前路腰椎间融合术（ALIF）的感染发生率为 0.4%~7.1%。

39.5 避免并发症

技术革新推动了这一技术的发展和完善。此外，对手术解剖的更好的理解使得手术成功并大大降低了并发症的发生率。目前为止，通过我们自己的观察、累积的经验加以调整，我们建议对这种技术采用以下"要点"。

浅的腰大肌上对接并在直视下剥离腰大肌可以减少神经丛损伤的发生率，是我们的首选技术。在 L2~L3 间隙以上腰大肌较小且缺乏神经，降低了损伤的风险。当向下移动到较低的水平时，腰大肌的尺寸增大，个体之间的形状也有很大的差异。生殖股神经在许多情况下可以直接观察到，可以避免将其损伤。在 L4~L5 节段，浅对接和小心分离肌肉纤维是最关键的。值得注意的是，应严格避免放置经皮克氏针（克氏针），因为它具有神经损伤的显著风险，报道的发生率高达 25%。

神经监测应作为一种重要的辅助手段，但仅靠它是不足以预防神经损伤的。即使没有任何肌电图的改变，也可能发生直接创伤或由于长期牵拉造成的神经缺血。因此，我们不提倡单纯依靠电生理监测非直视下扩张、推进牵开器通过腰大肌。尽管有其局限性，连续肌电图和直接术中刺激都可用于预防可避免的损伤。在 T12~L1/L2 水平，神经监测的益处值得怀疑。在经腰大肌入路中，外科医生必须了解受刺激和不同步的肌电图、经皮质运动诱发电位的作用，以及男性生殖器、女性神经监测的可能性。

融合器下沉是所有融合技术中被广泛报道的并发症，在 LLIF 中也有记录。在处理椎间盘或椎弓根螺钉置入时应严格避免对椎体终板的损伤。如果术中担心即刻下沉，应加用椎弓根螺钉固定。假关节的报道率是相互矛盾的，报告的总体准确性一直有问题。这种风险在下腰椎更高，因为有更大的生物力压力和其他的危险因素，如吸烟、骨质疏松、维生素 D 缺乏或有假关节病史。椎弓根螺钉增强术可以降低假关节的发生率，对于有这些并发症的患者，这应该是常规操作。

当接近上腰椎水平，特别是 T12~L1 时，偶尔会遇到胸膜腔。虽然考虑到一侧膈肌的抬高可能使右侧入路在这一水平更有利，但这种体位并不利于手术。如果进入胸膜腔，首先应采用 Valsalva 方法使肺充气并闭合胸膜腔。术后胸部 X 线检查可以排除气胸，在这种情况下，气胸通常无须胸管。

39.6 结论

侧方经腰大肌入路对许多外科医生来说是一个巧妙的、不熟悉的手术通道，特别是对那些十多年前受过训练的外科医生。脊柱外科医生为椎间融合提供了良好的通道，可信的临床经验现在正在被报道。正如本章所描述的、众所周知的并发症所证明的那样，在实施这种微创手术之前，外科医生必须广泛地熟悉相关的外科解剖学。如果有必要，知识丰富且准备充分的外科医生应该毫不犹豫地由侧方入路进入 L4~L5 椎间隙，这里是损伤风险最大的腰丛和腰大肌强壮的地方。进一步改进的侧方经腰大肌入路将不可避免地继续到未来。

临床注意事项

· 外侧经腰大肌入路时，很多解剖结构易于损伤，包括神经、内脏器官、血管系统和肌肉。

· 在深入了解这一解剖结构的同时，外科医生也应该在解剖室熟悉手术区域的结构。在尝试手术前在实验室进行练习将有助于防止意外损伤。

· 虽然没有完全安全地进入通道，但也许间盘的中心仍然是最安全的靶点。这个靶点在 L2~L3 水平稍靠后一点（生殖股神经沿腰大肌向

前走行）。在 L4~L5 节段腰神经丛向前移动，应严格避免靠后方放置。

· 在直视的情况下，牵开器浅对接腰肌、剥离腰肌，可以减少腰肌的创伤程度，防止潜在的神经损伤。

· 常规使用直接刺激和连续肌电图监测可识别和预防即将发生的神经损伤。经皮质运动电位和提睾肌监测是有用的辅助手段。

· 一旦掌握，外侧经腰大肌入路将为椎间植骨融合和脊柱重建提供一个优良的、生物力学良好的通道。虽然解剖结构是精细和多变的，但采取上述保护措施的外科医生将确保患者的安全，并获得良好的临床结果。

参考文献

[1] McAfee PC, Regan JJ, Geis WP, Fedder IL. Minimally invasive anterior retroperitoneal approach to the lumbar spine. Emphasis on the lateral BAK. Spine. 1998; 23(13):1476–1484.

[2] Benglis DM, Elhammady MS, Levi AD, Vanni S. Minimally invasive anterolateral approaches for the treatment of back pain and adult degenerative deformity. Neurosurgery. 2008; 63(3) Suppl:191–196.

[3] Isaacs RE, Hyde J, Goodrich JA, Rodgers WB, Phillips FM. A prospective, nonrandomized, multicenter evaluation of extreme lateral interbody fusion for the treatment of adult degenerative scoliosis: perioperative outcomes and complications. Spine. 2010; 35(26) Suppl:S322–S330.

[4] Kotwal S, Kawaguchi S, Lebl D, et al. Minimally invasive lateral lumbar interbody fusion: clinical and radiographic outcome at a minimum 2-year followup. J Spinal Disord Tech. 2015; 28(4):119–125.

[5] Oliveira L, Marchi L, Coutinho E, Pimenta L. A radiographic assessment of the ability of the extreme lateral interbody fusion procedure to indirectly decompress the neural elements. Spine. 2010; 35(26) Suppl:S331–S337.

[6] Ozgur BM, Aryan HE, Pimenta L, Taylor WR. Extreme Lateral Interbody Fusion (XLIF): a novel surgical technique for anterior lumbar interbody fusion. Spine J. 2006; 6(4):435–443.

[7] Sharma AK, Kepler CK, Girardi FP, Cammisa FP, Huang RC, Sama AA. Lateral lumbar interbody fusion: clinical and radiographic outcomes at 1 year: a preliminary report. J Spinal Disord Tech. 2011; 24(4):242–250.

[8] Viswanathan A, Kim DH, Reid N, Kline DG. Surgical management of the pelvic plexus and lower abdominal nerves. Neurosurgery. 2009; 65(4) Suppl:A44–A51.

[9] Banagan K, Gelb D, Poelstra K, Ludwig S. Anatomic mapping of lumbar nerve roots during a direct lateral transpsoas approach to the spine: a cadaveric study. Spine. 2011; 36(11):E687–E691.

[10] Tender GC, Serban D. Genitofemoral nerve protection during the lateral retroperitoneal transpsoas approach. Neurosurgery. 2013; 73(2) Suppl Operative: ons192–ons196, discussion ons196–ons197.

[11] Benglis DM, Jr, Vanni S, Levi AD. An anatomical study of the lumbosacral plexus as related to the minimally invasive transpsoas approach to the lumbar spine. J Neurosurg Spine. 2009; 10(2):139–144.

[12] Uribe JS, Arredondo N, Dakwar E, Vale FL. Defining the safe working zones using the minimally invasive lateral retroperitoneal transpsoas approach: an anatomical study. J Neurosurg Spine. 2010; 13(2):260–266.

[13] Tohmeh AG, Rodgers WB, Peterson MD. Dynamically evoked, discrete-threshold electromyography in the extreme lateral interbody fusion approach. J Neurosurg Spine. 2011; 14(1):31–37.

[14] Bina RW, Zoccali C, Skoch J, Baaj AA. Surgical anatomy of the minimally invasive lateral lumbar approach. J Clin Neurosci. 2015; 22(3):456–459.

[15] Cahill KS, Martinez JL, Wang MY, Vanni S, Levi AD. Motor nerve injuries following the minimally invasive lateral transpsoas approach.

J Neurosurg Spine. 2012; 17(3):227–231.

[16] Dakwar E, Vale FL, Uribe JS. Trajectory of the main sensory and motor branches of the lumbar plexus outside the psoas muscle related to the lateral retroperitoneal transpsoas approach. J Neurosurg Spine. 2011; 14(2):290–295.

[17] Kepler CK, Bogner EA, Herzog RJ, Huang RC. Anatomy of the psoas muscle and lumbar plexus with respect to the surgical approach for lateral transpsoas interbody fusion. Eur Spine J. 2011; 20(4):550–556.

[18] Regev GJ, Chen L, Dhawan M, Lee YP, Garfin SR, Kim CW. Morphometric analysis of the ventral nerve roots and retroperitoneal vessels with respect to the minimally invasive lateral approach in normal and deformed spines. Spine. 2009; 34(12):1330–1335.

[19] Lykissas MG, Aichmair A, Hughes AP, et al. Nerve injury after lateral lumbar interbody fusion: a review of 919 treated levels with identification of risk factors. Spine J. 2014; 14(5):749–758.

[20] Uribe JS, Vale FL, Dakwar E. Electromyographic monitoring and its anatomic implications in minimally invasive spine surgery. Spine. 2010; 35 Suppl 26:S372.

[21] Ahmadian A, Deukmedjian AR, Abel N, Dakwar E, Uribe JS. Analysis of lumbar plexopathies and nerve injury after lateral retroperitoneal transpsoas approach: diagnostic standardization. J Neurosurg Spine. 2013; 18(3):289–297.

[22] Papanastassiou ID, Eleraky M, Vrionis FD. Contralateral femoral nerve compression: an unrecognized complication after extreme lateral interbody fusion (XLIF). J Clin Neurosci. 2011; 18(1):149–151.

[23] Sofianos DA, Briseño MR, Abrams J, Patel AA. Complications of the lateral transpsoas approach for lumbar interbody arthrodesis: a case series and literature review. Clin Orthop Relat Res. 2012; 470(6):1621–1632.

[24] Taher F, Lebl DR, Hughes AP, Girardi FP. Contralateral psoas seroma after transpsoas lumbar interbody fusion with bone morphogenetic protein-2 implantation. Spine J. 2013; 13(2):e1–e5.

[25] Moller DJ, Slimack NP, Acosta FL, Jr, Koski TR, Fessler RG, Liu JC. Minimally invasive lateral lumbar interbody fusion and transpsoas approach-related morbidity. Neurosurg Focus. 2011; 31(4):E4.

[26] Cummock MD, Vanni S, Levi AD, Yu Y, Wang MY. An analysis of postoperative thigh symptoms after minimally invasive transpsoas lumbar interbody fusion. J Neurosurg Spine. 2011; 15(1):11–18.

[27] Pumberger M, Hughes AP, Huang RR, Sama AA, Cammisa FP, Girardi FP. Neurologic deficit following lateral lumbar interbody fusion. Eur Spine J. 2012; 21(6):1192–1199.

[28] Houten JK, Alexandre LC, Nasser R, Wollowick AL. Nerve injury during the transpsoas approach for lumbar fusion. J Neurosurg Spine. 2011; 15(3):280–284.

[29] Rodgers WB, Gerber EJ, Patterson J. Intraoperative and early postoperative complications in extreme lateral interbody fusion: an analysis of 600 cases. Spine. 2011; 36(1):26–32.

[30] Uribe JS, Deukmedjian AR. Visceral, vascular, and wound complications following over 13,000 lateral interbody fusions: a survey study and literature review. Eur Spine J. 2015; 24 Suppl 3:386–396.

[31] Acosta FL, Jr, Drazin D, Liu JC. Supra-psoas shallow docking in lateral interbody fusion. Neurosurgery. 2013; 73(1) Suppl Operative:48–51, discussion 52.

第 40 章 极外侧椎间融合术

Luiz Pimenta, Rodrigo Amaral, Luis Marchi, Leonardo Oliveira

任博文 刘建恒 毛克亚 / 译

摘要

极外侧椎间融合术（XLIF）是一种侵入性较小的手术技术，用于治疗 L5 节段以上的脊柱疾病。微创手术缩短了手术和患者住院的时间，最大限度地减少了对邻近组织的损害，并提高了患者的满意度和生活质量。这与下腰痛、坐骨神经痛和其他椎间盘退变等脊柱疾病密切相关，这些疾病发病率日益增长并增加社会成本。外侧入路可通过腰大肌侧向进入椎间盘。正确摆放患者体位及术中腰丛神经的监测是手术成功的必要条件。该技术在保留脊柱主要节段稳定结构的同时，还允许双侧环状松解及广泛的椎间盘切除。因此，该入路可放置双侧骺环的大号植入物，在某些情况下无须后部填充即可形成更坚硬的结构。椎间隙高度恢复和韧带牵开也会产生间接的神经根减压的效果，有助于恢复冠状面和矢状面的平衡。文献中已经报道了脊柱融合效果和自我评估问卷的改善结果。术中出血和邻近结构的损伤微乎其微，总体而言，患者一般在当天下地，住院 1 天后即可出院。短暂性髋关节病变和髋屈肌无力是侧方入路手术最常见的并发症，但大多数在 6 个月内逐渐消失。侧方入路已被证明是治疗脊柱病变的一种安全有效的手术方式。

关键词：下腰痛，坐骨神经痛，椎间盘退变，脊柱融合，微创手术

40.1 引言

慢性下腰痛是一种发病率高的复杂疾病。然而，因腰痛而无法通过保守治疗解决的患者可以从腰椎融合手术中受益。微创外科技术已经被证明具有诸多益处，包括更少的组织创伤，解剖结构保留更完整，以及更快的恢复时间。作为一种侵入性更小的手术方法，侧方入路手术明显避免了与传统的直接前路手术相关的血管、内脏和交感神经的风险，以及与骨、肌肉切除相关的并发症的出现。这项技术已被用于多种适应证，从单节段退行性病变到多节段复杂畸形矫正，还包括治疗创伤性骨折、感染、肿瘤切除、翻修手术和全椎间盘置换术。

40.2 技术的演变

这项技术的第一次描述是 2001 年在巴西提出的，当时被称为 LETRA（侧路内镜下经腹膜后入路）。该手术使用手指钝性分离腹膜后间隙，使用管状通道实现内镜可视化，但尚未运用肌电图（EMG）监测。第一个相关研究报告了 85 例患者，显示术后腰肌无力的发生率为 14%，轻度大腿肌肉萎缩发生率为 3.5%。

此后，MaXcess 通道系统（Nuvasive，美国）克服了管状通道的缺点，使解剖结构直接可视化。此外，肌电图神经监测还可以预防对神经造成压迫，以保护其完整性。目前，侧方入路手术被定义为一种 90° 真正的外侧腹膜后入路，以最小限度的肌肉或对邻近结构的损伤进入前柱。运用手指钝性剖离腹膜后间隙并将初始扩张器引导至腰大肌，再通过腰大肌随后对扩张器进行肌电图引导，插入可扩展的分离式牵引系统，该系统提供可定制的工作通道，实现椎间盘空间的直接可视化以及跨越骺环的大号椎间植入物的放置，以达到最大限度的矫正和最佳的生物力学结构。

40.3 优势及劣势

微创侧方手术提供了充足的空间以到达椎间盘间隙，并减少了对腹部血管结构（主动脉和下腔静脉）、交感神经丛（减少逆行性射精的发生率）和神经结构（如横跨腰大肌后方的脊神经）的医源性损伤。该技术通过外展直径约 3cm 的腰大肌纤维进行组织扩张。因此，该手术通过双侧纤维环松解，在横跨骺环的椎间盘间隙放置大号植入物，以及通过韧带牵开，将终板重新调整到水平位置。椎间融合器的置入还可以恢复椎间盘和椎间孔的高度，间接减压神经根，并通过椎间前路融合维持脊柱稳定。然而，该技术在腰椎 L5~S1 水平的应用存在一定劣势，增加了髂骨血管损伤的风险，而且髂嵴阻挡通路。

40.4 适应证和禁忌证

侧方入路手术最初适用于治疗 L5 节段以上引起

腰部疼痛的退行性疾病。最近，侧方入路手术出现了新的适应证，表明神经结构的间接减压可以通过恢复椎间盘高度来实现，而椎体的旋转和冠状排列则可以通过韧带松解术来实现。

患者选择

无论侧方入路有或没有后方填充物，都可以应用于先前减压手术失败［如椎间盘切除和（或）椎板切除］并需要椎间融合的患者，或者适用于先前融合术后邻近节段发生退变，因为瘢痕组织限制了通过原入路的传统融合手术。这项技术还适用于邻近节段疾病、假关节、创伤、感染、矢状位失衡和腰椎滑脱。椎间融合或椎间盘置换失败也可应用 XLIF 方法进行翻修。

40.5　患者档案

该术式可成功用于从 T4~T5 到 L4~L5 节段，不推荐用于 L5~S1 节段，因为增加了损伤髂血管的风险，而且由于髂嵴的阻挡很难进入椎间盘间隙。对于 L5~S1 节段，患者可以受益于后路腰椎间融合术（PLIF）或经椎间孔腰椎间融合术（TLIF），其结合了后路减压和椎弓根螺钉内固定。

40.6　术前计划

40.6.1　体格检查

对患者的体格检查与所有脊柱疾病所需体格检查一致。脊柱评估必须包括对冠状位、矢状位和脊柱骨盆参数以及神经状态的三维评估。

40.6.2　X 线检查及术前影像

最初 X 线检查需患者站立的正位像和侧位像。例如，腰椎或胸椎的透视可能有助于评估椎间盘高度、椎间盘不对称和侧方滑脱，这些在退行性脊柱侧凸中非常常见。此外，侧屈位 X 线片用于评估脊柱曲线的灵活性。如有必要，可以使用屈曲位和伸展位来确定脊柱矢状面不稳定或脊柱后凸的灵活度。CT 脊髓造影用于评估中央椎管及椎间孔狭窄，而 MRI 用于评估椎间盘退变和椎间孔狭窄以及软组织情况。其他诸如椎间盘造影术和关节突封闭术可用于确定疼痛的来源。

40.6.3　手术设备

XLIF 手术所需的器械如下：
- MaXcess 扩张器和分叶牵引器系统（Nuvasive 公司），包括分叉光缆、关节臂、不同长度牵引器系统和可延伸垫片。
- 与 MaXcess 兼容的神经监测系统，用于对附近神经进行刺激和连续的肌电图监测（Nuvasive 公司）。
- 椎间操作器械，包括不同尺寸的刮刀、咬骨钳和分离器（Nuvasive 公司）。
- 氙气光源，用于连接 MaXcess 分叉光缆。
- 具有灵活的中间部分和用于连接关节臂附件轨道的可透 X 线的手术台。
- C 臂透视机和图像增强器。

40.7　手术入路

脊柱侧方入路可维持前、后纵韧带，帮助矫正椎体旋转、冠状位和矢状位畸形，而不存在与标准开放手术相关的风险和并发症。例如，在腰椎滑脱中，深层椎间盘切除术本身可部分减少椎体滑脱。保留椎间盘的前后部分，保持纵向韧带的完整，使韧带趋化，这在一定程度上是滑脱复位的原因。椎间盘高度恢复可间接减压神经，无须后路椎板切除或椎弓根螺钉固定，最大限度地减少肌肉损伤、出血量、住院时间和手术时间，提高患者的恢复速度和手术满意度。此外，多个临床研究证实，与其他传统手术方法相比，该技术在安全性和有效性方面具有相同或更好的临床和放射学结果。

患者准备

在术前准备中，患者进行肌电图监测对于术中安全横穿腰大肌，避免损伤从其内通过的腰丛神经是必不可少的。肌电图系统每侧监测 4 块肌肉。这 4 块肌肉很容易触及，代表了 L2~S2 的脊神经分布：股内侧肌、胫骨前肌、股二头肌和腓肠肌内侧（图 40.1）。参考电极放置在大腿外侧的上方，阳极电极放置在手术部位上方，例如在背阔肌上。装置使用前必须进行适当的皮肤准备，以确保良好的导电性。这需要清洁电极部位，使用轻研磨剂去除死亡的皮肤细胞。电极成对放置，只需取下黏合剂背衬并涂抹在皮肤上即可。电导率可以用手持阻抗计测量。这些表面电极通过卡入式电缆连接到系统，该电缆可以穿入或穿过压力装置中的小孔。

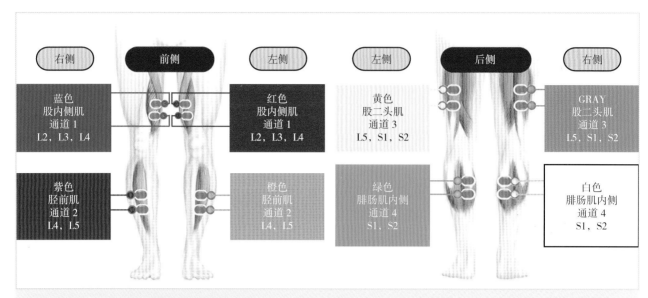

图 40.1 神经视觉肌电图监测中记录电极的放置

患者体位

手术台必须是可透射线的，透视对手术的安全性必不可少。实施全身麻醉，并将患者置于与手术台成 90° 角的侧卧位（图 40.2）。重要的是患者需要维持在这个位置，以确保可以从侧面进入椎间盘，器械不会向前或向后移位。手术台必须弯曲，同时将患者髂骨牢固固定并将其作为支点，从而增加髂骨和肋骨之间的距离，提供充分的通道到达脊柱。

然后用吊带支撑左臂。透视图像以获得 90° 垂直侧向位置为准。

皮肤切开和腹膜后剥离

皮肤无菌消毒后，在患者的上外侧做一个标记，覆盖在要接近的区域上。标记确切位置通过透视引导及使用皮肤上的两根克氏针定位目标节段的椎间盘位置（图 40.3a）。在引导线的中心上方沿前后方向

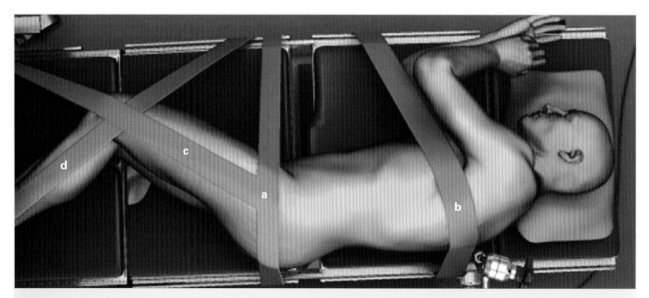

图 40.2 患者采取侧卧位，通过将患者以略微屈曲的体位放在弯曲的手术台上来扩大肋骨和髂骨之间的间隙。患者的髂骨正下方（a）、胸部（b）和股骨大粗隆至膝关节外（c）均被固定。然后，在膝关节之间放置衬垫，从手术台边缘至膝关节，越过脚踝（d），将患者固定在手术台上

绘制一条直线，穿过相邻椎体中心在垂直方向绘制另一条直线。标记的交叉处做皮肤切口，通过这个切口插入初始扩张器。为了更好地显示椎体，应标记椎体的前后界线（图40.3b）。

在初始切口后切开筋膜或皮肤，用食指完成初始扩张（图40.4a）。辨认并依次分离腹侧肌层（外斜肌、内斜肌、腹横肌和腹横筋膜），直到到达腹膜后脂肪。用解剖剪协助完成剥离，并通过触及每个水平的肌肉来完成分离。进入腹膜后间隙后，食指用于解剖腹膜后脂肪，用手指向皮肤深处和后方进行分离（图40.4b），打开腰大肌上方的腹膜后间隙，尤其应注意避免腹膜穿孔。在处于腹膜后间隙食指的

引导下放置第一个扩张器于腰大肌处，以避免损伤血管或肠道组织（图40.5a）。当扩张器到达覆盖在椎间盘间隙上的腰大肌部分时，通过正位和侧位透视确认这一位置（图40.5b、c）。一旦到达椎间盘，获得确认位置的透视图像，并通过将克氏针穿过初始扩张器放置到椎间盘空间中来保持该位置。在确认钢丝的位置正确后，可穿过腰大肌纤维引入精细的扩张器，使用附在扩张器上的神经引导对特定距离的神经进行诱发肌电图监测（图40.5d）。肌电图引导前必须确认神经在扩张器的后方。将扩张器旋转到正确位置十分重要，不仅可以确定神经的接近程度，还可以确定神经的相对走向。如果出现阈值较低，

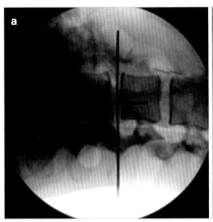
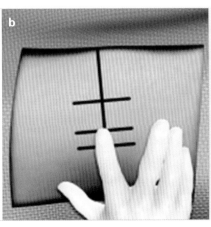

图40.3　a.侧方切口部位的透视定位。手术位置为椎间盘的中心。b.皮肤标记处为扩张器插入和腹膜后手指钝性剖离的切口位置

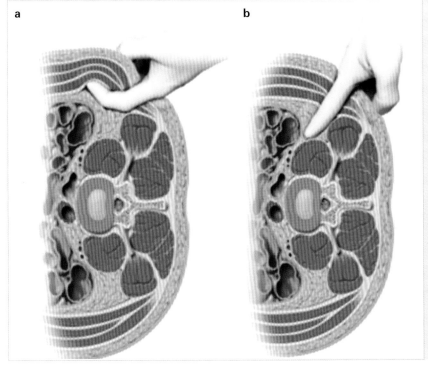

图40.4　腹膜后手指剥离。a.通过侧方肌层钝入腹膜后间隙。b.通过外侧切口部位直接深入腹膜后间隙的深处和后部

扩张器应该稍微远离神经的方向直到达到更高的阈值。通过正侧位透视正确定位椎间隙的位置。此外，这种组织扩张过程仅引起腰大肌纤维扩张，并且最小化潜在暂时性腰大肌无力的风险。

然后，插入更大的扩张器逐渐钝性分离腰大肌直到插入可扩展的牵引器，该牵引器可以选择性调整至所需的孔径大小和形状。牵引器连接到悬挂臂防止其不必要的移动（图40.6a）。悬挂臂与牵引器的后缘相连防止后方扩张，进而保护腰大肌后部的神经免受压迫损伤。一根分叉的光缆连接到牵引器上以获得最佳的曝光可视化效果。该方法无须使用放大或内镜摄像系统即可获得椎间隙视野，进行椎间

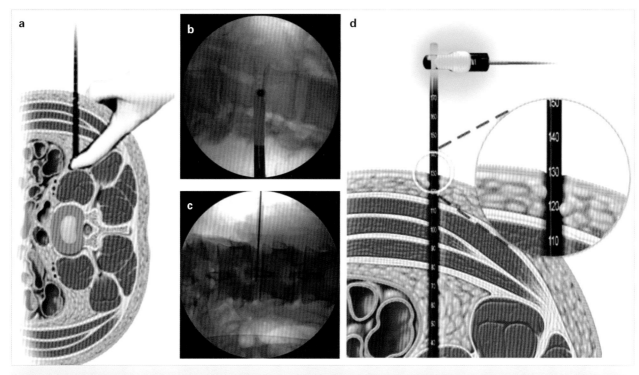

图40.5 椎间隙路径。a. 腹膜后手指轻轻地将初始扩张器引导到腰大肌表面防止腹膜受损。b、c. 通过侧位和正位透视确定初始扩张器是否放置在椎间盘处。d. 初始扩张器在穿过腰大肌之前与肌电图（EMG）监测相连。较低的肌电阈值表示附近存在神经，较高的阈值表示与神经处于安全距离。初始扩张器上的标记表示要连接到牵引器上刀片所需的大小及长度

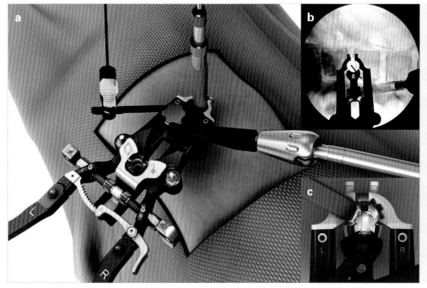

图40.6 a. 关节臂连接到牵引器后部的刀片以及桌子上，将牵引器固定后，防止工作入口在开孔时后移引起腰大肌内神经受损。b. 侧位透视显示牵引器的正确位置。c. 打开工作通道实现椎间隙直接可视化

盘处理及植入物放置（图 40.6b、c）。

椎间隙处理

工作通道放置完毕后，剩下的手术过程包含三大常规内容：切除椎间盘、刮除终板和放置植入物。取出或电凝椎间盘侧面上残留的任何组织碎片后打开椎间盘纤维环，用髓核钳取出髓核。椎间盘间隙必须为融合做好适当的准备，包括准备椎间盘间隙，去除所有椎间盘组织，刮除软骨终板，这些均可能会阻碍植入物与椎体之间的融合。用 Cobb 剥离器破坏对侧纤维环，从而使平行的终板伸展，并将大号植入物放置到椎间隙。

移植物放置

椎间盘切除后即可放置该装置。最初，相邻的椎体是分离的，需通过插入不同大小的试模来确定植入物的最佳尺寸，以达到合适的矫正效果。植入物横向放置在椎间隙中，整个过程借助 X 线透视指导。将一个更大尺寸的植入物扩展到椎间盘间隙中，将终板完全覆盖，增强生物力学支持，在一大宗病例研究中证实可以进行单纯的椎间融合（图 40.7）。此外，植入物必须用髂骨松质骨、骨形态发生蛋白或骨诱导剂填充。

闭合切口

移植物置入后，关闭牵开器并缓慢取出，观察腰肌并进行止血。用标准方式缝合深层肌肉和皮肤。

40.8　术后护理

鼓励患者在手术当天下地行走以加速肌肉功能恢复，同时避免深静脉血栓和肺栓塞的发生。患者术后疼痛和躯体感觉症状往往很轻微，大多数患者

住院 1 天后即可出院。而且，疼痛感觉迟钝和运动障碍的发生情况很少见，一旦出现这种情况，建议先进行 CT 扫描以排除腰大肌血肿。若发现血肿，可通过局部引流来改善症状。所有这些副作用均可在横穿腰大肌时通过更加轻柔的肌肉操作，必要时使用肌电监测使损伤最小化。

40.9　并发症的管理

文献证据表明，侧方入路手术术后并发症的发生率很低，包括同侧髋关节屈曲无力或同侧麻木（腰大肌无力），较少出现下肢感觉改变；所有这些症状均在 6 个月内好转。暂时性多发性病变（运动或感觉）和髋屈肌无力是侧方入路手术中最常见的并发症。腰大肌入路显然是在无神经损伤的情况下导致髋屈肌无力的原因。因此，即使在没有任何术中神经损伤的情况下，术后肌肉收缩能力的减弱也是可能存在的。

植入物下沉是腰椎前路植骨融合术中发现的另一个并发症。在侧方入路中，通常与独立存在的结构有关，并与脊柱不稳相关。经侧方入路置入更宽的椎间间隔器可以最大限度地支撑终板，降低椎间融合器大幅度下沉的发生率，防止急性疼痛发作，并保留脊柱结构的完整性。

40.10　临床病例

患者男性，47 岁，就诊前有 5 年的腰背痛病史，最近 1 年内症状加重。目前，除了保守治疗无效外，患者无法站立超过 15min［背痛视觉模拟评分（VA）：10 分］。体格检查并未查出神经症状，但是患者无法忍受坐立姿势。影像学检查显示椎间隙高度在 L4~L5 处丢失，无不稳，同时上下终板均有硬化骨存在

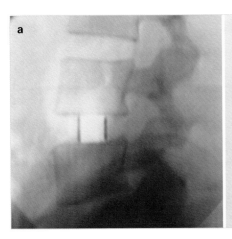
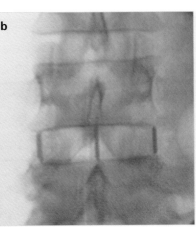

图 40.7　a. 侧位透视显示植入物为融合提供最佳接触表面区域。b. 正位透视显示达到环状突起的融合器的前部位置，产生更大的生物力学支持和稳定性

（图 40.8a~d）。此外，腰椎矢状位 T2 加权 MRI 显示，除了上下终板上存在 Modic Ⅱ 型改变外，还可以看到 L4~L5 椎间盘膨出导致中央椎管狭窄（图 40.8e）。在轴位 MRI 上也显示该处中央管以及双侧椎间孔狭窄（图 40.8f）。患者进行了侧方入路腰椎间盘切除和融合手术，无须椎弓根螺钉固定（图 40.8g、h）。手术时间 40min，出血量小于 50mL，患者于术后 24h 出院，无并发症出现。12 个月的随访中显示，患者主要症状消失，长时间坐位时只存在轻微不适。CT 扫描可以观察到椎体间发生骨性融合（图 40.8i）。

40.11 结论

文献中的结果表明，该技术对于治疗多种胸腰椎疾病是可行、安全和有效的，其并发症发生率低于传统手术。腰肌无力是其最常见的并发症，常在 6 个月内消失。这项技术已经成功在临床应用，旨在通过微创侧方入路实现脊柱融合，减轻疼痛，间接减压神经。因为它有助于恢复椎间盘高度，减少腰椎滑脱，并阻止冠状位脊柱畸形的进展，使侧方入路成为胸腰椎手术入路更受欢迎的可替代选择。

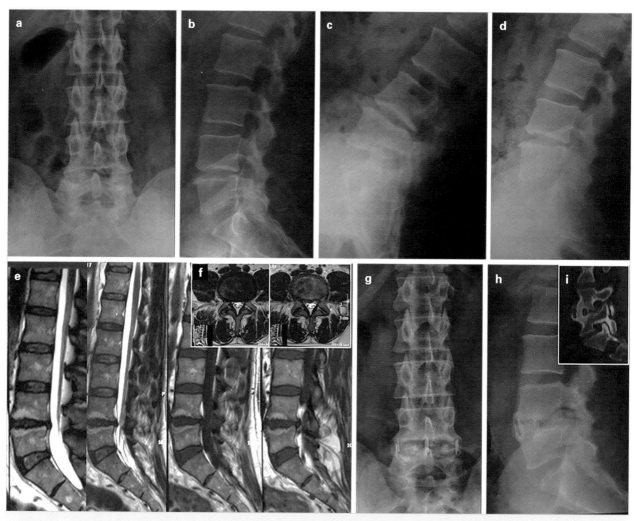

图 40.8 a. 术前正位 X 线片显示 L4~L5 椎间隙塌陷。b. 侧位 X 线片显示 L4~L5 的椎间隙高度丢失，在上下终板处均有硬化骨出现。c、d. 动态 X 线片显示 L4~L5 节段无不稳定，可以放置独立结构。e. 矢状位 T1 加权（右侧）和 T2 加权（左侧）MRI 显示 L4~L5 椎间盘退行性改变，两个终板均有椎间盘膨出和 Modic Ⅱ 型改变。f. 轴位 MRI 显示 L4~L5 中央椎管和双侧椎间孔狭窄。g、h. 术后 12 个月正位和侧位 X 线片显示椎间隙高度增加和椎间融合器内骨形成独立结构。i. 术后 12 个月 CT 扫描证实融合坚固

· 在患者体位摆放和整个手术过程中，保持患者处于90°的位置至关重要，有助于确保进入正确的椎间隙及植入物的正确放置。

· 最初用食指进行解剖腹膜后间隙时需注意以避免腹膜穿孔。

· 在手术过程中，X线透视是必要的，确保正确的椎间隙水平以及植入物放置路径及位置是合适的。

· 术后对腰大肌进行康复治疗有助于缓解暂时性腰大肌无力。

参考文献

[1] Dunn KM, Hestbaek L, Cassidy JD. Low back pain across the life course. Best Pract Res Clin Rheumatol. 2013; 27(5):591–600.
[2] Golob AL, Wipf JE. Low back pain. Med Clin North Am. 2014; 98(3):405–428.
[3] Benz RJ, Garfin SR. Current techniques of decompression of the lumbar spine. Clin Orthop Relat Res. 2001(384):75–81.
[4] Arts M, Brand R, van der Kallen B, Lycklama à Nijeholt G, Peul W. Does minimally invasive lumbar disc surgery result in less muscle injury than conventional surgery? A randomized controlled trial. Eur Spine J. 2011; 20(1):51–57.
[5] McAfee PC, Phillips FM, Andersson G, et al. Minimally invasive spine surgery. Spine. 2010; 35(26) Suppl:S271–S273.
[6] Pimenta L. Lateral Endoscopic Transpsoas Retroperitoneal Approach for Lumbar Spine Surgery. Minas Gerais, Brazil: Belo Horizonte; 2001.
[7] Pimenta L, Figueiredo F, DaSilva M, McAfee P. The Lateral Endoscopic Transpsoatic Retroperitoneal Approach (LETRA): A New Technique for Accessing the Lumbar Spine. AANS/CNS Joint Section on Disorders of the Spine and Peripheral Nerves, San Diego, CA, March 17–20, 2004.
[8] Oliveira L, Marchi L, Coutinho E, Pimenta L. A radiographic assessment of the ability of the extreme lateral interbody fusion procedure to indirectly decompress the neural elements. Spine. 2010; 35(26) Suppl:S331–S337.
[9] Ozgur BM, Aryan HE, Pimenta L, Taylor WR. Extreme Lateral Interbody Fusion (XLIF): a novel surgical technique for anterior lumbar interbody fusion. Spine J. 2006; 6(4):435–443.
[10] Castro C, Oliveira L, Amaral R, Marchi L, Pimenta L. Is the lateral transpsoas approach feasible for the treatment of adult degenerative scoliosis? Clin Orthop Relat Res. 2014; 472(6):1776–1783.
[11] Mundis GM, Akbarnia BA, Phillips FM. Adult deformity correction through minimally invasive lateral approach techniques. Spine. 2010; 35(26) Suppl: S312–S321.
[12] Isaacs RE, Hyde J, Goodrich JA, Rodgers WB, Phillips FMA. A prospective, nonrandomized, multicenter evaluation of extreme lateral interbody fusion for the treatment of adult degenerative scoliosis: perioperative outcomes and complications. Spine. 2010; 35(26) Suppl:S322–S330.
[13] Marchi L, Oliveira L, Amaral R, et al. Anterior elongation as a minimally invasive alternative for sagittal imbalance-a case series. HSS J. 2012; 8(2):122–127.
[14] Amaral R, Marchi L, Oliveira L, et al. Minimally invasive lateral alternative for thoracolumbar interbody fusion. Coluna/Columna. 2011; 10(3):239–243.
[15] Patel VC, Park DK, Herkowitz HN. Lateral transpsoas fusion: indications and outcomes. SciWorld J. 2012; 2012:893608.
[16] Pimenta L. Removal of a keeled TDR prosthesis via a lateral transpsoas retroperitoneal approach. Proceedings of the twenty second annual meeting of the North American Spine Society, Austin, TX, 2007.
[17] Pimenta L, Díaz RC, Guerrero LG. Charité lumbar artificial disc retrieval: use of a lateral minimally invasive technique. Technical note. J Neurosurg Spine. 2006; 5(6):556–561.
[18] Karikari IO, Isaacs RE. Minimally invasive transforaminal lumbar interbody fusion: a review of techniques and outcomes. Spine. 2010; 35(26) Suppl: S294–S301.
[19] Brislin B, Vaccaro AR. Advances in posterior lumbar interbody fusion. Orthop Clin North Am. 2002; 33(2):367–374.
[20] Marchi L, Abdala N, Oliveira L, Amaral R, Coutinho E, Pimenta L. Stand-alone lateral interbody fusion for the treatment of low-grade degenerative spondylolisthesis. SciWorld J. 2012; 2012:456346.
[21] Rodgers WB, Gerber EJ, Patterson J. Intraoperative and early postoperative complications in extreme lateral interbody fusion: an analysis of 600 cases. Spine. 2011; 36(1):26–32.
[22] Dakwar E, Cardona RF, Smith DA, Uribe JS. Early outcomes and safety of the minimally invasive, lateral retroperitoneal transpsoas approach for adult degenerative scoliosis. Neurosurg Focus. 2010; 28(3):E8.
[23] Marchi L, Oliveira L, Amaral R, et al. Lateral interbody fusion for treatment of discogenic low back pain: minimally invasive surgical techniques. Adv Orthop. 2012; 2012:282068.
[24] Oliveira L, Marchi L, Coutinho E, Abdala N, Pimenta L. The use of rh-BMP2 in Standalone eXtreme Lateral Interbody Fusion (XLIF®): Clinical and Radiological Results After 24 Months Follow-up. WSCJ. 2010; 1(1):19–25.
[25] Ozgur BM, Agarwal V, Nail E, Pimenta L. Two-year clinical and radiographic success of minimally invasive lateral transpsoas approach for the treatment of degenerative lumbar conditions. SAS J. 2010; 4(2):41–46.
[26] Pimenta L, Marchi L, Oliveira L, Coutinho E, Amaral R. A prospective, randomized, controlled trial comparing radiographic and clinical outcomes between stand-alone lateral interbody lumbar fusion with either silicate calcium phosphate or rh-BMP2. J Neurol Surg A Cent Eur Neurosurg. 2013; 74(6):343–350.
[27] Pimenta L, Pesántez CFA, Oliveira L. Silicon matrix calcium phosphate as a bone substitute: early clinical and radiological results in a prospective study with 12-month follow-up. SAS J. 2008; 2(2):62–68.
[28] Rodgers W, Cox C, Gerber E. Minimally invasive treatment (XLIF) of adjacent segment disease after prior lumbar fusions. Internet J Minim Invasive Spinal Technol. 2008; 3(4):1–7.
[29] Rodgers WB, Cox CS, Gerber EJ. Early complications of extreme lateral interbody fusion in the obese. J Spinal Disord Tech. 2010; 23(6):393–397.
[30] Rodgers WB, Gerber EJ, Rodgers JA. Lumbar fusion in octogenarians: the promise of minimally invasive surgery. Spine. 2010; 35(26) Suppl:S355–S360.
[31] Ahmadian A, Deukmedjian AR, Abel N, Dakwar E, Uribe JS. Analysis of lumbar plexopathies and nerve injury after lateral retroperitoneal transpsoas approach: diagnostic standardization. J Neurosurg Spine. 2013; 18(3):289–297.
[32] Pimenta L, Turner AWL, Dooley ZA, Parikh RD, Peterson MD. Biomechanics of lateral interbody spacers: going wider for going stiffer. Sci World J. 2012; 2012:381814.
[33] Rodgers WB, Cox C, Gerber E. Experience and early results with a minimally invasive technique for anterior column support through eXtreme Lateral Interbody Fusion (XLIF®). US Musculoskelet Rev. 2007; 2:28–32.
[34] Cummock MD, Vanni S, Levi AD, Yu Y, Wang MY. An analysis of postoperative thigh symptoms after minimally invasive transpsoas lumbar interbody fusion. J Neurosurg Spine. 2011; 15(1):11–18.
[35] Le TV, Burkett CJ, Deukmedjian AR, Uribe JS. Postoperative lumbar plexus injury after lumbar retroperitoneal transpsoas minimally invasive lateral interbody fusion. Spine. 2013; 38(1):E13–E20.
[36] Marchi L, Abdala N, Oliveira L, Amaral R, Coutinho E, Pimenta L. Radiographic and clinical evaluation of cage subsidence after stand-alone lateral interbody fusion. J Neurosurg Spine. 2013; 19(1):110–118.

第 41 章　经骶骨入路

William D. Tobler

邵　佳 / 译

摘要

　　本章阐述经骶骨入路这一腰椎融合的独特入路，该入路经骶骨前间隙这一解剖径路提供进入脊柱的特殊入路。术者在透视引导下使用环状或平头状切割工具制备椎间盘空间，使用新型的带螺纹的棒完成单节段或双节段融合。起初该入路的一些特殊性成为其推广的障碍，报道的并发症使得其安全性备受关注，之后随着对患者适应证的把握以及技术的进步，目前已达到满意的效果。经骶骨融合术是微创手术，是退变性间盘疾病、多节段复发性椎间盘突出和腰椎滑脱的一个新的选择。本章详细介绍其优点（如患者为俯卧位，不需要更换体位；不需要专门医生完成显露；保护肌肉和韧带；稳定性好；适用于肥胖患者等）和缺点（如不易发现的肠道穿孔；间隙分离；后凸畸形等），按照步骤详细为读者阐述患者的选择、术前影像学检查、从皮肤切开到缝合的全部操作步骤以及并发症处理。典型病例讨论成功的经骶前入路腰椎间融合的原则，通过专门的培训，这种经骶前技术可以成为致力于微创脊柱融合术医生的一个新选择。

　　关键词：腰椎间融合，经骶前间隙入路腰椎融合术，骶骨前入路，微创融合术，手术技术，患者选择，双节段骶前入路

41.1 引言

　　经骶骨（或骶骨前）入路是完成 L5~S1 单节段或 L4~L5 和 L5~S1 双节段椎间融合的微创手术技术。术者的操作从尾骨尖开始，经骶骨前间隙到达 S1~S2 交界处并从此处进入骶骨，最终到达 L5~S1 椎间盘水平（图 41.1）。这种新术式于 2005 年被美国食品和药品监督管理局（FDA）批准用于 L5~S1 单节段融合，FDA 的批文要求同时行后路关节突关节或椎弓根螺钉固定，没有批准可以行双节段融合。

　　这种新的经骶骨入路与其他椎间融合入路明显不同。首先，骶骨前间隙这一解剖途径之前未曾用于椎间融合。其次，椎间隙的准备是使用环状或平头状的切割工具切除椎间盘，术者无法在直视椎间隙

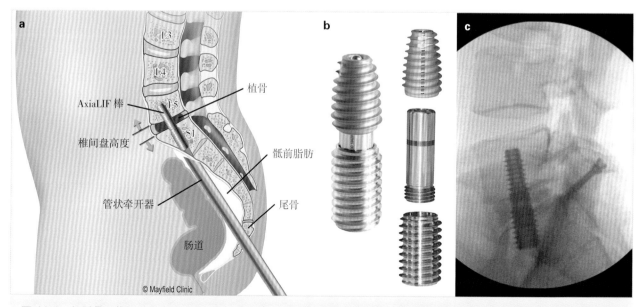

图 41.1　经骶骨腰椎间融合术的手术入路。a. 入路从接近尾骨的部位开始，沿着无血管的骶骨穿过骶骨前脂肪到达骶骨岬，穿越骶骨进入 L5~S1 间隙。b. 钛棒由 3 部分组成：S1 节段，内撑开部和锥形的 L5 节段。当置入钛棒后，通过调节撑开棒恢复椎间高度，间接减压神经孔。c. 经皮置入关节突螺钉以达到运动节段的 360° 稳定

的情况下操作（图 41.2）。最后固定器本身的生物力学性能很特别，这种带螺纹棒从骶骨垂直穿过 L5~S1 椎间隙延伸至 L5 椎体，在双节段融合中，使用更长的棒可以穿过 L4~L5 椎间隙达到 L4 椎体。

骶骨前间隙入路的一些特点是其推广的障碍，术者对该技术不熟悉，报道的并发症使得其安全性备受关注。融合的结果有争议，也许是不太确定，也许是研究得不充分。一些结果较差的研究主要是对该入路的理解不深刻，事实上，主要与手术操作技术不佳有关。随后另外的一些研究对患者进行严格筛选，手术策略优化，经骶骨前间隙双节段融合随访均获得满意的效果。

41.1.1 优点

首先，与其他传统的 L5~S1 融合技术相比，骶骨前入路具有其独特的优势。该入路能够达到 L5~S1 间隙的前部，患者在俯卧位即可完成操作，这与经典的前路腰椎间融合术（ALIF）相比具有优势，ALIF 技术需要经腹部完成 L5~S1 的操作。与双节段 ALIF 体位不同（ALIF 是在仰卧位完成一部分操作，术中更换为俯卧位完成后路固定），骶骨前入路不需要术中更换体位。

其次，与经典的 ALIF 手术不同，骶骨前入路不需要依靠专门的医生完成显露，另外与 ALIF 的开放切口和需要牵开腹壁的肌肉组织相比，骶骨前入路不需要分离肌肉和韧带组织。与传统的经椎间孔入路腰椎间融合术和后路腰椎间融合术相比，在处理椎间隙和置入椎间融合固定物时，骶骨前入路无须侵扰、

分离或牵拉硬膜囊或出口神经根和行走神经根。

骶骨前入路内固定装置较其他椎间融合技术内固定装置的生物力学性能更强，在腰椎滑脱和高 PI 的患者中内固定失败率很高，这与内固定物存在很强的剪切力有关，大多数椎间融合内固定物为楔形置入椎间隙，抗剪切力较差。

最后，骶骨前入路适用于肥胖患者，前路或后路技术都需要显露软组织的深层，肥胖患者存在巨大的挑战，ALIF 和 TLIF 技术对于肥胖患者操作非常困难，手术风险高，而骶骨前入路不存在这个问题。对于肥胖患者而言，从尾骨尖至 L5~S1 间隙的距离和正常体重患者是没有明显不同的。事实上，对于肥胖患者该技术操作相对其他传统入路而言较为容易。比如肥胖患者常常存在较厚的骶骨前脂肪垫，直肠和骶骨没有紧紧贴附，操作更为安全。

41.1.2 缺点

需要保护直肠是该技术的一个缺点，然而小心的操作以及术前和术后评估对直肠评估能够将直肠损伤的发生率降至很低。另外一个潜在的缺陷是椎间隙撑开和重建前凸。内植物置入时具有撑开椎间隙的能力，固定棒的螺纹使用了反 Herbert 方法，在 L5 节段和 S1 节段的螺纹数目不同，螺纹内植物撑开时需要很强的骨 – 内植物界面应力，很容易导致塌陷和失败，尤其是对于骨质疏松的患者。骶骨前内固定物可能能够重建前凸，但是效果不确切，因此骶骨前入路不适用于严重矢状位失衡需要椎间融合并重建 L5~S1 前凸的患者。

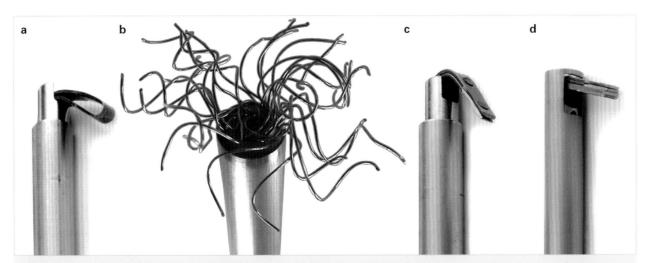

图 41.2　a. 环状切割器将髓核组织刮除并轻轻刮除终板。b. 金属刷移除椎间盘组织。c. 平头状切割器刮除塌陷的椎间隙（椎间隙 < 2.5mm）。d. 终板锉刀轻轻刮除软骨终板

41.1.3 技术改进

第二代骶骨前内植物的设计对初代依据反 Herbert 技术设计的内植物进行了改进，以解决软骨终板应力过高的缺陷。这种新型设计包含 L5 部和 S1 部以及一个带螺纹的连接部，将 3 个部分组装完成后置入（图 41.1）。内植物穿过椎间隙之后进行撑开操作。扭力棒插入内植物之后，使用连接部撑开椎间隙。内植物改进之后，其上端变窄了，多孔涂层增加了固定强度且能促进融合。这些技术革新消除了 L5 棒上端周围的环形空隙效应，这种空隙在 X 线

和 CT 上常常被误认为是内植物松动或假关节形成。

骶骨前入路工具可以用来保护肠道，这种可充气的软塑料垫放置在骶骨前间隙后，使用盐水打入塑料垫后可以在内植物和腹膜后组织之间形成保护屏障（图 41.3）。将软的橡胶垫放置在套管尖端，这个大直径套管可以将内植物导入脊柱。橡胶垫在骶骨远端形成软的保护，在使用 2 根斯氏针固定后，能够在植入物置入过程中稳定套管，保护软组织（如直肠）以避免卷入内植物中。

在置入前和置入后需要评估肠道的完整性，术前将气体打入肠道可以在术中定位直肠位置。术后

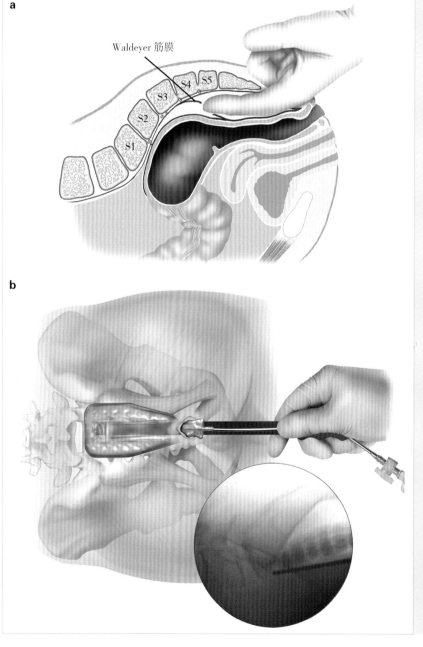

图 41.3 骶骨前入路。a. 钝性分离 Waldeyer 筋膜。b. 骶骨前入路工具插入骶骨表面，盐水扩张以后形成软垫将骶骨和软组织隔离，在肠道和内植物之间形成安全的保护屏障，透视见保护性工具

注入盐水后抽吸，如果发现血性液体，需要考虑是否存在肠道穿孔。关闭切口前在直肠打入造影剂可以显示是否存在瘘管。最后，可以使用硬质内镜直接检查直肠壁。术中使用这些观察方法，同时小心操作能使直肠穿孔的发生率低于 1%。术中及时发现并修补穿孔能够防止感染并避免结肠造口。

41.2 适应证和禁忌证

该术式的适应证是骨骼成熟的退变性腰椎间盘病、复发性腰椎间盘突出或腰椎滑脱，症状至少 6~12 个月，对理疗、抗炎止痛药物治疗、神经阻滞治疗和改变生活方式等治疗方法无效，需要行 L5~S1 或 L4~L5 和 L5~S1 融合术的患者，既往有子宫切除术、膀胱或其他腹部手术史的患者大多数不影响骶骨前间隙显露，可以完成该手术。

禁忌证包括骶骨前间隙严重的瘢痕造成直肠和软组织分离困难，其他的禁忌证包括有骶骨前间隙手术史或放疗史以及严重的炎症性肠病患者。

41.3 术前规划

41.3.1 患者选择

拟行 L5~S1 或 L4~L5 和 L5~S1 椎间融合的患者可以考虑评估是否可行骶骨前入路，术前应常规行腰椎和骨盆 MRI 检查以及站立位过伸 - 过屈侧位 X 线检查，骨密度检查可以评估患者骨质疏松的风险。双能 X 线吸收测定法（DEXA）的结果并不一定与骨皮质强度平行，这对植入物的稳定性很重要。在进行手术规划时，内科情况评估能发现其他影响手术的禁忌证。

患者的一般情况

理想的适宜骶骨前融合术的患者是体态中等，低 PI，骶骨形态正常。在因腰椎退变性椎间盘病行骶骨前入路融合的患者中，不伴随腰椎滑脱的终板 Modic 改变提示疗效很好，技术难度较小。虽然 I 级或 II 级腰椎滑脱更为复杂，但患者往往效果也很好。III 级及更高级别的腰椎滑脱难度大大增加，仅在术中能够复位滑脱的椎体，获得满意的曲度和钉道，使用骶骨前入路行最终的固定。大多数病例使用后路截骨技术，利用椎弓根螺钉强大的复位能力完成操作。患者行俯卧位时，术者能够同时完成骶骨前入路手术和腰椎后路复位术。

骶骨前入路不适用于无法自行复位或无法手术复位的滑脱，这种情况下，棒可能置入 L5 水平偏后部位而进入椎管（图 41.4d）。

41.3.2 体格检查

拟行骶骨前入路手术患者的术前体格检查没有特殊性，同样需要行完整的运动系统和神经系统查体。步态观察非常重要，可用于评估矢状位平衡。需要注意的是，术前 1 周需要停用非甾体类抗炎药、抗血小板药、矿物质和维生素。

41.4 术前影像学检查

使用骶骨前入路行脊柱融合术前需要评估骶骨前间隙的情况（图 41.4）。包含骶骨尖部的站立位腰椎平片评估患者前凸的情况和骶骨的形态，评估腰

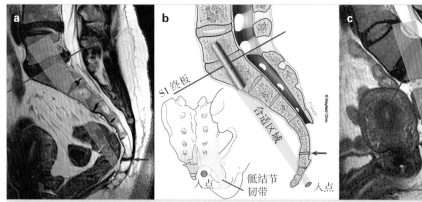
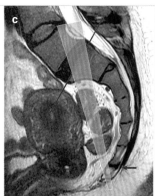
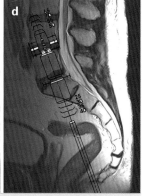

图 41.4 骶骨解剖及操作通道评估。a. 典型的骶骨及垂直于 S1 终板（红线）的操作通道。b. 置入棒的合适区域（绿色）以及骶尾韧带、尾骨和入点的关系。c. 骶骨呈钩状或骶骨过度前凸的操作通道不满意，可能会导致棒进入椎管，这种不适合行骶骨前入路融合。d. 双节段操作的术前规划

骶部的解剖形态以规划钉道的走行，特别是需要行双节段融合手术时尤为重要。

包括全部骶骨前间隙的 MRI 可以发现影响操作的病变（如肿瘤），更重要的是确定髂血管的解剖。确认不存在血管畸形非常重要，尤其是 S1~S2 连接处的髂静脉异形，这个部位是该手术的内植物进入骶骨的入点。骶骨常见的骨膜下小静脉影响不大。重要的影像学序列是矢状位和旁矢状位 T2 加权 MRI，以及从 L5~ S1 椎间盘至骶骨中部的轴位 T2 加权 MRI（图 41.4）。骶骨前脂肪垫的厚度可以通过矢状位 T2 加权 MRI 进行观察，没有骶骨前脂肪垫的消瘦患者不是手术的禁忌，骶骨前间隙在手术操作的早期就已完成分离显露。

在 X 线片和 MRI 上可以使用模板模拟钉道位置，使用直棒或针模拟从尾骨至 L5~S1 椎间盘中部的钉道，确认手术操作的可行性。双节段融合需要更长的固定物，术前的模拟更为关键（图 41.4d）。另外，如果患者存在矢状位平衡问题，需要拍摄脊柱全长位片。

内植物选择

骶骨前入路操作工具的可扩张部分能够保护工作通道，需要一系列的长工具和长套管，包括直径 12mm 的扩张器。一旦到达椎间隙，使用环状切割器和平头状切割器切除椎间盘，软的线状刷移除椎间盘组织（图 41.3）。最后，大的交换套管可以帮助安全地将骶前棒置入合适位置。使用骨置入器将包裹的骨移植材料置入椎间隙后，术者使用骨钻和钝头模棒将置入棒的 L5 椎体的骨质压实。

41.5 经骶骨入路

患者俯卧位，双腿分开，维持 L5~S1 处于最大的前凸位置。7.6cm 宽的胶带牵拉臀部以持续向侧方牵拉双腿。塑料膜粘贴至肛门上方，肛管插入直肠并在术中保留。

41.5.1 手术技术

透视方法

需要两台透视机，一台放置于术者对面，用于侧位透视图像，另一台以斜 45° 方向放置于术者同侧，用于观察正位透视像（图 41.5）。在消毒前可以将气体打入直肠以观察直肠位置。

切口选择

术野常规消毒铺巾，尾骨旁 2cm 长切口。作者

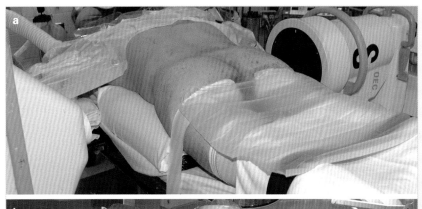
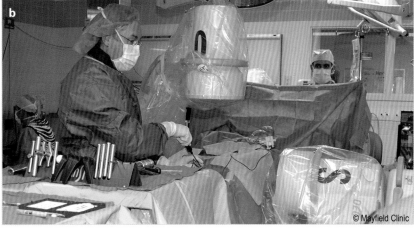

图 41.5 骶骨前入路的手术室准备。a. 患者体位和消毒铺巾。b. 拍摄正位和侧位的两台透视机位置

© Mayfield Clinic

通常采用右侧旁切口，切口在尾骨尖旁正中线，根据术者喜好可选择左侧或右侧钉道入点恰好位于骶尾韧带下方。

该部位解剖层次较浅，手术刀或电刀切入太深会损伤直肠。皮下组织深层是 Waldeyer 筋膜，常常可以使用手指钝性分离后到达骶骨前间隙（图 41.3）。骶骨骨膜质地油腻，因此很容易分辨。进入骶骨前间隙后，可以置入骶骨前入路显露工具，使用生理盐水扩张。

显露并处理椎间隙

导针置于在 L5~S1 间隙的入点，透视确认位置后，逐级扩张进入骶骨，最终将 12mm 扩张器放置至合适位置后钻入 L5~S1 间隙。使用不同规格的环状和平头状切割器将椎间盘切割，刮除软骨终板以利于融合（图 41.6）。使用线状刷移除椎间盘组织，用抗菌药物冲洗椎间隙，将植骨材料通过管道置入椎间隙，植骨材料可以由术者和患者根据情况选择。

测量并置入内植物

椎间盘处理完成后，使用钻头钻入 L5 终板并将皮质钻透。钝头模棒置入 L5 椎体，将移植骨压实避免被钝头钻出（图 41.6d）。测量棒的长度后确定置入 L5~S1 节段棒的长度，植入物在置入前需要预先组装再置入。移除 12mm 管道，将更大的两片内－外交换管道置于骶骨，使用 2 根斯氏针固定以确保交换管道位于骶骨内，移除交换管道的内侧部分，保留较长的斯氏针，将内植物沿着斯氏针拧入骶骨，穿过 L5~S1 椎间盘并到达 L5 椎体。

远端的理想位置是距离 L5 椎体下终板的距离占 L5 椎体 3/4，棒近端的一小部分需要穿透骶骨。置入棒之后，将抗扭力和扭力棒插入其中，旋转扭力完成椎间隙撑开，透视下确认撑开的程度，移除扭力棒后，插入锁定针，完成手术操作。

缝合

冲洗切口后逐层缝合，切口使用皮肤黏合剂。

41.5.2　双节段骶骨前入路的操作技术

双节段手术的操作与单节段类似，在处理 L5~S1 椎间盘之前的步骤和单节段一样。使用 9.5mm 钻头

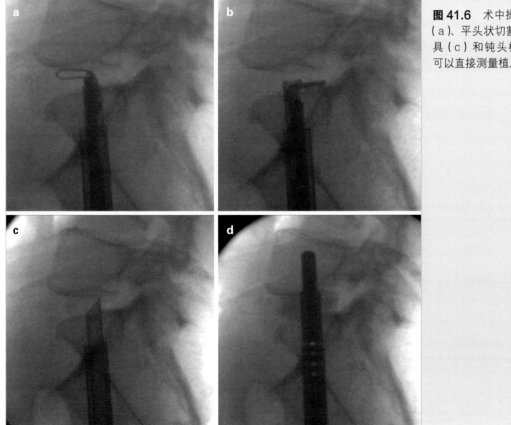

图 41.6　术中操作图显示环状切割器（a）、平头状切割器（b）、斜行植骨工具（c）和钝头模棒（d）位置，圆孔可以直接测量植入物长度

穿过 L5 椎体到达 L4~L5 间隙，和 L5~S1 操作类似，使用切割器处理 L4~L5 椎间盘，在 L4 使用切割器的时候需要小心操作，因为切割器在 L4~L5 间隙常常会进入纤维环前方，存在进入主动脉和腔静脉空间的可能性。L4~L5 间隙植骨，使用细钻钻入 L4 椎体，放置钝头模棒，双节段内植物包含 L4~L5 节段和 S1 节段。测量这两部分长度的方法和 L5~S1 单节段的方法类似。组装好植入物后将双节段棒拧入，但是撑开操作只能在 L5~S1 节段完成。

移除斯氏针和钝头模棒，冲洗切口后逐层缝合，切口使用皮肤黏合剂。

41.6 术后护理

基于快速康复的理念常规进行疼痛管理，需要注意肠道和膀胱功能的恢复。需要观察尾骨旁切口和直肠，很少见的情况下如发现从直肠排泄血性排泄物，需要立即进行评估。

L5~S1 节段骶骨前入路手术当日即可出院，需要交代患者及家属注意保持局部卫生以促进切口愈合。

41.7 并发症处理

在 AxiaLIF 技术出现后，患者选择、手术技术、内植物及影像学评估都逐渐得到优化。有时在 AxiaLIF 术后出现假关节形成需要使用其他腰椎融合手术翻修。最需要关注的术中和术后并发症是肠道或血管损伤。大量出血的情况很少见，尤其是术前评估没有血管异形的病例。然而，在椎间盘切除时钻透骶骨通道可能会导致快速的静脉出血。置入融合棒后可以堵塞骶骨出血，确认融合棒的一小部分在骶骨外部，这样不但增加一层皮质固定，而且可以封堵骶骨出血，使用 Flo-Seal 或流体明胶可以有效地止住骶骨入口的出血。少数情况下如果仍存在持续出血或循环不稳定，需要请血管外科会诊。

存在肠穿孔表现（直肠出血，直肠抽吸液呈血性，造影发现瘘管）时，需要在术中请结直肠外科医生会诊，直肠撕裂可以使用硬质内镜直视下缝合，穿孔较小时，如果会诊建议的话，也可以使用药物治疗。及时发现和处理肠道穿孔能够避免骶前脓肿、腹膜炎等严重并发症，避免需要结肠造口的风险。快速发现肠道穿孔能避免迟发性并发症，重要的是避免因感染而需要去除内固定的情况。这些保护措施使肠道穿孔的发生率降低至不到 1%。

41.8 典型病例

41.8.1 病例 1：L5~S1 腰椎滑脱

一般情况

73 岁男性，平素体健，12 个月以来出现进展性背痛和下肢痛（右侧重于左侧），左侧疼痛放射至小腿和足跟部。直立和行走时疼痛加重，疼痛频率和疼痛程度逐渐加重。理疗和 2 次硬膜外神经阻滞治疗不能获得持续缓解。查体：患者消瘦，体格强壮，步态正常，脊柱活动度正常，神经系统查体正常。

影像学检查

屈曲位和伸展位 X 线片显示 L5~S1 滑脱，骶骨曲度正常，是骶骨前入路良好适应证。MRI 检查基本正常，仰卧位脊柱序列正常。

融合

患者行 L5~S1 经骶骨前入路融合，双侧 L5~S1 椎弓根螺钉固定，右侧关节突关节切除。术后 CT 示曲度良好，L5~S1 间隙植骨充分。本例病例是动力位不稳行骶骨前入路融合的典型病例（图 41.7）。

41.8.2 病例 2：L4~S1 退变性间盘病长期随访

病史和体格检查

29 岁女性，因 L5~S1 椎间盘突出第 3 次复发，于 2008 年就诊，突出的椎间盘位于中央及左侧。L5~S1 可见明显的退行性改变。由于保守治疗无效的机械性腰痛，她丧失了工作和日常活动能力。体格检查显示直腿抬高试验阴性，踝反射消失，感觉和运动正常。

融合

患者接受了经骶骨前入路融合联合后路经皮关节突关节螺钉固定手术，手术顺利，患者恢复良好，成功返回正常生活、工作。

5 年随访影像

5 年之后，患者因新发的背痛和左下肢疼痛再次就诊。包括 MRI、X 线和薄层 CT 扫描在内的多种影像学检查发现在骶前入路融合节段上方，即 L4~L5 间隙出现巨大的椎间盘突出。CT 示 L5~S1 节段的骶骨前入路内植物和关节突关节螺钉位置良好，融合良好。邻近的 L4~L5 节段使用 TLIF 和椎弓根螺钉固定治疗，未取出骶前内植物（图 41.8）。

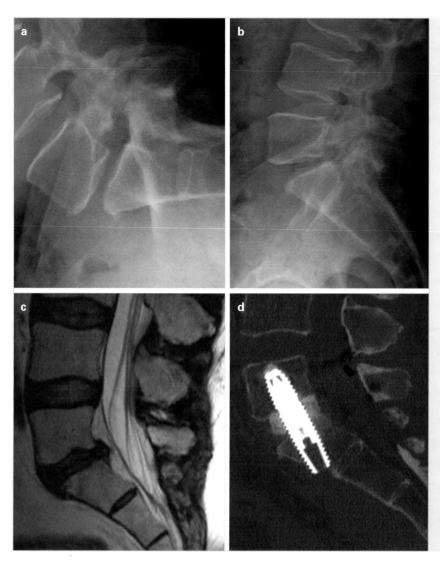

图 41.7　L5~S1 滑脱典型病例。a. 屈曲位 X 线片显示腰椎不稳定。b. 伸展位 X 线片显示部分复位。c. MRI 未发现不稳定。d. 术后 CT 示内植物位置、曲度、腰椎前凸和椎间隙高度满意

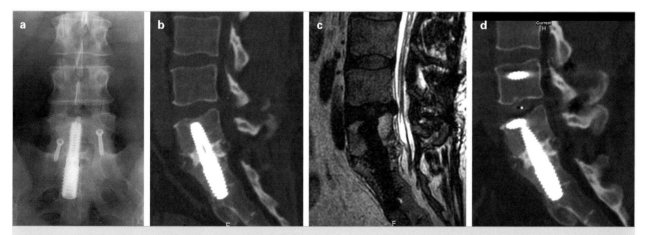

图 41.8　骶骨前入路手术长期随访。a. 正位 X 线片显示 L5~S1 退变性椎间盘病治疗后的骶骨前内植物和关节突关节螺钉。b. 术后 6 年，矢状位 CT 示坚强融合和骶骨前间隙无症状的异位骨形成。c. MRI 显示 L5~S1 融合节段上方椎间盘突出（L4~L5）。d. 术后 CT 显示 L4~L5 椎间盘切除和椎弓根螺钉固定融合

41.8.3 病例 3：L4~L5 滑脱及 L5~S1 退变性椎间盘病双节段骶骨前入路融合术

病史和体格检查

患者为 53 岁教师，因背痛和双侧神经症状就诊，曾行 1 年理疗和非甾体类抗炎药物治疗，无效。影像学检查发现 L4~L5 椎管狭窄，Ⅰ 级脊柱滑脱，L5~S1 退变性椎间盘病，广泛的椎间盘突出。

融合

成功实施双节段骶骨前入路融合，后路 L4~L5 减压，双侧椎弓根螺钉固定（图 41.9）。

41.9 结论

L4~L5 和 L5~S1 经骶骨前入路融合是椎间融合的一种技术，自 2005 年首次报道以来，已经获得了长期的随访。技术的进步、仔细的患者选择和安全措施的使用已经使该术式备受关注的肠道穿孔并发症的发生率降低至 1% 以下。同其他融合手术相比，经骶骨前入路具有独特的优势，该技术位于 L5~S1 前方，患者为俯卧位操作，无须专门的显露医生，特别适合于其他融合技术操作困难的肥胖患者。骶骨前入路的内植物在腰椎滑脱患者中显示出非常好的生物力学稳定性。

由于技术较新，许多脊柱外科医生对其尚不熟悉，通过专门的培训能够提高技术，保证很好地处理椎间盘以完成融合。骶骨前入路是致力于微创脊柱融合医生的一种可选择技术，临床随访结果可以和其他椎间融合技术相媲美。

临床注意事项

· 由于许多脊柱外科医生对该式式不熟悉，专门的经骶骨前入路的培训能够提高技术水平，以便完成微创的单节段或双节段椎间融合。

· 骶骨前（或 AxiaLIF）入路的通道始于尾骨附近，沿着骶骨前中线方向穿过骶骨前脂肪到达骶骨岬，穿过骶骨到达 L5~S1 椎间隙。

· 这种新内植物能够为腰椎滑脱提供非常好的生物力学稳定性，尤其是术中能够复位的腰椎滑脱。

· 该技术适合门诊操作，对肥胖患者也适用。

· 骶骨前入路手术不能用于严重矢状位失衡患者，这种情况需要椎间融合并恢复 L5~S1 前凸。

· 第二代骶骨前入路内植物的设计对初代依据反 Herbert 技术设计的内植物进行了改进，解决了软骨终板应力过高的缺陷。

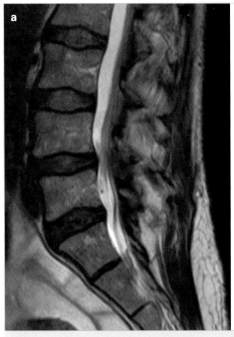
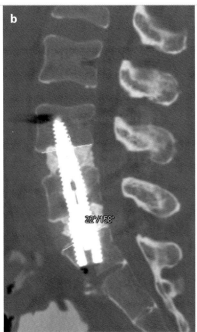
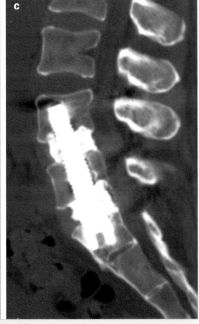

图 41.9 双节段经骶骨前入路融合。a. 术前 MRI。动力位 X 线片显示 L4~L5 滑脱（未展示），椎管狭窄。术后即刻（b）和 1 年随访（c）CT

参考文献

[1] Cragg A, Carl A, Casteneda F, Dickman C, Guterman L, Oliveira C. New percutaneous access method for minimally invasive anterior lumbosacral surgery. J Spinal Disord Tech. 2004; 17(1):21–28.

[2] Marotta N, Cosar M, Pimenta L, Khoo LT. A novel minimally invasive presacral approach and instrumentation technique for anterior L5-S1 intervertebral discectomy and fusion: technical description and case presentations. Neurosurg Focus. 2006; 20(1):E9.

[3] Tobler WD, Ferrara LA. The presacral retroperitoneal approach for axial lumbar interbody fusion: a prospective study of clinical outcomes, complications and fusion rates at a follow-up of two years in 26 patients. J Bone Joint Surg Br. 2011; 93(7):955–960.

[4] Ledet EH, Tymeson MP, Salerno S, Carl AL, Cragg A. Biomechanical evaluation of a novel lumbosacral axial fixation device. J Biomech Eng. 2005; 127(6):929–933.

[5] Ledet EH, Carl AL, Cragg A. Novel lumbosacral axial fixation techniques. Expert Rev Med Devices. 2006; 3(3):327–334.

[6] Lindley EM, McCullough MA, Burger EL, Brown CW, Patel VV. Complications of axial lumbar interbody fusion. J Neurosurg Spine. 2011; 15(3):273–279.

[7] Gebauer G, Anderson DG. Complications of minimally invasive lumbar spine surgery. Semin Spine Surg. 2011; 23:114–122.

[8] Botolin S, Agudelo J, Dwyer A, Patel V, Burger E. High rectal injury during trans-1 axial lumbar interbody fusion L5-S1 fixation: a case report. Spine. 2010; 35(4):E144–E148.

[9] Hofstetter CP, Shin B, Tsiouris AJ, Elowitz E, Härtl R. Radiographic and clinical outcome after 1- and 2-level transsacral axial interbody fusion: clinical article. J Neurosurg Spine. 2013; 19(4):454–463.

[10] Marchi L, Oliveira L, Coutinho E, Pimenta L. Results and complications after 2-level axial lumbar interbody fusion with a minimum 2-year follow-up. J Neurosurg Spine. 2012; 17(3):187–192.

[11] Tobler WD, Gerszten PC, Bradley WD, Raley TJ, Nasca RJ, Block JE. Minimally invasive axial presacral L5-S1 interbody fusion: two-year clinical and radiographic outcomes. Spine. 2011; 36(20):E1296–E1301.

[12] Bohinski RJ, Jain VV, Tobler WD. Presacral retroperitoneal approach to axial lumbar interbody fusion: a new, minimally invasive technique at L5-S1: clinical outcomes, complications, and fusion rates in 50 patients at 1-year followup. SAS J. 2010; 4(2):54–62.

[13] Mazur MD, Duhon BS, Schmidt MH, Dailey AT. Rectal perforation after AxiaLIF instrumentation: case report and review of the literature. Spine J. 2013; 13(11):e29–e34.

[14] Whang PG, Sasso RC, Patel VV, Ali RM, Fischgrund JS. Comparison of axial and anterior interbody fusions of the L5-S1 segment: a retrospective cohort analysis. J Spinal Disord Tech. 2013; 26(8):437–443.

[15] Hussain NS, Perez-Cruet MJ. Complication management with minimally invasive spine procedures. Neurosurg Focus. 2011; 31(4):E2.

[16] Tender GC, Miller LE, Block JE. Percutaneous pedicle screw reduction and axial presacral lumbar interbody fusion for treatment of lumbosacral spondylolisthesis: a case series. J Med Case Reports. 2011; 5:454.

[17] Bartolozzi P, Sandri A, Cassini M, Ricci M. One-stage posterior decompression-stabilization and trans-sacral interbody fusion after partial reduction for severe L5-S1 spondylolisthesis. Spine. 2003; 28(11):1135–1141.

[18] Gundanna MI, Miller LE, Block JE. Complications with axial presacral lumbar interbody fusion: a 5-year postmarketing surveillance experience. SAS J. 2011; 5(3):90–94.

[19] Issack PS, Kotwal SY, Boachie-Adjei O. The axial transsacral approach to interbody fusion at L5-S1. Neurosurg Focus. 2014; 36(5):E8.

[20] Whang PG, Sasso RC, Patel VV, Ali RM, Fischgrund JS. Comparison of axial and anterior interbody fusions of the L5-S1 segment: a retrospective cohort analysis. J Spinal Disord Tech. 2013; 26(8):437–443.

[21] Tobler WD, Melgar MA, Raley TJ, Anand N, Miller LE, Nasca RJ. Clinical and radiographic outcomes with L4-S1 axial lumbar interbody fusion (AxiaLIF) and posterior instrumentation: a multicenter study. Med Devices (Auckl). 2013; 6:155–161.

[22] Zeilstra DJ, Miller LE, Block JE. Axial lumbar interbody fusion: a 6-year singlecenter experience. Clin Interv Aging. 2013; 8:1063–1069.

[23] Louwerens JK, Groot D, van Duijvenbode DC, Spruit M. Alternative surgical strategy for AxiaLIF pseudarthrosis: a series of three case reports. Evid Based Spine Care J. 2013; 4(2):143–148.

第 42 章　骶髂关节和骶髂关节骨植入物的稳定

Fred H. Geisler, Jake P. Heiney

张修儒 / 译

摘要

本章节总结了微创骶髂关节融合术和临床文献回顾。下腰痛（LBP）是流感之后第二常见的首次就医原因。LBP 不仅导致生理残疾和丧失收入，而且增加老年人的摔倒风险。骶髂关节（SIJ）是导致腰盆区域（上至腰椎，下至髋部区域）疼痛的原因。SIJ 是人体最大的关节并且具有高剪切力和非常小的活动度和旋转度。大量文献证明，SIJ 是 15%~30% 的 LBP 患者的首发疼痛源。腰椎融合术后患者腰痛持续存在，可能是 SIJ 疼痛导致的。已知的 SIJ 疼痛的病理原因包括退行性骶髂炎，残余邻近节段退变以及脊柱固定术后的误诊。尽管只有中等强度的证据表明非手术治疗在任何时间都是有效的，但是它们构成了当前临床治疗的主要形式。近年来，微创手术已经成为治疗 SIJ 疼痛的有效方法。与 SIJ 开放手术相比，MIS 的失血量更少，住院时间更短，围术期发病率更低。微创 SIJ 融合术和开放手术相比较更有优势，更早的术后负重，以及更高的患者满意度。

关键词：骶髂关节（SIJ），微创脊柱（MIS），骶髂关节固定，退行性骶髂关节炎，骶髂关节破坏，骶髂关节功能障碍，下腰痛，滴管接管疼痛，骨盆痛，骶髂关节钛植入物，以前的脊柱手术

42.1 引言

LBP 是常见的健康问题并且是发达国家最常见的 3 个健康问题之一。在美国，排在流感之后，LBP 是第二常见的首次就诊原因。在美国，每年在慢性腰痛的医疗花费超过 1000 亿美元。不仅导致疼痛，而且导致残疾和丧失收入，LBP 还可以增加老年患者的摔倒风险。摔倒可以导致髋部或脊柱骨折，发病率和致死率增加。

42.2 适应证和禁忌证

腰 – 骨盆区域的疼痛可以由腰椎、髋部或骶髂关节引起。不仅这些区域的临床症状重叠，而且患者经常在这 3 个区域中的一个以上有退行性改变。

骶髂关节是人体最大的关节，承受高达 4800N 的剪切力，有 4° 的旋转运动和 1.6mm 的滑移运动。健康志愿者的研究证明，骶髂关节是导致疼痛的原因并且确定了神经支配。大量证据表明，15%~30% 诊断为腰背痛的患者是由于骶髂关节导致的。骶髂关节疼痛的病因包括退行性骶髂炎，炎症性关节炎，因创伤或妊娠相关的骶髂关节破坏，解剖异常例如腿不等长和脊柱侧凸、腰椎术后邻近节段退变、感染、肿瘤、痛风和特发性原因。

不幸的是，在腰椎术后持续存在的或者有意义的疼痛和残疾是非常常见的。与单纯腰椎减压术相比，腰椎融合术后出现这些问题的概率和严重程度更高。术后疼痛的原因包括 SIJ 退变和功能障碍，或者由于可能的误诊而未能改善，或者其他产生疼痛的因素。值得注意的是，骶髂关节在 L5~S1 的下方邻近关节。在 75% 的腰椎融合术患者中，影像学证据显示骶髂关节变性。在 43% 的腰椎融合术后新发或持续疼痛的患者中，骶髂关节是疼痛源。关于腰背痛和骶髂关节痛相关的文献综述的结论表明，骶髂关节不仅在腰背痛中发挥作用，而且似乎常常不能充分诊断。

与身体其他部位的退行性疼痛一样，骶髂关节退行性疼痛的主要治疗方式是非手术治疗。骶髂关节疼痛的非手术治疗包括抗炎药、止疼药、活动调整、减肥、物理治疗、脊椎护理、射频消融和骶髂关节注射类固醇。但是，仅有中等强度的证据显示没有任何一种非手术治疗是长期有效的。当这些方法不能提供有效的和持续的症状缓解时，就需要考虑手术治疗了。

手术治疗持续的骶髂关节疼痛在 20 世纪初首次被提出。但是，主要的挑战是失血，长住院时间，创口大小和活动困难（例如，非承重状态）等挑战，即使到现在，开放手术修复通常也只适用于最严重的病例。微创手术方法的发展使外科治疗理念发生重大转变。和开放手术相比，微创技术通常失血极少，住院时间缩短和更少的围术期并发症。更好的微创骶髂关节融合术后患者体验主要为更小的手术切口和更少的软组织剥离。微创骶髂关节融合的报道确认了这些术后患者的益处，和开放手术相比，

改善了临床结果，更早的术后负重和整体提高的患者满意度。

已经有一些报道关于微创骶髂关节融合术。文献中描述了两种不同的入路来获得这个目标：背侧关节撑开和侧方经关节入路。在背侧入路，骶髂关节被撑开并且一个结构性材料（植入物或异体骨）被从后往前放在去除皮质骨的关节内。侧方入路，结构性植入物跨骶髂关节，外侧位于髂骨，内侧位于骶骨。因此，这两种技术在骶髂关节的生物力学稳定性和骨性关节融合方面具有显著差异。到目前为止，文献报道的最常见入路是外侧经关节入路。这项技术中，通过在臀部外侧做一个小切口，从外侧进入骶髂关节。这种方法通常在透视下进行，将一个或多个植入物穿过关节，跨过髂骨和骶骨。三角形和螺钉形的骶髂关节内固定系统已经被提出。手术的目的是提供即刻关节固定并在长期使关节融合。尸体和有限元分析显示，在侧方跨关节三角形内固定置入后，骶髂关节活动明显减少。目前没有生物力学研究报道背侧牵拉技术用于稳定骶髂关节。

文献回顾

最近一项系统综述对已发表的从外侧入路技术进行微创骶髂关节融合术的手术技术和临床结果进行报道。该综述是根据 PRISMA 进行的。使用"骶髂关节（Sacroilic Joint）"和"融合（Fusion）"词条在 Pubmed（http://www.ncbi.nlm.nih.gov/pubmed）和 Embase（http://www.embase.com）数据库进行搜索。除了数据库审查以外，对之前发表的系统评论的参考书目进行评估，以确保任何未在数据库搜索中检索到的文章。该综述仅包含以下条件文章：

· 英语。

· 回顾性或前瞻性研究。

· 至少纳入 5 例患者。

· 对于骶髂关节功能差的患者通过外侧跨关节入路行微创骶髂关节融合术，并且描述手术和临床结果。

它的排除标准：

· 背侧撑开入路。

· 开放性手术技术。

· 耻骨联合融合。

· 单个病例报道。

· 无临床数据或随访时间短。

· 创伤性骨盆环骨折。

· 强直性脊柱炎。

· 感染或肿瘤。

· 仅有影像学评估。

在所有纳入的研究中，根据患者病史、体格检查（图 42.1）和诊断性的骶髂关节阻滞确诊骶髂关节疼痛。所有纳入的研究患者均有退行性骶髂关节炎（例如，骶髂关节骨性关节炎退变）或骶髂关节破坏（例如，骶髂关节创伤，妊娠或其他原因导致的关节破坏）。

搜索结果显示在 Pubmed 上检索到 241 个报道，Embase 上检索到 297 个报道。其中，文章设计和数量如下：

· 10 篇回顾性单中心病例研究。

· 2 篇前瞻性单中心病例研究。

· 1 篇多中心回顾性病例研究。

· 1 篇单中心回顾性病例研究。

· 2 篇多中心队列研究。

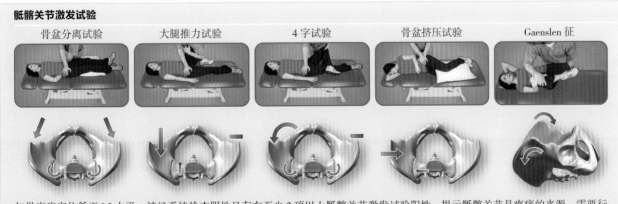

骶髂关节激发试验

| 骨盆分离试验 | 大腿推力试验 | 4 字试验 | 骨盆挤压试验 | Gaenslen 征 |

如果疼痛定位低于 L5 水平，神经系统检查阴性且存在至少 3 项以上骶髂关节激发试验阳性，提示骶髂关节是疼痛的来源，需要行影像学引导下的骶髂关节诊断性穿刺。先做单一检查阳性预测价值最高的骨盆分离试验

图 42.1　激发实验用来诊断和骶髂关节疼痛功能障碍相关的疾病。但多数作者希望 5 项检查中有 3 项是阳性的，进而进行骶髂关节诊断性注射以确定诊断

·1篇前瞻性单边研究。

·1篇多中心前瞻性随机对照试验。

在文章中有两种内固定材料：① 3 个研究报道应用单一空心模块化锚固（Hollow Modular Anchorage，HMA）螺钉填充脱盐骨基质；② 15 个研究应用一系类（3 型）三角形的多孔钛等离子喷镀涂层（TPS）的内固定（Fuse Implant System，SI-BONE，Inc.，San Jose，CA）。在消除了上述研究中患者队列的重叠后，文献的总和代表了来自 4 个不同国家的 12 项研究，总共 432 例患者：368 例患者来自 10 个队列采用了三角形的 TPS 图层内固定，64 例患者来自 2 个队列采用 HMA 螺钉。

报道的手术参数包括手术时间，估计失血量（EBL）和住院时间（LOS）。随即效应元分析（RMA）平均［95% 置信区间（CI）］手术时间为 59min（50.9~66.0min；范围：27~78min），各个研究之间有很大的异质性。RMA 平均 EBL 为 36.9mL（范围：31.4~42.38mL），各研究具有中度异质性。平均住院时间，在 9 个研究中报道，为 0.78~6.9 天（范围：0~7 天）。RMA 平均 LOS 为 1.7 天（范围：1.2~2.2 天），有显著的异质性。

疼痛严重程度在所有研究中报道。在图 42.2 中总结 iFuse 三角形内固定和 HMA 螺钉内固定结果。36 个月的结果显示两类内固定有明显的统计学差异（$P < 0.0001$），在三角形内固定的平均得分［标准差（SD）］为 2.0 分（1.9 分），而 HMA 螺钉得分为 4.6 分（2.5 分）。

功能障碍指数（ODI）用于一些研究中并总结于图 42.3。尽管两组在术前残疾方面类似，三角形内植物的改善程度是 HMA 螺钉组的 2.7 倍（术前：59，54.1；术后 36 个月：16，45，HMA 组和三角形内固定组）。

采用多种类型的植入物进行骶髂关节微创融合，

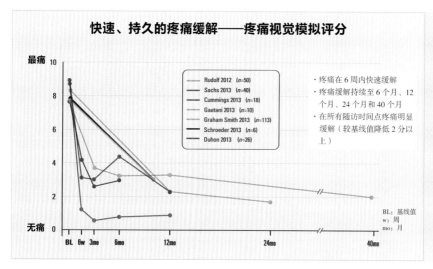

图 42.2 多位作者研究了 SI-Bone 术后的视觉模拟评分（VAS）疼痛缓解。在这些报告结果的综合表述中有两点值得注意。首先，人们一直认为，VAS 在手术时间上的明显下降和随访时间一样长。其次，术后残余疼痛程度较低，这可能是由于除治疗后的骶髂关节以外的退行性关节导致的或者是骶髂关节融合仅缓解了一部分疼痛

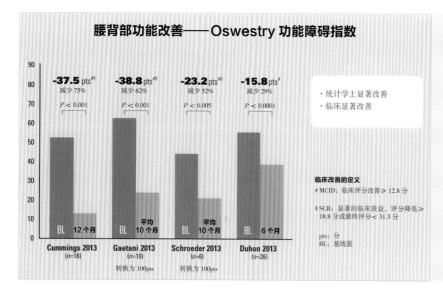

图 42.3 多位作者报道了 ODI 显著下降，这是一种和功能相关的量表

包括背侧关节撑开技术（填充骨形态发生蛋白的钛支架，同种异体骨钉，自体髂骨块），或者更常见的，通过外侧经关节入路，使用填充脱细胞骨基质的 HMA 螺钉或三角形 TPS 植入物。由于这两项技术存在根本差异，且目前支持后一种方法的文献相对较多，因此本文系统综述仅关注外侧经骶髂关节入路。与开放式骶髂关节融合相比较，这里的微创骶髂关节融合有更少的失血量、更短的住院时间和更好的临床预后。因此，微创融合术在骶髂关节疾病的应用已经超过开放手术。

结果分析显示，术中平均手术时间为 1h，平均失血量为 50mL，平均住院时间为 1 天。这和开放手术相比是非常有优势的，开放手术的平均手术时间为 128min，平均失血量为 288~682mL，平均住院时间为 3.3~5.2 天。

采用外侧经关节入路进行微创骶髂关节融合手术的术后改善在临床上具有重要意义。令人鼓舞的是，在 VAS 和 ODI 的长期随访中也显示类似的优势。

42.3　术前计划

术前计划在骶髂关节手术中至关重要。OsiriX 软件是三维规划软件，它相对便宜，可以装入个人苹果系统或 Windows 系统电脑（OsiriX–MD 6.5）。软件可以给入口视角和出口视角（图 42.4），这有助于拍出相同的术中视图。这个软件也可以进行三维表面

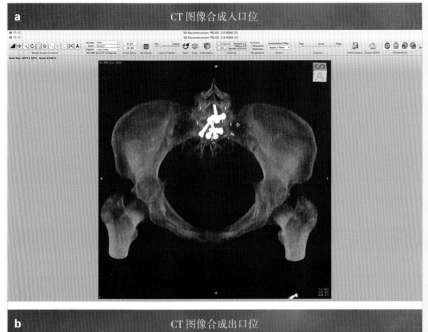

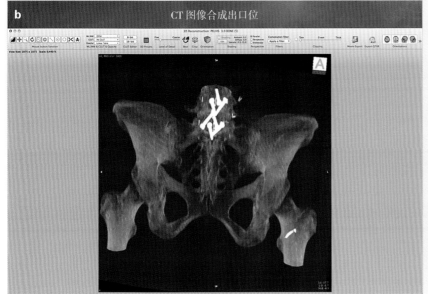

图 42.4　用 OsiriX 软件合成入口位（a）和出口位（b）图片。这些图片给放射技师展示术中需要的图片类型。一旦显示这些图片，他往往很容易在短时间内将它们匹配

重建以指导设计手术（图 42.5）。OsiriX 软件可以轴性旋转，使其中一个轴平行于骶骨上部的后皮质线，这样可以将规划简化为一个二维问题（图 42.6）。图 42.6a 中的绿线表示内固定计划放置的位置，图 42.6b 显示侧位 X 线片确定的起始点。有许多其他的医学成像软件有这些功能，并且能够帮助辅助设计微创手术。通常，放射科医生在医院的放射系统中集成了这样一个程序，或者外科医生可以使用一个脊柱手术室计算机导航系统（例如：MedtronicStealth，BrainLab，Stryker 等）。最重要的是术前计划的重要性，而不是计算机程序。OsiriX 软件可以作为在医院项目不可用的情况下的廉价替代方案。

患者俯卧位，充分暴露臀部外侧部分的手术区域，在受压区域放置填充物。至少需要 1 个 C 臂，但 2 个 C 臂可以通过快速交替正位和侧位减少操作时间。双 C 臂可以提供骨盆入口、出口位视图，另一个提供侧位图（图 42.7）。带有三维导航的术中 CT 扫描可以替代 2 个 C 臂，用于放射性指导。皮肤被标记为垂在患者身上的铅垂线定义真正的垂直，克氏针确定骶骨后线（图 42.8）。这都是根据侧位片旋转而来的，旋转调整铅垂线使其垂直于屏幕，以确定真正的侧位而没有旋转（图 42.9）。由于植入物通过皮肤放置，因此正确的皮肤切口位置对于减少切口尺寸和便于手术非常重要。

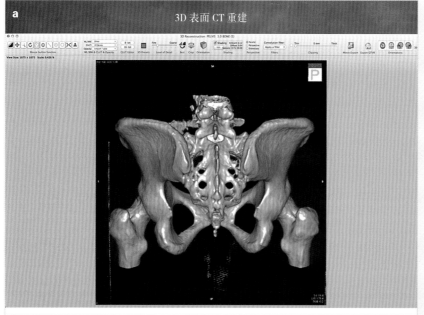

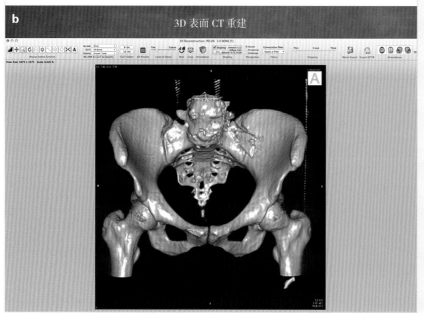

图 42.5 a、b. 三维（3D）表面重建通常有助于视觉化查看骶髂关节和周围骨头

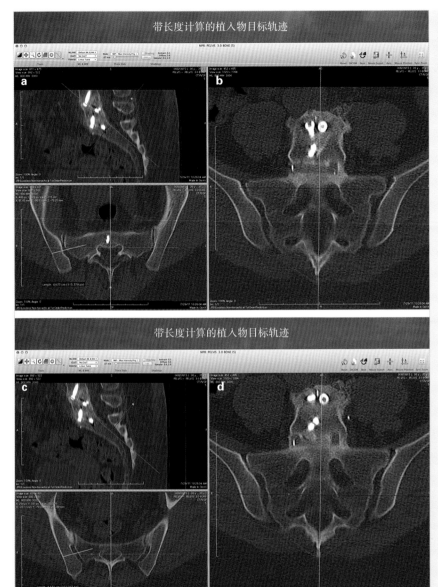

带长度计算的植入物目标轨迹

带长度计算的植入物目标轨迹

图 42.6　植入物的轨迹和长度可以从术前规划中估计。a、b. 内植物上缘。c、d. 内植物下缘

内固定注意事项

手术通过 3 个位置的 C 臂图像辅助：侧位、出口位和入口位。iFuse 内植物（SI-BONE，Inc.）由钛制成，横截面为三角形。而且，它们涂上了一层多孔的 TPS，这有助于髋关节和口腔科应用中的骨整合。该手术的目的是即刻稳定，并将内植物固定到髂骨和骶骨，以及长期固定后的骶髂关节融合。

42.4　微创骶髂关节融合的手术技术

本书的其中一名作者（F. H. G）曾介绍过 iFuse 置入系统的外侧微创融合技术。

稳定骶髂关节的技术是一种真正的微创外科技术，通过初始的皮肤小切口，使用空心系统，在 3 个 C 臂辅助下进行，其中 1 个平行于骶骨后方 S1~S2 皮质。

手术包含以下步骤：

（1）术前计划，常使用术中 C 臂检查所需内植物的轨迹，以解释解剖变异（详见"术前计划"一节）。

（2）从一个小皮肤切口开始，在这些穿过骶髂关节的轨迹上放置 3 枚斯氏钉（见本章"内固定注意事项"）。

（3）钻孔，扩孔，然后置入空心系统。

在进行皮肤切口之前，获得最佳的入口和出口视图，并调整位置让入口、出口位于 C 臂中心，在准确再现相同的图像时，交替出现入口位和出口位

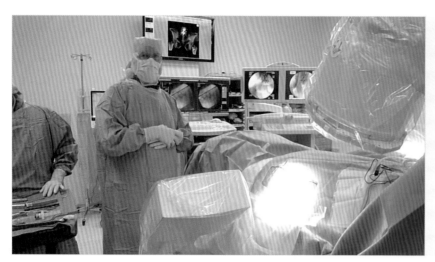

图 42.7　手术室设置。请注意这两个 C 臂位置和术前监视器的规划图像。这种安排可以让所有图像方向一致，这有助于外科医生比较 3 张图像

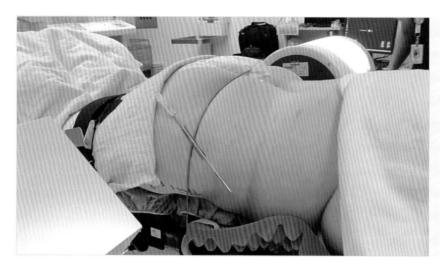

图 42.8　在患者做术前准备和包扎之前，用铅垂线获得骶骨侧位图像，放置标记骶骨后缘的 Steinmann 针，并标记皮肤。将两个 0.9kg 重的重物系在一根电线（如 Bovie）上，就可以很容易地制作出一次性铅垂线

视图（图 42.10）。

首先在皮肤的切口区域注射局部麻醉剂（图 42.11a）。皮肤和皮下脂肪层分别用单电刀切开。必要时使用双极止血。通常，在最初的显露和止血阶段，使用自动撑开器（图 42.11b）。肌肉上的筋膜通过电刀接近，但是通常无法肉眼看到。为了能获得清晰的术野，透视前需要止血并且取出自动撑开器。接下来，一根斯氏针被敲入 2~3mm，刚好足够深度来保持位置，瞄准外侧髂皮质上的起始点，与预先规划确定的侧面图像上的点相匹配。根据侧位图片调整移动斯氏针直到最佳位置（图 42.11c、d）。现在，三维几何层面上已经减少成平面问题，因为一个点在一个表面上已经完全匹配。一旦第一根定位针被放入，第二根定位针平行放置，两个定位针之间留出内植物的放置空间。如果其中一根定位针的

位置不是最佳的，那么保留离最佳位置近的定位针，采用其他 C 臂视图参考定位位置更好的定位针。将不用于放置内植物的定位针移除。

系统是空心的，所有的内植物都在斯氏针上。因此，定位针位置准确非常重要。定位针就位后，在透视下验证定位针的位置。在该系统中提供一个平行定位针引导，用来替代徒手定位。一旦 3 根定位针均确定位置，通过骨盆入口位和出口位视角观察它们通过骶髂关节，并且在侧位片视角观察以确保符合 OsiriX 项目规划（图 42.12）。这是按照顺序进行的，在所有 3 个视图中进行中期方向矫正和 X 线检查。

在所有的 3 根定位针都放在所需要的轨迹和深度之后（图 42.13），开始从头侧到尾侧放置内植物。空心钻头根据定位针方向走，保证方向准确无移位。

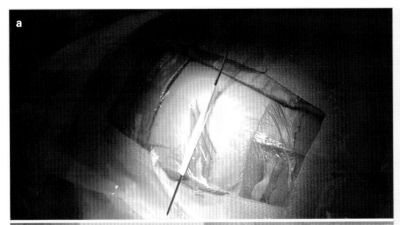

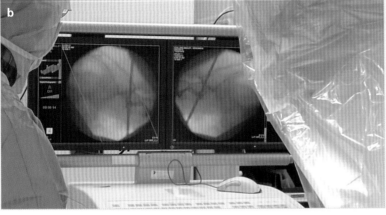

图 42.9　通过在标记（a）上放置无菌斯氏针，并旋转显示器上的投影图像（b）使其垂直，来验证垂直线。这种在侧面透视图像上的直接垂直定位，极大地帮助重新定位斯氏针用于置入的起始点

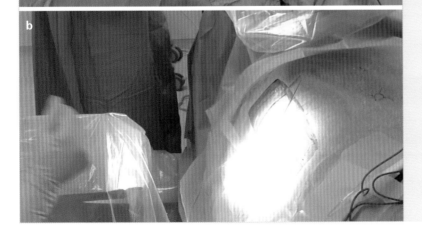

图 42.10　a、b. 一旦获得最佳的入口位和出口位的 C 臂透视图像，就在手术区标记出瞄准红色激光停止的位置。这个简单的步骤将大大有助于入口位、出口位视图之间交替过程中 C 臂的重新定位

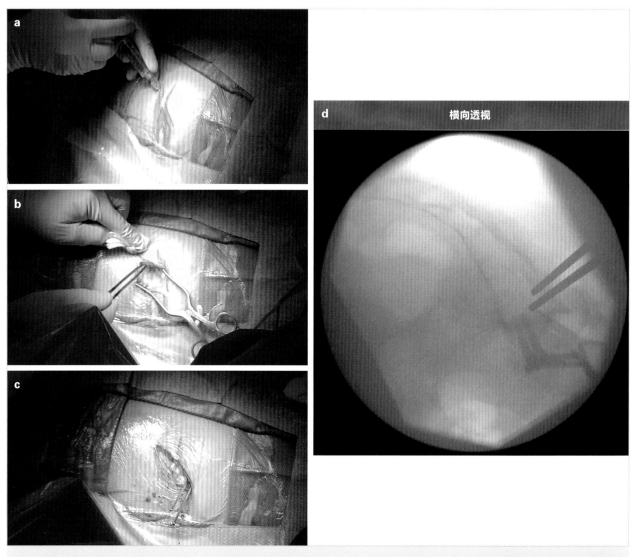

图 42.11 a. 皮肤切开之前局部注射布比卡因。b. 锐性切开皮肤和皮下脂肪组织，并止血。c、d. 初始定位针放置在大概位置，只进入髂骨几毫米。然后使用第二根定位针实现植入物的真实路径，不仅使用 C 臂透视图像，而且需要第一根定位针的视觉矫正。在放置下一根定位针之前去除第一根针，以确保真实的定位针轨迹和第一根定位针是不相同的。这样做更容易找到真实钉道

如果在骨外折弯，可能导致钻头打在定位针上。自由转动钻头验证了与定位针对齐。可以通过 C 臂透视图像确定。

将空心钻置于定位针上，然后肌肉推动，以接触髂骨的外层皮质；然后将钻头引导至位置并确保它们也接触到骨头（图 42.14）。这些操作导致锋利的非旋转钻头在筋膜上产生一个原始裂隙，然后通过同轴放置的钻头引导扩大筋膜。这就形成了每个植入物的工作通道，通过筋膜层和肌肉层直接在植入物入口处。值得注意的是，在钻头导轨牢固放置

在髂骨的外部工作台之前，钻头是不会打开的，并且可以作为保护措施防止肌肉接触旋转的钻头。钻头的角度通过观察其他两个定位针确定，以保证位移是最小的，因为钻的重量，往往导致定位针的入口在髂骨皮质的外侧。

钻头穿过骶髂关节（图 42.15）。骶髂关节两侧的皮质明显比髂骨和骶骨的松质骨更难钻孔。这一差别导致外科医生将触觉标志作为穿越骶髂关节的标志。钻孔深度是由钻孔定位针上的测量和 3 个透视图像结合而确定的。通常，最初使用的尖锐的斯

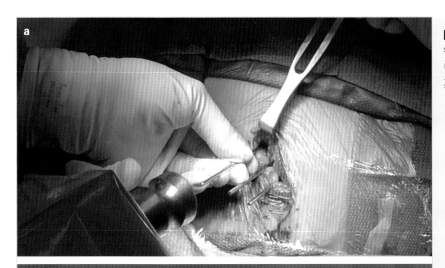

图 42.12　a、b. 第二根和第三根定位针平行于第一根定位针。在这张图片中，第三根定位针被设置在髂骨上，与其他 2 根定位针平行放置

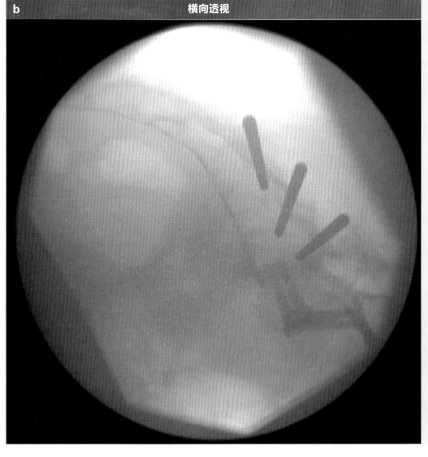

氏针被替换为钝针。这能确保电钻能穿过骨头并且维持准确的钉道。

　　一旦钻穿过骶髂关节的深度，空心钻放置在定位针上（图 42.16a）。然后通过同轴敲击斯氏针使其跨过骶髂关节。钻头将圆形骨道变成三角形。钻头穿过骶髂关节，但不是一直到骶骨（图 42.16b、c）。

由于骶骨松质骨较弱，内植物最终将进入骶骨。它只是作为先导的钻孔。注意内植物的精确旋转角度；因为它们是三角形的，所以它们是三级对称的，因此在置入时避免任何碰撞，并且为固定和融合提供最大量的剩余骨表面积。钻头产生的三角形切割形状决定了内植物的旋转方向。

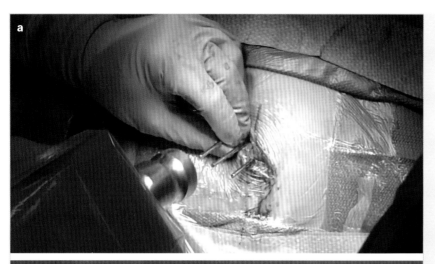

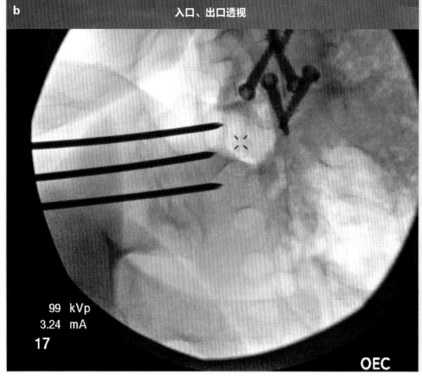

入口、出口透视

99 kVp
3.24 mA
17

OEC

图 42.13　a、b. 第三根定位针放置在理想的位置和深度

内植物同轴放置在斯氏针上（图 42.17a）。内植物的准确旋转需要匹配钻头的切割旋转。这很容易完成，将钻头的旋转角度固定在钻和内植物放置的步骤之间。斯氏针通常放置位置比钻头的位置深一点，并且在内植物置入过程中保持固定在底部。斯氏针连同钻头的骨切割口，决定了内植物的轨迹。用 C 臂透视查看内植物和定位针的确切深度，并且确保定位针没有因为内植物的放置而位置更深了。骶髂骨内植物大约一半放置在髂骨，一半放置在骶骨，骶髂关节位于内植物中点（图 42.17b~d）。准确的位置是穿过骶髂关节，在 OsiriX 上匹配计划好的位置或者其他预设的图像系统。

本病例为既往腰椎融合术后病例。使用与第一个相同的技术插入第二个内植物。请注意，钻头再次放置在髂骨的外皮质上，然后钻头导向器放置在骨头上，在钻孔时充当软组织保护器，以防止肌肉卷曲（图 42.18）。一旦在 C 臂上验证了初始接触点，就会在透视法引导下钻到所需的轨迹和深度。视频

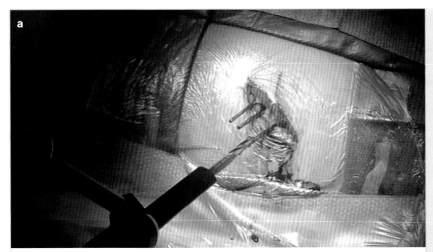

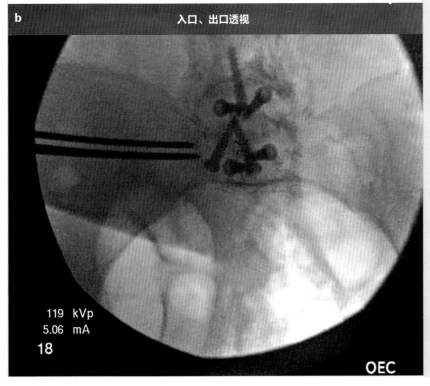

图 42.14　a、b. 这是一个空心系统，首先将空心钻放置在定位针上。当钻头的尖端不旋转时，钻头的尖端被推进到（1）接触肌肉深筋膜，（2）穿刺深筋膜和（3）通过肌层扩张，接触髂骨。在不旋转钻头的情况下完成这一步很重要，因为旋转的钻头如果没有导向器的保护，会缠绕肌肉纤维

显示，钻孔过程通常在 0.5in 左右。这个动作验证了钻头没有绑在斯氏针上，可以更容易地钻到皮质骨上。

钻头上有标记，以帮助确定钻深度。最初放置的斯氏针，用更长的定位针穿过去。偶尔，在钻孔过程中，定位针会卡在钻头内部，然后在不经意间，当钻头从钻头轨迹上取下时，导向器会随钻头一起从伤口上脱落。然后放置一个不同的定位针，通常是钝头的。相对容易找出相同的轨迹，因为钻头导

轨留在原地，更换导向器很容易滑进或滑出钻头轨迹。钻过后，内芯导轨去除；这一步将钻头更换为三角孔导轨（图 42.19）。

将三角形钻头插入其中，为置入第二个内植物做准备。注意，三角形钻头是如何与其他定位针对齐的，然后保持三角形钻头的位置（图 42.20）。三角形钻头是旋转的，这样最终内植物的位置将不会引起表面碰撞，并且为固定和最终融合保留足够的骨头。

在三角形钻和内植物放置的过程中，一个长钝

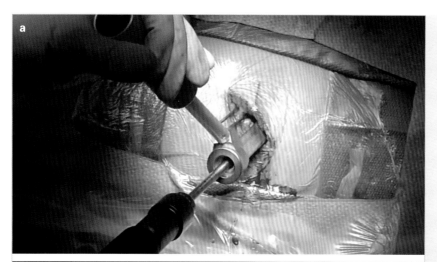

图 **42.15** a、b. 将钻头靠在髂骨上，先将钻头导轨向下推至肌肉上方的深筋膜，如图所示，然后在进一步推至接触髂骨（图 42.16 图中位置），钻孔开始。b. 显示引导管推至髂骨，钻过骶髂关节

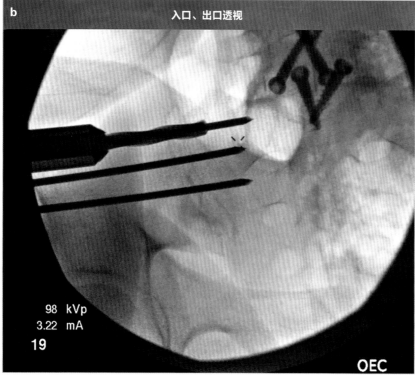

入口、出口透视

98 kVp
3.22 mA
19

OEC

的定位针被推入中心孔，以保持在全深度。因为在锤击的过程中，短钉更倾向于滑出骨道。小心地将引导物保持在与三角形钻完全相同的位置，并且将内植物锁定，以与三角形钻完全匹配，使骶髂 - 骨内植物穿过髂骨和骶骨。内植物逐渐放置在最终位置（图 42.21）。在置入过程中，作者更倾向于多拍几张照片。如果植入物的位置比计划的深，有一个工具可以在拧入内植物后向后拉向髂骨以调整最终位置。

在前两个内植物被放置后，第三个内植物以同样的方式被放置。在许多情况下，第三个内植物的方向和第一个是相匹配的。手柄的位置可以画在手术单上，以帮助内植物调整方向。

使用手柄的位置，对内植物的方向进行定位。使其于第一个内植物的方向相匹配。深度钻到计划的深度（图 42.22a、b）。在这里可以看到刚刚到达骶髂关节；可以感受到它并且再进一点可以穿过骶髂关节。定位针放在后面，将另一个定位针固定在适

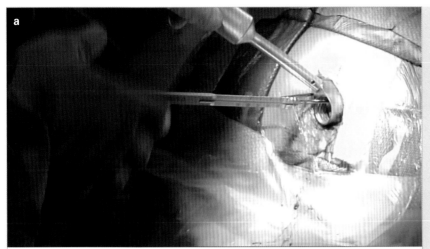

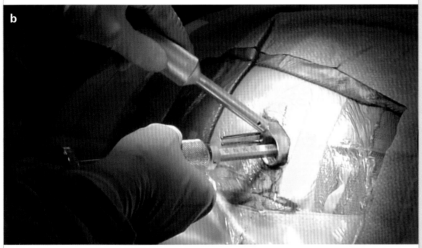

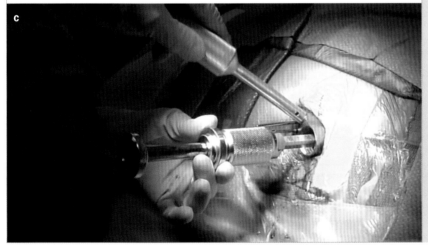

图 42.16　a. 钻孔到内植物所需深度后，去除内钻导杆，将三角形钻头置于定位针上。注意导管的位置较低，因为它现在与髂骨接触。b. 三角形钻的轨迹在视觉上和透视下均被证实与其他两个定位针是一致的。c. 三角形钻头通过髂骨和骶髂关节的两个皮质面。钻头的三角形特征精确地决定了植入物在通过骶髂关节时的角度

当的位置。内钻导针从中间取出，更换为三角形钻头。在这种情况下，定位针稍微滑出骨孔，钝定位针放置在相同的位置上。三角形钻头已经放进去了，放置在合适的深度，刚好穿过关节。在 C 臂辅助下可以确定深度（图 42.22c~e）。一旦三角钻头穿过骶髂关节，用冲击锤将其拔出。请注意，我们将其他的斯氏针保留在原位；我们发现这些斯氏针在保持轨迹、三角形钻和内植物的对齐方面很有帮助。然

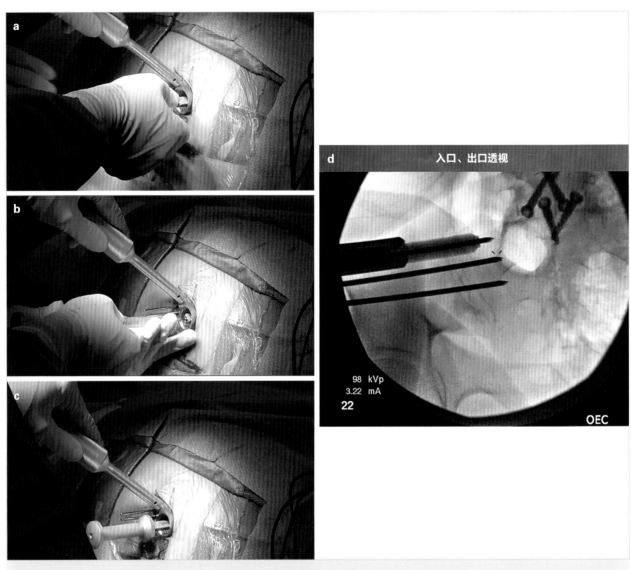

图 42.17 a. 将空心骶髂 – 骨内植物滑过定位针，同时握住固定的导管。在钻孔之后不要旋转导管手柄，三角形内植物需要与三角形导针相匹配。b. 然后将空心冲击工具滑到定位针上以推进骶髂 – 骨内植物的置入。c、d. 用锤子将骶髂 – 骨内植物推进到所需要的深度，穿过由 C 臂透视确定的骶髂关节。内植物表面粗糙，因此为内植物接触的骨表面提供了即刻稳定和骨融合的潜力

后放置第三个内植物（图 42.22f~h）。所有内植物的长度均通过 OsiriX 项目的测量而获得，然后在置入时通过 C 臂透视图像来确定。

在手术结束的时候，所有内植物在 3 个视图上均确认处于良好的位置（图 42.23a、b）。然后将斯氏针拔出（图 42.23c~e）。值得注意的是，在侧位片上，旋转方向的作用是防止内植物的碰撞，并且保留内植物之间的髂骨和骶骨的骨量。

一旦 3 个内植物均放置并确认好位置，就进行

止血和闭合（图 42.24a）。首先，更换自动撑开器，用抗生素混合液冲洗伤口。外科医生的食指可以接触到底部有植入物的 3 个肌肉孔。用外科医生的食指触诊植入物表面，在每个内植物上注射 3mL 凝血酶 – 明胶泡沫混合物（图 42.24b）。在注射之前，将注射器上的套管滑动到食指的一侧，并使针头接触到内植物。凝血酶 – 明胶泡沫混合物同样放置在其他的两个植入物点，然后移除撑开器，在手术区域按压至少 5min（图 42.24c、d）。站着时，身体稍微

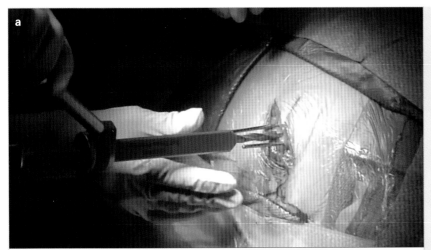

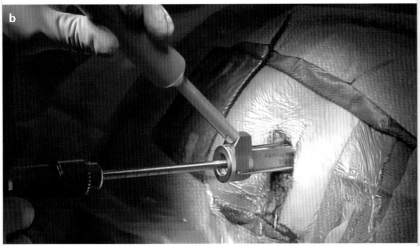

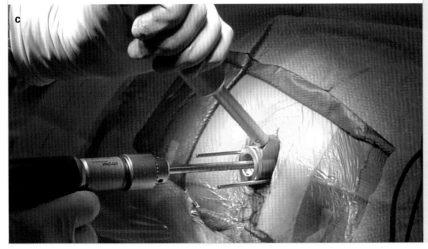

图 42.18　a. 一旦第一个内植物放置在最后的位置，第二根或第三根定位针以类似的方式置入。b. 在深筋膜和髂骨上钻孔。钻头在导轨接触髂骨时才打开，以防止钻头缠绕肌肉。c. 当钻头导轨牢牢地压在髂骨上时，开始钻孔，空心钻沿着定位针的路径进行。值得注意的是，在骶髂关节的皮质骨钻孔要比在髂骨或骶骨的松质骨更难

倾向患者，这样一些外科医生的身体重量会在伤口处推动手，使这个动作更有效。在筋膜深层进行缝合，但是一开始不打结。

将布比卡因置入创面深处有助于术后立即缓解疼痛（图 42.25）。在放置后立即对深筋膜缝线进行打结，以确保布比卡因留在深部。然后按照标准缝合方式逐层缝合。值得注意的是，不要试图关闭肌肉层或其上的深筋膜层，因为它们在术中

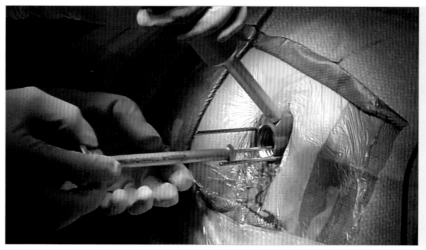

图 42.19 钻孔完成后，取出钻，将导杆的内芯换成三角形导杆。在这张图片中，导杆的内部正在移除。在这一步骤中，以及在拆除器械或导针部分的其他步骤中，在空心器械的远端插入一个额外的导针，以使导针保持在伤口的底部并且防止其被拆除。如果针从髂骨 / 骶骨出来，那么很容易更换，因为骨孔直接在导向器的底部。通常，在每个内植物孔的步骤完成以后，会进行选择性的替换，将尖钉更换为钝钉，以减少尖钉器械内移动的机会

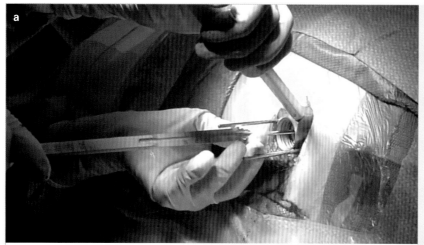

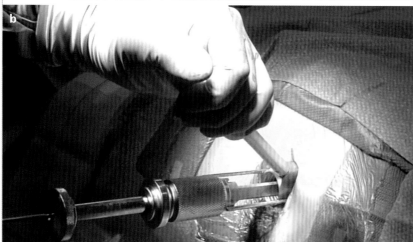

图 42.20 a. 在这张照片中，空心钻滑过中间的定位针。b. 钻在骶髂关节内嵌顿。请注意，在钻的后面有一个较长的钝头定位针，用来将导针固定在髂骨和骶骨上

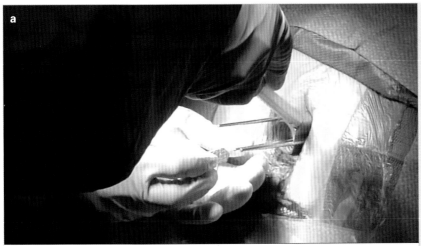

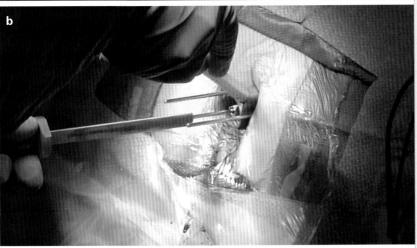

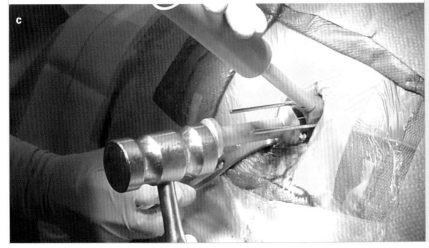

图 42.21　a. 将第二个空心内植物滑到中间的导丝上。b. 将空心内植物滑过中间的导丝，将导管固定在紧贴髂骨的位置上。c. 中间骶髂 – 骨内植物在透视引导下穿过骶髂关节

没有被观察到。闭合皮肤。然后患者被送到恢复室进行进一步护理；可以当天回家或是 24h 后出院。出院前在医院挂拐行走，以避免腿部及骶髂关节的力量。

42.5　术后护理

患者最初 6 周挂拐行走，以避免穿过骶髂关节的力。在许多病例中，手术后几个小时就开始挂拐

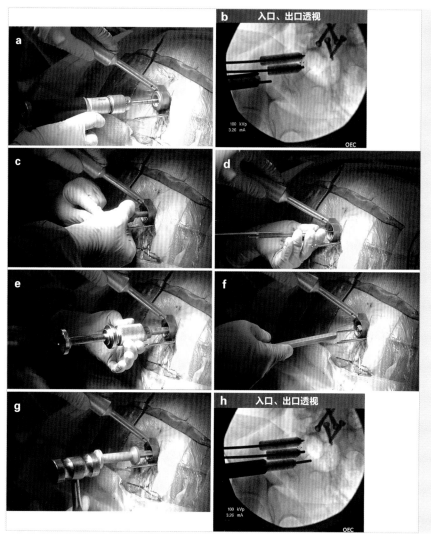

图 42.22 a、b. 第三个或者最上面的骶髂 – 骨内植物的置入和前两个是相似的，在钻孔开始前将钻头牢牢地固定在髂骨上。请注意右边的图片，前两个内植物已经放置好，钻孔导向器放置在髂骨旁。在这张照片中，导针还没有到达其轨迹的底部，后来被推到了底部。c. 在准备三角形导向器的时候内芯导杆被移除。d. 将空心钻穿过第三个或下方的内植物。e. 第三个内植物的路径被导管牢牢地固定在髂骨上。f. 将第三个骶髂 – 骨内植物滑过导丝，然后将置入工具放置在导针上。g、h. 在透视引导下将第三个植入物放置在正确位置。在右侧的图像中，内植物没有完全嵌入最终的位置，定位针比计划的更深。导针拔出大约 1in，内植物被放置在最后的位置

行走，并持续到随后的恢复期。在手术侧有限负重 6 周以后，患者开始物理治疗并逐渐增加步行距离，目标是 4 周内不受限制的步行距离。术前长期疼痛和残疾病史的患者往往有全身性的失用性肌萎缩，这可以采用 6~12 个月来解决。疼痛的药物治疗根据术前水平继续进行，然后在术后过程中尽快减少。

42.6 并发症处理

在文献检索中，以事件数除以患者总数计算不良事件报告率。在 10 组代表治疗的患者中（432 例），手术伤口问题是最常见的事件（17 例，3.9%），转子滑囊炎（8 例，2.2%），小关节疼痛（3 例，0.8%），骶髂关节复发疼痛（例如：骶髂关节疼痛初步改善，

然后疼痛明显进展，3 例，0.8%）和脚趾 / 足部麻木（2 例，0.5%；表 42.1）。神经根挤压需要翻修手术 9 例（2.1%）。没有死亡病例。

值得注意的是，与该内植物和手术相关的严重并发症似乎并不常见。根据国际临床试验标准，本系统综述中包含两个正在进行的前瞻性试验，收集所有健康方面的负面变化作为不良事件（ISO 14155：2011）。在系统综述中纳入的 18 项研究中，83% 的研究描述了一系列应用三角形的 TPS 的内植物。这种独特设计的内植物系统获得公认，能够提供关节稳定与长期融合。该装置的多孔涂层类似于用于全髋关节置换手术的假体。这种类型的涂层旨在促进骨与内植物的生物固定，并促进生物力学良好的构造。即刻固定类似于压配式的全关节。在两项长期的研

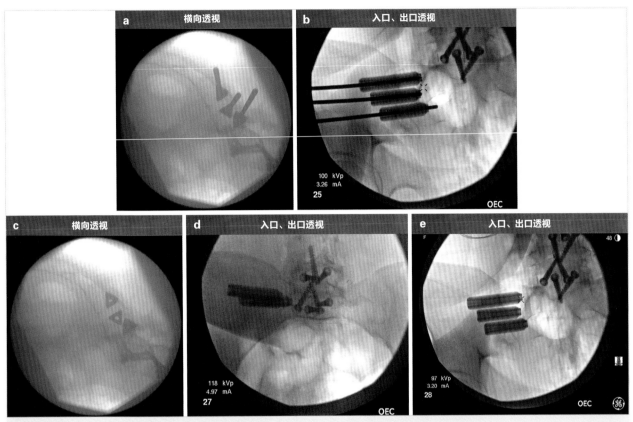

图 42.23 a、b. 在导针仍在位的情况下内植物的最终位置。c~e. 这 3 张透视图像显示了最终的侧位、入口位和出口位。注意内植物置入的时间,以避免在髂骨或骶骨内发生碰撞

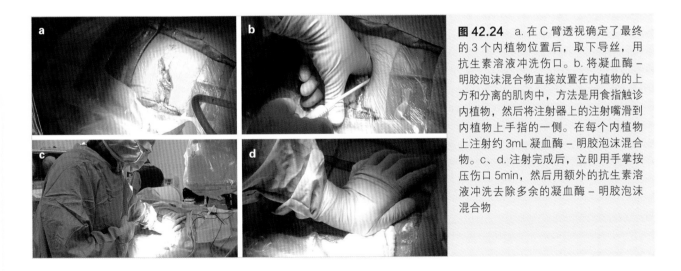

图 42.24 a. 在 C 臂透视确定了最终的 3 个内植物位置后,取下导丝,用抗生素溶液冲洗伤口。b. 将凝血酶 – 明胶泡沫混合物直接放置在内植物的上方和分离的肌肉中,方法是用食指触诊内植物,然后将注射器上的注射嘴滑到内植物上手指的一侧。在每个内植物上注射约 3mL 凝血酶 – 明胶泡沫混合物。c、d. 注射完成后,立即用手掌按压伤口 5min,然后用额外的抗生素溶液冲洗去除多余的凝血酶 – 明胶泡沫混合物

究中证实了使用这些假体可以促进骶髂关节融合。

骶髂关节功能障碍与显著的疾病负担相关,类似于观察到的其他突出的骨科疾病,例如髋关节和膝关节骨性关节炎,椎管狭窄和退行性椎体滑脱,所有这些均需要手术治疗。因此,对于非手术治疗无效的骶髂关节疼痛病例,考虑手术治疗是合理的。

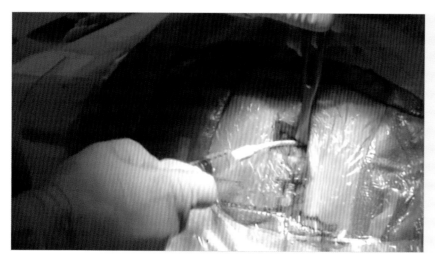

图 42.25 10mL 的布比卡因注射到伤口内，用缝线缝合在脂肪组织的深层。伤口的其余部分逐层缝合，最后在皮肤上进行美容缝合

表 42.1 报道的不良事件

并发症	患者数量
手术伤口问题（包括出血，感染和蜂窝织炎）	17
髂骨骨折	1
尾部内植物处的髂骨骨折	1
肺栓塞	1
神经根损伤需要翻修手术	9
术后短暂神经根疼痛	3
屁股痛	1
下腰痛	2
大粗隆滑囊炎	8
梨状肌综合征	3
小关节疼痛	3
侧方骶髂关节疼痛	2
复发性疼痛	3
腿疼	1
脚趾/足麻木	2
应激性膀胱失禁	1
总计	57/432（4.6%）
翻修手术率	9/432（2.1%）

临床注意事项

· 骶髂关节疼痛通常是腰椎融合术后残留疼痛的原因。

· 在考虑骶髂关节手术之前，应该先尝试骶髂关节功能障碍的非手术治疗。

· 体格检查引起的骶髂关节疼痛通过骶髂关节注射以缓解疼痛，并使用麻醉剂诊断骶髂关节障碍来验证。

· 外侧经关节的微创手术特征：减少失血量，缩短手术时间并且有助于缩短住院时间。

· 外侧经关节入路是目前优于开放手术入路的首选技术。

参考文献

[1] Salomon JA, Vos T, Hogan DR, et al. Common values in assessing health outcomes from disease and injury: disability weights measurement study for the Global Burden of Disease Study 2010. Lancet. 2012; 380(9859):2129–2143.

[2] Weksler N, Velan GJ, Semionov M, et al. The role of sacroiliac joint dysfunction in the genesis of low back pain: the obvious is not always right. Arch Orthop Trauma Surg. 2007; 127(10):885–888.

[3] Katz JN. Lumbar disc disorders and low-back pain: socioeconomic factors and consequences. J Bone Joint Surg Am. 2006; 88 Suppl 2:21–24.

[4] Kitayuguchi J, Kamada M, Okada S, Kamioka H, Mutoh Y. Association between musculoskeletal pain and trips or falls in rural Japanese community-dwelling older adults: a cross-sectional study. Geriatr Gerontol Int. 2015; 15(1):54–64.

[5] Sturesson B, Selvik G, Udén A. Movements of the sacroiliac joints. A roentgen stereophotogrammetric analysis. Spine. 1989; 14(2):162–165.

[6] Dreyfuss P, Henning T, Malladi N, Goldstein B, Bogduk N. The ability of multisite, multi-depth sacral lateral branch blocks to anesthetize the sacroiliac joint complex. Pain Med. 2009; 10(4):679–688.

[7] Fortin JD, Dwyer AP, West S, Pier J. Sacroiliac joint: pain referral maps upon applying a new injection/arthrography technique. Part I: asymptomatic volunteers. Spine. 1994; 19(13):1475–1482.

[8] Bernard TN, Jr, Kirkaldy-Willis WH. Recognizing specific characteristics of nonspecific low back pain. Clin Orthop Relat Res. 1987(217):266–280.

[9] Maigne JY, Aivaliklis A, Pfefer F. Results of sacroiliac joint double block and value of sacroiliac pain provocation tests in 54 patients with low back pain. Spine. 1996; 21(16):1889–1892.

[10] Schwarzer AC, Aprill CN, Bogduk N. The sacroiliac joint in chronic low back pain. Spine. 1995; 20(1):31–37.

[11] Sembrano JN, Polly DW, Jr. How often is low back pain not coming from the back? Spine. 2009; 34(1):E27–E32.

[12] Al-Khayer A, Hegarty J, Hahn D, Grevitt MP. Percutaneous sacroiliac joint arthrodesis: a novel technique. J Spinal Disord Tech. 2008; 21(5):359–363.

[13] Slinkard N, Agel J, Swiontkowski MF. Documentation of outcomes for sacroiliac joint fusion: does prior spinal fusion influence the outcome? Eur Spine J. 2013; 22(10):2318–2324.

[14] Bolt P, Wahl M, Schofferman J. The roles of the hip, spine, sacroiliac joint, and other structures in patients with persistent pain after back surgery. Semin Spine Surg. 2008; 20(1):14–19.

[15] Maigne JY, Planchon CA. Sacroiliac joint pain after lumbar fusion. A study with anesthetic blocks. Eur Spine J. 2005; 14(7):654–658.

[16] Slipman CW, Shin CH, Patel RK, et al. Etiologies of failed back surgery syndrome. Pain Med. 2002; 3(3):200–214, discussion 214–217.

[17] Yoshihara H. Sacroiliac joint pain after lumbar/lumbosacral fusion: current knowledge. Eur Spine J. 2012; 21(9):1788–1796.

[18] Ha K-Y, Lee J-S, Kim K-W. Degeneration of sacroiliac joint after instrumented lumbar or lumbosacral fusion: a prospective cohort study over five-year follow-up. Spine. 2008; 33(11):1192–1198.

[19] DePalma MJ, Ketchum JM, Saullo TR. Etiology of chronic low back pain in patients having undergone lumbar fusion. Pain Med. 2011; 12(5):732–739.

[20] Lorio MP, Rashbaum R. ISASS policy statement - minimally invasive sacroiliac joint fusion. Int J Spine Surg. 2014; 8:25.

[21] Spiker WR, Lawrence BD, Raich AL, Skelly AC, Brodke DS. Surgical versus injection treatment for injection-confirmed chronic sacroiliac joint pain. Evid Based Spine Care J. 2012; 3(4):41–53.

[22] Patel N. Twelve-month follow-up of a randomized trial assessing cooled radiofrequency denervation as a treatment for sacroiliac region pain. Pain Pract. 2016; 16(2):154–167.

[23] Goldthwait J, Osgood R. A consideration of the pelvic articulations from an anatomical, pathological and clinical standpoint. Boston Med Surg J. 1905; 152(21):593–601.

[24] Duhon BS, Cher DJ, Wine KD, Lockstadt H, Kovalsky D, Soo CL. Safety and 6-month effectiveness of minimally invasive sacroiliac joint fusion: a prospective study. Med Devices (Auckl). 2013; 6:219–229.

[25] Waisbrod H, Krainick JU, Gerbershagen HU. Sacroiliac joint arthrodesis for chronic lower back pain. Arch Orthop Trauma Surg. 1987; 106(4):238–240.

[26] Smith AG, Capobianco R, Cher D, et al. Open versus minimally invasive sacroiliac joint fusion: a multi-center comparison of perioperative measures and clinical outcomes. Ann Surg Innov Res. 2013; 7(1):14.

[27] Ledonio CG, Polly DW, Jr, Swiontkowski MF. Minimally invasive versus open sacroiliac joint fusion: are they similarly safe and effective? Clin Orthop Relat Res. 2014; 472(6):1831–1838.

[28] Ledonio CG, Polly DW, Jr, Swiontkowski MF, Cummings JT, Jr. Comparative effectiveness of open versus minimally invasive sacroiliac joint fusion. Med Devices (Auckl). 2014; 7:187–193.

[29] Lindsey DP, Perez-Orribo L, Rodriguez-Martinez N, et al. Evaluation of a minimally invasive procedure for sacroiliac joint fusion - an in vitro biomechanical analysis of initial and cycled properties. Med Devices (Auckl). 2014; 7:131–137.

[30] Soriano-Baron H, Lindsey DP, Rodriguez-Martinez N, et al. The effect of implant placement on sacroiliac joint range of motion: posterior versus transarticular. Spine. 2015; 40(9):E525–E530.

[31] Heiney J, Capobianco R, Cher D. A systematic review of minimally invasive sacroiliac joint fusion utilizing a lateral transarticular technique. Int J Spine Surg. 2015; 9:40.

[32] Liberati A, Altman DG, Tetzlaff J, et al. The PRISMA statement for reporting systematic reviews and meta-analyses of studies that evaluate health care interventions: explanation and elaboration. Ann Intern Med. 2009; 151(4): W65–W94.

[33] Zaidi HA, Montoure AJ, Dickman CA. Surgical and clinical efficacy of sacroiliac joint fusion: a systematic review of the literature. J Neurosurg Spine. 2015; 23(1):59–66.

[34] SI-BONE, Inc. Sacroiliac Joint Pain. Diagnostic Algorithm for SI Joint Pain. Available at: www.si-bone.com/risks; 2017.

[35] Cummings J, Jr, Capobianco RA. Minimally invasive sacroiliac joint fusion: one-year outcomes in 18 patients. Ann Surg Innov Res. 2013; 7(1):12.

[36] Gaetani P, Miotti D, Risso A, et al. Percutaneous arthrodesis of sacro-iliac joint: a pilot study. J Neurosurg Sci. 2013; 57(4):297–301.

[37] Khurana A, Guha AR, Mohanty K, Ahuja S. Percutaneous fusion of the sacroiliac joint with hollow modular anchorage screws: clinical and radiological outcome. J Bone Joint Surg Br. 2009; 91(5):627–631.

[38] Rudolf L. Sacroiliac joint arthrodesis-mis technique with titanium implants: report of the first 50 patients and outcomes. Open Orthop J. 2012; 6:495–502.

[39] Rudolf L. MIS Sacroiliac (SI) Joint Fusion in the Context of Previous Lumbar Spine Fusion: 50 Patients with 24 Month Follow up. Paper presented at: International Society for the Advancement of Spine Surgery, Vancouver, BC, Canada, 2013.

[40] Rudolf L, Capobianco R. Five-year clinical and radiographic outcomes after minimally invasive sacroiliac joint fusion using triangular implants. Open Orthop J. 2014; 8:375–383.

[41] Sachs D, Capobianco R. One year successful outcomes for novel sacroiliac joint arthrodesis system. Ann Surg Innov Res. 2012; 6(1):13.

[42] Sachs D, Capobianco R. Minimally invasive sacroiliac joint fusion: one-year outcomes in 40 patients. Adv Orthop. 2013; 2013:536128.

[43] Schroeder JE, Cunningham ME, Ross T, Boachie-Adjei O. Early results of sacroiliac joint fixation following long fusion to the sacrum in adult spine deformity. HSS J. 2014; 10(1):30–35.

[44] Mason LW, Chopra I, Mohanty K. The percutaneous stabilisation of the sacroiliac joint with hollow modular anchorage screws: a prospective outcome study. Eur Spine J. 2013; 22(10):2325–2331.

[45] Vanaclocha V, Verdú-López F, Sánchez-Pardo M, et al. Minimally invasive sacroiliac joint arthrodesis: experience in a prospective series with 24 patients. J Spine. 2014; 03(5):185.

[46] Sachs D, Capobianco R, Cher D, et al. One-year outcomes after minimally invasive sacroiliac joint fusion with a series of triangular implants: a multicenter, patient-level analysis. Med Devices (Auckl). 2014; 7:299–304.

[47] Whang P, Cher D, Polly D, et al. Sacroiliac joint fusion using triangular titanium implants vs. non-surgical management: six-month outcomes from a prospective randomized controlled trial. Int J Spine Surg. 2015; 9:6.

[48] Wise CL, Dall BE. Minimally invasive sacroiliac arthrodesis: outcomes of a new technique. J Spinal Disord Tech. 2008; 21(8):579–584.

[49] McGuire RA, Chen Z, Donahoe K. Dual fibular allograft dowel technique for sacroiliac joint arthrodesis. Evid Based Spine Care J. 2012; 3(3):21–28.

[50] Giannikas KA, Khan AM, Karski MT, Maxwell HA. Sacroiliac joint fusion for chronic pain: a simple technique avoiding the use of metalwork. Eur Spine J. 2004; 13(3):253–256.

[51] Buchowski JM, Kebaish KM, Sinkov V, Cohen DB, Sieber AN, Kostuik JP. Functional and radiographic outcome of sacroiliac arthrodesis for the disorders of the sacroiliac joint. Spine J. 2005; 5(5):520–528, discussion 529.

[52] Güner G, Gürer S, Elmali N, Ertem K. Anterior sacroiliac fusion: a new videoassisted endoscopic technique. Surg Laparosc Endosc. 1998; 8(3):233–236.

[53] Schütz U, Grob D. Poor outcome following bilateral sacroiliac joint fusion for degenerative sacroiliac joint syndrome. Acta Orthop Belg. 2006; 72(3):296–308.

[54] Lorio MP, Polly DW, Jr, Ninkovic I, Ledonio CG, Hallas K, Andersson G. Utilization of minimally invasive surgical approach for sacroiliac joint fusion in surgeon population of ISASS and SMISSmembership. Open Orthop J. 2014; 8:1–6.

[55] Miller LE, Reckling WC, Block JE. Analysis of postmarket complaints database for the iFuse SI Joint Fusion System®: a minimally invasive treatment for degenerative sacroiliitis and sacroiliac joint disruption. Med Devices (Auckl). 2013; 6:77–84.

[56] Cher D, Polly D, Berven S. Sacroiliac joint pain: burden of disease. Med Devices (Auckl). 2014; 7:73–81.

第43章 腰椎间盘置换：人工椎间盘

Fred H. Geisler

刘庆祖 任博文 刘建恒 毛克亚 / 译

摘要

在30年前，首次报道了腰椎关节置换术在临床上治疗腰椎退行性椎间盘疾病。早期的设备经历了几项机械改进，包括改变灭菌程序以确保长期可用性，并逐步发展为最终的CHARITÉ Ⅲ。食品和药品监督管理局（FDA）对CHARITÉ Ⅲ腰椎人工椎间盘进行了随机对照试验研究，该试验将椎间盘置换术与前路腰椎椎间融合术进行了比较。该试验于2005年开展，此后多种其他腰椎人工间盘装置相继研发成功，并且正在美国和欧洲进行或完成临床试验。由于腰椎全椎间盘置换术需要在美国市场批准之前成功完成随机对照试验，所以腰椎关节置换术设备经历了比任何其他脊柱医疗设备都要多的审查和临床评估。尽管随机研究最初计划进行2年随访研究，但所有研究的总随访期延长至5年。这些前瞻性随机临床试验为腰椎间盘置换术的安全性和有效性提供了大量证据。此外，对腰椎间盘置换术在矢状位和运动的影响、可能的不良事件和再次手术以及最佳患者选择和适应证方面也有很深研究。已经提交的卫生经济学论文旨在了解这项新技术的社会影响。本综述章节旨在概述与脊柱关节置换术相关的外科技术和临床研究。

关键词：腰椎关节置换术，椎间盘置换术，腰椎人工椎间盘，临床试验，统计分析，腰椎，翻修，再手术，腰椎融合，随机研究，食品和药品监督管理局研究器械豁免随机对照试验，关节融合术，既往手术，年龄影响

43.1 引言

已经发展的多种椎间盘手术用来处理椎间盘中的异常，包括髓核突出、椎间盘退行性疾病和节段性不稳定。近年来，脊髓造影、磁共振成像（MRI）、激发性椎间盘造影、诊断块和具有静脉与鞘内造影剂的高分辨率计算机断层扫描（CT）技术的发展提高了对这些异常诊断的准确性。在过去的15年中，还出现了多项技术进展以帮助治疗椎间盘疾病，包括刚性节段椎弓根螺钉固定（已证明与非器械融合相比可提高融合率）、碳纤维增强聚合物融合器和放置在前柱的同种异体植骨融合器以促进前柱融合；脱矿质骨基质、血小板衍生自体生长因子、骨形态发生蛋白和多种骨移植替代物，这些骨移植替代物可以消除或减少腰椎融合手术时取自体髂骨。在过去的10年中，人们还认识到，除了后路器械和关节固定术外，椎间稳定和关节融合术还能提高腰椎总融合率。椎间融合可以通过单独的切口在前方完成，也可以通过后路腰椎间融合术或经椎间孔腰椎间融合术在后方完成。腹腔镜手术也已在脊柱手术中用于前方融合器置入，并且后路和后外侧的微创技术已经出现。同时，还有几种椎间盘内治疗技术，包括椎间盘中心内部减压或后方纤维环加热，以最大限度地减少患者的手术不适，同时可能缓解一些腰部症状。

43.2 人工椎间盘的优势

然而，所有上述技术要么掩盖了真正的疾病过程，要么消除了关节运动及其正常的生理功能。

使用腰椎人工椎间盘技术，我们现在有能力解决问题并恢复正常的解剖结构和生理运动，而不是简单地融合腰椎。因为其无法支撑身体的重量，关节本身的运动引起疼痛，所以融合术在许多情况下都有效。因此，当关节融合时，它不再运动、运动就不会引起疼痛。然而，作为消除融合节段运动的直接后果，融合确实会导致融合节段邻近关节的应力和运动增加。腰椎人工椎间盘技术不仅是为了保持运动，而且是为了纠正退行性椎间盘中可能存在的异常运动，恢复椎间盘高度、脊柱前凸和正常的瞬时旋转轴。这样，与动态稳定段相邻的关节将不会受到异常载荷和运动的影响。继人工膝关节和人工髋关节之后，希望通过人工椎间盘的这项新技术在腰椎治疗方面也能出现的良好效果。

与腰椎融合术相比，腰椎人工椎间盘的优势在于它能再现正常椎间盘的生物力学。此外，它还减少了传递到相邻节段的机械应力，有望减缓或停止相邻水平的退行性变化。实行椎间盘全切除术防止了椎间盘突出的发生，并有望延缓动态稳定节段的脊椎病、狭窄和不稳定。通过恢复解剖椎间盘高度，人工椎间盘增加出口椎间孔高度并防止在稳定水平

的神经根受压。

用于腰椎人工椎间盘治疗的典型病变是腰椎节段在垂直高度上塌陷，表现出正常脊柱前凸的丧失，相邻椎体的终板改变和屈伸运动的减少。受影响的椎间盘间隙终板发生变化，屈伸时几乎没有运动。由于椎间盘空间退行性状态的机械变化，这种自然疾病过程已经在相邻水平上施加了更多的力。腰椎人工椎间盘将恢复腰椎正常的运动、高度和脊柱前凸，并减少相邻节段的受力。因此，与非手术退行性状态的自然病程相比，腰椎人工椎间盘可能产生有益效果。

43.3　腰椎人工椎间盘设计

腰椎人工椎间盘的设计有非常严格的要求，必须具有极好的机械强度和耐用性。它们的设计寿命长达几十年，因为其中许多设备将被置入年轻人体内。在 40 年的使用寿命内，进行 5 000 000 次运动循环的机械测试是一项典型的设计标准。基础材料需要具有良好生物相容性，不能由于基础材料反应或任何碎片导致周围炎症反应。这些装置的基础材料或潜在碎片不能引起有机毒性或致癌反应。腰椎人工椎间盘的生物力学性能要求非常严格，因为它们需要模拟正常椎间盘的完整生物力学。这种正常运动包括在全部的 3 个运动平面（x、y 和 z 轴）中的平移和旋转。植入物的几何形状和材料将决定统计配置、动态运动和运动的任何限制性质。腰椎人工椎间盘在椎间盘空间中的确切位置由其生物力学设计决定。不同的设计需要不同的放置精度——植入物的"最佳位置"。与使用滑动芯或弹性聚合物的设备相比，固定轴间盘可能需要更高的放置精度。

腰椎人工椎间盘的历史可以追溯到 35 年前，Fernström 首次将球形金属球放入椎间盘空间。值得注意的是，这些患者中大多数出现金属球迁移到椎体中，随后椎间盘空间塌陷。最近，正在研发吸水性凝胶或充满液体的圆柱囊替代髓核，用于在标准椎间盘切除术后使用，其中椎间盘仍将空间保持在正常高度。这些凝胶目前正在开发中，尚未开始美国食品和药品监督管理局的试验。在严重退行性改变后更换整个椎间盘包括多种设计，例如机械轴承装置和由钴铬或钛制成的金属端板之间的橡胶 / 硅胶 / 聚合物核，具有骨长入终板表面的潜力。

尽管许多不同的脊柱动态稳定系统都属于"人工椎间盘"的范畴，但它们需要进行分类，因为它们具有不同的适应证和适用于不同的疾病状态。第一类腰椎人工椎间盘装置用于防止游离椎间盘突出

手术后腰椎间盘间隙塌陷。这些装置设计放置在椎间盘中央以避免在随后的几年中发生的继发变化并且有望维持数十年的稳定，从而消除日后融合术或重建椎间盘空间的需要。第二类装置适用于严重椎间盘源性腰痛患者，其椎间盘高度下降但前凸正常，椎间不稳定。这套装置需要良好的椎间关节、后纵韧带和肌肉结构，因为其是仅替换整个退行性腰椎关节的椎间盘组件。这些目前被称为"腰椎人工间盘"，也是本章剩余部分的讨论重点。

4 种不同的腰椎人工间盘参加了美国食品和药品监督管理局（FDA）临床试验（ProDisc、Maverick、FlexiCore 和 Kineflex），两种设计已完成试验并获得上市许可（CHARITÉ 和 ProDisc-L；图 43.1）。值得注意的是，这些装置不能替代后柱退行性改变，也不会加剧后柱退行性改变。事实上，人工椎间盘手术的禁忌证是椎间盘突出症或伴有小关节肥大和潜在或持续神经根受压的严重脊髓病变。第三类装置会增加后柱硬度，其中一个装置目前正在进行临床试验，其他装置在欧洲外科系列中有所报道。第四类是全腰椎关节置换术，它将替换前部和后部结构。目前，FDA 没有此类装置，其他地方也没有此类置入设备。在腰椎中，除了具有连接到骨性终板上的金属末端的硬植入物外，还有一些软植入物，这种软植入物由具有潜在层压的全弹性或填充一些流体或基质的纤维袋制成。目前，没有任何软植入物处于 FDA 试验中。

目前用于腰椎人工椎间盘置换设计的轴承表面技术解决方案都存在潜在的基础材料问题。从广义上讲，这些基础材料分为 3 个不同的类别：金属 - 金属设计、金属 - 陶瓷设计和金属 - 塑料设计。金属 - 金属设计可能存在金属和（或）金属离子碎片问题；金属 - 陶瓷设计中陶瓷组件有破碎风险；金属 - 塑料设计存在塑料磨损问题。起初人们认为，由于长期过度磨损，与金属 - 塑料轴承表面相关的磨损似乎使其无法用于腰椎。这一初步意见是从熟知的事实推断出来的，这一事实是当前人工髋关节和膝关节中的塑料部件的使用寿命为 10 年，随后需要翻修。由于腰椎人工椎间盘是由钴铬和高密度聚乙烯这些相同的基础材料制成的，因此可以推断腰椎人工椎间盘也需要每 10 年更换一次塑料芯。然而，3 个事实驳斥了这个看似常识性的想法。首先，每走一步，髋关节和膝关节大约会移动 50°，而腰椎只会倾斜几度。这大大降低了一个数量级以上的"砂纸效果"。其次，在腰部设计中，高密度聚乙烯不受限制，但在侧面是开放的。这与髋关节形成鲜明对比，髋关节置入的塑料被限制在球 / 窝形关节中。在髋关节中，受到限制的金属 - 塑料界面处出现的高压点

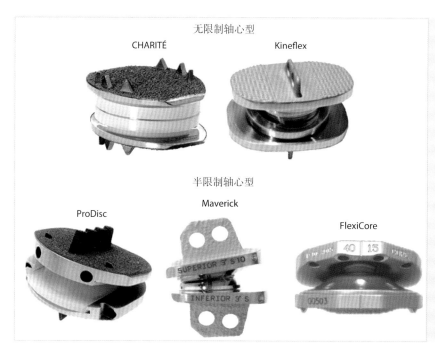

图 43.1 已完成 FDA 临床试验的腰椎人工椎间盘，分为无限制和半限制（固定轴心）设计

大大加速了塑料的磨损。由于塑料在腰部应用中不受限制的性质，所以没有磨损加速压力点产生。此外，欧洲有很好的经验，即植入物 10 年没有塑料磨损，这验证了腰椎人工椎间盘塑料植入物的预期寿命远大于髋部和膝关节植入物的预期寿命。

目前正在颈椎中研究和测试另一类动态稳定装置。这些装置虽然也被称为"人工椎间盘"，但它们与腰椎人工椎间盘有很大不同。首先，颈椎间盘承受的负荷远低于腰椎间盘，并且它们具有不同的生物力学特性。但更重要的是，在颈椎中，引起神经根病和（或）脊髓病的骨性病变和骨赘是主要的干预原因，并不是单纯的轴向颈部疼痛，这就像人工椎间盘的腰椎适应证（轴向背痛）一样。要研究的潜在患者组和变量在颈椎和腰椎人工椎间盘研究之间有很大不同。此外，在腰椎研究中取得的结果不一定可以直接应用到颈椎研究中。

综上所述，所有人工椎间盘均不相同。在设计、疾病治疗和预期结果方面，颈椎和腰椎植入物之间将存在重要的生物力学差异。在选择最佳治疗方案之前，医生需要考虑多个方面，包括正在治疗的疾病，是否具有正常的椎间盘高度，以及患者是否患有椎间盘源性腰痛、骨赘和（或）小关节疾病。

43.3.1 Acroflex 腰椎人工椎间盘

最早的保护腰椎运动植入物是 Acroflex 椎间盘。它由两个钛板和硫化橡胶芯组成，由克利夫兰的 A.

Steffee 博士设计。在体外和体内模型中使用椎间盘置换术后，研究脊柱运动学、组织学骨整合和颗粒磨损碎片。还在非人类灵长类动物模型中研究了 Acroflex 椎间盘的骨骼生长到金属终板情况。3 年的随访研究表明在少数患者（n=6）中，结果令人满意，仍需继续进行更大规模的研究。然而，由于在薄层 CT 检查中检测到弹性体的机械故障，还发现了骨溶解的病例，更大规模和更长期的关键研究并未开展。尽管已发现这种设计存在缺陷，但它为腰椎间盘的设计奠定了基础。

43.3.2 ProDisc-L 人工腰椎间盘

最初的 ProDisc-L 产品是在 20 世纪 80 年代后期由法国骨科脊柱外科医生 Thierry Marnay 设计的。1990 年 3 月至 1993 年 2 月，Marnay 博士为 64 例患者置入了这种人工椎间盘，并对这些患者进行了随访。在手术后 7~10 年，他找到 61 例幸存患者中的 58 例，随访率为 95%。当时，他发现所有的植入物都完好无损，而且功能正常。没有出现植入物移位或失败现象。此外，与围术期照片相比，随访 X 线片上没有显示骨终板下沉迹象。患者主诉背痛和腿部疼痛症状明显减少，其中 92.7% 的患者对该手术的结果感到满意或非常满意。在这项研究中，2/3 的患者有单层植入物，1/3 的患者有两层植入物。一级和二级疾病之间没有差异。最重要的是，在这次长期随访中，没有发生与设备相关的安全问题、不良反应、并发症和不良事件。该 ProDisc-L 是基于球形关节设计的，具有金属端板。目前的 ProDisc-L（Synthes；图 43.2）于 2006 年 8 月获得 FDA 批准，它由两个钴铬端板和一个高密度聚乙烯芯组成。它的中线上有一个鳍，用于辅助稳定和定位。由于高密度聚乙烯固定在下盘上，所以它起到固定枢轴设

计的作用，并且瞬时旋转轴在下半部分而不是在椎间盘空间内。

ProDisc-L 已开展 FDA 临床研究。该研究的 2 年随访结果在 2007 年发表，根据多个临床标准，ProDisc-L 显示具有良好的临床结果。Zigler 和 Delamarter 以及 Zigler 等发表了 5 年随访数据，患者手术后症状缓解

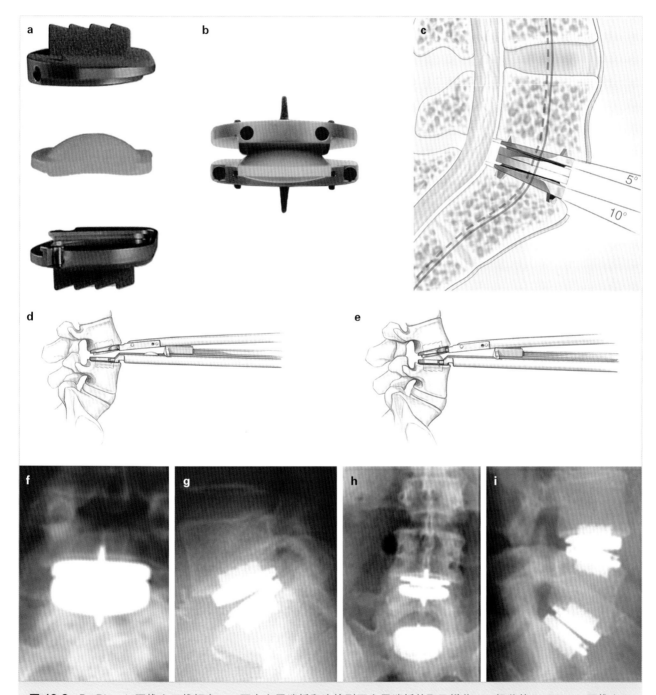

图 43.2 ProDisc-L 腰椎人工椎间盘。a. 两个金属端板和连接到下金属端板的聚乙烯芯。b. 组装的 ProDisc-L 腰椎人工椎间盘。c~e. 将 ProDisc-L 人工椎间盘置入 L4~L5 椎间隙的步骤。f、g. L5~S1 单节段 ProDisc-L 稳定。h、i. L4~L5 和 L5~S1 双节段 ProDisc-L 稳定

明显并且在整个 5 年随访期间得以维持。该研究还详细报告在邻近腰椎水平的退化变化，发现保持节段运动范围（ROM）的 ProDisc-L 病例与邻近水平疾病发生率显著降低相关。类似于单节段 ProDisc-L，使用双节段 ProDisc-L 已被证明可以提高视觉模拟评分（VAS）和 Oswestry 残疾指数分数。

43.3.3 Maverick、FlexiCore、Kineflex、Mobidisc 和 Activ-L 腰椎人工椎间盘

其他 4 种全椎间盘置换植入物，Maverick、FlexiCore、Kineflex 和 Mobidisc，大约在 10 年前开始参与 FDA 临床试验，并已完成 2 年随访（图 43.3）。值得注意的是，Kineflex 和 Mobidisc 研究中的数据报告不完整，所以它们没有出现在最近对全椎间盘置换文献的审查中。结果是，所有这 4 项前瞻性研究未完全在文献中进行报告，在很大程度上，这是因为报销保险的可能性小，而且未来 FDA 监管将会面临在一些金属对金属髋关节假体中与真实金属碎片问题相关的潜在的金属对金属轴承问题。这些研究缺乏完整的报告，留下了几个悬而未决的问题，实际上这些问题可以由这些研究来回答。

这些问题包括椎间盘置换中金属对金属轴承表面的安全性，以及在 Maverick 研究中使用 BMP-2 与金属前路腰椎间融合（ALIF）植入物的长期安全性。尽管整个系列的报告不佳，但有关这些研究的一些论文提供了有价值的信息，例如 Activ-L 和 Mobidisc 椎间盘置换在 2 例患者中的组织学结果，以及椎间盘置换的生物力学，通过长达 5 年半的随访检查关于旋转中心不匹配的临床结果和屈伸 ROM。

一种较新的腰椎全椎间盘置换 Activ-L（B. Braun；Aesculap，Tuttlingen，Germany）刚刚于 2015 年完成 FDA 临床试验。这种新设计是磨损模拟测试的结果，用于预测椎间盘置换术的中长期临床磨损行为和人体尸体脊柱的生物力学分析。

Zander 等使用已验证的腰骶椎有限元模型来比较不同人工椎间盘（CHARITÉ、ProDisc、Activ-L）

运动学对脊柱生物力学的总椎间盘置换术影响的结果。由于人工椎间盘引起的脊柱运动学改变远远超过了中间植入物的差异，而小关节接触力的改变很大程度上取决于植入物和负载情况。

此外，Wiechert 评论了 Activ-L 椎间盘置换的模块化设计，该设计使得使用长钉或一个或两个龙骨的灵活锚固成为可能。该设计还讨论了包含超高分子量聚乙烯（UHMWPE）嵌体移动的半约束设计的优点。Lu 等通过前瞻性和回顾性研究报告了中国的早期经验，发现其临床结果与其他形式的椎间盘源性腰痛的治疗技术相当。

43.3.4 CHARITÉ 人工椎间盘

CHARITÉ 人工椎间盘（DePuy Spine，Raynham，MA）旨在恢复椎间盘空间高度和运动段灵活性，并复制正常运动段的运动学和动力学。它旨在恢复解剖前凸，这将导致正常的小关节运动负荷增加（图 43.4）。CHARITÉ 人工椎间盘由两块铬钴金属合金端板和一个高密度聚乙烯自由浮动芯组成。浮动芯提供了理论上的优势，这使得垫片在定期脊柱运动期间在椎间盘空间内动态移动，在屈曲时向后移动，在腰椎伸展时向前移动。这不仅在正常的运动过程中减少了关节结构的载荷，而且还容许植入物轻微偏离中心的定位。

自 1987 年以来，已经发表的几项临床研究记录了欧洲对这种椎间盘的使用经验。现在全球范围内这种解剖椎间盘置换术已超过 11 000 例。Cinotti 等在 1996 年报告了对 46 例意大利患者进行的 2~5 年的随访。结果没有发生置入失败的问题，但报告了因持续疼痛而再次手术的比率为 19%。总体满意度为 63%。Lemaire 于 1997 年报道了他对 105 例患者进行了平均 51 个月的随访，79% 的患者状态良好并且没有出现植入物失败。Zeegers 等于 1999 年报道了 50 例荷兰患者，在 2 年随访中 70% 的患者状态良好。

最近，Lemaire 等报告了 CHARITÉ 人工椎间盘的临床和放射学的长期随访结果，随访期至少为 10

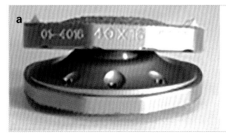
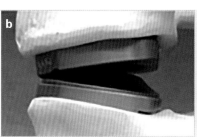

图 43.3 FlexiCore 腰椎人工椎间盘的前后视图（a）和侧视图（b）。这是一种金属对金属装置，端板连接处具有一些轮廓，以匹配正常解剖结构和终板

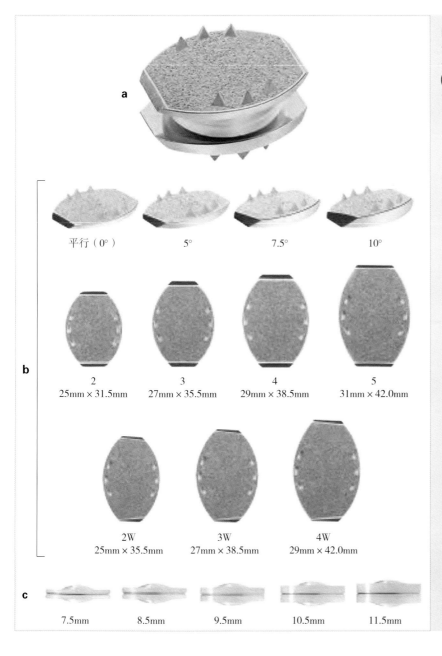

图 43.4　CHARITÉ 人工椎间盘。a. 完全组装的构造和拆卸部件，显示出两个金属端板（b）和超高密度聚乙烯芯（c）。请注意可用的各种尺寸的封装。金属端板也有不同的角度

a

b

平行（0°）　　5°　　7.5°　　10°

2　　3　　4　　5
25mm × 31.5mm　27mm × 35.5mm　29mm × 38.5mm　31mm × 42.0mm

2W　　3W　　4W
25mm × 35.5mm　27mm × 38.5mm　29mm × 42.0mm

c

7.5mm　　8.5mm　　9.5mm　　10.5mm　　11.5mm

年。在 107 例接受 CHARITÉ 人工椎间盘治疗的患者中，100 例患者接受了至少 10 年的随访（范围：10~13.4 年）。共置入 147 个假体，其中 54 例患者进行单节段手术，45 例患者进行双节段手术，1 例患者进行三节段手术。结果发现，62% 的患者结果优异，28% 结果良好，10% 结果较差。在符合重返工作条件的 95 例患者中，88 例（91.5%）回到与手术前相同的工作岗位，或从事不同的工作。所有节段的平均屈伸运动为 10.3°（L3~L4 为 12.0°，L4~L5 为 9.6°，L5~S1 为 9.2°）。2 例患者的假体出现轻微下沉，但无须进一步手术。没有发现假体半脱位，也没有发现自发性关节融合的病例。有 1 例椎间盘高度损失 1mm。5 例患者需要进行二次后关节融合术。90% 的良好或优异的临床结果率和 91.5% 的复工率的结果不亚于文献中所描述的融合治疗腰椎间盘源性腰痛的结果。Lemaire 等得出的结论是，在至少 10 年的随访中，CHARITÉ 人工椎间盘表现出出色的屈伸和侧向 ROM，没有明显的并发症。

对 CHARITÉ 人工椎间盘的 FDA 研究于 2000 年 5 月启动患者招募，得克萨斯脊柱研究所作为主要机构。从那时起，所有患者都参加了食品和药品监督管理局多中心研究，并于 2003 年 12 月完成了为期 2 年的完整随访。在随机分组之后，这些中心可以在有限的基础上使用 CHARITÉ 人工椎间盘来作为

持续访问研究的一部分。FDA 于 2004 年 10 月 26 日批准 CHARITÉ 人工椎间盘在美国销售。FDA 指出：CHARITÉ 人工椎间盘适用于骨骼成熟的椎间盘源性腰背痛的患者，L4~S1 节段脊柱关节成形术。椎间盘退行性病变被定义为椎间盘源性腰痛，并伴有已经有患者病史和放射学研究证实的椎间盘退变。这些椎间盘源性背痛患者在相关节段的脊椎滑脱不应超过 3mm。在置入 CHARITÉ 人工椎间盘之前，接受 CHARITÉ 人工椎间盘的患者应该已经进行了至少 6 个月的保守治疗并且以失败告终。

CHARITÉ 人工椎间盘有多种基本金属尺寸以适应不同尺寸的椎间盘空间。此外，还有各种终板角度以匹配椎间盘空间解剖结构。塑料芯插入两个金属端板之间，并且有多种高度。终板尺寸、角度和高度在术中完成。CHARITÉ 人工椎间盘在椎间盘空间的上下骨端板上置入了铬钴金属端板，在高度抛光的插入界面之间置入了一个 UHMWPE 芯。聚乙烯芯和金属端板之间的曲率略有不同，这使得芯可以滑动。椎间盘插入后，脊柱应力以正常方式通过前柱向下传递。核心平移允许重复解剖平移（图 43.5~图 43.7）。在正常生理情况下，屈伸运动和侧弯运动过程中会有轻微的平移。正常的椎间盘能够进行这

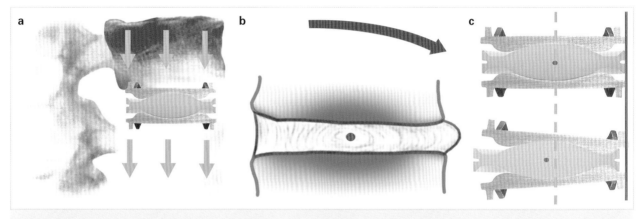

图 43.5 a. CHARITÉ 人工椎间盘置入脊柱模型显示了该装置的位置以及它如何向前柱传递力。b. 正常腰椎间盘在屈伸运动中的平移。c. CHARITÉ 人工椎间盘的滑动核心中可以进行平移来模拟这种平移运动

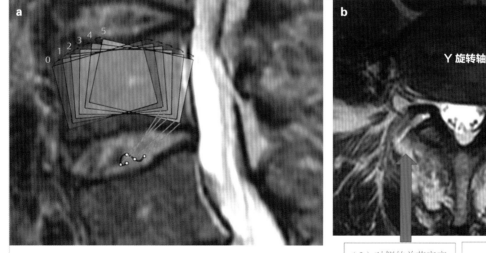

图 43.6 a. 屈伸视图显示瞬时旋转轴以及它在此运动期间如何以阿尔法型模式变化。b. 围绕一个固定点的纯 y 轴旋转，展示了后部元件如何摆动，在一个小平面上产生的更大的力

种平移。在正常情况下矢状旋转（屈曲－伸展）中，瞬时旋转轴通常位于椎间盘的中心。CHARITÉ 人工椎间盘复制了这个动作。同样，冠状运动也有这种轻微的平移，以重现完整椎间盘空间的正常生物力学。轴向旋转还需要轻微的旋转－平移耦合，以减少对后方关节突的作用力。椎间盘空间中枢轴点上的纯轴向旋转将导致一个小关节的直接压缩，同时向另一个小关节释放压力。如果把固定枢轴设计与滑芯设计进行比较，则固定枢轴设计中的刻面压力会比滑芯设计中的要大。滑芯设计对那些最需要帮助的患者的确切临床收益将取决于目前正在进行的临床研究的结果。从尸体椎间旋转中心的测量结果可以明显看出，CHARITÉ 人工椎间盘在置入的椎间盘间隙以及在相邻水平处都保持正常运动（图 43.8）。据报道，融合术会极大地扭曲椎间盘相邻节段的瞬时旋转轴。

CHARITÉ 人工椎间盘中的这种移动滑动轴心与许多现代膝关节设计中的移动膝关节轴承的工作方式相似。从本质上讲，这可以被看作是第二代或固定枢轴的高级设计，就像膝关节中的移动核心被看作是固定轴上的高级设计一样。在生物力学研究中，这种可移动的滑动轴心可实现腰椎段的真正生理恢复。

FDA 对 CHARITÉ 人工椎间盘的研究仅限于单节段的疾病，即 L4~L5 和 L5~S1（图 43.9）。尽管患者可能有臀部或大腿疼痛，但是他们没有神经根病。那些以膝关节以下疼痛为主的患者被排除在研究之外。患者的椎间盘平片显示阳性并出现与之相符的疼痛，大多数患者的 MRI 显示椎间盘间隙塌陷，T2 加权图像上的黑色椎间盘表明椎间盘的含水量减少，并且存在腰椎终板变化。这项研究招募了 304 例患者，随机分配在 CHARITÉ 人工椎间盘和单纯的 ALIF 组。

一张典型患者放射线照片如图 43.9a 所示。MRI 显示 L5~S1 塌陷时腰椎终板的变化，以及该患者的 L4~L5 间盘水分丢失（图 43.9b）。椎间盘造影将 L4~L5 排除为疼痛产生的显著因素（图 43.9c）。

43.4　术前准备

典型的腰椎全椎间盘置换患者在 L4~L5 或 L5~S1 水平有严重的椎间盘异常，MRI 显示高度下降、节段性前凸和 T2 像暗色椎间盘以及与椎间盘源性背痛相邻的部位的腰椎终板变化，在所有其他腰椎水平上具有正常或接近正常的成像。尽管最初因神经根受压而导致腰椎根性疼痛的患者被排除在接受腰椎人工全椎间盘之外，但随着腰椎前路手术的进展，许多突出的椎间盘碎片可以作为腰椎全椎间盘

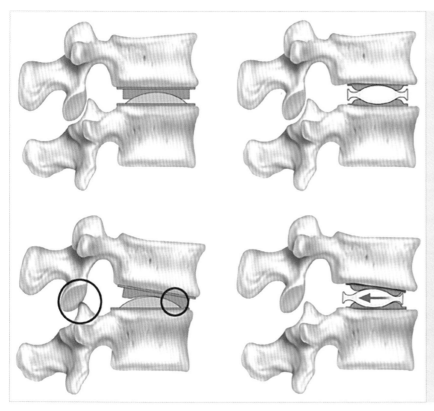

图 43.7　固定下位部件和滑动中间部件在中立和弯曲位置的比较。屈曲期间固定的下位部件在人工椎间盘的前部附近具有更大的力，可能会卡住后部的小关节。这与滑动中间组件形成对比，使得其平移以释放塑料轴心和后面的力

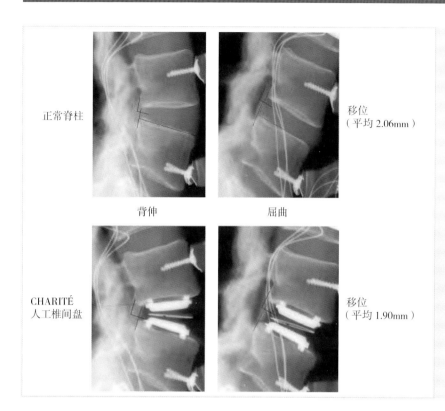

图 43.8 正常椎间盘和 CHARITÉ 人工椎间盘的屈伸和平移耦合，两者的平均平移约为 2mm。注意 CHARITÉ 人工椎间盘如何模拟正常节段的运动，包括平移等

正常脊柱

移位
（平均 2.06mm）

背伸　　　　　屈曲

CHARITÉ
人工椎间盘

移位
（平均 1.90mm）

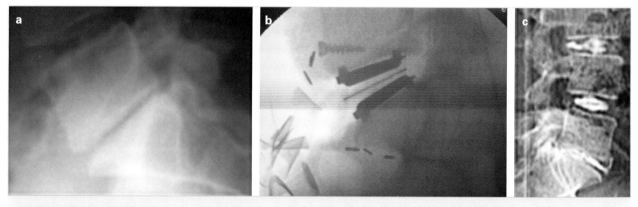

图 43.9 临床试验期间接受 L5~S1 CHARITÉ 人工椎间盘置入的患者的典型术前 X 线片。a. L5~S1 椎间盘间隙塌陷。b. 相应的 T2 加权 MRI 显示 L5~S1 处严重的退行性椎间盘疾病，伴有继发性腰椎终板变化。c. 椎间盘图显示与主要疼痛发生相对应的异常 L5~S1 椎间盘

置换手术的一部分被切除。与融合术手术一样，患者在被判定可以进行手术之前，应该进行临床症状和放射学的检查，并进行长时间的非手术治疗。许多人推荐使用诊断性封闭来辅助定位腰痛的来源，可能有助于定位确切的疼痛产生部位。如果患者以前接受过腹部手术，强烈建议由外科医生检查潜在的入路相关并发症和切口位置。与选择腰椎融合术患者一样，术前对患者进行评估并确定确切的疼痛来源是整个 CHARITÉ 人工椎间盘手术最重要的部分。值得注意的是，出色的手术技术和假体的精确放置不会克服患者本身状况不佳而产生良好的临床结果。

43.5 手术技术

43.5.1 患者体位

CHARITÉ 人工椎间盘的放置将展示典型的全椎间盘置换放置。尽管具体细节是特定于植入物的，但各种全椎间盘置换设计中的所有步骤相似。患者仰卧位，双臂交叉在胸前或外展 90° 放在可透射线的

桌子上。注意将手术台中的铰链直接对准待手术椎间盘水平；在手术过程中调整工作台可以帮助椎间盘切除术和植入物置入期间打开椎间盘空间。或者可以使用中间不存在"断裂"或"铰链"的 Jackson 手术台，在定位期间可以在患者的腰椎下方放置一个充气腰枕，以帮助术中患者进行调整。患者手臂的位置可以在手术水平上方和周围进行圆周 C 臂运动。虽然肠道准备和 Foley 导管都不是强制性的，但两者都有助于腹腔内容物的回缩，并且是大多数外科医生常规使用的。

43.5.2　手术入路

脊柱前部暴露是人工椎间盘置入手术的重要组成部分。使用标准的普通外科技术即可进入 L4~L5 和 L5~S1 水平，随后进入腹膜后间隙并在腰椎间盘间隙解剖大血管。脊柱前路可以是经腹膜或腹膜后。左腹膜后入路是首选，因为它避免了一些并发症。

皮肤切口可以是中线或旁正中。中线切口通常是首选，因为它可以更好地观察椎间盘空间的中线，从而更准确地放置假体。皮肤切口可以是横向的或垂直的；然而，横向切口的准确定位至关重要，而如果定位不准确，垂直切口可进行延长。确切的切口取决于患者的脊柱解剖结构和体形，以及外科医生的偏好。

> **避免手术并发症**
>
> 下面为普外科医生提供的能帮助避免并发症的手术技巧：
> ·应进行腹膜后剥离，以免损伤下腹神经丛和导致术后肠梗阻。
> ·解剖应直接在 L5~S1 的髂静脉上进行，以避免损伤下腹神经丛，并提供进入平面的通道以更好地观察骶前分支。
> ·识别异常的髂静脉分支，必要时结扎，以免撕裂髂静脉。
> ·还应识别腰升静脉，如有张力应结扎，以免伤及腔静脉。
> 下面为脊柱外科医生提供的能帮助避免血管损伤的技术提示：
> ·选择有血管修复经验的普外科医生。
> ·确保血管外科医生在整个手术过程中都在场。

> ·确保血管外科医生在术前和术后对患者进行评估。
> ·左右清洁；在手术范围内操作；谨防烧灼传导。
> ·在使用扩张钳之前，务必检查横向和上 / 下间隙。
> ·保持血管间隙。

外科医生应该意识到 L4~L5 和 L5~S1 椎间盘暴露之间存在一些差异。尽管患者的血管解剖结构可能不一样，但是 L5~S1 的暴露通常在髂血管的分叉之间，而 L4~L5 的暴露通常在分叉的上方或左侧。在 L4~L5 处，血管应向右缩回。在 L5~S1 处，应注意保护前椎间盘间隙两侧的左右髂总血管。通常通过屈曲患者的髋部和膝关节，髂血管的张力得到缓解，牵拉更容易，需要的力量也更小。

椎间盘切除术

置入人工椎间盘需要完整的椎间盘切除术。椎间盘间隙去除了所有的软骨终板和纤维环。此外，终板被压平以匹配植入物金属端板的平坦表面。通常，使用凿子、Kerrison 咬骨钳或刮匙从至少一个终板上去除后骨赘。如果没有这种广泛的椎间盘切除术，外科医生可能会在人工间盘置入过程中将一些剩余的椎间盘、纤维环或骨赘强行压入椎管。

> **全椎间盘切除术的重要性**
>
> 完整的椎间盘切除，包括切除后外侧的椎间盘，以便于下述操作：
> ·平行撑开，可恢复椎间高度，使神经孔充分张开。
> ·终板内表面平行排列，为滑动轴心提供均匀的负载，使其屈伸时接近正常的生理运动。
> ·为最佳尺寸的 CHARITÉ 人工间盘提供足够的空间。

> **全椎间盘切除术的关键操作**
>
> ·去除后外侧椎间盘。
> ·L5 的终板准备。
> ·如有必要，对后路进行可视化和松解。

术中透视检查是该过程的重要组成部分，并且在患者进行手术之前，医生要进行足够的图像验证。前后图像和横向图像都经过验证，用于识别椎间盘间隙的中线和植入物放置位置。初始中线标记估计应使用邻近椎间盘间隙的烧灼装置进行。

椎间盘切除术首先用手术刀切开前韧带或纵向韧带，打开椎间盘植入物，然后进行大面积的椎间盘切除术（图43.10）。虽然所有的软骨终板都被切除，但应注意不要触动骨性终板，因为它们将支撑人工椎间盘的金属板。移除骨终板可能导致假体下沉。扩大椎间盘切除术以暴露皮质骨周缘。后唇或轻微的"鱼嘴"骨赘可以用0.25in凿子或Kerrison咬骨钳切除。此外，特别是在L5~S1处，退行性疾病节段的前纵韧带可能异常厚（有时会超过1cm）。需要将其移除以明确界定前骨边缘，以便外科医生在放置植入物时可以通过视觉和透视检查来验证植入物的前夹板是否位于前皮质边缘下方。

随后利用撑开器和髓核咬钳处理椎间隙（图43.11）。通过T形手柄撑开器以及髓核咬钳进行椎间隙处理，将T形柄放置于撑开器上，之后旋转90°（图43.12）。上述操作在一定程度可拉伸或撕裂后纵韧带，增加椎间隙后缘高度。如果椎间隙塌陷，当椎间隙被撑开至适当张力时，手术医生会听到"砰"的声音。尽管牵张器较重，但只在手柄上关闭时对椎间隙进行牵张，只打开前方的椎间隙，很少或没有对后方进行牵张。平行撑开的力量是通过在撑开刀片之间扭转T形手柄，然后用松开牵张器取出撑开器（图43.13）。

一旦椎间隙被撑开，神经根管中的屈曲韧带以及所包含的椎间盘会被移动到椎间隙内。用咬骨钳或活检针取出韧带或椎间盘组织。这样也可以提供更好的视野处理后方的骨赘，并可将假体放到适当的位置。重要的是手术医生可以从后外侧的侧隐窝处切除椎间盘。下面的任何一种情况都将妨碍手术医生将假体放置于足够深的部位：

·未能在椎间隙去除足够多的椎间盘。

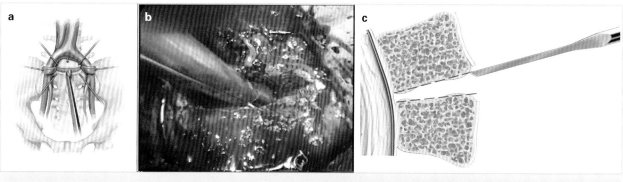

图43.10 处理椎间隙。a、b.去除椎间盘。c.利用终板刮勺将终板处理平整

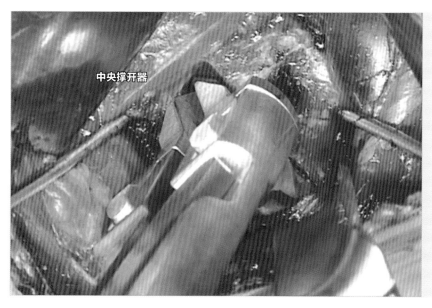

中央撑开器

图43.11 撑开器插入椎间隙内，允许以及控制撑开椎间隙

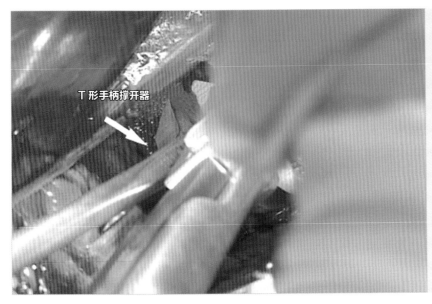

图 43.12　T 形手柄撑开间隔片插入展开和插入钳，它们允许平行撑开

T 形手柄撑开器

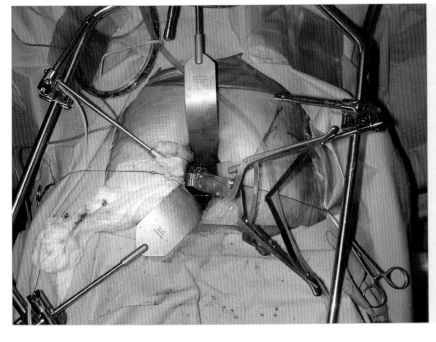

图 43.13　在伤口内放置自固定牵开器。注意早期置入时手柄角度

· 未能在侧隐窝去除足够多的椎间盘。

· 未能去除 L5~S1 椎体后缘骨赘。

有时无论是使用撑开钳和髓核咬钳，还是切除后侧的椎间盘或纤维环，硬膜外静脉都可能出血，其类似于后方的椎间盘切除术或腰椎椎间融合术。常规的止血方法是用 Avitene 和海绵填塞。在椎间隙撑开过程中，大约 2/3 的病例会出现硬膜外出血或沿椎体后缘的骨性出血。这种情况很容易处理，将 Avitene 放置在椎间盘间隙，然后用标准的 4cm×4cm 大小的海绵紧紧压在后纵韧带区域。静置 2~3min 后，可将海绵取出，留下薄薄的一层 Avitene。止血剂在最初

的椎间盘切除术或金属终板置入后使用，而不是在置入核心组件以及完成最终组装后使用。

模板

经过充分的椎间盘空间准备，可以开始置入 CHARITÉ 人工椎间盘。置入的第一步是确定正确的尺寸大小。这个步骤是通过使用量规来完成的，量规对应于 7 个可用的终板尺寸。通过侧位透视证实正确的尺寸（图 43.14）。假体端板在其金属骨表面上相对平坦，因此除了确定最终使用的尺寸外，确保有一个平坦的表面用于插入是至关重要的。如果骨表面有

硬化脊或不规则，必须用刮匙或凿子将其压平，因为假体需要与骨表面齐平并"压合"。皮质端板后唇的任何不规则部位都需要去除，以便正确定位。

使用插入导向器引入透光路径

放射透光路径模拟足迹、角度和高度的端板和滑动核心。正确的尺寸、位置和前凸角度是确保最佳效果的关键。将导向器插入椎间盘间隙，将"标记面"置于上方。根据上一步中尺寸计所确定的印迹大小，外科医生可以选择正确的前凸试模并将其装载到导向器上，以帮助放置路径导航（图43.15）。将较大的前凸角置于下方，以减少剪切应力，并帮助保护假体和后部元件。将导向器从椎间盘空间中移除，只留下路径。

一旦插入导向器（图43.16a），将获得前后位X线片，以验证：①导向器垂直于冠状面，用"+"表

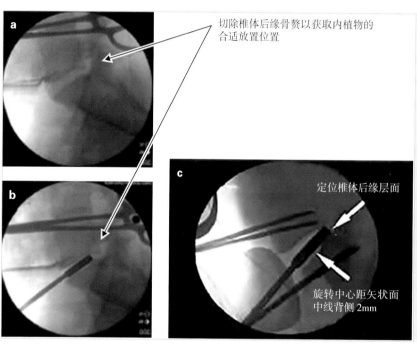

切除椎体后缘骨赘以获取内植物的合适放置位置

定位椎体后缘层面

旋转中心距矢状面中线背侧2mm

图43.14 a、b.拍摄侧位片确保后唇已被充分切除，以确保种植体的后侧位正确。c.切除后唇后，侧位片确认模板的位置延伸至椎体的后部。注意人工椎间盘置入中心位于矢状中间线背侧约2mm处

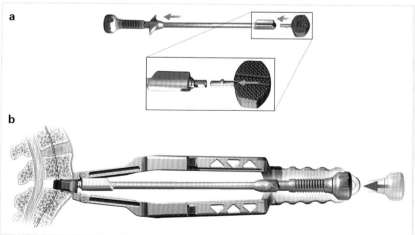

图43.15 a、b.插入导向器和前凸试模

示；②试验插入指南放置在中线上，用"+"表示；③导向器与椎体终板之间没有透光，表明脊柱前凸恢复正常（图 43.16b、c）。C 臂图像必须直接与终板平行。为了确保技术人员使 C 臂端板完全平行，应该在连续透视下观察。

为了获得侧位视图，插入器轴上的小孔位置应两侧对齐，以获得圆形开口（图 43.17a）。确认小孔位置在椎体矢状线后方 2mm 处（图 43.17b）。

插入中线标记

确保路径下沉到正确的深度是很重要的。正位视图可以显示假体是否有正确的宽度，因此会有一个合适的路径。如果上面或下面没有缝隙，则成角良好。一旦试验的正确放置得到验证，将负重标记插入器置入路径插入器械的凹槽中，将中线标记放置在上椎体正中线处（图 43.18）。该标记用于指示正确的中线位置，并协助外科医生在插入器械和植入物时获得方向。螺钉在正位和侧位透视下很容易被发现（图 43.19）。

插入导频驱动器

导频驱动器用于确认定位，与足迹几何形状相匹配并且接近置入的端板的高度。导频驱动器的手柄和中齿必须与中线标记和棘突保持一致，以保证

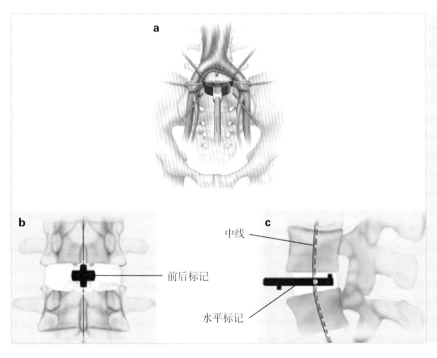

图 43.16　a. 插入透光路径，将"标记面"置于上方。注意所有血管结构的收缩。正位片（b）和侧位片（c）证实路径垂直于冠状面在中线上（+）。这些 X 线片也证实了适当的脊柱前凸

中线

前后标记

水平标记

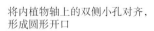

将内植物轴上的双侧小孔对齐，形成圆形开口

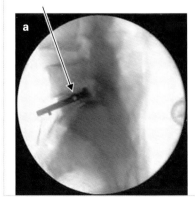

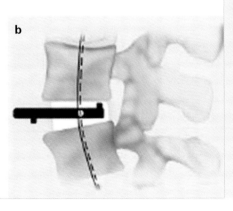

图 43.17　a. 为了获得正确的侧位图像，插入器轴上的小孔位置应该两侧对齐，以获得圆形开口。b. 确认小孔位置在椎体矢状线后方 2mm 处

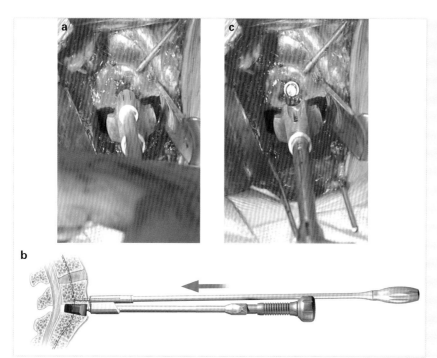

图 43.18 a. 插入透光路径。b. 插入中线标记。c. 最终位置的中线标记

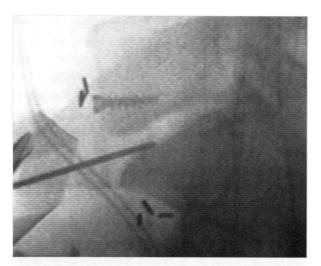

图 43.19 置于 L5 椎体下部作为中线标记的螺钉。螺钉与透光路径手柄对齐（图 43.18b）

中线的稳定（图 43.20）。需要注意的是，在导频驱动器撞击前不要塑造任何弯曲的椎体表面，以防止在撞击过程中椎体或终板骨折。导频驱动器中心应位于外侧中线后 2mm 处。导频驱动器必须平行于终板插入，以防止终板受损。如果在插入过程中遇到阻力，应获取侧位 C 臂图像，以确认导频驱动器与终板平行，避免撞碎部分骨头或刨开终板。

确认位置

· 导频驱动器的使用至关重要。

· 在置入过程中，导频驱动器需匹配足迹几何形状，并大致接近两个终板的高度。

· 如果导频驱动器能够影响到假体所需位置，则可以成功将端板置入相同位置；如果不可能，则需要进行传统椎间盘切除术或终板准备。

下一步是冲击先导驱动器，使其在终板上打出 3 个凹槽。请注意先导驱动器表面与相邻的骨终板平行。

利用 C 臂透视先导驱动器侧位图（图 43.21）。注意，端板夹持钳、尺寸模板和先导驱动器都有一个中线蚀刻，在插入时箭头应该总是直接指向中线标记。击锤用于安全地拆卸导频驱动器。

端板的插入

接下来，插入人工椎间盘的金属端板。与所选端板尺寸相对应的端板插入尖端附着在扩张钳和插入钳上。然后，将选定的端板装入端板插入尖端，使两端板的角度较低（图 43.22）。当使用斜端板时，应先将较厚的边缘装入端板插入尖端。厚缘应放在椎间盘间隙的前面。

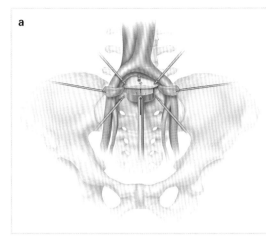

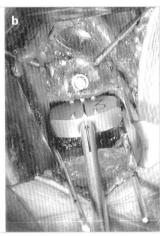

图 43.20　导频驱动器的插入。a. 导频驱动器的中部和手柄必须与中线标记和棘突对齐，以确保中线的位置。导频驱动器必须平行于终板插入，以防止终板损坏。b. 插入导频驱动器时，中心齿应与中线标记对齐

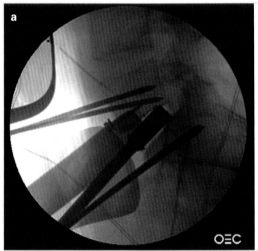

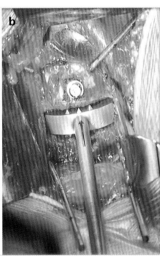

图 43.21　a. 确认导频驱动器位置的侧位 X 线片。手柄可在尾侧或头侧移动，以保持在端板内。b. 为了最后的后路推进，手术台必须处于中立仰卧位

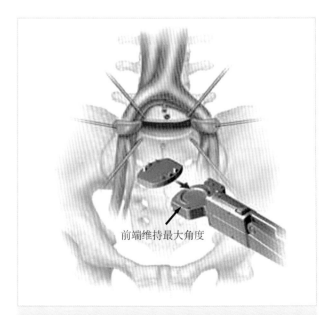

前端维持最大角度

图 43.22　将所选端板装入端板插入尖端。较厚的边缘应先装入端板插入端部

扩张钳和插入钳应小心对齐正位中线标记和轨迹。在导向冲击器的帮助下，端板在多次冲击下缓慢推进至椎间隙（图 43.23）。在透视下仔细监测端板插入，以准确控制后椎深度，并验证适当的前凸角度。

当假体插入椎间盘间隙的一半时，清除平面的间隙和椎间的膨出物。在最终种植体定位过程中进行连续 C 臂透视监测，确保植入物的定位终板中心的最终位置在椎体外侧中线前后 2mm 处，并以中外侧中线为中心。

核心路径

终板准备就位后，下一步是打开椎间盘空间。将种植体的金属端板插入椎间盘间隙，将其向后放置于椎间盘间隙内，然后使用扩张钳和插入钳平行分散（图 43.24）。分隔器和模块化 T 形手柄帮助进行适当的分离和核心高度选择（图 43.25）。在这个过程中，只能触摸种植体的侧边，因为术者不想划伤杯体内部。划伤种植体的连接金属杯会导致塑料

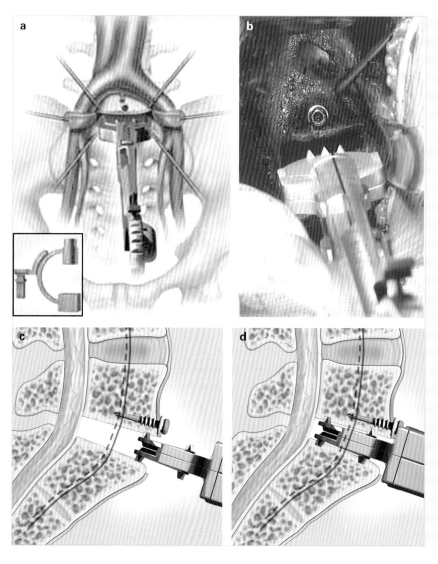

图 43.23　a. 在导向冲击器的帮助下，端板被小心地插入椎间隙。b、c. 如有必要，可增加前凸以开始种植体初始嵌塞。d. 当植入物处于椎间盘间隙的一半时，手术台必须恢复到中立仰卧位，以确定正确的定位

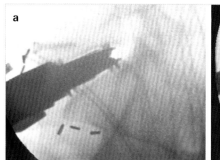
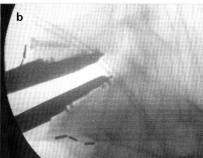
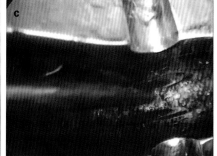

图 43.24　a. 后置金属端板。b. 平行分离终板。c. 插入牵引物

磨损量的显著增加。因此，应保持间隔器轴与扩张钳和插入钳之间的平行方向。一旦获得所需的分布，通过透视估计核心大小。

通过将核心路径器置于分散的端板之间，可以确定滑动核心高度（图 43.26）。当核心路径器通过端板连接表面的边缘时，可能会感觉到轻微的阻力。一旦核心路径器在合适的位置，它将在连接表面的端板移动。核心路径器将不会在受到影响。侧位片

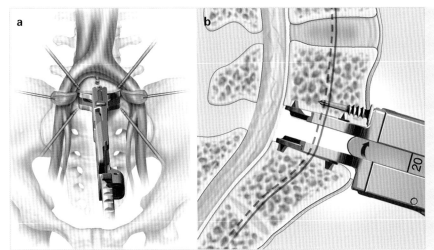

图 43.25 a、b.通过垫片和模块化T形手柄将阀瓣空间分散到适当的阀瓣高度

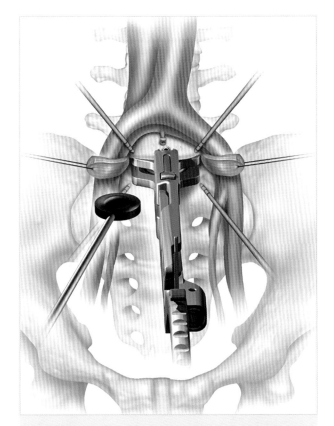

图 43.26 将核心试件置于椎间盘的终板之间，释放牵张

显示椎间盘高度和前凸角。

芯插入和仪器取出

接下来，取出核心试验，置入滑动核心。将适当的芯插入尖端装入芯插入仪器中（图 43.27a~c）。然后，通过挤压手柄将滑动芯放入芯插入端。滑动

芯位于椎间盘空间内的终板之间。如果感觉到阻力，慢慢进行分离。然后，在扩张钳和插入钳上释放牵张，允许端板闭合并与滑动芯接合（图 43.27d）。确认塑料芯在正确的位置。通过挤压插入仪器的手柄释放滑动芯，并消除牵引力。为了取出核心插入器械，必须在不改变假体位置的情况下从椎体终板上取出终板插入尖端。击锤附在引导冲击器上，并使用组合器械安全取出扩张钳和插入钳；应直接拔出，拆卸时注意不要转动或旋转仪器。

最终定位

以下概述了如何提高放置精度。应使用正位和侧位透视来帮助定位，并提供最终的位置验证。除非通过放射成像，否则无法验证正确位置。前面可用肉眼直接看到，应确定种植体位于前缘皮质下方。最后的种植体位置不能让前面突出过椎体终板。如有必要，可在植入物的金属端板两侧使用适当大小的凹槽形驱动器进行微小调整，也可撞击骨性结构内的前缘（图 43.28a）。

重新定位植入物时，必须注意不要损坏滑动芯和端板的抛光表面（图 43.28b、c）。图 43.29 显示了良好的植入物定位，这是通过透视证实的。

决定最终放置精度的关键点
·关闭前检查最终定位。 ·检查脊柱前凸的角度。 ·验证终板覆盖。 ·在正位图上确认内侧和外侧位置。 ·在侧位片上确认前后位置。

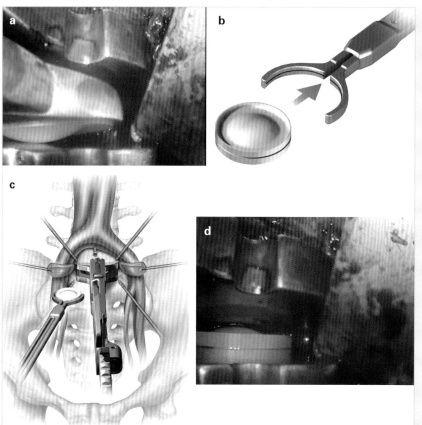

图 43.27　a.芯的插入。b.将适当的芯插入尖端，装入芯插入仪器。c.挤压芯插入仪器手柄释放芯子。d.核心位置良好。均由目视验证

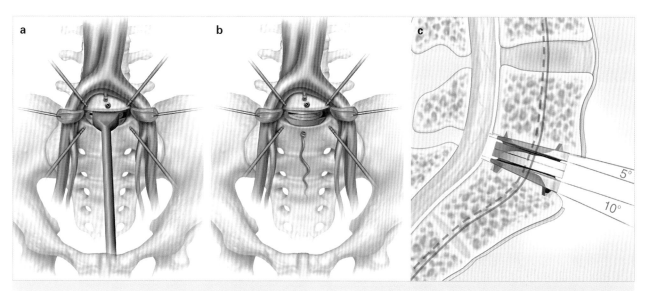

图 43.28　a.如果需要稍做调整，可以使用凹槽形驱动器进行植入物的最终定位。b、c.需要注意的是，该装置的前侧面不应突出或接近突出

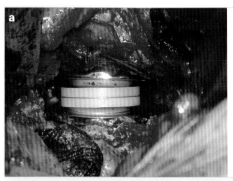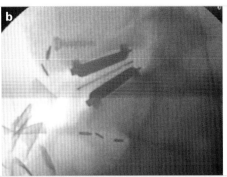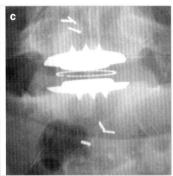

图 43.29　a.椎间盘内种植体完成。b、c.完整种植体的正位片和侧位片

术中定位

如果需要重新定位和调整装置，应在插入滑动芯前进行，以防止发生骨折。如果假体位置过远或椎间盘显得不够大，可以通过小心撑开椎间空间，移除滑动核心，然后移除每个端板来移除整个装置并重新置入。我们的目标是创造一个工作空间，在不损伤骨骼和周围软组织的情况下移除假体。还必须小心不要损坏滑动芯和端板的抛光表面。一旦确定最终位置，可使用单端板冲击器手动将端板前固定插入椎体，提供额外固定。

关闭

在缝合前去掉中线标记，按照标准方式缝合伤口。

43.5.3 临床病例

图 43.30 显示了患者术后屈伸和侧弯方向成角与平移的运动结果。

43.5.4 翻修技术

如果需要翻修 CHARITÉ 人工椎间盘，目前有两种方法。一种方法是重新进行前路手术。这将涉及腹膜后区解剖和处理术后瘢痕，因此与未手术的病例相比，增加了大血管损伤的风险。首先取出塑料芯，然后在金属端板之间使用凿子将金属端板与骨端板分开，并从骨头处撬到椎间盘中。这将允许在椎间盘间隙放置另一个人工椎间盘，因为骨端板不会受到明显损伤。另一种方法是，后路手术采用棒 – 螺钉稳定和后外侧融合术融合腰椎节段，使用 CHARITÉ 人工椎间盘作为前路负荷分担。如果患者有反复或持续的疼痛，那么临床描述疼痛发生的位置比使用精确的手术技术更重要。这种定位可以通过各种放射学来确定。相邻节段的椎间盘造影术与硬膜外关节突注射是有帮助的，甚至可能在相邻水平做椎间盘造影，看看是否能消除大部分疼痛。

43.5.5 CHARITÉ 人工椎间盘翻修结果

一项 CHARITÉ 人工椎间盘关键的前瞻性的、随机的研究是由 FDA 监管的多中心 IDE 临床试验。本研究的目的是比较腰椎全椎间盘置换的安全性和有效性，使用 CHARITÉ 人工椎间盘（DePuy 脊柱）和 ALIF 治疗 L4~S1 无反应的单节段 DDD。在此之前，一项 Ⅰ 类医学证据研究报告了腰椎全椎间盘置换的有利结果，但研究一直局限于回顾性研究和（或）小样本量。

共有 304 例患者参与了这项研究，他们来自美国的 14 个中心，并以 2∶1 的比例随机分配到 CHARITÉ 人工椎间盘治疗组或接受人工椎间盘置换术的对照组。收集术前和围术期 6 周，术后 3 个月、6 个月、12 个月和 24 个月的数据。关键的临床结果测量是 VAS 评估背痛、Oswestry 残疾指数和 FS–36 健康调查。

两组患者术后均有明显改善。CHARITÉ 人工椎间盘组的患者比对照组患者恢复得更快。CHARITÉ 人工椎间盘组患者在 6 周至 24 个月的各个时间间隔的残疾程度均低于对照组，疼痛和残疾评分均低于对照组。在 24 个月的随访期内，CHARITÉ 人工椎间盘组的患者对自己的治疗表示满意且将再次接受同样治疗的比例明显高于融合组（P < 0.05）。CHARITÉ 人工椎间盘组住院时间明显缩短（P < 0.05）。两组并发症发生率相似。Oswestry 疼痛评分和视觉模拟评分的结果显示 CHARITÉ 组在所有时间点都有显著改善，包括 24 个月的随访（图 43.31）。

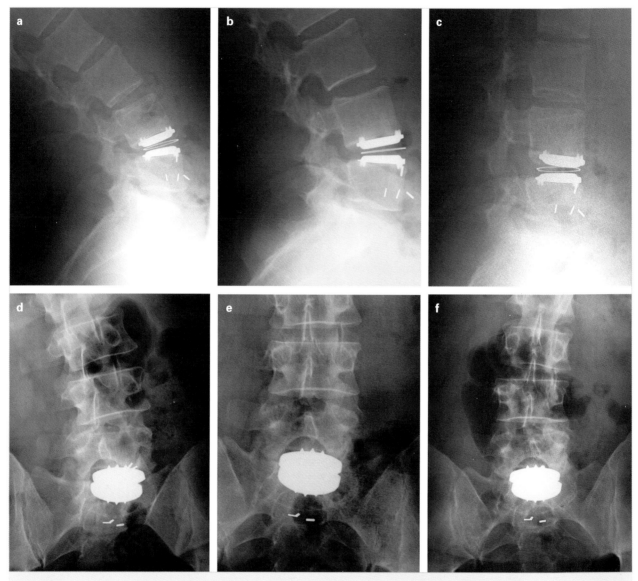

图 43.30　a~f. 患者在屈伸和侧弯时显示器械在成角和核心两个运动平面的平移方面都有明显的运动

这项前瞻性、随机化、多中心研究表明，使用 CHARITÉ 人工椎间盘进行腰椎 TDR 后的定量临床结果测量至少与 ALIF 获得的临床结果相当。这些结果支持了早期文献的报道，即全椎间盘置换结合 CHARITÉ 人工椎间盘是一种安全有效的替代融合手术的治疗技术，适用于有症状的椎间盘退变患者。CHARITÉ 人工椎间盘组有两个主要显著的经济优势：缩短 1 天的住院时间和较低的再手术率（5.4%：9.1%）。24 个月时，试验组的满意率（73.7%）明显高于对照组（53.1%，P=0.0011）。这项前瞻性、随机化、多中心研究还表明，试验组的就业率增加了 9.1%，对照组增加了 7.2%。

在随访的影像学研究中，患者在动态稳定水平的屈伸和侧弯均具有活动能力（图 43.30）。影像学证据显示核心移位伴屈伸运动有明显运动。临床结果与文献报道的融合结果相当或更好。

ProDisc-L 的生物力学有很大的不同，与前 ProDisc-L 有固定支点的正常旋转轴脊柱和 CHARITÉ 拥有一个可移动的中央核心能够机械地适应正常和异常的旋转轴脊柱。起初，人们认为这些生物力学上的差异会在临床结果上产生很大的差异。然而，一旦这两项研究的 2 年 FDA IDE 数据公布，Oswestry（图 43.32a、b）和 VAS（图 43.32c、d）的改进和这种改进的维持是非常相似的。在这些图

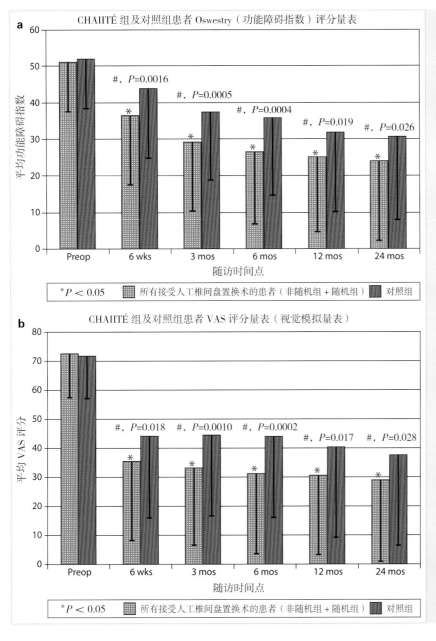

图 43.31 当将整个研究中的患者群体进行组合（培训和随机）并使用 Wilcoxon/Kruskal–Wallis 非参数测试结果，CHARITÉ 组的所有时间点（包括 24 个月的随访时间点），Oswestry 残疾指数（a）和视觉模拟量表（b）分数均有显著改善。TDR，全椎间盘置换

中，显示了 CHARITÉ 和 ProDisc-L 的 VAS 绝对值和归一化初始值随时间的改善情况。这组图表还表明，所有 4 组（CHARITÉ TDR、CHARITÉ 对照组 ALIF、ProDisc-L 全椎间盘置换和 ProDisc-L 对照组 360° 融合）都好于基线。此外，值得注意的是，ALIF 对照组的结果比 360° 融合组的结果更好，CHARITÉ 全椎间盘置换在所有 4 个图表中的恢复曲线都更好。

43.6 结论

　　关于其他设备何时能在美国市场上销售的估计差异很大。在本章最初撰写时，CHARITÉ 人工椎间盘是唯一获得 FDA 批准的人工椎间盘。此外，FDA 的试验是目前仅有 I 类医学证据比较任何人工椎间盘技术和脊柱融合技术。从那时起，ProDisc-L 被批准，然后随着 Synthes 和 DePuy 脊柱的合并，只有 ProDisc-L 由合并后的 DePuy-Synthes 销售。预计在未来几年，Activ-L 将获得 FDA 的批准。

　　系统回顾了 2010 年关于腰椎全椎间盘置换手术的文献，发现目前的研究缺乏特别是 10~20 年长期随访的细节，建议进一步研究。这篇综述也发现没有令人信服的科学数据表明腰椎全椎间盘置换手术优于腰椎融合术。他们也表达了对全椎间盘置换再

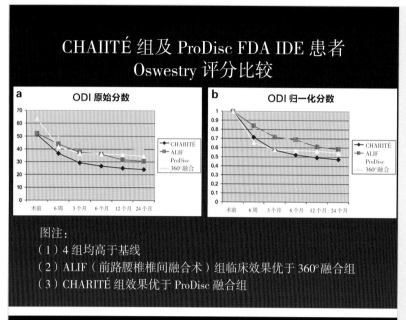

CHAIITÉ 组及 ProDisc FDA IDE 患者 Oswestry 评分比较

图注：
（1）4 组均高于基线
（2）ALIF（前路腰椎椎间融合术）组临床效果优于 360°融合组
（3）CHARITÉ 组效果优于 ProDisc 融合组

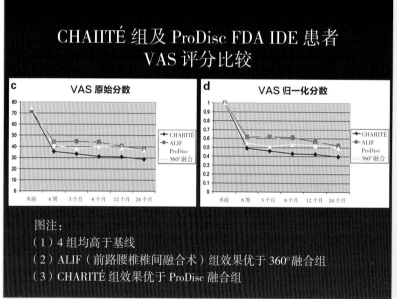

CHAIITÉ 组及 ProDisc FDA IDE 患者 VAS 评分比较

图注：
（1）4 组均高于基线
（2）ALIF（前路腰椎椎间融合术）组效果优于 360°融合组
（3）CHARITÉ 组效果优于 ProDisc 融合组

图 43.32 a、b. CHARITÉ 和 ProDisc 的 Oswestry 残疾指数的比较。值得注意的是，4 组均优于基线，前路腰椎间融合优于 360°融合组，CHARITÉ 优于 ProDisc。c、d. CHARITÉ 和 ProDisc FDA IDE 中视觉模拟评分的比较。ALIF，前路腰椎间融合术；FDA，美国食品和药品监督管理局；IDE，研究豁免；ODI，Oswestry 残疾指数；VAS，视觉模拟评分

次手术和并发症发生率的担忧。有趣的是，尽管这些评论是腰椎全椎间盘置换知识现状的一种解释，但对于替代手术技术腰椎融合术缺乏长期随访、并发症和再手术率知识的研究，在这篇综述文章中并没有真正讨论。

总而言之，自从近 30 年前 Buttner–Janz 等和 Griffith 等首次在临床环境中报道腰椎关节成形术以来，基于 CHARITÉ 人工椎间盘的腰椎动态稳定是一种很有前景的治疗方式，可以缓解轴向腰椎疼痛并保护关节的灵活性。单节段椎间盘源性退行性疾病术后 2 年的临床结果优于历史融合结果。未来几年还将进行更多的研究，以确定腰椎融合术是否有助于预防相邻节段疾病，以及当脊柱退行性改变发生时，这种装置是否可以用于脊柱侧凸下方。以及在本临床研究中，多重水平的疾病是否具有与单水平疾病同样良好的临床反应。

43.7 作者提示

部分"外科技术"内容引自 McAfee PC 等主编的《腰椎关节成形术：人工椎间盘》，第三卷，密苏里州圣路易斯：Thieme 出版社 2005 年出版。

参考文献

[1] Bao QB, McCullen GM, Higham PA, Dumbleton JH, Yuan HA. The artificial disc: theory, design and materials. Biomaterials. 1996; 17(12):1157–1167.

[2] Dooris AP, Goel VK, Grosland NM, Gilbertson LG, Wilder DG. Load-sharing between anterior and posterior elements in a lumbar motion segment implanted with an artificial disc. Spine. 2001; 26(6):E122–E129.

[3] Eijkelkamp MF, van Donkelaar CC, Veldhuizen AG, van Horn JR, Huyghe JM, Verkerke GJ. Requirements for an artificial intervertebral disc. Int J Artif Organs. 2001; 24(5):311–321.

[4] Hedman TP, Kostuik JP, Fernie GR, Hellier WG. Design of an intervertebral disc prosthesis. Spine. 1991; 16(6) Suppl:S256–S260.

[5] Arnold PM, Kirschman DL, Meredith C. Prosthetic vertebral disc replacement. In Vaccaro AR, ed. Principles and Practice of Spine Surgery. Philadelphia, PA: CV Mosby; 2003:379–384.

[6] Klara PM, Ray CD. Artificial nucleus replacement: clinical experience. Spine. 2002; 27(12):1374–1377.

[7] Wilke HJ, Kavanagh S, Neller S, Claes L. [Effect of artificial disk nucleus implant on mobility and intervertebral disk high of an L4/5 segment after nucleotomy]. Orthopade. 2002; 31(5):434–440.

[8] Wilke HJ, Kavanagh S, Neller S, Haid C, Claes LE. Effect of a prosthetic disc nucleus on the mobility and disc height of the L4–5 intervertebral disc postnucleotomy. J Neurosurg. 2001; 95(2) Suppl:208–214.

[9] Freudiger S, Dubois G, Lorrain M. Dynamic neutralisation of the lumbar spine confirmed on a new lumbar spine simulator in vitro. Arch Orthop Trauma Surg. 1999; 119(3–4):127–132.

[10] Sénégas J. Mechanical supplementation by non-rigid fixation in degenerative intervertebral lumbar segments: the Wallis system. Eur Spine J. 2002; 11 Suppl 2:S164–S169.

[11] Stoll TM, Dubois G, Schwarzenbach O. The dynamic neutralization system for the spine: a multi-center study of a novel non-fusion system. Eur Spine J. 2002; 11 Suppl 2:S170–S178.

[12] Korge A, Nydegger T, Polard JL, Mayer HM, Husson JL. A spiral implant as nucleus prosthesis in the lumbar spine. Eur Spine J. 2002; 11 Suppl 2:S149–S153.

[13] Kotani Y, Abumi K, Shikinami Y, et al. Artificial intervertebral disc replacement using bioactive three-dimensional fabric: design, development, and preliminary animal study. Spine. 2002; 27(9):929–935, discussion 935–936.

[14] Lee CK, Langrana NA, Parsons JR, Zimmerman MC. Development of a prosthetic intervertebral disc. Spine. 1991; 16(6) Suppl:S253–S255.

[15] Urbaniak JR, Bright DS, Hopkins JE. Replacement of intervertebral discs in chimpanzees by silicone-Dacron implants: a preliminary report. J Biomed Mater Res. 1973; 7(3):165–186.

[16] Cunningham BW. Basic scientific considerations in total disc arthroplasty. Spine J. 2004; 4(6) Suppl:219S–230S.

[17] Cunningham BW, Dmitriev AE, Hu N, McAfee PC. General principles of total disc replacement arthroplasty: seventeen cases in a nonhuman primate model. Spine. 2003; 28(20):S118–S124.

[18] de Kleuver M, Oner FC, Jacobs WC. Total disc replacement for chronic low back pain: background and a systematic review of the literature. Eur Spine J. 2003; 12(2):108–116.

[19] Fraser RD, Ross ER, Lowery GL, Freeman BJ, Dolan M. AcroFlex design and results. Spine J. 2004; 4(6) Suppl:245S–251S.

[20] Mayer HM. [Degenerative disorders of the lumbar spine Total disc replacement as an alternative to lumbar fusion?]. Orthopade. 2005; 34(10):1007–1014, 1016–1020.

[21] Huang RC, Girardi FP, Cammisa FP, Jr, Tropiano P, Marnay T. Long-term flexion-extension range of motion of the Prodisc total disc replacement. J Spinal Disord Tech. 2003; 16(5):435–440.

[22] Tropiano P, Huang RC, Girardi FP, Marnay T. Lumbar disc replacement: preliminary results with ProDisc II after a minimum follow-up period of 1 year. J Spinal Disord Tech. 2003; 16(4):362–368.

[23] Tropiano P, Huang RC, Girardi FP, Cammisa FP, Jr, Marnay T. Lumbar total disc replacement. Seven to eleven-year follow-up. J Bone Joint Surg Am. 2005; 87(3):490–496.

[24] Tropiano P, Huang RC, Girardi FP, Cammisa FP, Jr, Marnay T. Lumbar total disc replacement. Surgical technique. J Bone Joint Surg Am. 2006; 88 Suppl 1:50–64.

[25] Zigler JE, Sachs BL, Rashbaum RF, Ohnmeiss DD. Two- to 3-Year Follow-Up of ProDisc-L: Results From a Prospective Randomized Trial of Arthroplasty Versus Fusion. SAS J. 2007; 1(2):63–67.

[26] Zigler JE, Delamarter RB. Five-year results of the prospective, randomized, multicenter, Food and Drug Administration investigational device exemption study of the ProDisc-L total disc replacement versus circumferential arthrodesis for the treatment of single-level degenerative disc disease. J Neurosurg Spine. 2012; 17(6):493–501.

[27] Zigler JE, Glenn J, Delamarter RB. Five-year adjacent-level degenerative changes in patients with single-level disease treated using lumbar total disc replacement with ProDisc-L versus circumferential fusion. J Neurosurg Spine. 2012; 17(6):504–511.

[28] Zigler JE, Delamarter RB. Does 360° lumbar spinal fusion improve longterm clinical outcomes after failure of conservative treatment in patients with functionally disabling single-level degenerative lumbar disc disease? Results of 5-year follow-up in 75 postoperative patients. Int J Spine Surg. 2013; 7:e1–e7.

[29] Zigler JE, Ohnmeiss DD. Comparison of 2-level versus 1-level total disc replacement: results from a prospective FDA-regulated trial. SAS J. 2008; 2(3):140–144.

[30] Gornet MF, Burkus JK, Dryer RF, Peloza JH. Lumbar disc arthroplasty with Maverick disc versus stand-alone interbody fusion: a prospective, randomized, controlled, multicenter investigational device exemption trial. Spine. 2011; 36(25):E1600–E1611.

[31] Van de Kelft E, Verguts L. Clinical outcome of monosegmental total disc replacement for lumbar disc disease with ball-and-socket prosthesis (Maverick): prospective study with four-year follow-up. World Neurosurg. 2012; 78(3–4):355–363.

[32] Sasso RC, Foulk DM, Hahn M. Prospective, randomized trial of metal-on-metal artificial lumbar disc replacement: initial results for treatment of discogenic pain. Spine. 2008; 33(2):123–131.

[33] van den Eerenbeemt KD, Ostelo RW, van Royen BJ, Peul WC, van Tulder MW. Total disc replacement surgery for symptomatic degenerative lumbar disc disease: a systematic reviewof the literature. Eur Spine J. 2010; 19(8):1262–1280.

[34] Austen S, Punt IM, Cleutjens JP, et al. Clinical, radiological, histological and retrieval findings of Activ-L and Mobidisc total disc replacements: a study of two patients. Eur Spine J. 2012; 21 Suppl 4:S513–S520.

[35] Lee CS, Lee DH, Hwang CJ, Kim H, Noh H. The effect of a mismatched center of rotation on the clinical outcomes and flexion-extension range of motion: lumbar total disk replacement using Mobidisc at a 5.5-year follow-up. J Spinal Disord Tech. 2014; 27(3):148–153.

[36] Yue JJ, Mo FF. Clinical study to evaluate the safety and effectiveness of the Aesculap Activ-L artificial disc in the treatment of degenerative disc disease. BMC Surg. 2010; 10:14.

[37] Grupp TM, Yue JJ, Garcia R, Jr, et al. Biotribological evaluation of artificial disc arthroplasty devices: influence of loading and kinematic patterns during in vitro wear simulation. Eur Spine J. 2009; 18(1):98–108.

[38] Ha SK, Kim SH, Kim DH, Park JY, Lim DJ, Lee SK. Biomechanical study of lumbar spinal arthroplasty with a semi-constrained artificial disc (activ L) in the human cadaveric spine. J Korean Neurosurg Soc. 2009; 45(3):169–175.

[39] Zander T, Rohlmann A, Bergmann G. Influence of different artificial disc kinematics on spine biomechanics. Clin Biomech (Bristol, Avon). 2009; 24(2):135–142.

[40] Wiechert K. Keel-implants: Activ-L. Oper Orthop Traumatol. 2010; 22 (5–6):608–619.

[41] Lu S, Kong C, Hai Y, et al. Prospective clinical and radiographic results of active L total disc replacement at 1- to 3-year follow-up. J Spinal Disord Tech. 2015; 28(9):E544–E550.

[42] Lu S, Kong C, Hai Y, et al. Retrospective study on effectiveness of activ L total disc replacement: clinical and radiographical results of 1- to 3-year followup. Spine. 2015; 40(7):E411–E417.

[43] Link HD, Buttner-Janz K. Link SB CHARITÉ artificial disc: history, design, and biomechanics. In Kaech DL, ed. Spinal Restabilization Procedures. Amsterdam: Elsevier Science BV; 2002:293–316.

[44] McAfee PC. Artificial disc prosthesis: the Link SB CHARITÉ III. In Kaech DL, ed. Spinal Restabilization Procedures. Amsterdam: Elsevier Science BV; 2002:299–310.

[45] Cinotti G, David T, Postacchini F. Results of disc prosthesis after a minimum follow-up period of 2 years. Spine. 1996; 21(8):995–1000.

[46] Lemaire JPSB. SB CHARITÉ III intervertebral disc prosthesis: biomechanical, clinical, and radiological correlations with a series of 100 cases over a followup of more than 10 years. Rachis. 2002;

14:271–285.

[47] Zeegers WS, Bohnen LM, Laaper M, Verhaegen MJ. Artificial disc replacement with the modular type SB Charité III: 2-year results in 50 prospectively studied patients. Eur Spine J. 1999; 8(3):210–217.

[48] Lemaire JP, Carrier H, Sariali H, Skalli W, Lavaste F. Clinical and radiological outcomes with the Charité artificial disc: a 10-year minimum follow-up. J Spinal Disord Tech. 2005; 18(4):353–359.

[49] Geisler FH, Blumenthal SL, Guyer RD, et al. Neurological complications of lumbar artificial disc replacement and comparison of clinical results with those related to lumbar arthrodesis in the literature: results of a multicenter, prospective, randomized investigational device exemption study of Charité intervertebral disc. Invited submission from the Joint Section Meeting on Disorders of the Spine and Peripheral Nerves, March 2004. J Neurosurg Spine. 2004; 1(2):143–154.

[50] Geisler FH. Surgical technique of lumbar artificial disc replacement with the Charité artificial disc. Neurosurgery. 2005; 56(1) Suppl:46–57, discussion 46–57.

[51] McAfee PC, Cunningham B, Holsapple G, et al. A prospective, randomized, multicenter Food and Drug Administration investigational device exemption study of lumbar total disc replacement with the CHARITE artificial disc versus lumbar fusion: part II: evaluation of radiographic outcomes and correlation of surgical technique accuracy with clinical outcomes. Spine. 2005; 30(14):1576–1583, discussion E388–E390.

[52] Blumenthal S, McAfee PC, Guyer RD, et al. A prospective, randomized, multicenter Food and Drug Administration investigational device exemptions study of lumbar total disc replacement with the CHARITE artificial disc versus lumbar fusion: part I: evaluation of clinical outcomes. Spine. 2005; 30(14):1565–1575, discussion E387–E391.

[53] Cunningham BW, Gordon JD, Dmitriev AE, Hu N, McAfee PC. Biomechanical evaluation of total disc replacement arthroplasty: an in vitro human cadaveric model. Spine. 2003; 28(20):S110–S117.

[54] Buttner-Janz K, Hochschuler SH, McAfee PC, eds. The Artificial Disc. New York, NY: Springer; 2001.

[55] Griffith JF, Wang YX, Antonio GE, et al. Modified Pfirrmann grading system for lumbar intervertebral disc degeneration. Spine. 2007; 32(24): E708–E712.

第44章 微创脊柱手术：腰椎病例研究

Mick J. Perez-Cruet, Richard G. Fessler, Roman Chornij, Michael Y. Wang

毛克政 / 译

摘要

由于腰椎病变的普遍存在，微创手术在腰椎病变的治疗方面取得了很大的进步。掌握这些技术将扩展外科医生治疗各种腰椎疾病的医疗技术。本章介绍了许多用于治疗各种腰椎疾病的技术和应用。本章介绍了7个独特的病例。这些技术和方法改善了患者的结果，同时降低了与入路相关的并发症。

关键词：腰椎，病例研究，微创脊柱手术，显微内镜腰椎间盘切除术，意外硬脊膜破裂，经椎间孔椎间融合术，经皮螺钉，减压，假关节形成，经椎弓根截骨术，恢复脊柱排列，脊柱移位，融合/固定侧方腰椎融合术，微创减压，进行性脊椎滑脱、腰椎管狭窄症，退行性脊柱侧凸

44.1 腰椎微创手术的演变

微创脊柱手术（MISS）在腰椎领域的应用最为广泛。胸腰椎疾病的发病率、对更好治疗方法的需求以及技术的传播起到协同作用，在过去10年中促进了脊柱微创这一领域的快速发展。已经开发了前部微型开放腹膜后、外侧经腰大肌和经骶骨入路。通过管状通道、内镜和间接方法进行的减压已被创新，以取代标准的开放式椎板切除术。经皮螺钉、经关节面螺钉、关节介入结构和皮质骨螺钉都被用于微创固定。今天，MISS方法可用于治疗广泛的腰椎病变。现在不仅退行性疾病，而且肿瘤、感染、创伤和畸形都可以通过侵入性较小的方法进行手术。鉴于骨科生物学、材料科学、光学、机器人和微型化的不断进步，这一领域的创新可能会继续以迅猛的速度发展。

44.2 病例1：显微内镜腰椎间盘切除术

44.2.1 患者资料

一名38岁男性，现病史为2个月的腰背痛和左下肢疼痛，从骶骨延伸到小腿外侧。他只有躯体向左倾斜时才能走路，向右倾斜会导致右侧小腿剧烈疼痛。患者极度痛苦。

44.2.2 病例选择

患者在L4~L5出现中央椎间盘突出症（图44.1）。

44.2.3 术前注意事项

患者接受包括物理治疗（PT）和脊椎推拿的6周非手术治疗失败。计划给予患者进行硬膜外类固醇注射（ESI），但他拒绝了。

44.2.4 内固定说明

没有证据表明该患者需要内固定。

44.2.5 手术方法和技术

患者全身麻醉诱导并气管内插管。适当的动脉和静脉通路。之后将患者转至Wilson手术台上，俯卧位。透视机置于侧位，患者腰部备皮，并常规消

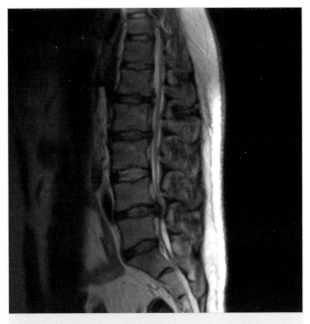

图44.1 矢状位T2加权MRI显示L4~L5水平的一个巨大中央型椎间盘突出

451

毒铺巾。使用侧位透视，确定接近左侧 L4/L5 水平的适当切口，并在离中线 1.5cm 处做标记。0.5% 布比卡因和肾上腺素浸润麻醉，用 10 号手术刀做一个约 2cm 的皮肤切口。用双极电凝止血，然后将克氏针（K-Wire）通过切口置入并放至 L4/L5 小关节。该位置通过透视确认，之后将一系列扩张器放置在克氏针上，并在放置第一个扩张器后移除克氏针。最后，将工作通道定位、向内倾斜并锁定到位。该位置通过透视确认，然后将摄像头引入工作通道。Bovie 电刀用于去除工作通道底部的少量残留组织。然后使用有角度的刮匙来确定椎板下空间。使用 Kerrison 椎板钳进行半椎板切开术，并使用 Legend（Sofamor Danek，Memphis，TN）钻头和 M8 切割钻头将其扩展到内侧小关节切除。将穿行的神经根稍微向内侧牵开，探查硬膜外腔。识别突出的椎间盘并通过透视确认间隙。使用 15 号手术刀切开纤维环，并使用一系列刮匙和髓核钳进行椎间盘切除。在完成减压时，注意出口根和行走根在整个过程中都得到了很好的减压。用双极电凝和明胶海绵止血。用大量抗生素溶液冲洗伤口并取出牵开器。使用 0 号 Vicryl 缝线缝合筋膜。使用 2-0 号 Vicryl 缝线缝合皮下组织。最后，使用 Dermabond 缝合皮肤。然后让患者恢复仰卧位，麻醉苏醒。

44.2.6 术后管理

在恢复室观察 2h 后出院。

44.2.7 并发症的处理

这个过程中最常见的并发症是意外硬脊膜损伤。这可以通过硬脊膜密封剂和 24h 卧床休息来处理。不需要腰椎引流。可以使用运行锁定尼龙缝线（Running Locking Nylon）缝合皮肤，有助于防止脑脊液（CSF）漏并促进愈合。

44.2.8 手术操作细节

可以使用显微镜代替内镜。将内侧小关节面磨除 2mm 有助于在最小限度地牵拉神经根的情况下进入椎间盘。

44.2.9 术后结果

90%~95% 的患者使用这种技术治疗时，可望获得优异的结果。

44.3 病例 2：清醒状态下腰椎微创经椎间孔椎间融合术

44.3.1 患者资料

一名 62 岁男性出现严重的右大腿和背部疼痛。保守治疗无效，走 3 个街区就不得不停下来。疼痛与机械负荷有关，站立和行走时加重，卧床缓解。硬膜外注射有效，但只能暂时缓解。

44.3.2 病例选择

X 线片显示双侧峡部陈旧性病变，L3~L4 水平有 I 级脊柱滑脱（图 44.2a、b）。

44.3.3 术前注意事项

为患者提供了前路、后路和联合（360°）手术方式。他选择了后入路，这更有可能在单节段手术中实现成功的复位和固定。此外，患者在 L3~L4 水平的椎管直径相对正常，不需要直接减压来解决椎管狭窄。

44.3.4 内固定说明

完成经皮椎体间融合需要使用可以通过 Kambin 三角的可扩展融合器。因此，所有椎间盘准备和移植物放置必须可通过最多 8mm 的通道。标准经皮螺钉固定。

44.3.5 手术方法和技术

患者使用丙泊酚镇静但不进行麻醉。体位是俯卧在 Jackson 手术台上。在离中线 12cm 处做一个侧腹切口，并使用椎间孔外内镜方法通过 Kambin 三角进入椎间盘空间。在椎间盘切除和神经根减压后，可以使用不侵犯骨性终板的专用刮匙来清除椎间盘。椎间盘空间准备后，填充骨移植材料并置入椎体间可扩展融合器。保持融合器的扩张以实现椎间盘撑开、脊柱滑脱矫正、融合和对侧神经根的间接减压，同时恢复椎间盘和椎间孔高度。然后局部用长效麻醉药物浸润麻醉后经皮放置螺钉（图 44.2c~i）。

44.3.6 术后管理

患者术后采用标准的疼痛管理和支具治疗，类似于标准的开放手术。

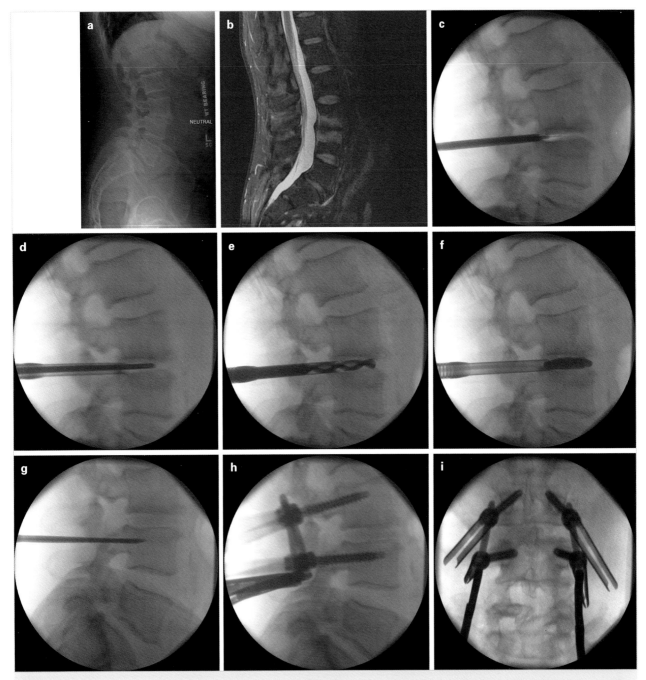

图 44.2　a、b. L3~L4 I 级脊柱滑脱患者的 X 线片和矢状位 MRI。c、d. 通过 Kambin 三角进入和扩张椎间盘空间。e. 使用骨性终板保护的钻头去除椎间盘。f. 用造影剂填充球囊填充椎间盘空间，以确保足够的椎间盘切除和终板接触。g. 置入椎间融合器和椎弓根置钉。h、i. 安装连接棒，掰断螺钉长钉尾之前的最终透视图像

44.3.7 并发症的处理

常规抗生素预防以最大限度地降低术后感染的风险。通过适当的移植部位准备、使用适当的移植材料、支具固定、促进成骨和戒烟，可以最大限度地减少假关节形成。

44.3.8 手术操作细节

在不使用全身麻醉剂的情况下进行此手术需要注意患者选择、保留软组织结构、使用可扩张融合器、通过较小切口放置专门的经皮螺钉以及使用长效局部麻醉剂。此外，与麻醉师进行深思熟虑的协

调是关键。

44.3.9 术后结果

以这种方式治疗的患者可以在医院住一晚后出院，并且阿片类药物的使用量很少。

44.4 病例 3：有限开放式经椎弓根截骨术

44.4.1 患者资料

一名 57 岁女性因顽固性腰痛而出现站立、行走和工作困难。在过去的 4 年里，她的身高减少了 3in（1in ≈ 2.54cm）。影像学显示退行性脊柱侧凸，与她

的症状一致（图 44.3a、b）。

44.4.2 病例选择

恢复脊柱排列和融合 / 固定的目标对于该患者的正确治疗至关重要。然而，标准开放畸形矫正手术具有显著的并发症发生率。因此，患者选择了具有相同手术矫正目标的侵入性较小的术式。

44.4.3 术前注意事项

对骨质减少和骨质疏松症治疗的仔细咨询在该患者群体中很常见。此外，在治疗成人脊柱畸形时，假关节形成和近端交界处后凸畸形的发生率更高。

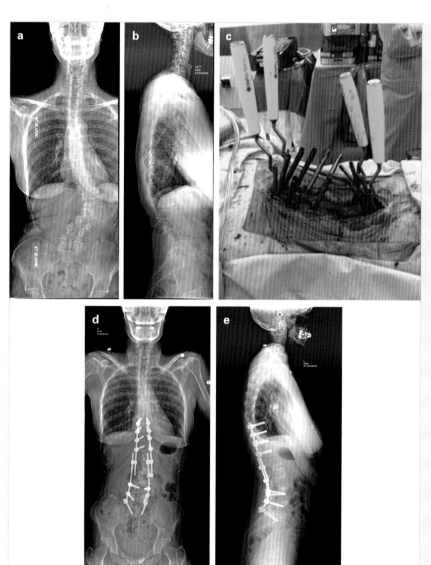

图 44.3 正位（AP 位）（a）和侧位（b）36in 站立位脊柱全长 X 线片显示退行性脊柱侧凸。片术中图像（c）显示连接棒通过螺钉尾端和有限切开经椎弓根截骨部位。最终的正位（d）和侧位（e）36in 站立位脊柱全长 X 线片

44.4.4 仪器说明

有限开放式经椎弓根截骨术（PSO）技术需要通过后凸的脊柱放置前凸的连接棒。使用 4 根杆（2 根从上方穿过，2 根从下方穿过）实现了这一目标。

44.4.5 手术方法和技术

将患者置于 Jackson 手术台上，选择背部正中切口。然而，更深的软组织仅在 PSO 水平上进行暴露。因此，这种暴露类似于开放式两节段腰椎融合术。使用 MIS 经椎间孔腰椎间融合术（TLIF）技术在 PSO 水平以下进行椎间融合。L3 节段 PSO 以标准方式进行，包括棘突、椎板和小关节切除，随后是椎弓根切除和双侧截骨，使用一系列扩大的刮匙从椎体两侧楔形去除松质骨，用弯刮匙去除中央骨质，并将截骨向上延伸到 L2~L3 椎间盘。然后使用 Leksell 咬骨钳以楔形从两侧去除外侧椎体壁。然后通过在 PSO 部位上下方至少 3 个节段置入经皮椎弓根螺钉来固定脊柱。总共有 4 根棒弯曲并穿过 PSO 上方和下方的每组螺钉。去除椎体后壁和后纵韧带，在确保硬膜腹侧没有可能致压的骨或韧带后，关闭截骨（图44.3c）。然后检查 L3 神经根和硬膜以确保没有神经压迫，并且任何出血都用粉状胶原蛋白基质止血。头尾端的连接棒用偏置连接器连接，最后拧紧。PSO 上方的小关节实现融合（图 44.3d、e）。

44.4.6 术后管理

患者术后采用标准的疼痛管理和支具治疗，类似于标准的开放手术。

44.4.7 并发症的处理

与开放截骨术和畸形矫正一样，这些患者面临出血、神经根受压、假关节形成和脊柱序列欠佳相关的风险。

44.4.8 手术操作细节

必须非常小心地正确连接 4 根棒，并将它们弯曲到适当的前凸程度。

44.4.9 术后结果

在以这种方式治疗的一系列患者中，通过减少

软组织剥离和骨膜下暴露，显著减少失血。

44.5 病例 4：微创侧方腰椎间融合术

44.5.1 患者资料

一名 56 岁女性，有多次机动车事故（MVA）和跌倒病史，腰痛 3 年，疼痛放射至大腿外侧、小腿和脚踝（图 44.4）。

44.5.2 病例选择

两节段脊柱滑脱，伴有背痛等于或大于神经根痛的表现，这表明融合，而不是仅仅减压，对该患者很重要。MIS 技术包括 TLIF 或侧方腰椎间融合（LLIF）。在这种情况下，LLIF 似乎是更微创的技术，并且能够更快地恢复。

44.5.3 术前注意事项

患者多次尝试物理治疗失败，这使她变得更强壮，但并没有减轻她的疼痛。3 次硬膜外注射只能暂时缓解她的疼痛。

44.5.4 内固定说明

尽管有些人认为单独 LLIF 足以应对这些病例，但已证明其成功率低于使用后方椎弓根螺钉内固定的 LLIF。

44.5.5 手术方法和技术

患者全身麻醉诱导并气管内插管。动、静脉通路准备。患者侧卧位于 Skytron 手术台上，左侧在上，垫上"豆袋"（Beanbag，可塑形防压疮的装置），上臂支撑在扶手上。然后将手术台"展开"以最大限度地暴露侧腹部。当体位调好时，将"豆袋"变瘪成坚硬、顺应的形状。患者保持在理想的侧卧位，手臂、臀部和大腿用胶带固定以保持该体位。然后常规进行备皮、消毒和铺巾。侧位透视标记 L3~L4和 L4~L5 椎间隙，并在腹侧边界后 1/3 处标记，做适当切口。该区域被 0.5% 布比卡因渗透。用 10 号手术刀切开大约 4cm 的皮肤。用双极电凝止血，使用手持牵开器，解剖皮下组织，识别腹外斜肌筋膜，用梅式弯剪剪开。然后钝性分离腹外斜肌，识别出腹内斜肌筋膜。剪开暴露后识别横筋膜。用梅式弯

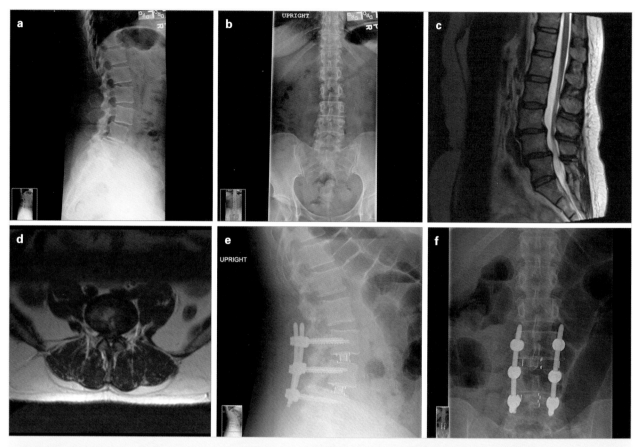

图 44.4 术前侧位（a）和正位（b）X 线片，矢状位（c）和轴位（d）MRI 图像显示 I 级脊柱滑脱并伴有 L3~L4 和 L4~L5 水平的椎管狭窄。两节段极外侧椎间融合和后路经皮椎弓根螺钉固定后的侧位（e）和正位（f）X 线片。注意矢状位、椎管、椎间盘和椎间孔高度的恢复

剪剪开，露出腹膜后脂肪。钝性分离后可见髂腰肌的外侧边界。在直视下探查整个髂腰肌（可以使用显微镜或带头灯的放大镜），以确保在随后的解剖路径中没有神经或内脏。当外侧边界清晰时，在侧位透视下，电极缓慢地通过肌肉向 L4~L5 椎间盘推进，进行电信号刺激以确保手术区域没有神经结构。当尖端处于适当位置并且没有遇到神经结构时，将尖端推进到椎间盘中，然后将电极从其护套中取出，并将克氏针穿过护套进入椎间盘。之后将一系列扩张器放置在克氏针上。最后，固定和扩张工作通道。Bovie 电刀用于去除工作通道底部的少量残留组织。用 10 号手术刀切开纤维环，使用一系列刮匙和髓核钳进行椎间盘切除，之后使用一系列刮匙刮擦终板。最后使用 Cobb 剥离器打穿对侧纤维环。随后的一系列试验表明，12mm×45mm 的融合器是合适的尺寸。选择这个融合器，用羟基磷灰石和半海绵骨形态发生蛋白（rhBMP）填充，然后轻轻敲击到位。通过正侧位透视确认位置。用双极电凝和 Surgifoam 止血。

然后将扩张通道缓慢取出，以确保在取出时止血。使用完全相同的技术，在 L3~L4 水平进行椎间盘切除和融合术。经皮后路固定与前面描述的相同。

44.5.6 术后管理

患者在恢复室中恢复 2h，然后转移到病房，术后第 2 天出院，术后 6 周开始进行物理治疗。

44.5.7 并发症的处理

潜在的并发症包括股神经、生殖股神经、髂腹股沟神经、大血管、肠道和肾脏的损伤。

44.5.8 手术操作细节

几个步骤可以最大限度地减少并发症的发生。直接观察髂腰肌表面可以避免对生殖股神经和肠道

的损伤。电刺激和直接观察扩张通道可避免损伤股神经。在接近和闭合过程中应注意避免损伤在腹外斜肌下走行的髂腹股沟神经。

44.5.9　术后结果

我们观察到，该手术患者恢复非常迅速，并且比 MI-TLIF 更快地恢复正常活动。

44.6　病例 5：腰椎滑脱患者二次手术的微创减压复位

44.6.1　患者资料

一名 57 岁男性因 I 级脊柱滑脱伴椎管狭窄而接受过开放椎板切除减压术。术后，患者症状改善约 1 年，之后开始出现站立时严重背痛和神经源性跛行症状。MRI 显示腰椎滑脱进展和继发于 L4~L5 水平半脱位的严重双侧椎间孔狭窄。

44.6.2　病例选择

这是微创 TLIF 的合适病例，其目标是直接从后路减压并恢复矢状面序列。

44.6.3　术前注意事项

告知患者治疗方案，同意进行后路手术。告知患者由于先前的手术会产生瘢痕组织并增加了手术难度，出现硬脊膜撕裂和（或）神经根损伤的风险更高。后入路被认为是最佳选择，可以直接减压以及应用经皮椎弓根螺钉复位技术减少脊柱滑脱。

44.6.4　内固定说明

选择了一种椎间系统，该系统有助于进入椎间盘，同时最大限度地减少神经根损伤的风险以及恢复椎间隙高度和椎间孔直径。可以使用恢复脊柱滑脱的经皮椎弓根螺钉系统。

44.6.5　手术方法和技术

患者气管内插管，神经电生理监测，俯卧位，所有身体压力点均已充分填充。通过侧位透视和定位针确定节段，在左侧中线旁开 3cm 处椎间盘平面做一个 25mm 的切口。用 One-Step Dilator（Thompson MIS，Salem，NH）劈开肌肉的方式显露脊柱。

切开筋膜，使用扩张通道靠近脊柱，撑开并置入一个管状扩张通道，通过该扩张通道进行手术。然后进行微创减压椎板切除术以及左侧同侧小关节切除以显露椎间盘。使用 Thompson MIS BoneBac 收集所有钻孔的骨移植材料，以收集用于融合的自体移植物。

将骨凿插入塌陷的椎间隙，然后用连续的椎间铰刀、刮匙和咬骨钳为椎间融合做准备。充分的椎间隙准备对于确保椎体间融合非常重要。去除软骨部分，准备好骨性终板。

正侧位透视，放置经皮椎弓根螺钉。使用带有 Solera 六分仪杆（Medtronic，孟菲斯，田纳西州）的 Longitude II 对椎弓根进行攻丝和经皮椎弓根螺钉置入。克氏针和经皮椎弓根螺钉在定位后会进行电刺激，以确保螺钉安全放置。高于 8mA 阈值的幅度就足够了，但如果幅度低于 10mA，我们将考虑重新定位克氏针和（或）椎弓根螺钉（图 44.5）。

将 L5 螺钉逐渐拧紧到连接棒上，减少脊柱滑脱。L4 钉尾上放置复位塔，在透视引导下逐步复位，以充分减少滑脱，恢复椎间隙和椎间孔高度以及椎管直径。

44.6.6　术后管理

患者送至病房，进行康复。物理治疗有助于患者下地行走和功能锻炼。术后第 3 天出院。

44.6.7　并发症的处理

通过对这种技术进行充分的外科培训来避免并发症。使用的椎间融合器可以更安全地放置在椎间盘空间中，减少神经根牵拉，因为椎间宽度为 7mm；然后可以将其旋转 90° 以恢复椎间高度。电生理监测克氏针和椎弓根螺钉有助于确保螺钉安全置入。必须告知患者有脑脊液漏风险，尤其是在预期有大面积瘢痕组织的翻修手术中。我们通常用一个小的明胶泡沫贴片和凝血酶胶来处理脑脊液漏。筋膜严密缝合，皮肤用运行锁定尼龙缝线缝合。

44.6.8　手术操作细节

后路手术是神经直接减压的理想选择。将管状牵开器对接并暴露小关节复合体的侧面有助于外科医生确定硬脊膜的位置。切除小关节以接近椎间盘可避免发生中线瘢痕组织和对神经根和（或）硬脑

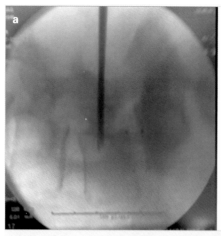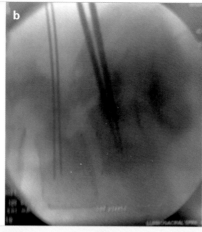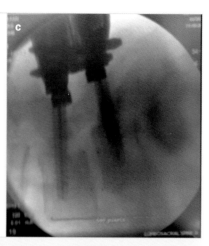

图 44.5 a. 正侧位透视图像。b. 放置 Jamshidi 针，并将克氏针敲击进入椎弓根。c. 经皮椎弓根螺钉置入和安装连接棒

膜撕裂的潜在风险，之后可以安全地进入椎间盘，完成椎间准备并放置融合器。

44.6.9 术后结果

该患者顺利康复，恢复工作和日常生活。我们通常让患者在最初的 2~3 个月行走时佩戴腰骶矫形器（LSO）支具。坐着或躺在床上时不需要支具固定。在医院开始并持续 4 周的物理治疗。

44.7 病例 6：多节段腰椎管狭窄症

44.7.1 患者资料

一名 56 岁男性出现神经源性跛行症状。MRI 显示多节段腰椎管狭窄症。患者通过物理治疗和疼痛管理未得到症状改善。CT 脊髓造影显示腰椎管狭窄的程度为 4 节段狭窄（图 44.6）。

44.7.2 案例选择

该患者表现为先天性多节段腰椎管狭窄症，通常见于椎弓根解剖结构短小的年轻男性。后路微创椎板切除和原位自体植骨小关节融合可实现神经直接减压，同时保留脊柱的正常解剖结构。

44.7.3 术前注意事项

告知患者可能的并发症，例如神经根损伤和（或）硬脑膜撕裂。还告知患者如果发生再狭窄，可

能进行更广泛的固定融合。CT 脊髓造影对于描绘腰椎管狭窄程度以及手术的骨骼解剖非常有帮助。后外侧小关节融合有助于预防再狭窄。

44.7.4 内固定说明

不需要内固定。使用从手术部位收集的局部自体骨可降低手术成本并提高融合效果。CO_2 激光有助于对侧黄韧带的收缩和去除。

44.7.5 手术方法和技术

患者气管内插管，俯卧于可透射线的 Wilson 手术台上。一般来说，首先处理狭窄最严重的节段。在症状较重的一侧（在这种情况下为左侧）在中线旁约 1.5cm 处做一个切口。用 Bovie 电刀切开背侧筋膜并横向靠在小平面复合体上，一步式扩张器用于显露脊柱。放置管状牵开器并将显微镜移入手术区域。暴露同侧椎板。M8 切割钻用于同侧椎板切除。之后，将患者倾斜 5°，并将管状牵开器重新定位以显露棘突基底部。然后使用磨钻磨除棘突和对侧椎板的底部。首先去除同侧的黄韧带，然后去除对侧的黄韧带，再使用 CO_2 激光使对侧黄韧带回缩，然后用 1~2mm Kerrison 椎板钳去除黄韧带。充分减压和用球形探针检查，对侧和同侧小关节内侧切除。然后将 BoneBac Press 从手术部位收集的碎化自体移植物放置在小平面内以实现小关节原位融合。移除管状牵开器并在相邻水平进行相同操作。减压完成后，筋膜下放置引流管，在皮肤引出并固定在皮肤上。切口以常规方式闭合。

44.7.6 术后管理

患者被送往病房。通常引流管在术后第 1 天拔除。患者在第 2 天进行物理治疗下床行走。

44.7.7 并发症的处理

并发症可能包括硬脊膜撕裂和脑脊液漏。可以通过使用磨钻时将黄韧带保持在适当位置来预防脑脊液漏。用 CO_2 激光收缩对侧黄韧带有助于安全切除。从局部收集自体骨移植物可消除移取骨部位的并发症。使用静脉（IV）内抗生素，术后筋膜下引流有助于减少血肿形成。术后下地有助于预防深静脉血栓形成（DVT）、便秘和肺不张。

44.7.8 手术操作细节

这种技术有助于维持正常的解剖结构并确保更快地恢复。原位自体骨移植融合有助于预防再狭窄。将患者稍微倾斜并重新放置管状牵开器，有利于切除棘突和对侧椎板。

44.7.9 术后结果

患者在术后第 3 天出院。在 2 周的随访中，康复训练在门诊开始。患者术后 4 周恢复工作和日常生活。

44.8 病例 7：退行性脊柱侧凸和严重椎管狭窄伴脊柱滑脱

44.8.1 患者资料

一名活跃健康的 79 岁女性，有 8 个月的进行性行走困难病史，符合神经源性跛行的诊断。物理治疗和疼痛管理未能缓解症状。影像学显示 L4~L5 水平出现退行性脊柱侧凸和严重椎管狭窄并伴有脊柱滑脱（图 44.7）。

MRI 显示 I 级脊柱滑脱、中央椎管狭窄和小关节伸长（图 44.8）。

44.8.2 病例选择

与患者一起回顾了影像学图像，并讨论了治疗

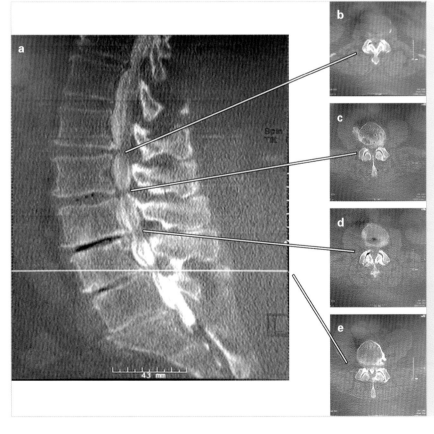

图 44.6　4 节段椎管狭窄。a. 术前矢状位 CT 脊髓造影显示腰椎 L1~L2、L2~L3、L3~L4 和 L4~L5 椎管狭窄，以及相应的轴位 CT 图像（b~e）

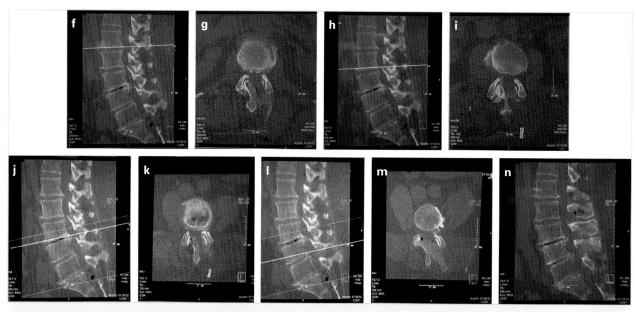

图 44.6（续） f、g. 术后 CT 显示充分减压。L1~L2（h、i），L2~L3（j、k），L3~L4（l、m）和 L4~L5（n），使用通过 BoneBac Press 收集的自体骨来实现后方原位小关节融合和椎板重建，同时保留棘突

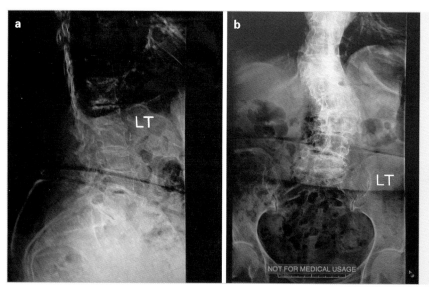

图 44.7 侧位（a）和正位（b）X 线片显示这名老年女性患者的退行性右侧脊柱侧凸。侧位图像上的椎骨相对透明表明骨质疏松

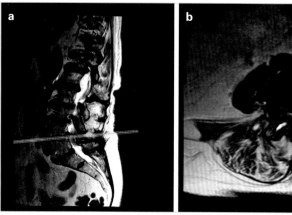

图 44.8 矢状位（a）和轴位（b）T2 加权 MRI 显示 L4~L5 脊柱滑脱和严重椎管狭窄伴关节突伸长

方案，包括继续非手术治疗。选择了一种精准的微创后入路方式，可以使减压和固定同时进行，并尽量减少并发症。

44.8.3 术前注意事项

许多退行性脊柱侧凸的老年患者是椎管狭窄而不是脊柱侧凸畸形导致的症状。精准减压和固定可以产生良好的结果，而不会增加与老年人，尤其是骨质疏松症的女性患者畸形矫正相关的手术风险。

44.8.4 内固定说明

使用了 BoneBac TLIF 系统，该系统允许使用手术局部收获的自体骨碎屑移植和具有复位能力的经皮椎弓根螺钉系统。

44.8.5 手术方法和技术

患者气管内插管，神经电生理监测，俯卧位于 Jackson 手术台上。在左侧 L4~L5 水平的中线旁 3cm 处做切口。一步式扩张器用于放置显露脊柱的管状牵开器，使用手术显微镜。暴露同侧椎板并进行微创椎板切除术，然后使用经皮椎弓根螺钉和复位塔进行 TLIF 以减少脊柱滑脱（图 44.9）。然后以常规方式关闭切口。

44.8.6 术后管理

患者送往病房并接受康复治疗，下地行走。术后 CT 显示矢状位排列恢复、充分的椎管减压和椎体间植骨融合，术后第 3 天出院（图 44.10）。

44.8.7 并发症的处理

对复杂退行性畸形的老年患者的症状部位进行精准手术减压固定和融合可以产生良好的结果，同时有助于降低与入路相关的并发症发生率。

44.8.8 手术操作细节

体格检查、MRI 结合 CT 脊髓造影有助于诊断老年复杂脊柱畸形患者的症状原因。侧位透视将有助于确保在正确的节段上进行手术。仔细识别术中

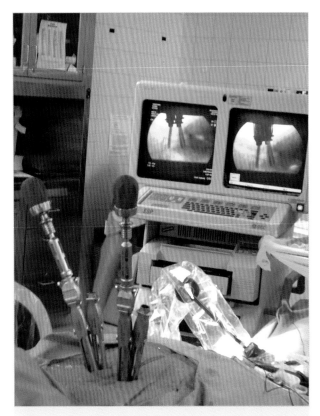

图 44.9　术中图像显示放置经皮椎弓根螺钉器械和用于将脊柱滑脱从 I 级降至 0 级的复位塔

解剖结构将确保充分减压。在对这些患者进行经皮椎弓根螺钉固定时，通过将透视机放置在适当的冠状面和矢状面上，在正位视图中优化每个目标椎体，以正确显示终板和棘突。

通过电刺激克氏针和经皮椎弓根螺钉进行术中监测增加了病例的安全性。

44.8.9 术后结果

患者恢复顺利，术后第 3 天出院。术后 2~3 个月内患者在行走时需佩戴支具。

44.9 结论

本章回顾了以微创方式治疗的各种腰椎疾病。掌握 MIS 技术使微创脊柱外科医生能够治疗无数脊柱病变，并在降低医保成本的同时改善患者预后。那些希望扩大他们对这些技术的使用和经验的外科医生应该寻求培训课程和项目。

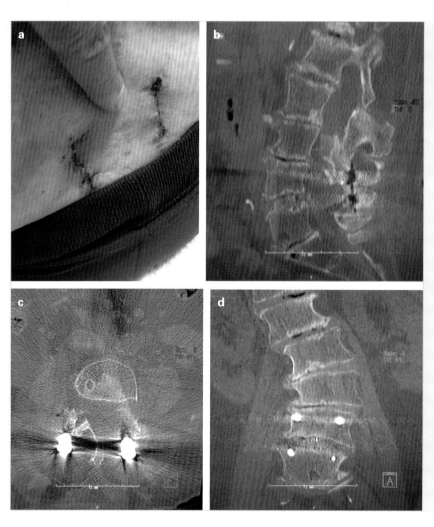

图 44.10　a. 照片显示了用于手术的双侧小切口，同时保留了脊柱解剖结构。术后矢状位（b）和轴位（c）CT 显示从左侧棘突和对侧椎板进行部分切除以实现中央管减压，以及冠状位（d）CT 显示使用从手术部位收集的碎片自体骨粒填充椎间隙

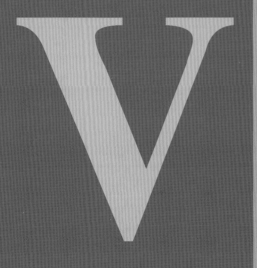

第45章　脊柱肿瘤微创手术进展

A. Karim Ahmed, Alp Yurter, Patricia Zadnik Sullivan, Daniel M. Sciubba, Rory Goodwin

廖文胜 / 译

摘要

脊柱转移性疾病的微创治疗可以减少患者的康复时间和发病率。因此，加速康复可以促进早期辅助治疗，对预后不良的患者是一种侵袭性较小的选择。视频辅助胸腔镜手术（VATS）和微创入路脊柱手术（MASS）是治疗转移性脊柱疾病的两种常见的微创手术（MIS）。两种技术均采用经皮椎弓根螺钉固定（PPSF）。VATS 可以通过前柱治疗 T1~L2 的脊柱病变。MASS 更易于应用，其受欢迎程度已超过VATS，可应用于 T2~S1 的病变。尽管有潜在的好处，外科医生也应该意识到微创式的缺点。MIS 技术在环周肿瘤的应用有限，可能增加血运丰富肿瘤术后硬膜外血肿的风险。此外，在治疗转移性脊柱疾病患者时，应根据个人情况考虑其优点、适应证和缺点，从而做出最佳决定。

关键词：脊柱肿瘤，微创脊柱手术，MIS，脊柱转移性疾病

45.1 引言

仅在美国，2013 年就诊断出约 170 万新癌症病例，其中 50 多万人死于转移性疾病。诊断和治疗的进步延长了患者的生存期，导致长期并发症的发生率增加。转移性硬膜外脊髓压迫症（MESCC）就是这样一个例子，发生在 5%~10% 的癌症患者中，通常需要手术治疗。

脊柱转移性疾病的外科治疗越来越趋向于微创化，以减少组织损伤和术后并发症的发生。快速康复时间对于转移性脊柱疾病患者是至关重要的，因为它缩短了手术和术后辅助治疗之间的时间。此外，微创手术为健康状况较差的患者［如全身肿瘤负担高、肿瘤病理侵袭性强、预期生存期短（＜ 6~12 个月）、年龄较大］提供了一种创伤更小的手术方式。用于治疗脊柱转移性疾病的两种主要微创手术技术包括视频辅助胸腔镜手术（VATS）和小切口手术，也称为微创入路脊柱手术（MASS）。这些手术常需要经皮椎弓根螺钉固定（PPSF）以稳定脊柱。

本章将回顾 MIS 技术治疗脊柱转移性疾病：PPSF、VATS 和微型开放式减压 /MASS。讨论术前计划、器械、手术方法和技术，以及真实病例。

45.2 技术评价

45.2.1 经皮椎弓根固定技术

经皮 Schanz 螺钉与脊柱外固定系统一起置入椎弓根是由 Magerl 首次描述并推广的。此后，图像引导系统［计算机断层扫描（CT）和后来的 X 线透视］被开发出来，以便于经皮椎弓根螺钉的置入。PPSF技术已被广泛用于治疗多种脊柱疾病，包括脊柱转移性疾病。

45.2.2 视频辅助胸腔镜技术

VATS 可减少传统经胸入路相关的并发症发生率。虽然标准开胸手术可以在对脊髓干扰最小的情况下达到脊柱前柱，但可能会出现严重的手术并发症，导致住院时间（LOS）、死亡率和资源利用率的增加。此外，在年龄 ≥ 65 岁的老年患者中，开胸手术并发症的风险超过了手术治疗所带来的好处。VATS 是从心胸外科领域改良而来的，在该领域中，患者表现出更短的康复时间、更短的住院时间和更低的发病率。该技术于 1993 年首次用于治疗脊柱疾病（例如，治疗椎间盘突出症的椎间盘切除术、脓肿引流、前路松解治疗脊柱后凸畸形等），但直到 1996 年，VATS 才用于脊柱转移性疾病的脊柱前路减压和稳定。目前，VATS 可以从前方或任意一侧进入脊柱，治疗 T1~T12 水平和 L1~L2 水平病变。

45.2.3 小切口减压 / 微创脊柱手术

MASS 在 1997 年首次被报道为脊柱外伤和退行性变背景下的前路腰椎融合术。最初，它适用于脊柱 L2~S1 节段，但后来发展为可通过联合小切口开胸和（或）腹膜后小切口进入 T2~S1 节段。MASS 在流行程度上超过了 VATS，因为它的优点包括易于应用于各种疾病。

45.3 微创手术的优缺点

MIS 手术允许更短的恢复时间，缩短手术和术后辅助治疗方案之间的时间。这对转移性癌症患者至关重要。此外，微创方法可以治疗某些健康状况较差的患者，否则他们将无法使用传统手术技术。例如，VATS 方法可减少肺组织损伤，而 PPSF 可保留筋膜平面，减少皮肤破裂的可能性。MIS 手术患者的总体止痛剂使用、疼痛和不适以及医院住院时间均较低。在 2011 年的一项 Meta 分析中，Molina 等发现，与标准的开放式脊柱手术相比，经训练的具有 MIS 技术经验的外科医生实施 MIS 手术可减少失血量、缩短手术时间和降低并发症发生率。

目前的 MIS 技术一般对环周肿瘤的使用有限，此类肿瘤更适用于开放手术减压。此外，在高血管性肿瘤的情况下，MIS 减压技术可能会增加术后硬膜外血肿的风险，因为在有限的工作通道中可能难以实现适当的止血。

45.3.1 经皮椎弓根螺钉固定（PPSF）技术

PPSF 可为疾病负荷重或不需要手术减压和（或）前柱重建的脊柱转移性疾病患者提供生物力学稳定性。PPSF 也可与减压联合使用，以稳定肿瘤切除后的脊柱。绕过传统的开放手术，肌肉去神经，肌内压升高、缺血、坏死以及随后的肌肉萎缩和瘢痕可显著减少。因此，现代经皮螺钉内固定可以快速稳定，尽量减少软组织暴露，缩短软组织愈合时间。侵入性暴露越少，感染的风险就越低。此外，该过程的良性特性允许后续操作。放射外科或早期辅助放射。

这项技术最初可能有一个陡峭的学习曲线，因为它需要安全、准确地放置器械和术中透视。此外，由于椎弓根尺寸较小，上胸椎 PPSF 在技术上存在困难。术前必须仔细检查 CT 和正位（AP 位）X 线片，以确定椎弓根是否可以插管。此外，在 L5/S1 水平，经皮收缩套管可能在皮肤水平相互撞击。最后，PPSF 不像标准椎弓根螺钉固定那样安全，在选择患者时应考虑到这一点。

45.3.2 视频辅助胸腔镜手术（VATS）

VATS 允许整个胸腹侧脊柱（T1~T12）的可视化和放大，并允许脊柱减压重建和稳定。浅表切口、肌肉剥离和肋骨回缩的程度小于开胸手术。因此，与开胸手术相比，该技术提供了更短的恢复时间和更低的医院服务水平，以及更低的入路和开胸相关

的发病率，同时为胸椎切除术和前柱稳定提供了相当的暴露。特别是，术后肺部并发症、肩胛骨功能障碍、肋间神经痛和胸壁运动受阻的风险降低。此外，一些外科医生发现，这种技术可以更好地进入胸腔的最末端（如 T3~T4），因为它避免了活动肩胛骨和横切菱形肌。最后，VATS 允许两名外科医生协同工作，并为整个团队提供可视化。

45.3.3 小切口减压 / 微创入路脊柱手术（MASS）

与 VATS 相比，MASS 更容易学习，涉及大多数脊柱外科医生更熟悉的解剖入路，有助于更快地脊髓减压，更安全地动员神经血管结构，并更容易地重建脊柱，因为脊柱元件是三维（3D）可视化的。由于高度可视化，止血通常很容易实现，术后血肿的风险很低。利用 MASS 可以进行各种脊柱前、后入路，使其成为一种多功能技术。由于这些优点，MASS 是转移瘤微创切除的标准方法。

然而，对于 MASS 技术，术中需要进行透视检查以确保正确的脊柱水平，并且通过通道进行硬膜闭合可能难以操作。

45.4 适应证与禁忌证

脊柱转移性疾病的手术治疗适合于那些具有机械不稳定性、抗辐射肿瘤、医学上难以治愈的疼痛和（或）脊髓压迫导致的进行性神经功能缺损的患者，因为他们有足够的预期寿命和健康状况。对于开放手术，文献建议患者的预期生存期至少为 3 个月，这是由医学和放射肿瘤学家的多学科团队以及手术团队确定的。一般来说，MIS 技术适用于不太有利特征的患者，包括高系统性肿瘤负担、侵袭性肿瘤类型、较短的预期生存期（< 6~12 个月）和年龄较大。MIS 患者应该不符合更积极治疗的要求（例如，有限制性共病或替代疗法失败）。

对于需要开腹入路进行充分减压的环周肿瘤，以及只有开腹入路才能进行适当止血的血运丰富肿瘤，MIS 入路通常是禁忌证。此外，由于 MIS 技术涉及部分切除，它们的应用局限于单发转移，而这可能受益于整体切除。

45.4.1 经皮椎弓根螺钉固定技术

独立的 PPSF 可能适用于机械不稳定、不适合骨水泥增强手术（椎体成形术 / 后凸成形术）和疾病负

担使他们无法进行开放手术的患者。PPSF 可以与其他 MIS 技术相结合，因为没有禁忌证（见下面的讨论）。

然而，严重脊柱不稳定的患者（例如，没有前柱支持），禁止进行没有前柱增强的独立 MIS 后路固定（例如，Cage 插入，甲基丙烯酸甲酯增强，同时椎体成形术 / 后凸成形术），因为 MIS 内固定装置目前不如开放手术中使用的坚固。

45.4.2 视频辅助胸腔镜手术

VATS 通常适用于那些因转移而行开胸手术的患者，特别是那些健康状况不佳、不能耐受更有侵袭性手术选择的患者。大多数需要前路手术的脊柱病变可以采用 VATS 治疗。

然而，VATS 不适用于有以下并发症的患者：胸膜粘连（如既往胸外科手术、感染或创伤）和使单肺通气危险的肺部疾病（如哮喘或慢性阻塞性肺病）。此外，由于 VATS 难以控制出血，外科医生应该考虑在高血管性肿瘤的病例中采用替代方案；过多的出血会妨碍视觉，危及安全。有些外科医生在脊柱转移性恶性肿瘤时完全放弃 VATS，以避免肿瘤扩散到套管针插入的部位。

45.4.3 小切口减压 / 微创入路脊柱手术

目前，MASS 是用于脊柱减压和重建的标准微创手术技术。这种技术的一般适应证是本章开头提到的那些。然而，相对的禁忌证包括两节段及以上的肿瘤累及，某些出血性肿瘤及病态肥胖患者（由于通道高度可能太短）。

45.5 术前计划

一般来说，MESCC 患者应开始使用皮质类固醇治疗。术前应考虑血管转移病灶进行血管造影和栓塞。应采取标准影像（MRI、CT、AP 片）来确定肿瘤病理水平。患者应接受标准的神经系统检查，以确定神经系统缺损的严重程度。

45.5.1 经皮椎弓根螺钉固定技术

在 PPSF 之前，外科医生应仔细评估术前 CT 扫描和前后位 X 线片，以确定是否可以插入椎弓根。这对于椎弓根较小的中上胸椎和椎弓根成角发生变化的 T1~T4 水平尤其相关。应确认椎弓根的宽度至少为 3~4mm，以确保有足够的 Jamshidi 针导航。

如果可以选择一种特定的成像方式（CT、3D 透视和标准 2D 透视），人们应该权衡椎弓根螺钉放置精度的好处和获取数据所需的时间；虽然 CT 导航已被证明比其他模式更准确，但它需要在术前和术中准备步骤，而这些步骤在透视成像中是不存在的。由于透视检查避免了 CT 系统固有的耗时步骤，且不会牺牲太多的精度，因此它是传统的导航手段。对于透视，应放置两个单元以实现侧位和正位。

45.5.2 视频辅助胸腔镜技术

标准的术前脊柱影像学应辅以胸部正位的影像学评估，以确定潜在的胸膜液、纤维膜或胸膜粘连。这些条件的存在大大增加了转换为开放手术的需要。由于 VATS 需要单肺通气，有吸烟史和慢性阻塞性气道疾病的患者需要进行术前肺功能检查、动脉血气评估和术前戒烟。

45.5.3 小切口减压 / 微创入路脊柱手术

根据术前影像，选择进入肿瘤的路径。此外，如果术中出现重大并发症，还应制订计划将手术改为开放手术。

45.5.4 技术说明

经皮椎弓根螺钉固定

成像需要有立体定向导航透视或 CT 扫描仪设备。椎弓根插管需要空心锥。导丝和空心丝锥辅助椎弓根螺钉置入。在手术的最后阶段使用棒、螺钉和螺丝刀 / 复位塔来稳定脊柱。

视频辅助胸腔镜技术

VATS 需要视频内镜、C 臂透视和视频监视器进行可视化。双腔气管插管是必要的，以塌陷肺旁转移。套管针是内镜插入的导管。

小切口减压 / 微创脊柱手术

MASS 的独特之处在于使用台式牵开器或管状牵开器（可扩张的或非可清除的）暴露疾病部位。此外，透视还可用于确定病变的程度。

45.6 外科手术方法

45.6.1 经皮椎弓根螺钉技术

脊柱转移性肿瘤患者常伴有多个相邻椎体受疾

病影响。对于因脊柱转移性疾病导致局部畸形或不稳定而行 PPSF 手术的患者，应确定责任水平，建议双侧椎弓根螺钉固定在感兴趣水平以上或以下 2~3 节段，以提供多处固定。

45.6.2 视频辅助胸腔镜技术

有过肺部手术史的患者，受累侧的手术入路可能受到胸膜粘连的限制。

45.6.3 小切口胸廓切开术

对于上胸椎肿瘤，建议右侧入路以避开胸导管。对于胸腰段肿瘤，建议采用左侧入路，避免直接伤及腔静脉。

45.6.4 外科手术技术

经皮椎弓根螺钉固定技术

患者俯卧在手术台上，使用带导航的双平面透视或术中 CT 扫描仪来定位病理水平和任何相关的手术标志。每个椎弓根螺钉进入位置都有单独的椎旁穿刺切口。另外，也可以通过软组织正中切口到达背侧筋膜间。通过筋膜间，可在中线外进行单独的穿刺切口，用于椎弓根固定（图 45.1）。筋膜的保存对于伤口的快速愈合是至关重要的，特别是对于可能接受术后放疗或化疗的转移性癌症患者。

在透视或术中导航的引导下，使用空心锥和丝锥来创建椎弓根螺钉的通道。然后将导丝置入套管中，在导丝上放置椎弓根螺钉。然后将导丝移除。另外做一个切口，以置入棒和螺钉锁定到位。用多层缝合法冲洗和缝合伤口。

为了减少手术时间，在进行多节段内固定时，应仔细计划好棒的置入。拉杆长度应确定，回拉套筒之间的长度可以帮助确定插入前应确定插入棒是否需要弯曲或需要额外的切口，以及插入棒应该从哪一端插入。

视频辅助胸腔镜技术

手术前，患者插双腔气管以允许单肺通气。患者准备好并置于侧卧位，患侧朝上。在手术套件中，C 臂透视机、视频监视器和内镜设备被组织起来以优化外科医生的视野。当患者插管时，肿瘤受累一侧的同侧肺塌陷。第一个套管针放置在第 5 或第 6 肋间隙的肋骨上表面。然后外科医生检查胸腔，清除任何明显的胸膜粘连。手术台可以向外科医生倾斜 30°，以移位纵隔，增加胸椎的可见性。然后，确定肿块并在直接观察到的情况下，在腋窝中线的头侧或尾侧放置第二个套管针。第二个端口的位置取决于肿瘤的水平和外科医生的偏好。第三个套管针可以放置在腹侧第 9 或第 10 肋间隙。对于上胸椎肿瘤，应在背阔肌前缘第 4 肋间隙处置入内镜套管针。应在第 3 或第 4 肋间隙引入额外的端口，以避免损伤腋动脉和神经。肿瘤切除，然后继续剥离胸膜壁层，

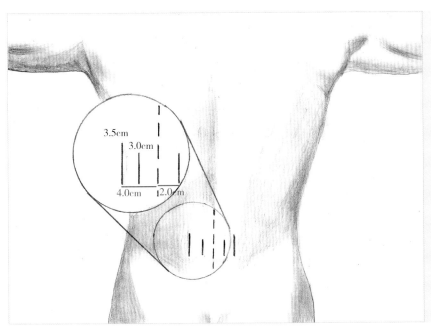

图 45.1　经皮椎弓根螺钉固定术或后路微创入路手术切口示意图

并使用内镜手术刀切除肿瘤上方和下方的椎间盘。采用直切和弯曲截骨术进行椎体切除术，将肿瘤切除至后纵韧带（PLL），然后切开PLL进行脊髓减压。术中透视可确定手术切除的范围。在肿瘤切除过程中，肿瘤细胞可能会被引入胸腔，肿瘤完全切除后，应将整个区域彻底冲洗。然后可以放置笼或板以保持稳定。对于胸腰椎交界处肿瘤的患者，可采用联合腹腔镜后腹膜入路来显露横膈膜的上、下侧面。该技术包括双腔插管合并肺塌陷，并将内镜口放置在第7肋间隙。然后解剖第12肋的肋软骨交界处以暴露腹膜后脂肪。将气囊引入腹膜后间隙，并灌满1L生理盐水，以钝性剥离腹膜后间隙。气囊放气，然后注入CO_2使腹膜后间隙膨胀。在胸内镜的直接观察下切开膈膜，然后可以使用胸腔的外科器械进行腰椎的解剖。随后是肿瘤切除和重建的稳定。

如果在手术过程中剖开了膈膜，则在闭合前重新闭合。胸管通过现有的内镜口放置，并以标准方式固定。然后在直视下对患者塌陷的肺进行通气。内镜端口部位以多层方式关闭。术后进行胸部X线检查以确认胸管放置和肺膨胀。

小切口减压 / 微创入路脊柱手术

小切口后路减压

患者俯卧于手术台上，用透视法定位病变位置（图45.2）。后侧或后外侧肿瘤可在肿瘤水平通过一个小的中线切口切除，然后行有限的椎板切除术以暴露肿瘤。术中透视可用于PPSF（见前面的讨论）。为了便于扩大进入肿瘤的通道，部分椎弓根也可以被切除，倾斜的器械允许外科医生有更大的活动范围。与使用套管或内镜的微创入路相比（图45.2b），小切口入路可最大限度地暴露术野（图45.2c、d），便于止血，并允许外科医生修复任何意外的硬膜撕裂。伤口冲洗后按标准方式缝合。

双侧MASS减压术治疗后路病变

MASS使用管状牵开器，可以在双侧后路经椎弓根入路进行，允许两名外科医生一起工作。与后路小切口减压相似，患者俯卧于手术台上，通过透视确定病变水平。可见解剖学标志（图45.3）。两名外科医生最终对肿瘤进行减压，可以看到脊髓（图

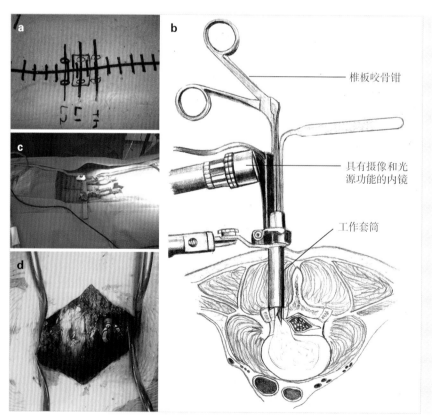

图45.2 小切口减压手术技术。a. 皮肤标记解剖学标志病例，通过后路小切口减压和固定治疗L1水平病变。b. 后路微创脊柱手术入路的可能设置。c. 后路小切口减压器械放置。d. 后路微创螺钉减压术中病变部位鸟瞰图

椎板咬骨钳

具有摄像和光源功能的内镜

工作套筒

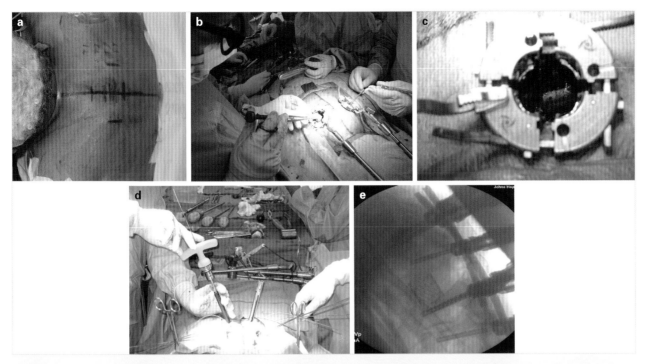

图 45.3 微创脊柱手术减压技术。a. 皮肤标记解剖学标志，通过微创双侧经椎弓根减压和固定治疗 T3 水平病变。b. 两名外科医生共同进行微创双侧经椎弓根减压和固定手术。c. 在微创双侧经椎弓根减压和固定手术中可见脊髓。d. 微创双侧经椎弓根减压后置入椎弓根螺钉。e. 在微创双侧经椎弓根减压和固定手术中，透视下确认准确放置了椎弓根螺钉和内固定

45.3b、c）。最后，如前所述置入经皮椎弓根螺钉和内固定（图 45.3d），并通过影像学确定合适的放置位置（图 45.3e）。

小切口胸廓切开术

术前，麻醉科医生应了解手术过程和患者双腔气管内插管进行单肺通气。患者做好准备，置于侧卧位，肿瘤患侧朝上。然后用侧位 X 线片定位肿瘤水平。在受影响的椎体上方两层的肋骨上做一个 5~10cm 的切口，以说明肋骨与椎体成角。剖开胸膜壁层，然后收缩肺。Kossman 等描述了使用专门的牵开器系统以避免肋骨切除和肺收缩（图 45.4a）。肿瘤肿块被识别并切除，随后以 Cage 或钢板结构重建（图 45.4b、c）。胸管放置如下所述。伤口冲洗后按标准方式缝合。

45.7 术后管理

由于营养不良和疾病治疗引起的免疫抑制，转移性疾病患者的健康状况往往很差，因此，术后应保持最佳营养。应尽快开始辅助治疗方案。

45.8 并发症的处理

无论采用何种手术方式，在出现无法修复的硬脑膜撕裂或无法控制的出血时，外科医生都应该计划转换为开放手术。

45.8.1 经皮椎弓根螺钉固定技术

螺钉错位是一种潜在的术中并发症。对于误置螺钉的术中矫正，应插入克氏针，并用一个尺寸过小的丝锥迫使克氏针在正确的位置上对齐，而不会太弯曲。一旦对准，这个克氏针应该替换为一个新的、直的克氏针。然后可以根据这个新的轨迹放置椎弓根螺钉。

45.8.2 视频辅助胸腔镜手术

VATS 的并发症与开胸手术相似，但发生率不同。并发症可能由麻醉、患者体位、端口的放置 / 通路和器械的操作引起，从而导致肺实质和胸腔血管结构的损伤。

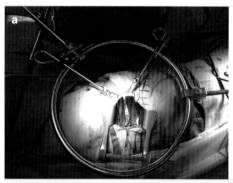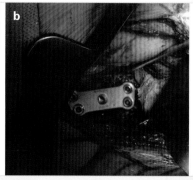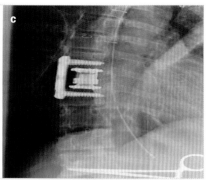

图 45.4 微创胸廓切开术。a. 放置 SynFrame 牵开器。b. 在伤口闭合前置入螺钉和钢板。c. 术中透视确认内植物位置满意

对于患者的体位，应在胸部下放置一个腋窝滚轴，以防止对腋窝臂丛的压力。注意不要将手术侧的手臂过度外展，以避免臂丛的牵拉损伤。此外，腓骨头处腓总神经应填塞，以防止术后腓总神经麻痹。

至于端口的放置和进入，应注意初始内镜端口的放置，这是唯一一个盲目放置的端口。为了避免干扰肺部粘连，这可能会导致进一步的肺损伤和术后漏气，在放置端口之前，应用一根手指穿过端口部位，并绕周扫过，以释放任何粘连。为了防止膈肌（及膈肌下的结构）受伤，膈肌可以向上伸展，在放置胸下端口时被穿刺，除最初的端口外，所有端口都置于内镜直视下。在可能的情况下，应使用较软的端口，以减少术后肋间神经痛的机会。套管针的放置也要小心，因为它们可能会对肋间神经、动脉或静脉造成损伤。在放置初始端口之后，所有端口和器械都应置于持续观察下，直到从胸腔取出。

术中并发症可根据严重程度加以处理。轻微出血可以用电灼法控制。然而，如果出血严重，可以插入 Foley 导管，然后充气球囊形成填塞。在不可控出血的情况下，伤口部位可能需要扩大以确定来源。当出现无法控制的出血时，应准备开胸手术托盘。

45.9 临床病例

45.9.1 病例 1：肿瘤减压及立体定向放疗

患者为 50 岁男性，因新发腹痛就诊于初级保健医生，发现左肾有一个 6.5cm 肿块。他接受了左肾切除术，发现有透明细胞肾癌腹部淋巴结阳性。随后的正电子发射断层显像（PET）显示侵犯纵隔，他接受了左叶楔形切除术。病理为转移性透明细胞肾癌。患者随后出现背痛恶化，并在 L1 处发现溶骨性病变（图 45.5）。在检查中，患者否认局灶性神经功能缺陷和平衡、肠道、膀胱或性功能问题。由于他既往有克罗恩病史而且透明细胞肾癌对标准化疗不敏感，他的内科肿瘤学家对开始药物治疗表示担忧，他被转到放射肿瘤科和神经外科。

治疗组建议术前进行肿瘤栓塞以减少术中出血（图 45.5b），然后进行肿瘤减压和立体定向放疗（SRS）。成功栓塞后，患者通过微创方法行 L1 椎体切除术。这是通过透视引导绘制 T12~L2 椎弓根完成的。沿 T12~L1 和 L1~L2 椎体做小切口，切除双侧 T12~L1 和 L1~L2 关节囊。在 L1 椎板上做小切口，行单节段椎板切除术和左侧 T12~L2 面切除术。然后观察肿瘤，切除剩余的椎弓根，以方便肿瘤切除和椎体切除术（图 45.5c、d）。肿瘤切除后，L1 椎体前部和右侧保持稳定。在透视引导下放置椎弓根螺钉，将棒安装在螺钉上并固定到位。

45.9.2 病例 2：微创开胸手术

患者为 51 岁女性，患有转移性乳腺癌和多发性脊柱病变。术前 2 年，她在 T10~L4 和 L2 接受姑息性外照射治疗。她背痛加剧，胸腔周围有带状疼痛，随后呼吸加剧。她没有腿部无力，否认有尿路或肠道不适。影像学显示 T8 椎体肿瘤导致脊髓明显受压（图 45.6a）。由于背部疼痛和脊髓压迫，计划进行手术治疗，随后进行放射治疗。

她接受了一个小切口和微创胸膜后胸椎切除术。患者被带到手术室，侧卧位进行开胸手术。小切口开胸，切除一部分肋骨。胸膜外剥离显示 T8 椎体，透视成像证实了正确的位置。随后进行 T7~T8

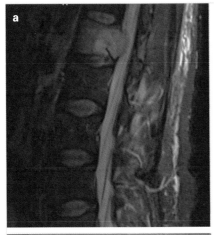
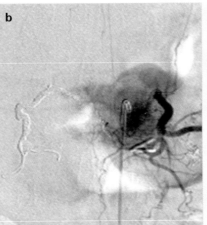
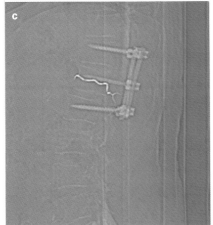
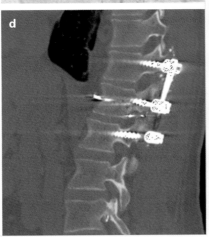

图 45.5　a. 术前 T2 加权短时恢复序列（STIR）MRI 图像显示 L1 椎体处肿瘤延伸至硬膜外腔。b. 术前肿瘤栓塞时的透视图像。注射造影剂后，可见肿瘤的血管分布。线圈可以在图像的左侧看到。c. 术后复查 CT 显示 T12~L2 的结构，双侧椎弓根螺钉置入 T12 和 L2，单侧椎弓根螺钉置入 L1。可见栓塞线圈。d. 术后矢状位 CT 显示 T12~L2 延伸结构

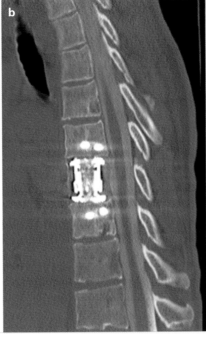

图 45.6　a. 术前 T2 加权脂肪抑制 MRI 显示 T8 肿瘤。肿瘤起源于椎体并延伸至硬膜外腔，导致脊髓明显受压。b. 术后 CT 显示一个可牵张的钛笼取代了 T8 椎体以及一个从 T7 延伸到 T9 的侧板

和 T8~T9 椎间盘切除术，移除 T8 椎体。将 PLL 切开以显露出硬脑膜，然后安装一个可牵张的钛笼，并用同种异体骨填充。侧翼钢板从 T7 延伸至 T9（图 45.6b）。放置开胸导管并闭合切口。患者恢复顺利，术后腰痛明显改善。术后 4 周，她接受了 T7~T9 的 SRS 治疗。

45.10 结论

脊柱转移性疾病的 MIS 治疗包括用于稳定的 PPSF 和 VATS，以及用于肿瘤切除和重建的小型开放式减压／肿块切除。在过去的 10 年中，MASS 已经超过 VATS 成为主要的减压手段，因为它在肿瘤治疗中具有多样性，容易学习的曲线，以及相对便宜的性质。随着系统疗法的改进和外科技术的进一步发展，脊柱转移性疾病的手术治疗总体上将继续微创化。

临床注意事项

·脊柱转移瘤的微创治疗可以加快患者康复，减少患者并发症。

·快速康复也利于其它辅助治疗，微创对于预后不良的患者是一个很好的选择。

·可视化胸腔镜技术和脊柱微创技术是治疗脊柱转移瘤的两种微创技术。

·可视化胸腔镜技术可以治疗 T1~L2 部位的病变。

·脊柱微创技术可以治疗 T2~S1 部位的病变。

·脊柱外科医生也应了解微创技术在治疗脊柱转移瘤的局限性。

·治疗血运丰富的肿瘤微创入路通常有限，因为可能增加术后硬膜外血肿的风险。

参考文献

[1] American Cancer Society. Cancer facts & figures 2013. American Cancer Society Web site. Available at: https://www.cancer.org/content/dam/cancer-org/research/cancer-facts-and-statistics/annual-cancer-facts-and-figures/2013/cancer-facts-and-figures-2013.pdf Updated 2013.

[2] Schiff D. Spinal cord compression. Neurol Clin. 2003; 21(1):67–86, viii.

[3] Sciubba DM, Gokaslan ZL. Diagnosis and management of metastatic spine disease. Surg Oncol. 2006; 15(3):141–151.

[4] Laufer I, Sciubba DM, Madera M, et al. Surgical management of metastatic spinal tumors. Cancer Contr. 2012; 19(2):122–128.

[5] Smith ZA, Yang I, Gorgulho A, Raphael D, De Salles AA, Khoo LT. Emerging techniques in the minimally invasive treatment and management of thoracic spine tumors. J Neurooncol. 2012; 107(3):443–455.

[6] Smith ZA, Fessler RG. Paradigm changes in spine surgery: evolution of minimally invasive techniques. Nat Rev Neurol. 2012; 8(8):443–450.

[7] Taghva A, Li KW, Liu JC, Gokaslan ZL, Hsieh PC. Minimally invasive circumferential spinal decompression and stabilization for symptomatic metastatic spine tumor: technical case report. Neurosurgery. 2010; 66(3):E620–E622.

[8] Kimball J, Kusnezov NA, Pezeshkian P, Lu DC. Minimally invasive surgical decompression for lumbar spinal metastases. Surg Neurol Int. 2013; 4:78.

[9] Deutsch H, Boco T, Lobel J. Minimally invasive transpedicular vertebrectomy for metastatic disease to the thoracic spine. J Spinal Disord Tech. 2008; 21(2):101–105.

[10] Ofluoglu O. Minimally invasive management of spinal metastases. Orthop Clin North Am. 2009; 40(1):155–168, viii.

[11] Rose PS, Clarke MJ, Dekutoski MB. Minimally invasive treatment of spinal metastases: techniques. Int J Surg Oncol. 2011; 2011:494381.

[12] Huang TJ, Hsu RW, Liu HP, et al. Video-assisted thoracoscopic surgery to the upper thoracic spine. Surg Endosc. 1999; 13(2):123–126.

[13] Huang TJ, Hsu RW, Li YY, Cheng CC. Minimal access spinal surgery (MASS) in treating thoracic spine metastasis. Spine. 2006; 31(16):1860–1863.

[14] Magerl F. External spinal skeletal fixation. In: The External Fixator. Berlin: Springer; 1985:289–365.

[15] O'Dowd JK. Minimally invasive spinal surgery. Curr Orthop. 2007; 21(6):442–450.

[16] Rosenthal D, Marquardt G, Lorenz R, Nichtweiss M. Anterior decompression and stabilization using a microsurgical endoscopic technique for metastatic tumors of the thoracic spine. J Neurosurg. 1996; 84(4):565–572.

[17] Sundaresan N, Shah J, Foley KM, Rosen G. An anterior surgical approach to the upper thoracic vertebrae. J Neurosurg. 1984; 61(4):686–690.

[18] Wood K, Buttermann G, Mehbod A, Garvey T, Jhanjee R, Sechriest V. Operative compared with nonoperative treatment of a thoracolumbar burst fracture without neurological deficit. A prospective, randomized study. J Bone Joint Surg Am. 2003; 85-A(5):773–781.

[19] Chi JH, Gokaslan Z, McCormick P, Tibbs PA, Kryscio RJ, Patchell RA. Selecting treatment for patients with malignant epidural spinal cord compression-does age matter?: results from a randomized clinical trial. Spine. 2009; 34(5):431–435.

[20] Coltharp WH, Arnold JH, Alford WC, Jr, et al. Videothoracoscopy: improved technique and expanded indications. Ann Thorac Surg. 1992; 53(5):776–778, discussion 779.

[21] Landreneau RJ, Mack MJ, Hazelrigg SR, et al. Video-assisted thoracic surgery: basic technical concepts and intercostal approach strategies. Ann Thorac Surg. 1992; 54(4):800–807.

[22] Mack MJ, Regan JJ, Bobechko WP, Acuff TE. Application of thoracoscopy for diseases of the spine. Ann Thorac Surg. 1993; 56(3):736–738.

[23] Assaker R. Minimal access spinal technologies: state-of-the-art, indications, and techniques. Joint Bone Spine. 2004; 71(6):459–469.

[24] Mayer HM. A new microsurgical technique for minimally invasive anterior lumbar interbody fusion. Spine. 1997; 22(6):691–699, discussion 700.

[25] Kossmann T, Jacobi D, Trentz O. The use of a retractor system (SynFrame) for open, minimal invasive reconstruction of the anterior column of the thoracic and lumbar spine. Eur Spine J. 2001; 10(5):396–402.

[26] Molina CA, Gokaslan ZL, Sciubba DM. A systematic review of the current role of minimally invasive spine surgery in the management of metastatic spine disease. Int J Surg Oncol. 2011; 2011:598148.

[27] Perez-Cruet MJ, Fessler RG, Perin NI. Review: complications of minimally invasive spinal surgery. Neurosurgery. 2002; 51(5) Suppl:S26–S36.

[28] Mobbs RJ, Sivabalan P, Li J. Technique, challenges and indications for percutaneous pedicle screw fixation. J Clin Neurosci. 2011; 18(6):741–749.

[29] O'Toole JE, Eichholz KM, Fessler RG. Surgical site infection rates after minimally invasive spinal surgery. J Neurosurg Spine. 2009; 11(4):471–476.

[30] Kan P, Schmidt MH. Minimally invasive thoracoscopic approach for anterior decompression and stabilization of metastatic spine disease. Neurosurg Focus. 2008; 25(2):E8.

[31] Nzokou A, Weil AG, Shedid D. Minimally invasive removal of thoracic and lumbar spinal tumors using a nonexpandable tubular retractor. J Neurosurg Spine. 2013; 19(6):708–715.

[32] Sciubba DM, Petteys RJ, Dekutoski MB, et al. Diagnosis and management of metastatic spine disease. A review. J Neurosurg Spine. 2010; 13(1):94–108.

[33] Fang T, Dong J, Zhou X, McGuire RA, Jr, Li X. Comparison of mini-open anterior corpectomy and posterior total en bloc spondylectomy for solitary metastases of the thoracolumbar spine. J Neurosurg Spine. 2012; 17(4):271–279.

[34] Kim CH, Chung CK, Sohn S, Lee S, Park SB. Less invasive palliative surgery for spinal metastases. J Surg Oncol. 2013; 108(7):499–503.

[35] Klimo P, Jr, Kestle JR, Schmidt MH. Clinical trials and evidence-based medicine for metastatic spine disease. Neurosurg Clin N Am. 2004; 15(4):549–564.

[36] Gottfried ON, Schloesser PE, Schmidt MH, Stevens EA. Embolization of metastatic spinal tumors. Neurosurg Clin N Am. 2004; 15(4):391–399.

[37] Liu YJ, Tian W, Liu B, et al. Accuracy of CT-based navigation of pedicle screws implantation in the cervical spine compared with X-ray fluoroscopy technique. ZhonghuaWai Ke Za Zhi. 2005; 43(20):1328–1330.

[38] Hardin CA, Nimjee SM, Karikari IO, Agrawal A, Fessler RG, Isaacs RE. Percutaneous pedicle screw placement in the thoracic spine: a cadaveric study. Asian J Neurosurg. 2013; 8(3):153–156.

[39] Fu TS, Wong CB, Tsai TT, Liang YC, Chen LH, Chen WJ. Pedicle screw insertion: computed tomography versus fluoroscopic image guidance. Int Orthop. 2008; 32(4):517–521.

第46章 良性脊柱肿瘤

Manish K. Kasliwal, Lee A. Tan, Carter S. Gerard, John E. O'Toole, Richard G. Fessler
廖文胜 陈保军 / 译

摘要

与转移瘤、多发性骨髓瘤或淋巴瘤等其他脊柱肿瘤相比，脊柱原发性良性肿瘤的发病率要低得多。这些肿瘤通常发生在较年轻的年龄组，背痛是最常见的表现。考虑到背痛的普遍性和这些良性脊柱肿瘤的罕见性，如果不适当怀疑，漏诊的可能性仍然很高。这些病变的鉴别诊断相当广泛，通常需要在最初的放射学检查和随后的完整检查中进行适当的识别，以制订最佳治疗策略。这些肿瘤的治疗方案取得了重大进展，使治疗更安全、更有效、总体发病率降低。本章根据最新文献简要概述各种良性脊髓肿瘤的表现、放射学和治疗。

关键词：良性，临床，诊断，脊柱，肿瘤，放射学，治疗

46.1 引言

与其他脊柱肿瘤如转移瘤、多发性骨髓瘤或淋巴瘤相比，脊柱的原发性良性肿瘤是一种少见的病变。血管瘤、内生骨疣、骨软骨瘤、骨样骨瘤、成骨细胞瘤、巨细胞瘤、动脉瘤样骨囊肿（ABC）和嗜酸性肉芽肿（EG）是脊柱良性肿瘤的各种亚型。总的来说，它们在所有脊髓肿瘤的占比不到5%。与转移性肿瘤、多发性骨髓瘤或淋巴瘤相比，它们常见于年轻患者，而转移性肿瘤、多发性骨髓瘤或淋巴瘤通常发生于老年患者。这些良性肿瘤有的起源于脊柱后部，有的主要起源于椎体背部疼痛，是良性脊柱肿瘤患者最常见症状，尽管根据病变的大小和位置也可能出现感觉运动障碍。许多病变具有特征性的临床和影像学特征，可以帮助临床医生做出正确的诊断。与通常需要整体切除以获得最佳治愈机会的原发恶性肿瘤相比，有症状的良性原发肿瘤通常可以通过病灶内切除得到安全的治疗。脊柱原发性良性肿瘤采用 Enneking 分期系统分类（表 46.1），Ⅱ期和Ⅲ期病变一般需要治疗。

在本章中，我们试图概述当前的微创技术以及利用这些微创手术方法治疗良性脊柱肿瘤的一般原则。通过对肿瘤病理生理学、局部解剖学和脊柱生物力学的深入了解，脊柱外科医生可以利用 MIS 技

表 46.1 脊柱良性肿瘤的 Enneking 分期

分期	描述
Ⅰ	潜在的，无症状的，偶然发现
Ⅱ	活跃，症状性病变
Ⅲ	积极的，可以转移

术成功治疗良性脊柱肿瘤，并取得良好的临床效果。以下各节简要概述了原发性脊柱良性肿瘤的临床和放射学特征。

46.2 肿瘤类型

46.2.1 血管瘤

脊柱血管瘤通常是发生在椎体的血管畸形病变，偶尔会延伸到椎体附件。最常见于胸椎和上腰椎。脊柱血管瘤典型影像学特征包括放射学表现垂直条纹，被称为"栅栏样"改变以及轴位 CT 图像上"蜂窝状"改变（图 46.1）。脊柱血管瘤通常没有症状，当血管瘤生长侵袭到椎体附件和椎旁时会引起压迫症状。巨大血管瘤也会损害椎体承受轴向载荷的压

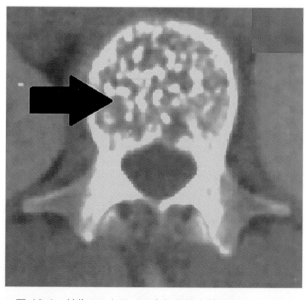

图 46.1 轴位 CT 上呈"圆点"状的血管瘤

力，可能导致脊柱骨折。有症状的脊柱血管瘤的治疗方案包括硬化治疗、椎体成形术、血管内栓塞术和椎体切除术。

46.2.2 内生骨疣

内生骨疣是一种良性错构瘤性病变，由皮质骨构成，髓质内边缘不规则，也称为"骨岛"。它通常呈圆形或椭圆形，大小可达 2cm。影像学表现包括 X 线片上的硬化，CT 上的高密度影，以及 T1 和 T2 加权 MRI 上的低信号（图 46.2）。内生骨疣通常是无症状的单发病变，不会随着时间的推移而增大。然而，如果骨变大，可以考虑活检，以排除其他可能的成骨病变。

46.2.3 骨软骨瘤

骨软骨瘤是一种由透明软骨覆盖的骨的异常生长，其髓质部分与母骨相连。它通常累及长管状骨，如股骨、胫骨和肱骨，但有时也累及脊柱后部。它通常是偶发的，男女比例为 3:1，通常于三四十岁发病。尽管椎体骨软骨瘤可发生在脊柱的任何部位，但它们似乎更倾向于发生在颈椎，尤其是 C2 椎体。X 线表现包括一个被软骨覆盖的"花椰菜状"肿块，CT 上其髓质成分与母骨髓质部分连续（图 46.3）。软骨帽在 T1 上呈等信号或低信号，在 T2 加权上呈高信号。软骨帽 > 1.5cm 可能是成人恶性转化为软骨肉瘤的危险信号，这需要进一步的研究。其症状包括局部机械作用或神经血管压迫引起的疼痛和神经功能障碍。由于椎管内的空间有限，向椎管内突出的病变通常比向后突出的病变出现得早得多。有症状的病变通常可以通过切除皮层和骨髓交界处到母体骨的病变来治愈。

46.2.4 骨样骨瘤

骨样骨瘤是一种良性骨肿瘤，来源于成骨细胞，由类骨和编织骨组成，常被增厚的皮质和硬化骨所包围。尽管它最常累及脊柱的后部，但也偶尔累及椎体。最常受累的是腰椎，其次是颈、胸、骶节段。它好发于男性，最常发病于二三十岁。典型的临床特征是疼痛在夜间或饮酒时加重，服用非甾体类抗炎药（NSAIDs）后改善。根据定义，它们的尺寸 < 2cm。CT 常显示脊柱后部有一透光肿块，伴皮质增厚和硬化症（图 46.4）。

46.2.5 成骨细胞瘤

成骨细胞瘤在组织学上与骨样骨瘤相似，但其直径 > 2cm。常发病于二三十岁，好发于男性。与骨样骨瘤相似，它最常起源于椎体后部，但也常延伸至椎体。成骨细胞瘤往往生长缓慢，很少恶化为骨肉瘤。其影像学表现与骨样骨瘤相似，特征为透光性肿块，伴有皮质增厚、硬化和周围硬化，伴或不伴中心钙化，但其直径 > 2cm（图 46.5）。侵袭性较强的亚型可能表现为骨质破坏和椎旁延伸；在少数情况下，它也可能包括 ABC 的一个组成部分。手术切除是有效的治疗选择，有 10%~15% 的复发率。

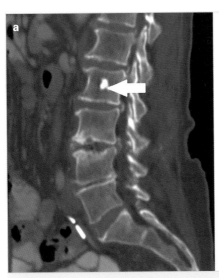
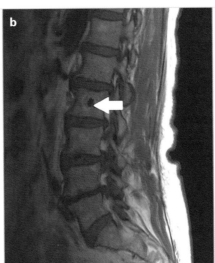
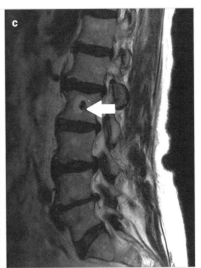

图 46.2 X 线片上的内生骨疣显示颈椎硬化病变。在 MRI（a），以及 T1 加权（b）和 T2 加权（c）图像上均显示低信号

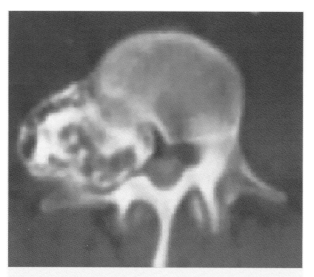

图 46.3 骨软骨瘤，有一个被软骨覆盖的"花椰菜状"肿块，CT 上其髓质成分与椎体髓质部分连续

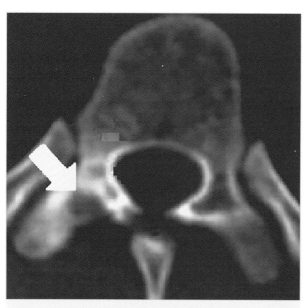

图 46.4 ＜ 2cm 的透光性病变，影响后部结构，符合骨样骨瘤（箭头）

46.2.6 动脉瘤样骨囊肿

　　动脉瘤样骨囊肿是一种良性病变，由受累骨内无内皮的充血空间组成。10%~30% 的 ABC 位于脊柱，胸椎为最常受累部位，其次为腰、颈、骶椎节段。它通常起源于后部，但经常扩张到椎体和椎旁组织。CT 表现为膨胀性溶骨性肿块，伴有薄缘硬化；MRI 表现为特征性"液－液平面"（图 46.6），这是由于不同时期的反复出血所致。病灶内切除、整块切除或血管内栓塞均可有效治疗脊柱 ABC。术前应在病灶内切除前考虑栓塞，以限制术中出血量。

46.2.7 巨细胞瘤

　　巨细胞瘤是由破骨细胞样细胞组成的膨胀性溶解性病变，常含有薄壁血管通道，易导致出血。脊柱巨细胞瘤通常出现在 20~50 岁，好发于女性。最常见的受累部位为骶骨，其次为胸、颈、腰椎节

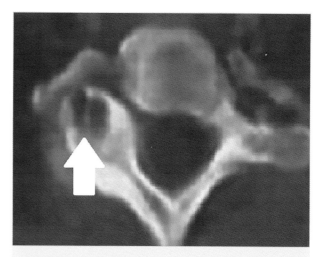

图 46.5 成骨细胞瘤表现为 ＞ 2cm 的溶骨性肿块，影响后部附件（箭头）

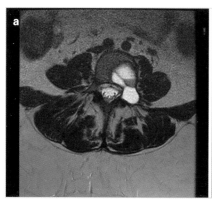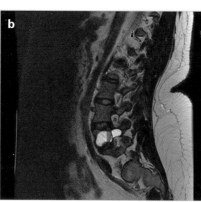

图 46.6 轴位（a）和矢状位（b）T2 加权像显示动脉瘤样骨囊肿的"液－液平面"，影响椎体左侧，并向后方延伸

段。它通常起源于椎体，并经常延伸到椎体后部和椎旁组织。椎体骨折常发生。CT 示膨胀性溶解性病变（图 46.7）；MRI 在 T1 加权图像上表现为等信号或低信号，在 T2 加权图像上表现多变。彻底切除加或不加辅助放疗通常是首选的治疗方法。近年来，Denosumab 的新型药物治疗已被证明是非常有效的，并改变了巨细胞瘤的治疗模式。

46.2.8 嗜酸性肉芽肿

嗜酸性肉芽肿（EG）是朗格汉斯细胞组织细胞增多症的一种形式，是由朗格汉斯细胞过度增生引起的良性病变。异常细胞分泌前列腺素，导致骨吸收。胸椎节段较腰椎和颈椎节段更易受影响。典型的 X 线表现为"扁平椎"（图 46.8），但这一发现只出现在大约 15% 的病例中。CT 常显示溶骨性病变；MRI 常表现为 T1 加权低信号，T2 加权高信号。症状性和进行性病变可通过低剂量放疗、类固醇注射、化疗和手术刮除来治疗。

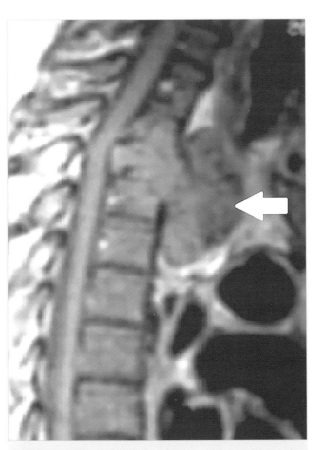

图 46.7　膨胀性巨细胞瘤破坏邻近椎体，并延伸至椎旁后方组织（箭头）

46.3　适应证和禁忌证

对良性骨肿瘤的流行病学、临床表现、影像学表现和治疗选择的全面了解是成功治疗这些病变的关键。良性脊柱肿瘤患者的治疗目标是在可能的情况下提供治疗，并在脊柱稳定、神经功能正常或改善的情况下尽早恢复活动。根据疼痛程度、不稳定性、神经系统损害和病变的自然史，良性肿瘤的适当治疗可以是观察、消融或手术。并非所有良性脊柱肿瘤患者都需要手术，有些患者可能需要"观察等待"，以确保肿瘤不会引起疼痛或功能障碍。良性肿瘤患者的各种手术适应证可总结如下：

· Enneking II 期和 III 期病变。
· 侵犯骨质导致病理性骨折或畸形伴发神经症状或疼痛。
· 肿瘤进展伴随症状加重。
· 节段性不稳伴有明显疼痛或即将发生神经受伤。

46.4　术前计划

46.4.1　体格检查

疼痛和无力分别是约 85% 和 40% 的患者首次发

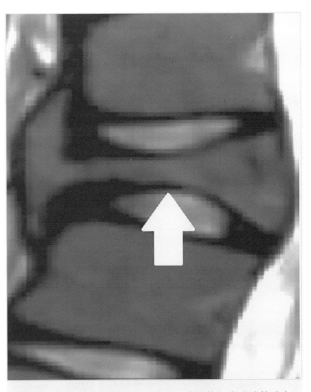

图 46.8　嗜酸性肉芽肿患者典型"扁平椎"表现（箭头）

病的主诉。可触及的肿块不易被发现。背痛的特征可能是一种指示，因为当与肿瘤相关时，它往往是进行性的和持续的，不像机械性背痛那样与活动密切相关。夜间的疼痛尤其令人担忧。疼痛症状可能局限于特定的脊髓节段，也可能是神经根性的，类似于髓核突出，导致诊断和治疗的混乱。导致疼痛的因素多种多样，包括肿瘤局部生长、皮质扩张致骨膜变形牵拉进而刺激疼痛感受器或椎体病理性骨折中由于肿瘤生长压迫或侵犯邻近神经根导致。脊柱畸形可能与疼痛发作有关，通常由棘旁肌痉挛引起。疼痛性脊柱侧凸有时与骨样骨瘤或成骨细胞瘤有关，在这种情况下，发病可能很快。

体格检查结果取决于肿瘤的位置和是否存在神经压迫。肿瘤部位可出现局部压痛。骨样骨瘤患者可出现脊柱侧凸。如果存在颈脊髓受压，可能有脊髓病的体征，如 Hoffmann 征阳性、痉挛、无力以及上肢和下肢反射亢进，双侧 Babinski 征，感觉或运动水平的步态不稳。腰骶部肿瘤伴椎管损伤的患者可出现单侧或双侧肢体无力和（或）麻木，有会阴麻木和鞍区麻木的迹象。严重累及椎管和椎间孔的腰骶部肿瘤患者可表现为下腰痛和马尾综合征，伴有会阴麻木、肠和膀胱功能障碍和（或）下肢无力。

46.4.2　影像学检查

术前检查包括各种影像学检查，包括胸部、腹部和骨盆的 X 线检查、CT、MRI、正电子发射断层扫描（PETCT）。在任何怀疑有肿瘤的病例中，X 线片通常是第一个检查的项目。受累椎体的前后位（AP 位）和侧位可以提供有关病变性质和行为的相当多的信息，并可能足以识别一些特征性的肿瘤类型。骨破坏的模式可能暗示良性肿瘤的存在，其中骨破坏的地图样模式更常被视为恶性肿瘤的存在，而恶性肿瘤产生虫蚀样外观。然而，由于骨破坏的放射学证据是不明显的，直到 30%~50% 的骨小梁已被破坏，早期病变可能很难发现。然而，尽管随着 CT 和 MRI 的普及，X 线片的作用正在减弱，但负重位脊柱全长 X 线片仍然非常有帮助，可以帮助外科医生做出关于脊柱整体平衡和稳定性的决定。

^{99m}Tc 骨扫描通常用于检测肌肉骨骼系统的肿瘤性疾病，对有症状但放射检查阴性或模棱两可的患者有用。全身扫描的能力使得骨扫描有利于确定已知系统性疾病患者的扩散程度，并确定患者最容易活检的病变，尤其是怀疑脊柱转移且原发性恶性肿瘤未知的患者。

核素骨扫描几乎总是阳性的，并且被提倡用于临床疑似骨样骨瘤患者的椎体水平定位。然而，骨扫描的主要缺点是其特异性差，因为非肿瘤性病理学，最常见的是骨性关节炎，也可导致局部吸收增加。

然而，单光子发射计算机断层扫描（SPECT）这一最新技术的加入，通过更好地定义摄取的解剖位置，提高了平面扫描的预测价值。PET 扫描有助于确定全身其他区域葡萄糖的异常放射性摄取，通常用于恶性肿瘤的检查。CT 扫描对于评估骨质受累程度、松质骨和皮质骨丢失程度非常准确，并且有助于描述肿瘤基质、确切位置、延伸和骨质变化。

另一方面，MRI 在评估相关软组织肿块、骨髓浸润和椎管内延伸方面更为优越，并且应在使用和不使用对比剂的情况下获得。它可以进一步识别肿瘤的囊性或坏死区域而不增强，以及肿瘤对周围组织的侵犯。此外，MRI 在确定硬膜外间隙内的肿瘤负荷和中央型或椎间孔型神经元受压或损伤程度时非常重要。

在原发性脊柱肿瘤的评估和治疗中，准确的活检在诊断评估中至关重要。尽管各种肿瘤都有特征性的放射学表现，可以在彻底的临床病史问诊和体检后进行诊断，通过组织病理学检查进行准确的组织诊断依然非常重要，有助于确定脊柱肿瘤的侵袭性和自然史，因为所有良性肿瘤的表现方式并不相同。CT 引导下活检是一种快速、经济、微创的方法，通常用于获取组织样本进行组织病理学分析。在一些研究中，经皮 CT 引导的脊柱病变活检已被证明在90% 以上的病例中具有诊断准确性。如果原发性恶性肿瘤尚需鉴别诊断，活检切口 / 轨迹的重要性无论怎样强调都不为过，并且应该进行规划，以便在最终的手术过程中，如果发现恶性肿瘤，可以将其与肿瘤一起切除。

46.4.3　内固定说明

脊柱良性肿瘤患者使用内固定的情况因病例而异，取决于病变程度和骨质破坏程度。在有术前不稳定或预期明显的术后不稳定时，可使用内固定。尽管如此，除了非常明显的病例外，不稳定的诊断可能具有挑战性，并且在不同的脊柱外科医生中存在显著的主观差异。当良性脊柱肿瘤手术切除后需要重建以恢复脊柱的机械稳定性时，谨慎的做法是遵循一些一般原则以优化整体临床预后。

首先，明确的治疗必须恢复前柱承重，尤其是在一个层面或多个层面切除大量前柱以避免塌陷和后凸的情况下。其次，在广泛的椎板切除术后，尤其是在小关节被切除的情况下，应使用后路内固定来恢复后张力带。最后，对于前柱和后柱都有明显切除的病例，如一个或多个层面的次全和脊椎全切除术，可能需要联合前路重建和后路内固定。

46.5　手术入路和技术

在过去的 10 年中，MIS 在各种病变中的应用呈爆炸式增长，目的是尽量降低与手术方法相关的发病率。这些技术包括使用微创通道、基于细针的骨水泥椎体增强术和经皮脊柱内固定术。虽然它已经获得了流行，临床证据表明其优势在于减少术中失血量和减少疼痛、住院时间，同时患者相关因素一直是广泛接受 MIS 的原因。随着 MIS 方法经验的增长，各种复杂的病变，如脊柱畸形和椎体切除术，由于器械的改进和技术的进步，尽管存在一些局限性，但已经变得适合 MIS 技术。

脊柱肿瘤治疗 MIS 应用中的最新进展，最近的一些研究表明其适用于硬膜内脊柱肿瘤和转移性脊柱肿瘤的治疗。MIS 入路不能应用于良性原发性脊柱肿瘤的外科治疗是没有理由的。MIS 入路可用的各种牵开器系统包括管状固定式或可膨胀式牵开器，允许从后方或从极外侧入路接近脊柱。这一点，加上允许经皮放置多节段器械的新系统的开发，为考虑在标准退行性变和创伤性病例中使用这些方法获得的足够经验铺平了道路。这些方法也可能通过保留肌肉韧带结构和后方骨性结构，进一步减少术后疼痛和脊柱不稳定。

随着新的微创技术的发展和在狭窄的管状通道内工作的专用器械的出现，后路胸椎椎体切除术可以通过微创或微开放的方法进行。Musacchio 等在尸体模型中使用双管技术证明了该方法的可行性，最近的研究表明，该方法用于治疗涉及胸椎前部病变具有安全性和有效性。同样，为了改进传统的前路腰椎间融合术（ALIF），极外侧椎间融合术（XLIF）被描述为前柱稳定的一种替代方法，可以显著降低基于开胸手术的开放式入路或大范围后柱暴露相关的发病率。经皮后路内固定技术允许多节段脊柱固定，其最新发展进一步扩大了 MIS 策略在脊柱肿瘤治疗中的应用范围，使软组织暴露和破坏最小化，避免了软组织愈合的时间过长。

为了确定合适的 MIS 技术，肿瘤的位置和大小是关键因素。任何位于椎体后方的肿瘤，例如累及椎体椎板的骨样骨瘤，都可以使用 MIS 技术通过固定管状通道安全切除，具体取决于外科医生的偏好。类似地，对于位于椎体的肿瘤（血管瘤 / 骨样骨瘤 / 成骨细胞瘤），可利用极外侧入路将可膨胀扩张器系统固定在胸椎或腰椎的椎体侧面。如果在腰椎中进行，需要非常小心，以防止损伤腰丛和股神经，避免医源性神经损伤。撑开系统的入路和放置细节在本书的其他地方进行了讨论。一旦到达脊柱，根据肿瘤的确切位置和大小，可以使用骨刀或磨钻进行肿瘤切除。如果肿瘤切除导致可能的不稳定性，MIS 技术现在允许经皮内固定，这可以在肿瘤切除后完成。关节突融合也可以同时进行，利用可固定在关节突关节上的管状扩张器，然后将关节去皮质化并放置骨诱导材料以促进融合。虽然微创方法对于继发于恶性肿瘤的椎体骨折患者更为有用，但仅伴有疼痛的良性肿瘤，如血管瘤和骨样骨瘤，也可采用微创方法治疗，如椎体成形术或后凸成形术。

46.6　术后管理

根据治疗的具体病变和使用的 MIS 技术，术后护理将有所不同。一旦患者清醒且合作，立即进行神经系统评估。若有新的神经功能障碍的证据，需要立即进行放射学检查，包括平片、脊髓造影、CT 和（或）MRI，这取决于神经功能障碍的类型和严重程度，可能需要也可能不需要手术干预。术后全血计数（CBC）和基本代谢测定（BMP）常规进行，以确保无贫血和代谢紊乱。如果使用了内固定，应获取直立位射线照片，以检查内固定的位置。根据指南或外科医生的偏好，疼痛疗法和物理疗法也可常规开展。

46.7　并发症的处理

根据具体的病变和 MIS 方法，可能会发生不同的并发症。仔细的术前计划和细致的外科技术通常可以避免这些潜在的并发症。本书的技术部分介绍了潜在并发症的具体管理策略。

46.8　动脉瘤样骨囊肿

一名 23 岁女性，尽管接受了保守治疗，但仍出现顽固性进行性腰痛 6 个月。她的体格检查无明显异常。腰椎的 CT 和 MRI 显示一个巨大的膨胀性溶骨性病变，L4 椎体中的液 – 液平面与 ABC 一致（图 46.9）。CT 引导下活检证实了诊断。考虑到她的持续症状和保守治疗失败，患者接受了手术治疗。采用直接外侧椎体切除和后路内固定的微创方法治疗该病变。术前进行栓塞以减少术中出血的机会。

全身麻醉诱导后，患者取侧卧位，左侧在上。

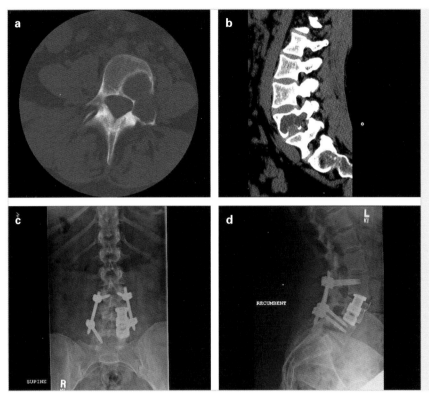

图46.9 采用微创手术方法成功治疗的腰椎动脉瘤样骨囊肿患者的术前CT（a、b）和术后X线片（c、d）

手术台稍微弯曲以暴露左侧。该区域常规消毒铺巾。术中X线透视用于确定L4水平。切口计划在左侧L4水平上方。切口周围注射局麻药后迅速进行。采用单极烧灼切割皮下脂肪。使用锋利的剪刀识别并分离腹膜。然后用钝性剥离法将腹壁肌肉组织分为3层，包括外斜肌、内斜肌和腹横肌。即可进入腹膜后间隙。腰大肌很容易触到。然后使用管状扩张器通过腹壁肌肉组织和腰大肌扩张至L4椎体。在整个扩张过程中使用神经电生理学刺激监测，以确保腰丛肌肉没有扩张。

充分扩张后，在L4椎体上方插入一个带有140mm长刀片的牵开器，整个组件钩在一个台式支架上。将其锁定到位，然后使用神经电生理学刺激器刺激牵开器底部的深部组织，确认那里没有腰丛神经根。以涵盖从L3底部到L5顶部的整个L4水平。扩张后，进行进一步的刺激，在术野的后部识别股神经，并小心地将其包裹在腰大肌纤维内，以免侵犯股神经。

牵开器通过固定销固定在L3椎体上。对L3~L4和L4~L5椎间盘进行识别和锐利切割，并使用终板处理器械和咬骨钳进行椎间盘部分切除术。然后使用刮匙、高速磨钻和咬骨钳进行L4椎体部分切除术。使用刮匙、咬骨钳和高速磨钻去除暴露的整个ABC区域。最后，移除整个系统后，准备L3和L5

的终板进行椎体间关节融合术。选择大小合适的椎间生物力学装置。这种钛植入物呈前凸形状，并用颗粒化同种异体移植物以及其他骨生物制剂填充。在正位和侧位透视下将其插入椎间隙。然后将其膨胀，以适当贴合终板。图像显示，它位于与椎体切除侧一致的椎体间隙的左半部分。然后取下牵开器，经皮将Hemovac引流管从伤口引出并缝合到皮肤表面。伤口分层闭合，筋膜采用3-0 Vicryl缝线间断缝合，皮下采用2-0 Vicryl缝线间断缝合，皮肤采用Dermabond闭合。使用无菌敷料覆盖。

患者俯卧于Jackson手术台上，所有受压的部分都被小心地垫好。将经皮髂骨针通过一个小切口插入左髂后上棘，并连接一个动态参考架。将O臂移至现场，进行术中CT扫描，并将图像传输到导航系统，以使用术中图像引导的计算机辅助导航。导航棒用于规划L3~L5水平的双侧旁正中切口。这些患者采用局部麻醉，并迅速进行手术。导航开路锥用于双侧L3和L5椎弓根。这是用来通过椎弓根解剖进入椎体，并使用导航在L3和L5两侧准备一个椎弓根。然后将镍钛诺克氏针置入准备好的椎弓根。然后使用导航扩张系统扩张椎旁肌，并在左手侧将一根X管固定在L4水平面上。在这一侧进行半椎板切除术、内侧小关节切除术和经椎弓根入路切除大部分横突、整个椎弓根和后外侧椎体，以实现完全刮除和切除 ABC。我们可以看到前方内固定实际上穿过了缺损区域。L4 神经根完全骨骼化，保存完好。在右侧，在 L3~L4 和 L4~L5 小关节上方进行扩张，使用高速磨钻去掉皮质，然后通过进一步放置骨生物制剂和颗粒化同种异体移植物完成后外侧关节融合术。此时，牵开器已全部拆下。然后使用导航系统和透视将空心椎弓根螺钉通过克氏针置入椎体。在正确固定螺钉后，适当尺寸的棒穿过钉尾延长部固定到钉尾中，螺钉用锁紧帽锁定到位，最后使用扭矩扳手拧紧，并在轻轻压缩螺钉后反向拧紧。然后去除钉尾延长部。

最后拍摄前后位和侧位透视图像，以确认植入物放置满意。Hemovac 引流管从椎弓根缺损侧的左侧伤口穿出，并连接至吸引器。伤口分层闭合，筋膜层使用 0 号 Vicryl 缝线间断缝合，皮下使用 2-0 Vicryl 缝线间断缝合，皮肤使用 Dermabond 闭合。

患者仰卧位，从麻醉中苏醒，并被带到康复室，无任何并发症。术后她的背痛立即得到了显著的改善。直立位 X 线片显示内固定装置位置正确。患者在 2 年的随访中临床表现良好，背部疼痛最大限度地减轻。在整个过程中，肌电图（EMG）或体感诱发电位（SSEP）信号没有变化。使用刺激器对所有椎弓根螺钉进行测试，在 20mA 以下未检测到相关神经的刺激，表明安全置入。

46.9 结论

通过对肿瘤病理生理学、局部解剖学、脊柱生物力学和 MIS 原理的深入了解，可以利用 MIS 技术成功治疗良性脊柱肿瘤。

临床注意事项

· 选择合适患者是良好临床预后的关键。

· 对局部解剖、自然病史和肿瘤分期的深入了解是成功治疗原发性良性肿瘤的关键。

· 术前血管病变的栓塞可能有助于减少术中 ABC 和侵袭性血管瘤等病变的出血量。

参考文献

[1] Flemming DJ, Murphey MD, Carmichael BB, Bernard SA. Primary tumors of the spine. Semin Musculoskelet Radiol. 2000; 4(3):299–320.

[2] Orguc S, Arkun R. Primary tumors of the spine. Semin Musculoskelet Radiol. 2014; 18(3):280–299.

[3] Cugati G, Singh M, Pande A, et al. Primary spinal epidural lymphomas. J Craniovertebr Junction Spine. 2011; 2(1):3–11.

[4] Kaloostian PE, Zadnik PL, Etame AB, Vrionis FD, Gokaslan ZL, Sciubba DM. Surgical management of primary and metastatic spinal tumors. Cancer Contr. 2014; 21(2):133–139.

[5] Smith J, Wixon D, Watson RC. Giant-cell tumor of the sacrum. Clinical and radiologic features in 13 patients. J Can Assoc Radiol. 1979; 30(1):34–39.

[6] Acosta FL, Jr, Dowd CF, Chin C, Tihan T, Ames CP, Weinstein PR. Current treatment strategies and outcomes in the management of symptomatic vertebral hemangiomas. Neurosurgery. 2006; 58(2):287–295, discussion 287–295.

[7] Acosta FL, Jr, Sanai N, Cloyd J, Deviren V, Chou D, Ames CP. Treatment of Enneking stage 3 aggressive vertebral hemangiomas with intralesional spondylectomy: report of 10 cases and review of the literature. J Spinal Disord Tech. 2011; 24(4):268–275.

[8] Jiang L, Liu XG, Yuan HS, et al. Diagnosis and treatment of vertebral hemangiomas with neurologic deficit: a report of 29 cases and literature review. Spine J. 2014; 14(6):944–954.

[9] Greenspan A. Bone island (enostosis): current concept—a review. Skeletal Radiol. 1995; 24(2):111–115.

[10] Murphey MD, Andrews CL, Flemming DJ, Temple HT, Smith WS, Smirniotopoulos JG. From the archives of the AFIP. Primary tumors of the spine: radiologic pathologic correlation. Radiographics. 1996; 16(5):1131–1158.

[11] Azouz EM, Kozlowski K, Marton D, Sprague P, Zerhouni A, Asselah F. Osteoid osteoma and osteoblastoma of the spine in children. Report of 22 cases with brief literature review. Pediatr Radiol. 1986; 16(1):25–31.

[12] McLeod RA, Dahlin DC, Beabout JW. The spectrum of osteoblastoma. AJR Am J Roentgenol. 1976; 126(2):321–325.

[13] Kroon HM, Schurmans J. Osteoblastoma: clinical and radiologic findings in 98 new cases. Radiology. 1990; 175(3):783–790.

[14] Lucas DR, Unni KK, McLeod RA, O'Connor MI, Sim FH. Osteoblastoma: clinicopathologic study of 306 cases. Hum Pathol. 1994; 25(2):117–134.

[15] Boriani S, Lo SF, Puvanesarajah V, et al. AOSpine Knowledge Forum Tumor. Aneurysmal bone cysts of the spine: treatment options and considerations. J Neurooncol. 2014; 120(1):171–178.

[16] Bidwell JK, Young JW, Khalluff E. Giant cell tumor of the spine: computed tomography appearance and review of the literature. J Comput Tomogr. 1987; 11(3):307–311.

[17] Li G, Fu D, Chen K, et al. Surgical strategy for the management of sacral giant cell tumors: a 32-case series. Spine J. 2012; 12(6):484–491.

[18] Brown CW, Jarvis JG, Letts M, Carpenter B. Treatment and outcome of vertebral Langerhans cell histiocytosis at the Children's Hospital of Eastern Ontario. Can J Surg. 2005; 48(3):230–236.

[19] Smith ZA, Fessler RG. Paradigm changes in spine surgery: evolution of minimally invasive techniques. Nat Rev Neurol. 2012; 8(8):443–450.

[20] Gerszten PC. The role of minimally invasive techniques in the management of spine tumors: percutaneous bone cement augmentation, radiosurgery, and microendoscopic approaches. Orthop Clin North Am. 2007; 38(3):441–450, abstract viii.

[21] Smith ZA, Yang I, Gorgulho A, Raphael D, De Salles AA, Khoo LT. Emerging techniques in the minimally invasive treatment and management of thoracic spine tumors. J Neurooncol. 2012; 107(3):443–455.

[22] Musacchio M, Patel N, Bagan B, Deutsch H, Vaccaro AR, Ratliff J. Minimally invasive thoracolumbar costotransversectomy and corpectomy via a dualtube technique: evaluation in a cadaver model. Surg Technol Int. 2007; 16:221–225.

[23] Deutsch H, Boco T, Lobel J. Minimally invasive transpedicular vertebrectomy for metastatic disease to the thoracic spine. J Spinal Disord Tech. 2008; 21(2):101–105.

[24] Nzokou A, Weil AG, Shedid D. Minimally invasive removal of thoracic and lumbar spinal tumors using a nonexpandable tubular retractor. J Neurosurg Spine. 2013; 19(6):708–715.

[25] Ozgur BM, Aryan HE, Pimenta L, Taylor WR. Extreme Lateral Interbody Fusion (XLIF): a novel surgical technique for anterior lumbar interbody fusion. Spine J. 2006; 6(4):435–443.

[26] Hansen-Algenstaedt N, Schäfer C, Beyerlein J, Wiesner L, Knight R. Percutaneous multilevel reconstruction in revision surgery. Eur Spine J. 2012; 21(6):1220–1222.

第 47 章　肿瘤射频消融联合椎体成形术治疗脊柱转移瘤

Anthony A. Turk, Daniel K. Fahim

王红强 / 译

摘要

　　肿瘤射频消融联合椎体成形术是治疗胸腰椎转移性瘤的一种相对较新的微创治疗方法。这种经皮的门诊手术有助于局部病情的控制，并可迅速显著地缓解脊柱转移瘤继发的疼痛性病理性骨折引起的疼痛症状。

　　关键词：射频消融，转移性肿瘤，病理性骨折，椎体成形术

47.1 脊柱转移瘤概述

　　骨骼是继肺和肝之后第三大最常见的肿瘤转移部位，其中脊柱最常受累。近年来，脊柱转移瘤的病例逐渐增多，这主要是因为成像模式的更新发展以及全身治疗的改进。随着医疗技术的进步和患者生存期的延长，尸检研究表明，根据原发性癌症，30%~90% 的晚期癌症患者有脊柱转移瘤。

　　据估计，转移性肿瘤的发生率是原发性脊柱肿瘤的 20 倍。尽管脊柱转移瘤可发生在任何年龄，但最常见于 40~70 岁。此外，脊柱转移瘤更倾向于男性；然而，这可能是由于前列腺癌的发病率高于乳腺癌（两者通常都转移到脊柱）。脊柱转移瘤 70% 发生在胸椎区域，其次是腰椎，然后是颈椎。脊柱转移瘤可以通过动脉系统、Batson 静脉丛、脑脊液扩散，或从椎旁直接扩散。在 2/3 的病例中，椎体后部是最初受累的部位，后方附件通常较晚受累且很少单独受累。94%~98% 的患者脊柱转移瘤发生在硬膜外，主要发生在脊柱，其次侵犯到硬膜外腔。硬膜内转移极为罕见，硬膜内 / 髓内发生率仅为 0.5%。

　　脊柱转移瘤最常见的症状是背痛。脊柱转移瘤引起的疼痛是由于直接的肿瘤侵犯和随后的破坏或骨丢失引起的生物力学减弱。主要表现为夜间或清晨疼痛，通常随着白天的活动而改善。它可能是因炎症介质或肿瘤牵拉椎体骨膜引起的。这种疼痛与运动有关，坐下或站立可能会增加脊柱的轴向负荷而引起疼痛加剧。在多发性骨髓瘤和乳腺癌、前列腺癌和肺癌患者中，椎体压缩性骨折（VCF）的发生率分别为 24%、14%、6% 和 8%。此外，大多数未经治疗的脊柱转移瘤最终会在终末期引起神经功能障碍。

　　需要知道的是，继发于癌症的 VCF 与骨质疏松性骨折有很大不同。骨质疏松性 VCF 是一种良性疾病，大约 33% 的患者会自愈。由于肿瘤溶骨、化疗、类固醇治疗及营养不良导致的骨质流失率增加，癌症患者自愈的可能性很小。显然，脊柱转移瘤是越来越多患者发病的重要原因。脊柱转移瘤的早期诊断和积极治疗，对于最大限度地减少并发症发生率和提高患者的生活质量至关重要。

47.2 脊柱转移瘤的当前治疗方法

　　目前脊柱转移瘤的治疗通常是姑息性的而非根治性的，主要达成以下目的：

- ·缓解疼痛。
- ·预防病理性骨折。
- ·保持活动功能。
- ·保护神经功能。

　　这些方法包括放射治疗、手术、化学疗法和放射手术。脊柱转移瘤患者的治疗决策方案超出了本章的范围。值得注意的是，截至目前，很少使用经皮手术来治疗实体肿瘤，而只是治疗肿瘤的并发症，例如利用椎体成形术或椎体后凸成形术治疗 VCF。

　　放射治疗（RT）对减轻肿瘤性疼痛极为有效。一般属于一线治疗方法。适用于多发性脊柱转移瘤、脊柱结构完整性未破坏且无神经功能障碍的患者。放射治疗对脊柱机械性不稳引起的疼痛效果不佳。继发于转移瘤的神经根压迫相关的神经根性疼痛仅在肿瘤对放射敏感且瘤体因放射治疗而减小时才缓解。大约 90% 患者的肿瘤性疼痛至少有轻微缓解，54%~66% 的患者完全缓解。尽管 RT 缓解疼痛的机制仍不清楚，但仍被认为是因为瘤体缩小或抑制肿瘤周围炎性细胞中细胞因子的产生。

　　遗憾的是，放疗所带来的疼痛缓解和肿瘤的良好控制并不能减轻与骨折相关的机械性疼痛。事实上，一些研究报道，RT 已被证明会增加发生 VCF 的风险。高剂量辐射会损害胶原蛋白，从而造成骨骼完整性破坏。在高剂量辐射下，胶原蛋白基质的降解可能通过胶原蛋白主链中的肽键断裂而发生。暴

露于辐射，最终会逐渐降低骨组织的强度、延展性和持久性。随着患者越来越多地使用立体定向放射外科治疗累及脊柱的孤立性转移性疾病，椎体骨折的风险明显增加。

因为通过放疗缓解疼痛可能需要数周和数月，微创技术（如椎体后凸成形术或椎体成形术）是治疗脊柱转移瘤患者机械性背痛或伴有 VCF 的重要辅助手段。经皮后凸成形术是一种透视引导下手术，经皮插入球囊形成空腔，然后向椎体内注入聚甲基丙烯酸甲酯（PMMA）。后凸成形术和椎体成形术的一个优点是它们可用于治疗良性和转移性肿瘤。再者，这些椎体强化术（VAP）具有较短的手术时间和较低的并发症发生率，同时还重建脊柱稳定和快速减轻疼痛。

尽管有多种治疗方法可供选择，但大约 1/3 患者的疼痛仍未得到充分缓解。即使是镇痛药物，也不能完全控制疼痛或引起不良反应。由此可知，迫切需要更好的治疗方法。必须认识到脊柱转移瘤是一种需要综合多步骤和多学科治疗的疑难疾病。因此，成功治疗癌症需要联合手术、化疗和放疗。射频消融（RFA）、激光导热疗法和低温消融等热消融手术是软组织肿瘤既定的治疗方法。尤其是 RFA 作为一种有效的微创手术，因可治疗各种良性和恶性肿瘤而受到越来越多的关注。最近的技术进步使这项技术能够应用于脊柱。

47.2.1 射频消融术

RFA 使用高频交流电产生的热能来破坏电极周围的组织，从而导致组织因高温而凝固坏死。这通常采用经皮经椎弓根入路进入受累椎体（图 47.1）。最恰当的组织破坏温度在 50~90℃之间。消融半径取决于组织温度和时间。精准测量温度是确保适当的肿瘤消融以及最大限度减少正常组织损伤的重要一环。热破坏会停止痛敏神经纤维的信号传递。肿瘤细胞坏死可减少细胞因子介导与白介素和肿瘤坏死因子有关的疼痛通路。RFA 还可以延缓肿瘤进展至敏感的骨膜。这些机制可迅速减轻疼痛，并提供持久的疼痛缓解。

RFA 是治疗脊柱肿瘤的一种相对较新的方法。它最初用于治疗骨样骨瘤，然后成为治疗转移性肝、肾和肺肿瘤的重要方法。现在 RFA 被美国食品和药品监督管理局批准用于治疗脊柱转移瘤，通常包括对化疗和放疗无反应的不可切除的脊柱肿瘤。它的优点在于不需切除肿瘤的情况下破坏肿瘤，并且可以用于其他情况不佳的预术者。RFA 可以在有意识的镇静和局部麻醉下进行，并且具有允许术者依据影像控制消融大小的优势。在 RFA 治疗疼痛性溶骨性转移瘤的随访中，多达 80% 的患者报告其镇痛药物使用量有所减少。

数据统计表明，在 RFA 治疗后 6 周内，通常可以在临床和统计学上显著减轻脊柱疼痛，并在 6 个月时进一步减轻，并在该状态上维持较长时间。RFA 不仅有效，而且具有高度可控性，因此是治疗易损组织附近肿瘤的可行技术。使用多个温度测量中心可以实时测量椎管温度，从而获得更精确的消融区域。使用两个有源热电偶被称为双极 RFA（图 47.2）。

总之，RFA 可以预防或延缓肿瘤进展和降低骨折风险，从而延缓或预防转移瘤对脊柱的影响。多项研究证实，它治疗肿瘤性疾病是可行、安全和有

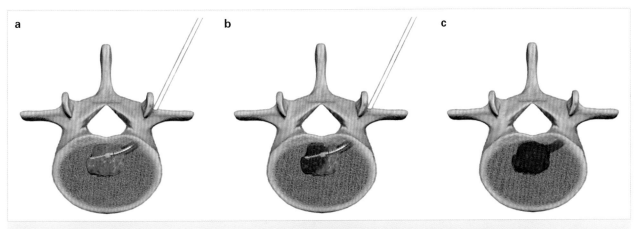

图 47.1 射频消融模拟过程。a. 通过椎弓根（这例是左侧椎弓根）进入椎体，射频消融探头瞄准椎体病变。b. 描述消融开始情形（椎体病变内的较暗区域）。c. 完成消融整个转移性病变和撤出射频探头

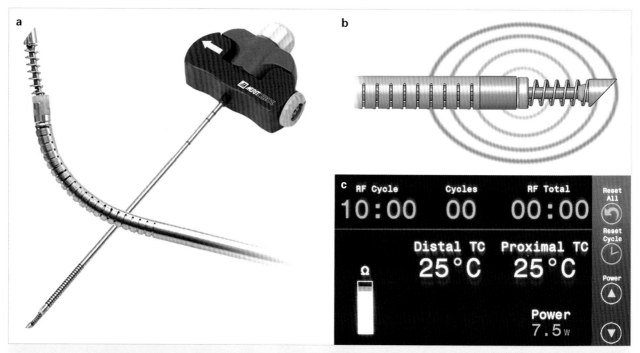

图 47.2 a. 10 号铰接式双极电极。b. 热电偶可实时监测距离消融区中心 10mm 和 15mm 的温度。c. 射频消融时的发生器或显示器可精确、定时地输送连续监测的温度信息。注意，温度是在近端 TC（10mm 处的热电偶）和远端 TC（15mm 处的热电偶）测量的

效的。然而，单纯 RFA 并不能解决由于骨质流失引起的机械性不稳，因此应与骨水泥强化技术如椎体成形术相结合。

47.2.2 椎体成形术

椎体成形术是在透视引导下将 PMMA（"外科骨水泥"）经皮穿刺注射到椎体中以提供机械稳定性。它可用于治疗良性病变（例如骨质疏松性骨折），或恶性肿瘤（如脊柱转移瘤）。它尤其适用于治疗脊柱转移瘤继发的 VCF，因为它可提供机械稳定性，而骨弱是严重背痛的根源。与椎体后凸成形术不同，椎体成形术在注射 PMMA 之前不使用可膨胀球囊来产生空腔并恢复椎体高度。然而，最近的研究发现椎体高度的恢复与疼痛缓解之间没有相关性。尽管如此，椎体成形术可有效减轻脊椎机械性疼痛。

对于不适合手术的转移性疾病患者、生存期有限或肿瘤复发且接受了最大剂量放疗的脊柱转移瘤患者，椎体成形术是一种最佳选择。一项研究显示，94% 的患者在接受手术后疼痛有所缓解。73% 的患者在 6 个月时和 65% 的患者在 1 年时疼痛缓解程度稳定。其他研究表明，97% 的溶骨性转移瘤或骨髓瘤患者在 6~72h 内疼痛症状部分或完全缓解。

椎体成形术的优势包括微创、日间手术、即刻疼痛缓解、可同时活检和可能的抗肿瘤作用。患者还可以在术后第一天继续抗凝治疗、化疗和放疗。

这种镇痛机制尚不完全清楚，可能是由于 PMMA 稳定微骨裂或在与骨水泥接触时通过聚合反应产生的热效应破坏了疼痛传导纤维。一项研究认为，机械效应优先于热效应，因为在与注射到兔子椎骨中的 PMMA 接触时，没有观察到骨内神经纤维的组织学损伤。无独有偶，另一份报告证明 3 组患者使用聚合温度峰值显著不同的骨水泥治疗，其镇痛效果相同。

椎体成形术已被充分证明是一种安全、可行和有效的治疗脊柱不稳定引起疼痛的方法，当单独治疗时，它既不是治愈性疗法，也不是抗癌疗法。椎体成形术与 RFA 联合可在脊柱转移瘤的治疗中获得最佳效果，RFA 治疗肿瘤疾病，椎体成形术提供稳定性，同时防止进展为骨折。这也是一个合适的组合，在骨水泥强化术中，经椎弓根入路的 RFA 更易于进入椎体。

47.2.3 射频消融和椎体成形术联合的优势

RFA 和椎体成形术联合（RFAV）的目的在以下文本框中列出。

·减轻疼痛。RFA 产生的热能可以阻止疼痛通过骨膜中的感觉神经纤维传递，从而减少与肿瘤相关的疼痛。此外，通过椎体成形术注射 PMMA 可提供脊柱稳定性，减少机械性疼痛。

·破坏肿瘤组织。RFA 对产生神经刺激性细胞因子［如肿瘤坏死因子 α（TNF-α）和白细胞介素（IL-1 和 IL-6）］的肿瘤细胞具有强烈的分解代谢作用，从而抑制破骨细胞的活性。由于其化学和热特性，PMMA 对肿瘤细胞具有直接的毒性作用。

·预防椎体塌陷继发的神经损伤。早期研究表明，RFAV 的综合作用可减少 VCF 的发生并提高生活质量。此外，RFA 会导致高度血管化的转移性肿瘤中的血管坏死和血栓形成，可能会降低在骨水泥增强过程中症状性血管渗漏的风险。

事实上，将椎体成形术与 RFA 相结合具有使椎旁和椎内静脉丛血栓形成的益处，从而最大限度地减少椎体成形术的手术相关并发症发生率。虽然单纯 RFA 并不能增强脊柱的稳定性，但可以通过破坏肿瘤组织来改善骨水泥在椎体病变中的分布，延长椎体成形术提供的稳定效果。这将提高椎体成形术的成功率，减少并发症发生率。

总之，RFAV 有可能成为治疗脊柱转移瘤的最佳方案，因为它是一种微创日间手术，可以治疗癌症以及相关症状（例如 VCF）。同样重要的是，要注意 RFAV 是一种不影响化疗或放疗方案的日间手术。

47.3　适应证和禁忌证

RFAV 治疗脊柱转移瘤的适应证包括：患者可以接受静脉镇静，可以俯卧位，血清血小板计数＞100 000/μL，停止抗凝药物治疗，无严重中性粒细胞减少。

47.4　并发症处理

RFAV 存在两个主要的潜在并发症：
·RFA 对脊髓和神经根的热损伤。
·椎体成形术期间骨水泥渗入椎管或椎间孔。
其他罕见并发症包括椎管内血肿或伤口感染。轻微的并发症包括穿刺部位的血肿和短暂的发热。

为充分破坏脊柱肿瘤，整个病变必须经受具备

细胞毒性的温度。这通常意味着由于不能确定实际肿瘤边缘的精确位置和消除微观病灶，必须治疗包含肿瘤周围明显健康组织的大范围边缘。尽管多项研究提出了指导方案，但这是 RFA 在治疗脊柱转移瘤时面临的主要挑战。

RFA 周围软组织的温度取决于皮质骨厚度、与骨膜的距离以及射频治疗的持续时间。为避免造成不可逆的神经损伤，当电极和骨膜之间的皮质骨厚度＜5mm 时，建议骨膜与最近的神经组织之间保持 10mm 的安全距离。

在脊椎中，如果在肿瘤与脊髓或神经根之间存在松质骨或皮质骨，则存在安全边界，因为皮质骨起到绝缘体的作用，而松质骨与软组织相比，可减少热传递。建议消融区计划在不进入椎管的情况下包围整个肿瘤，也不要将射频电极直接放置在后皮质区。

然而，对于脊柱转移瘤来说，皮质骨通常是病理性的，其绝缘性能有限，这增加了消融区延伸到骨膜区域的风险。可以将热电偶放置在与相邻易损组织接触的位置，在手术过程中实时监测温度并确保精确的热消融。幸运的是，双极 RFA 拥有多个温度测量中心，在不同温度下评估烧蚀区的边界变得更加容易。

在 RFA 的传递过程中，肿瘤内温度可达近 100℃。当椎管温度达到 45℃ 时，会发生神经损伤。一些研究认为，已经侵入椎体皮质后缘且位于脊髓 1cm 以内的脊柱肿瘤不适合 RFA。将探头放置在距脊髓最短距离为 10mm 的椎体中心是一种安全的方法，可最大限度地减少意外热损伤。

超出椎体范围的骨水泥渗漏可导致严重的后遗症，例如有症状的骨水泥肺栓塞，甚至导致截瘫；然而，总体风险相对较低。另一种可能的并发症是骨水泥渗入椎间孔或椎管并引起脊髓损伤，导致严重的根性疼痛或脊髓受压。

总之，相邻易损结构的热损伤是一种通过 RFA 器械内置安全措施来预防的并发症，例如使用多个热电偶。椎体成形术导致骨水泥外渗的风险可通过与 RFA 联合使用来降低，因为肿瘤组织的破坏可促进骨水泥更好地分布。尽管这些并发症具有潜在的严重后果，但发生率很低。

临床病例：继发于乳腺癌的转移性肿瘤

Hoffman 等治疗了 22 例患者的 28 处病变，分别位于胸腰椎、骶骨、骨盆、髋臼、股骨和胫骨。在中度镇静下进行透视引导下的射频消融，然后行骨水泥注射。通过视觉模拟量表（VAS）评估疼痛缓

解。所有患者均获得了手术和疼痛缓解。24h 后疼痛评分从平均 8.5 分降至 5.5 分（$P < 0.1$），3 个月后降至 3.5 分（$P < 0.1$）。15 名患者的镇痛剂用量或强度降低。他们得出结论，RFA 和椎体成形术治疗骨转移既可行又有效。

Munk 等对 19 例接受 RFA 治疗后注射 PMMA 的患者进行了回顾性分析。患者年龄为 42~82 岁（平均：58.9 岁），包括 5 例女性和 14 例男性。治疗了 11 个椎体（8 个腰椎和 3 个胸椎）、9 个髋臼、3 个骶骨、1 个耻骨和 1 个肱骨。19 例患者共进行了 25 次 RFA 和椎体成形术联合治疗。手术成功率为 100%。有 7 个轻微并发症：6 个有限的骨水泥外渗和 1 个一过性神经热损伤。平均射频时间为 9.1min（6~12min）。平均骨水泥注入量为 6.1mL（0.8~16mL）。治疗前疼痛（VAS 评分）均值为 7.9 分（7.0~9.0 分），治疗后均值为 4.2 分（0~6 分）；使用配对 t 检验分析差异有统计学意义（平均得分：4.08 分；95% 置信区间：3.92、4.87；$P < 0.0001$）。他们得出结论，RFAV 治疗疼痛性骨肿瘤是安全有效的。

一名 36 岁女性患者，几年前有乳腺癌病史，临床症状是进行性加重的腰痛。腰椎 MRI 显示 L2 和 L5 存在转移性病变。胸部 / 腹部 / 骨盆 CT 和颅内及脊柱其余节段 MRI 显示没有明显的病变。适合其治疗的方法有几种，她最终选择经皮经椎弓根活检（以确认转移性疾病的诊断），同时进行射频肿瘤消融和椎体成形术，然后对 L2 和 L5 病变进行立体定向放射治疗。她手术中的一些 X 线透视图像显示在图 47.3a~f 中。

她顺利接受了门诊经皮手术，术后 1 周进行了 L2 放射手术治疗，并在 3 天后进行了 L5 放射手术治疗，在图 47.3g~t 中显示了在她的放射外科手术之前获得的 MRI 和她的术前 MRI。从中可以看到骨水泥与术前 MRI 上的病变边缘紧密贴合，突显了该技术独特的定位能力。

47.5 结论

在美国，大约 1/4 的死亡是由癌症引起。骨骼是第三大最常见的肿瘤转移部位，最常累及脊柱。除了癌症发生率的增加，随着诊断工具和筛查方法的进步，脊柱转移瘤的识别率也在增加。这些患者中的大多数表现为长期从未缓解的严重背痛。这显然是一个快速增长但没有足够关注的问题。

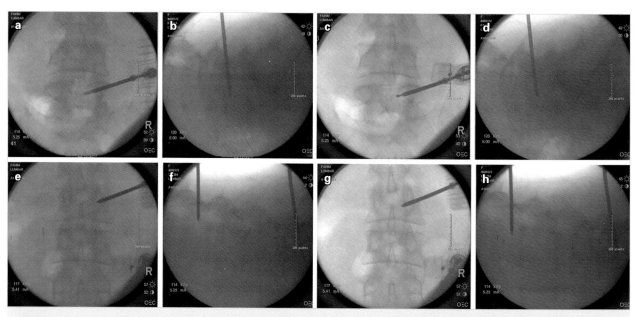

图 47.3　a、b. 术中前后位（AP 位）和侧位透视图像显示 Jamshidi 针从左侧入路进入 L2 椎弓根。请注意，在探头尖端越过椎体后缘之前，要非常小心，不要越过椎弓根的内侧缘。c、d. 术中 AP 位和侧位透视图像显示 Jamshidi 针在病变椎体内位置良好。正是在该过程中进行活检以确认转移性癌症的可能诊断。e、f. 术中 AP 位和侧位透视图像显示射频消融探头准确就绪，可以开始治疗。g、h. 在完成肿瘤射频消融后，对椎体进行骨水泥强化，如这些连续的 AP 位和侧位透视图像所示，椎体内骨水泥的量不断增加

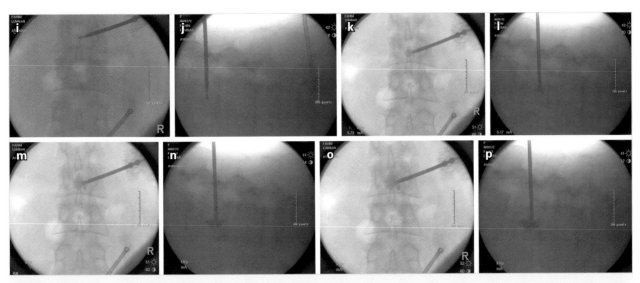

图 47.3（续） i~p. L5 椎体中射频消融探头的术中 AP 位和侧位透视图

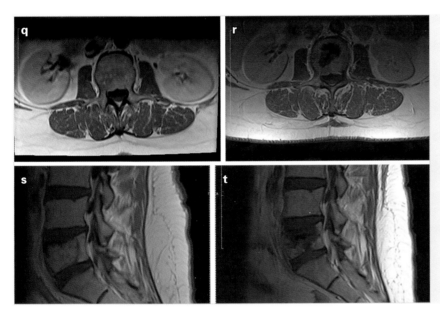

图 47.3（续） L2 椎体术前（q）和术后（r）的轴位 MRI 显示患者椎体内的肿瘤（q）与骨水泥（r）之间的良好重叠，在 T1 加权像上骨水泥（r）始终呈灰色。矢状位 MRI 显示术前（s）和术后（t）L5 椎体病变与骨水泥的位置（t）

当前，许多治疗手段都是姑息性的，对癌症本身没有直接作用，例如 VAP、减压和重建稳定技术以及放射治疗。手术是治疗肿瘤组织的标准治疗措施，然而其通常创伤大，由于严格的内科情况要求而排除了大量患者。这正是 RFAV 显示出如此广阔前景的原因。

迄今为止，很少使用 RFAV 治疗脊柱转移瘤。有必要在该领域进行进一步的研究，以发现其真正的潜力。

临床注意事项

· RFAV 是一种门诊微创手术，破坏肿瘤组织，重建脊柱稳定。因而肿瘤性疼痛和机械性疼痛均得到缓解。

· RFAV 不会影响化疗或放疗计划，可同时遵循多种方案。

· RFAV 通过改善骨水泥在椎体中更好地分

布来优化椎体成形术。

· RFAV 的主要并发症是对神经组织的热损伤和骨水泥外渗。风险相对较低，可以通过使用内置安全措施（例如使用多个热电偶）来预防。

· RFAV 是一种安全、有效、可行的脊柱转移瘤治疗选择。它可以立即缓解疼痛、破坏癌组织，并防止其进展为椎体压缩性骨折。

参考文献

[1] Cobb CA, III, LeavensME, Eckles N. Indications for nonoperative treatment of spinal cord compression due to breast cancer. J Neurosurg. 1977; 47(5):653–658.

[2] Wong DA, Fornasier VL, MacNab I. Spinal metastases: the obvious, the occult, and the impostors. Spine (Phila Pa 1976). 1990(15):1–4.

[3] You NK, Lee HY, Shin DA, et al. Radiofrequency ablation of spine: an experimental study in an ex vivo bovine and in vivo swine model for feasibility in spine tumor. Spine. 2013; 38(18):E1121–E1127.

[4] Perrin RG, Laxton AW. Metastatic spine disease: epidemiology, pathophysiology, and evaluation of patients. Neurosurg Clin N Am. 2004; 15(4):365–373.

[5] Constans JP, de Divitiis E, Donzelli R, Spaziante R, Meder JF, Haye C. Spinal metastases with neurological manifestations. Review of 600 cases. J Neurosurg. 1983; 59(1):111–118.

[6] Gilbert RW, Kim JH, Posner JB. Epidural spinal cord compression from metastatic tumor: diagnosis and treatment. Ann Neurol. 1978; 3(1):40–51.

[7] Camins MB, Jenkins AL, Singhal A, Perrin RG. Tumors of the vertebral axis: benign, primary malignant, and metastatic tumors. In: Winn RH, ed. Youmans Neurologic Surgery. 5th ed. Philadelphia, PA: W.B. Saunders Company; 2004:4835–4868.

[8] Steinmetz MP, Mekhail A, Benzel EC. Management of metastatic tumors of the spine: strategies and operative indications. Neurosurg Focus. 2001; 11(6):e2.

[9] Schick U, Marquardt G, Lorenz R. Intradural and extradural spinal metastases. Neurosurg Rev. 2001; 24(1):1–5, discussion 6–7.

[10] Harel R, Angelov L. Spine metastases: current treatments and future directions. Eur J Cancer. 2010; 46(15):2696–2707.

[11] Aaron AD. The management of cancer metastatic to bone. JAMA. 1994; 272(15):1206–1209.

[12] Bilsky MH, Lis E, Raizer J, Lee H, Boland P. The diagnosis and treatment of metastatic spinal tumor. Oncologist. 1999; 4(6):459–469.

[13] Saad F, Lipton A, Cook R, Chen YM, Smith M, Coleman R. Pathologic fractures correlate with reduced survival in patients with malignant bone disease. Cancer. 2007; 110(8):1860–1867.

[14] Aghayev K, Papanastassiou ID, Vrionis F. Role of vertebral augmentation procedures in the management of vertebral compression fractures in cancer patients. Curr Opin Support Palliat Care. 2011; 5(3):222–226.

[15] Schocker JD, Brady LW. Radiation therapy for bone metastasis. Clin Orthop Relat Res. 1982(169):38–43.

[16] Choong PF. The molecular basis of skeletal metastases. Clin Orthop Relat Res. 2003(415) Suppl:S19–S31.

[17] Matsumura A, Hoshi M, Takami M, Tashiro T, Nakamura H. Radiation therapy without surgery for spinal metastases: clinical outcome and prognostic factors analysis for pain control. Global Spine J. 2012; 2(3):137–142.

[18] Currey JD, Foreman J, Laketić I, Mitchell J, Pegg DE, Reilly GC. Effects of ionizing radiation on the mechanical properties of human bone. J Orthop Res. 1997; 15(1):111–117.

[19] Barth HD, Zimmermann EA, Schaible E, Tang SY, Alliston T, Ritchie RO. Characterization of the effects of X-ray irradiation on the hierarchical structure and mechanical properties of human cortical bone. Biomaterials. 2011; 32(34):8892–8904.

[20] Sahgal A, Whyne CM, Ma L, Larson DA, Fehlings MG. Vertebral compression fracture after stereotactic body radiotherapy for spinal metastases. Lancet Oncol. 2013; 14(8):e310–e320.

[21] Al-Omair A, Smith R, Kiehl TR, et al. Radiation-induced vertebral compression fracture following spine stereotactic radiosurgery: clinicopathological correlation. J Neurosurg Spine. 2013; 18(5):430–435.

[22] Boehling NS, Grosshans DR, Allen PK, et al. Vertebral compression fracture risk after stereotactic body radiotherapy for spinal metastases. J Neurosurg Spine. 2012; 16(4):379–386.

[23] Cunha MV, Al-Omair A, Atenafu EG, et al. Vertebral compression fracture (VCF) after spine stereotactic body radiation therapy (SBRT): analysis of predictive factors. Int J Radiat Oncol Biol Phys. 2012; 84(3):e343–e349.

[24] Sahgal A, Atenafu EG, Chao S, et al. Vertebral compression fracture after spine stereotactic body radiotherapy: a multi-institutional analysis with a focus on radiation dose and the spinal instability neoplastic score. J Clin Oncol. 2013; 31(27):3426–3431.

[25] Sung SH, Chang UK. Evaluation of risk factors for vertebral compression fracture after stereotactic radiosurgery in spinal tumor patients. Korean J Spine. 2014; 11(3):103–108.

[26] Dalbayrak S, Onen MR, Yilmaz M, Naderi S. Clinical and radiographic results of balloon kyphoplasty for treatment of vertebral body metastases and multiple myelomas. J Clin Neurosci. 2010; 17(2):219–224.

[27] Schmidt R, Wenz F, Reis T, Janik K, Bludau F, Obertacke U. Kyphoplasty and intra-operative radiotherapy, combination of kyphoplasty and intra-operative radiation for spinal metastases: technical feasibility of a novel approach. Int Orthop. 2012; 36(6):1255–1260.

[28] Palussière J, Pellerin-Guignard A, Descat E, Cornélis F, Dixmérias F. Radiofrequency ablation of bone tumours. Diagn Interv Imaging. 2012; 93(9):660–664.

[29] Rosenthal DI, Alexander A, Rosenberg AE, Springfield D. Ablation of osteoid osteomas with a percutaneously placed electrode: a new procedure. Radiology. 1992; 183(1):29–33.

[30] Dupuy DE, Hong R, Oliver B, Goldberg SN. Radiofrequency ablation of spinal tumors: temperature distribution in the spinal canal. AJR Am J Roentgenol. 2000; 175(5):1263–1266.

[31] Hadjipavlou AG, Lander PH, Marchesi D, Katonis PG, Gaitanis IN. Minimally invasive surgery for ablation of osteoid osteoma of the spine. Spine. 2003; 28(22):E472–E477.

[32] Brace CL. Radiofrequency and microwave ablation of the liver, lung, kidney, and bone: what are the differences? Curr Probl Diagn Radiol. 2009; 38(3):135–143.

[33] Anchala PR, Irving WD, Hillen TJ, et al. Treatment of metastatic spinal lesions with a navigational bipolar radiofrequency ablation device: a multicenter retrospective study. Pain Physician. 2014; 17(4):317–327.

[34] Mannion RJ, Woolf CJ. Pain mechanisms and management: a central perspective. Clin J Pain. 2000; 16(3) Suppl:S144–S156.

[35] Cleeland CS, Gonin R, Hatfield AK, et al. Pain and its treatment in outpatients with metastatic cancer. N Engl J Med. 1994; 330(9):592–596.

[36] Goldberg SN, Grassi CJ, Cardella JF, et al. Society of Interventional Radiology Technology Assessment Committee. Image-guided tumor ablation: standardization of terminology and reporting criteria. J Vasc Interv Radiol. 2005; 16(6):765–778.

[37] Jansen MC, van Duijnhoven FH, van Hillegersberg R, et al. Adverse effects of radiofrequency ablation of liver tumours in the Netherlands. Br J Surg. 2005; 92(10):1248–1254.

[38] Katonis P, Pasku D, Alpantaki K, Bano A, Tzanakakis G, Karantanas A. Treatment of pathologic spinal fractures with combined radiofrequency ablation and balloon kyphoplasty.World J Surg Oncol. 2009; 7:90.

[39] Schaefer O, Lohrmann C, Herling M, Uhrmeister P, Langer M. Combined radiofrequency thermal ablation and percutaneous cementoplasty treatment of a pathologic fracture. J Vasc Interv Radiol. 2002; 13(10):1047–1050.

[40] Callstrom MR, Charboneau JW, Goetz MP, et al. Painful metastases involving bone: feasibility of percutaneous CT- and US-guided radiofrequency ablation. Radiology. 2002; 224(1):87–97.

[41] Halpin RJ, Bendok BR, Sato KT, Liu JC, Patel JD, Rosen ST. Combination treatment of vertebral metastases using image-guided percutaneous radiofrequency ablation and vertebroplasty: a case report. Surg Neurol. 2005; 63(5):469–474, discussion 474–475.

[42] Gevargez A, Groenemeyer DH. Image-guided radiofrequency ablation (RFA) of spinal tumors. Eur J Radiol. 2008; 65(2):246–252.

[43] Nakatsuka A, Yamakado K, Takaki H, et al. Percutaneous radiofrequency ablation of painful spinal tumors adjacent to the spinal cord with real-time monitoring of spinal canal temperature: a prospective study. Cardiovasc Intervent Radiol. 2009; 32(1):70–75.

[44] Cortet B, Cotten A, Boutry N, et al. Percutaneous vertebroplasty in patients with osteolytic metastases or multiple myeloma. Rev Rhum Engl Ed. 1997; 64(3):177–183.

[45] Weill A, Chiras J, Simon JM, Rose M, Sola-Martinez T, Enkaoua E. Spinal metastases: indications for and results of percutaneous injection of acrylic surgical cement. Radiology. 1996; 199(1):241–247.

[46] Röllinghoff M, Zarghooni K, Zeh A,Wohlrab D, Delank KS. Is there

a stable vertebral height restoration with the new radiofrequency kyphoplasty? A clinical and radiological study. Eur J Orthop Surg Traumatol. 2013; 23(5):507–513.

[47]　Cotten A, Dewatre F, Cortet B, et al. Percutaneous vertebroplasty for osteolytic metastases and myeloma: effects of the percentage of lesion filling and the leakage of methyl methacrylate at clinical follow-up. Radiology. 1996; 200(2):525–530.

[48]　Deschamps F, de Baere T. Cementoplasty of bone metastases. Diagn Interv Imaging. 2012; 93(9):685–689.

[49]　Urrutia J, Bono CM, Mery P, Rojas C. Early histologic changes following PMMA injection (vertebroplasty) in rabbit lumbar vertebrae. Spine. 2008; 33(8):877–882.

[50]　Anselmetti GC, Manca A, Kanika K, et al. Temperature measurement during polymerization of bone cement in percutaneous vertebroplasty: an in vivo study in humans. Cardiovasc Intervent Radiol. 2009; 32(3):491–498.

[51]　Mannion RJ, Woolf CJ. Pain mechanisms and management: a central perspective. Clin J Pain. 2000; 16(3) Suppl:S144–S156.

[52]　Khanna AJ, Neubauer P, Togawa D, Kay Reinhardt M, Lieberman IH. Kyphoplasty and vertebroplasty for the treatment of spinal metastases. Support Cancer Ther. 2005; 3(1):21–25.

[53]　Gaitanis IN, Hadjipavlou AG, Katonis PG, Tzermiadianos MN, Pasku DS, Patwardhan AG. Balloon kyphoplasty for the treatment of pathological vertebral compressive fractures. Eur Spine J. 2005; 14(3):250–260.

[54]　Thanos L, Mylona S, Galani P, et al. Radiofrequency ablation of osseous metastases for the palliation of pain. Skeletal Radiol. 2008; 37(3):189–194.

[55]　Schaefer O, Lohrmann C, Markmiller M, Uhrmeister P, Langer M. Technical innovation. Combined treatment of a spinal metastasis with radiofrequency heat ablation and vertebroplasty. AJR Am J Roentgenol. 2003; 180(4):1075–1077.

[56]　Orgera G, Krokidis M, Matteoli M, et al. Percutaneous vertebroplasty for pain management in patients with multiple myeloma: is radiofrequency ablation necessary? Cardiovasc Intervent Radiol. 2014; 37(1):203–210.

[57]　Ko HK, KimHB, Kang CM, et al. Newly designed flexible electrode for laparoscopic radiofrequency ablation: ex vivo and in vivo comparative studies with needle electrode in a porcine liver as technical study. J Surg Res. 2011; 168(1):88–96.

[58]　Cha J, Kim YS, Rhim H, Lim HK, Choi D, Lee MW. Radiofrequency ablation using a new type of internally cooled electrode with an adjustable active tip: an experimental study in ex vivo bovine and in vivo porcine livers. Eur J Radiol. 2011; 77(3):516–521.

[59]　Rachbauer F, Mangat J, Bodner G, Eichberger P, Krismer M. Heat distribution and heat transport in bone during radiofrequency catheter ablation. Arch Orthop Trauma Surg. 2003; 123(2–3):86–90.

[60]　Bitsch RG, Rupp R, Bernd L, Ludwig K. Osteoid osteoma in an ex vivo animal model: temperature changes in surrounding soft tissue during CT-guided radiofrequency ablation. Radiology. 2006; 238(1):107–112.

[61]　Nour SG, Aschoff AJ, Mitchell IC, Emancipator SN, Duerk JL, Lewin JS. MR imaging-guided radio-frequency thermal ablation of the lumbar vertebrae in porcine models. Radiology. 2002; 224(2):452–462.

[62]　Rhim H, Goldberg SN, Dodd GD, III, et al. Essential techniques for successful radio-frequency thermal ablation of malignant hepatic tumors. Radiographics. 2001; 21(Spec No):S17–S35, discussion S36–S39.

[63]　Varghese T, Zagzebski JA, Chen Q, et al. Ultrasound monitoring of temperature change during radiofrequency ablation: preliminary in-vivo results. Ultrasound Med Biol. 2002; 28(3):321–329.

[64]　Diehn FE, Neeman Z, Hvizda JL, Wood BJ. Remote thermometry to avoid complications in radiofrequency ablation. J Vasc Interv Radiol. 2003; 14(12):1569–1576.

[65]　Goetz MP, Callstrom MR, Charboneau JW, et al. Percutaneous image-guided radiofrequency ablation of painful metastases involving bone: a multicenter study. J Clin Oncol. 2004; 22(2):300–306.

[66]　Toyota N, Naito A, Kakizawa H, et al. Radiofrequency ablation therapy combined with cementoplasty for painful bone metastases: initial experience. Cardiovasc Intervent Radiol. 2005; 28(5):578–583.

[67]　Mendel E, Bourekas E, Gerszten P, Golan JD. Percutaneous techniques in the treatment of spine tumors: what are the diagnostic and therapeutic indications and outcomes? Spine. 2009; 34(22) Suppl:S93–S100.

[68]　Hoffman RT, Jakobs TF, Trumm C, Weber C, Helmberger TK, Reiser MF. RFA in combination with osteoplasty in the treatment of painful metastatic bone disease. J Vasc Interv Radiol. 2008; 19:419–425.

[69]　Munk PL, Rashid F, Heran MK, et al. Combined cementoplasty and radiofrequency ablation in the treatment of painful neoplastic lesions of bone. J Vasc Interv Radiol. 2009; 20(7):903–911.

[70]　Siegel R, Ma J, Zou Z, Jemal A. Cancer statistics, 2014. CA Cancer J Clin. 2014; 64(1):9–29.

第48章 椎管内肿瘤微创切除术

Trent L. Tredway, Mick J. Perez-Cruet

廖文胜 / 译

摘要

越来越多的外科医生使用脊柱微创（MIS）技术来处理更复杂的病例。本章讨论使用 MIS 技术切除硬膜内肿瘤。使用 MIS 技术安全有效地切除这些肿瘤的关键是适应证选择。并非所有硬膜内肿瘤都可以使用 MIS 技术安全地切除，这取决于外科医生仔细选择合适的患者。本章回顾常见的硬膜内肿瘤，包括脊膜瘤、室管膜瘤和神经鞘瘤。

关键词：硬膜外，髓外硬膜内，髓内，硬膜闭合，微创，脊膜瘤，神经鞘瘤

48.1 引言

脊髓原发性肿瘤占中枢神经系统（CNS）所有原发性肿瘤的 2%~4%。据估计，美国每年有 850~1700 例新的成人原发性脊髓肿瘤确诊病例。根据世界卫生组织（WHO）病理学分类，大多数原发性脊髓肿瘤属于低级别（Ⅰ级和Ⅱ级）。

48.2 脊髓肿瘤的类型

根据解剖位置将原发性脊髓肿瘤分为 3 类：硬膜外、硬膜内髓外、髓内。

48.2.1 硬膜外脊髓肿瘤

大多数成人硬膜外脊髓肿瘤是源于肺癌、乳腺癌或前列腺癌、淋巴瘤的系统性转移的结果，临床上可导致脊髓压迫。脊柱硬膜外原发性肿瘤可分为良性和恶性两种类型。良性肿瘤包括骨样骨瘤、成骨细胞瘤、骨软骨瘤、血管瘤、动脉瘤样骨囊肿、巨细胞瘤和嗜酸性肉芽肿。恶性肿瘤包括脊索瘤、多发性骨髓瘤、骨肉瘤、软骨肉瘤、尤因肉瘤、淋巴瘤、软组织肉瘤和浆细胞瘤。

48.2.2 硬膜内髓外脊髓肿瘤

神经鞘瘤、神经纤维瘤和脊膜瘤是最常见的硬膜内髓外脊髓肿瘤。神经鞘瘤是起源于背神经根的

神经鞘肿瘤。尽管恶性周围神经鞘肿瘤（MPNST）具有相当的侵袭性，并且Ⅱ型神经纤维瘤病（NF2）患者的发病率增加，但绝大多数为良性肿瘤。患有 NF2 的青少年和年轻人通常有多发神经鞘瘤，并且有较高的恶性转化风险。肿瘤的解剖位置有助于确定手术计划和微创手术是否可行（图 48.1）。

神经鞘瘤患者可能无症状。然而，大多数患者表现为轻度感觉症状、神经根性疼痛或感觉异常。如果无症状，神经鞘瘤通常表现为良性，则可进行连续影像学随访。有临床症状或影像学上增大的肿瘤应进行最大限度的安全切除。手术有较低的并发症，可改善症状，并可治愈。考虑到大多数肿瘤的良性生长，未完全切除的肿瘤应予以随访。恶性周围神经鞘瘤（MPNST）应通过术后放疗进行治疗，即使实现了全切除。

神经纤维瘤是起源于周围感觉神经的良性肿瘤。孤立性神经纤维瘤呈分散性、球状或梭形结节。丛状神经纤维瘤由神经纤维束和肿瘤组织组成，以一

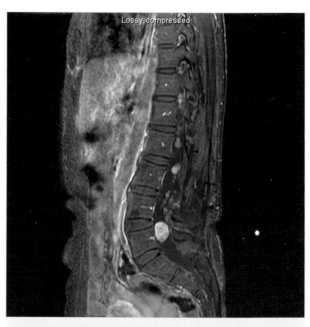

图 48.1 中腰椎硬膜内髓外脊膜瘤的轴位图像，伴有明显的脊髓压迫。此肿瘤通过传统的开放式多节段胸椎椎板切除术来完成

种无序的模式混合在多个神经根上。神经纤维瘤包裹神经根，而不是像神经鞘瘤那样取代神经根。自发性疼痛和感觉障碍是最常见的症状。Ⅰ型神经纤维瘤病（NF1）患者可能有多发性脊髓神经纤维瘤，其数量通常随年龄增长而增加。NF1患者应进行密切影像学随访，因为恶性转化的发生率较高。在影像学上，神经纤维瘤表现为圆形或梭形肿瘤，呈T1加权（T1W）等信号图像、T2加权（T2W）及液体衰减反转恢复（FLAIR）序列高信号和强烈增强的对比后图像。由于没有鉴别神经纤维瘤恶性转化的影像学特征，因此某些表现需要高度怀疑，例如肿瘤生长迅速。

有症状或进行性增大的孤立性神经纤维瘤患者应进行手术切除。许多情况下可以采用微创技术，达到低并发症的完全切除，切除与NF1相关的丛状神经纤维瘤后临床结果较差，因为很少实现完全切除。此外，丛状神经纤维瘤可能发生恶性转化。

脊膜瘤是起源于蛛网膜内皮细胞的硬膜肿瘤，见于整个中枢神经系统。大约25%的原发性脊髓肿瘤是脊膜瘤（图48.1）。大多数是生长缓慢的低度恶性肿瘤（WHO Ⅰ级）。遗传易感性（NF2）和先前暴露于电离辐射是唯一确定的危险因素。常见症状包括背痛、运动无力、感觉障碍和尿失禁。

脊膜瘤在MRI上表现为实性、边界清楚的病灶，附着于硬脊膜。肿瘤在T1W MRI上呈等信号或低信号，在T2W/FLAIR图像上呈轻微高信号。增强MRI显示强烈、均匀的对比增强，大多数为髓外、硬膜内脊膜瘤，少数为硬膜外脊膜瘤。

无症状的脊膜瘤患者可以通过一系列影像学检查进行临床随访。如果需要治疗，手术是主要方式，完全切除即可治愈。对于不完全切除或复发的患者，可采用常规外照射分割放射治疗或立体定向放射外科治疗。

48.2.3 髓内脊髓肿瘤

髓内脊髓肿瘤（IMSCT）占所有原发性脊髓肿瘤的8%~10%，其中大部分为胶质瘤（80%~90%），其中60%~70%为室管膜瘤，30%~40%为星形细胞瘤。第三种最常见的IMSCT是血管网状细胞瘤，占所有IMSCT的3%~8%，其中15%~25%与Von Hippel-Lindau（VHL）综合征有关。

原发性脊髓肿瘤的临床表现部分取决于肿瘤的位置，在几乎所有的临床病例中，疼痛是主要的表现症状。在最近的一系列IMSCT研究中，疼痛是最常见的症状（72%），可能表现为背痛（27%）、神经根痛（25%）或中枢痛（20%）。运动障碍是第二个常见的症状（55%），其次是感觉丧失（39%）。根据临床症状、体征以及脊柱定向MRI，原发性脊髓肿瘤的诊断即可确定。

星形细胞瘤和室管膜瘤是最常见的髓内肿瘤。据估计，星形细胞瘤和室管膜瘤的颅内与脊柱比分别为10∶1和3∶1~20∶1（取决于组织学变异）。髓内肿瘤的临床表现各不相同，但通常存在疼痛和混合性感觉、运动障碍。

在MRI上，髓内肿瘤表现为局灶性（有时是全脊髓）脊髓扩张，伴有T2W/FLAIR图像高信号，T1W低或等信号，并可明显增强，偶尔伴有肿瘤源性脊髓空洞的影像学特征。

室管膜瘤是成人最常见的IMSCT。组织学上，有两种不同的病理类型：细胞型（WHO Ⅱ级和Ⅲ级）和黏液乳头型（WHO Ⅰ级）。细胞型（经典型）室管膜瘤起源于颈髓和胸髓的椎管内。黏液乳头型室管膜瘤几乎只起源于终丝末端，位于脊髓圆锥。脊髓室管膜瘤的治疗预后通常很好，因为这些肿瘤可以完全切除，并且复发率低。

室管膜瘤在T2W和FLAIR图像上表现为脊髓局灶性膨大和高信号，在T1W图像上表现为与正常脊髓相比的低或等信号，并伴有不均匀的增强。这些肿瘤也可能伴随囊性变、含铁血黄素沉积，提示先前肿瘤有出血和空洞。

室管膜瘤通常是低级别的良性进展过程，恶性组织学亚型（间变性室管膜瘤；WHO Ⅲ级）很少发生。手术是最有效的治疗方法，完全手术切除可获得90%~100%的局部控制率，尽管大多数患者未实现大体全切除。术中监测运动诱发电位（MEP）和体感诱发电位（SSEP）可帮助实现更安全和完整的切除。

大约40%的IMSCT是星形细胞瘤。大多数（75%）为低级别（WHO Ⅱ级）的纤维状星形细胞瘤，5年生存率超过70%。组织学类型是最重要的预后因素。低分化毛细胞性星形细胞瘤，简称JPA，是一种低度（WHO Ⅰ级）变异，更常见于年轻患者。高级别脊髓胶质瘤（WHO Ⅲ级和Ⅳ级，25%）不太常见，其生存率低。无论WHO分级如何，脊髓星形细胞瘤都是浸润性的，边界特征不明显，通常只能通过活检确认。

星形细胞瘤在MRI上表现为梭形脊髓扩张，伴有不明显的囊性成分。约40%可能存在水肿或空洞。肿瘤在T1W图像上呈低信号或等信号，在T2W和FLAIR图像上呈高信号，具有不均匀强化。一般来说，MRI不能区分星形细胞瘤和室管膜瘤。

初始治疗包括最大限度地安全手术切除或活检，然后进行观察或外照射放射治疗。由于脊髓胶质瘤是浸润性的，因此很少完成整体全切除（WHO Ⅱ级约12%，Ⅲ级或Ⅳ级星形细胞瘤为0）。手术切除的最佳范围和术后放疗存在争议。肿瘤组织学、切除范围和发病时的功能状态似乎是预后的主要决定因素。尽管如此，放射治疗仍适用于组织学分级高、不能进行实质性切除的肿瘤，仅活检的肿瘤以及疾病进展的患者。虽然成人罕见，但大多数脊髓低分化毛细胞星形细胞瘤偶尔可以完全切除（高达80%）。

血管网状细胞瘤是第三常见的IMSCT，是一种罕见的血管肿瘤，可作为孤立肿瘤或VHL综合征的一部分发生。10%~30%的脊髓血管网状细胞瘤患者患有VHL综合征，这是一种由染色体3p缺失引起的常染色体显性疾病。与VHL相关的其他肿瘤包括视网膜血管瘤、肾囊肿和胰腺囊肿、嗜铬细胞瘤和肾细胞癌。无论血管网状细胞瘤是作为VHL综合征的一部分发生还是单独发生的，其临床和组织病理学特征是相同的。男性占主导地位，通常在第4个10年出现。血管网状细胞瘤具有独特的影像学特征，非强化囊肿与强化结节共存（图48.2）。

大多数血管网状细胞瘤起源于脊髓的背侧或背外侧部分。因此，出现的症状通常是感觉异常，尤其是缓慢进行的本体感觉缺陷。也可能有其他长束症状和神经根症状。很少有患者出现蛛网膜下腔髓内出血。

在MRI上，血管网状细胞瘤表现为均质强化的血管结节，伴有囊肿、空洞和肿瘤周围水肿。脊髓血管造影显示供血动脉增大，结节状斑点强烈，早期

引流静脉。血管网状细胞瘤与室管膜瘤的区别在于MRI和血管造影上的血管异常。血管网状细胞瘤与脊髓血管畸形的区别在于MRI上的空洞和肿瘤强化。

手术切除是脊柱血管网状细胞瘤的主要治疗方法。通常边界清晰，允许完全切除。术中出血过多，使手术视野模糊，是次全切除的限制因素。后颅窝血管网状细胞瘤，因为有众多并发症报告，通常不进行术前栓塞。应获得系列MRI检查，因为VHL患者可能出现新发病变。立体定向放射治疗是复发性、不可切除肿瘤患者的一种选择。

其他罕见的原发性IMSCT包括原发性中枢神经系统淋巴瘤、生殖细胞瘤、黑色素瘤、原始神经外胚层肿瘤（PNET）、副神经节瘤、畸胎瘤、皮样囊肿、表皮样囊肿、脂肪瘤和错构瘤。诊断后的治疗与颅内对应肿瘤相似，在大多数情况下（淋巴瘤、生殖细胞瘤和PNET除外）手术是治疗首选。

48.3 髓内肿瘤的外科治疗

IMSCT的治疗主要基于开放手术活检或切除（如果可能）。众多文献报道传统开放手术切除具有良好临床效果。然而，在切除这些病变时也应考虑手术并发症。

开放性外科手术需要充分暴露，同时切除脊柱后部结构。这些结构在维持脊柱的稳定性方面很重要。广泛切除脊柱后部结构可增加疼痛和出血，并可导致脊柱后凸畸形。这在颈椎更为明显，但也可能发生在胸椎。文献报道，硬膜内肿瘤切除术需要Ⅲ级以上椎板切除的儿科患者，手术后发生脊柱后凸的风险增加。因此，一些神经外科医生在儿科人

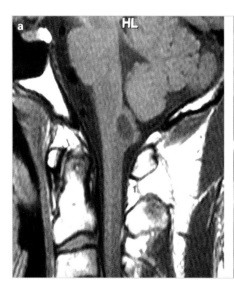
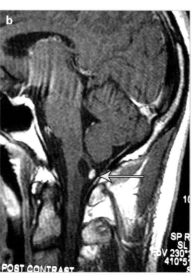

图48.2 增强前（a）、后（b）矢状位T1加权MRI显示位于硬膜内髓内的颈部血管网状细胞瘤的影像学特征（注：增强结节与未增强囊肿共存；黄色箭头示）

群中进行椎板成形术，以便随着患者年龄的增长降低术后后凸畸形的风险。

48.3.1 微创原理和技术优缺点的演变

"微创手术"一词被认为是英国泌尿科医生 JEA Wickham 的功劳，他在 1987 年的一篇文章中描述了这项新手术，并宣称："这意味着外科医生需要接受微型剂量学和生物工程学的培训，而不是屠夫和木匠的培训"。在过去几十年中，神经外科医生一直在利用外科器械、外科光学和内镜检查方面的进步，以便以更少的并发症、更快的恢复速度和更少的痛苦，以及保持良好的预后来进行脊柱手术。技术进步加上外科医生的独创性，使我们能够利用微创理念和技术治疗各种各样的脊柱疾病。椎间盘突出、腰椎管狭窄症、腰椎滑脱、硬膜外和硬膜内髓外肿瘤，以及创伤性骨折、脊柱转移、脊髓栓系和脊髓空洞症都可以用微创技术治疗。这些进步也使我们能够治疗 Ogden 和 Fessler 首次报告的某些髓内病变

（包括肿瘤）患者。

48.3.2 适应证和禁忌证选择

被确定为有症状的硬膜内病变的患者进行手术切除前应进行评估。大多数髓外硬膜内肿瘤可以通过微创技术切除。然而，跨越多个层面（＞2 个椎体层面）并导致严重脊髓压迫的复杂脊髓肿瘤是微创切除的禁忌证。这些肿瘤最好通过传统的开放手术完成，因为完全切除肿瘤可能需要分离双侧齿状韧带。此外，这些患者的脊髓通常受到损害，对脊髓进行最轻微的操作都不能很好地耐受。外科医生可能会遇到非常大的神经鞘瘤和神经纤维瘤，需要开放手术。对于大型胸内神经鞘瘤，作者倾向于采用后路微创入路，结扎并切除受累的外侧神经根，然后采用整体技术进行开胸手术和病灶切除。重要的是要记住，手术的目标是在有限的神经损伤下完全切除。病变边界清楚、较小且靠近脊髓背表面的患者更适合进行微创手术（图 48.3）。

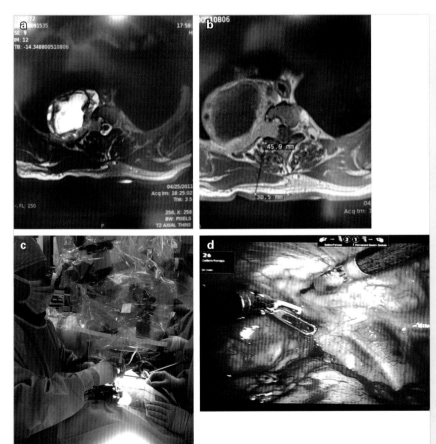

图 48.3　术前轴位 T2（a）和 T1（b）加权增强 MRI 显示椎旁神经鞘瘤。术中照片显示使用带管状牵开器的微创脊柱后入路切除后段（c），以及使用达·芬奇机器人切除神经鞘瘤的胸部（d）

48.3.3 术前计划

体格检查、影像学检查和术前成像

出现与硬膜内髓外或髓内肿瘤相一致的体征/症状的患者应使用 MRI 进行评估，包括平扫和增强，以确定病变的影像学特征，包括大小和位置以及相关因素：水肿、是否有囊肿、是否存在边界清晰的病变或无边界的病变。这将使外科医生能够确定切除病变与获得活检以进行组织学确认的可行性。同样重要的是获得正位（AP 位）、侧位和屈曲/伸展位的 X 线片，以确定是否存在术前不稳定或脊柱后凸，这可能会随着手术切除后部结构而恶化。这可能有助于确定肿瘤切除时是否需要手术稳定。获得信息后，外科医生可以权衡通过微创方法切除肿瘤的风险和好处。

手术器械

硬膜内肿瘤的微创手术切除需要特殊的器械。也就是说，需要一系列扩张器和管状回缩系统才能进入病变部位。如果外科医生选择使用手术显微镜，则需要刺刀器械。非刺刀器械是外科医生的选择，他们擅长使用内镜作为他们的可视化模式。此外，在手术过程中，对常用器械进行一些修改可能会有所帮助。较长的显微解剖器、有角度的显微切割器、内镜推结器和小针头缝线可以极大地促进微创手术。

48.3.4 手术技术

准备

所有接受微创髓内肿瘤切除术的患者应同意进行手术切除和术中监测，包括使用 MEP 和 SSEP。这将使外科医生在切除病变时有一些实时反馈。作者倾向于启动甲泼尼龙方案，包括在 15min 内初始负荷 30mg/kg，然后在手术过程中维持剂量 5.4mg/（kg·h），并在术后持续 24h。患者开始服用质子泵抑制剂药物，以降低胃溃疡的风险。所有患者术前均服用抗生素，并与我们的麻醉师讨论，目的是使平均动脉血压（MAP）保持在 60~70mmHg 以上。在手术切除肿瘤和脊髓被牵拉期间，保持脊髓充分灌注是必要的。

颈椎或上胸椎（T1~T3）肿瘤患者使用头颅固定架将其置于俯卧位，颈部处于中立位置。胸椎病变低于 T4 的患者被放置在胸部体位架上，手臂处于"超人"位置，以便麻醉师能够建立动脉、静脉通路。这种体位还可以更容易地通过透视确认手术

区域。所有骨性突起均采用凝胶屏障进行良好保护，在俯卧手术过程中，确保患者眼睛不受压力相关事件的影响至关重要。最后，在切开前放置术中神经监测电极针并记录 MEP 和 SSEP 反应。

切口

在通过侧位透视确认手术水平后，在皮肤、皮下组织和筋膜上进行旁正中切口，以允许管状牵开器系统进入。在颈椎，切口距中线约 2cm；然而，在胸椎和腰椎中，切口距中线 2.5~3cm。

手术技术

切口完成后，使用逐级扩张器在硬膜内肿瘤所在的椎板上操作。用单极电刀切除软组织，并结合高速磨钻和 Kerrison 咬骨钳进行半椎板切除术，同时切断棘突。这将允许外科医生进行中线硬膜切开术。硬脑膜用硬脑膜刀切开，边缘用 4-0 编织尼龙线缝合、牵开，暴露脊髓。如果病变位于髓外，则在解剖蛛网膜并释放脑脊液（CSF）后，肿瘤应易于显示。如果病变是髓内病变，应注意确定中线并进入背侧中间的脊髓，以减少术后背髓功能障碍的风险。如果病灶位于表面，那么可以通过最短、最直接的途径进入，从而限制对脊髓的损伤。侧方病变可通过背根进入区（DREZ）进入，对脊髓损伤最小。确定病变并在病变与脊髓之间形成手术平面。作者倾向于不使用缝线牵拉软脊膜，因为这可能导致牵引后脊髓灌注减少。一旦病变被轻轻地从脊髓本身分离出来，如果可能的话，可以使用整块切除技术将其移除，或者可以使用超声波吸引器以零碎的方式将其切除。超声检查有助于在切除前识别病变，以及术后确认完全切除。如果手术室条件允许，术中 MRI 也会有所帮助。

关闭

肿瘤切除后，如文献报道，用 4-0 编织尼龙线或硬膜夹闭合硬膜。缝线用一小块合成硬脑膜替代物加固，并用纤维蛋白密封剂加固，以降低术后假性脑膜膨出的风险。取下管状牵开器和内镜/显微镜，用 2-0 可吸收缝线缝合筋膜和肌肉，用 3-0 可吸收缝线缝合真皮下区域。皮肤用 4-0 可吸收缝线闭合，使用皮下缝合，皮肤覆盖 2-辛基氰基丙烯酸酯密封剂。

48.3.5 术后管理

接受微创髓内肿瘤切除术的患者在重症监护病

房（ICU）观察24h，密切关注他们的神经系统检查、MAP＞60mmHg的血压以及他们对高剂量类固醇治疗的血糖反应。进行平扫或增强的MRI检查，以明确切除范围，并在必要时获得基础影像学资料，以便将来可能进行辅助治疗。接受硬膜内髓外肿瘤切除术的患者通常在24h内出院，很少需要进入ICU观察。

康复和恢复

从ICU转到病房后，由物理治疗师和职业治疗师对患者进行评估，以确定住院患者与门诊患者的康复需求。决定其临床处置的重要因素包括：行走状态、手功能、肠道/膀胱功能、必要时进行转移的能力以及日常生活活动所需的协助量。

48.4 并发症的处理

即使遵循术前计划，手术并发症也总是会发生。如果在手术过程中遵循有条理的计划，并发症可能会降低。手术节段错误在既往文献中已经有记录，特别是在位于胸椎区域。勤勉和明智地使用透视可以帮助缓解这一医学"噩梦"。此外，术中超声的使用有助于在进行硬膜切开术前记录正确的手术节段。脊髓直接手术创伤和（或）脊髓前动脉血管损伤继发的神经并发症可导致严重的术后功能障碍。如前所述，术中神经电生理监测有助于指导外科医生在某些难以获得手术平面的病变中进行手术。然而，应注意的是，一旦注意到神经电位显著变化，监测仅支持神经损伤已经发生的事实，如果损伤是由脊髓直接损伤引起的，那么我们几乎无能为力。提高MAP可使脊髓缺血患者恢复。

仔细闭合硬膜、筋膜、肌肉和真皮对于减少术

后假性脑膜膨出的形成和脑脊液漏（即脑膜炎）的后遗症至关重要。如果假性脑膜膨出累积或患者出现活动性脑脊液漏症状，则应考虑腰椎引流与再次手术，以加强分层闭合。这种并发症也会延迟康复和出院。

48.5 临床病例

48.5.1 病例1：硬膜内髓外病变切除术

45岁男性，1个月的足下垂病史，神经外科临床发现患者神经功能完好，但右侧姆长伸肌（EHL）和背伸肌（DF）无力。患者还发现右侧L5分布的感觉有所下降。腰椎MRI显示圆锥附近有不均匀强化病变，损害马尾神经（图48.4a）。在讨论手术的风险和益处后，患者选择接受硬膜内髓外病变的微创切除术。

患者置于如前所述的俯卧位。使用一个长度约为2.5cm、距中线右侧约2.5cm的切口。一个可膨胀的牵开器被用来固定于肿瘤节段椎板，并进行半椎板切除术。中线硬膜切口允许良好的可视化和完整的肿瘤切除。用连续锁定缝线闭合硬膜（图48.4b），而后闭合筋膜、肌肉和皮肤。术后MRI证实了神经鞘瘤且完整切除（图48.4c）。

48.5.2 病例2：硬膜内肿瘤的侵袭性切除

51岁女性，因腰痛、神经根性症状和下肢麻木来到神经外科诊所。患者接受了影像学检查，包括腰椎MRI，发现两处硬膜内髓外病变（图48.5a）。患者选择接受硬膜内肿瘤的微创切除术。对患者进行定位，并在病灶上方进行切口。使用管状牵开器和

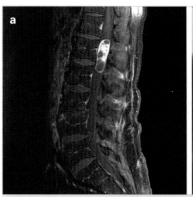
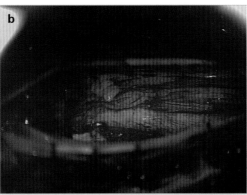
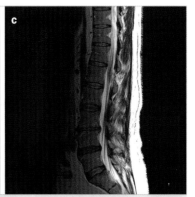

图48.4 a.术前矢状位T1加权MRI和钆增强显示腰椎神经鞘瘤患者的影像学特征。b.完全切除的硬膜内神经鞘瘤术中视图。c.术后矢状位T1加权MRI和钆增强显示神经鞘瘤完全切除

显微镜，将病变从神经根整体切除（图 48.5b、c）。术后，肿瘤的组织学证实为透明细胞脊膜瘤。获得大体全切除，患者每年接受常规系列影像学检查。

48.5.3 病例 3：多发性颅内脑膜瘤

27 岁女性，有 NF2 和多发性颅内脑膜瘤病史，因中、下胸痛就诊。影像学检查显示硬膜内、髓外病变与神经鞘瘤以及髓内病变一致（图 48.6）。由于肿瘤体积小，建议采用微创方法，患者同意。将患者置于俯卧位，对胸椎进行透视，确认手术节段。做一个距中线约 2.5cm 的右旁正中切口，通过微创方法进入椎板。使用可膨胀管道，行半椎板切除术，以进入硬脑膜中线。行中线硬膜外切开术，硬膜内髓外病变易于显示并整体切除。术中组织学检查显示与神经鞘瘤特征一致。肿瘤在脊髓内凹陷，进一步检查发现一个浅灰色肿瘤。病变本质上是髓内病变，确定了手术平面，并整体切除病变（图 48.6）。术中组织学评估被认为与低分化毛细胞星形细胞瘤一致；然而，最终病理结果显示与室管膜瘤特征一致。

48.6 结论

尽管有报道称硬膜内髓外肿瘤的微创治疗具有良好的临床效果，但文献中很少有关于髓内肿瘤微创治疗的报道。微创髓内肿瘤切除术对于神经外科医生和他们的医疗设备来说是相对较新的，因此迄今为止的文献中很少有临床疗效指标。Ogden 和 Fessler 报道了一例髓内室管膜瘤的切除术，临床效果良好。神经外科医生接受更多的微创技术培训，希望有更多关于这个令人兴奋的新神经外科领域的报告和研究结果。

硬膜内肿瘤的主要治疗方法是手术切除。肿瘤的开放性外科切除术具有良好的临床效果。然而，外科器械、光学、内镜和微创技术的最新进展使神经外科医生能够使用这些微创技术安全有效地切除硬膜内（髓外和髓内）肿瘤。随着周围软组织和骨结构损伤的减少，这些技术可以减少住院时间和术后疼痛，并且可以消除对更大手术干预和脊柱固定的需要。微创手术是传统开放手术的另一种选择。

> **临床注意事项**
>
> ·原发性脊髓肿瘤通常根据其解剖位置进行描述：硬膜外、硬膜内、髓外、髓内。
> ·最常见的硬膜外脊髓肿瘤是由转移引起的。
> ·神经鞘瘤、神经纤维瘤和脊膜瘤是最常见的硬膜内髓外肿瘤。

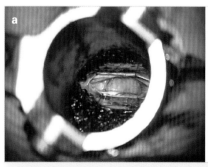
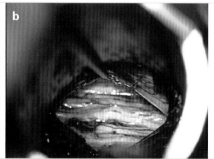
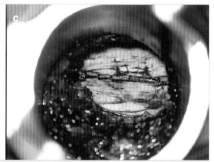

图 48.5 a. 中线切开术后切口的术中视图，显示硬膜内髓外透明细胞脊膜瘤。b. 透明细胞脊膜瘤微创切除术后神经根的术中观察。c. 硬膜内透明细胞脊膜瘤完全切除后硬膜闭合的术中观察

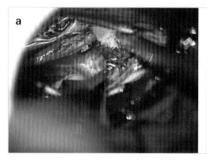
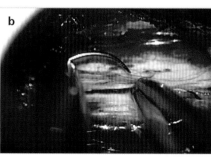

图 48.6 a. 使用显微解剖技术切除髓内室管膜瘤的术中视图。b. 使用 4-0 编织尼龙线和刺刀器械的硬膜闭合术中视图

· 髓内脊髓肿瘤（IMSCT）主要起源于胶质，室管膜瘤和星形细胞瘤是最常见的肿瘤。

· 脊髓肿瘤患者常表现为疼痛、感觉异常、运动无力或感觉缺陷。

· 手术治疗是大多数脊髓肿瘤的治疗方式。

· 尽管传统的开放手术已经被用于治疗这些病变，但最近的技术进步已经允许许多此类肿瘤通过微创手术进行治疗。

· 脊髓肿瘤的微创切除需要特殊的器械，包括管状牵开器和特殊的刺刀器械。

· 微创技术也可以使用内镜可视化进行。

· 脊髓肿瘤的微创外科切除术可以安全地进行，且患者预后良好。

· 减少对周围组织的损伤、住院时间和术后疼痛使微创脊髓肿瘤切除术成为传统开放手术的替代方法。

参考文献

[1] Campello C, Le Floch A, Parker F. Neuroepithelial intramedullary spinal cord tumors in adults: study of 70 cases. Paper presented at: American Academy of Neurology Annual Meeting; Seattle, WA; 2009.

[2] Elsberg CA. Some aspects of the diagnosis and surgical treatment of tumors of the spinal cord: with a study of the end results in a series of 119 operations. Ann Surg. 1925; 81(6):1057–1073.

[3] Abul-Kasim K, Thurnher MM, McKeever P, Sundgren PC. Intradural spinal tumors: current classification and MRI features. Neuroradiology. 2008; 50(4):301–314.

[4] Connolly ES, Jr, Winfree CJ, McCormick PC, Cruz M, Stein BM. Intramedullary spinal cord metastasis: report of three cases and review of the literature. Surg Neurol. 1996; 46(4):329–337, discussion 337–338.

[5] Loblaw DA, Perry J, Chambers A, Laperriere NJ. Systematic review of the diagnosis and management of malignant extradural spinal cord compression: the Cancer Care Ontario Practice Guidelines Initiative's Neuro-Oncology Disease Site Group. J Clin Oncol. 2005; 23(9):2028–2037.

[6] Jinnai T, Koyama T. Clinical characteristics of spinal nerve sheath tumors: analysis of 149 cases. Neurosurgery. 2005; 56(3):510–515, discussion 510–515.

[7] Conti P, Pansini G, Mouchaty H, Capuano C, Conti R. Spinal neurinomas: retrospective analysis and long-term outcome of 179 consecutively operated cases and review of the literature. Surg Neurol. 2004; 61(1):34–43, discussion 44.

[8] Tredway TL, Santiago P, Hrubes MR, Song JK, Christie SD, Fessler RG. Minimally invasive resection of intradural-extramedullary spinal neoplasms. Neurosurgery. 2006; 58(1) Suppl:ONS52–ONS58, discussion ONS52–ONS58.

[9] Miller DJ, McCutcheon IE. Hemangioblastomas and other uncommon intramedullary tumors. J Neurooncol. 2000; 47(3):253–270.

[10] Browne TR, Adams RD, Roberson GH. Hemangioblastoma of the spinal cord. Review and report of five cases. Arch Neurol. 1976; 33(6):435–441.

[11] Lee DK, Choe WJ, Chung CK, Kim HJ. Spinal cord hemangioblastoma: surgical strategy and clinical outcome. J Neurooncol. 2003; 61(1):27–34.

[12] Lonser RR, Weil RJ, Wanebo JE, DeVroom HL, Oldfield EH. Surgical management of spinal cord hemangioblastomas in patients with von Hippel-Lindau disease. J Neurosurg. 2003; 98(1):106–116.

[13] Raco A, Esposito V, Lenzi J, Piccirilli M, Delfini R, Cantore G. Long-term followup of intramedullary spinal cord tumors: a series of 202 cases. Neurosurgery. 2005; 56(5):972–981, discussion 972–981.

[14] Parsa AT, Miller JI, Eggers AE, Ogden AT, III, Anderson RC, Bruce JN. Autologous adjuvant linked fibroblasts induce anti-glioma immunity: implications for development of a glioma vaccine. J Neurooncol. 2003; 64(1–2):77–87.

[15] Helseth A, Mørk SJ. Primary intraspinal neoplasms in Norway, 1955 to 1986. A population-based survey of 467 patients. J Neurosurg. 1989; 71(6):842–845.

[16] Jallo GI, Freed D, Epstein FJ. Spinal cord gangliogliomas: a review of 56 patients. J Neurooncol. 2004; 68(1):71–77.

[17] McCormick PC, Torres R, Post KD, Stein BM. Intramedullary ependymoma of the spinal cord. J Neurosurg. 1990; 72(4):523–532.

[18] Cooper PR, Epstein F. Radical resection of intramedullary spinal cord tumors in adults. Recent experience in 29 patients. J Neurosurg. 1985; 63(4):492–499.

[19] Volpp PB, Han K, Kagan AR, Tome M. Outcomes in treatment for intradural spinal cord ependymomas. Int J Radiat Oncol Biol Phys. 2007; 69(4):1199–1204.

[20] Yanni DS, Ulkatan S, Deletis V, Barrenechea IJ, Sen C, Perin NI. Utility of neurophysiological monitoring using dorsal column mapping in intramedullary spinal cord surgery. J Neurosurg Spine. 2010; 12(6):623–628.

[21] Sala F, Palandri G, Basso E, et al. Motor evoked potential monitoring improves outcome after surgery for intramedullary spinal cord tumors: a historical control study. Neurosurgery. 2006; 58(6):1129–1143, discussion 1129–1143.

[22] Quinones-Hinojosa A, Gulati M, Lyon R, Gupta N, Yingling C. Spinal cord mapping as an adjunct for resection of intramedullary tumors: surgical technique with case illustrations. Neurosurgery. 2002; 51(5):1199–1206, discussion 1206–1207.

[23] Guidetti B. Intramedullary tumours of the spinal cord. Acta Neurochir (Wien). 1967; 17(1):7–23.

[24] Rodrigues GB, Waldron JN, Wong CS, Laperriere NJ. A retrospective analysis of 52 cases of spinal cord glioma managed with radiation therapy. Int J Radiat Oncol Biol Phys. 2000; 48(3):837–842.

[25] Minehan KJ, Brown PD, Scheithauer BW, Krauss WE, Wright MP. Prognosis and treatment of spinal cord astrocytoma. Int J Radiat Oncol Biol Phys. 2009; 73(3):727–733.

[26] Kim MS, Chung CK, Choe G, Kim IH, Kim HJ. Intramedullary spinal cord astrocytoma in adults: postoperative outcome. J Neurooncol. 2001; 52(1):85–94.

[27] Innocenzi G, Salvati M, Cervoni L, Delfini R, Cantore G. Prognostic factors in intramedullary astrocytomas. Clin Neurol Neurosurg. 1997; 99(1):1–5.

[28] Murota T, Symon L. Surgical management of hemangioblastoma of the spinal cord: a report of 18 cases. Neurosurgery. 1989; 25(5):699–707, discussion 708.

[29] Cerejo A, Vaz R, Feyo PB, Cruz C. Spinal cord hemangioblastoma with subarachnoid hemorrhage. Neurosurgery. 1990; 27(6):991–993.

[30] Dijindjian M, Djindjian R, Houdart R, Hurth M. Subarachnoid hemorrhage due to intraspinal tumors. Surg Neurol. 1978; 9(4):223–229.

[31] Kormos RL, Tucker WS, Bilbao JM, Gladstone RM, Bass AG. Subarachnoid hemorrhage due to a spinal cord hemangioblastoma: case report. Neurosurgery. 1980; 6(6):657–660.

[32] Minami M, Hanakita J, Suwa H, Suzui H, Fujita K, Nakamura T. Cervical hemangioblastoma with a past history of subarachnoid hemorrhage. Surg Neurol. 1998; 49(3):278–281.

[33] Yu JS, Short MP, Schumacher J, Chapman PH, Harsh GR, IV. Intramedullary hemorrhage in spinal cord hemangioblastoma. Report of two cases. J Neurosurg. 1994; 81(6):937–940.

[34] Eskridge JM, McAuliffe W, Harris B, Kim DK, Scott J, Winn HR. Preoperative endovascular embolization of craniospinal hemangioblastomas. AJNR Am J Neuroradiol. 1996; 17(3):525–531.

[35] Standard SC, Ahuja A, Livingston K, Guterman LR, Hopkins LN. Endovascular embolization and surgical excision for the treatment of cerebellar and brain stem hemangioblastomas. Surg Neurol. 1994; 41(5):405–410.

[36] Tampieri D, Leblanc R, TerBrugge K. Preoperative embolization of brain and spinal hemangioblastomas. Neurosurgery. 1993; 33(3):502–505, discussion 505.

[37] Vázquez-Añón V, Botella C, Beltrán A, Solera M, Piquer J. Preoperative embolization of solid cervicomedullary junction hemangioblastomas: report of two cases. Neuroradiology. 1997; 39(2):86–89.

[38] Ryu SI, Kim DH, Chang SD. Stereotactic radiosurgery for hemangiomas and ependymomas of the spinal cord. Neurosurg Focus. 2003; 15(5):E10.

[39] Epstein F, Epstein N. Surgical treatment of spinal cord astrocytomas of childhood. A series of 19 patients. J Neurosurg. 1982; 57(5):685–689.

[40] Epstein FJ, Farmer JP. Pediatric spinal cord tumor surgery. Neurosurg Clin N Am. 1990; 1(3):569–590.

[41] Epstein FJ, Farmer JP, Freed D. Adult intramedullary spinal cord

ependymomas: the result of surgery in 38 patients. J Neurosurg. 1993; 79(2):204–209.

[42] Constantini S, Miller DC, Allen JC, Rorke LB, Freed D, Epstein FJ. Radical excision of intramedullary spinal cord tumors: surgical morbidity and long-term follow-up evaluation in 164 children and young adults. J Neurosurg. 2000; 93(2) Suppl:183–193.

[43] Jallo GI, Kothbauer KF, Epstein FJ. Intrinsic spinal cord tumor resection. Neurosurgery. 2001; 49(5):1124–1128.

[44] Sciubba DM, Chaichana KL, Woodworth GF, McGirt MJ, Gokaslan ZL, Jallo GI. Factors associated with cervical instability requiring fusion after cervical laminectomy for intradural tumor resection. J Neurosurg Spine. 2008; 8(5):413–419.

[45] Wickham JE. The new surgery. Br Med J (Clin Res Ed). 1987; 295(6613):1581–1582.

[46] Foley KT, Smith MM, Rampersaud YR. Microendoscopic approach to far-lateral lumbar disc herniation. Neurosurg Focus. 1999; 7(5):e5.

[47] Perez-Cruet MJ, Foley KT, Isaacs RE, et al. Microendoscopic lumbar discectomy: technical note. Neurosurgery. 2002; 51(5) Suppl:S129–S136.

[48] Khoo LT, Fessler RG. Microendoscopic decompressive laminotomy for the treatment of lumbar stenosis. Neurosurgery. 2002; 51(5) Suppl:S146–S154.

[49] Khoo LT, Palmer S, Laich DT, Fessler RG. Minimally invasive percutaneous posterior lumbar interbody fusion. Neurosurgery. 2002; 51(5) Suppl:S166–S181.

[50] Khoo LT, Beisse R, Potulski M. Thoracoscopic-assisted treatment of thoracic and lumbar fractures: a series of 371 consecutive cases. Neurosurgery. 2002; 51(5) Suppl:S104–S117.

[51] Isaacs RE, Podichetty V, Fessler RG. Microendoscopic discectomy for recurrent disc herniations. Neurosurg Focus. 2003; 15(3):E11.

[52] Isaacs RE, Podichetty VK, Santiago P, et al. Minimally invasive microendoscopy-assisted transforaminal lumbar interbody fusion with instrumentation. J Neurosurg Spine. 2005; 3(2):98–105.

[53] Tredway TL, Musleh W, Christie SD, Khavkin Y, Fessler RG, Curry DJ. A novel minimally invasive technique for spinal cord untethering. Neurosurgery. 2007; 60(2) Suppl 1:ONS70–ONS74, discussion ONS74.

[54] O'Toole JE, Eichholz KM, Fessler RG. Minimally invasive insertion of syringosubarachnoid shunt for posttraumatic syringomyelia: technical case report. Neurosurgery. 2007; 61(5) Suppl 2:E331–E332, discussion E332.

[55] Deutsch H, Boco T, Lobel J. Minimally invasive transpedicular vertebrectomy for metastatic disease to the thoracic spine. J Spinal Disord Tech. 2008; 21(2):101–105.

[56] Ogden AT, Fessler RG. Minimally invasive resection of intramedullary ependymoma: case report. Neurosurgery. 2009; 65(6):E1203–E1204, discussion E1204.

[57] Park P, Leveque JC, La Marca F, Sullivan SE. Dural closure using the U-clip in minimally invasive spinal tumor resection. J Spinal Disord Tech. 2010; 23(7):486–489.

[58] Pompili A, Caroli F, Telera S, Occhipinti E. Minimally invasive resection of intradural-extramedullary spinal neoplasms. Neurosurgery. 2006; 59(5):E1152.

[59] Haji FA, Cenic A, Crevier L, Murty N, Reddy K. Minimally invasive approach for the resection of spinal neoplasm. Spine. 2011; 36(15):E1018–E1026.

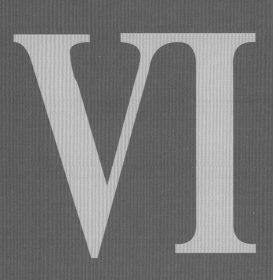

第六部分
结果与并发症

VI

第 49 章　临床结果分析

Dino Samartzis, Devanand A. Dominique, Mick J. Perez-Cruet, Michael G. Fehlings, David R. Nerenz
朱卉敏 / 译

摘要

越来越多的注意力集中在以循证医学为基础的原则，以通过评估最佳证据以及可能影响当今脊柱疾病管理的不同参数来改善医疗保健服务和患者管理。多年来，为了评估治疗的有效性，人们开发了各种结果测量方法。本章将讨论这些结果测量工具以及证据水平、临床研究类型和方法。更具体地说，正如 Sackett 等所述，循证医学是认真、明确和明智地使用当前最好的证据，以做出有关个别患者治疗的决定。循证医学的实践是指将个人临床专业知识与系统研究中可用的最佳外部临床证据相结合。

关键词：患者结局测量，Oswestry，SF-36，研究设计，方法学，临床证据，证据等级

49.1　引言

脊柱手术的主要目的包括：缓解疼痛，适当的减压，恢复功能。为此，脊柱手术在过去 30 年中在手术器械的开发和使用、改进或新设计的手术技术、不同移植物和生物制剂的使用、手术辅助物的应用，以及组织工程和基因治疗的应用方面有了巨大的发展。改善患者预后的迫切需要推动了脊柱生物技术的进步。然而，与患者管理相关的成本继续增加，并且直接影响医生的工作、保险费率和住院费用，这是一个日益严重的问题。因此，临床结果在监测和评估脊柱外科学科内的各种临床实践及其与医疗服务质量的相关性方面变得更加重要。因此，很多人关注循证医学的原则，通过评估最佳证据以及可能影响目前脊柱疾患管理的不同参数来改善医疗保健和患者管理。更具体地说，正如 Sackett 等所述，循证医学是认真、明确和明智地使用当前最好的证据，以做出有关个别患者治疗的决定。循证医学的实践是指将个人临床专业知识与系统研究中可用的最佳外部临床证据相结合。

为了确定改善患者健康状况的治疗效果的最佳证据，结果研究是脊柱外科医生决策设备中不可或缺的组成部分。从本质上说，结果研究是努力比较一种或多种治疗方案在不同群体中效果的研究。在脊柱外科中，体格检查和放射学分析是评估各种结果参数的工具。然而，在过去的 10 年中，我们已经看到了各种结果评估方法的发展，这些方法处理了多种多样的因素，包括指示患者的状况以及术前和术后的过程的因素。

49.2　标准化结果评估标准

过去的 10 年，我们见证了从强调疾病到关注患者的健康、功能能力和幸福感的模式转变。将与健康相关的生活质量（HRQL）评估纳入实践，可使临床医生、医院和患者设计和采用最佳治疗策略。HRQL 作为评估的主要重点是解决患者的身体、情感和社会福祉对其医疗条件和治疗的影响。更具体地说，根据 Patrick 和 Deyo 的说法，HRQL 测量定义了损伤、功能状态、健康感知、社交互动和生命持续时间等方面测量。

为了正确处理临床结果或病情进展和治疗效果，应考虑评估各个方面。建议将以下 5 项措施纳入任何治疗计划：患者的身体状况或健康状况，病情对患者生活质量的影响，对健康状况的一般评估（与患者的病情无关），患者对治疗的期望和满意度，并且需要协变量来识别可能对治疗有不同反应的患者亚组。由于影响结果的因素很多，所以需要使用合适的测量工具。然而，所选结果测量工具的覆盖范围必须与完成所需的适当时间长度以及衡量感兴趣的结果的能力相平衡。

49.3　健康状态评估工具的分类

实施适当评估健康状况和临床结果的工具是关键，有各种合适的测量工具可供选择（表 49.1）。我们将把我们的讨论限制在脊柱外科手术中常用的通用或特定疾病的测量工具上。通用工具在范围上更全面，并解决了疾病或干预对各种人群状况的总体影响。然而，通用工具缺乏特异性，因为它们无法分离出感兴趣的变量，因此治疗的某些方面和受特定条件影响的其他健康相关方面可能会被忽略。或者，疾病特异性工具努力识别与疾病和干预相关的各个领域。这种结果测量工具要么是临床范围内的

（即关注体征、症状和直接后遗症），要么是实验性的设计（即解决疾病或问题的影响）。

已经设计了大量评估结果的工具来解决脊柱相关的病理学问题。然而，由于治疗干预措施的广泛多样性以及正确量化和评估特定条件下疼痛和功能残疾方面的挑战，开发此类工具一直是一项艰巨的任务。有许多评估工具，包括测量疼痛的方法、背部特定残疾量表、颈部疼痛和残疾量表，以及评估一般功能状态的工具（表 49.2）。特定结果测量工具的强度基于其对给定条件或人群的特异性，对源自患者条件的各种因素的敏感性、再现性、有效性、反应性和可解释性（表 49.3）。近年来，这些工具不仅专门设计用于解决源自脊柱病理学的局部表现，还包括评估可能影响健康状况和治疗结果的患者特定因素，包括以下方面：教育水平、就业史和工作满意度，心理因素、员工薪酬和第三方索赔、期望和满意度（表 49.2）。无论是哪种情况，从业者和研究人员都应了解可能对临床结果产生不利影响的许多因素，并选择最能解决相关病理学及其相关领域的健康状况评估工具。本章讨论了脊柱手术中常见的几种结果测量工具。

49.4 结果评估工具

49.4.1 简表 36

简表 36（SF-36）是一份 36 项问卷，旨在评估医疗系统如何影响患者健康。SF-36 最初是为了解决

表 49.1 结果量表的类型

量表类型	描述
维度特异型	关注健康的一个特定维度（例如，Beck 抑郁量表）
疾病 / 人群特异型	评估与健康相关的几个方面，这几个方面与一种特定的疾病密切相关
通用型	可通用于各种疾病和患者群体的健康评估
个体化型	测量被调查者生活的某些方面的重要性，并分配权重，得出单一分数（例如，患者生成的指数评分）
职业特异型	一个专用于某一职业人群的通用工具，用于评估与工作相关的健康状况（如职业角色问卷）
多功能型	为经济评价而开发；包含对健康状态的偏好，并产生单一指数（如 EuroQol EQ-5D）

表 49.2 各种疾病和结果测量工具

分类	测量类别
疼痛量表	语言分级评分法
	视觉模拟评分法
	数字分级评分法
	威斯康星简明疼痛问卷
	记忆性疼痛问卷
	McGill 疼痛调查表
	患者结果问卷
	医疗结果研究
	描述语区分量表
	综合疼痛量表
	疼痛感知特征
	西哈文耶鲁多维疼痛量表
	简易疼痛量表
	未满足的镇痛需求问卷
	City of Hope Mayday Pain Resource Center 疼痛调查工具
	City of Hope Mayday Pain Resource Center 患者疼痛问卷
	达拉斯疼痛问卷
	Northwick Park 颈部疼痛问卷
	颈部疼痛和功能障碍评分
功能障碍的腰椎问卷	改良 Oswestry 腰痛和功能障碍问卷
	Million 功能障碍问卷
	Roland-Morris 残疾调查问卷
	Waddell 功能障碍指数
	腰痛类型参数
功能障碍的颈椎问卷	颈部功能障碍指数
	颈部疼痛和功能障碍量表
	头痛功能障碍指数
心理测量问卷	疾病行为问卷
	心理社会疼痛量表
	沃德尔非器质性腰痛体征
	改良躯体感知问卷
	躯体症状放大程度分级量表
	改良 Zung 自评抑郁量表
	明尼苏达多相人格问卷
	健康状况调查表
	恐惧回避信念问卷
患者满意度	患者满意度问卷
	腰痛患者满意度问卷
	美国消费者团体健康协会满意度调查
	脊柱按摩满意度问卷

表 49.2（续）

分类	测量类别
综合评估量表	Edmonton 症状评估系统
	症状困扰程度量表
	记忆症状评定量表
	症状量表
	声音
	鹿特丹症状检查表
	支持团队评估时间表
	全国临终关怀研究
	COOP 图表
	临终关怀生活质量指数
	McGill 生活质量指数
	幸福感质量量表
	EORTC QOL-30
	VITAS 生活质量指数
	SF-36，SF-12
	健康状况调查表
	RAND 36 项健康调查
	疾病影响状态调查
	诺丁汉健康档案
	脊柱侧凸随访问卷
	颈椎治疗效果问卷
	北美洲脊柱协会腰椎结果评估量表

表 49.3 结果测量工具审查的关键分析模型

类型	标准
概念和测量	该量表衡量的是单一领域还是不同领域？
	是否报告了量表的可变性？
	确定预期的测量水平（分类的、有序的、区间的或有理的）
可靠性	仪器是否解决了内部一致性问题？
	仪器是否涉及再现性？
有效性	该工具是否涉及内容和结构相关因素以及标准效度？
响应性	该量表曾在哪些人群中被用作结果衡量标准？
可解释性	测试的人群是谁？
	分数能否转化为相关的临床事件？
	分数是否可以预测事件的结果？

群体比较的各种心理测量标准而制定的，并源自 20 世纪 80 年代末医疗结果研究（MOS）提出的概念。根据 20 世纪 70 年代和 80 年代的各种健康评估工具，如健康保险实验、健康认知问卷、一般心理健康量表、功能和幸福状况表，以及其他身体和功能测量，SF-36 健康调查量表是全面、通用的结果评估工具，可以用来定量测量身体和心理方面健康状况，已被广泛使用。SF-36 作为国际生活质量评估（IQOLA）项目的一部分，已在 40 多个国家被翻译成不同的语言。根据 20 世纪 90 年代初推出的标准 SF-36，第 2 版的 IQOLA 调查问卷现在包括以下组成部分：身体功能、因躯体或情绪问题造成的限制、躯体疼痛、社会交往、一般心理健康（心理痛苦和幸福），活力（精力 / 疲劳）和一般健康认知。本质上，SF-36 是一种可靠、有效的工具，由于其简洁、心理测量评估以及适用于各种医疗条件和人口统计的患者而被广泛使用。此外，SF-36 问卷是自填问卷，对疾病严重程度的差异很敏感，并区分患者群和健康人群。此外，为了进一步提高效率并降低与 SF-36 管理相关的成本，在 20 世纪 90 年代中期创建了一个更简洁版本的问卷，并将其命名为 SF-12。这一较短的调查问卷继续使用与 SF-36 相同的 8 个量表，但与更深入的调查问卷相比，级别标准更少，评分更不准确。

49.4.2 疾病影响概况

还开发了另一种通用评估工具，即疾病影响概况（SIP），用以评估医疗保健的功能后果。SIP 是一种基于行为的测量工具，以"是 / 否"二分格式呈现一组项目，这与慢性病患者将执行的工作类型有关，以适应其疾病方面的限制，还涉及这些个人将如何因其医疗条件而在其工作环境中做出反应。尽管 SIP 试图得出患者因疾病而导致的行为变化的描述性变化，但它未能捕捉到一个人的健康与其职业之间的潜在动态。这可能是由于对一般工作活动的描述不充分，以及由于回答是 / 否的格式，表格可能存在分类限制，这削弱了此类工具的敏感性。然而，SIP 和某些其他测量工具，如职业角色调查表（ORQ）、工作限制问卷（WLQ）和工作限制问卷 26（WLQ-26），已经成为更精确的角色特定评估的基础和推动力，因为它们涉及患者的工作生活。

49.4.3 北美洲脊柱协会腰椎结果评估工具

北美洲脊柱协会腰椎结果评估工具是一种自填问卷的工具，旨在测量与背痛相关的残疾和神经源性症状。该工具针对具体区域评估了五大类：人口统计；病史；疼痛、神经源性症状和功能；就业史；治疗结果。尽管调查问卷致力于解决有影响的结果因素，如社会人口统计学和工作相关问题，但它没有检查功能残疾的影响，也没有解决患有脊柱疾病的儿科人群固有的健康相关问题。

49.4.4 McGill 疼痛问卷

McGill 疼痛问卷（MPQ）被认为是疼痛评估标准化的基准，是评估疼痛缓解和治疗的可靠、有效和敏感的工具。MPQ 依靠描述来测量主观疼痛体验。MPQ 分 4 个主要组，每个组由 5 个项目组成，代表这些描述符，包括以下内容：感官、情感、评价和其他杂项。每个描述符都包含一个等级值，该值基于其在描述符集中的位置。等级值之和产生疼痛评级指数。MPQ 还实施了基于 1~5 的量表区分疼痛等级强度。此外，还开发了一个简短的 MPQ（SF-MPQ），包含 15 个问题，其中 11 个涉及感官维度，4 个涉及情感维度。SF-MPQ 中的强度量表减少到 4 分，疼痛分级指数被纳入视觉模拟评分量表。

49.4.5 Oswestry 残疾指数

Oswestry 残疾指数（ODI）是最早的疾病特异性工具之一，是一种自填问卷的工具，用于测量因腰痛导致的残疾。该工具的开发由 John O'Brien 博士于 1976 年发起。当时，调查问卷由一名矫形外科医生（骨科医生）和一名职业治疗师进行管理执行。该问卷最终于 1980 年发布，在 1981 年国际腰椎研究学会年会之后，该量表得到了广泛关注。此后，这一评估工具进行了修订。总体而言，ODI 分为以下 10 个部分：疼痛强度、个人护理、举重、行走、坐、站、睡、社交生活、旅行和疼痛改变程度。每一节包括 6 个陈述，描述了该特定活动中更大程度的功能残疾。结果以功能水平的百分比进行评分，并提供一些关于腰背状况如何影响日常功能的见解。然而，该问卷未能解决可能影响结果的职业和心理测量特性方面的问题。尽管如此，该工具量表仍然是评估腰痛所致功能残疾的可靠且可重复的工具。

49.4.6 颈部疼痛和残疾量表

颈部疼痛和残疾量表（NPDS）是一个综合工具，用于测量颈部疼痛和相关功能状态。本量表是 Vernon 和 Mior 于 1991 年开发的颈部残疾指数（NDI）的扩展，该指数由 10 个不同活动部分组成，针对该活动的严重程度不断增加。NPDS 由 10 个与 NDI 相同的项目组成，但测量颈部疼痛的顺序量表除外。尽管如此，NPDS 解决了疼痛的严重性及其对

生活的职业、娱乐、社会和功能方面的干扰。然而，该工具未能解决心理因素、患者满意度以及可能影响患者结果和解释的次要经济收益。

49.4.7 Prolo 解剖 - 经济 - 功能评分系统

Prolo 解剖 - 经济 - 功能评分系统被认为是一种简单的结果衡量指标，提供了一种半定量的方法来表示患者的疾病进展和结果，是一种有用的衡量指标，用于处理治疗前后的经济学和功能状态。根据该评估，确定经济等级有助于确定患者的就业能力或参与其他类型活动的能力。该评分系统还有助于确定疼痛对日常活动的影响，但总体上评估了治疗前后的 5 项标准。对这些标准的回答基于 2~10 分的分数，其中 2 分为丧失能力，10 分为完美。因此，可能存在以下 4 个主要等级分别是：优秀（10 分，9 分）、良好（8 分，7 分）、一般（6 分，5 分）和差（2~4 分）。

49.4.8 颈椎结果问卷

尽管存在各种通用和疾病特异性结果健康评估工具来评估颈部状况，但直到 Bendeba 等开发了颈椎结果问卷（CSOQ）后，才有一种全面的工具来评估颈椎。CSOQ 起源于过去的工具，如 NDI、NPDI、ODI 和北美洲脊柱协会颈椎结果评估工具，涵盖了 57 项格式组织的一系列因素。CSOQ 的设计目的不仅在于解决疼痛严重程度、功能残疾、身体症状、医疗利用率和患者满意度的水平，而且还包括被认为在适当医疗策略和结果评估的架构中至关重要的心理测量参数。

49.4.9 美国脊髓损伤协会损伤量表

20 世纪 90 年代初，美国脊髓损伤协会（亚洲）和国际截瘫学会开发了一套脊髓损伤分级系统。它被称为美国脊髓损伤协会损伤量表（ASIA）。从本质上说，该量表是 Frankel 分类法的一种改进形式，表示不同程度的功能性残疾，并已被普遍接受用于脊髓损伤的分类。该量表由 4 个类别或等级组成。A 级代表完全损伤，骶段脊髓 S4~S5 无运动或感觉功能。B 级表示感觉功能（而非运动功能）保持在损伤水平以下的不完全损伤。损伤平面以下仅留有感觉而无运动功能，包括骶段脊髓 S4~S5。C 级和 D 级分别代表不完全脊髓损伤，且超过一半的主要肌群肌力 < 3 级和 ≥ 3 级。另外，E 级代表正常的感觉和运动功能。

49.4.10 改良的日本骨科协会量表

近年来，改良的日本骨科协会（mJOA）量表已被应用和验证，以评估各种形式退行性脊髓型颈椎病（DCM）接受手术治疗的患者的预后，包括脊髓型颈椎病和颈椎后纵韧带骨化。mJOA 量表是一个 0~18 分的对患者功能进行评分的量表，评估手和上肢功能、感觉、步态和膀胱功能。患者的损伤程度分为轻度（mJOA 15~17 分）、中度（12~14 分）和重度（0~11 分）。mJOA 的最小临床重要差异（MCID）也已确定，并根据基线损害水平而变化［轻度扩张型心肌病（DCM）为 1 分，中度扩张型心肌病（DCM）为 2 分，重度扩张型心肌病（DCM）为 3 分］。

49.5 与结果研究相关的方法学问题

结果研究的基本前提在于了解医生在建议治疗方案时需要知道不同治疗的可能结果以及对患者的影响。此外，结果研究还可以进一步阐述患者如何重视可直接影响或指导政策决策和实践指南的替代结果。然而，缺乏高质量的数据或数据访问、样本量小、数据的自利操作、不适当和不充分的统计分析、偏差和混杂变量可能会妨碍正确分析和研究结果的质量。不同的研究设计在一定程度上可以解决这些问题；然而，Meta 分析和更大程度上的系统评价被认为是与最高水平的证据相关的研究。系统评价关注的是一个临床问题，包括一个全面、明确的搜索策略和一个统一应用的基于标准的选择，该选择经过严格的批判性评估，并与正式规则（可能包括 Meta 分析）合成，其推论是基于证据的，可以重复。此外，系统审查评估研究设计、方法和分析的"质量"，从而努力整合有效和可靠的信息，以建立或促进理性决策。

20 世纪 70 年代末，加拿大预防性健康检查工作队（Canadian Task Force on Preventive Health Inspection）提出了分级研究的证据分层建议，作为该倡议提案的一部分。证据的等级（表 49.4）和相关分级（表 49.5）由麦克马斯特大学的 Sackett 等在接下来的几年在牛津大学进一步完善。基于这些证据水平和等级，Freedman 等对报告的同行评审文献进行了评估，审查了两种备受推崇的骨科学杂志上发表的 500 篇研究论文，注意到仅有 33 项随机对照试验（图 49.1）。

49.6 研究类型

各种研究方法和类型可用于解决感兴趣的问题

表 49.4 证据等级

等级	证据来源
Ⅰ	多个精心设计的对照研究的 Meta 分析；低假阳性和低假阴性错误的随机试验（高倍）
Ⅱ	至少一项精心设计的实验研究；具有高假阳性或高假阴性错误或两者兼有的随机试验（低倍）
Ⅲ	设计良好的准实验研究，如非随机、对照、单组、术前/术后比较、队列、时间或匹配的病例/对照系列
Ⅳ	精心设计的非实验性研究，如比较和相关描述性研究和案例研究
Ⅴ	病例系列、病例报告和临床实例

表 49.5 证据等级的建议级别

等级	推荐等级
A	Ⅰ级证据或Ⅱ级、Ⅲ级或Ⅳ级多项研究的一致结果
B	Ⅱ级、Ⅲ级或Ⅳ级的证据以及大体一致的发现
C	Ⅱ级、Ⅲ级或Ⅳ级证据，但发现不一致
D	很少或没有系统的经验证据

或临床难题。存在两个主要的研究领域，包括定量或定性方法，有时是两者的结合。定量研究是从一个想法开始的，然后是测量、数据生成和演绎推理以得出结论。

另外，定性研究从探索某一领域开始，通过观察或访谈收集数据，根据个人经验或行为确定特定主题，并通过归纳推理产生想法和假设。此外，定性研究的优势在于其基于数据收集方法的有效性，而定量研究则依赖于用于评估结果和治疗效果的测量的再现性。下文讨论了各种研究设计及其各自的方法。

49.7 定量研究设计和方法

为了解决具体的定量研究，这些设计中的每一个都能充分促进科学研究；然而，每种方法在方法、研究组的可比性、测量问题和统计分析方面都是独特的。尽管存在各种研究方法，但观察研究在结果分析中很常见，并且在本质上是回顾性或前瞻性的。实验研究，如随机对照试验，是前瞻性的，每个参与者接受的干预由研究者通过分配控制或操纵，以期使混杂变量最小化。在回顾性设计中，该现象发生在研究之前，可能存在各种难以解释或控制的潜在混杂变量。相比之下，在前瞻性研究中，参与者

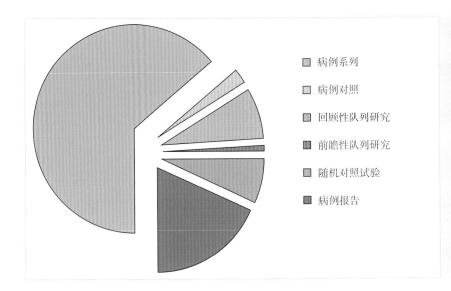

图 49.1 美国和英国骨关节外科和临床骨科及相关研究期刊 1 年期的研究设计分布

- 病例系列
- 病例对照
- 回顾性队列研究
- 前瞻性队列研究
- 随机对照试验
- 病例报告

要么随机分组，要么非随机分组，要么在特定时间内跟踪观察，以监测基于干预的效果。在这种情况下，可以考虑无关变量，并且可以控制事件的时间顺序。这种方法可能耗时且成本高昂，并且可能需要不可能达到的样本量。此外，每种研究设计和方法都存在各种优缺点，在设计适当的方案时需要考虑这些优缺点（表 49.6）。

49.7.1 定量研究设计和方法

如果结构合理，随机对照试验很可能对研究产生最大影响。随机对照试验是评估两组结果的前瞻性研究；这些研究可以是短期的，也可以是长期的。这两个组都是随机选择的，患者被适当地分配到治疗组，以确保能够影响感兴趣结果的任何先前存在的混杂变量的平均分布。通常，试验开始前两个治疗组是相同的，试验结束时两组之间观察到的差异可能归因于所给予的治疗。设计问题很多，但正确的盲法技术、随机化和分配方法、排除/纳入标准以及人员流失最小化的措施至关重要。

描述了两种类型的随机对照试验：交叉设计和平行设计。后者包括两个独立的组：一个对照组和一个干预组。这些组接受两种不同的治疗，然后随访一段特定的时间并观察其结果。交叉设计表示在某一点或另一点接受相同治疗但在交替时间接受相同治疗的两个配对组。在交叉设计中，主要关注的是测量治疗效果并确定是否存在顺序或周期效应。此外，关注点在于先前治疗对参与者产生的任何残留或遗留效应。如果此类因素是一个问题，则可纳入淘汰期或适应期，以尽量减少先前治疗的影响。然

而，一个适当的设计是为了使每次治疗的次数相同。在这种设计中，比较是在每个受试者内部进行的，而在平行设计中，比较是在各组之间进行的。此外，在随机对照试验中，可以事先进行适当的功效分析，以确定样本组的大小，但由于伦理道德考虑和安慰剂暴露，理想的样本量可能并不总是可行的，这可能会让一些参与者感到恐慌不安。此外，基于两组的可比性，随机对照试验具有很强的内部有效性，但如果试验基于同质组，则此类设计的概括能力或外部有效性的强度将受到严重限制，这会妨碍在现实生活中的复制重现。

49.7.2 队列研究

队列研究是一项观察性研究，其中根据人群暴露于某一特定疾病的潜在原因进行选择。然后将参与者分为两组（暴露组和未暴露组），并随时间进行跟踪，以评估其结果。这种设计可以是短期的随访或长期的研究；但是，可以进行回顾性后续随访评估。一项队列研究试图确定两组患者发生该疾病的机会。可以评估混杂变量，并确定其对结果的影响。这样的研究可以评估各种结果，发现关联，分析时间关系，监测随时间的变化，评估罕见和独特的暴露因素。这种设计的独特优势在于建立前因事件和结果之间的关系。由于这些组会随着时间的推移而被跟踪，因此会为这些事件的发生时间建立一个时间表。队列设计进一步分为单组（确定符合特定标准的所有受试者，并随时间跟踪以评估结果）或多组（在初始评估时确定两个组或更多组，并随时间跟踪以评估感兴趣的结果）。

表 49.6 定量研究设计的主要类型及其相关优缺点

研究设计类型	优点	缺点
随机对照试验（平行设计）	·在一项结构良好的研究中，混杂变量的无偏分布 ·盲性评估 ·可以提供事件的时间序列 ·随机化有助于统计分析	·关于谁接受了特定治疗以及这种治疗是否可能弊大于利的伦理问题 ·设计既昂贵又耗时 ·可能会出现合规性问题或参与者无法跟进，从而影响有效性 ·随机化技术可能有缺陷；然而，已经建立了适当的方法来解释患者的适当随机化 ·随着时间的推移，组间可能会发生污染，应加以说明 ·偏倚（预分配、选择、性能、检测、排除、发布）
随机对照试验（交叉设计）	·所有受试者接受治疗并作为自己的对照 ·误差方差减小，所需样本量减小 ·可能存在盲法	·所有受试者在某个时间点接受安慰剂或替代治疗 ·未知或较长的冲刷期 ·不适用于与永久效应相关的治疗
队列研究	·确定两组患者的发病率 ·可以评估混杂变量并确定其对结果的影响 ·可以评估各种结果，可以检测关联并分析时间关系，可以监控随时间的变化并评估罕见和独特的风险 ·可以建立前因事件和结果之间的相关性 ·与随机对照试验相比，成本更低且更易于实施	·可能很耗时（如果是前瞻性的，但回顾性队列设计可能会减少时间和后续成本） ·随着时间的推移，很难跟踪原始样本组 ·盲法很困难，不存在随机化 ·样本量小，罕见疾病随访时间短 ·各种隐藏的混杂变量可能会影响结果
病例对照研究	·有利于研究罕见病或长期疾病的发展结果 ·如果时间有问题，可以进行回顾性研究，从而进行成本低廉、快速的研究	·获得一个足够有代表性的对照组可能很困难 ·当定义同质疾病组和对照组可能存在问题且包含混杂变量时，可能存在抽样偏差 ·有关群体的人口统计可能会妨碍结果的普遍化和外部有效性的提高 ·如何招募受试者可能是个问题 ·获取数据以确定暴露可能很困难，并且证明具有挑战性/耗时 ·由于研究的回顾性，很难确定可能导致结果的事件发生时间；因此，获得两组事件时间的一致值不太可能 ·研究的对照受试者由研究者选择，可能存在抽样偏差；因此，它们不能代表整个人群，无法分析风险比率 ·参与者的回忆偏差可能存在，并降低了结果的有效性 ·隐藏混杂变量
横断面调查	·廉价的 ·易于理解的 ·伦理健全	·没有建立因果关系，但可能存在关联 ·回忆偏差的可能性 ·混杂变量分布不均 ·组样本大小不等
病例系列研究和病例报告	·可能为进一步调查提供深入的信息 ·为非常罕见的疾病及其治疗提供见解	·对照组的多重性和不存在性

49.7.3 病例对照研究

与队列设计研究相比，病例对照研究从发生的感兴趣的结果开始，然后测量暴露或评估与一个事件相关的多个原因。在这种设计中，选择一组患有这种疾病的人，这种疾病在自然界中通常很罕见，并将该组与无疾病的对照组进行比较。如果病例数量非常少，可以通过增加与每个病例匹配的对照受试者数量来增加研究的效力，从而产生匹配的病例对照研究。病例对照设计具有回顾性，与其他研究设计相比可以快速实施。

49.7.4 横断面调查、病例系列研究和病例报告

存在各种其他研究设计，但证据水平不如之前描述的设计那么有力。例如，横断面调查用于获取特定时间点的人口信息。它试图得出两个感兴趣的因素之间的相关性，这通常通过使用调查问卷来实现。此外，病例系列研究和病例报告通常用于描述或报告一小部分患者的特定治疗效果。与前面描述的许多替代性研究设计不同，此类研究很少涉及特定治疗及其相关结果的概括。然而，这样的设计可能在提供

暗示潜在调查途径的轶事信息方面被证明是有用的。

49.7.5 统计考虑

要注意的是，存在各种统计分析，以正确评估、解释和推断相关数据。实施统计方法来确定适当的样本大小和功率始终是理想的，但从实践的角度来看，期望在脊柱手术的各个方面实现这一目标通常是不现实的。描述性统计和频率统计对于任何研究都至关重要。区分有序数据集、区间数据集、比率数据集和分类数据集是指导正确分析的必要条件。非连续和连续数据之间的评估以及某些因素正态分布的存在对于确定适当的统计检验也极其重要。各种设计也与不同的利益衡量标准相关联。例如，随机对照试验通常报告相对风险及其相关置信区间、归因风险、需要治疗的数量、治疗意向分析以及 CONSORT 声明的使用。或者，队列设计可能需要疾病频率的测量以及相对风险和置信区间的评估，而病例对照研究通常采用优势比来测量患者相对于对照受试者的暴露概率。此外，存在各种假设测试，这些测试可能需要任何研究，并且依赖于参数、组设计和各种分层与加权原则，以最小化混杂变量。

49.8 解决问题定性方法

49.8.1 临床问题

应用定性方法解决感兴趣的问题或参数可以提供对无法定量解决的临床问题的批判性见解。这种途径将包含预先确定的变量，并将避免需要注意和考虑的更具说服力的基于人的经验和看法。定性方法试图解释个人给他们带来的意义的现象，因此采用各种研究方法来解决感兴趣的问题（表 49.7）。此外，这种类型的研究可能会提出初步的问题，这可能为各种定量研究提供基础，例如结果研究，有时可以根据研究的设计和感兴趣的结果来使用。尽管如此，仍存在各种定性方法，下文简要介绍了这些方法。

49.8.2 现象学

现象学方法寻求探索个体的真实生活经验，并关注该经验对个体的意义。这样的方法不一定非得人数众多；目的是获取个人的观点。这种方法并不预测行为，而是描述一种体验。此外，这种方法通过访谈和书面记录实现数据收集，然后研究人员将这些记录作为各种想法或这些经历中反复出现的主

表 49.7 定性研究方法示例

方法	描述
会议等文件	纪实性事件记述研究
被动观察	在自然环境中系统地观察行为和谈话
参与者观察	除了观察，研究者也在环境中扮演一个角色
深入访谈	面对面交谈，目的是详细探讨问题或话题；不使用预设问题，但由一组定义的主题形成
焦点小组	明确包括并使用小组互动生成数据的小组访谈方法

题。这种方法是单方面的，只针对患者，避免了医疗专业人员影响或促成患者行为的作用。

49.8.3 民族志

民族志试图在特定的文化背景下观察不同的人。样本通常很大，不是用来预测行为，而是用来描述环境的。在自然环境中观察研究群体，并试图了解该群体的行为。

49.8.4 行为研究

这种方法需要尝试从确定对从业者的实践和日常工作有用的特定问题开始改变。这项研究在很大程度上依赖于研究者和研究参与者之间的关系、理论的发展以及实践中的变化。该方法采用定性方法和定量方法。

49.8.5 扎根理论

扎根理论试图研究人们与周围环境和其他人之间的共生互动。这种方法评估个人所处的情况、因其情况而采取的行动以及这些行动的后果。通过实施问卷调查以及获取数据的工具，如访谈、焦点小组和各种观察方法，扎根理论可以从多方面的角度解决这个问题，以及它如何影响人们的行为；因此，这种方法试图解释和预测行为。

49.9 证据的诠释

尽管已经提出了证据的层次结构（表 49.4 和表 49.5），证据质量分级超出了此类分类。要考虑的适当类型的研究最终是基于临床问题的类型。这种证据层次结构及其相关的分级原则确实存在一些缺点。

这些缺点包括未能引起人们对新的或混合的研究设计的注意，例如交叉设计，这些设计并没有纳入这一层次结构。此外，局限性完全存在于过早的假设上，即一项研究如果是一项系统性的审查，就具有巨大的优势。然而，确实存在一些小的、质量差的随机对照试验的系统性评价，但这些评价仍被定为 I 级证据来源，而一个大型、多中心、进行良好的随机对照试验可被视为 II 级证据来源。证据排名可能存在潜在问题，这是由于许多维度的崩溃导致的，这些维度为设计提供了结构和方向，将其转化为单一等级。例如，如果包含随机对照试验的许多方面没有正确进行，例如适当的盲法、随机化技术、随访评估、患者失去随访等，那么在受控环境中减少因适当随机化技术引起的混杂变量的目标就失败了。此外，随机对照试验可以提供关于治疗有效性的深刻信息，但在定制队列设计可能更有益的情况下，很少提供关于预后的信息。此外，如果手头的问题是解决可能影响结果的现象或潜在行为，那么定性方法可能更合适。因此，最好的证据取决于问题的类型，最好的结构化设计恰当地解决了问题及其所有方面（表 49.8）。

49.10 伦理道德考虑

随着时间的推移，医生的角色发生了许多变化。

尽管医生一度被认为是无可指摘的，但现在医生经常扮演咨询师的角色，帮助患者做出自己的决定，而不是为他们做出决定。由于医疗支出直接影响到医院和医疗保险提供者的经济基础，医疗事故诉讼和向管理式医疗转变的威胁持续存在，人们迫切关注医疗支出问题，医生的角色已经从一个只致力于为患者提供最终治疗护理的斗士，沦为组织机构和患者之间忠诚冲突的"傀儡"。由于医疗保健承担着这些担忧的负担以及提供医疗保健的不断增加的成本，因此需要在不牺牲为患者提供的医疗保健质量的情况下，考虑到医学界的许多方面来做出适当的医疗保健决策。在患者和其他在医疗保健中拥有利益的"机构"之间提供平衡的困境已经引起了人们对医疗伦理的影响及其在研究和治疗策略中作用的关注。

考虑到医生角色的变化、医疗成本的不断上升、医疗技术的发展以及基于社会的医疗观念的改变，对医疗伦理的考虑占据了中心地位。这种关注使人们重新关注希波克拉底誓言的伦理信条和原则，并促使我们重新审视功利主义和义务论等哲学框架。前者基于"为最大数量的人提供最大利益"的概念，目的是为整体利益产生公正的行动。义务论是以义务为基础的，其理念是"目的永远无法证明手段的正当性"，行为本身应被视为独立于后果。从义务论的框架来看，强调了几个原则，包括以下原则：非恶意、善意、自主和正义。基于这些原则，正确的医疗行为和

表 49.8 主要研究问题的证据等级

	治疗研究：调查治疗结果	预后研究：调查患者特征对疾病结局的影响	诊断研究：调查诊断测试	经济和决策分析：开发经济或决策模型
I 级	·高质量随机对照试验，具有统计显著性差异或无统计显著性差异，但窄置信区间 ·I 级随机对照试验的系统评价（同质性研究）	·高质量前瞻性研究（所有患者在其疾病的同一点登记，80% 的患者完成随访） ·I 级研究的系统回顾	·在一系列连续患者中测试先前制定的诊断标准（采用普遍适用的参考"黄金"标准） ·I 级研究的系统回顾	·合理的成本和替代方案；从许多研究中获得的数值；多向灵敏度分析 ·I 级研究的系统审查
II 级	·质量较差的随机对照试验（例如，80% 的随访、无盲法或不适当的随机化） ·前瞻性比较研究 ·对结果不一致的 II 级研究或 I 级研究进行系统回顾	·回顾性研究 ·来自随机对照试验组的未治疗对照组 ·质量较低的前瞻性研究（例如，在疾病的不同阶段登记的患者或 80% 完成随访） ·II 级研究的系统回顾	·在连续患者基础上制定诊断标准（采用普遍适用的参考"黄金"标准） ·II 级研究的系统回顾	·合理的成本和替代方案；从有限研究中获得的数值；多向灵敏度分析 ·II 级研究的系统审查
III 级	·病例对照研究 ·回顾性比较研究 ·III 级研究的系统回顾	·病例对照研究	·非连续性患者的研究（无一致应用参考"黄金"标准） ·III 级研究的系统回顾	·基于有限备选方案和成本的分析；差劲的估计 ·III 级研究的系统审查
IV 级	·病例系列	·病例系列	·参考标准差 ·病例对照研究	·无敏感性分析
V 级	·专家意见	·专家意见	·专家意见	·专家意见

伦理考虑的驱动力已经引起了相当多的关注，并引导了许多医生的信仰体系。无论如何，确保适当的医学道德的斗争一直是一个持续关注的问题，因此需要建立管理机构，如《赫尔辛基宣言》《保护人体受试者法》、新的《健康保险可携带性和问责法》（HIPAA）准则，和其他机构来适当监测和保障患者的权利。因此，研究中的伦理考虑主要与特定的研究设计和结果分析有关，是非常重要的，患者的权利应该始终处于中心位置。

49.11 标准、指南和选项

医疗支出占美国经济的 10% 以上。因此，地方和联邦管理机构得出结论，医疗保健政策与成本控制直接相关。因此，倡导有效的医疗保健政策是一场持续不断的战斗，目的是降低和维持成本以及防止法医学问题。然而，各种治疗策略的采用取决于推荐特定临床行动的众多指令。在这样一个前提下，知情意见是基于对现有医学文献的非系统和主观评估，并结合临床经验得出的。另一种形式是由代表国家卫生研究院倡议的专家小组达成的专家共识。然而，不恰当的数据收集和专家组组成导致了采用这种方法时的偏差。因此，基于循证证据的方法在过去 10 年中在基于其证据质量系统方法的临床政策制定方面取得了巨大的发展势头。

临床政策应明确以收集证据和综合信息的方法为基础，并应代表已知的疾病或治疗情况，以建议合理的患者管理。临床政策存在 3 个层次的确定性。第一种方法依赖于公认的标准，这些标准反映了高度的临床确定性，并且主要基于 I 级证据和可能强大的 II 级证据（表 49.4）。尽管如此，为了制定标准，必须建立临床和经济效益，并且必须在医疗从业者和患者之间就结果的可取性达成共识。临床指南反映了中等程度的临床确定性，说明了灵活的特定策略，包括已知结果、支持证据以及患者和提供者之间的首选结果。指南可根据个人需要进行调整，并且很大程度上基于 II 级证据和 III 级证据的优势。临床选择是一项实践政策，由于缺乏足够的高水平证据和已知结果，临床确定性不明确。

另一种被称为"联合整合"的方法最近引起了一些关注。这种方法依赖于以证据为基础的医学所预示的综合过程与来自医生整合关键资源和个人经验的整合过程之间的结合。这种方法试图解决医疗保健专业人员不知道的评估工具的不足之处，但他们仍旧努力进行循证研究，或者是这些努力的热心读者和支持者。

49.12 结论

有各种各样的研究设计和方法来解决临床结果评估问题。根据感兴趣的问题类型选择合适的研究设计。卫生保健政策制定和临床治疗策略在很大程度上依赖于可用的最佳证据来指导决策过程。如果仔细构建和使用，临床政策标准、指南、选项，甚至新的证据综合整合可能会降低成本，改善患者医疗护理、医学教育和临床研究，并实现最佳临床结果。

参考文献

[1] Sackett DL, Rosenberg WM, Gray JA, Haynes RB, Richardson WS. Evidence based medicine: what it is and what it isn't. BMJ. 1996; 312(7023):71–72.
[2] Sousa KH. Description of a health-related quality of life conceptual model. Outcomes Manag Nurs Pract. 1999; 3(2):78–82.
[3] Patrick DL, Deyo RA. Generic and disease-specific measures in assessing health status and quality of life. Med Care. 1989; 27(3) Suppl:S217–S232.
[4] Keller RB, Rudicel SA, Liang MH. Outcomes research in orthopaedics. Instr Course Lect. 1994; 43:599–611.
[5] Mark BA, Salyer J. Methodological issues in treatment effectiveness and outcomes research. Outcomes Manag Nurs Pract. 1999; 3(1):12–18, quiz 18–19.
[6] Ware JE, Jr, Sherbourne CD. The MOS 36-item short-form health survey (SF-36). I. Conceptual framework and item selection. Med Care. 1992; 30(6):473–483.
[7] Stewart AL, Hays RD, Ware JE, Jr. The MOS short-form general health survey. Reliability and validity in a patient population. Med Care. 1988; 26(7):724–735.
[8] Brook RH, Ware JE, Jr, Davies-Avery A, et al. Overview of adult health measures fielded in Rand's health insurance study. Med Care. 1979; 17(7) Suppl: iii–x, 1–131.
[9] Ware JE, Jr, Brook RH, Davies AR, Lohr KN. Choosing measures of health status for individuals in general populations. Am J Public Health. 1981; 71(6):620–625.
[10] Dupuy HJ. The Psychological General Well-Being (PGWB) index. In: Wenger NK, Mattson ME, Furberg CD, et al, eds. Assessment of Quality of Life in Clinical Trials of Cardiovascular Disease. New York, NY: Le Jacq Publishing; 1984:170–183.
[11] Stewart AL, Greenfield S, Hays RD, et al. Functional status and well-being of patients with chronic conditions. Results from the Medical Outcomes Study. JAMA. 1989; 262(7):907–913.
[12] Aaronson NK, Acquadro C, Alonso J, et al. International Quality of Life Assessment (IQOLA) Project. Qual Life Res. 1992; 1(5):349–351.
[13] King JT, Jr, Roberts MS. Validity and reliability of the Short Form-36 in cervical spondylotic myelopathy. J Neurosurg. 2002; 97(2) Suppl:180–185.
[14] Gatchel RJ, Mayer T, Dersh J, Robinson R, Polatin P. The association of the SF-36 health status survey with 1-year socioeconomic outcomes in a chronically disabled spinal disorder population. Spine. 1999; 24(20):2162–2170.
[15] Jenkinson C, Wright L, Coulter A. Criterion validity and reliability of the SF-36 in a population sample. Qual Life Res. 1994; 3(1):7–12.
[16] Lyons RA, Perry HM, Littlepage BN. Evidence for the validity of the Short-form 36 Questionnaire (SF-36) in an elderly population. Age Ageing. 1994; 23(3):182–184.
[17] Ware J, Jr, Kosinski M, Keller SDA. A 12-Item Short-Form Health Survey: construction of scales and preliminary tests of reliability and validity. Med Care. 1996; 34(3):220–233.
[18] Bergner M, Bobbitt RA, Pollard WE, Martin DP, Gilson BS, The Sickness Impact Profile. The sickness impact profile: validation of a health status measure. Med Care. 1976; 14(1):57–67.
[19] Kopec JA, Esdaile JM. Occupational role performance in persons with back pain. Disabil Rehabil. 1998; 20(10):373–379.
[20] Lerner D, Amick BC, III, Rogers WH, Malspeis S, Bungay K, Cynn D. The Work Limitations Questionnaire. Med Care. 2001; 39(1):72–85.

[21] Lerner D, Reed JI, Massarotti E, Wester LM, Burke TA. The Work Limitations Questionnaire's validity and reliability among patients with osteoarthritis. J Clin Epidemiol. 2002; 55(2):197–208.

[22] Amick BC, III, Lerner D, Rogers WH, Rooney T, Katz JN. A review of health-related work outcome measures and their uses, and recommended measures. Spine. 2000; 25(24):3152–3160.

[23] Daltroy LH, Cats-Baril WL, Katz JN, Fossel AH, Liang MH. The North American spine society lumbar spine outcome assessment Instrument: reliability and validity tests. Spine. 1996; 21(6):741–749.

[24] Gerszten PC. Outcomes research: a review. Neurosurgery. 1998; 43(5):1146–1156.

[25] Melzack R. The McGill Pain Questionnaire: major properties and scoring methods. Pain. 1975; 1(3):277–299.

[26] Fairbank JCT, Couper J, Davies JB, O'Brien JP. The Oswestry low back pain disability questionnaire. Physiotherapy. 1980; 66(8):271–273.

[27] Fairbank J. Revised Oswestry Disability questionnaire. Spine. 2000; 25(19):2552.

[28] Page SJ, Shawaryn MA, Cernich AN, Linacre JM. Scaling of the revised Oswestry low back pain questionnaire. Arch PhysMed Rehabil. 2002; 83(11):1579–1584.

[29] Peterson CK, Bolton JE, Wood AR. A cross-sectional study correlating lumbar spine degeneration with disability and pain. Spine. 2000; 25(2):218–223.

[30] Fairbank JCT, Pynsent PB. The Oswestry Disability Index. Spine. 2000; 25(22):2940–2952, discussion 2952.

[31] Wheeler AH, Goolkasian P, Baird AC, Darden BV, II. Development of the Neck Pain and Disability Scale. Item analysis, face, and criterion-related validity. Spine. 1999; 24(13):1290–1294.

[32] Vernon H, Mior S. The Neck Disability Index: a study of reliability and validity. J Manipulative Physiol Ther. 1991; 14(7):409–415.

[33] Prolo DJ, Oklund SA, Butcher M. Toward uniformity in evaluating results of lumbar spine operations. A paradigm applied to posterior lumbar interbody fusions. Spine. 1986; 11(6):601–606.

[34] BenDebba M, Heller J, Ducker TB, Eisinger JM. Cervical spine outcomes questionnaire: its development and psychometric properties. Spine. 2002; 27(19):2116–2123, discussion 2124.

[35] Deyo RA, Andersson G, Bombardier C, et al. Outcome measures for studying patients with low back pain. Spine. 1994; 19(18) Suppl:2032S–2036S.

[36] Deyo RA, Battie M, Beurskens AJ, et al. Outcome measures for low back pain research. A proposal for standardized use. Spine. 1998; 23(18):2003–2013.

[37] American Spinal Injury Association; International Medical Society of Paraplegia. International Standards for Neurological and Functional Classification of Spinal Cord Injury. Chicago, IL: ASIA/IMSOP; 1992.

[38] Tator CH. Spinal cord syndromes with physiological and anatomic correlations. In: Menezes AH, Sonntag VKH, eds. Principles of Spinal Surgery. New York, NY: McGraw-Hill; 1995:785–799.

[39] Tetreault L, Kopjar B, Nouri A, et al. The modified Japanese Orthopaedic Association scale: establishing criteria for mild, moderate and severe impairment in patients with degenerative cervical myelopathy. Eur Spine J. 2017; 26(1):78–84.

[40] Tetreault L, Wilson JR, Kotter MR, et al. Predicting the minimum clinically important difference in patients undergoing surgery for the treatment of degenerative cervical myelopathy. Neurosurg Focus. 2016; 40(6):E14.

[41] Centre for Evidence Based Medicine. Levels of evidence and grades of recommendations. Available at: www.cebm.net/levels_of_evidence.asp. Accessed July 10, 2004.

[42] Canadian Task Force on the Periodic Health Examination. The periodic health examination. Can Med Assoc J. 1979; 121(9):1193–1254.

[43] Cohen L. McMaster's pioneer in evidence-based medicine now spreading his message in England. CMAJ. 1996; 154(3):388–390.

[44] Cook DJ, Guyatt GH, Laupacis A, Sackett DL. Rules of evidence and clinical recommendations on the use of antithrombotic agents. Chest. 1992; 102(4) Suppl:305S–311S.

[45] Sackett DL. Rules of evidence and clinical recommendations for the management of patients. Can J Cardiol. 1993; 9(6):487–489.

[46] Sackett DL. Rules of evidence and clinical recommendations on the use of antithrombotic agents. Chest. 1986; 89(2) Suppl:2S–3S.

[47] Sackett DL. Rules of evidence and clinical recommendations on the use of antithrombotic agents. Chest. 1989; 95(2) Suppl:2S–4S.

[48] Freedman KB, Back S, Bernstein J. Sample size and statistical power of randomised, controlled trials in orthopaedics. J Bone Joint Surg Br. 2001; 83(3):397–402.

[49] Wall EM, Susman J, Hagen MD, LeFevre M. An overview of clinical policies with implications for clinical practice, medical education, and research. Fam Med. 1994; 26(5):314–318.

[50] Vandenbroucke JP. In defense of case reports and case series. Ann Intern Med. 2001; 134(4):330–334.

[51] Silverman D. Interpreting Qualitative Data. Methods for Analysing Talk, Text, and Interaction. London: Sage Publications Ltd; 2001.

[52] Greenhalgh T, Taylor R. Papers that go beyond numbers (qualitative research). BMJ. 1997; 315(7110):740–743.

[53] Glasziou P, Vandenbroucke JP, Chalmers I. Assessing the quality of research. BMJ. 2004; 328(7430):39–41.

[54] Eddy DM. Clinical decision making: from theory to practice. Practice policies: guidelines for methods. JAMA. 1990; 263(13):1839–1841.

[55] Eddy DM. Clinical decision making: from theory to practice. Designing a practice policy. Standards, guidelines, and options. JAMA. 1990; 263(22):3077–3081, 3084.

[56] Errico TJ. Syntegration: a knowledge-based approach to the practice of medicine. SpineLine. 2004; 5:8–11.

第 50 章　脊柱微创手术中如何避免并发症

Gabriel A. Smith, David J. Hart

周　全　朱卉敏 / 译

摘要

本章回顾了许多常用的微创脊柱外科手术方法，从避免并发症的角度介绍，特别强调通过了解和预测这些并发症来避免并发症。因此，预防并发症被强调为尽可能控制并发症的最佳手段。我们回顾了颈椎、胸椎和腰椎手术过程，包括前、外侧、后外侧和后路手术，讨论了常见的手术操作陷阱和罕见但具有灾难性的潜在并发症，同时讨论了管状牵开器、内镜和经皮入路。解剖和技术考虑的评估目标是了解每个手术操作的潜在风险，并讨论了在预防并发症失败的情况下如何管理并发症。

关键词：微创脊柱手术，并发症，微创入路脊柱手术，经皮手术，避免并发症

50.1　引言

微创脊柱（MIS）手术的使用正在迅速增加。这种情况部分是由于患者的需求，技术的改进，以及医生希望提供更少侵入性的治疗方案。无论外科医生是通过管状牵开器、内镜还是在显微镜下手术，都必须掌握解剖和陷阱，以避免并发症。要适应这些技术，首先要了解在每个特定的操作中使用的设备。这些技术还可以改善患者的预后和降低成本。这些技术的微创特性通过保留正常的解剖性肌肉、韧带和脊柱骨结构，降低了入路相关的并发症发生率。这些外科手术意图将手术切除集中到急需治疗的病变部位。目前有效的微创入路已被证实在颈椎、胸椎和腰椎病变中是安全有效的。然而，在大多数情况下，长期的临床结果仍在随访调查中。

无论外科医生是通过管状牵开器、内镜还是在显微镜下进行手术，都必须掌握其解剖结构和陷阱，以避免并发症。要适应这些技术，首先要了解在每个特定的手术操作中使用的设备。使用管状牵开器会使定位困难，但同时使用手术显微镜或放大镜可以更好地观察，有助于简化这些手术操作。为了帮助指导外科医生，可以使用荧光透视或图像引导技术。在某些情况下，并发症发生率可能会更高，例如硬膜撕裂的发生率，尤其是在早期病例中，直到操作者变得更加精通该技术。活体动物和尸体的手术训练，以及与 MIS 经验丰富的外科医生密切合作，可以促进掌握这些技术。奖学金留学、培训课程和教学材料越来越多地惠及外科医生，可以促进掌握 MIS 手术操作并减少患者的风险。

50.2　颈椎微创并发症

50.2.1　微创颈椎后路椎间孔成形术

近年来，显微外科技术已被应用于使用显微内镜椎间盘切除术（MED）技术和器械对引起颈神经根病的椎间孔狭窄进行减压。这种肌肉劈裂入路可以有效地限制术后疼痛和肌肉痉挛，同时保持脊柱后正中肌肉和韧带附着的完整性。该技术可在半坐位（图 50.1）或俯卧位进行。在透视引导下，克氏针或小型扩张器应直接停靠在关节突关节上（图 50.2）。如果脊柱外科医生不小心，最初的克氏针或较小的扩张器可能在无意中被推入颈椎椎板之间，导致在入路过程中发生严重脊髓或神经根损伤。此外，克氏针或扩张器过度靠外放置可导致神经根或椎动脉损伤，或椎动脉周围静脉丛的剧烈静脉出血。一旦最后的扩张器和管状牵开器放置在小关节复合体上，外科医生就可以继续进行关节突切除和椎间孔成形手术。

硬膜撕裂是最常见的并发症。Adamson 等回顾性分析了 100 例显微内镜颈椎后路椎间孔切开成形术（MEF）患者，报告了 3 例患者的并发症；其中 2 例硬膜小破洞除了明胶海绵覆盖外不需要额外干预，另外 1 例病例报告了伤口浅表感染。Khoo 等报道了 25 例患者中 3 例并发症归因于手术技术。其中包括 2 例轻度脑脊液（CSF）漏和 1 例局部硬脊膜侵袭。对脑脊液漏患者进行常规腰大池引流 2~3 天后，这些患者均无长期临床后遗症。直接修补或填塞一小片明胶海绵或 DuraGen（该产品是一种可吸收的硬膜缺损修复材料，原材料为牛跟腱胶原）等硬脊膜修补材料，然后应用纤维蛋白胶是其他可选的修复方法。应充分告知患者这种潜在的并发症，但也应告知患者，适当的治疗和处理一般不会导致长期的并发症。

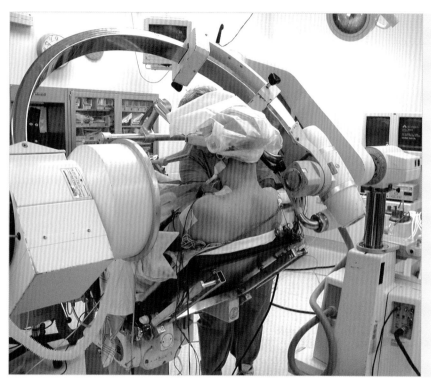

图 50.1 患者半坐位下行显微内镜颈椎后路椎间孔切开 / 椎间盘切除术

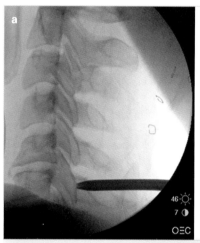
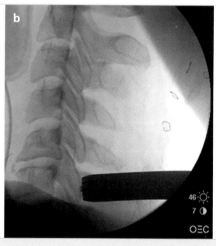
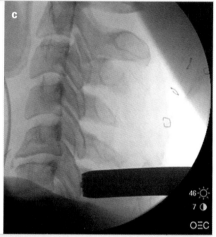

图 50.2 术中侧位荧光透视显示显微内镜颈椎后路椎板切开、椎间孔成形术 / 椎间盘切除术切开皮肤和深筋膜后置入逐级扩张套管。值得注意的是，初级扩张通道足够到达脊柱。不采用克氏针可能避免克氏针置入过程中不经意的脊髓神经损伤。患者接受右侧 C5/C6 颈椎间孔成形 / 椎间盘切除术

50.2.2 颈椎前路椎间孔成形术

颈椎前路椎间孔切开成形术对单侧神经根性症状有效，但由于技术上的困难和椎动脉损伤的风险，尚未被轻易采用。手术的主要风险是在钩椎关节钻孔时无意中损伤椎动脉。Jho 确定了 3 个可能的椎动脉损伤部位：C6 和 C7 水平，钩突外侧，以及横突

孔。C6~C7 部位有很高的损伤椎动脉的风险，因为椎动脉在 C7 横突和颈长肌之间穿行。为了避免椎动脉损伤，Jho 建议在 C6 横突水平切开颈长肌。然后将颈长肌残端向 C7 横突方向牵开，暴露出位于颈长肌下的椎动脉。在钩突处，椎动脉损伤也可以通过在钩椎关节钻孔时留下一层薄薄的皮质骨来避免。钻孔完成后，用刮匙取出这块骨头。但钻孔时不应

进入横突孔，以避免椎动脉损伤，且急性静脉出血是遇到椎动脉孔内周围静脉丛的警告。

椎动脉的损伤可能是致命的，而且很难修复。如果不能进行直接一期修复，应先用明胶海绵、肌肉和（或）骨蜡进行填压，然后进行血管造影。即使是在最熟练的外科医生的手中，直接显露在椎间孔内的血管也是非常具有挑战性的。

交感神经链是另一个可能受伤的结构，因为它位于颈长肌的前面。损伤导致 Horner 综合征。努力使颈长肌向外侧充分牵拉，并限制肌肉剥离到最内侧，可以减少交感神经链损伤的风险。

由于不熟悉手术入路，导致残留的椎间盘或骨赘不能充分减压神经根，可以通过在手术前进行尸体颈椎前路椎间孔成形术来避免。其他并发症可能与患者选择不当有关。对于机械颈痛的患者，单纯神经根减压效果不佳。在交界节段（即颈胸连接节段和既往融合的相邻节段）进行该手术可能会因为术前存在生物力学不稳导致部分切除钩椎关节后的机械性颈痛。

50.2.3 显微内镜颈前路椎间盘切除融合术

内镜颈椎前路椎间盘切除术和融合最近可在使用管状牵开器和内镜直视下来进行。只有在通过标准的胸锁乳突肌内侧筋膜入路进入并确定颈椎体后，才可以放置肌肉扩张器和管状牵开器。扩张器不应盲目放置，因为颈前部结构（如颈动脉、食管和气管）有很大的损伤可能。做手术的管道就像一个牵开器。这种技术遇到的困难包括操作空间有限和无法撑开椎间隙。这种方法入路的潜在好处可能包括减少术后吞咽困难。最近的一项临床研究发现，管状牵开器技术对于前齿状突螺钉固定修复 Ⅱ 型齿状突骨折是有用的。与前齿状突螺钉固定相关的主要风险与螺钉在放置过程中的暴露和相对盲道有关。管状牵开器技术通过最大限度地提高术中可视性和将牵开器牢固地固定在手术台上，似乎有助于安全放置螺钉。

50.3 胸椎手术并发症

50.3.1 胸腔镜辅助减压技术

胸腔镜手术的潜在并发症与开胸手术相似，尽管发生率不同。与开放入路相比，使用胸腔镜可降低开胸术后疼痛、肋间神经痛、肺功能障碍和肩胛骨功能障碍的发生率。并发症可能起因于患者的体位摆放，通道的放置和进入，以及器械的操作对肺实质或胸血管结构的损伤。开胸手术的专长并不一定转化为内镜手术的专长，掌握这项技术需要额外的培训。许多外科医生选择胸外科医生协助开孔，以避免或最小化这些风险。

患者的选择对于避免并发症很重要。广泛的肺部粘连，先前的胸外科手术史导致广泛的瘢痕形成，严重的脊柱侧凸，以及晚期高级别胸外科血管疾病，如主动脉瘤，常使该入路方法非常危险。需要单肺通气才能操作，有吸烟史和慢性气道阻塞性疾病的患者往往难以充分通气，这可能导致术中 CO_2 潴留引起严重的缺氧和酸中毒。这些患者需要在择期手术前进行肺功能的术前测试，急诊病例必须谨慎手术。单肺长时间不通气引起的并发症可导致过多的分泌物在气道内积聚。因此，在长时间的手术过程中，术后积极地叩击胸背部排痰可以有效地预防下肺肺不张和肺炎。此外，术中肺的呼气末正压通气（PEEP）和非通气肺的持续气道正压（CPAP）可显著减少这些并发症的发生率。

接受胸腔镜手术的患者取侧卧位；因此，通过在胸部下方放置一个腋窝卷来提供足够的填充物防止对腋窝的臂丛神经施加压力是至关重要的。必须防止在手术侧外展手臂对臂丛神经的牵拉损伤。其他压力点，特别是腓骨头处的腓总神经，也应充分填充以避免术后腓总神经麻痹。

对于中下胸椎病变，初始内镜端口通常位于第 6 或第 7 肋间隙，对于上胸椎病变，端口位于第 4 或第 5 肋间隙。第一个内镜端口是唯一一个非监视下放置的端口，可能会导致肺实质和胸部其他血管结构的损伤。因此，肺粘连使肺黏附在胸壁上，可导致内镜端口放置时肺损伤和术后气胸。为了防止这种并发症，手指穿过端口部位并在胸腔内沿圆周剥离以在放置端口之前解除任何粘连。随着肺萎陷，横膈膜可向上伸展，在放置胸下端口时穿孔，可能对横膈膜下的结构造成损伤。为了克服这个问题，初始端口之后的所有端口都应该在内镜直视下放置。在套管针放置过程中也可能损伤肋间神经、动脉或静脉。神经损伤可导致术后严重疼痛和感觉障碍。在置入初始的腔镜端口之后，所有的端口都必须在持续的腔镜视野直视下放置，并且所有的器械从胸腔的入口到出口，都必须全程可见。从内镜端口部位出血可能是一个麻烦而不是并发症，可以使用双极电凝止血。如果出血严重，可插入 Foley 导管充气球囊填塞压迫止血。如果不能用上述方法止血，可能需要扩大伤口以确定和控制出血。胸廓内大血管的损伤很少发生，但必须在手术室内放置开胸手术盘，以便在发生无法控制的出血时及时打开。气胸需要胸腔引流管是很常见的，许多外科医生在手术后会留置猪尾型导管或胸腔引流管几天时间。

50.3.2 胸腔镜显微椎间盘切除术

胸椎间盘突出症是一种比较常见的疾病，占所有椎间盘突出症的 14.5%。这些胸椎间盘突出绝大多数是无症状的，不需要手术干预。那些有脊髓病锥体束征和因节段胸椎间盘突出导致胸椎神经根性疼痛的患者保守治疗效果不佳才需要手术治疗。

随着手术器械的改进，使用胸腔镜技术治疗这种疾病也得到了发展。然而，陡峭的学习曲线、器械准备成本以及症状性胸椎间盘突出较罕见，限制了胸腔镜椎间盘切除术的广泛应用。不同病例系列的并发症发生率不同，但并发症的类型与开胸手术中所见的相似。报告指出，与传统的开放手术相比，使用胸腔镜技术的肋间神经痛、术后呼吸并发症和胸痛发生率较低。在一个病例系列中，致残肋间神经痛的并发症发生率（开放 50%：胸腔镜下 16%）和术后肺不张与肺功能障碍（开放 33%：胸腔镜下 7%）明显显示胸腔镜手术后不适更少。

50.3.3 微创肋横突切除入路

近年来，微创肋横突切除技术在胸椎间盘突出症和肿瘤治疗中的应用取得了进展。该技术的优点是通过后路肌肉劈开技术，避免进入胸腔。避免并发症依赖于充分的透视和手术节段定位，以及克氏针、肌肉扩张器和管状牵开器在旁正中适当对接。钙化椎间盘突出应采用更传统的方法，即开胸或 MIS 胸腔镜入路。采用外侧入路（通常距中线 3~5cm，视患者体形而定），以及该技术中使用的角度可视化技术，与传统的后路入路相比，可降低胸椎脊髓损伤的风险。应与患者一起评估的明显并发症包括脊髓损伤、气胸和伴有脑脊液漏的硬脑膜撕裂的风险。在手术入路过程中，透视正位（AP 位）和侧位都有助于外科医生定位。虽然最近才引入，但这种手术已经成功地治疗了患者，并发症发生率较低，患者可以接受。

50.3.4 经皮穿刺椎体成形术和经皮穿刺椎体后凸成形术

椎体成形术已成为一种有效的治疗疼痛性骨质疏松性椎体压缩性骨折的方式。甲基丙烯酸甲酯是

目前应用最广泛的椎体骨水泥填充产品。除治疗骨质疏松性椎体压缩性骨折外，它的进一步应用还包括脊柱转移瘤和骨髓瘤引起的脊柱骨折。所报道的椎体成形术并发症发生率小于 10%，大部分来自椎体外的骨水泥渗漏。据报道，与治疗骨质疏松性椎体压缩性骨折的患者相比，椎体成形术治疗转移瘤或骨髓瘤的患者骨水泥渗漏导致神经根病变或脊髓受压的发生率更高。在骨质疏松性椎体压缩性骨折的患者中，骨水泥移位引起的神经根病变和脊髓受压的发生率分别为 4% 和 < 0.5%。

为了减少骨水泥渗漏相关并发症的发生率，最近的报道表明椎体部分填充（< 30% 的椎体体积）可以获得成功的临床结果（减少疼痛，足够的强化和骨折椎体的稳定）。Liebschner 等最近的一项研究表明，仅需要大约 15% 的体积分数就可以将刚度恢复到受损前的水平，更大的填充可能会导致刚度的大幅增加，超过椎体完好无损的水平。另一项研究表明，仅注射 2mL 骨水泥即可恢复椎体强度并获得良好的临床效果。较小的填充体积可以减少椎体外骨水泥外溢的风险，减少邻近椎体的承受力。

经皮穿刺椎体后凸成形术也被开发用来帮助恢复椎体高度。经皮穿刺椎体成形术技术要求在相对较高的压力下将骨水泥直接注入椎体压缩性骨折中，可能导致骨水泥外溢。后凸成形术技术在压缩性骨折内充气球囊，恢复椎体高度。然后将骨水泥在低压下注入球囊形成的腔内，减少骨水泥外溢的发生。初步数据表明，后凸成形术是一种安全的手术，骨水泥移位的风险比椎体成形术低，并且可以恢复椎体高度。

50.4 腰椎手术并发症

50.4.1 微创显微腰椎间盘切除术

管状牵开器系统结合显微或内镜技术，可使脊柱外科医生通过微创途径可靠地减压症状性腰椎神经根病，且并发症有限。这些系统为外科医生提供了一个直接通向神经根的工作通道，同时最大限度地减少了组织创伤，减少了术后疼痛，减少了切口大小，缩短了住院时间。

使用透视引导来定位手术靶向节段，在症状侧距中线约 1cm 处做一个 2cm 的切口。克氏针用于定位关节突关节，然后在放置牵开器系统之前使用管状扩张器将肌肉分开。克氏针放置不当可导致严重的技术并发症。大多数外科医生建议在进行管状扩张之前使用荧光透视检查，并确保克氏针定靠在小

关节面内侧。如果克氏针不小心穿刺定位，可能会导致硬膜囊破损或神经根损伤。最常见的技术并发症是硬膜撕裂，估计发生率为 5%，但临床病例系列显示发病率较低。在连续 100 例患者中，并发症包括 3 例硬膜撕裂（均在术中修复），1 例延迟性假性脑膜膨出。一项前瞻性的多中心临床研究显示该系统在治疗腰椎间盘疾病中的有效性。

50.4.2 自动经皮腰椎间盘切除术

自动经皮椎间盘切除术只适用于少数高度选择的孤立性椎间盘突出的患者，不包括那些有孤立性椎间盘碎片、滑膜囊肿或因骨性压迫导致神经根症状的患者。然而，据估计，只有 3%~4% 的椎间盘患者通过手术治疗符合经皮髓核摘除术的标准。

该手术的主要并发症是椎间盘炎，这可能是由于在椎间盘切除过程中，自动髓核刀刮伤了终板。目前仅报道了 2 例马尾神经损伤；这些发生在重度镇静或麻醉的患者中。

50.4.3 经皮胸腰椎椎弓根螺钉置入

胸腰椎器械应用的创新促使系统现在可以以侵入性较小的方式应用。经皮椎弓根螺钉置入现在很普遍，但确实存在可能导致严重并发症的缺陷。不准确的图像引导或透视效果不佳会导致螺钉位置不佳。突破椎弓根内侧皮质可能会导致神经元损伤，必须避免。在进入椎弓根后，必须仔细操作克氏针，因为如果外科医生不小心，克氏针可能会弯曲或折断。如果螺钉序列不良，存在脊柱侧凸，或进行长节段固定，棒的放置通常会很困难。第一个错误是经常试图把连接棒放在筋膜以上。侧位 X 线片可以通过观察螺钉尾部的位置来防止这种情况的发生。接下来，当棒依次通过每个螺钉尾端时，外科医生应该通过手动操作棒来确认通过，并试图旋转螺钉尾端，如果连接棒已经成功通过，它们将不会旋转。

最近，该技术的一种改进方法已经被开发出来，使用一种特殊设计的装置，该装置位于上关节突复合体的顶部，作为通过椎弓根放置克氏针的导航（P-C Pedicle Access Device；Spinal Concepts 公司，奥斯汀，得克萨斯州）。一旦获得椎弓根的正位（AP位）透视，克氏针就可以以"靶心"的方式穿过椎弓根（图 50.3）。尽管克氏针和随后的丝攻和椎弓根螺钉直接放置在椎弓根的中间，较小的内侧轨迹减少了突破椎弓根内侧壁的潜在风险。通过该技术对 25 例患者连续放置 100 枚经皮椎弓根螺钉，并通过

术后 CT 进行评估，发现 96% 的椎弓根螺钉直接位于椎弓根内（图 50.4），3% 的椎弓根内侧皮质被螺钉轻度突破，无须重新定位置钉，1% 的患者有轻微的外侧皮质螺纹突破，不需要重新定位置钉。因此，这项经皮椎弓根螺钉置入技术可以增加安全边界，防止椎弓根内侧壁破裂和神经损伤。机器人经皮置钉也被认为是减少螺钉位置不良的一种方法。

50.4.4 微创后外侧或经椎间孔入路腰椎间融合术

后路微创技术用于腰椎融合是 MIS 的特点之一。2~3 节段开放式腰椎融合术可能是一种异常病态的手术，术后疼痛率高，住院时间长，患者对大切口不满意。使用微创管状牵开器系统，可以采用旁正中入路。可采用类似经皮椎弓根螺钉置入的技术，但增加管状牵开器可进行后外侧关节融合术或将椎间孔椎间融合器置入椎间隙以辅助融合。在对侧放置椎弓根螺钉以放置椎间融合器之前，可以对侧横突进行识别和去骨化。在对侧放置螺钉后，如果伴有椎体滑脱，可以尝试复位。复位的风险包括神经根损伤，螺钉拔出或断裂导致螺钉失败。然后可以使用管状牵开器来观察椎间融合侧的小关节突关节。在去除小关节突关节并明确神经根后，可以进入椎间隙进行关节融合术，椎间植骨以促进融合。在放置椎间融合器或放置准备进行椎间融合术的器械时可发生神经根牵拉伤或直接损伤。Wong 等发表了一篇回顾性文章，对 513 例接受 MI-TLIF 的患者评估并发症发生率的研究。术后并发症发生率为 15.6%（80/513），包括硬脊膜撕裂（5%，26/513）、尿潴留（1.4%，7/513）、克氏针断裂（1.2%，6/513）、肺栓塞（1.0%，5/513）、Cage 移位（1.0%，5/513）、神经根损伤（0.8%，4/513）、肠梗阻（0.8%，4/513）、血肿（0.8%，4/513）及其他（0.4%，2/513）。在文献中报道中 MI-TLIF 并发症的发生率与 Open-TLIF 相当，提示 MI-TLIF 是安全有效的。

50.4.5 侧方经腹膜后经腰大肌椎间融合术

侧入路微创腰椎减压技术正在成为现代脊柱外科的主流。侧方经腹膜后经腰大肌入路可使外科医生轻松地到达中腰椎病变，并可对从肿瘤到畸形的病变进行间接或直接减压。仔细选择患者是至关重要的，因为经腰大肌入路有一定危险性，可能导致严重的并发症。既往的感染或腹膜后手术史可导致腹膜后明显瘢痕，使剥离经腰肌的大血管或腰丛有

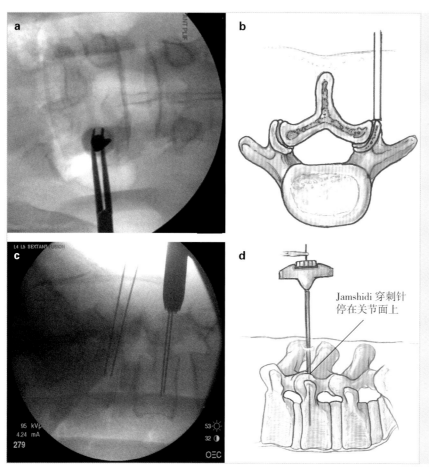

图50.3 通过"靶心"方法置入经皮椎弓根螺钉在荧光透视引导下置入克氏针。a."靶心"在正位透视下正对椎弓根。b.初始轨迹示意图。c.侧位透视显示克氏针在椎体内。d.克氏针轨迹示意图

Jamshidi 穿刺针停在关节面上

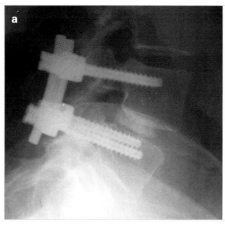

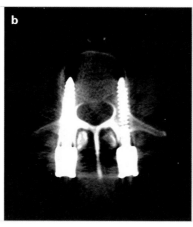

图50.4 a."靶心"法置入椎弓根螺钉的侧位X线片。b."靶心"法置入椎弓根螺钉后轴位CT

较大风险。重度椎体滑脱也会引起腰丛移位，因此不应考虑进行此手术。在L2以上，外科医生必须考虑到第12肋和横膈脚附件。在L4~L5椎间隙以下，髂嵴可能会阻挡通道锚定，经腰大肌入路的神经根损伤在L4~L5比在头侧更常见，因为后侧分布有腰丛。将患者置于侧卧位时，必须使用腋窝卷垫以防

止臂丛损伤。只有在影像学证实真实AP位及侧位后，才可进行皮肤切口和肌肉组织剥离。在确定腹外斜肌筋膜前可使用电灼术，但在发现腹膜后脂肪前，应通过腹外斜肌、内斜肌、腹横肌进行钝性剥离。锐性剥离可导致腹膜破裂，导致严重的并发症。在触诊横突、腰方肌和腰大肌后，一些外科医生选

择在此时将牵开器置于腰大肌浅部，然后进行扩张。建议在所有节段经腰大肌扩张手术期间进行持续的神经监测，因为据估计神经根损伤率为 3%~10%，持续至手术后 18 个月。非常重要的一点是，要确保化学神经肌肉阻滞在进行神经电生理学监测之前被清除掉。当初始探针到达椎间盘间隙或椎体时，应将探针停靠在椎间盘间隙内，防止扩张时移位，导致大血管损伤。在准备椎间隙或椎体切除部位时，必须谨慎，不要使终板骨折或向对侧插入过深，这可能导致对侧肌肉、血管和（或）神经丛损伤。当横断对侧纤维环作为椎间盘前方松解的一部分时，后一种并发症尤其值得关注。Cage 下沉、假关节或侧方椎间融合术后持续症状的再手术率约为 10%。

50.4.6 腹腔镜下前路腰椎间融合术

腹腔镜下前路腰椎间融合术（ALIF）的并发症与开放式 ALIF 类似，包括腹壁疝、腹部脏器损伤、大血管损伤、静脉或动脉血栓形成、输尿管损伤、逆行性射精、器械部位位置不良或移位。虽然不是腹腔镜入路，但开放的 MI-ALIF 旁正中肌肉牵开和肌肉劈裂入路可减少术后疼痛和不适。腹腔镜技术可以有效地进行 ALIF 手术，同时最大限度地减少组织损伤。如果骶前静脉出血、大血管松动困难或腹腔无法充分充气，则转换为开放手术不应被理解为并发症，而应被视为安全的手术操作。

在最开始暴露时，可发生腹膜后间隙大血管的损伤。必须解剖分离并牵开髂总动静脉，以方便在椎间隙放置融合器固定螺钉。这些血管的损伤，尤其是髂总静脉的损伤，可发生在初始剥离或放置椎间骨移植物的过程中。在放置用于切除椎间盘的引导套管和放置融合器的过程中，持续监测和牵开血管是防止损伤的关键。

据报道，0.42%~8% 的病例在腹膜后下腰椎间融合后发生逆行性射精，这是由覆盖腹侧下腰段的上腹下神经丛的牵拉和（或）损伤引起的。尽管大多数患者在 6~12 个月内康复，但有 3%~5% 的患者有永久性的射精困难。使用超声刀（超声切割器）或轻柔牵拉软组织，避免在椎间隙周围电灼止血，可减少这一并发症发生。由于逆行性射精的可能性，对于那些想要成家的性活跃男性来说，在使用腹侧入路的方法时有些犹豫。

有研究比较了开放式 ALIF 和腹腔镜下 ALIF 的并发症发生率。Zdeblick 和 David 指出，L5~S1 节段的入路是常规的，但 L4~L5 节段由于其上覆的血管解剖结构，可能会带来较大的技术困难，并发现腹

腔镜组的并发症发生率显著较高（腹腔镜组为 20%，开放组为 4%）。这些研究人员得出结论，在 L4~L5 节段实施腹腔镜下 ALIF 没有显著优势。对于经验丰富的外科医生，腹腔镜下 ALIF 的并发症发生率（19.1%）与开放式 ALIF 相似（14.1%）。一项研究比较了开放式 ALIF（305 例）和腹腔镜下 ALIF（215 例）两组患者的主要术中并发症，发现在开放式 ALIF 组植入物移位、大血管损伤和肺栓塞的发生率分别为 1.0%、0.7% 和 0.3%。而在腹腔镜组中，这 3 种并发症发生率均为 0。

50.5　结论

MIS 手术可以在颈椎、胸椎和腰椎有效地开展，以治疗各种脊柱疾病。然而，这些技术只有在彻底了解解剖学、掌握技术和了解潜在的并发症后才能安全应用。应告知患者出现的并发症可能需要额外的治疗。尽管这些手术的侵入性很小，但与开放手术有相似的风险。这些手术操作都有陡峭的学习曲线，需要额外的培训来掌握，包括培训班、尸体标本讲习班和动物实验室研究。然而，一旦掌握了这些技术，就能显著减少术后疼痛和不适，使患者比标准开放、更传统的手术更早地恢复日常生活活动。

临床注意事项

·透视和立体定向导航可以作为外科医生通过复杂的（有时是迷失方向的）工作通道进行操作的指导。

·颈椎管状牵开器最好用于齿状突螺钉置入和钥匙孔 Keyhole 椎间孔成形术。这两者都需要掌握局部解剖结构以避免并发症。

·在胸腔镜或微型开放式胸椎间盘切除术或椎体切除术中，患者的选择至关重要，因为广泛的肺粘连或瘢痕、严重的脊柱侧凸和晚期胸部血管疾病（如主动脉瘤）会使该方法变得危险。

·侧方经腰大肌入路需要持续的神经监测，以避免在锚定工作管道和扩张管状通道时损伤腰丛神经。

·微创经椎间孔腰椎间融合术的并发症发生率与熟练外科医生的开放手术相似。

·由于大血管非常接近，在腹腔镜下进行 L4~L5 节段 ALIF 可能很危险。对于这些复杂的入路，可以考虑由受过血管或普通外科手术培训的外科医生当助手。

参考文献

[1] Adamson TE. Microendoscopic posterior cervical laminoforaminotomy for unilateral radiculopathy: results of a new technique in 100 cases. J Neurosurg. 2001; 95(1) Suppl:51–57.

[2] Jho HD. Microsurgical anterior cervical foraminotomy for radiculopathy: a new approach to cervical disc herniation. J Neurosurg. 1996; 84(2):155–160.

[3] Johnson JP, Filler AG, McBride DQ, Batzdorf U. Anterior cervical foraminotomy for unilateral radicular disease. Spine. 2000; 25(8):905–909.

[4] Khoo LT, Smith ZA, Asgarzadie F, et al. Minimally invasive extracavitary approach for thoracic discectomy and interbody fusion: 1-year clinical and radiographic outcomes in 13 patients compared with a cohort of traditional anterior transthoracic approaches. J Neurosurg Spine. 2011; 14(2):250–260.

[5] Citow JS, Macdonald RL, Ferguson MK. Combined laminectomy and thoracoscopic resection of a dumbbell neurofibroma: technical case report. Neurosurgery. 1999; 45(5):1263–1265, discussion 1265–1266.

[6] Dickman CA, Karahalios DG. Thoracoscopic spinal surgery. Clin Neurosurg. 1996; 43:392–422.

[7] Dickman CA, Rosenthal D, Karahalios DG, et al. Thoracic vertebrectomy and reconstruction using a microsurgical thoracoscopic approach. Neurosurgery. 1996; 38(2):279–293.

[8] Mack MJ, Regan JJ, Bobechko WP, Acuff TE. Application of thoracoscopy for diseases of the spine. Ann Thorac Surg. 1993; 56(3):736–738.

[9] Mack MJ, Regan JJ, McAfee PC, Picetti G, Ben-Yishay A, Acuff TE. Video-assisted thoracic surgery for the anterior approach to the thoracic spine. Ann Thorac Surg. 1995; 59(5):1100–1106.

[10] Regan JJ, Guyer RD. Endoscopic techniques in spinal surgery. Clin Orthop Relat Res. 1997(335):122–139.

[11] Dewald CJ, Millikan KW, Hammerberg KW, Doolas A, Dewald RL. An open, minimally invasive approach to the lumbar spine. Am Surg. 1999; 65(1):61–68.

[12] Ditsworth DA. Endoscopic transforaminal lumbar discectomy and reconfiguration: a postero-lateral approach into the spinal canal. Surg Neurol. 1998; 49(6):588–597, discussion 597–598.

[13] Foley KT, Smith MM, Rampersaud YR. Microendoscopic approach to far-lateral lumbar disc herniation. Neurosurg Focus. 1999; 7(5):e5.

[14] Kambin P, Savitz MH. Arthroscopic microdiscectomy: an alternative to open disc surgery. Mt Sinai J Med. 2000; 67(4):283–287.

[15] Lew SM, Mehalic TF, Fagone KL. Transforaminal percutaneous endoscopic discectomy in the treatment of far-lateral and foraminal lumbar disc herniations. J Neurosurg. 2001; 94(2) Suppl:216–220.

[16] Mathews HH. Transforaminal endoscopic microdiscectomy. Neurosurg Clin N Am. 1996; 7(1):59–63.

[17] Perez-Cruet MJ, Fessler RG, Perin NI. Review: complications of minimally invasive spinal surgery. Neurosurgery. 2002; 51(5) Suppl:S26–S36.

[18] Jho HD. Decompression via microsurgical anterior foraminotomy for cervical spondylotic myelopathy. Technical note. J Neurosurg. 1997; 86(2):297–302.

[19] Wang JC, Bohlman HH, Riew KD. Dural tears secondary to operations on the lumbar spine. Management and results after a two-year-minimum followup of eighty-eight patients. J Bone Joint Surg Am. 1998; 80(12):1728–1732.

[20] Burke JP, Gerszten PC, Welch WC. Iatrogenic vertebral artery injury during anterior cervical spine surgery. Spine J. 2005; 5(5):508–514, discussion 514.

[21] Cosgrove GR, Théron J. Vertebral arteriovenous fistula following anterior cervical spine surgery. Report of two cases. J Neurosurg. 1987; 66(2):297–299.

[22] Golfinos JG, Dickman CA, Zabramski JM, Sonntag VK, Spetzler RF. Repair of vertebral artery injury during anterior cervical decompression. Spine. 1994; 19(22):2552–2556.

[23] Hilton DL, Jr. Minimally invasive tubular access for posterior cervical foraminotomy with three-dimensional microscopic visualization and localization with anterior/posterior imaging. Spine J. 2007; 7(2):154–158.

[24] Hott JS, Henn JS, Sonntag VK. A new table-fixed retractor for anterior odontoid screw fixation: technical note. J Neurosurg. 2003; 98(3) Suppl:294–296.

[25] Apfelbaum RI, Lonser RR, Veres R, Casey A. Direct anterior screw fixation for recent and remote odontoid fractures. J Neurosurg. 2000; 93(2) Suppl:227–236.

[26] Lieberman IH, Salo PT, Orr RD, Kraetschmer B. Prone position endoscopic transthoracic release with simultaneous posterior instrumentation for spinal deformity: a description of the technique. Spine. 2000; 25(17):2251–2257.

[27] McAfee PC, Regan JR, Fedder IL, Mack MJ, Geis WP. Anterior thoracic corpectomy for spinal cord decompression performed endoscopically. Surg Laparosc Endosc. 1995; 5(5):339–348.

[28] McAfee PC, Regan JR, Zdeblick T, et al. The incidence of complications in endoscopic anterior thoracolumbar spinal reconstructive surgery. A prospective multicenter study comprising the first 100 consecutive cases. Spine. 1995; 20(14):1624–1632.

[29] Nymberg SM, Crawford AH. Video-assisted thoracoscopic releases of scoliotic anterior spines. AORN J. 1996; 63(3):561–562, 565–569, 571–575, quiz 576.

[30] Uribe JS, Dakwar E, Le TV, Christian G, Serrano S, Smith WD. Minimally invasive surgery treatment for thoracic spine tumor removal: a mini-open, lateral approach. Spine. 2010; 35(26) Suppl:S347–S354.

[31] van Dijk M, Cuesta MA, Wuisman PI. Thoracoscopically assisted total en bloc spondylectomy: two case reports. Surg Endosc. 2000; 14(9):849–852.

[32] Liljenqvist U, Steinbeck J, Niemeyer T, Halm H, Winkelmann W. Thoracoscopic interventions in deformities of the thoracic spine. Z Orthop Ihre Grenzgeb. 1999; 137(6):496–502.

[33] McKneally MF, Lewis RJ, Anderson RJ, et al. Statement of the AATS/STS Joint Committee on Thoracoscopy and Video Assisted Thoracic Surgery. J Thorac Surg. 1992; 104(1):1.

[34] Visocchi M, Masferrer R, Sonntag VK, Dickman CA. Thoracoscopic approaches to the thoracic spine. Acta Neurochir (Wien). 1998; 140(8):737–743, discussion 743–744.

[35] Ayhan S, Nelson C, Gok B, et al. Transthoracic surgical treatment for centrally located thoracic disc herniations presenting with myelopathy: a 5-year institutional experience. J Spinal Disord Tech. 2010; 23(2):79–88.

[36] Ferson PF, Landreneau RJ, Dowling RD, et al. Comparison of open versus thoracoscopic lung biopsy for diffuse infiltrative pulmonary disease. J Thorac Cardiovasc Surg. 1993; 106(2):194–199.

[37] Horowitz MB, Moossy JJ, Julian T, Ferson PF, Huneke K. Thoracic discectomy using video assisted thoracoscopy. Spine. 1994; 19(9):1082–1086.

[38] Cornips EM, Janssen ML, Beuls EA. Thoracic disc herniation and acute myelopathy: clinical presentation, neuroimaging findings, surgical considerations, and outcome. J Neurosurg Spine. 2011; 14(4):520–528.

[39] Johnson JP, Drazin D, King WA, Kim TT. Image-guided navigation and videoassisted thoracoscopic spine surgery: the second generation. Neurosurg Focus. 2014; 36(3):E8.

[40] Hur JW, Kim JS, Cho DY, Shin JM, Lee JH, Lee SH. Video-assisted thoracoscopic surgery under O-arm navigation system guidance for the treatment of thoracic disk herniations: surgical techniques and early clinical results. J Neurol Surg A Cent Eur Neurosurg. 2014; 75(6):415–421.

[41] Johnson JP, Obasi C, Hahn MS, Glatleider P. Endoscopic thoracic sympathectomy. J Neurosurg. 1999; 91(1) Suppl:90–97.

[42] Williams MP, Cherryman GR, Husband JE. Significance of thoracic disc herniation demonstrated by MR imaging. J Comput Assist Tomogr. 1989; 13(2):211–214.

[43] Regan JJ. Percutaneous endoscopic thoracic discectomy. Neurosurg Clin N Am. 1996; 7(1):87–98.

[44] Regan JJ, Mack MJ, Picetti GD, III. A technical report on video-assisted thoracoscopy in thoracic spinal surgery. Preliminary description. Spine. 1995; 20(7):831–837.

[45] Rosenthal D. Endoscopic approaches to the thoracic spine. Eur Spine J. 2000; 9 Suppl 1:S8–S16.

[46] Rosenthal D, Dickman CA. Thoracoscopic microsurgical excision of herniated thoracic discs. J Neurosurg. 1998; 89(2):224–235.

[47] Rosenthal D, Rosenthal R, de Simone A. Removal of a protruded thoracic disc using microsurgical endoscopy. A new technique. Spine. 1994; 19(9):1087–1091.

[48] Chiu JC, Clifford TJ, Sison R. Percutaneous microdecompressive endoscopic thoracic discectomy for herniated thoracic discs. Surg Technol Int. 2002; 10:266–269.

[49] Falavigna A, Piccoli Conzatti L. Minimally invasive approaches for thoracic decompression from discectomy to corpectomy. J Neurosurg Sci. 2013; 57(3):175–192.

[50] Musacchio M, Patel N, Bagan B, Deutsch H, Vaccaro AR, Ratliff J. Minimally invasive thoracolumbar costotransversectomy and corpectomy via a dualtube technique: evaluation in a cadaver model. Surg Technol Int. 2007; 16:221–225.

[51] Cortet B, Cotten A, Boutry N, et al. Percutaneous vertebroplasty in the treatment of osteoporotic vertebral compression fractures: an open prospective study. J Rheumatol. 1999; 26(10):2222–2228.

[52] Jensen ME, Evans AJ, Mathis JM, Kallmes DF, Cloft HJ, Dion JE. Percutaneous polymethylmethacrylate vertebroplasty in the treatment of osteoporotic vertebral body compression fractures: technical aspects. AJNR Am J Neuroradiol. 1997; 18(10):1897–1904.

[53] Chakrabarti I, Burton AW, Rao G, et al. Percutaneous vertebroplasty of a myelomatous compression fracture in the presence of previous posterior instrumentation. Report of two cases. J Neurosurg Spine. 2006; 5(2):168–171.

[54] Cotten A, Dewatre F, Cortet B, et al. Percutaneous vertebroplasty for osteolytic metastases and myeloma: effects of the percentage of lesion filling and the leakage of methyl methacrylate at clinical follow-up. Radiology. 1996; 200(2):525–530.

[55] Garfin SR, Reilley MA. Minimally invasive treatment of osteoporotic vertebral body compression fractures. Spine J. 2002; 2(1):76–80.

[56] Lieberman I, Reinhardt MK. Vertebroplasty and kyphoplasty for osteolytic vertebral collapse. Clin Orthop Relat Res. 2003(415) Suppl:S176–S186.

[57] Ramos L, de Las Heras JA, Sánchez S, et al. Medium-term results of percutaneous vertebroplasty in multiple myeloma. Eur J Haematol. 2006; 77(1):7–13.

[58] Belkoff SM, Mathis JM, Jasper LE, Deramond H. The biomechanics of vertebroplasty. The effect of cement volume on mechanical behavior. Spine. 2001; 26(14):1537–1541.

[59] Chiras J, Depriester C, Weill A, Sola-Martinez MT, Deramond H. Percutaneous vertebral surgery. Technics and indications. J Neuroradiol. 1997; 24(1):45–59.

[60] Liebschner MA, Rosenberg WS, Keaveny TM. Effects of bone cement volume and distribution on vertebral stiffness after vertebroplasty. Spine. 2001; 26(14):1547–1554.

[61] Chiras J, Barragán-Campos HM, Cormier E, Jean B, Rose M, LeJean L. Vertebroplasty: state of the art. J Radiol. 2007; 88(9)(Pt 2):1255–1260.

[62] Phillips FM, Ho E, Campbell-Hupp M, McNally T, Todd Wetzel F, Gupta P. Early radiographic and clinical results of balloon kyphoplasty for the treatment of osteoporotic vertebral compression fractures. Spine. 2003; 28(19):2260–2265, discussion 2265–2267.

[63] Perez-Cruet MJ, Foley KT, Isaacs RE, et al. Microendoscopic lumbar discectomy: technical note. Neurosurgery. 2002; 51(5) Suppl:S129–S136.

[64] Onik G, Maroon JC, Jackson R. Cauda equina syndrome secondary to an improperly placed nucleotome probe. Neurosurgery. 1992; 30(3):412–414, discussion 414–415.

[65] Brayda-Bruno M, Cinnella P. Posterior endoscopic discectomy (and other procedures). Eur Spine J. 2000; 9 Suppl 1:S24–S29.

[66] Dullerud R, Amundsen T, Johansen JG, Magnaes B. Lumbar percutaneous automated nucleotomy. Technique, patient selection and preliminary results. Acta Radiol. 1993; 34(6):536–542.

[67] Kahanovitz N. Percutaneous diskectomy. Clin Orthop Relat Res. 1992(284):75–79.

[68] Onik G, Mooney V, Maroon JC, et al. Automated percutaneous discectomy: a prospective multi-institutional study. Neurosurgery. 1990; 26(2):228–232, discussion 232–233.

[69] Quigley MR, Maroon JC. Automated percutaneous discectomy. Neurosurg Clin N Am. 1996; 7(1):29–35.

[70] Quigley MR, Maroon JC, Shih T, Elrifai A, Lesiecki ML. Laser discectomy. Comparison of systems. Spine. 1994; 19(3):319–322.

[71] Epstein NE. Surgically confirmed cauda equina and nerve root injury following percutaneous discectomy at an outside institution: a case report. J Spinal Disord. 1990; 3(4):380–382, discussion 383.

[72] Foley KT, Gupta SK, Justis JR, Sherman MC. Percutaneous pedicle screw fixation of the lumbar spine. Neurosurg Focus. 2001; 10(4):E10.

[73] Lowery GL, Kulkarni SS. Posterior percutaneous spine instrumentation. Eur Spine J. 2000; 9 Suppl 1:S126–S130.

[74] Wiesner L, Kothe R, Rüther W. Anatomic evaluation of two different techniques for the percutaneous insertion of pedicle screws in the lumbar spine. Spine. 1999; 24(15):1599–1603.

[75] Park P, Foley KT, Cowan JA, Marca FL. Minimally invasive pedicle screw fixation utilizing O-arm fluoroscopy with computer-assisted navigation: feasibility, technique, and preliminary results. Surg Neurol Int. 2010; 1:44.

[76] Anand N, Baron EM, Thaiyananthan G, Khalsa K, Goldstein TB. Minimally invasive multilevel percutaneous correction and fusion for adult lumbar degenerative scoliosis: a technique and feasibility study. J Spinal Disord Tech. 2008; 21(7):459–467.

[77] Lonjon N, Chan-Seng E, Costalat V, Bonnafoux B, Vassal M, Boetto J. Robotassisted spine surgery: feasibility study through a prospective case-matched analysis. Eur Spine J. 2016; 25(3):947–955.

[78] Schatlo B, Molliqaj G, Cuvinciuc V, Kotowski M, Schaller K, Tessitore E. Safety and accuracy of robot-assisted versus fluoroscopy-guided pedicle screw insertion for degenerative diseases of the lumbar spine: a matched cohort comparison. J Neurosurg Spine. 2014; 20(6):636–643.

[79] Scheer JK, Auffinger B, Wong RH, et al. Minimally invasive transforaminal lumbar interbody fusion (TLIF) for spondylolisthesis in 282 patients: in situ arthrodesis versus reduction.World Neurosurg. 2015; 84(1):108–113.

[80] Wong AP, Smith ZA, Nixon AT, et al. Intraoperative and perioperative complications in minimally invasive transforaminal lumbar interbody fusion: a review of 513 patients. J Neurosurg Spine. 2015; 22(5):487–495.

[81] Ahmadian A, Verma S, Mundis GM, Jr, Oskouian RJ, Jr, Smith DA, Uribe JS. Minimally invasive lateral retroperitoneal transpsoas interbody fusion for L4–5 spondylolisthesis: clinical outcomes. J Neurosurg Spine. 2013; 19(3):314–320.

[82] Aichmair A, Fantini GA, Garvin S, Beckman J, Girardi FP. Aortic perforation during lateral lumbar interbody fusion. J Spinal Disord Tech. 2015; 28(2):71–75.

[83] Arnold PM, Anderson KK, McGuire RA, Jr. The lateral transpsoas approach to the lumbar and thoracic spine: a review. Surg Neurol Int. 2012; 3 Suppl 3: S198–S215.

[84] Berjano P, Lamartina C. Minimally invasive lateral transpsoas approach with advanced neurophysiologic monitoring for lumbar interbody fusion. Eur Spine J. 2011; 20(9):1584–1586.

[85] Caputo AM, Michael KW, Chapman TM, et al. Extreme lateral interbody fusion for the treatment of adult degenerative scoliosis. J Clin Neurosci. 2013; 20(11):1558–1563.

[86] Castellvi AE, Nienke TW, Marulanda GA, Murtagh RD, Santoni BG. Indirect decompression of lumbar stenosis with transpsoas interbody cages and percutaneous posterior instrumentation. Clin Orthop Relat Res. 2014; 472(6):1784–1791.

[87] Dahdaleh NS, Smith ZA, Snyder LA, Graham RB, Fessler RG, Koski TR. Lateral transpsoas lumbar interbody fusion: outcomes and deformity correction. Neurosurg Clin N Am. 2014; 25(2):353–360.

[88] Graham RB, Wong AP, Liu JC. Minimally invasive lateral transpsoas approach to the lumbar spine: pitfalls and complication avoidance. Neurosurg Clin N Am. 2014; 25(2):219–231.

[89] Formica M, Berjano P, Cavagnaro L, Zanirato A, Piazzolla A, Formica C. Extreme lateral approach to the spine in degenerative and post traumatic lumbar diseases: selection process, results and complications. Eur Spine J. 2014; 23 Suppl 6:684–692.

[90] Gates TA, Vasudevan RR, Miller KJ, Stamatopoulou V, Mindea SA. A novel computer algorithm allows for volumetric and cross-sectional area analysis of indirect decompression following transpsoas lumbar arthrodesis despite variations in MRI technique. J Clin Neurosci. 2014; 21(3):499–502.

[91] Assina R, Majmundar NJ, Herschman Y, Heary RF. First report of major vascular injury due to lateral transpsoas approach leading to fatality. J Neurosurg Spine. 2014; 21(5):794–798.

[92] Lykissas MG, Aichmair A, Hughes AP, et al. Nerve injury after lateral lumbar interbody fusion: a review of 919 treated levels with identification of risk factors. Spine J. 2014; 14(5):749–758.

[93] Nemani VM, Aichmair A, Taher F, et al. Rate of revision surgery after standalone lateral lumbar interbody fusion for lumbar spinal stenosis. Spine. 2014; 39(5):E326–E331.

[94] Baker JK, Reardon PR, Reardon MJ, Heggeness MH. Vascular injury in anterior lumbar surgery. Spine. 1993; 18(15):2227–2230.

[95] McAfee PC, Cunningham BW, Lee GA, et al. Revision strategies for salvaging or improving failed cylindrical cages. Spine. 1999; 24(20):2147–2153.

[96] Regan JJ, McAfee PC, Guyer RD, Aronoff RJ. Laparoscopic fusion of the lumbar spine in a multicenter series of the first 34 consecutive patients. Surg Laparosc Endosc. 1996; 6(6):459–468.

[97] Regan JJ, Yuan H, McAfee PC. Laparoscopic fusion of the lumbar spine: minimally invasive spine surgery. A prospective multicenter study evaluating open and laparoscopic lumbar fusion. Spine. 1999; 24(4):402–411.

[98] Zucherman JF, Zdeblick TA, Bailey SA, Mahvi D, Hsu KY, Kohrs D. Instrumented laparoscopic spinal fusion. Preliminary results. Spine. 1995; 20(18):2029–2034, discussion 2034–2035.

[99] Flynn JC, Price CT. Sexual complications of anterior fusion of the lumbar spine. Spine. 1984; 9(5):489–492.

[100] Hannon JK, Faircloth WB, Lane DR, et al. Comparison of insufflation vs. retractional technique for laparoscopic-assisted intervertebral fusion of the lumbar spine. Surg Endosc. 2000; 14:300–304.

[101] Lieberman IH, Willsher PC, Litwin DE, Salo PT, Kraetschmer BG. Transperitoneal laparoscopic exposure for lumbar interbody fusion. Spine. 2000; 25(4):509–514, discussion 515.

[102] O'Dowd JK. Laparoscopic lumbar spine surgery. Eur Spine J. 2000; 9 Suppl 1:S3–S7.

[103] Zdeblick TA, David SM. A prospective comparison of surgical approach for anterior L4-L5 fusion: laparoscopic versus mini anterior lumbar interbody fusion. Spine. 2000; 25(20):2682–2687.

[104] Christensen FB, Bünger CE. Retrograde ejaculation after retroperitoneal lower lumbar interbody fusion. Int Orthop. 1997; 21(3):176–180.

[105] Tiusanen H, Seitsalo S, Osterman K, Soini J. Retrograde ejaculation after anterior interbody lumbar fusion. Eur Spine J. 1995; 4(6):339–342.

[106] Regan JJ, Aronoff RJ, Ohnmeiss DD, Sengupta DK. Laparoscopic approach to L4-L5 for interbody fusion using BAK cages: experience in the first 58 cases. Spine. 1999; 24(20):2171–2174.

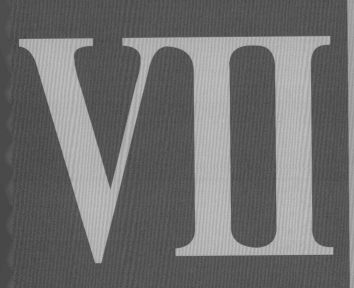

第七部分
未来展望

VII

第51章 基于干细胞的椎间盘修复

Mengqiao Alan Xi, Mick J. Perez-Cruet

陈书连 / 译

摘要

退变椎间盘生物修复的目标是恢复椎间盘的完整性。本章讨论了关于实现这一目标科学技术的最新进展，并对目前的文献以及基于干细胞椎间盘修复的最新科学技术和未来可能的医疗技术进行了综述。希望未来能够提供一种生物治疗，为退行性椎间盘疾病的患者恢复椎间盘的正常解剖功能。

关键词：生物椎间盘再生，干细胞，纤维环牵引，椎间盘退变，慢性腰痛

51.1 引言

基础科学研究的进步不断改变着医疗健康的治疗模式。在过去的几十年里，干细胞技术已经取得了重大突破，并有望恢复脊柱的解剖和生理特性。尤其是椎间盘（IVD）修复方面的研究，在体外和体内环境下都取得了巨大的成功，甚至一些试点项目已经开始探索首批人类受试者的干细胞置入。本章回顾了相关的脊柱研究，证明了基于干细胞的 IVD 再生的潜力。

51.2 干细胞的生物学基础

干细胞以其无限增殖和多向分化能力而闻名。为此，许多研究人员提出了不同的模型来研究使用干细胞替代或再生受损人体组织（包括 IVD 组织）的可能性。干细胞的分化受到它在发育过程中所处的化学、生物环境影响。虽然仍有许多未知之处，但已阐明多种谱系的决定因素，因此可以通过操纵生长环境来获得多种特定的细胞类型。

IVD 由两个截然不同的结构组成，包括外层的纤维环（Annulus Fibrosus，AF），含有丰富的胶原纤维，以及内部含有糖胺聚糖的髓核（Nucleus Pulpous，NP），能够像海绵一样维持椎间盘内的液压。与年龄相关的 IVD 退变发生缓慢，但最终能够导致 NP 细胞（NPC）功能障碍和凋亡，这与细胞外基质（Extracellular Matrix，ECM）持续性的减少和结构完整性的丧失有关，这种病理过程被称为退行性椎间盘疾病（Degenerative Disc Disease，DDD）。人类天生具有脊索细胞，并在发育过程中逐渐被 NP 细胞所取代（图 51.1）。成体 NP 细胞在形态和功能上与

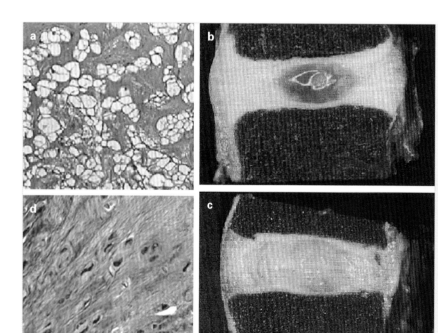

图 51.1 随着人类年龄的增加，脊索细胞群（a）消失，取而代之的是稀疏的软骨细胞样细胞群（b）。细胞凋亡、衰老、退变。13 岁时的椎间盘（c）和 26 岁时的椎间盘（d）

软骨细胞相似。因此，IVD 修复的主要目的是从干细胞再生软骨细胞样细胞，以补充在 DDD 中衰老或耗尽的 NP 细胞。Hunter 等的研究表明，各种哺乳动物的脊索细胞随着年龄的增长而逐渐消失，并在此之后会发生 IVD 的退化（表 51.1）。

为此，已经研究了几种可行的干细胞来源，其中间充质干细胞（Mesenchymal Stem Cells，MSC）和胚胎干细胞（Embryonic Stem Cells，ESC）是最常被研究的（表 51.2）。MSC 是来源于骨髓［称为骨髓基质干细胞（Bone Marrow Stromal Cells，BMSC）］、脂肪组织［称为脂肪来源干细胞（Adipose-Derived Stem

Cells ADSC）］、外周血和脐带血的多能成体干细胞。BMSC 和 ADSC 是最常用于椎间盘修复的干细胞，它们在基因表达、发育模式和细胞表面轮廓上有许多共同的特征，两者谁更具软骨生成能力仍存在争议。ADSC 比 BMSC 更丰富并更容易获取，但产生相同数量的细胞需要更大的样本量。与 MSC 不同，ESC 是从早期发育的囊胚中分化出来的原始多能干细胞。图 51.2 展示了胚胎干细胞在各种生化环境模式中的不同命运。我们的团队正在设计培养可以恢复的椎

表 51.1　不同哺乳动物中脊索细胞滞留情况

物种	骨骼成熟的年龄	脊索细胞丧失的年龄	椎间盘退变的发病年龄
鼠	2 个月	12 个月	12 个月
兔子	6 个月	6 个月	无
马	5 岁	出生时	无
猫	2 岁	18 岁	很少
人类	20 岁	10 岁	30~50 岁

表 51.2　干细胞使用的利弊

胚胎干细胞	诱导多能干细胞	成体干细胞
从囊胚期胚胎中分离出	在原代细胞中多能基因的异位表达产生	从骨髓等不同部位分离出来
无限自我更新能力，并能够分化为所有体细胞类型	无限的自我更新能力，但分化潜力有限	自我更新能力有限，分化潜力有限
形成畸胎瘤的可能性	由于病毒载体和 DNA 的改变，治疗潜力很小甚至没有	组织工程和细胞治疗的替代来源

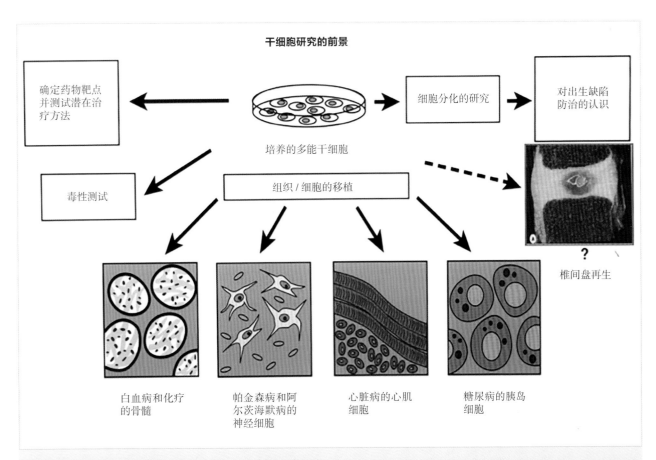

图 51.2　干细胞的分化潜能及其治疗应用，包括椎间盘再生

间盘功能的软骨祖细胞系的方法，并且初步的结果显示了干细胞分化成软骨细胞系的能力。

MSC 的免疫调节功能，为椎间盘退变的治疗提供了另一条途径。众所周知，DDD 的特点是细胞因子介导的炎症反应，包括经典的促炎症因子，如白细胞介素 –1（IL–1）、白细胞介素 –6（IL–6）和肿瘤坏死因子 –α（TNF–α）。MSC 可通过 3 种机制发挥抗炎作用。第一，MSC 可以通过分泌 IL–1 受体拮抗剂，直接抑制 IL–1 信号级联反应。第二，充当负反馈回路的中继介质，在该回路中 MSC 产生抗吞噬细胞分子以应对炎症反应。这些分子能够使巨噬细胞失活或产生免疫抑制的白细胞介素 –10（IL–10）。第三，MSC 减少了对炎症和凋亡至关重要的活性氧（ROS）的产生。

51.2.1 体外研究

恶劣椎间盘微环境对细胞的生存提出了挑战，尤其在椎间盘退变性疾病中更加突出。由于髓核组织的无血管结构，提供的血液供应有限，导致其处在低氧、低糖的环境中，这促进了无氧呼吸和低 pH 环境的形成。尽管 NP 细胞很好地适应了上述的环境，但 MSC 对不同的化学环境反应不同。例如，类似椎间盘的低糖和低氧环境对 BMSC、ADSC 的细胞活力和细胞外基质沉积起到正向调节作用，而高渗透压和低 pH 则是负向调节。因此，人们认为在置入前将 MSC 预分化为 NP 细胞能够提高细胞移植体内的存活率。尽管软骨细胞样 NP 细胞的培养存在困难，但通过生长因子和细胞间相互作用两种主流方法已成功地从 MSC 中分化为软骨细胞样 NP 细胞。

体外最常用的外源性生长因子包括转化生长因子 –β（TGF–β）、胰岛素样生长因子 –1（IGF–1）、成纤维细胞生长因子 –2（FGF–2）、血小板衍生生长因子 –BB（PDGF–BB）和骨形态发生蛋白 –2（BMP–2）。其他如顺式维 A 酸和抗坏血酸也被使用。此外，生长分化因子 –5（GDF–5）可能更特异地促进向 NP 细胞样细胞分化。脊索细胞条件培养液已被证明可以诱导 MSC 向早期 NP 发育阶段特有的表型分化，包括促使 III 型胶原（与成熟 NP 细胞中的 II 型胶原相比）和硫酸化糖胺多糖的表达增加。这一发现可能是由分泌的可溶性生长因子介导的，但尚未得到证实。

MSC 的分化也可以通过细胞间的相互作用来实现。当骨髓间充质干细胞与退变的 NP 细胞共同培养时，BMSC 和 ADSC 都有向类似 NP 细胞分化的轨迹。有趣的是，这种作用是相互的，MSC 可通过转移膜

成分来增强退变 NP 细胞的自我修复能力，从而增加细胞外基质（ECM）的产生。通过细胞间的直接接触，自体 BMSC 也可以激活来自患者退化的 NP 细胞，以诱导 DNA 复制、蛋白多糖合成和细胞增殖。

51.2.2 活体动物研究

已有多种实验动物使用干细胞移植以促进 IVD 组织再生的临床前研究，包括兔子、鼠、狗、绵羊、山羊、猪和小白鼠。已经提出了几种 DDD 的模型，包括物理损伤（例如针刺），以及生化损伤（例如注射溴脱氧尿嘧啶或蛋白酶）。在多数研究中，椎间盘退变的参数分析基于 4 个因素：椎间盘高度指数，MRI T2 信号强度（反映水分含量），NP 相关产物（如 II 型胶原）的产生，以及组织学的椎间盘退变分级。

基于干细胞的椎间盘再生动物研究大多集中在 BMSC 上，而对 ADSC 的研究很少。相对免疫豁免的 IVD 为异种移植提供了合适的平台。在大鼠椎间盘内，人 BMSC 可以存活并分化为产生胶原的软骨细胞样细胞。类似地，与仅椎间盘损伤相比，置入人 ADSC 对大鼠 IVD 造成医源性的损伤，椎间盘退变不明显，而细胞外基质增加。这些发现在兔子和其他哺乳动物身上同样能够重现，同时使用 ESC 具有同样的结果。与简单的悬浮介质相比，通过三维载体注射，可以加强退化的保护作用。另一方面，干细胞移植已被用作将基因导入 IVD 的载体，这就增加了将靶基因疗法应用到干细胞技术中以生产更大再生潜力植入物的可能性。最近的动物实验在诱发人工椎间盘损伤方面采用了一种更谨慎、微创的方法，以重现人类缓慢的、进行性的椎间盘退变过程。

在本课题组进行的一项有代表性的研究中，通过对健康、完整的新西兰大白兔椎间盘针刺，建立了一种新的活体经皮椎间盘退变动物模型（图 51.3），该模型重现了人腰椎间盘退变的过程（图 51.4）。有趣的是，如腰椎间盘造影所示，在人类退变的椎间盘中可以看到纤维环撕裂，这使得人们猜测纤维环撕裂是否是椎间盘退变发生的启动因素（图 51.5）。分别于术前、术后 2、4、8 周行 MRI 检查，ESC 在置入前用顺式维 A 酸、TGF–β、抗坏血酸和胰岛素生长因子诱导分化为软骨细胞系。在用 MRI 确认椎间盘退变节段后，将标记有突变绿色荧光蛋白（Green Fluorescent Protein，GFP）的小鼠胚胎干细胞注射到该椎间盘中。Alcian 蓝染色和其他组织学分析证实，在干细胞置入前已经有软骨祖细胞存活。

干细胞置入后 8 周取出椎间盘组织，行苏木精 –

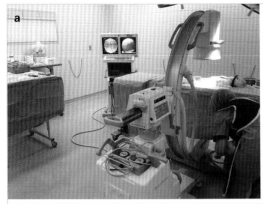

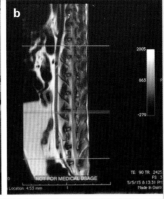

图 51.3　a. 建立了一种活体兔动物模型，利用一种新的侧位透视引导经皮穿刺技术，穿刺针通过 Kambin 三角进入椎间盘间隙，建立了椎间盘退变的活体动物模型。b. 侧位图。c、d. 正位图

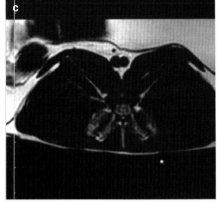

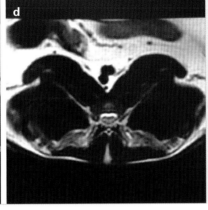

纤维环撕裂

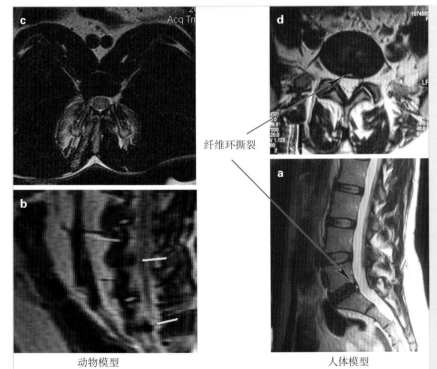

动物模型　　　　　　　人体模型

图 51.4　a. 人矢状位 MRI 显示 L5~S1 退变椎间盘后纤维环撕裂。b. 兔矢状位 MRI 显示两个节段椎间盘退变（黄线）。c. 轴位 MRI 显示兔椎间盘针刺诱发而退变（"黑色椎间盘图像"）。d. 有环状撕裂（蓝色箭头）的退变的人椎间盘

伊红（H&E）染色、共聚焦荧光显微镜、免疫组织化学分析。分析 3 组实验椎间盘：A 组为未穿刺的对照组椎间盘；B 组为仅穿刺的对照组椎间盘；C 组为穿刺后并置入胚胎干细胞的实验组椎间盘。MRI 证实在针刺椎间盘后约 2 周开始出现可重复性的椎间盘退变（图 51.3）。A 组 IVD 标本 H&E 染色组织学

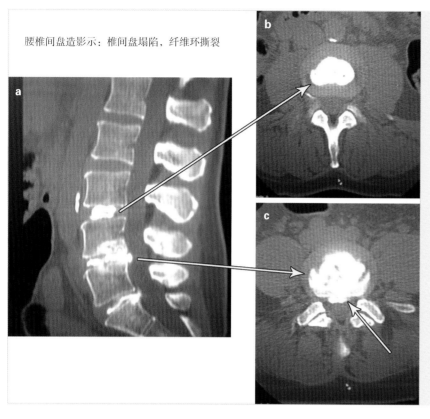

腰椎间盘造影示：椎间盘塌陷，纤维环撕裂

图 51.5 a.腰椎间盘造影后行 L3~ L4、L4~L5 和 L5~S1 椎间盘 CT 检查，显示 L3~L4 椎间盘完整。L4~L5（b）和 L5~S1（c）椎间盘可见环状撕裂并有造影剂向后渗出，与椎间盘退变一致

检查可见软骨细胞，但未见脊索细胞。B 组椎间盘显示完整的 AF 和含有广泛而松散的纤维组织的 NP。C 组椎间盘显示新的脊索细胞生长。荧光显微镜检查提示 A、B 组为阴性，而 C 组为阳性。这些结果证实了在注射的 IVD 内置入了 GFP 标记的活性 ESC。此外，C 组置入 NP 的脊索细胞对细胞角蛋白和波形蛋白染色呈阳性，进一步证明了其为软骨细胞来源。值得注意的是，在 C 组动物中没有观察到细胞介导的免疫反应。

我们的实验为椎间盘退变的研究提供了一种新型的、可重复性的动物模型。在注射了胚胎干细胞的退变椎间盘中发现了新的脊索细胞群。在一只免疫能力强的兔子体内，对异种移植的小鼠干细胞缺乏免疫反应，这表明在 IVD 内存在免疫豁免部位。虽然这只是初步探索，但这项研究强调了使用干细胞以促进 IVD 再生的可行性。进一步的研究正在探索胚胎干细胞在向软骨细胞系分化过程中基因表达的过程，以期对椎间盘再生的过程有更进一步的理解。

基于干细胞研究得出的结论

· 采用一种新的经皮穿刺技术建立了兔 DDD 模型，该技术保留了髓核的完整性。

· 该模型可用于研究 DDD 的基本病理生理机制和各种椎间盘再生治疗方法。

· MRI 和组织学研究表明，小鼠胚胎来源的软骨祖细胞可以在退变的椎间盘中整合并保持存活。

· 置入退变兔椎间盘中的软骨祖干细胞能够形成新的椎间盘。

· 对异种移植物缺乏免疫反应，提示椎间盘间隙是免疫豁免部位，可以作为异种移植场所。

· 本研究结果为 DDD 的生物治疗，它为恢复椎间盘功能指明了方向。

脐带血（Umbilical Cord Blood，UCB）早在 30 多年前就因其潜在的治疗价值而被认识。1980 年，在法国脐带血干细胞成功治疗了 1 例患有 Fanconi 贫血的儿童。自此，脐带血干细胞在其他临床方向不断被研究并应用。我们感兴趣的研究是它们对 IVD 再生的效果。我们已认识到脐带血干细胞可以进一步分化为软骨祖细胞系，并且这些细胞可能是椎间盘再生治疗的最佳候选细胞（见下文文本框和图 51.6）。我们的研究包括将脐带血来源的软骨祖细胞注射到兔退变的椎间盘内（图 51.7）。

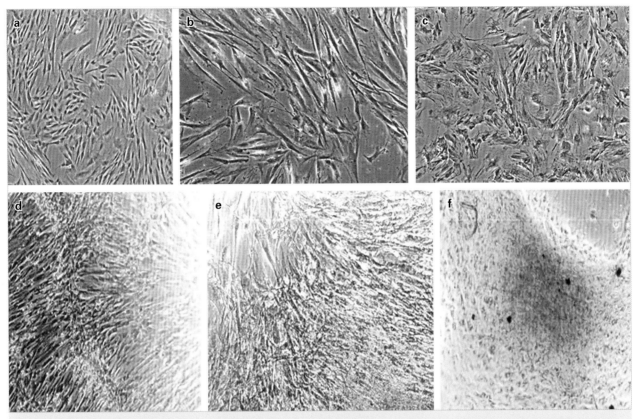

图 51.6 骨髓间充质干细胞于体外分化为髓核细胞。a~f. 不同显微镜的形态学分析。髓核（糖尿病）诱导的细胞表达较高水平的细胞外基质蛋白［糖胺聚糖（GAGS）］。蛋白多糖和成软骨基因（髓核基因）

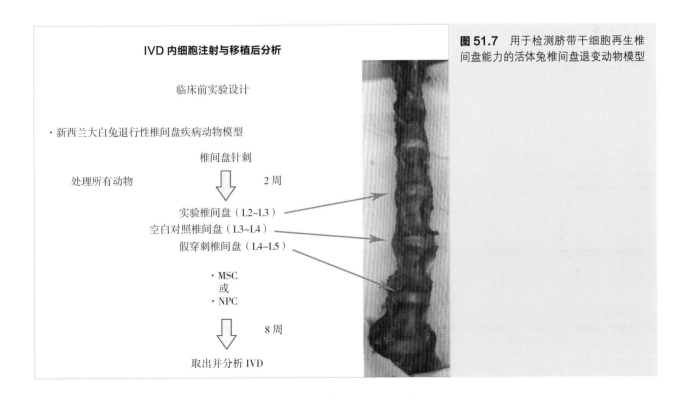

图 51.7 用于检测脐带干细胞再生椎间盘能力的活体兔椎间盘退变动物模型

30 多年前，初步认识到脐带血具有治疗潜力：

· 1980 年，脐带血干细胞被用于治疗法国一名患有 Fanconi 贫血的儿童。

· 今天，脐带血被用来治疗 80 多种危及生命的疾病，包括各种癌症、遗传病、免疫系统缺陷疾病和血液疾病。

在脐带软骨祖细胞置入前及置入后 8 周，矢状位 T2 加权 MRI 图像显示置入干细胞的椎间盘与未置入并发生持续退变的椎间盘相比，椎间盘髓核得以存留，从而验证了这些细胞具有恢复椎间盘髓核完整性的潜力（图 51.8）。进一步 H&E 染色组织学分析显示，在对照组椎间盘、仅穿刺组椎间盘和置入脐带血干细胞或分化的软骨祖细胞的穿刺组椎间盘中，置入脐带血软骨祖细胞的穿刺组椎间盘细胞密度和细胞外基质的改善程度最高（图 51.9）。

动物研究存在几个理论上的局限性。首先，四足动物为非负重脊椎，椎间盘压力明显低于直立的人类。人类高压的椎间盘系统，特别是容易发生椎间盘变性的腰椎，在置入干细胞后可能会出现截然不同的结果。其次，不同哺乳动物的发育状况存在很大差异。例如，人类脊索细胞的丢失发生在骨骼成熟之前，而大鼠的情况正好相反，兔子脊索细胞丢失过程则跨过骨骼成熟。目前还不清楚这种差异是如何影响软骨生成的。最后，Wang 等指出，在之前的动物研究中存在高度的异质性，这表明存在显著的偏倚风险。在动物研究数据应用于临床试验之前，必须仔细评估这些问题。尽管从实验室到临床的转化存在困难，但在人类患者身上已经进行了一些试点临床研究，并在以下部分进行了讨论。

51.2.3 人体研究

虽然旨在修复椎间盘的干细胞研究从动物模型中获得了众多有利的结果，但到目前为止，只有少数临床试验在人类患者身上进行，而这些临床研究结果既存在争议，又令人启发。

首次临床报道发表于 2006 年。10 例椎间盘切除失败并自愿选择干细胞治疗的患者，将自体骨髓抽吸物直接注射至椎间盘造影所确定的病变椎间盘，

兔腰椎的 MRI 分析

正常   穿刺后 2 周   干细胞治疗后 6 周

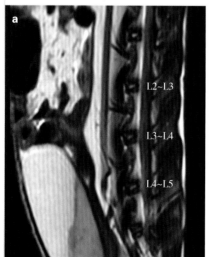
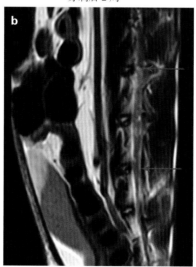
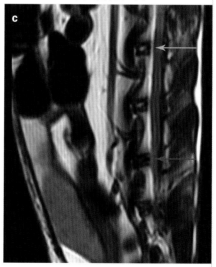

← 椎间盘穿刺后水分丢失
← 置入 NPC 的穿刺椎间盘，提示椎间盘水含量改善

图 51.8 矢状位 T2 加权 MRI 显示：术前（a），椎间盘穿刺和脐带干细胞置入前 2 周（b），6 周后（c），置入干细胞的椎间盘中显示髓核中再生的软骨前体细胞（即髓核细胞，绿色箭头所示），注意与仅穿刺但未置入干细胞的椎间盘中所见的退变的椎间盘（红色箭头）对比

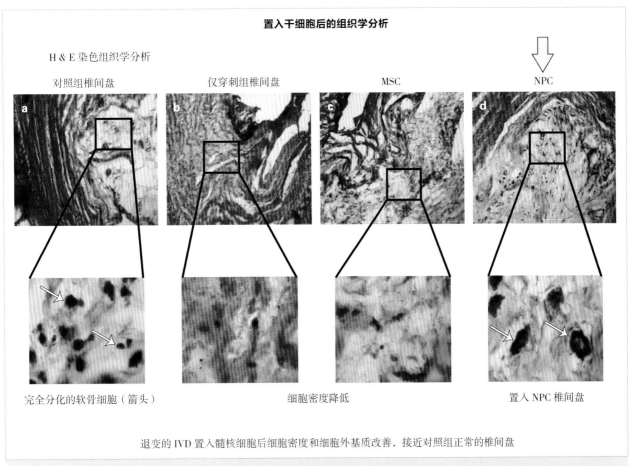

置入干细胞后的组织学分析

H & E 染色组织学分析

对照组椎间盘   仅穿刺组椎间盘   MSC   NPC

完全分化的软骨细胞（箭头）   细胞密度降低   置入 NPC 椎间盘

退变的 IVD 置入髓核细胞后细胞密度和细胞外基质改善，接近对照组正常的椎间盘

图 51.9 获得的兔椎间盘切片行苏木精 – 伊红（H & E）染色显示：对照组椎间盘（a），仅穿刺组椎间盘（b），间充质脐带干细胞注射椎间盘（c），细胞相对保存，软骨前体细胞（即髓核）注射的椎间盘（d）显示细胞密度和细胞外基质改善

术后将这些患者置于行动受限的高压氧环境中，以克服缺氧环境。术后 1 年随访时，所有患者的视觉模拟评分（VAS）无改善（0）。由于治疗无效，最终这些患者大多数接受了椎间盘融合术或人工椎间盘置换术。值得注意的是，这项研究使用的是原始骨髓抽吸物，而非培养的细胞。此外，高压氧的作用可能会阻碍椎间盘的修复，因为已证明低氧可以诱导间充质干细胞向软骨细胞分化。

4 年后，一个来自日本的研究团队对 2 例经影像学及临床确诊为 DDD 的患者行干细胞置入。首先，离心髂骨髓抽出物，以分离骨髓间充质干细胞，然后在一个特定的环境中孵育，但没有传代或扩增。待生长 2~4 周后，以胶原海绵为载体通过小切口将干细胞输送至退变的椎间盘内。术后穿戴弹性紧身胸衣，加以物理康复治疗，而无须氧气支持。VAS 从原始值显著下降，并至少在术后 2 年内，症状和功能均得到持续的改善，并且 T2 加权 MRI 成像显示 IVD 水含量增加。同时作者报告了两位术前发现椎间盘真空现象的患者，在术后真空现象均得到了改善，但未评估椎间盘高度。

2011 年，西班牙一个团队报告了 10 例经保守治疗无效的 DDD 患者，并以自体 BMSC 注射治疗的系列病例研究。干细胞来自自体骨髓提取物，并经 3 次传代扩增获得。未分化的骨髓间充质干细胞在置入前通过流式细胞术和形态学证实。VAS 和功能障碍指数（Oswestry Disability Index，ODI）评分在术后 3 个月时显著降低，术后 12 个月仍低于术前水平。虽然精神成分评分（SF–36 mcs）略有下降，但是体能成分评分（SF–36 pcs）有显著改善。术后椎间盘水含量增加，但椎间盘高度未发生变化。

综上所述，这些研究证明了上述动物实验的临床应用价值。Yoshikawa 等和 Orozco 等成功地将影像学表现与临床结果相关联。干细胞经培养扩增后，通过有机载体传递也许是未来试验中值得考虑的选择。然而，由于术后随访不超过 2 年，这种方法的长期疗效和安全性还有待进一步检验。

51.3 椎间盘牵引和干细胞移植

椎间盘牵引术的概念是基于观察到椎间盘内压力及负荷分布等多种物理参数随着 DDD 的生物学变化而改变。动物实验表明，单独牵引即能够恢复这些参数，并且能够促使细胞外基质的产生，椎间盘的再生化，以及抑制细胞凋亡。迄今为止唯一一项在数只兔子身上联合机械牵引和 BMSC 置入的研究显示，与空白对照组椎间盘结果类似，但是联合方法与仅牵张组或仅置入 BMSC 组相比无显著的差异。然而，骨科和矫形外科的临床前研究已经证明，利用牵张成骨和干细胞补充，在组织化学和生物力学方面均成功地促进了骨形成。骨和 IVD 软骨之间的相似之处使得这些结果变得合理，尽管目前还没有关于 IVD 再生的数据，但未来仍有必要研究确定干细胞移植与椎间盘高度恢复的效果。

纤维环概念

环状系统（MI4Spine LLC，Bloomfield，MI）等新设备已经到位，并将用于非人体研究的临床转化试验。利用 Ilizarov 提出的牵引力的概念来恢复长骨长度和完整性，开发了环状系统（图 51.10 和图 51.11）。

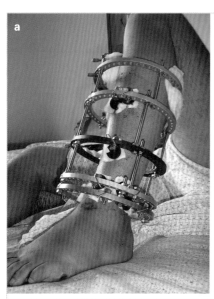
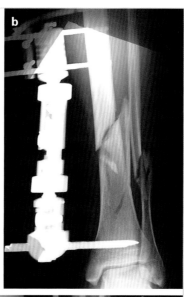
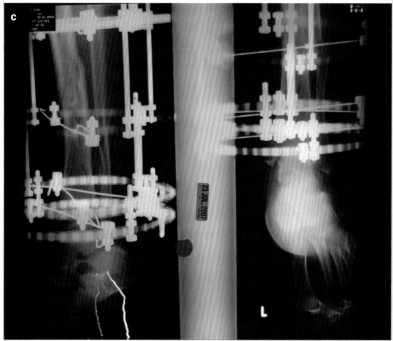

图 51.10 a. Ilizarov 装置。b、c. X 线片显示其位置和通过对骨骼施加牵引力，能够导致长骨延长。这项技术被用来恢复受伤的长骨的长度

环状装置是一种基于椎弓根螺钉的椎间盘牵引装置，在两个或多个对应的椎骨之间施加牵引。随着时间的推移，退化塌陷的椎间盘高度能够逐步恢复。一旦椎间盘高度恢复，干细胞来源的软骨祖（即 NP）细胞注射到 NP 中，从而再生 NP。该技术的目的是恢复退变椎间盘的生物完整性。这项专利技术目前正在开发中，还需要临床研究以证实其有效性（图 51.12 和图 51.13）。

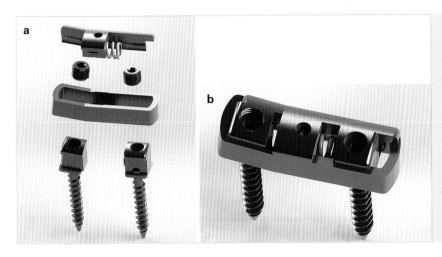

图 51.11　a、b. 环状装置（MI4Spine LLC）是为了将以椎弓根螺钉为基础的渐进式、长度受限的牵引装置应用于椎间盘间隙

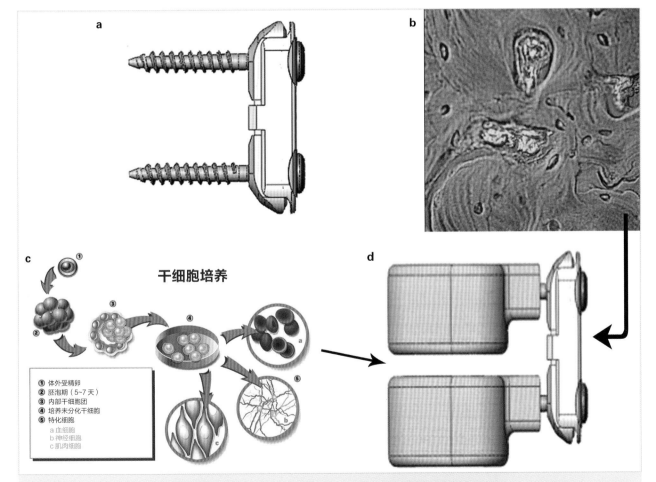

图 51.12　用于对退变椎间盘施加逐渐牵引力的环状装置。a. 该装置。b. 软骨前体细胞移植后。c. 干细胞培养。d. 设备扩展后

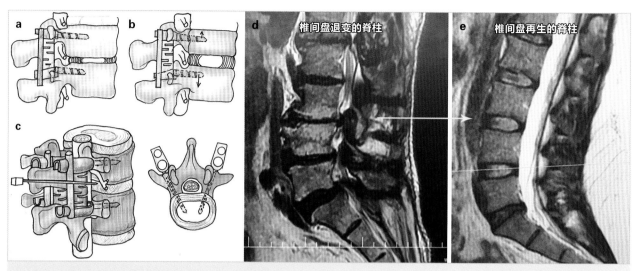

图 51.13 a~c. 一旦椎间盘高度恢复，即能够注射软骨祖细胞以恢复退变髓核的完整性。假设这项技术能够潜在地促进椎间盘再生。d. 如矢状位 MRI 所示，严重退变的椎间盘（e）恢复了其完整性

51.4 结论

　　干细胞巨大的再生潜力源于它在自然环境中的生理作用。通过人工手段利用这种特性，是生物方法治疗退行性 IVD 疾病的关键一步。大量的基础科学研究已经为理解在体外和体内干细胞移植物的行为铺平了道路。目前的证据一致认为干细胞能够恢复 IVD 的生化、生物力学、组织学和功能等特性。值得注意的是，也进行了一些人体临床试验，并取得了初步但有希望的结果。尽管这种方法的安全性还有待通过随机对照试验来验证，但医学界已准备好迎接未来一系列令人兴奋的尝试，即基于干细胞的治疗 IVD 疾病的效用。

> **临床注意事项**
>
> 　　生物椎间盘再生是值得研究的，它以实现对各种退行性椎间盘疾病的长期治疗为目标。为了使其成为现实，基础科学的进步将需要在临床环境中进行测试和验证。这是以干细胞为基础的脊椎疾病治疗发展的一个令人兴奋的前沿研究。

参考文献

[1] Gilbert HT, Hoyland JA, Richardson SM. Stem cell regeneration of degenerated intervertebral discs: current status (update). Curr Pain Headache Rep. 2013; 17(12):377.

[2] Singh K, Masuda K, Thonar EJ, An HS, Cs-Szabo G. Age-related changes in the extracellular matrix of nucleus pulposus and anulus fibrosus of human intervertebral disc. Spine. 2009; 34(1):10–16.

[3] Gou S, Oxentenko SC, Eldrige JS, et al. Stem cell therapy for intervertebral disk regeneration. Am J Phys Med Rehabil. 2014; 93(11) Suppl 3:S122–S131.

[4] Hunter CJ, Matyas JR, Duncan NA. Cytomorphology of notochordal and chondrocytic cells from the nucleus pulposus: a species comparison. J Anat. 2004; 205(5):357–362.

[5] Rada T, Reis RL, Gomes ME. Adipose tissue-derived stem cells and their application in bone and cartilage tissue engineering. Tissue Eng Part B Rev. 2009; 15(2):113–125.

[6] Bachmeier BE, Nerlich AG, Weiler C, Paesold G, Jochum M, Boos N. Analysis of tissue distribution of TNF-alpha, TNF-alpha-receptors, and the activating TNF-alpha-converting enzyme suggests activation of the TNF-alpha system in the aging intervertebral disc. Ann N Y Acad Sci. 2007; 1096:44–54.

[7] Le Maitre CL, Hoyland JA, Freemont AJ. Catabolic cytokine expression in degenerate and herniated human intervertebral discs: IL-1beta and TNFalpha expression profile. Arthritis Res Ther. 2007; 9(4):R77.

[8] Prockop DJ, Oh JY. Mesenchymal stem/stromal cells (MSCs): role as guardians of inflammation. Mol Ther. 2012; 20(1):14–20.

[9] Shoukry M, Li J, Pei M. Reconstruction of an in vitro niche for the transition from intervertebral disc development to nucleus pulposus regeneration. Stem Cells Dev. 2013; 22(8):1162–1176.

[10] Felka T, Schäfer R, Schewe B, Benz K, Aicher WK. Hypoxia reduces the inhibitory effect of IL-1beta on chondrogenic differentiation of FCS-free expanded MSC. Osteoarthritis Cartilage. 2009; 17(10):1368–1376.

[11] Wuertz K, Godburn K, Neidlinger-Wilke C, Urban J, Iatridis JC. Behavior of mesenchymal stem cells in the chemical microenvironment of the intervertebral disc. Spine. 2008; 33(17):1843–1849.

[12] Liang C, Li H, Tao Y, et al. Responses of human adipose-derived mesenchymal stem cells to chemical microenvironment of the intervertebral disc. J Transl Med. 2012; 10:49.

[13] Beeravolu N, Brougham J, Khan I, McKee C, Perez-Cruet M, Chaudhry GR. Human umbilical cord derivatives regenerate intervertebral disc. J Tissue Eng Regen Med. 2018; 12(1):e579–e591.

[14] Ehlicke F, Freimark D, Heil B, Dorresteijn A, Czermak P. Intervertebral disc regeneration: influence of growth factors on differentiation of human mesenchymal stem cells (hMSC). Int J Artif Organs. 2010; 33(4):244–252.

[15] Shen B, Wei A, Tao H, Diwan AD, Ma DD. BMP-2 enhances TGF-beta3-mediated chondrogenic differentiation of human bone marrow multipotent mesenchymal stromal cells in alginate bead culture. Tissue Eng Part A. 2009; 15(6):1311–1320.

[16] Stoyanov JV, Gantenbein-Ritter B, Bertolo A, et al. Role of hypoxia and growth and differentiation factor-5 on differentiation of human mesenchymal stem cells towards intervertebral nucleus pulposus-like cells. Eur Cell Mater. 2011; 21:533–547.

[17] Korecki CL, Taboas JM, Tuan RS, Iatridis JC. Notochordal cell conditioned medium stimulates mesenchymal stem cell differentiation toward a young nucleus pulposus phenotype. Stem Cell Res Ther. 2010; 1(2):18.

[18] Strassburg S, Richardson SM, Freemont AJ, Hoyland JA. Co-culture induces mesenchymal stem cell differentiation and modulation of the degenerate human nucleus pulposus cell phenotype. Regen Med. 2010; 5(5):701–711.

[19] Sun Z, Liu ZH, Zhao XH, et al. Impact of direct cell co-cultures on human adipose-derived stromal cells and nucleus pulposus cells. J Orthop Res. 2013; 31(11):1804–1813.

[20] Strassburg S, Hodson NW, Hill PI, Richardson SM, Hoyland JA. Bi-directional exchange of membrane components occurs during co-culture of mesenchymal stem cells and nucleus pulposus cells. PLoS One. 2012; 7(3):e33739.

[21] Watanabe T, Sakai D, Yamamoto Y, et al. Human nucleus pulposus cells significantly enhanced biological properties in a coculture system with direct cellto-cell contact with autologous mesenchymal stem cells. J Orthop Res. 2010; 28(5):623–630.

[22] Sobajima S, Kompel JF, Kim JS, et al. A slowly progressive and reproducible animal model of intervertebral disc degeneration characterized by MRI, Xray, and histology. Spine. 2005; 30(1):15–24.

[23] Zhou H, Hou S, Shang W, et al. A new in vivo animal model to create intervertebral disc degeneration characterized by MRI, radiography, CT/discogram, biochemistry, and histology. Spine. 2007; 32(8):864–872.

[24] Hoogendoorn RJ, Wuisman PI, Smit TH, Everts VE, Helder MN. Experimental intervertebral disc degeneration induced by chondroitinase ABC in the goat. Spine. 2007; 32(17):1816–1825.

[25] Wei A, Tao H, Chung SA, Brisby H, Ma DD, Diwan AD. The fate of transplanted xenogeneic bone marrow-derived stem cells in rat intervertebral discs. J Orthop Res. 2009; 27(3):374–379.

[26] Jeong JH, Lee JH, Jin ES, Min JK, Jeon SR, Choi KH. Regeneration of intervertebral discs in a rat disc degeneration model by implanted adipose-tissue-derived stromal cells. Acta Neurochir (Wien). 2010; 152(10):1771–1777.

[27] Cai F, Wu XT, Xie XH, et al. Evaluation of intervertebral disc regeneration with implantation of bone marrow mesenchymal stem cells (BMSCs) using quantitative T2 mapping: a study in rabbits. Int Orthop. 2015; 39(1):149–159.

[28] Sheikh H, Zakharian K, De La Torre RP, et al. In vivo intervertebral disc regeneration using stem cell-derived chondroprogenitors. J Neurosurg Spine. 2009; 10(3):265–272.

[29] Wang Z, Perez-Terzic CM, Smith J, et al. Efficacy of intervertebral disc regeneration with stem cells - a systematic review and meta-analysis of animal controlled trials. Gene. 2015; 564(1):1–8.

[30] Henriksson HB, Svanvik T, Jonsson M, et al. Transplantation of human mesenchymal stems cells into intervertebral discs in a xenogeneic porcine model. Spine. 2009; 34(2):141–148.

[31] Sobajima S, Vadala G, Shimer A, Kim JS, Gilbertson LG, Kang JD. Feasibility of a stem cell therapy for intervertebral disc degeneration. Spine J. 2008; 8(6):888–896.

[32] Subhan RA, Puvanan K, Murali MR, et al. Fluoroscopy assisted minimally invasive transplantation of allogenic mesenchymal stromal cells embedded in HyStem reduces the progression of nucleus pulposus degeneration in the damaged intervertebral[corrected]disc: a preliminary study in rabbits. Sci World J. 2014; 2014:818502.

[33] Beeravolu N, McKee C, Alamri A, et al. Isolation and characterization of mesenchymal stromal cells from human umbilical cord and fetal placenta. J Vis Exp. 2017; 3(122).

[34] Beeravolu N, Khan I, McKee C, et al. Isolation and comparative analysis of potential stem/progenitor cells from different regions of human umbilical cord. Stem Cell Res (Amst). 2016; 16(3):696–711.

[35] McKee C, Perez-Cruet M, Chavez F, Chaudhry GR. Simplified three-dimensional culture system for long-term expansion of embryonic stem cells. World J Stem Cells. 2015; 7(7):1064–1077.

[36] Hunter CJ, Matyas JR, Duncan NA. The notochordal cell in the nucleus pulposus: a review in the context of tissue engineering. Tissue Eng. 2003; 9(4):667–677.

[37] Haufe SM, Mork AR. Intradiscal injection of hematopoietic stem cells in an attempt to rejuvenate the intervertebral discs. Stem Cells Dev. 2006; 15(1):136–137.

[38] Yoshikawa T, Ueda Y, Miyazaki K, Koizumi M, Takakura Y. Disc regeneration therapy using marrow mesenchymal cell transplantation: a report of two case studies. Spine. 2010; 35(11):E475–E480.

[39] Orozco L, Soler R, Morera C, Alberca M, Sánchez A, García-Sancho J. Intervertebral disc repair by autologous mesenchymal bone marrow cells: a pilot study. Transplantation. 2011; 92(7):822–828.

[40] Kroeber M, Unglaub F, Guehring T, et al. Effects of controlled dynamic disc distraction on degenerated intervertebral discs: an in vivo study on the rabbit lumbar spine model. Spine. 2005; 30(2):181–187.

[41] Guehring T, Omlor GW, Lorenz H, et al. Disc distraction shows evidence of regenerative potential in degenerated intervertebral discs as evaluated by protein expression, magnetic resonance imaging, and messenger ribonucleic acid expression analysis. Spine. 2006; 31(15):1658–1665.

[42] Hee HT, Ismail HD, Lim CT, Goh JC, Wong HK. Effects of implantation of bone marrow mesenchymal stem cells, disc distraction and combined therapy on reversing degeneration of the intervertebral disc. J Bone Joint Surg Br. 2010; 92(5):726–736.

[43] Earley M, Butts SC. Update on mandibular distraction osteogenesis. Curr Opin Otolaryngol Head Neck Surg. 2014; 22(4):276–283.

[44] Ma D, Ren L, Yao H, et al. Locally injection of cell sheet fragments enhances new bone formation in mandibular distraction osteogenesis: a rabbit model. J Orthop Res. 2013; 31(7):1082–1088.

[45] Ilizarov GA, Deviatov AA. Surgical elongation of the leg. Ortop Travmatol Protez. 1971; 32(8):20–25.

索引